儿科常见疾病临床诊治要点

谭国军　等/编著

吉林科学技术出版社

图书在版编目（CIP）数据

儿科常见疾病临床诊治要点 / 谭国军等编著. -- 长春 : 吉林科学技术出版社, 2018.4
ISBN 978-7-5578-3861-4

Ⅰ.①儿… Ⅱ.①谭… Ⅲ.①小儿疾病－常见病－诊疗 Ⅳ.①R72

中国版本图书馆CIP数据核字(2018)第075526号

儿科常见疾病临床诊治要点

出 版 人　李　梁
责任编辑　孟　波　孙　默
装帧设计　李　梅
开　　本　889mm×1194mm　1/16
字　　数　1376千字
印　　张　42
印　　数　1-3000册
版　　次　2019年5月第1版
印　　次　2019年5月第1次印刷

出　　版　吉林出版集团
　　　　　吉林科学技术出版社
发　　行　吉林科学技术出版社
地　　址　长春市人民大街4646号
邮　　编　130021
发行部电话/传真　0431-85635177　85651759　85651628
　　　　　　　　　　　　　　85677817　85600611　85670016
储运部电话　0431-84612872
编辑部电话　0431-85635186
网　　址　www.jlstp.net
印　　刷　三河市天润建兴印务有限公司

书　　号　ISBN 978-7-5578-3861-4
定　　价　248.00元

前　言

近年来,随着科学技术的迅猛发展,医疗卫生事业也在飞速前进,从而对许多疾病的认识不断更新,再加上新的医疗技术和新的药物的不断涌现,对于知识更新的要求就更加迫切。因此,工作在儿科第一线的医务工作者,特别是基层的儿科医师就更加迫切的需要一本资料全、内容新而又简明扼要的儿科书籍。为了满足广大儿科临床医务工作者的需求,本书应运而生。

本书是一本紧紧围绕儿科临床诊断和治疗的专科类书籍,详细的阐述了新生儿疾病、呼吸系统疾病、循环系统疾病、消化系统疾病、泌尿系统疾病、血液系统疾病、神经肌肉疾病等内容,就新生儿护理及保健也做出了较为详细的论述。本书以实用性为原则,以循证医学的方法和观点为基础,内容新颖、全面,理论与实践结合紧密,科学性和可操作性高,是一本极具参考价值的专业类书籍。

本书是由多位临床医师编写而成,由于编写风格不同,可能会存在内容衔接不连贯、文笔叙述不一致等问题,外加编者水平有限,恐存在疏漏或不足之处,还望广大读者不吝赐教,以期再版时完善。

目　　录

第一篇　疾病篇

第二篇　护理保健篇

第一篇　疾病篇

第一章　新生儿疾病

第一节　喉软化症

喉软化症又称先天性单纯性喉喘鸣,是新生儿期喘鸣的最常见原因,约占婴幼儿喘鸣的 $45\%\sim75\%$。是因喉部组织过度松弛,吸气时向内塌陷,阻塞喉腔上口,使气道梗阻,发出喉部的喘鸣声。该病为自限性疾病,多数患儿不需特殊治疗,但少数患儿可因严重上气道梗阻及并发症危及生命。

【病因及病理生理】

本病的病因尚不清楚,既往认为母孕期营养障碍使胎儿钙或其他电解质缺乏,导致喉软骨发育不成熟所致。但有病理研究发现,即使是重度喉软化,在行声门上成形术时,切除的组织中并未发现软骨发育不成熟或超微结构异常,因此,近年认为,解剖结构异常、神经支配与功能异常及炎症因素均与该病的发生密切相关。此外,多数的喉软化患儿合并胃食管反流,部分神经系统发育异常的患儿合并喉软化。

【诊断方法】

1.喉鸣　为本病的最主要临床表现。一般在吸气时出现,少数重症患儿呼气时也可发生。喉鸣多为间歇性发作,睡眠、安静时减轻或消失,哺乳、哭闹、躁动时加重。多数患儿症状较轻,喘鸣发作时可伴有三凹征,严重者可伴呼吸暂停、发绀,甚至威胁患儿生命。喉鸣一般在生后 $2\sim3$ 周出现,绝大多数 $12\sim18$ 个月后可不经治疗或经保守治疗消退。

2.本病确诊　需借助纤维喉镜检查,可直接观察喉软化的解剖定位及严重程度。但由于许多导致上气道梗阻的疾病与喉软化具有相似的临床表现,如喉鸣、吸气性呼吸困难等,因此,往往需要直接喉镜、纤维喉镜、鼻叫镜、支气管镜、CT 扫描及染色体检查等以资鉴别,需鉴别的疾病如下:

(1)鼻后孔闭锁:单侧闭锁可长时间不被发觉,多表现为患侧鼻塞、黏膜苍白、流胶冻样分泌物,生后可能被忽略,常于婴儿期,甚至儿童期才被发现。若为双侧闭锁,生后即可出现呼吸困难、发绀及窒息,啼哭时症状消失或缓解,吃奶时加重,采用棉絮试验或插入鼻饲导管探测鼻腔是否通畅,是初步判定鼻后孔闭锁或狭窄的最简单方法,但最终诊断需经 CT 扫描或鼻咽镜检查证实。

(2)Pierre Robin 序列征(PRS):由于下颌骨发育不全(小下颌)迫使舌向后移位,使舌根失去舌部肌群牵引而发生后垂(即舌后坠),导致口咽部堵塞而发生上呼吸道梗阻,因此,本病的特征性表现为小下颌,舌后坠及其引起的上呼吸道梗阻,高腭弓或腭裂。若患儿出生后具备上述临床表现,即可诊断,但部分患儿可因下颌小不明显或呼吸困难表现时间较晚,而导致 PRS 的诊断延迟于新生儿期后才做出。除临床表现外,CT 或 MRI 可更精确反映气管梗阻程度,染色体分析有助于除外其他疾病。

（3）先天性囊肿：也是导致新生儿喘鸣和发绀的常见原因之一。可发生于鼻腔、口内、舌部、会厌及咽喉部等任一部位，如舌甲状舌管囊肿、会厌囊肿及咽后壁囊肿等。此类患儿常以喉鸣为首发症状，哭闹或吸吮时明显，重者发生呼吸暂停及呼吸窘迫，甚至猝死。直接喉镜检查对于发现舌根及会厌囊肿很重要，但咽喉壁囊肿常不易被发现。喉部 CT 或 MRI 扫描，不仅可准确而清晰显示囊肿部位、大小及与邻近组织的关系，还能明确气管受压后狭窄程度，是确诊的必要检测手段。

（4）声带麻痹：也是新生儿喘鸣的常见原因。生后常有哭声嘶哑，甚至无声。可为单侧或双侧，单侧以左侧多见，主要由于该侧喉返神经较长，出生时易受牵拉而导致损伤，可同时伴有同侧的其他周围神经损伤，如面神经、臂丛神经、膈神经等。直接喉镜检查，特别是电子纤维喉镜检查可发现麻痹声带。

（5）其他：声门下狭窄多见于长时间的气管插管所致，拔管后患儿出现喉鸣或呼吸困难。先天性喉蹼、先天性气管狭窄、异位胸腺组织等也能导致气道梗阻。直接喉镜、纤维喉镜及支气管镜等检查有助于上述疾病的诊断，但仍需在血氧饱和度监测下，由技术娴熟者进行操作。此外，主动脉弓发育不良或起自主动脉的血管位置异常，及迷路的大血管（如肺动脉吊带畸形等），这些异常的血管形成紧缩的血管环，压迫气管导致气道梗阻，心脏彩超有时难以发现，但心脏的增强三维 CT 扫描及磁共振血管成像对确诊本病有重要价值。

【治疗】

本病为自限性疾病，约 84% 的患儿症状较轻，不需手术治疗，一般在 12～18 个月后可自行好转。在新生儿期，在生后不久即发生严重的呼吸困难，表现为发绀、呼吸暂停，甚至窒息，需立即气管插管，以解除或缓解气道梗阻，避免因严重的低氧血症而导致的相关并发症的发生。对严重病例，即可导致威胁生命的阻塞性呼吸暂停、肺源性心脏病、生长发育停滞的患儿需要手术治疗，目前声门上成形术是重度喉软化首选的手术方式。仅有少数合并神经系统疾病或有不良预后的严重气道梗阻的患儿需气管切开术。

（钱　丹）

第二节　新生儿呼吸窘迫综合征

新生儿呼吸窘迫综合征（RDS）为肺表面活性物质缺乏所致，多见于胎龄＜35 周的早产儿，但晚期早产儿或足月儿也可发病。该病病理上出现肺透明膜，又称肺透明膜病（HMD）。

【病因】

RDS 为肺表面活性物质（Ps）缺乏所致。导致肺表面活性物质缺乏的因素主要有以下几方面：

1. 早产儿　早产儿肺发育未成熟 Ps 合成分泌不足，胎龄＜35 周的早产儿易发生 RDS。

2. 剖宫产　剖宫产新生儿常发生肺液潴留，并且应激反应不够，尤其是择期剖宫产，容易发生 RDS，常见于足月儿或晚期早产儿。

3. 糖尿病母亲新生儿　母亲患糖尿病时，胎儿血糖增高，胰岛素分泌相应增加，胰岛素可抑制糖皮质激素，而糖皮质激素能刺激 PS 的合成分泌。

4. 肺表面活性物质蛋白 B（SP-B）基因缺陷　因 SP-B 基因突变，不能表达 SP-B，PS 磷脂不能发挥作用，这些患儿易患 RDS。

5. 围产期窒息　缺氧、酸中毒、低灌注可导致急性肺损伤，抑制肺 Ⅱ 型上皮细胞产生 PS。

6. 重度 Rh 溶血病　患儿胰岛细胞代偿性增生，胰岛素分泌过多抑制 PS 分泌。

【诊断】

1. 病史　对早产儿、剖宫产新生儿、糖尿病母亲新生儿要随时注意可能发生 RDS。

2.临床表现　早产儿生后不久即出现呼吸困难，先是呼吸增快、急促、鼻扇，呼吸 60 次/分以上，然后出现呼气性呻吟，吸气时出现三凹征，至生后 6 小时症状已非常明显。病情呈进行性加重，继而出现呼吸不规则、呼吸暂停、发绀、呼吸衰竭。两肺呼吸音减弱。血气分析 PaO_2 下降，$PaCO_2$ 升高，BE 负值增加，生后 24～48 小时病情最重，病死率较高，能生存 3 天以上者肺成熟度增加，可逐渐恢复，但不少患儿并发肺部感染或 PDA，使病情再度加重。轻型病例可仅有呼吸困难、呻吟，而发绀不明显。

剖宫产新生儿发生 RDS 多见于足月儿或晚期早产儿，尤其是胎龄＜39 周者，择期剖宫产新生儿更易发生 RDS。出现临床表现时间跨度比较大，可在生后 1～72 小时发生呼吸困难，有些患者生后先有湿肺表现，呼吸困难逐渐加重，然后发生 RDS 表现。剖宫产新生儿生后 72 小时内都要密切观察呼吸变化，一旦发生呼吸困难，应考虑是否发生 RDS。

SP-B 缺陷所致的 RDS，多见于足月儿，纯合子者临床表现非常严重，对 PS 和机械通气治疗效果较差，给 PS 后病情可短暂改善，2～6 小时后又非常严重，须多次给 PS 治疗，但多数病例因病情严重于数天内死亡，杂合子者临床表现相对较轻。

3.X 线检查　对发生呼吸困难的新生儿应立即摄 X 线胸片检查，随着病情进展需观察动态变化。按病情程度可将胸片改变分为 4 级：Ⅰ级：两肺野透亮度普遍性降低、毛玻璃样（充气减少），可见均匀散在的细小颗粒（肺泡萎陷）和网状阴影（细支气管过度充气）；Ⅱ级：两肺透亮度进一步降低，可见支气管充气征（支气管过度充气），延伸至肺野中外带；Ⅲ级：病变加重，肺野透亮度更加降低，心缘、膈缘模糊；Ⅳ级：整个肺野呈白肺，支气管充气征更加明显，似秃叶树枝。胸廓扩张良好，横膈位置正常。

4.肺成熟度检查　如根据临床表现和胸片不能确定诊断，可行肺成熟度检查，但近年已很少使用。主要方法：产前取羊水，产后取患儿气道吸取物，检查 PS 主要成分：①卵磷脂/鞘磷脂（L/S）比值：朋薄层层析法，羊水 L/S＜2.0 表示肺未成熟；②肺表面活性物质蛋白 A（SP-A）：羊水和气道吸出物 SP-A 含量减少，提示肺未成熟，早产儿脐血 SP-A＜10ng/ml，诊断 RDS 的敏感性 81%，特异性 76%；③稳定微泡试验：取胃液或气道吸出物 0.5ml，用吸管吸取胃液至吸管 5cm 处，将吸管垂直于载玻片上，反复吸出吸入 20 次，用显微镜观察 $1mm^2$ 中直径＜$15\mu m$ 的稳定小泡数量，小泡数量＜10 个/mm^2，提示肺未成熟。

【鉴别诊断】

1.B 族溶血性链球菌感染　产前感染发生的 B 族链球菌（CBS）肺炎或败血症，临床表现和肺部早期 X 线表现极似 RDS，不容易鉴别，常发生误诊。但该病常有孕妇羊膜早破史或感染表现，患者肺部 X 线改变有不同程度的融合趋势，而 RDS 肺部病变比较均匀，病程经过与 RDS 不同，用青霉素有效。

2.重症湿肺　生后数小时出现呼吸困难，X 线胸片两肺渗出比较严重，鉴别诊断比较困难。但重症湿肺 X 线表现两肺病变不均匀，可显示代偿性肺气肿。

【治疗】

1.肺表面活性物质（PS）治疗　PS 对 RDS 有显著效果，应及时使用。

治疗时机：要早期给药，一旦出现呼吸困难、呻吟，胸片提示 RDS，立即给药，不要等到胸片出现严重 RDS 改变。

（1）给药剂量：不同 PS 种类都有各自推荐剂量，多数 PS 推荐剂量一般为每次 100mg/kg 左右，严重病例需加大剂量，可用 100～200mg/kg。有些 PS 推荐剂量为 50～100mg/kg。剖宫产新生儿 RDS 多比较严重，需加大剂量。

（2）给药次数：一般较轻者给 1 次即可，应根据病情需要决定给药次数，如吸入氧浓度（FiO_2）＞0.4 或平均气道压（MAP）＞$8cmH_2O$ 才能维持正常血气，应重复给药。严重病例需用 2～3 次，少数严重病例需给 4 次，但给 4 次后病情仍未能改善，不必再给药。

（3）给药方法：PS 有 2 种剂型，冻干粉剂和混悬剂，需冷冻保存，干粉剂用前加生理盐水摇匀，混悬剂用前解冻摇匀，在 37℃ 温水中预热，使 PS 分子更好地分散。用 PS 前先给患儿吸痰，清理呼吸道，然后将 PS 经气管插管注入肺内。

根据来源不同，将 PS 分为两种类型，天然型从牛或猪肺制备提取，合成型为人工合成，天然型 PS 疗效明显优于合成型 PS。

2.无创呼吸支持　主要使用持续气道正压呼吸（CPAP）和鼻塞间歇正压通气。CPAP 能使肺泡在呼气末保持正压，防止肺泡萎陷，并有助于萎陷的肺泡重新张开。轻度或早期 RDS 应尽早使用鼻塞 CPAP，压力 $5\sim6cmH_2O$。及时使用 CPAP 可减少机械通气的使用，避免机械通气造成的各种并发症，如用 CPAP 后出现反复呼吸暂停、$PaCO_2$ 升高、PaO_2 下降，应改用机械通气。

3.机械通气　对较重病例无创呼吸支持不能维持，应及时改为机械通气。一般先用常频机械通气，宜用间歇正压（IPPV）和呼气末正压（PEEP），初调参数：呼吸频率 $30\sim40$ 次/分，吸气峰压（PIP）$15\sim20cmH_2O$，PEEP $5\sim7cmH_2O$，根据病情变化及时调整呼吸机参数。严重病例如常频机械通气难以维持，需采用高频振荡通气（HFOV）。要注意机械通气的不良反应，如感染性肺炎、气漏和支气管肺发育不良症等。

4.支持疗法　RDS 因缺氧、高碳酸血症导致酸碱、水电解质、循环功能失衡，应予及时纠正，使患儿度过疾病极期。液体量不宜过多，以免造成肺水肿，生后第 $1\sim2$ 天控制在 $60\sim80ml/kg$，第 $3\sim5$ 天 $80\sim100ml/kg$；代谢性酸中毒可给 5% $NaHCO_3$ 稀释 $2\sim3$ 倍静脉滴注；血压低可用多巴胺，剂量 $5\sim10\mu g/(kg\cdot min)$。

5.合并症治疗　合并肺动脉高压（PPHN）时，应吸入一氧化氮（NO），一般先用 $15\sim20\times10^{-6}$（ppm），大部分患者可取得明显疗效，然后逐渐下调。少数患者疗效不理想，可逐渐增加至 $20\sim30\times10^{-6}$（ppm），取得疗效后再逐渐下调。吸入 NO 疗程一般 $3\sim5$ 天。剖宫产新生儿 RDS 常合并严重 PPHN，应及时使用吸入一氧化氮。治疗过程中需观察吸入 NO 的不良反应，一般监测高铁血红蛋白和凝血功能。

没有条件吸入 NO 的医院，可使用西地那非，剂量每次 $1\sim3mg/kg$，$6\sim8$ 小时一次，口服，需监测血压。

合并 PDA 时，使用吲哚美辛，首剂 $0.2mg/kg$，第 2、3 剂 $0.1mg/kg$，每剂间隔 12 小时，静脉滴注效果比较好，日龄<7 天者疗效较好，吲哚美辛不良反应有肾功能损害、尿量减少、出血倾向、血钠降低、血钾升高，停药后可恢复。布洛芬治疗 PDA 的效果与吲哚美辛相似，但不良反应较吲哚美辛少，静脉滴注首剂 $10mg/kg$，然后每天 $5mg/kg$，用 2 次。若药物不能关闭，并严重影响心肺功能时，应行手术结扎。

6.体外膜肺　少数严重病例需使用体外膜肺（ECMO）治疗，近年由于肺表面活性物质和吸入一氧化氮的广泛使用，体外膜肺已非常少用。

【预防】

1.出生前预防　对胎龄<35 周可能发生早产的孕妇推荐产前使用皮质激素（倍他米松或地塞米松），一疗程用 2 剂，每剂 12mg，肌内注射，间隔 24 小时，应在分娩前 24 小时～7 天给药。对非高危分娩者避免 39 周前择期剖宫产。

2.出生后预防　对胎龄<27 周或出生体重<1000g 的早产儿可考虑使用 PS 预防，在生后 15 分钟即给 PS 100mg/kg，用 1 次，可使 RDS 发生率减少 $1/3\sim1/2$。

（钱　丹）

第三节 湿肺

新生儿湿肺又称暂时性呼吸增快或暂时性呼吸困难。是由于肺内液体吸收及清除延迟所致,以生后不久即出现呼吸困难为临床特征。本病为自限性疾病,一般2～3天症状缓解消失,多见于足月或近足月的剖宫产儿。

【病因和病理生理】

胎儿肺泡内含有一定量的液体(约30ml/kg),其主要作用促进胎肺发育及有利于出生后肺泡的充气扩张。出生前由于血中儿茶酚胺等激素水平升高,肺液分泌受到抑制;出生时胎儿通过产道,由于胸部受到挤压,约1/3肺泡液经气道由口、鼻排出;出生后其余肺液经肺淋巴和(或)静脉吸收。一般在出生后6小时左右肺液即可完全清除,但由于某些产科因素、孕母状态,以及分娩方式的影响,可导致肺液吸收清除障碍,发生湿肺。

影响肺液吸收清除障碍的常见原因如下:

1.剖宫产儿 特别是选择性剖宫产儿,不仅缺乏分娩时的胸部挤压,更缺乏应激反应,儿茶酚胺浓度低下,使肺液潴留过多而更易发生湿肺。

2.出生后肺泡充气扩张受限 如围产期窒息,大量吸入羊水,以及孕妇在分娩中使用大量麻醉镇静剂等。

3.其他因素 如孕妇产程中或新生儿出生后输液过量、脐带结扎延迟、胎盘-胎儿输血或胎-胎输血,均可使中心静脉压升高,阻碍了胸导管回流,导致肺液清除延迟。动脉导管未闭、低蛋白血症,也不利于肺液的吸收。

此外,对于早产儿,由于肺发育不成熟,肺表面活性物质缺乏,血浆蛋白含量更低,也可导致肺液吸收延迟而发生湿肺。

【诊断】

1.常见于足月儿或近足月儿,病史中多有上述高危因素。

2.临床表现

(1)生后很快出现呼吸急促(＞60次/分),甚至达100～120次/分,多数体温正常、吃奶佳、哭声响亮、反应好,但重者也可有发绀、呻吟、拒乳及反应差等。查体可见胸廓前后径增加呈"桶状胸",听诊呼吸音减低,可闻及湿啰音,还可伴有心动过速,但血压一般正常。

(2)本病属自限性疾病,预后良好。轻者临床表现可持续12～24小时,重者可达72小时,甚至4～5天才能恢复。

3.辅助检查

(1)动脉血气分析:轻症pH、$PaCO_2$和BE,一般都在正常范围,重症者可有低氧血症、呼吸性和代谢性酸中毒。

(2)X线检查:以肺泡、肺间质、时间胸膜积液为特征:①肺泡积液征:肺野呈斑片状、面纱样或云雾状阴影,重者出现类似RDS的毛玻璃样,甚至白肺的改变;②肺间质积液征:肺野可见网状条索影;③叶间胸膜积液征:呈毛发线样改变,多在右肺上叶与中叶之间,严重者可呈胸腔积液改变。此外,还可见肺野过度通气、肺门周围血管影增强及心影轻度增大等改变。

【鉴别诊断】

本病需与下列疾病相鉴别：

1.RDS　是由于肺表面活性物质缺乏所致,生后数小时出现进行性呼吸窘迫,多见于早产儿。近年来随着选择性剖宫产的增加,足月儿RDS发病率有不断上升趋势,其临床表现及X线征象有时与重度湿肺难以鉴别。但足月儿RDS,起病稍迟,症状可能更重,且易并发PPHN,使用肺表面活性物质后,呼吸困难及胸片均会有不同程度的改善,此点更有助两者鉴别。

2.大量羊水吸入　常有胎儿宫内窒迫或产时窒息史,症状轻重与羊水吸入量多少有关,呼吸急促大多在复苏后即发生,12～36小时达高峰。而湿肺大多数无窒息史,呼吸急促出现一般晚于羊水吸入者,且X线征象及动态观察也助于两者鉴别。

3.脑性过度换气　常见于足月儿伴窒息,或其他原因(如先天性的代谢性疾病)所致的脑水肿,患儿呼吸急促,常伴有呼吸性碱中毒,且胸片很少有异常改变。

【治疗】

1.一般治疗　加强监护,注意保温,保证适当的液体量及热量供给,早期可给予10%葡萄糖,可按70ml/(kg·d)静滴。

2.氧疗及机械通气　对仅有呼吸增快,而无低氧血症的患儿,切忌常规给氧治疗。对有低氧血症者,轻症可选用鼻导管、头罩或面罩等方式给氧。若$FiO_2 > 0.4$时,可给予鼻塞CPAP通气。个别患儿达机械通气指征,应尽早给予呼吸机治疗。

3.抗生素治疗　本病原则上不主张使用抗生素,但在排除败血症及肺炎之前,建议给予广谱抗生素。

4.利尿　对肺内水泡音密集,并伴有明显的液体潴留者,可考虑使用利尿剂,如呋塞米(1mg/kg)。但有研究显示,本病使用利尿剂对减轻呼吸症状及缩短住院时间并无显著效果。

(钱　丹)

第四节　胎粪吸入综合征

胎粪吸入综合征(MAS)或称胎粪吸入性肺炎,是由于胎儿在宫内或产时吸入混有胎粪的羊水而致,以呼吸道机械性阻塞及肺部化学性炎症为主要病理特征,于生后不久出现呼吸窘迫为主要表现的临床综合征。多见于过期产儿。

【病因和病理生理】

1.胎粪吸入　当胎儿在宫内或分娩过程中缺氧,肠道及皮肤血流量减少,迷走神经兴奋,肠壁缺血,肠蠕动增快,导致肛门括约肌松弛而排出胎粪。与此同时,缺氧使胎儿产生呼吸运动将胎粪吸入气管内或肺内,或在胎儿娩出建立有效呼吸后,将其吸入肺内。

2.不均匀气道阻塞

(1)肺不张:部分肺泡因其小气道被较大胎粪颗粒完全阻塞,其远端肺泡内气体吸收,引起肺不张,使肺泡通气/血流降低,导致生低氧血症。

(2)肺气肿:部分肺泡因胎粪颗粒不完全阻塞小气道,形成"活瓣",吸气时气体能进入肺泡,呼气时气体不能完全呼出,导致肺气肿。若气肿的肺泡破裂则发生肺气漏,如间质气肿、纵隔气肿或气胸等。

(3)正常肺泡:部分肺泡的小气道可无胎粪,但该部分肺泡的通换气功能均可代偿性增强。

3.化学性肺炎　于胎粪吸入后12～24小时,因胆盐(胎粪成分之一)等刺激,局部肺组织可发生化学性炎症及间质性肺气肿。此外胎粪还有利于细菌生长,故也可肺部继发细菌性炎症。

4.肺动脉高压　在胎粪吸入所致的肺不张、肺气肿及肺组织炎症,以及 PS 继发性被灭活的基础上,缺氧和混合性酸中毒进一步加重,使患儿肺血管阻力不能适应生后环境的变化而下降,出现持续性增高,导致新生儿持续性肺动脉高压(PPHN)。

【诊断】

1.常见于足月儿或过期产儿,多有宫内窘迫史和(或)出生窒息史。

2.有吸入混合胎粪和羊水的证据是诊断的必备条件①分娩时可见羊水混胎粪;②患儿皮肤、脐带和指、趾甲床留有胎粪污染的痕迹;③口、鼻腔吸引物中含有胎粪;④气管插管时声门处或气管内吸引物可见胎粪(即可确诊)。

3.临床表现

(1)常于生后开始出现呼吸窘迫,12～24 小时随胎粪吸入远端气道,症状及体征则更为明显。

(2)表现为呼吸急促、发绀、鼻翼扇动和吸气性三凹征等,少数患儿也可出现呼气性呻吟。查体可见胸廓前后径增加似桶状胸,听诊早期有鼾音或粗湿啰音,继之出现中、细湿啰音。若呼吸困难突然加重,听诊呼吸音明显减弱,应疑似气胸的发生;如患儿出现持续而严重的发绀,哭闹、哺乳或躁动时进一步加重,仍疑似 PPHN 的发生。

(3)患儿上述表现可持续数天至数周。若吸入少量或混合均匀的羊水,可无症状或症状轻微;若吸入大量或黏稠胎粪者,可致死胎或生后不久即发生死亡。

4.辅助检查

(1)实验室检查:动脉血气分析示 pH 值下降,PaO_2 降低,$PaCO_2$ 增高;还应进行血常规、血糖、血钙和相应血生化检查,气管内吸引物及血液的细菌学培养。

(2)X 线检查:两肺透过度增强伴有节段性或小叶性肺不张,也可仅有弥漫性浸润影或并发纵隔气肿、气胸等肺气漏。需注意,部分 MAS 患儿,其胸片的严重程度与临床表现并非成正相关。

(3)超声波检查:彩色 Doppler 可用于评估和监测肺动脉的压力,有助于 PPHN 诊断。

【鉴别诊断】

羊水被胎粪污染是诊断本病的前提,而气管内吸引物中含有胎粪即可被确诊,因此,本病一般不难诊断,仅少数情况下注意与其他疾病相鉴别:

1.大量羊水吸入　吸入大量羊水后,由于羊水内脱落的上皮细胞阻塞远端气道,引起呼吸困难。但此类患儿常有胎儿宫内窘迫或产时窒息史,呼吸急促多数在复苏后即发生,一般 48～72 小时恢复正常,临床预后相对良好。此外,前者羊水清澈,后者有胎粪污染,更有助于鉴别。

2.新生儿感染性肺炎　主要指宫内感染性肺炎,病原体常为 B 组链球菌、大肠杆菌等。但母亲产前常有发热、羊膜早破或羊水浑浊伴有异味史,母血或宫颈拭子培养有细菌生长;患儿外周血象、C-反应蛋白、血培养等也可提示有感染证据,此外,此类患儿抗生素治疗有效,X 线征象即动态观察也助于两者鉴别。

【治疗】

1.促进气管内胎粪排出　对病情较重且生后不久的 MAS 患儿,可气管插管后进行吸引,以减轻 MAS 引起气道阻塞。由动物实验结果证实,即使胎粪被吸入气道 4 小时后,仍可将部分胎粪吸出。

2.氧疗　当 $PaO_2 < 50 mmHg$ 或 $TcSO_2 < 90\%$ 时,应依据患儿缺氧程度选用不同的吸氧方式,如鼻导管、头罩或面罩等,以维持 PaO_2 50～80 mmHg 或 $TcSO_2$ 90%～95% 为宜。有条件者最好用加温湿化给氧,有助于胎粪排出。

3.机械通气治疗

(1)当 $FiO_2>0.4$ 时,可用经鼻塞 CPAP 治疗,压力可设定在 $4\sim5cmH_2O$。但在某些情况下,如肺部查体或 X 线检查提示肺过度充气时,应慎用,否则因 CPAP 加重肺内气体潴留,诱发肺气漏的发生。

(2)当 $FiO_2>0.6$,$TcSO_2<85\%$,或 $PaCO_2>60mmHg$ 伴 $pH<7.25$ 时,应行机械通气治疗。对于 MAS 常采用相对较高吸气峰压(如 $30\sim35cmH_2O$),足够的呼气时间,以免气体滞留。对于常频呼吸机治疗无效或有肺气漏,如气胸、间质性肺气肿者,高频通气可能效果更佳。

4.肺表面活性物质治疗　由于肺表面活性蛋白被胎粪灭活,使 PS 合成分泌障碍,近年来证实,补充外源性 PS 取得较好疗效,特别是 PS 联合高频通气、NO 吸入效果更佳,但确切结果仍有待于 RCT 进一步证实。

5.并发症治疗

(1)肺气漏治疗:少量气胸不需处理可自行吸收。但对张力性气胸,应紧急胸腔穿刺抽气,可立即改善症状,然后根据胸腔内气体的多少,必要时行胸腔闭式引流。

(2)PPHN 治疗:祛除病因是关键。此外,根据病情可采用高频通气、NO 吸入或应用肺血管扩张剂,如西地那非、米力农等,也有一定的疗效。

6.其他治疗

(1)限制液体入量:严重者常伴有脑水肿、肺水肿或心力衰竭,应适当限制液体入量。

(2)抗生素:目前是否对预防性应用抗生素仍存争议。一般选择广谱抗生素,并进一步根据血液、气管内吸引物细菌培养及药敏结果,调整抗生素及确定其使用疗程。

(3)维持正常循环:出现低体温、苍白和低血压等休克表现者,应选用生理盐水或血浆、全血、白蛋白等进行扩容,同时静脉点滴多巴胺和(或)多巴酚丁胺等。

此外,尚需注意保温、镇静,满足热卡需要,维持血糖和血清离子正常等。

【预防】

1.积极防治胎儿宫内窘迫和产时窒息。

2.对羊水混有胎粪,应在胎儿肩和胸部尚未娩出前,清理鼻腔和口咽部胎粪。通过评估,如新生儿有活力(即呼吸规则,肌张力好,心率>100 次/分)可进行观察不需气管插管吸引;如无活力,立即气管插管,将胎粪吸出;对不能确定是否有活力时,一般应气管插管进行吸引。在气道胎粪吸出前一般不应进行正压通气。

（钱　丹）

第五节　早产儿呼吸暂停

【概述】

早产儿呼吸暂停与呼吸中枢调节功能不成熟有关。呼吸暂停发生的频率及严重程度常与胎龄成反比。当呼吸暂停>15～20秒时,或呼吸显著不规则时,可影响组织的氧合状态,尤其是在未成熟儿,呼吸暂停与发生脑损伤、脑室周白质软化有相关性。

【定义】

呼吸暂停指呼吸停止≥20秒伴有心动缓慢(<100 次/分)及发绀(指经皮血氧饱和度≤80%)。呼吸节律及心血管系统的不稳定及周期性呼吸是早产儿的常见特征,所谓周期性呼吸是指:呼吸 10～15 秒,接

着呼吸暂停5～10秒,无心率和皮肤颜色改变;周期性呼吸常在生后3周内消失。

【鉴别诊断】

早产儿呼吸暂停可以是原发性,但常常由多种原因引起。继发性呼吸暂停可由细菌或病毒感染、动脉导管未闭、GER、抽搐、早产儿贫血或低血容量、产前或产后呼吸抑制药物的应用、上呼吸道解剖结构异常等。上述情况都可与中枢发育不全同时存在。呼吸暂停治疗前对病理生理的了解很重要,对于症状性(继发性)呼吸暂停,治疗策略主要是针对原发病。

典型的中枢性呼吸暂停主要是呼吸中枢的驱动问题;混合性或阻塞性呼吸暂停指上气道阻塞引起的呼吸暂停伴或不伴中枢性呼吸暂停。

【监测】

<35周的早产儿都有发生呼吸暂停的可能,生后1周内应密切注意,有条件者可给心率、呼吸监护;在发作呼吸暂停后,应努力寻找呼吸暂停原因,尤其是对<34周胎龄的患儿,应注意有否颅内病变、抽搐、感染、代谢紊乱、体温不稳定,胃食管反流等原发病因。

可将呼吸暂停的发作严重程度分为4级:Ⅰ级:有呼吸暂停发作,但能自行恢复;Ⅱ级:发作时需用氧气(常用鼻导管)给以鼻前部吹气刺激才能恢复;Ⅲ级:经上述方法处理无效,需经足底刺激才能恢复;Ⅳ级:用一般的刺激方法无效,需经复苏皮囊.面罩加压给氧辅助通气才能恢复自主呼吸者。可将上述分级制成表格,置于患儿床边,由护士记录每次发作的时间和程度,查房医师参考记录表所见的呼吸暂停发作频率和程度做出相应的干预决定。

【治疗】

1.一般方法及护理

(1)使经皮血氧饱和度在90％左右,必要时吸氧,避免低氧。

(2)为避免反射性呼吸暂停,应减少咽部吸引(吸痰),不用经口喂养;不使颈部过度屈曲或伸展以免发生阻塞性呼吸暂停。

(3)避免环境温度波动过大,当环境温度变化,尤其是口,鼻三角区的寒冷刺激,可反射性引起呼吸暂停。将环境温度设置于患儿中性温度的下限,可减少呼吸暂停的发作次数。

(4)当血细胞比容<25％～30％,并在药物治疗后仍有呼吸暂停时,可输压缩红细胞或全血。

2.机械刺激方法

(1)大多数呼吸暂停发作时,给予轻拍足底等刺激后,自主呼吸即能恢复;

(2)如刺激无效,可使用低水平的鼻塞持续呼吸道正压(CPAP),压力为3～4cmH$_2$O;CPAP能减少呼吸做功,增加功能残气量,减少呼吸暂发作。

(3)当上述方法不耐受或患儿出现腹胀时,可行气管插管,人工呼吸机治疗。对于单纯呼吸暂停,人工呼吸机机械通气频率可用12次/分,峰值压力10～18cmH$_2$O,呼气末正压3～4cmH$_2$O,氧浓度为21％。

3.药物治疗 甲基黄嘌呤类药物能显著降低呼吸暂停的发作频率。其机制为刺激中枢,拮抗腺苷和增加膈肌收缩力,是治疗早产儿呼吸暂停最常用的药物。其适应证已被公认。

(1)咖啡因:枸橼酸咖啡因注射液(也可口服给药)在治疗早产儿呼吸暂停时与氨茶碱相比,前者的安全剂量范围大、不良反应小、半衰期长;两者疗效相似,枸橼酸咖啡因略优于氨茶碱。枸橼酸咖啡因注射液的起始给药剂量(负荷剂量)为20mg/kg(相当于1ml/kg),静脉输注30分钟,使用注射器输液泵控制静脉输注速度。之后,以5mg/(kg·d)的维持剂量治疗,如果早产儿应答不明显,可按临床情况滴定至10mg/(kg·d)。

(2)氨茶碱:负荷量为5～7mg/kg静脉注射,12小时后给维持量1.5～2mg/kg,每6～8小时给药1次。

用药后 0.5～1 小时能达到稳定血浓度。一般维持浓度为 7～12μg/ml,当峰值浓度太低时可增加维持量,当谷值浓度太低时可缩短给药间隔时间,反之亦然。氨茶碱的毒性有:心动过速、激惹、降低脑血流、利尿引起脱水、腹胀、喂养困难、呕吐,影响动脉导管关闭及过量时引起抽搐等。

(3)茶碱:负荷量为 20mg/kg,静脉给药或口服,24 小时后给维持量 2.5～5mg/kg,每天 1 次。茶碱的副作用较氨茶碱少。

甲基黄嘌呤类药的常见副作用:最常见为兴奋性过高、心动过速(180 次/分)、多尿及排钠过多。胃肠道症状也较为常见,包括胃滞留、腹胀、呕吐;其中枸橼酸咖啡因副作用相对较少。虽然坏死性小肠结肠炎(NEC)的发病是多因素的,此类药物的应用也是诱发因素之一。

(4)吗乙茶吡酮:作用类似甲基黄嘌呤类药。能增加呼吸频率和每分通气,能降低 $PaCO_2$,增加 PaO_2;该药不作为早产儿呼吸暂停的首选,仅用于难治性呼吸暂停。

(钱 丹)

第六节 新生儿呼吸肺疾病

新生儿慢性肺病(CLD)又称支气管肺发育不良(BPD)。主要见于胎龄小于 28 周、出生体重低于 1000 克的早产婴;少数胎粪吸入综合征、肺炎、PPHN、先天性心脏病、膈疝等严重疾病在出生后数周内需正压通气、高浓度氧的足月儿也可发生。目前 CLD 已成为 NICU 最为棘手的问题之一,以及婴儿期慢性呼吸系统疾病的主要病因。

【病因】

BPD 由多因素引起。其本质是在遗传易感性的基础上,氧中毒、气压伤或容量伤以及感染或炎症等各种不利因素对发育不成熟的肺导致的损伤,以及损伤后肺组织异常修复。其中肺发育不成熟、急性肺损伤、损伤后异常修复是引起 BPD 的 3 个关键环节。"旧"BPD(又称经典型 BPD)以长期高浓度氧、高气道压引起的肺和气道损伤为主要病因;而宫内感染引起的肺炎性损伤,导致肺发育受阻是"新"BPD 的主要病因。

此外,出生后症状性动脉导管未闭,输液不当致肺间质水肿,维生素 A、E 缺乏,败血症及胃食管反流等因素均增加了 BPD 易感性。

【病理生理】

早期以急性肺损伤为主。高浓度氧、气压伤和容量伤、感染或炎症等各种不利因素触发不成熟的肺炎症反应,大量促炎因子释放、促炎因子和抗炎因子失衡,引起肺泡和间质损伤、肺泡上皮和血管内皮渗透性改变,大量炎性因子、蛋白、液体渗漏,肺表面活性物质(PS)灭活,肺严重损伤。

晚期改变以肺损伤后异常修复、重建为主。"旧"BPD 以肺实质慢性炎症、纤维化以及局限性肺气肿,气道受损严重为主要特征。"新"BPD 以炎性损伤导致的肺泡和肺微血管发育受阻为主要特征,表现为肺泡数目减少、体积增大、肺泡结构简单化,肺微血管形态异常,而肺泡和气道损伤以及纤维化较轻。

【诊断】

1.诊断标准 出生后持续用氧≥28 天。

2.病情分度

(1)如胎龄＜32 周,矫正胎龄(PMA)36 周末用氧为轻度;FiO_2＜30％为中度;FiO_2≥30％,或需 CPAP、机械通气为重度。

（2）如胎龄≥32周，生后56天未用氧为轻度；FiO_2＜30％为中度；FiO_2≥30％或需CPAP、机械通气为重度。

肺部X线片改变不作为疾病严重程度的评估依据。

3.辅助检查

（1）胸部X线摄片：经典型BPD Northway根据BPD的病理过程将胸部X线平片分4期：Ⅰ期（1～3天）：双肺野呈磨玻璃样改变；Ⅱ期（4～10天）：双肺完全不透明；Ⅲ期（11～30天，慢性期）：双肺野密度不均，呈线条状或斑片状阴影间伴充气的透亮小囊腔；Ⅳ期（1个月后）：双肺野透亮区扩大呈囊泡状，伴两肺结构紊乱，散在条状、或斑片影以及充气过度和肺不张。但并非所有婴儿均进展至Ⅳ期，某些可从Ⅰ期直接进入Ⅲ期。胸部X线异常可持续至儿童期。

"新型BPD"X线改变不典型，特征性不强，仅呈肺过度充气和肺纹理轮廓模糊影，偶见小泡状影；而轻型X线常无明显改变，或仅见磨玻璃状改变。

（2）动脉血气低氧血症、高碳酸血症，严重者pH值常低于正常。

（3）肺功能试验呼吸道阻力（Rrs）增加和顺应性（Crs）减低是其主要特征。生后第1年，婴儿肺功能试验表现为用力呼气流速减低，功能残气量和残气量（RV）增加，RV/总肺容量比值和支气管扩张反应性增加，提示轻、中度气流阻塞、气体滞留以及气道反应性增加等特点。

【治疗】

1.氧疗法

（1）PaO_2应维持在＞55mmHg，胎龄＜32周SaO_2应维持在85％～93％；胎龄32周可放宽至87％～97％。氧疗过程中应监测血气，并作适当的调整。

（2）气管插管、机械通气可作为单一的、最重要的致BPD危险因素。应尽可能采用鼻塞持续气道正压（nCPAP）、经鼻正压间歇通气（nIPPV）等无创通气，压力至少5～6cmH₂O，流量3～5L/min，并应装有空气、氧气混合器的装置，以便调整氧浓度，避免纯氧吸入。RDS患儿应尽早采用INSURE策略，以降低机械通气的应用和BPD发生率。

（3）机械通气时根据病情尽可能采取低气道压、低潮气量、改进的PEEP、允许性高碳酸血症（$PaCO_2$＞55mmHg，pH＞7.25），而避免低碳酸血症，因后者增加BPD及脑室周围白质软化（PVL）的风险。

（4）高频通气优点为潮气量小、低通气压，不易产生气压伤，对血流动力学影响小，可酌情选用。

2.营养支持　提供充足的能量和蛋白质，以利于增加机体抗感染、抗氧中毒能力以及促进正常肺组织生长、成熟和修复。进食不足者加用肠道外营养。

3.限制液体　早期即应严格控制液体量和钠摄入。提供的液体量需维持尿量至少1ml/（kg·h），血清钠140～145mEq/L。出现下列情况可使用利尿剂：①生后1周出现呼吸机依赖、有早期BPD表现；②病程中因输入液量过多致病情突然恶化；③肺水肿或心功能受损；④为了增加热量而加大输液量时。首选呋塞米（速尿），可迅速控制肺水肿、改善肺顺应性、减低气道阻力，改善肺功能。每次0.5～1mg/kg，每天2次。用药过程中须注意该药的副作用，如电解质紊乱、高尿钙症、骨质疏松、肾钙化等，不应长期使用。氢氯噻嗪（双氢克尿噻）和螺内酯（安体舒通）联合应用，以减少药物副作用，剂量分别为2～5mg/（kg·d）和2～4mg/（kg·d）。

4.药物治疗

（1）肾上腺糖皮质激素：是预防和治疗BPD最有效的药物。但由于该药能引起高血糖、高血压、感染、消化道溃疡、生长抑制和心脏肥大，抑制头围生长、神经系统发育以及肺组织成熟，引起婴儿神经系统发育迟缓和脑瘫等副作用，尤其早期（生后96小时内）或早中期（生后7～14天）应用或大剂量应用时。因此，对于 VLBW 患儿生后使用地塞米松应采取谨慎态度,不应作为常规预防或治疗 BPD 药物。2002 年美国等儿科学会推荐的应用标准:①仅作为糖皮质激素对神经系统发育影响的随机对照研究方案的一部分。②仅在病情严重等特殊的临床情况下应用,如 $FiO_2 > 0.5$,平均气道压(MAP)$> 12 \sim 14cmH_2O$;反复肺水肿而利尿剂无效以及出现支气管高反应症状,如喘鸣、肺分泌物过多等。③应用前应正式告知家长该药可能出现的近期或远期副作用。开始应用时间应在生后 7 天以后,首次剂量尽可能小[地塞米松$< 0.25mg/$(kg·d)],持续时间尽可能短(3 天疗程的冲击治疗)。2010 年 9 月,美国儿科学会再次提出 VLBW 患儿生后使用地塞米松仍应采取谨慎态度。

2013 年的欧洲 RDS 防治指南建议:当机械通气持续 1~2 周后,可考虑短期使用渐减式、低/极低剂量的地塞米松,以利于拔管。

因此,对于仍需机械通气或高浓度氧数周仍不能拔管的患儿,临床医师必须权衡该药有利于拔管的益处和可能出现的副作用。

(2)吸入型糖皮质激素:具有局部抗炎作用而全身性反应甚微,因此可考虑应用。常用药物有布地奈德、倍氯米松等。吸入 1~4 周,有改善拔管成功率、减少机械通气时间和 36 周时氧需要的趋势。然而目前尚无证据证实雾化吸入糖皮质激素在预防或治疗 BPD 中的疗效。

(3)肺泡表面活性物质 PS:可减轻 BPD 严重性和降低死亡率,但不能降低其发生率。

(4)支气管扩张剂:β-肾上腺素受体激动剂可降低 Rrs,改善 Crs,心动过速是其主要的副作用。首选沙丁胺醇,可用有贮雾化器装置的沙丁胺醇计量吸入器(MDI);或 0.5%沙丁胺醇喷雾剂(5mg/ml),0.02~0.04ml/kg,雾化吸入,(最大剂量:0.9% NaCl 2ml 中加 1.1ml),每 6~8 小时一次。机械通气时可将贮雾装置的沙丁胺醇 MDI 连接在机械通气内导管的近端雾化吸入。

(5)枸橼酸咖啡因:该药可防治早产儿呼吸暂停,能明显缩短机械通气时间,减少 BPD 发生率,减少脑瘫和认知功能障碍发生率,改进存活率。可作为出生体重≤1250g 的早产儿常规治疗。首次负荷量为 20mg/(kg·d),以后 5mg/(kg·d)维持,可酌情持续使用至纠正胎龄 34 周。

(6)维生素 A:对于 ELBW 儿出生后给予维生素 A 肌内注射,5000IU/次,每周 3 次,连续 4 周,可降低 BPD 发生率。但长期预后尚需进一步评估。

(7)控制感染:病程中继发细菌、病毒或真菌感染是诱发病情加重而危及生命的常见原因。应加强消毒隔离制度,避免医源性感染;可针对病原菌选择有效的抗生素治疗。

(8)人重组抗氧化酶超氧化物歧化酶(rhCuZn):可减轻高浓度氧及机械通气引起的炎性反应和严重肺损伤,对于有可能发生 BPD 的小早产儿,出生时预防性气管内滴入 rhCuZn,可能会增加抗氧化防御能力,预防氧化应激反应导致的长期肺损伤。

(9)吸入一氧化氮(iNO):鉴于临床多中心研究结果提示,对于该药的益处、安全性及长期影响并未确定,因此,NIH 不支持 iNO 作为预防或治疗 BPD 应用于临床。

【并发症】
主要的并发症有高反应性气道疾病、反复下呼吸道感染、败 m 症、PPHN、肺心病、喂养困难、生长发育迟缓以及猝死。反复下呼吸道感染是再入院的主要原因,病毒是其主要致病原。

(钱 丹)

第七节 新生儿肺出血

新生儿肺出血指临床上发现气道内有血性液体,同时伴有呼吸衰竭,机械通气参数提高。病理上则指肺泡和(或)肺间质内发现红细胞,若出血范围超过两个肺叶,即为严重肺出血。肺出血常是新生儿期各种严重疾病的临终症状,病死率较高。

【病因】

多种因素可诱发肺出血的发生,包括 RDS、胎儿生长受限(FCR)、围产期窒息、严重感染、先天性心脏疾病、氧中毒、胎粪、母血等吸入综合征、严重低体温、PDA、外源性 PS 的使用等。早产儿肺发育未成熟更易发生肺出血。

【病理生理】

肺出血确切机制仍未完全阐明,可能是多种病理因素或严重疾病汇集于共同的终末生理通道的结果。当严重感染、出血性肺水肿、低氧血症等各种病理因素引起肺毛细血管内压增高,肺泡上皮及毛细血管内皮细胞损伤、屏障功能的完整性破坏,导致渗出增加,并渗漏至肺间质及肺泡腔,引起肺出血。如同时合并凝血机制障碍,将进一步加重了肺出血。

【诊断】

1.根据肺出血的临床特点在原发疾病基础上突然出现心肺功能衰竭,伴气道内出现血性液体即应考虑肺出血可能。由于出血可能仅限于肺间质而未扩散至气道,故肺出血易漏诊或误诊为其他疾病,因此,临床诊断病例远低于尸检确诊数。

2.胸部 X 线检查两肺透亮度降低,广泛毛玻璃状高密度影,可见支气管充气征,双侧肺门血管影增多,呈粗网格状影;心影轻、中度增大,以左心室增大为主;大量肺出血时呈"白肺"。

3.实验室检查代谢性或混合性酸中毒、血细胞比容下降,凝血功能减低。

【治疗】

1.一般治疗　清理呼吸道血性液体,维持有效通气,纠正酸中毒;保持体温、血压在正常范围,维持生命体征稳定。

2.机械通气　正压通气和呼气末正压通气(PFEP)是治疗肺出血的重要措施。PEEP 应提高至 $6\sim8cmH_2O$,有助于减少肺间质液进入肺泡腔。

3.维持血流动力学稳定　多巴胺 $5\sim10\mu g/(kg\cdot min)$ 和多巴酚丁胺 $5\sim10\mu g/(kg\cdot min)$ 持续静脉滴注,必要时输注悬浮红细胞,维持有效循环血量。

4.关闭 PDA　症状性 PDA 可考虑药物或手术关闭。

5.抗感染治疗　存在严重感染需加强抗感染治疗,必要时输注丙种球蛋白。

6.纠正凝血功能障碍　应用止血药物低分子肝素钙,50～100U/kg,每天 1 次,皮下注射;巴特罗酶(立止血)0.2U 加生理盐水 1ml 气管内滴入,同时 0.5U 加生理盐水 2ml 静注。

7.表面活性物质治疗　肺出血时,气道和肺泡内的血性液体可使肺泡表面活性物质灭活,使用外源性PS 有助于改善氧合指数(OI)及肺的顺应性,故可酌情使用。

（钱　丹）

第八节　心律失常

【概述】

胎儿、新生儿心律失常并不少见,随着心脏电生理传导系统的逐渐发育,多数新生儿心律失常为自限性过程,也存在个体差异。

【病因】

1.生理因素　最常见,由于胎儿、新生儿心脏传导系统发育不成熟所致,可引起窦性心律失常、过早搏动、阵发性室上性心动过速、心房扑动及颤动、不同程度的房室传导阻滞等心电图改变。

2.病理因素　常伴有各种原发病,如①围产期缺氧缺血;②各种感染;③电解质紊乱、酸碱平衡失调;④心脏器质性疾病;⑤先天代谢性疾病;⑥甲状腺功能异常;⑦围产期药物影响(如阿托品、肾上腺素、洋地黄、普罗帕酮等);⑧新生儿狼疮综合征。

【诊断】

胎儿心律失常主要依据胎儿超声心动图做出诊断;新生儿心律失常依据体表 12 导联心电图诊断,心电监护示波器所显示的心脏节律变化对诊断有帮助,但不能作为诊断的唯一依据,均需行超声心动图除外先天性心脏病。

新生儿常见心律失常主要有三大类型:①心动过速;②心动过缓;③节律异常。心电图分析时,需要考虑以下方面:①频率(正常、增快、减慢);②节律(规则或不规则,阵发性或渐进性);③QRS 波形。

临床诊断新生儿心律失常时,应进行心脏电生理和血流动力学评估。如患儿末梢循环不良和(或)低血压,应立即建立静脉输液途径,给予相应复苏急救处理。先救治休克,再明确病因,偶遇新生儿心室纤颤则需要即刻除颤治疗。因诊断与治疗各有不同,以下按照心动过速、心动过缓和节律异常三类分述。

(一)心动过速

1.QRS 波形正常的心动过速

(1)阵发性室上性心动过速(SVT)为新生儿最常见的症状性心律失常,发生率约为 1/2500。新生儿可无症状,也可出现易激惹、烦躁、面色苍白、拒食、呕吐。心脏听诊心率增快,律齐,心音有力;如心动过速持续 24 小时可出现心力衰竭。

室上速心电图特点:①心率增快,常为 240～260 次/分,最快可达 320 次/分;R-R 间期多均齐;②具有突发突止特点;③QRS 波形态和时间正常。

室上速应与窦速鉴别,如难以鉴别,应按室上速治疗。如伴室内差异性传导,还应与阵发性室性心动过速鉴别,可选用广谱抗心律失常药物或电击复律。

室上速治疗包括以下措施:

1)潜水反射刺激迷走神经:病情稳定者可予冰袋或浸冰水(0～4℃)的湿毛巾敷面,每次 10～15 秒,间隔 3～5 分钟,不超过 3 次。不得用压迫眼球方法。

2)药物治疗:①洋地黄类药物:如发作持续时间长伴心力衰竭者首选洋地黄,静脉用药可在 10 小时内中止发作。地高辛酏剂(50μg/ml)口服,给药方便、安全、剂量准确、吸收良好,为目前治疗 SVT 和房扑的第一线药物。应用洋地黄的副作用包括各种室上性心律失常、胃肠道反应等,应监测心电图和血药浓度(地高辛血药浓度<3～4ng/ml),在达化量后 6 小时检查血药浓度。不得用地高辛治疗预激综合征导致的阵发性室上速,因其具有潜在加速房室结旁路折返的作用。②其他药物:如发作持续时间较短,不伴心力衰竭,可选普罗帕酮;无效再用洋地黄。普萘洛尔(心得安)可用于治疗预激综合征导致的阵发性室上速,副作用有呼吸暂停和低血糖,需要心电监护和血糖监测 1～2 天。

3)电学治疗:包括电击复律和电起搏。还可用经食管心房起搏超速抑制的方法终止室上速。

室上速终止发作转为窦性心律后,可应用洋地黄或普罗帕酮维持治疗 5～7 天再停药;如室上速反复发作,药物可维持 6～12 个月。腺苷具有强烈刺激迷走神经的作用,国内经验有限。

4)围产期治疗:如产科体检发现胎儿心动过速,可经胎儿超声心动图确诊室上速,注意有无合并先天性心脏病或胎儿水肿,治疗需给孕母服用可通过胎盘屏障的抗心律失常药物如地高辛、氟卡尼丁等。如药物治疗无效伴胎儿水肿是结束分娩的指征,推荐剖宫产分娩,注意胎儿心率不是宫内窘迫的可靠指标。

(2)心房扑动和颤动新生儿心房扑动和颤动较少见,约占心律失常的9%～14%,临床表现除心脏听诊可有心律不齐外,大致同室上速。

新生儿房扑心电图表现为P波消失,代之以快速、规则、呈锯齿状扑动波(即F波),以Ⅱ、Ⅲ、AVF、V₁导联明显,频率为360～480次/分;心室率较心房率慢,房室传导阻滞常为2：1或3：1传导。

新生儿房颤心电图表现为P波消失,代之以纤细、零乱、快速而形态不同的颤动波(即f波),以V₁、V₂导联明显,频率为400～750次/分;心室律完全不规则,R-R绝对不整,心室率取决于房室传导阻滞的程度。

房扑和房颤应及时抗心律失常治疗;终止发作,药物和电学治疗同室上速。

2.QRS波形增宽的心动过速

(1)室性心动过速:多伴有严重原发病和血流动力学障碍,临床表现为烦躁、大汗、面色苍白、发绀、呼吸急促、呼吸困难、血压下降、心音低钝、心源性休克、心力衰竭、阿斯综合征等。心电图表现为QRS波宽大畸形,时间>0.08秒,T波与主波方向相反,心室率一般为150～200次/分;P波与QRS波无关,心房率较心室率慢,可有室性融合波或心室夺获,是与室上速伴室内差异性传导鉴别的关键。

室速治疗包括及时纠正心律失常,终止发作,积极治疗原发病,改善心肌细胞代谢。血流动力学稳定者可给予利多卡因稀释后缓慢静脉注射,继之持续静脉滴注;行心电监护,注意窦缓、传导阻滞等副作用;还可用普罗帕酮静脉注射;如室速由地高辛中毒所致,可用苯妥英钠纠正;如药物治疗无效或有明显循环障碍者,可用同步直流电击复律,注意纠正酸中毒,可在电复律前给予高通气和碳酸氢钠治疗。

(2)室性纤颤:常在危重儿临终前心电监护中出现,QRS波与T波完全消失,代之一系列快速、不规则、大小不等、波形不同的颤动波,频率150～500次/分。查体心音和脉搏消失,需立即给予心肺复苏和电除颤治疗,利多卡因剂量方法见表1-1;当复苏成功后,需评估查找病因,给予病因治疗。

表 1-1 常用抗心律失常药物剂量表

药名	剂量和用法	适应证
地高辛	口服洋地黄化量为早产儿20μg/kg,足月儿30μg/kg,分3次,每8小时1次;达洋地黄化量后12小时开始用维持量,每天10μg/kg,分2次,每12小时1次	室上速
普罗帕酮(心律平) ⅠC类	口服每次4～6mg/kg,维持量每次2～3mg/kg,每8小时1次。 静注每次1mg/kg加5%葡萄糖20ml缓慢注射,20分钟后可重复,总次数≤3次,总量<5mg/kg;静滴维持4～7μg/(kg·min)	室上性及室性心律失常
利多卡因 ⅠB类	静注每次1mg/kg加5%葡萄糖20ml缓慢注射,每5～10分钟1次,3次后改为静滴维持20～50μg/(kg·min)	室性心律失常
苯妥英钠 ⅠB类	静注每次2～4mg/kg加生理盐水20ml缓慢注射,10～15分钟后可重复1次	洋地黄中毒致室早、室速
普萘洛尔(心得安) Ⅱ类	口服每天1mg/kg,每8小时1次;静注0.1mg/kg加5%葡萄糖20ml缓慢注射	先天性长Q-T综合征、各种早搏、室上速
美托洛尔(倍他乐克) Ⅱ类	口服每天0.2～1mg/kg,每12小时1次;静注0.05～0.1mg/kg加5%葡萄糖或生理盐水20ml缓慢注射	窦速、早搏、室上速、房扑、房颤、室速
胺碘酮Ⅲ类	口服每天10～15mg/kg,每8小时1次,维持量每天3～5mg/kg,每天1～2次,也可隔天1次或每周用5天,停2天。 静脉每次2.5～5mg/kg加5%葡萄糖20ml在30分钟至2小时泵入,静滴维持10～15mg/(kg·d),浓度≤2mg/ml	室上性及室性心律失常

续表

药名	剂量和用法	适应证
腺苷	静注 37.5～50μg/kg，2～5 秒内快速"弹丸式"静推，最大量 200μg/kg	室上速，新生儿小婴儿慎用
阿托品	静注、皮下注射或口服，每次 0.01～0.03mg/kg，每 6～8 小时 1 次	心动过缓，高度房室阻滞
异丙肾上腺素	静滴 1mg 加 5％葡萄糖 250ml（浓度 4μg/m），从小剂量开始，逐渐增加，一般用 0.05～0.5μg/（kg·min），最大量 2μg/（kg·min）	心动过缓、高度房室阻滞、Q-T 延长尖端扭转型室速

注：ⅠB 和 ⅠC 类为钠通道阻滞剂，Ⅱ类为β阻滞剂，Ⅲ类为延长动作电位时间的药物，Ⅳ类为钙通道阻滞剂

（二）心动过缓

新生儿心率＜100 次/分为心动过缓，常见原因有窦性心动过缓、窦房结功能不良先天性房室阻滞、左房异构、QT 延长综合征伴 2∶1 房室阻滞等。

房室传导阻滞（AVB）包括Ⅰ度、Ⅱ度（不完全性房室传导阻滞）及Ⅲ度房室传导阻滞（完全性房室传导阻滞）。

1.Ⅰ度房室传导阻滞　新生儿 P-R 间期＞0.15 秒为Ⅰ度房室传导阻滞，一般无症状，心脏听诊可有第一心音低钝。无需特殊治疗。

2.Ⅱ度房室传导阻滞　一般无症状，心脏听诊可有第一心音低钝、心律不齐。心电图表现分为两型：①莫氏Ⅰ型：P-R 间期逐渐延长，直至 P 波后无 QRS 波，临床意义同Ⅰ度房室传导阻滞；②莫氏Ⅱ型：P-R 间期固定；P 波按规律出现，部分 P 波后无 QRS 波。Ⅱ度Ⅱ型有可能变为Ⅲ度房室传导阻滞，应提高警惕。室上速发作、地高辛中毒者常出现Ⅱ度房室阻滞，无需特殊治疗，主要针对原发病治疗。

3.Ⅲ度房室传导阻滞（CHB）　窦房结激动均不能下传至心室为 CHB，心房与心室各自独立起搏，彼此无关，心室率比心房率慢。CHB 常在室内即发现胎儿心动过缓。无心脏结构异常的 CHB 应警惕母体变态反应病如 SLE，母体存在 SSA 和 SSB 抗体者，2％～3％发生 CHB，预后不佳。

CHB 症状与原发病病情与心动过缓的程度有关，如心室率＞50 次/分，患儿可无症状；如心室率＜50 次/分，多有血流动力学障碍，临床表现为面色苍白、发绀、呼吸困难、血压下降、心音低钝、心源性休克、心力衰竭、阿斯综合征等。

心电图表现为 P-P 间隔与 R-R 间隔各有其固定规律，P 波与 QRS 波无关；心房率 70～200 次/分，多为窦性心律；心室率多为 40～80 次/分，为交界性或室性逸搏心律；QRS 波形态取决于房室传导系统阻滞部位，如阻滞部位在近端，QRS 波无增宽，如阻滞部位在远端，QRS 波畸形、增宽。

治疗：心室率＞80 次/分，无症状者不需治疗；有症状者应积极治疗原发病，改善心肌细胞代谢，用阿托品或异丙肾上腺素对症治疗；如心率＜50 次/分，有心力衰竭、阿斯综合征等表现者应安装心脏临时起搏器。

（三）节律异常

1.房性期前收缩（PAC）　一般无症状，心脏听诊可有心律不齐、漏跳等。心电图表现为提前出现的异位 P′波，形态与窦性不同，常埋在前一个心动周期的 T 波中；P′-R 间期＞0.10 秒；QRS 波形态可正常与窦性相同，或 QRS 波增宽变形（房早伴室内差异性传导），或无 QRS 波（房早未下传）；代偿间歇多为不完全性。

2.室性期前收缩（PVC）　心电图表现为提前出现的 QRS 波，宽大畸形，时间＞0.08 秒，T 波多与主波方向相反；QRS 波前无 P 波；代偿间歇多为完全性。单发 PVC 并不少见，PVC 成对出现如二联律或三联律，一般无需干预。

【治疗】

（一）电复律治疗

1.电击复律　利用短暂直流电击,使心脏所有起搏点同时除极,以消除异位起搏点并中断各折返途径,终止各种快速型心律失常,使窦房结重新控制心律。

(1)适应证:主要用于血流动力学不稳定的患儿,如:①室上速伴严重心力衰竭或药物治疗无效者;②心电图无法分辨的快速异位心律,病情危重者;③房扑或房颤伴心力衰竭,药物治疗无效者;④室速;⑤室颤。

(2)禁忌证:洋地黄或电解质紊乱引起的快速型心律失常。

(3)方法:一般采用体外同步直流电击术。具体步骤:①做好复苏准备,检查机器同步性能;②除颤器电极上涂以适量导电糊,便于导电及预防皮肤灼伤。将一个电极置于胸骨右缘第 2 肋间,另一个于左腋中线第 4 肋间。电极片直径约 4.5cm;③应用最小而有效的能量进行复律,首次 1~2J/kg,如无效,可增至 4J/kg,最大量 6J/kg,一般婴儿用 20~40J。一次治疗重复电击不宜超过 2~3 次。

(4)并发症及处理:电击复律可引起心律失常,转复后常出现窦缓或各种类型期前收缩,1~2 分钟自行消失;少数出现室速或室颤,多由机器同步装置失灵,用电量过大所致,调整机器和用电量后,可再次电击复律;偶发心脏停搏,多为原有窦房结功能障碍者,应采用电起搏治疗。电击复律后应密切观察 1~2 小时,并用抗心律失常药物维持治疗数月,以防复发。

2.临时起搏器　对严重心动过缓新生儿,经脐静脉或股静脉植入临时起搏器较困难,需要使用荧光剂;2kg 以上婴儿可经皮下安置临时起搏器,但易引起皮肤烫伤;窦房结功能不良可经食道安置起搏器,但对于 CHB 无效。

（二）改善心肌细胞代谢的治疗

能量合剂(葡萄糖、三磷腺苷、辅酶 Q10、维生素 C)、果糖二磷酸钠、磷酸肌酸钠等心肌营养药物可改善心肌细胞代谢,促进新生儿心脏传导系统发育成熟,可酌情应用。

(傅潮琅)

第九节　心内膜弹力纤维增生症

【概述】

心内膜弹力纤维增生症(EFE)是婴儿心力衰竭的重要原因之一,发病率占先天性心脏病的 1%~2%,临床多以呼吸道感染为诱因,突发难治性心力衰竭是其主要表现,心脏超声检查如见心室内膜增厚、回声增强有重要诊断意义。治疗主要为控制心力衰竭,需长期服用地高辛,预后欠佳。

【病因】

至今病因不明确,有以下几种相关因素:①病毒感染:对 EFE 患者心肌组织行病毒基因检测,可检出腮腺炎病毒、腺病毒、巨细胞病毒、肠道病毒感染和流感病毒 A 等;②遗传因素:10%病例呈家族性发病,与常染色体遗传或与 X 连锁的心肌病有关;③遗传代谢性疾病:与黏多糖病、肉碱缺乏、糖原累积病Ⅱ型有关;④继发于血流动力学改变如先天性主动脉瓣狭窄、主动脉缩窄、左冠状动脉起源异常等先天性心脏病,当心室高度扩大时,心内膜和心室壁承受张力增加,刺激内膜增厚,弹力纤维增生;⑤免疫因素:胎儿或新生儿免疫系统对母体自身抗体在心肌沉淀物的反应易发展为 EFE;⑥其他:如宫内缺氧、心脏流出道机械性梗阻、淋巴管阻塞、妊娠早期用药等。

【诊断】

(一)临床表现

1.病史　85%的 EFE 患儿好发年龄在生后 2~8 个月内,1 岁后发病少。新生儿生后 7 天后因呼吸道感染诱发出现反复充血性心力衰竭,对洋地黄类药物敏感,但心力衰竭常较顽固,易迁延并反复加重。

2.临床表现　呼吸困难、发绀,喂养困难,发育迟缓,体检可见心前区隆起,心音低钝伴或不伴有器质性杂音。

3.心电图　心前区导联 R、S 波异常升高,T 波低平或倒置并伴有 Q 波出现。

4.胸部 X 线　心影普遍增大,以左心为主,心胸比例超过 0.65,透视下可见心搏减弱,伴明显肺静脉淤血。

5.超声心动图　可观察心脏结构改变及评价心功能,为诊断主要依据,左室增大呈球形,室壁运动弱,内膜增厚达 3mm 以上,回声增强,二尖瓣瓣膜增厚伴反流,呈大心腔小开口的钻石样改变。射血分数减低,舒张功能下降。

6.心内膜　心肌组织病理检查是 EFE 诊断的金标准。心内膜弹力纤维增生,心内膜下心肌变性或坏死,伴有心肌纤维空泡形成,多见于左心室。

(二)诊断分型

根据 2006 年美同心脏学会对心肌病的定义和分类标准,EFE 属于获得性心肌病中的炎性反应性心肌病。

1.根据发病原因可分为原发性和继发性　原发性者不伴随其他先天性心脏异常,占 55%;继发性者占 44%,伴发某些先天性心脏畸形如左心发育不良综合征、主动脉狭窄或闭锁、主动脉缩窄、室间隔缺损、心型糖原累积病等。

2.根据左心室大小可分为扩张型和缩窄型　扩张型约 95%,左心室明显扩大,心内膜增厚,二尖瓣和主动脉瓣瓣叶增厚、瓣环扩大;缩窄型约 5%,主要见于新生儿,左室腔缩小或正常,心内膜弥散性增厚,多数患儿合并左房和右室增大,其病理生理改变类似于限制性心肌病,临床表现为左室梗阻征象。

3.根据临床经过可分为 3 型　①暴发型:年龄多在 6 周内,突然出现心力衰竭、心源性休克,可致猝死;②急性型:较多见,年龄多在 6 周~6 个月,起病较快,未经适当治疗多在 2~3 周死于肺炎合并心力衰竭,少数可获缓解;③慢性型:年龄多在 6 个月以上,发病稍缓慢,经治疗可缓解而活至成年,亦可因反复心力衰竭而死亡。

【鉴别诊断】

应与以下疾病相鉴别:①病毒性心肌炎;②心内膜心肌纤维化;③扩张型心肌病;④心型糖原累积病;⑤心肌致密化不全。

【治疗】

1.控制心力衰竭　应用洋地黄药物治疗,原则为早期、足量、长期应用,一般应用地高辛,可根据病情使用口服或静注途径。

洋地黄化量:口服 40~50μg/kg,静注 30~40μg/kg,以化量 1/4~1/5 作为维持量,每天分 2 次口服。一般疗程 3~4 年,过早停药导致病情恶化。

卡托普利对改善心功能有一定效果。急性心衰,视病情可并用血管扩张剂和利尿剂。危重病例加用多巴胺、多巴酚丁胺、呋塞米及皮质激素治疗。

2.免疫抑制剂治疗　肾上腺皮质激素对控制心衰、预防瓣膜受累、降低病死率有明显效果,常与地高辛合用。一般用泼尼松 1.5mg/(kg·d)口服,8~12 周后逐渐减量,每 2 周减 1.25~2.5mg,至每天 2.5~5mg

时维持,疗程 1~1.5 年。

3.控制和预防肺部感染　应选用青霉素、头孢菌素等及时控制感染。

4.支持治疗　通过药物常规治疗及无创或机械通气等心肺支持措施,使心肌做功及耗氧明显降低,肺顺应性增加,改善患儿状况。

5.外科治疗　对药物难以控制的因瓣膜反流造成的心力衰竭,应进行瓣膜置换手术及心脏移植术。

【预后】

随着对该病认识的提高和医学技术的发展,EFE 的痊愈率可达 52.2%,心胸比<0.65 的患儿预后较好,发病年龄与预后无显著关系。从出现症状开始,心力衰竭反复发作超过 6 个月则预后不良。如果临床症状消失、无阳性体征、X 线、心电图、超声心动图均恢复正常 2 年以上,则认为临床痊愈。

(傅潮琅)

第十节　早产儿动脉导管开放

【概述】

在早产儿,尤其在 RDS 的恢复期,持续的动脉导管开放(PDA)可引起明显的临床问题。早产儿生后随着通气和氧合的改善,肺血管阻力迅速下降,导致通过动脉导管水平血液的左向右分流、肺血流增加、肺水肿出现及心肺功能状态的变化。由于 PDA 发生后所需的呼吸支持延长,可引起肺容量损伤、气压损伤和高氧的暴露增加,这些都与支气管肺发育不良(BPD)的发生和严重程度相关。PDA 所致的左向右分流的出现可增加早产儿脑室内出血、坏死性小肠结肠炎(NEC)和死亡的风险。

【临床表现】

在生后 2~4 天,随着 RDS 病情的逐渐好转,肺顺应性的改善,肺动脉压力下降,可出现动脉导管开放,导管水平血液左向右分流。故在恢复期的 RDS 患儿,其原发病已明显好转,突然出现对氧的需求量增加、血二氧化碳分压增高、代谢性酸中毒、呼吸暂停、四肢末端灌注不良及肝脏在短时间内进行性增大时,应注意本病。若同时具备脉压差增大,心率增快,心前区搏动增强,胸骨左缘第二肋间可听到收缩期或连续性杂音,则应诊断本病。PDA 的病理生理变化取决于左向右分流的程度。当分流量超过左心排血量的 50% 时,尽管心排血量增加,"有效"的体循环血流降低。尽管通过增加左心排血量以代偿动脉导管的分流,即使是较小的分流,也可出现血流的重新分布。皮肤、骨、骨骼肌的血流最易受到影响,其次是胃肠道和肾脏血流,其并发症有 NEC。

超声多普勒检查有助于 PDA 的确诊。关于血流动力学有意义的 PDA,常定义为:动脉导管大小(直径)>1.5mm 和左心房和主动脉根部的比值(LA/AO)>1.4。

【诊断】

1.临床表现　心血管系统的症状体征和呼吸系统的情况。

2.X 线胸片　可见两肺充血、心影增大等。

3.心脏超声检查　证实导管水平的左向右分流,监测左心房的大小(LA/AO),了解脏器(肾、肠系膜、脑等)血流灌注状态,发现有血流动力学意义的 PDA 证据。

【鉴别诊断】

其他先天性心血管畸形所致的心脏杂音及血流动力学改变;可根据杂音位置、性质、是否伴有发绀等判断,常采用多普勒超声心动图进行鉴别。

【治疗】

PDA 的治疗包括:①限制液量;②因动脉导管的开放依赖于前列腺素,通过环氧化酶抑制剂(COX 抑制剂)以抑制前列腺素产生,可使 PDA 关闭;③对应用上述药物无效或有药物禁忌,且有明显的血流动力学变化者,可考虑手术结扎。

1.治疗对象　对血流动力学有意义的 PDA 应进行治疗。一般对应用呼吸机的<1000g 早产儿有明显 PDA 时,不管是否存在明显的左向右分流的症状和体征,都应该治疗;对于>1000g 的早产儿,仅在有血流动力学有意义的 PDA 并发呼吸或心血管系统体征时,可应用吲哚美辛或布洛芬治疗。

(1)PDA 的保守治疗:对于血流动力学有意义的 PDA,开始用液体限制,在日龄>3 天新生儿每天液体进量<130ml/kg;调整呼吸机参数,使用短吸气时间和相对高的 PEEP。

(2)环氧化酶抑制剂应用:常用药物有吲哚美辛和布洛芬,两者的疗效均在 60%~80%之间。国际上较多采用静脉制剂,而国内目前多用口服制剂,常参考静脉应用的剂量使用。

2.吲哚美辛的治疗　该药治疗早产儿 PDA 的疗效肯定,国外一般用静脉给药,国内尚无静脉制剂,但采用口服吲哚美辛治疗 PDA 也取得了较好的临床效果。也有采用静脉内给吲哚美辛预防早产儿脑室内出血,但疗效有争议。

吲哚美辛剂量及方法:对于生后<48 小时的 PDA 治疗:首剂为 0.2mg/kg,第 2 剂为 0.1mg/kg,第 3 剂为 0.1mg/kg;对于 2~7 天儿,分别为 0.2mg/kg,0.2mg/kg 和 0.2mg/kg;对于>7 天儿,分别为 0.2mg/kg,0.25mg/kg 和 0.25mg/kg。上述间隔时间均为 12~24 小时。也可较长时间的治疗:0.2mg/kg,q24h,共 5~7 天。

吲哚美辛的副作用:胃肠道、肺等出血倾向、NEC、肾功能影响等。

吲哚美辛的禁忌证:在使用前 24 小时内发生的Ⅲ度以上 IVH;血肌酐水平≥1.5mg/dl;血小板计数≤60×10^9/L;有出血倾向;有需要换血的严重高胆红素血症。

3.布洛芬的治疗　布洛芬静脉制剂或口服用于 PDA 的治疗,取得了较好的疗效。布洛芬对肠系膜、肾和脑血管的收缩程度较吲哚美辛弱。常用剂量为:推荐第 1 天 10mg/kg,qd,第 2、3 天为 5mg/kg,口服剂量与静脉应用相同。

4.PDA 的手术治疗　在生后 4 周后,由于导管组织的成熟,其收缩已不太依赖前列腺素,药物治疗的成功率明显下降。当药物治疗有禁忌证或无效时,可采用手术结扎 PDA。手术结扎 PDA 比较安全,并发症较少见。偶见有喉神经损伤、乳糜胸、气胸、术后短时的左心功能障碍及脊柱侧弯等并发症。

(傅潮琅)

第十一节　先天性食管闭锁围术期处理

【概述】

先天性食管闭锁是一种严重的食管先天性发育异常,发生率为 0.2‰~0.3‰,大约 20%发生于早产儿,是正常足月儿的 5 倍,20%为小于胎龄儿。美国学者 Thomas Gibsont 于 1696 年首先报道该病,Haight 和 Towsle 在 1941 年第一次成功地进行食管吻合加气管食管瘘修补术,目前西方国家先天性食管闭锁手术成功率 90%以上,我国 1958 年以后才有手术成功的病例报道,目前的成活率也达到 90%左右。

【病理类型】

先天性食管闭锁分五种病理类型(Gross 五型分法)：

1.Ⅰ型食管闭锁　无气管食管瘘,两端间距离长短不等,占 4%～8%。

2.Ⅱ型食管闭锁　伴近端气管食管瘘,通常闭锁两端相距较远(＞2 个椎体),占 0.5%～1.0%。

3.Ⅲ型食管闭锁　伴远端气管食管瘘,两端间距离超过 2cm 者称 A 型,不到 2cm 者称 B 型,此型最常见,占 85%～90%。

4.Ⅳ型食管闭锁　伴有近端和远端气管食管瘘,占 1%。

5.Ⅴ型无食管闭锁　只伴气管食管瘘亦称 H 型,占 2%～5%。

【诊断】

(一)产前诊断

1.B 超　发现妊娠羊水过多,胎儿近端食道扩张而又不能找到胃泡;上颈部盲袋症;随胎儿的吞咽,食管区域有一囊性的盲袋"充盈"或"排空"。

2.羊膜腔穿刺造影　造影剂进入呼吸道显示气管、支气管,未进入胃肠道(除外Ⅴ型)。

3.MRI　近端食管扩张、远端食管消失的征象。

(二)生后诊断

1.临床表现　①口腔分泌物多伴口吐泡沫,喂奶后立即发生呕吐、呛咳、甚至发绀窒息;②Ⅲ、Ⅳ型食管闭锁,大量气体经下段食管漏进入胃肠道内,腹部显著膨胀,叩诊呈鼓音,而Ⅰ、Ⅱ型气体不能进入胃肠道,呈舟状腹;③分泌物、胃液、唾液反复吸入及部分患者腹胀横膈抬高导致呼吸窘迫;④Ⅴ型无食道闭锁只伴气管食管瘘在新生儿期症状不明显,表现为反复肺炎或呼吸窘迫,且与进食有关。

2.胃管插入受阻　8F 胃管经口或鼻插入食管受阻(8～12cm),摄片证实胃管的位置,了解胃肠内气体,鉴别食管闭锁类型。

3.食管碘油造影　导管内注入 1～2ml 水溶性碘造影剂显示盲端的位置和有无上端食管气管瘘。

4.Ⅴ型诊断　有一定困难,需气管镜/食管镜,食管或气管造影才能诊断。

(三)伴随畸形诊断

1.染色体畸形。

2.VACTERL 综合征脊椎畸形、无肛、先天性心脏病、先天性食管闭锁、肾脏发育缺陷、肢体畸形。

【鉴别诊断】

1.先天性食管狭窄　单发或多段狭窄,严重狭窄生后不久可有吞咽困难、呕吐、呛咳、置入胃管有阻力或置入困难。食管碘油造影可显示狭窄段明确诊断。

2.食管蹼　极罕见,由于食管形成过程中空化不全形成内壁隔膜,中间孔道,临床表现吞咽缓慢、呕吐及呛咳,食管造影见隔膜突入食管腔,蹼上方食管可扩张呈漏斗形,食管镜检查见蹼如隔状,中间有环形狭窄孔。

3.短食管和胸胃　贲门和部分胃固定于胸腔,使食管长度缩短,食管纤维性变,缩窄变细,新生儿期发病,表现吞咽困难、食后呕吐,食管造影显示贲门位于膈肌上方,食管和胃交接处在第 7、8 胸椎处。

【围术期处理】

1.术前主要降低反流吸入的风险和减少气体进入胃肠道,除常规保暖、禁食、给氧外①多孔管置入食管近端盲袋,间断或持续吸引;②床头抬高 30°,减少胃内容物经气管食管瘘反流入气道;③如可能尽量避免气管插管正压通气,确因病情需要机械通气采用相对高呼吸频率和低的压力以减少腹胀,避免气管插管进入气管食管瘘;④避免过度镇静抑制自主呼吸。

2.明确诊断后应尽早施行手术　①一次根治性手术:切断结扎瘘管、气管瘘口缝合修补、食管两端吻合术;②分期手术:切断封闭食管气管瘘、上端食管盲端于左颈部作食管造口、胃造瘘术、8周~12个月作胃或结肠代食管术。

3.术后NICU监护　①呼吸支持,维持水、电解质和酸碱平衡;②肠外营养支持;③抗生素预防感染;④保留胃管1周以上起支撑作用;⑤术后5~7天造影无吻合口瘘开始肠内营养;⑥术后3周行造影判断有无吻合口狭窄,必要时定期食管扩张术。

4.手术并发症识别　食管吻合口瘘(10%~15%)或狭窄(5%~10%)、食管气管瘘复发(<10%)、胃食管反流(40%~70%)、气管软化导致气道梗阻(25%)。

【预后】

1994年Lewis Spitz等学者按危险等级分级:一级:体重>1500g,无心血管畸形手术成活率在95%以上;二级:体重<1500g,或伴有先天性心血管畸形,成功率在80%左右;三级:体重<1500g,同时合并严重的先天性心血管畸形仅有30%~40%成活,且生存质量较差。

(宋　华)

第十二节　呕吐

【概述】

呕吐是一种反射,由腹肌主动收缩使部分或全部胃内容物通过口腔排出。呕吐在新生儿期较为常见,可由多种原因引起。

【病因】

可分为内科性和外科性呕吐两大类。

(一)内科性呕吐

1.感染　急性胃肠炎,脑膜炎,中耳炎,尿路感染,细菌性或病毒性肝炎时。

2.喂养不当　喂奶过多过频,配奶不合适,如奶液浓度过高,可引起血浆渗透压过高,而造成呕吐。

3.过敏性疾病　如牛奶蛋白过敏。

4.颅高压　硬膜下血肿,脑积水,脑水肿。

5.胃食管反流。

6.药物中毒或戒断　母亲或新生儿服用有毒药物,如茶碱,地高辛,咖啡因,维生素D过量,维生素A过量;戒断综合征(吗啡、海洛因、抗精神病药物等)。

7.代谢和内分泌疾病　低钙血症,急性肾衰竭,先天性肾上腺皮质增生症所致的急性肾上腺功能不全,还有一些少见的遗传性疾病(半乳糖血症,氨基酸代谢病,果糖不耐受)。

(二)外科性呕吐

1.消化道畸形　食管闭锁、食管气管瘘、食管裂孔疝;肥厚性幽门狭窄、胃扭转、胃穿孔;肠闭锁、肠狭窄、肠旋转不良,肠重复畸形、巨结肠;环状胰腺等。

2.消化道疾病　胎粪性肠梗阻、胎粪性腹膜炎、NEC、肠套叠、阑尾炎等。

【病理生理】

新生儿容易发生呕吐,主要与新生儿胃容量小、食道下端括约肌松弛、幽门括约肌较发达、胃呈水平位、肠道神经调节功能差及胃酸和胃蛋白酶分泌少等生理特点有关;大脑皮质和第四脑室下的呕吐中枢受全身炎症或代谢障碍产生的毒素刺激或颅内压升高,均可引起呕吐。

【诊断方法】

1.询问病史和母亲妊娠史

(1)呕吐的量,呕吐物的性状,出现的时间,患儿的耐受程度,排胎便的时间,伴随的症状。

(2)母亲妊娠史和家族史,母亲妊娠期间和哺乳初期服药史或吸毒史,分娩方式,喂养方式(喂养量,配奶的情况),患儿服用的药物名称和剂量。

2.体格检查评估　呕吐可能引起的并发症:如脱水,低血糖、循环紊乱;注意伴随的神经系统、呼吸系统、消化系统或皮肤的体征。仔细检查腹部:有无腹胀、肠型、气过水声、疝。

3.辅助检查　①X 线腹部平片;②胃肠造影检查;③腹部 B 超;④胃镜检查;⑤其他:24 小时胃食道 pH 动态监测。

【鉴别诊断】

1.溢乳　是简单的食物排除,常伴有打嗝。这是一种生理现象,较常见;80%3 个月以下婴儿至少每天溢乳一次。

2.呕吐有无胆汁　呕吐物中有无胆汁可以鉴别呕吐的原因。

(1)呕吐物为胆汁

1)如腹部平坦,可能的原因:①小肠上段狭窄:呕吐发生在生后几小时内;②旋转不良(如十二指肠空肠曲处):呕吐出现在出生几天以后。

2)如伴有腹胀:①坏死性小肠结肠炎;②肠梗阻(如先天性巨结肠)。

(2)呕吐物无胆汁

1)消化系统疾病:①进食过多;②幽门狭窄:呕吐常发生在出生几周以后;③牛奶蛋白不耐受。

2)消化系统以外疾病:①颅内压升高;②脓毒症;③药物中毒;④代谢性疾病:半乳糖血症,遗传性果糖血症,氨基酸病;⑤肾上腺皮质增生症。这些呕吐很少发生在出生头几天。然而,所有情况均要及时诊断,并得到相应的治疗。

【治疗】

1.病因治疗　如喂养不当,指导合理喂养;肠道内或外感染需控制感染,先天畸形则及时手术治疗。

2.对症处理　①禁食:呕吐频繁者,考虑有外科性疾病,应禁食;②体位:对溢乳频繁,胃扭转者,可采用上半身抬高向右侧卧位;③胃肠减压:呕吐伴严重腹胀者,可持续进行;④纠正水、电解质紊乱;⑤供给适当静脉营养。

(宋　华)

第十三节　胃食管反流

【概述】

新生儿胃食管反流病(GERD)是指由于全身或局部原因引起下端食管括约肌功能不全、胃动力紊乱、排空延迟,而致胃或十二指肠内容物反流入食管的一种疾病。

【病因】

目前认为引起本病的主要原因还是食管下端括约肌松弛,张力低于胃内压力所致。

【临床表现】

1.反流和呕吐　新生儿 GERD 的临床表现缺乏特异性,反流和呕吐是最常见的症状。

2.哭闹和体位　异常患儿常有不能解释的哭闹,反流物刺激后可伴有烦躁和体位的变化(如躬背),喂养困难,睡眠不安等。

3.食管外表现　呕吐重者常有精神差,体重不增,呼吸暂停,反流物吸入呼吸道产生窒息,反复发作的肺炎等食管外表现。

【辅助检查】

1.胃食管 X 线造影　5 分钟内有 3 次以上反流可确定有胃食管反流,若反流至颈段食管或由宽大开放的贲门反流至颈段食管或反流合并吸入即可确诊,贲门区鸟嘴状改变可作为诊断有力依据。如果存在食管炎时 X 线可发现食管下端黏膜粗糙、不规则。由于在新生儿期不能进行动态连续观察,而且 X 线照射量大,所以钡餐造影不适合于新生儿。

2.放射性核素　胃食管显像是诊断较敏感的方法之一。30 分钟内反流 1～2 次为 I 级,3～4 次为 II 级,5 次以上为 III 级。若 90 分钟时胃内还检出追踪物 50%～70% 或以上,提示有胃排空延迟。

3.24 小时食管 pH 监测　目前多采用此方法诊断胃食道反流。检测期间食道 pH 值突然降低<4,可以明确胃食道反流的存在。

4.腔内多电极电阻抗技术(IMP)　把 pH 监测和 IMP 检查相结合将成为未来胃食道反流病诊断的金标准。

5.食管内镜及组织活检　食管镜及组织活检可确定反流性食管炎。

【诊断】

根据患儿反流、呕吐等临床表现,结合上述放射学,食管 pH 值监测,或食管镜及组织活检,有条件行 pH 监测和 IMP 检查结合作出判断。

【鉴别诊断】

1.牛奶蛋白过敏症　对牛奶蛋白过敏可出现反流,呕吐,哭闹,体重增长差等表现,但去除病因,应用水解蛋白配方粉喂养可改善。该病往往与 GERD 同时存在。

2.便秘　可出现反流,哭闹,通便后好转。

3.中枢神经系统疾病　引起颅内压增高的中枢神经系统疾病可使患儿出现呕吐,哭闹,抽搐等,可通过伴随的其他 f 临床表现及腰穿、影像学等辅助检查鉴别。

【治疗】

1.体位疗法　是一种有效而简单的治疗方法,抬高床头 30。通过食物重力作用使反流减少。早产儿可在心电监测下采取俯卧位。

2.饮食及喂养　少量多餐,喂稠厚食物,减少哭闹,延长睡眠可改善症状。呕吐严重可用鼻胃管滴饲,经幽门喂养。

3.药物治疗

(1)促动力药:红霉素能增加胃窦收缩,促进胃的排空,可试用,剂量 3～5mg/(kg·d),分 3 次口服或静脉滴入。

(2)抑制胃酸分泌药物和质子泵抑制剂:雷尼替丁是 H_2 受体阻滞剂,抑制胃酸分泌,减少胃容积,从而减轻 GERD 的发生。常用剂量是 2～6mg/(kg·d),应用时注意监测肝肾功能,目前不作为一线药物。质子泵抑制剂通过抑制壁细胞上的 H-K-ATP 酶活力阻断胃酸分泌,能缓解症状,常用药物是奥美拉唑,虽然短期治疗是安全的,但疗效有待进一步验证。

4.外科治疗　绝大多数 CERD 患儿经内科治疗症状可以改善。Nisson 胃底折叠术治疗 GERD 被认为是最安全有效的方法,但对新生儿、早产儿还不确定。部分经内科治疗无效,反复呕吐,反复出现呼吸暂停,低氧血症等严重症状者需考虑手术。

（宋　华）

第十四节　新生儿坏死性小肠结肠炎

【概述】

新生儿坏死性小肠结肠炎(NEC)是新生儿特别是早产儿常见消化系统急症。临床以腹胀、呕吐、腹泻、便血为主要表现,腹部 X 线平片以肠壁囊样积气为特征,病理以回肠远端和结肠近端坏死为特点。随着 NICU 的建立发展以及机械通气的应用,发病率近几十年有增加趋势,与早产儿存活增加有关,是新生儿尤其是早产儿死亡的重要原因。存活者常留有短肠综合征。

【病因】

NEC 的确切病因和发病机制目前还不肯定,但普遍认为该病是多因性疾病。主要与下列因素有关:

1.感染及炎症　感染是 NEC 的主要原因之一,大多为克雷伯杆菌、大肠埃希杆菌、铜绿假单胞菌等肠道细菌。

2.早产　是 NEC 的重要发病因素,因免疫功能差,肠蠕动差,加之出生时易发生窒息,造成肠壁缺氧损伤,使细菌侵入。

3.缺氧和再灌注损伤　各种原因使肠壁缺血缺氧,如在新生儿窒息、呼吸疾病、休克等缺氧缺血情况时肠壁血管收缩,导致肠黏膜缺血缺氧、发生坏死,随着恢复供氧,血管扩张充血,扩张时的再灌注会增加组织损伤。

4.喂养　加奶速度过快,奶液渗透压过高,高渗药物溶液进入胃肠道等。

【临床诊断及分期】

本病多见于早产、低体重儿,男多于女,发病时间与病因和孕周有关。通常生后 2~3 周内发病,<28 周早产儿由于开奶迟多在生后 3~4 周发病,最迟可至生后 2 个月。当围产期窒息是主要因素时,常在生后很快发生。典型症状是腹胀、黏液血便和呕吐。

1.腹胀　首发症状,先有胃排空延迟,后全腹胀,肠鸣音减弱或消失。

2.呕吐、血便　呕吐可有胆汁或咖啡样物,腹泻、血便。

3.病情进展迅速、感染中毒症状严重。

4.其他　隐匿发生者表现非特异性症状,早期表现类似新生儿败血症。

改良的 Bell 分期标准是目前国际上公认的 NEC 临床分期(表 1-2)。

表 1-2　改良 Bell 分期标准

分期	分度	全身表现	胃肠道表现	X线特点
ⅠA	早期 NEC	体温不升,呼吸暂停,心动过缓,嗜睡	胃潴留,轻度腹胀呕吐,便潜血阳性	正常或肠扩张轻度,肠梗阻征象
ⅠB	早期 NEC	同ⅠA	鲜血便	同ⅠA
ⅡA	典型 NEC-轻度	同ⅠA	同ⅠA+肠鸣音消失伴或不伴腹部压痛	肠扩张,肠梗阻征象,肠壁积气

续表

分期	分度	全身表现	胃肠道表现	X线特点
ⅡB	典型NEC-中度	同ⅠA+轻度代谢性酸中毒,轻度血小板减少	同ⅠA+肠鸣音消失,明确的压痛,伴或不伴腹壁蜂窝织炎或右下腹包块	同ⅡA+门静脉积气伴或不伴腹水
ⅢA	进展 NEC-重度(肠损伤)	同ⅡB+低血压,心动过缓,严重呼吸暂停呼吸性和代谢性酸中毒,DIC,血小板减少	同ⅠA+弥漫性腹膜炎征象,明显的压疼和腹胀	同ⅡB+明确腹水
ⅢB	进展 NEC-重度(肠穿孔)	同ⅢA	同ⅢA	同ⅡB+气腹

【辅助检查】

1.大便潜血　早期大便潜血阳性。

2.血小板和C-反应蛋白(CRP)　血小板降低和CRP升高对判断病情很有帮助。

3.X线检查是确诊NEC的重要条件　一旦怀疑本病立即拍腹部X线,每隔6～12小时动态观察其变化。拍片的体位主要是仰卧、立侧、水平侧位。禁做钡餐或钡灌肠,有肠穿孔的危险。肠穿孔常发生在诊断后的最初2天内。

典型的X线早期改变为胃泡扩张,轻或中度肠管胀气,肠间隙增厚,肠黏膜粗厚、模糊,部分病例有肠管内气液面,如果有少量或局限性肠壁积气则可确诊。病变进展时肠腔积气加重,部分肠管形态不规则,僵直固定,肠管内可有气液面。继而腹腔出现渗液并逐渐增多,腹部密度增高。部分病例可见门静脉积气,提示预后不良。如果出现肠袢固定扩张,提示肠道全层坏死,动力消失。

4.超声检查　NEC时腹部超声可见肠壁增厚、肠壁积气、门静脉积气、腹水和胆囊周围积气。其中门静脉积气和腹水的诊断敏感性优于X线。近年彩色多普勒超声(CDS)检测和定量肠壁血流应用可发现有患儿肠壁局部或多处血流灌注不良,是评价肠道血循环状况的手段。

5.磁共振成像(MRI)　MRI可看到泡沫样肠壁、肠腔中异常液平面等现象,可作为肠坏死的非损伤性诊断手段,有助于NEC手术时机的选择。

【诊断】

1.疑似NEC　腹胀,突然出现喂养不耐受,但X线检查没有肠壁积气、门静脉积气、膈下游离气体等。

2.明确NEC　腹胀伴有X线检查肠壁积气或门静脉积气,或两者同时存在。X线检查其他征象可有肠袢固定扩张,肠梗阻,肠壁穿孔有膈下游离气体等。

【鉴别诊断】

1.中毒性肠麻痹　原发病为腹泻或败血症时,易将坏死性小肠结肠炎误诊为中毒性肠麻痹,但后者无便血,X线平片上无肠壁间积气等。

2.机械性肠梗阻　X线腹平片上液平面的跨度较大,肠壁较薄,无肠壁间隙增宽模糊,无肠壁积气,结合临床不难区别。

3.肠扭转　机械性肠梗阻症状重,呕吐频繁,腹部X线平片示十二指肠梗阻影像,腹部阴影密度均匀增深,并存在不规则多形气体影,无明显充气扩张的肠曲。

4.先天性巨结肠　有腹胀,X线平片上有小肠、结肠充气影,需与早期坏死性小肠结肠炎鉴别。前者有便秘史,无血便,X线平片动态观察无肠壁积气征。

5.自发性胃穿孔　多由于先天性胃壁肌层缺损引起,常见于胃大弯近贲门处。患儿生后3～5天突然进行性腹胀,伴呕吐、呼吸困难和发绀,X线平片腹部仅见气腹,无肠壁积气或肠管胀气。

【治疗】

1.禁食 怀疑本病时即开始禁食,腹胀明显者同时行胃肠减压,禁食时间7～10天。恢复胃肠道喂养指征为一般情况好转,腹胀消失,肠鸣音恢复,大便潜血阴性。

2.支持疗法 全胃肠道外营养和足量液体。

3.抗生素应用 一旦出现NEC应静脉给予抗生素10～14天。

4.腹膜引流与外科手术治疗 NEC单纯合并气腹也可先采用腹膜引流,需手术病例生命体征稳定后进行。有报道对极低出生体重儿发生NEC合并穿孔、不能耐受手术者,可作腹膜引流。

【预防】

1.合理喂养 对极低体重儿首选母奶,早期微量喂养,不应增奶过快。不能喂母乳者可选用早产儿专用奶粉,并按照指南所示方法进行喂养。避免过度及高渗喂养。

2.益生菌 口服益生菌可抑制肠内致病菌的过度繁殖,使异常的肠通透性、失衡的肠微生态系统恢复正常。还可提高肠道屏障免疫功能、减低炎症反应。

3.表皮生长因子 近年发现补充外源性EGF对于NEC患者十分重要,临床尚未普遍开展。

4.糖皮质激素 产前应用激素对NEC预防作用还需进一步临床研究。

【预后】

本病病死率高,特别是胎龄<28周,出生体重<1000g者。有败血症、DIC、持续腹水者预后差。5%～30%存活者有肠狭窄。切除回肠终端可以导致维生素B_{12}缺乏和贫血,肠切除广泛者引起短肠综合征和营养不良。严重NEC存活后可以留有残疾,需要进行长期神经发育的随访。

(宋 华)

第十五节 先天性巨结肠及其并发症

【概述】

先天性巨结肠(HD)又称先天性无肠神经节细胞症,临床症状以便秘、腹胀为突出表现,是小儿常见的消化道发育畸形,以肠道末端肠壁黏膜下及肌间神经丛内神经节细胞缺如为主要病理特征。其发病率为1/2000～1/5000,平均男女比为4:1。

先天性巨结肠相关小肠结肠炎(HDAEC)是先天性巨结肠患儿面临的最为严重并发症,表现为发热、腹胀、腹泻、呕吐的综合征,发病率为20%～58%,是造成先天性巨结肠病例死亡的主要直接病因。

【病因】

胎儿期肠神经发育停顿是导致先天性肠无神经节细胞症的直接原因,但其确切的发病机制尚未明确。近年来对先天性巨结肠的病因学研究主要集中于胚胎发生阶段早期微环境改变及遗传学因素。先天性巨结肠相关小肠结肠炎的复杂发病机制仍不清楚。

【诊断】

先天性巨结肠在新生儿期主要表现为低位肠梗阻,伴或不伴有败血症,对伴发小肠结肠炎的病例,其早期诊断和针对性治疗尤为紧迫。在大多数起病迅速的病例中,患儿常存在严重败血症,此时先天性巨结肠败血症的根本病因可能因一些其他原因败血症的表现而被掩盖,如呼吸衰竭、血小板减少所致的凝血功能障碍、少尿以及休克等;少数小婴儿还可能因为肠穿孔而存在腹膜炎体征,因此往往导致诊断延误。

90％的患儿有胎粪性便秘,必须灌肠或用其他方法处理才有较多胎粪排出。呕吐亦为常见的症状;腹部膨胀,大多数为中等程度,严重时可腹壁皮肤发亮,静脉怒张、往往见到肠型,有时肠蠕动显著,听诊肠鸣音存在;直肠指诊对诊断颇有助,直肠壶腹空虚无粪,指检还可激发排便反射,随着胎粪或粪便排出伴有大量气体。

小肠结肠炎的临床表现为腹胀、腹泻、发热,所排粪汁通常带有特殊腥臭味并含大量气体,腹部直立位平片提示小肠与结肠扩张,可伴有液平面。如作钡灌肠则可见结肠段黏膜粗糙,有锯齿状表现,甚至见到溃疡。

对先天性巨结肠疑似病例,必须实施前后位腹部直立位平片检查以明确低位肠梗阻征象,侧位片有助于了解梗阻水平并及时发现膈下游离气体。近来常用的辅助检查有放射学检查、肛门直肠测压、直肠黏膜乙酰胆碱酯酶组织化学和病理活检四种。

【鉴别诊断】

凡新生儿在出生后胎粪排出延迟,量较少,或经指检、灌肠才排出胎粪,并伴有腹胀和呕吐,均应怀疑存在先天性巨结肠可能。但确有不少疾病在新生儿期酷似无神经节细胞症,故需作鉴别。

1.单纯性胎粪便秘或称胎粪塞综合征　临床也表现为胎粪排出延迟,便秘腹胀,但经直肠指检、开塞露刺激或盐水灌肠后则可排出多量胎粪,且从此不再发生便秘。

2.先天性肠闭锁　为典型的低位肠梗阻,直肠指检仅见少量灰绿色分泌物,盐水灌肠后并未见大量胎粪排出,钡灌肠结肠呈胎儿型结肠,但结肠袋存在。

3.新生儿腹膜炎　临床上也可有腹胀、呕吐、少便或腹泻,与新生儿巨结肠严重合并症小肠结肠炎相似。鉴别时需注意有否胎粪排出延迟,病史中是否存在感染发展情况,务必配合一些辅助诊断。

4.新生儿坏死性小肠结肠炎　本病多见早产儿,出生后曾有窒息、缺氧、休克的病史,且有便血,X线平片肠壁有积气,在巨结肠则罕见。

5.甲状腺功能减退症(甲减)　为新生儿原发性或继发性甲减引起腹胀、便秘。此类患儿异常安静,少哭吵、生理性黄疸消退延迟,测定血中有关甲状腺素的生物化学指标异常。

【治疗】

先天性巨结肠患儿的成功治疗取决于快速诊断和早期治疗。作为先天性消化道结构畸形之一,虽然其根本性治疗措施需经由手术得以根治,但在无条件行根治手术或准备作根治术之前处理有纠正患儿全身营养状况、灌肠、扩肛、中西药泻剂、开塞露等辅助应用。其中清洁灌肠是一项既简便又经济的有效措施。

如果新生儿先天性巨结肠病例存在相关小肠结肠炎发病,需要补充适当液体纠正脱水与电解质、酸碱平衡紊乱。清洁灌肠及肛管留置减压是有效缓解病情进展的治疗措施,但需严密控制进出液量,同时注意操作手法,避免出现肠壁穿孔。小肠结肠炎常反复发作,可予以口服抗生素治疗。

(宋　华)

第十六节　消化道出血

【概述】

消化道出血是新生儿科常见的急症,新生儿尤其早产儿因凝血功能未完善、感染、应激、喂养不耐受等导致消化道出血发病率甚高。临床表现为呕血、便血,大量消化道出血可导致急性贫血及失血性休克。

【病因】

1.新生儿出血症如 VKDB、凝血因子缺乏、血小板减少等。

2.感染性疾病新生儿败血症、NEC、感染性肠炎、肠道炎症性病变。

3.先天性畸形先天性胃壁肌层缺损致胃穿孔、小肠憩室等。

4.局部损伤应激性溃疡出血、胃管或空肠管置管损伤、喂养奶方不当等。

【诊断】

1.病史 了解患儿家族史、喂养史;其他部位出血情况如合并紫癜、瘀斑、血尿;使用药物情况如激素、布洛芬/吲哚美辛;有无近期感染、腹胀腹泻、黄疸等。

2.临床表现 消化道出血可以是显性出血,也可以是隐性出血。经鼻胃管有持续的鲜红色吸引物提示上消化道活动性出血,咖啡样吸引物表明出血缓慢或停止。便血为鲜红色常提示下消化道出血,也可因上消化道出血迅速经肠道排出所致。失血量少可无明显症状,出血量大则有烦躁不安、嗜睡、心率增快、呼吸急促、四肢发凉、尿少或无尿等表现,甚至失血性休克。

3.实验室检查 应包括三大常规、血型、大便或呕吐物的隐血试验、出凝血功能、肝肾功能、血气分析、感染指标等。Hb 和 Hct 测定、红细胞计数有助于估计失血的程度。考虑急性上消化道出血时,新生儿胃镜检查安全可靠,是当前首选的诊断方法。

【鉴别诊断】

一旦见到呕血或便血,诊断成立后主要是对出血的病因进行鉴别诊断,同时排除咽下综合征造成的消化道出血假象。

【治疗】

对消化道出血的患者,应首先对症止血、纠正失血性休克,然后查找出血的部位和病因,以决定进一步的治疗方针和判断预后。

1.一般治疗 加强护理,静卧,密切观察生命体征,烦躁不安者适当镇静;开放胃管引流,病情稳定者母乳或低渗透压配方少量试喂养,大出血者绝对禁食;必要时气管内插管人工通气以保证呼吸道通畅。

2.纠正失血性休克、补充有效循环血量 首选晶体液如生理盐水,或新鲜冰冻血浆;出血严重、Hct 下降明显者,可适量输浓缩红细胞或新鲜全血。

3.根据出血原因和性质选用药物

(1)黏膜损害、炎症性疾患引起的出血:①局部止血 1‰～2‰碳酸氢钠分次洗胃,或冰生理盐水加去甲肾上腺素配成 1/10000 溶液洗胃;②黏膜保护剂可选用谷氨酰胺、硫糖铝、蒙脱石散、云南白药等,经胃管注入;③H₂ 受体拮抗剂如西咪替丁、雷尼替丁、法莫替丁;④质子泵抑制剂奥美拉唑等;⑤凝血酶制剂以适量生理盐水溶解成每毫升含 50～500 单位的溶液,胃管注入或经胃镜局部喷洒,每 4～6 小时 1 次。

(2)新生儿出血症:无论何种出血,均应首先静脉缓慢注射维生素 K_1 1～2mg,连续 3 天;安络血、酚磺乙胺、新鲜冰冻血浆、凝血酶原复合物等可适当使用。

(3)防治感染:有感染指征时使用强力有效的抗生素,同时输注血浆、IVIG 等。

4.内镜下止血 经内镜可大致确定局部出血病灶,直视下选用高频电凝、微波、激光、热凝等方式止血,还可喷洒止血剂、注射血管收缩药或硬化剂,放置血管缝合夹子等。

5.外科治疗 经保守治疗,活动性出血未能控制,休克进展,宜及早考虑手术治疗。但外科手术需要尽量准确判断出血部位,以决定手术探查切口。只有出血不止或屡次出血,中毒休克严重,考虑为胃穿孔、NEC 肠坏死穿孔等危及生命者,才需要急症探查手术。

【预防】

加强围产期管理,避免早产、感染等高危因素,生后及时注射维生素 K_1;提倡母乳喂养,妥善处理胃食管反流和喂养不耐受;慎用各种药物尤其是皮质激素和非甾体抗炎药,尽量少用超广谱类抗生素。

（宋　华）

第十七节　新生儿脑损伤与神经系统评估

一、新生儿脑损伤分类

新生儿脑损伤是一个范围很广的疾病,有很多原因可以导致新生儿脑损伤,不管是哪一种原因,只要能够造成中枢神经系统的细胞因为变性、坏死或凋亡造成这一部分神经细胞功能的损失就是造成了新生儿脑损伤。

造成新生儿脑损伤的原因比较多,病因比较复杂,主要分为两大类。

（一）原发性（先天性）

1.先天性发育异常

(1)颅脑膨出及脑膜膨出:系颅骨缺损导致脑实质和脑膜呈囊性膨出,70%～80%发生在枕部,少数发生在前面部。在脑膜膨出中,肿块有皮肤或者脑膜覆盖,其内含脑脊液;在颅脑膨出中,囊内可含有不同数量的脑组织。

(2)脊柱裂:系由于受孕后 26～28d 时神经管未能关闭引起的,"脊柱裂"意味着椎弓断裂,包括几种类型。开放性脊柱裂指皮肤完全缺失的开放性病灶。囊性脊柱裂可谓脊膜膨出或脊髓脊膜膨出。隐性脊柱裂指椎弓融合失败,通常是指完全有皮肤覆盖的病变。这组疾病也包括皮肤窦、脂肪性脊髓脊膜膨出和脊髓纵裂的婴儿。

(3)其他畸形:先天性脑积水、Dandy-walker 畸形、胼胝体发育不良和发育不全、无脑畸形、巨脑等。

2.神经系统遗传代谢性疾病　又称"先天性代谢性缺陷病",于 1908 年首次被提出,是遗传性生化代谢缺陷的总称,其中以单基因常染色体隐性遗传最多见。主要由于蛋白质功能发生改变,从而引起相应的病理生理改变。

（二）继发性（获得性）

1.新生儿缺氧缺血性脑病。

2.早产儿脑损伤。

3.新生儿颅内出血。

4.新生儿脑梗死。

5.新生儿惊厥。

6.胆红素脑病。

7.低血糖性脑损伤。

8.孕期/围生期感染,如绒毛膜羊膜炎。

9.妊娠期药物致畸及成瘾药物/中毒。

10.由于体外循环、深低温麻醉、机械通气、新生儿重症监护病房恶化的环境等造成脑损伤。

二、早产儿脑损伤概述

近年来早产儿数量呈明显上升趋势,我国早产儿发生率由 5% 上升至 8.3%,每年 166 万早产儿出生。美国早产儿发生率 10%～12%。早产儿已成为新生儿领域最重要的问题,在三级医院新生儿重症监护病房,早产儿占 70%～80%。随着产科技术及新生儿重症救护水平的提高,早产儿成活率逐渐增高。但随之而来的早产儿脑损伤发生率也相继增高。在一个大的 32 周以前出生的早产儿队列的前瞻性研究中,脑室内出血的总发生率为 27% 和重度脑室内出血为 7%;白质病变为 21% 和脑室周围白质软化为 5%;2 岁时脑瘫发生率为 9.3%。美国报道出生体重<1500g 成活者 5%～15% 有痉挛型大运动障碍,另有 25%～50% 表现较为显著的发育障碍,包括运动、认识和行为的异常、学习障碍。早产儿脑瘫发生率 29.1‰,胎龄<32 周早产儿为 60‰,足月儿为 2‰,早产儿脑瘫发生率是足月儿的 25.2 倍。早产儿脑损伤导致的永久性伤残主要有痉挛型大运动异常和认知障碍,前者包括四肢痉挛,往往下肢重于上肢,及半侧痉挛;普遍伴随智力障碍。因此,早产儿脑损伤的问题不容忽视。否则,随着极低乃至超低体重儿的存活率的不断提高,与早产儿脑损伤相关的伤残儿的绝对数和社会的负担也会不断地增加。

早产儿脑损伤包括出血性和缺血性脑损伤。生发基质-脑室内出血(GMH-IVH)和脑室周围出血性梗死(PHI)是早产儿出血性脑损伤的主要代表;而脑室旁白质软化(PVL)则为早产儿缺血性脑损伤的典型代表。不论是出血性还是缺血性脑损伤,绝大多数发生于胎龄<32 周或出生体重<1500g 的早产儿。

三、生发基质-脑室内出血

(一)解剖学和病理学

早产儿脑室内出血的起源部位特征性地位于脑室周围室管膜下生发基质,生发基质是一个在妊娠 24～34 周时最明显而足月时几乎完全退化的结构。生发基质组织在尾状核头端较为丰富,也可在脑室周围区发现。最近,MRI 证实了这种组织在早产儿中很广泛。生发基质在孕 10～20 周时,包含神经母细胞和胶质母细胞,这些细胞在迁徙到大脑其他部分之前先进行有丝分裂,分化成神经细胞。至孕 20～32 周时,主要分化成神经胶质细胞;32 周后开始退化消失。生发基质富含血管,而这些血管在解剖学上是一种不成熟的毛细血管网,仅由一层内皮细胞组成,缺乏肌层和结缔组织支持,因此当缺氧致脑血流自我调节功能受损时,易因血压波动而出血。生发基质接受来自大脑前动脉的一根分支,即所知 Heubner 动脉的血供。其余血供来源于前脉络膜动脉和外侧条纹动脉的终末分支。深部白质静脉引流是通过一个短髓质静脉和常髓质静脉的扇形血管束进行的,血流从中进入生发基质,且随后汇入生发基质下方的终末静脉。Monro 孔水平室管膜下区域深部静脉循环构成"U"回路。GMH-IVH 并发脑实质病变的解剖分布提示静脉梗死是因为这一静脉梗阻。血液可以充满部分或整个脑室系统,通过 Monro 孔、第三脑室、中脑导水管、第四脑室以及 Luschka 和 Magendie 孔,最终在颅后窝的脑干周围汇集。

(二)血流和血管因素

早产和出现呼吸窘迫综合征是 GMH-IVH 的主要风险因素。最佳的一致性假设是脆弱的未成熟解剖、血流动力学不稳定和出血倾向等新生儿固有的综合因素引起的 GMH-IVH。新生儿血小板有储存池缺陷,而新生儿内皮组织释放物质倾向于血管扩张性物质。大多数病例中,新生儿脑血流量降低,诸如缺氧、酸中毒等损害易干扰其自身的调节功能,如果有呼吸性疾病,更容易发生这种情况。受损的自身调节功能使脑循环成为"压力-被动"性,失去对血压剧烈波动或变化的保护。当全身血压升高时,脑血流增加,生发基质血管易破裂导致脑室内出血;当全身血压降低时,脑血流减少,导致脑室周围动脉边缘带和大脑白质末梢带的缺血及 PVL 的发生。所有这些都涉及 GMH-IVH 的发生,二氧化碳潴留、人工通气、缺氧、低血糖、贫血以及癫痫发作也会改变脑血流。

(三)临床特点

脑室内出血:早产儿发生脑室内出血的危险期为出生后前 3~4d,25%~40% 发生在生后 6h 内,50% 发生在生后 24h 内,4~5d 后发生的脑室内出血不到 5%。脑室内出血可有 3 种基本的类型:急剧恶化型、断续进展型和临床寂静型。以寂静型最为常见,占脑室内出血病例的 50%;断续进展型其次,症状在数小时至数天内断续进展;出现自发性全身运动变化,可能有微小型癫痫发作和眼偏斜或咋舌发出声响。急剧恶化型可在数分钟至数小时内迅速恶化,此型最为少见,但临床症状也最严重,新生儿临床状况突然发生恶化,包括对氧或通气需求量增加、血压下降和(或)外周的花斑、苍白、喂养不耐受和酸中毒。这种病情变化不是特异性的,但是如果伴有血细胞比容的下降、临床发生癫痫且囟门饱满则强烈提示 GMH-IVH。

脑室内出血的并发症包括进行性出血后脑室扩张(PHVM)和脑室周围出血性梗死。PHVD 可缓慢进展也可迅速进展。65% 的缓慢进展 PHVD 可以自发停止;30%~35% 的 PHVD 可在几天到几周内迅速进展。PHI 发生在 15% 左右的脑室内出血病例中,这种脑室周围白质的大面积出血性坏死现在被认为不是脑室内出血的进展而是髓静脉和终末静脉的梗死,通常位于侧脑室外角背外侧,多为单侧性。损害广泛者可涉及整个脑室周围的白质从额叶直到顶一枕区;也可呈局灶性。

(四)诊断

早产儿发生任何异常的中枢神经系统症状或突然发生无法解释的全身病情恶化都是进行头颅影像学检查的适应证。

1.头颅超声　是一种能诊断 CMH-IVH 并研究其随时间进展的可靠、便携且廉价的无创检查技术,50% 的脑室内出血病例发生在生后 6~12h,对存在脑室内出血高危因素的婴儿应在生后第 1 天进行超声检查。检查的最佳时机是第 1 周末(生后 4~7d),出血患儿的检出率可达 90%~100%,但是须要进行反复的影像学检查来可靠地发现所有病变。可通过尾状核和脑室之间的高回声区识别生发基质出血,经过 2~4 周后转变为一个囊性病变,并最终消失。可通过正常透声的脑室中存在一高回声结构来识别脑室内出血。当侧脑室内的出血量不多时,通常难以区分 GMH-IVH 还是 GMH 合并小型脑室内出血,大型脑室内出血易于识别,且在几周内脑室扩张。

2.实验室检查　腰椎穿刺检查发现 20% 以上脑室内出血患儿的脑脊液正常。脑脊液初期改变为红细胞和白细胞计数升高,蛋白浓度增加。脑脊液蛋白升高的程度几乎与出血的严重程度相关。脑室内出血和外伤性脑出血难以鉴别。出血后数天内脑脊液呈黄色,葡萄糖浓度降低。通常脑脊液中白细胞和蛋白浓度持续增高、葡萄糖浓度持续降低,与脑膜炎的脑脊液变化相似,此时可进行细菌培养以鉴别。

出生后 1d 后有核红细胞绝对计数增高可作为即将发生或已存在严重 GMH-IVH。

(五)处理

1.产前预防

(1)避免早产。

(2)产前转运。

(3)资料显示产程活跃可能是早发脑室内出血的危险因素,而剖宫产手术具有保护作用。产程活跃期前行剖宫产手术虽对脑室内出血发生率无影响,但可降低重度脑室内出血的发生率及发展为重度脑室内出血的概率。

(4)吲哚美辛可增加坏死性小肠结肠炎、脑室内出血、呼吸窘迫综合征和支气管肺发育不良的发生率,因此应尽可能避免在分娩镇痛时使用该药。

（5）出生前药物干预

1）产前应用皮质激素：几个大的、多中心研究已经证实，产前应用皮质激素确实可降低 GMH-IVH 的发生率。其预防 GMH-IVH 的机制可能是皮质激素增加血管完整性、减少肺透明膜病及改变细胞因子产物等诸多作用的联合效应。尽管产前母亲单个疗程糖皮质激素能降低早产儿脑室内出血的发生率，多个疗程的糖皮质激素应用对脑的生长和发育的不利影响已经引起了人们的忧虑。

2）苯巴比妥：多中心研究未能证实母亲产前应用苯巴比妥（分娩前 24h）可降低早产儿脑室内出血的发生率，因此目前并不推荐。

2.产后预防

（1）避免出生时窒息。

（2）避免血压波动过大。

（3）避免快速、过度扩容和高张液体输注。

（4）及时、谨慎应用心血管药物预防低血压。

（5）纠正酸碱失衡。

（6）纠正凝血异常。

（7）避免不同步的机械通气。

（8）脐动脉导管采血使脑血流波动，可导致 GMH-IVH。

（9）现有资料提示，表面活性物质治疗可引起脑血流速度和脑血流量一过性增加、脑电波抑制，但作用一般不明显。目前大多数研究发现，表面活性物质对预防 GMH-IVH 有积极作用。产前皮质激素和产后表面活性物质的联合应用可能有协同作用。

（10）产后药物干预。下列方案尚未证实是否安全、有效。

1）吲哚美辛：1994 年 Ment 等报道小剂量吲哚美辛能显著降低 GMH-IVH 的发生率和严重程度，但对预防早发性 GMH-IVH 及其扩张无效。随后的综述和报道对吲哚美辛预防 GMH-IVH 的作用进行了大量讨论。有报道指出，吲哚美辛可降低脑血流量，但同时也发现治疗组和非治疗组患儿在神经系统远期预后方面并无差别。

2）维生素 E：应用的时机、剂量和用法尚有争议。

3.急性出血期的治疗

（1）一般支持疗法可保证正常血容量和酸碱平衡稳定。

（2）避免动静脉血压波动过大。

（3）连续影像学随访（超声或 CT 扫描）动态监测脑积水进展。

4.预防出血后脑积水

（1）连续腰穿：几个随机对照试验发现，支持疗法联合连续腰穿与单独给予支持疗法治疗 GMH-IVH 之间并无差异。

（2）脑室内纤溶治疗（组织型纤溶酶原激活物、尿激酶及链激酶）：初步研究结果令人鼓舞，但仍须进一步研究。GMH-IVH 新生儿脑脊液纤溶酶原含量较未出血者低下，因而脑室内纤溶治疗的前景可能受到低纤溶酶原浓度的限制。

（六）预后和结局

1.短期效果　与 GMH-IVH 的严重程度有关，死亡率及 PHH 发生率在轻-中度患儿分别为 5%～10% 和 5%～20%，在重度患儿（血液充盈脑室）分别为 20% 和 55%，在重度患儿伴脑实质受累者分别约为 50%

和80％。

2.主要远期神经系统后遗症　主要取决于脑实质受累范围,出血程度较小患儿后遗症的发生率为5％～10％(较未出血者轻度增高),而严重出血患儿为30％～40％,脑实质受累者高达100％。

(1)预后不良的标志包括重度CMH-IVH、持续或一过性脑室扩大、持续或一过性脑实质内回声密度增强、囊性脑室周围白质软化,颅中线偏移。脑室内出血的三联损害、持续或一过性脑室扩大、持续或一过性脑实质内回声密度增强,有相似的伤残OR值65,而单独生发基质出血或GMH-IVH时为4.6。

(2)重要运动和认知功能缺陷的发生率在广泛脑实质内回声密度增强者较之局限者显著增加。由于整合相关通路、精细运动协调和加工能力受到损伤,认知功能可能受到损害。

(3)运动缺陷与脑实质内回声密度增强部位有关,通常表现为痉挛性轻偏瘫,或者不对称的四肢轻瘫。纵向研究证实,生后最初2年内运动缺陷可有明显恢复,特别是轻度脑室内出血患儿。

(4)脑室扩大或脑室周围白质损失扩大并累及纹状体和纹状体旁皮质者可有视觉受损。

(5)听放射损伤可导致听力受损。

(6)一些研究已经证实,CMH-IVH高危儿即使无出血或出血轻微,到5～8岁时仍会面临伤残增加的危险,故应进行周期性的随访评估直至学龄期。

(7)预后一般或良好的标志如下:

1)低IVH分级。

2)新生儿从重症监护病房出院时超声检查正常。

3)无脑室扩张。

4)无脑室周围白质损伤。

5)新生儿住院期短。

6)社会和环境状况好。

四、脑室周围白质软化

(一)临床特点

脑室周围白质软化(PVL)指特征性分布于侧脑室外角背侧、后侧的白质坏死。<1500g者其尸检发生率为25％～75％,远远高出头颅超声发现率5％～15％。头颅超声可以发现在脑室外角和后角邻近处双侧对称性喇叭状展开的大量束性空洞,如"瑞士奶酪"。1～3个月后消失形成扩大的脑室。临床表现为双侧痉挛型运动障碍,下肢重于上肢。如果有明显的上肢痉挛,往往揭示病情严重,包括永久性智力障碍;若皮层下神经元受损可导致皮层下神经元重建;晚期星形胶质细胞移行至皮层表面,可导致认知障碍。总之,脑组织溶解、囊性空洞和脑室扩大提示脑白质萎缩;临床上可见60％～90％双侧痉挛。

PVL是早产儿最常见的缺血性损伤,被认为是早产儿脑瘫的重要原因。发生率在33周以下存活早产儿中为2.3％～13.5％。PVL的临床危险因素包括任何伴有全身血压降低的情况、慢性宫内缺氧、母亲绒毛膜羊膜炎和胎儿炎症。PVL也可能存在于出生时,但是通常发生在出生以后,表现为早期颅脑超声强回声(出生后3～10d),接着出现典型的无回声的囊腔形成(出生后14～20d),直至婴儿后期明显的神经系统后遗症-痉挛性脑瘫出现前,PVL通常是无症状的。

脑室周围白质软化有2种类型:局灶型(脑室周围坏死)和弥漫型(较弥漫的脑白质损伤)。局灶型脑室周围白质软化主要发生在长穿支动脉末梢带,位于大脑白质的深层。以所有细胞组成的局灶性坏死和形成囊腔为特征,最常见位置是邻近侧脑室三角部脑白质和室间孔周围。此部位分别为大脑中动脉和大脑后动脉(三角区周围的白质)或大脑中动脉和大脑前动脉的长穿通支末梢带之间的边缘带(额叶白质)。弥漫型脑室周围白质软化是一种较轻的脑白质损伤,特别易发生在出生后长期存活的极小的早产儿中。这种弥漫型的病灶较少发生囊腔样变化和不易被颅脑超声检测到,其主要的神经病理学特征为早期分化不成熟的少突胶质细胞的弥漫性丢失和肥大星形细胞的增生,其后果为白质容量减少和脑室扩张。

(二)发病机制

早产儿脑室周围白质软化的发生主要通过 2 条重要的途径:缺血和炎症。早产儿容易发生脑室周围白质软化与其不成熟脑独特的解剖生理学特征相关联,由于早产儿脑白质的血供和少突胶质细胞的发育不成熟,因此对缺血和感染特别敏感。

1.缺氧缺血　是脑室周围白质软化发生的主要原因。缺氧缺血所致的一系列的病理生理学的改变与足月儿缺氧缺血脑病基本相仿,包括缺氧缺血时血流动力学的变化、细胞能量代谢变化以及由于能量衰竭所致的兴奋性氨基酸神经毒性、钙离子内流、自由基和炎症介质产生以及细胞凋亡的发生等。但是同样的事件在早产儿呈现的损伤部位与足月儿却明显不同,足月儿主要发生在大脑皮质的矢状旁区而早产儿则主要表现为脑室周围的白质损伤,这主要取决于早产儿脑的独特的生理解剖特点。早产儿脑白质对缺氧缺血的易感性主要有以下几方面的原因:①脑室周围白质的血供主要来源于长穿支和短穿支动脉,这些血管远端在早产儿未发育完全;②早产儿脑白质血流量少,脑血流自主调节能力不足,调节范围很窄,形成压力被动脑循环,当全身血压降低时,脑血流减少,导致脑室周围动脉边缘带和大脑白质末梢带的缺血。③未成熟的少突胶质细胞(少突胶质细胞前体细胞)对缺血所致的自由基损伤非常敏感。

2.炎症机制　近年来流行病学和实验研究已经证实:炎症和脑室周围白质软化及脑瘫的发生强烈相关。与缺氧缺血一样,最不成熟的少突胶质细胞对细胞因子的损伤也是最脆弱的。促炎症细胞因子可通过几种不同的机制引起脑损伤:①炎症性细胞因子对脑有直接细胞毒性作用,从而抑制少突胶质前体细胞的分化,刺激少突胶质细胞凋亡和髓磷脂的空泡变性。②细胞因子也有强烈的血管舒缩和血管闭塞作用。③近来的资料还提示细胞因子的毒性可能通过扰乱谷氨酸的转运而起作用,在胶质细胞培养中,促炎症因子 TNF-α 和 IL-1β 可损伤谷氨酸载体的功能和加重谷氨酸介导的毒性作用,而抗炎因子 IL-4 和 IL-10 则可通过减少促炎症因子的形成而间接抑制这种作用。

(三)诊断和进展

1.临床诊断　与大型 GMH-IVH 相比,发生囊性 PVL 婴儿的临床症状较不明显,在数日到数周进展几乎无外在神经表现,并且可能容易被忽视。从临床角度看,这一破坏力极大的损害却表现得极其平静。在急性期,可观察到肌张力降低和一定程度的昏睡。6~10 周后可出现特征性的临床表现。婴儿变得非常激惹且难以安抚。其肌张力增高,表现为手臂过屈、腿过伸。可发现有频繁的震颤和惊跳,拥抱反射征反应通常异常。整体运动研究报告这些婴儿有"局促同步"的运动模式。尽管在该组中常发现婴儿晚期有皮质性视觉损害,但视觉通路在此期仍表现为正常。

2.脑电图诊断　脑白质损伤患儿急性期 EEG 变化包括背景活动抑制和存在癫痫惊厥样活动;慢性期变化包括成熟延迟和存在大量的中央区正相尖波,这些一过性尖波与早产儿 PVL 有特殊的关联,且能支持区分那些预后较差者。

3.超声诊断　研究显示,对于囊性病变的婴儿,使用超声的敏感度非常高。然而可能在非空洞型 PVL 婴儿中有许多漏诊。大多数出血性 PVL 病例通过超声得以正确诊断,但那些局部性非出血性 PVL 则常常被漏诊。囊性病变消失,通常可见脑室扩张,MRI 影像上,可见脑室腔有一典型的圆齿状内壁和(或)一个方形,有直边的三角形,这些表现甚至几年后仍能被观察到。可能由于少突胶质细胞的损害太微细而不能被超声检查所发现,所以在出现这些情况前,没有先期出现的囊肿,但可留下神经胶质瘢痕。

4.磁共振影像诊断　在诊断非囊性 PVL 方面,超声图像检查有其局限性。即使对有囊性 PVL 的儿童,MRI 也优于超声;MRI 能比超声更早发现囊肿,且通常能看到更多的囊肿。磁共振的扩散权重成像能使我们在损伤发生后数小时内鉴别出细胞毒性水肿的区域。MRI 的附加价值还在于特别适合于诊断非囊性 PVL 的婴儿。通常出现异常信号强的局部区域,成为斑点样的白质病变;其信号强度变化与瘀点状出血相一致。也可见到白质的更加弥漫性变化,通常称为弥漫性超高强度信号。

(四)预防

脑室周围白质软化一旦发生,没有特异的治疗方法,因此应以预防为主。预防脑室周围白质软化应当从预防早产、缺血和感染着手,其中关键的是预防脑缺血。即使是存在完整的脑血流自由调节功能时,也应该避免可能导致脑缺血的因素(如严重的低血压或明显的低碳酸血症)和可能损害脑血流自主调节功能的因素(如严重的低氧血症或高碳酸血症)。应用近红外光谱仪连续监测有助于早期发现处于脑血流自助调节功能受损和脑室周围白质软化高度风险的新生儿。对于伴有脑血流自主调节功能障碍的早产儿应尽可能减少护理操作以避免血压的过度波动和稳定脑循环。母亲应用抗生素预防母亲或胎儿感染可能有一定的价值。尽管对远期神经学预后的影响还不清楚,给予有羊膜早破史的早产儿抗生素可降低新生儿死亡率和超声脑异常的发生率。至于抗细胞因子药物、抗凋亡药物或促凋亡旁路的特异性抑制药等应用还有待于进一步研究。出生后糖皮质激素应用由于近年来发现的脑损伤作用而应慎重。

(五)预后

单个囊肿以及局限于额叶的囊肿显得比多发性双侧枕叶囊肿的预后良好,后者常常预后不佳。脑视觉受损是另一个重要的后遗症,应努力在婴儿期早期进行识别,例如使用视觉敏锐度检查卡片。双侧枕叶囊性白质损害与大型单侧实质出血相比,其发展成重大残疾的风险明显更高。由于白质软化几乎是双侧的,所以很少可能由对侧的大脑半球来代偿。

五、缺氧缺血性脑病

围生期窒息所致缺氧缺血性脑病(HIE)为新生儿期危害最大的常见病之一,常引起新生儿的死亡和其后神经系统的发育障碍。估计有 0.2%～0.4% 的足月儿和 60% 的早产儿或小于胎龄儿遭遇围生期窒息,其中 10%～60% 可在新生儿期死亡,25% 的成活儿可呈现永久性脑损害如癫痫、脑瘫、智力低下、学习困难及视听障碍等临床后遗症。我国每年出生的新生儿中,则有 7%～10%(140 万～200 万)的新生儿发生窒息,其中约 33% 的窒息儿死亡,30 万左右的窒息儿出现不同程度的残疾,后果十分严重。

(一)病理生理

主动分娩宫缩期,子宫内压超过 4.0kPa(30mmHg),子宫绒毛间隙灌注受到影响,一过性地阻断胎盘气体交换。健康胎儿胎盘单位可以适应这一变化,产生短于 60s 的收缩期,且相互之间有足够的延缓期(2～3min)。

可能会发生严重的宫内窘迫,一些表现为急性缺氧缺血性损伤,其他表现为慢性损伤和慢性损伤的急性发作。

1.脐带循环中断(例如,脐带受压或脐带脱垂)。

2.胎盘血气交换改变(例如,胎盘剥离、胎盘功能不足)。

3.母体胎盘灌注减少(例如,母亲低血压或者高血压)。

4.母体氧合受损。

5.出生后无法建立足够的心肺循环。

上述原因均可以造成新生儿缺氧缺血,然而脑缺氧缺血损伤的机制十分复杂,很多机制尚未能明了。脑缺血缺氧损伤一般经历原发损伤和再灌注损伤(继发损伤)两个阶段,其间隔时间 30min 至 72h 不等。间隔时间的长短和损伤严重性及细胞死亡数量有关。

(二)病因

研究证实,再灌注损伤是引起新生儿神经系统并发症的最主要原因之一。

1.原发性神经元损伤　缺氧缺血性损伤过程中,细胞内能量减少,对细胞膜功能造成重大影响。神经受体门控失效造成离子流紊乱,过量的钠、钙和水进入细胞内,导致细胞毒性神经元损伤和原发性神经元死亡。

2.再灌注损伤(继发性损伤)　当脑循环恢复正常灌注后,随着氧供的恢复,临床上常出现症状恶化或不典型的惊厥发生,MRS 显示 PCr/Pi 比例再次显著降低。其机制尚不完全清楚,目前认为是脑内出现继发能量衰竭、继发钙内流增加、自由基进一步形成等多因素造成的。

(三)类型

缺氧缺血后,当血液输送的底物无法满足代谢需求时,细胞将发生死亡。损伤的模式取决于窒息性损伤的严重程度(完全性或部分性)、时机和病程(急性或慢性)、脑发育成熟度和易损性局部变化(根据局部血管因素等)。

1.脑水肿　24～48h 内,脑组织可发生肉眼可见的水肿,影像学或死后检查可见脑回显著扁平增宽和脑沟消失。

2.选择性神经元坏死　这是足月儿缺氧缺血后观察到的最常见病变,通过散发性模式影响神经元,通常在灰质中广泛分布。第Ⅲ和第Ⅳ层大脑皮质和海马区特别易受损。这可能反映了不同皮质结构不同的代谢率。

3.基底节和脑干　这种损伤模式常见于急性完全性窒息,而不是慢性部分性窒息。认为基底节损伤引起了缺氧缺血后存活者中所见的运动障碍性脑瘫。

4.旁矢状区损伤　这是一种以大脑前、中和后动脉为分水岭的累及大脑皮质和皮质下白质的缺血性损伤,引起旁矢状区分布,通常为对称性。

5.白质损伤　缺血引起早产儿的脑室周围白质软化,当足月儿发生缺血性白质损伤时,通常引起皮质下白质软化。

6.局部脑梗死　大脑主动脉梗死,最常见为左侧大脑中动脉,多见于没有产时窒息证据的婴儿。

(四)临床表现

临床可以通过观察患儿的意识状态、反应性、脑神经功能、原始反射、动作和肌张力及有无惊厥等来判断 HIE 的轻重程度。

1.意识状态

(1)正常:易被唤醒且能保持较长时间的清醒称为意识状态正常。

(2)轻度意识障碍:新生儿容易唤醒,但仅能保持短暂的清醒时称为嗜睡。新生儿可以唤醒,但醒来迟迟且不能保持清醒状态时称为意识迟钝。

(3)严重意识障碍:患儿昏睡,仅疼痛刺激可引起缩腿反应时称为浅昏迷;疼痛刺激亦不能引起任何反应时称为昏迷。

2.反应性

(1)兴奋:轻度 HIE 患儿常呈过度兴奋状态,表现为易激惹,对刺激的反应过强,肢体颤动,以及自发性拥抱反射增多等。

(2)抑制:中度以上脑缺氧缺血性损伤患儿常呈抑制状态,表现为表情淡漠,肢体无自发活动,对刺激的反应低下,以及各种原始反射如吸吮、拥抱反射不易引出或引出不完全。

3.脑神经　32周以上的早产儿有稳定的瞳孔对光反射。轻度HIE常出现瞳孔放大,中度以上HIE表现为瞳孔缩小,对光反射迟钝或消失,反映了交感和副交感神经功能不良。出现瞳孔改变,眼动、吸吮力及咳嗽等反射的消失常提示有脑干损伤,常伴呼吸节律不整、呼吸暂停甚至呼吸衰竭。

4.动作和肌张力　观察患儿的自发动作或轻轻抚摸以刺激患儿,可观察患儿四肢活动的情况以及活动是否对称。检查肢体对于被动伸直的抵抗,可了解患儿的位相性肌张力。轻度HIE患儿的肌张力可正常,且无其他明显的临床症状。部分轻度HIE患儿,其肌张力可增高,提示有肌肉的早期痉挛。中度以上HIE患儿,其肌张力则多减低或呈严重低下,提示大脑皮质呈抑制状态。从动作和肌张力状态,可间接推测患儿可能属于何种脑缺氧缺血的病理改变类型。

(1)矢状旁区损伤患儿可呈肢体无力,其无力程度近端较远端、上肢较下肢更明显。

(2)一侧大脑中动脉梗死可引起损伤对侧的肢体偏瘫和局灶性惊厥。

(3)严重双侧脑动脉梗死可出现四肢麻木。

(4)脑室周围白质软化的早产儿可呈现下肢活动减少和软弱无力。

(5)选择性神经元坏死的患儿可出现严重的肌张力降低、迟钝和昏迷。

(6)大脑皮质功能不全表现为颈肢反射持续存在。

5.惊厥　HIE常是新生儿惊厥最常见的原因,一般在生后12～24h发生,应用抗痉挛药物常难以控制。

(五)诊断

识别新生儿缺氧缺血性脑病需要详细的病史和全面的体检及正确的辅助检查。神经系统的影像学检查及诊断有助于判断损伤的程度及预后情况。

1.病史　有明确的围生期缺血史。

(1)有明确的可导致胎儿宫内窘迫的异常产科史,以及严重的胎儿宫内窘迫,表现胎心<100次/min,持续5min以上;和(或)羊水Ⅲ度污染,或者在分娩过程中有明显窒息史。

(2)出生时有重度窒息,指1min Apgar评分<3分,并延续至5min时仍<5分,和(或)出生时脐动脉血气pH值<7。

(3)出生后不久出现神经系统症状,并持续至24h以上,如意识改变(过度兴奋、嗜睡、昏迷),肌张力改变(增高或减弱),原始反射异常(吸吮、拥抱反射减弱或消失),惊厥,脑干征(呼吸节律改变、瞳孔改变、对光反射迟钝或消失)和前囟张力增高。

2.体格检查

(1)意识状态:呈嗜睡、迟钝或昏迷。

(2)反应性:呈过度兴奋或抑制。

(3)脑神经:瞳孔增大或者缩小,对光反射迟钝或消失,吸吮反射减弱或消失,呼吸节律改变甚至呼吸衰竭等脑干损伤症状。

(4)动作:自发动作增多或减少,或表现肢体无力或不对称。

(5)肌张力:肌张力增强、减弱或放松。

(6)原始反射:原始反射引出不全或未能引出。

(7)惊厥:成轻微型、局灶型、多灶型或肌阵挛型等惊厥类型,严重者呈惊厥持续状态。

3.脑电图(EEG)　脑电图变化的发展可以为缺氧缺血脑损伤严重程度提供信息,任何一种脑电图的异常都意味着特定的病理改变。产后第1小时识别脑电图的异常有利于选择脑保护剂的选择使用。

4.计算机断层扫描(CT) 在头 2 周内进行大脑 CT 扫描,表现分为正常或密度降低(进一步分为局灶性、弥散性和广泛性)。弥散性和广泛性密度降低表明预后不良。其他研究相关性低,除非在头一周后再进行扫描。

5.超声 已证实超声对于发现早产儿生发基质-脑室内出血(GMH-IVH)和缺血性病灶是最有用的,也可用于窒息的足月儿。起初,可通过超声回声密度的广泛性升高、解剖标志消失、脑沟变模糊和脑室受压来识别脑水肿。足月儿在 24h 内可看到正常"缝隙样"的脑室,只要持续 36h 以上,则视为异常。出现水肿不是一个有用的预后性体征,但是后来的超声表现与神经发育学预后不良有关,包括双侧回声一致的丘脑,这表明基底节存在严重的缺氧缺血性损伤,弥散性实质回声高密度(认为反映神经元坏死);多灶型囊肿性变,脑室周围高回声及脑室扩大伴皮质萎缩。但超声检测窒息的重大局限性是对皮层和脑干选择性神经元坏死无法评估。

6.磁共振成像 是对足月或早产儿缺氧缺血性脑病评估最有价值的检查,其优点如下。

(1)对新生儿无辐射作用。

(2)对脑皮质深层组织(如基底节和丘脑)和皮质脊髓束的解剖学显像优于 CT。

(3)可清楚显现窒息后脑损伤神经髓鞘化延迟的情况。MRI 可以为窒息损伤的时间和过程提供信息。神经髓鞘化延迟不能预见神经发育的长期结果。

(4)可能是诊断轻到中度缺氧脑损伤的最佳手段,它还可以看出小脑和脑干的隐匿性损伤。

(5)可以为嗜睡或昏迷的新生儿发现其他疾病提供线索(如代谢性或神经变性疾病)。

(6)有经验的技术人员可以借此早在损伤后的 24h 内就发现缺血病灶。

(7)MRI 可以鉴别部分窒息或是缺氧。

部分窒息:损伤是由原发的轻到中度的低氧或低血压引起。脑灌注最少的部分易受累,易患性与脑成熟度有关(如在早产儿是脑室前白质部位,而在足月儿是"分水岭")处。

缺氧:损伤是心肺停止或严重低血压的结果。脑损伤的体积与损伤持续的时间有关;长时间的心脏停搏(≥25min)会累及整个大脑;没有达到 25min 的损伤类型则与胎龄有关;胎龄 26~32 周丘脑外侧受累;34~36 周豆状核和海马及运动皮质周边受累;40 周时从内囊到运动皮质的脑脊束受累;更重或长时间的损伤会累及视神经束。

(8)可以证实窒息损伤后遗症的解剖结构,所以有预测价值。在出生后 3 个月复查 MRI 可以全面显示脑损伤。

7.诱发电位(听觉、视觉和躯体感觉) 在出生后的第 1 小时检查可以帮助选出需要使用神经保护药物的患儿。它有预诊中枢神经损伤部位的作用。持续缺少,超过新生儿期往往伴有持续存在的其他脑损伤的体征。

(六)治疗

1.最好的处理办法就是预防 首先要判断在产程或分娩时是否存在低氧缺血的损伤。

2.快速复苏 任何在出生时呼吸停止的患儿必须立即复苏,因为是原发呼吸暂停还是继发呼吸暂停是难以判断的。

(1)维持足够的通气:用辅助通气频率来维持二氧化碳的生理水平。高碳酸血症可以进一步加重脑细胞内的酸中毒并使脑血流的自主调节功能丧失,而低碳酸血症在早产儿往往与脑室周围白质软化、在足月儿与晚发的感觉性听力丧失有关。

(2)维持足够的氧合:避免低氧所引起的脑血流下降和血管闭塞改变而导致的进一步脑损伤。

(3)维持足够的灌注:维持相应妊娠时间和体重的正常血压,往往使用扩容剂和增加心肌收缩力的药物。随着脑血管自主调节能力的丧失,避免血压过高或过低是非常重要的。

(4)纠正代谢性酸中毒,慎用扩容剂。首先要维持组织的灌注。当心肺复苏时间较长而效果不佳时可以使用碳酸氢钠,但它可以引起高碳酸血症、细胞内酸中毒和乳酸增加。

(5)维持正常的血糖水平(4～6mmol/L)可以为脑代谢提供足够的能量。为了不引起高渗和脑内乳酸水平的增高要避免高血糖。

(6)控制惊厥发作:①药物治疗可选苯巴比妥通常用到脑电图正常或惊厥不发作≥2个月方能停用。预防性使用仍有争议。②如果治疗剂量的苯巴比妥、地西泮和劳拉西泮使用后惊厥持续,可以使用苯妥英钠。

(7)防止脑水肿:避免严重脑水肿的关键是控制液体量。少到中量的限制补液(60ml/kg)即可。如果脑水肿严重,可进一步限制补液到60ml/kg。注意观察有无抗利尿激素分泌失调。糖皮质激素和高渗剂不建议使用。

3.新的有潜力的治疗方法应着眼于预防窒息后引起的迟发型神经元死亡 在急性窒息后6～12h的"时间窗",此时使用脑保护剂治疗可以减少或预防脑损伤。脑保护的程度是由胎儿脑的基本状况决定的。

(1)镁对 N-甲基-D-天冬氨酸型的谷氨酸受体有抑制作用并通过竞争钙离子通道阻断低氧时的钙离子内流。但可诱发呼吸暂停,大剂量可增加低血压的风险。所以使用硫酸镁也是有争议的。

(2)预防自由基的形成:在 Van Bel(1998 年)的研究发现别嘌呤醇可减少重度窒息新生儿自由基的形成并增强脑电活动。另外,别嘌呤醇还减少了非蛋白铁(氧化剂)。

实验中发现用空气来心肺复苏的婴儿恢复快(以哭第一声的时间、5min 评分和呼吸的类型为指标)。用 100%氧来复苏的新生儿的生化改变提示氧化应激延长至生后第 4 周时。

(3)抑制一氧化氮的生成:血浆中一氧化氮水平的增加是脑损伤严重程度和神经系统预后的指标。

(4)选择性脑部低温:通过减少高能磷酸盐的降解对脑起保护作用。脑内乳酸水平下降时磷酸肌苷和三磷腺苷水平不变。选择性的脑降温和轻度全身降温合用在窒息患儿中是安全的。

(5)对一个有可能出现缺氧缺血性脑病后遗症的患儿,为了预防或减少脑损伤必须在出生后立即治疗。

(七)预后

大多数围生窒息存活儿不会有后遗症。调查发现所有缺氧缺血性脑病的儿童死亡率为 12.5%,神经系统障碍 14.3%,两者相加为 25%。胎心率抑制、羊水胎粪污染、Apgar 评分持续低值、低头皮或脐血 pH 值以及出生后立即出现的神经系统抑制表现都意味着新生儿有临床情况。然而它们作为判断神经系统预后的指标并不令人满意,尤其单独评价时。另外,环境、心理、行为及发育会显著影响远期的预后。

1.与神经系统后遗症增加相关的特征

(1)出生后 20min Apgar 评分 0～3 分。

(2)存在多脏器功能衰竭,尤其在出生 24h 后仍持续少尿。

(3)存在严重的新生儿神经系统综合征重度缺氧缺血性脑病(Sarnat 分级Ⅲ级)的死亡率达 80%以上;即使存活,也存在多发功能障碍,包括痉挛性脑瘫、严重的智力发育迟缓、失明、癫痫发作。中度受累的患者(Ⅱ级)预后随其临床持续的时间和神经情况而定,时间大于 5d 分级仍为Ⅱ级表明预后不良。

(4)新生儿神经系统异常持续时间神经系统异常在 1 周消失并恢复正常的乳头喂养是预后良好的标志。

(5)新生儿惊厥的存在尤其在出生后 1h 内发作并难以控制者。

(6)MRI 异常在出生后 24～72h 就可以发现异常的表明预后差,与分娩方式无关。相反,即使是严重窒息的患儿若 24~72h MRI 正常,表明预后良好。在 36 名 Sarnat 分级 Ⅱ级的缺氧缺血性脑病患儿中,33 名内囊后肢有异常信号,提示预后不良。数月后重复该检查,如果发现迟发型髓质形成和结构损害,则有更高的预测不良结果的价值。

(7)EEG 异常程度与持续时间出生后数天脑电图正常或轻微异常与预后正常显著相关,脑电图中重度异常则与预后不良显著相关。任何一天的爆发抑制波或等电位波的出现或出生后 12d 仍持续脑电图抑制也与不良预后相关。出生后第 7 天脑电图恢复正常则与预后正常相关。早期(出生后 1d 内)脑电图检查正常或几乎正常则是提示神经系统发育良好的强有力指标,即使是一个"昏迷"的儿童也如此。

(8)脑干功能持续异常的患儿通常无法长期存活。

(9)出生后 7d 仍存在视、听和躯体感觉诱发电位异常躯体感觉诱发电位正常提示预后良好的可能性更大。出生后 1 周内视觉诱发电位异常或任何时间视觉诱发电位缺失均提示足月儿窒息后预后不良。

(10)多数产前或产后窒息的儿童听力是正常的。那些有神经发育不良后遗症的儿童较易出现外周性听力缺失和中心性听觉诱发电位异常,提示喙状脑干部位功能障碍。

(11)小头畸形 3 月龄患儿出现小头畸形是神经系统发育不良的表现。而生后 4 个月内头围比(指实际 HC/该年龄的 HC×100%)减少>3.1%则提示该患儿 18 个月前出现小头畸形的可能性很大。头围增长速度正常与否和 MRI 显示脑白质改变正常与否可能是评估神经系统发育不良与否的更好的指标。

2.其他 比起轻度的缺氧缺血性脑病存活儿和正常儿,中度的缺氧缺血性脑病无肢体残疾存活儿在阅读、拼写和计算能力更差,更难注意力集中和短时间记忆。

六、新生儿惊厥

(一)概述

惊厥是新生儿期的常见症状,是神经功能不良最典型的表现。临床上将惊厥定义为神经功能(即行为、运动和自主功能)的发作性改变。国外报道新生儿惊厥发病率为活产婴儿的 0.15%~1.4%。国内报道住院新生儿惊厥的发生率为 4.5%~14.5%,早产儿远高于足月儿。

(二)病理生理

中枢神经系统神经元钠离子内流时发生去极化,复极时钾离子外流。过度去极化时,因过度同步化放电即产生惊厥。2001 年 Volpe 提出了过度去极化的 4 个可能原因:①因能量代谢障碍导致钠钾泵衰竭;②兴奋性神经递质相对于抑制性递质过剩;③抑制性神经递质相对于兴奋性递质缺乏;④神经元细胞膜通透性改变导致钠转运障碍。然而,新生儿惊厥的基本原理尚未明确。

(三)病因

新生儿惊厥有许多原因,但对大多数患儿来说病因相对集中。所以,这里只讨论惊厥的常见原因。

1.围生期窒息与缺氧缺血性脑病 是新生儿惊厥最常见的原因。多数病例发生在生后 24h 内,在 12h 内≥50%,并可能进展为明显的癫痫。早产儿惊厥表现为全身性强直发作,而足月儿惊厥表现为多灶阵挛性发作。两种形式都常伴有轻微发作型。

2.颅内出血 占新生儿惊厥的 10%。蛛网膜下隙、脑室周围或脑室内出血均可能为缺氧后脑损伤的表现并可导致新生儿惊厥。出血部位、惊厥表现与胎龄相关。在足月儿出血后惊厥常与原发性蛛网膜下隙出血相关,硬膜下出血少见。硬膜下出血一般与外伤、难产或分娩损伤有关。早产儿出血常表现为脑室内出血或脑室周围出血梗死。

(1)蛛网膜下腔出血:原发性蛛网膜下腔出血患儿,惊厥常发生于生后第 2 天,发作间期表现良好。

（2）脑室周围或脑室内出血：根据出血的严重程度，室管膜下生发基质出血所致的脑室周围或脑室内出血可伴有轻微发作型惊厥、去大脑体位或全身强直发作。

（3）大脑表面的硬膜下出血导致惊厥部分性发作或局部大脑受损征象。

3.新生儿脑卒中　系脑局部缺血损伤，惊厥是脑卒中的最常见表现，发生率约 1/4000 活产儿。大多原因不明。

4.代谢异常

（1）低血糖症：常见于宫内发育迟缓、糖尿病母亲婴儿（IDMs）、围生窒息。低血糖可作为某些先天性代谢异常或高胰岛素血症的显著特征，但很少见。低血糖持续时间和初始治疗时间可影响惊厥的发生。IDMs 惊厥相对少见，可能是因为低血糖持续时间较短。

（2）低钙血症：见于低出生体重儿、IDMs、窒息新生儿、DiGeorge 综合征患儿和甲状旁腺功能亢进母亲的婴儿，常合并低镁血症。

（3）低钠血症：发生于不适当的液体疗法或抗利尿激素不适当综合征。

（4）高钠血症：见于母乳喂养婴儿摄入不足、碳酸氢钠用量过大或浓缩奶方稀释不当所致的脱水。

（5）其他代谢性疾病

1）维生素 B_6 依赖性惊厥：对抗惊厥药物有抵抗性，患儿在宫内即可有惊厥，出生时常伴有胎粪污染，临床表现类似于新生儿窒息。

2）氨基酸疾病：氨基酸代谢障碍的惊厥患儿常有其他神经系统异常表现。高氨血症和酸中毒是氨基酸代谢障碍的共同临床表现。

5.感染　继发于细菌或非细菌病原的新生儿颅内感染可发生于宫内、围生期或产程中的即刻感染。

（1）细菌感染：B组链球菌、大肠埃希菌、李斯特杆菌感染所致的脑膜炎在出生后第 1 周常伴有惊厥。近年来，由机械通气、动静脉置管等所导致的医院性感染增多，临床可出现反应差、肌张力异常、惊厥，须引起重视。

（2）非细菌感染：非细菌性病原如弓形体病、单纯疱疹病毒、巨细胞病毒、风疹和柯萨奇 B 病毒感染均可导致颅内感染和惊厥，一般出现在出生后前 3d。

6.撤药综合征　母亲的 3 种用药史可导致婴儿被动成瘾和撤药综合征（有时伴有惊厥）。这 3 种药物是止痛剂如海洛因、美沙酮、右丙氧芬（盐酸丙氧酚），镇静催眠药如司可巴比妥以及乙醇。

7.胆红素脑病　临床表现为重度黄疸、反应差、拒食、惊厥、角弓反张等，常有溶血、早产、低蛋白血症、缺氧、感染、酸中毒等高危因素。

（四）临床表现

新生儿大脑神经胶质增生、神经元迁移、轴突和树突连接建立、髓鞘磷脂形成不完善。由于新生儿神经解剖和神经生理发育的差异，新生儿惊厥的表现不同于年长儿。根据临床表现，惊厥分为 4 种类型：轻微发作、阵挛、强直和肌阵挛发作。

1.轻微发作　这种惊厥不呈明显的阵挛、强直或肌阵挛发作，在早产儿比足月儿中更常见。通过脑电图识别的轻微发作型惊厥则更普遍。惊厥动作包括伴或不伴惊跳的眼球强直性斜视、眼睑眨动或凝视；吸吮、咂嘴或流涎；游泳、划船或蹬踏样动作和呼吸暂停，伴脑电图改变的呼吸暂停称为惊厥性呼吸暂停，它不同于非惊厥性呼吸暂停（败血症、肺部疾病或代谢异常所致），后者缺乏脑电图改变。惊厥发作的呼吸暂停常伴有或先于其他轻微发作形式。呼吸暂停似乎较少作为早产儿惊厥的一种表现形式。

2.阵挛发作　在足月儿中较早产儿常见，一般有脑电图改变。阵挛发作有两种形式。

（1）局灶性发作：明显局灶性、节律性、缓慢、抽动样动作累及一侧身体的面部、上肢、下肢或颈部、躯干。发作时或发作后患儿常并未丧失意识。

(2)多灶性发作:身体几个部位相继按照非杰克逊形式发作惊厥(例如,左臂惊跳,继而右腿惊跳)。

3.强直发作　主要发生于早产儿。强直发作有两种形式。

(1)局灶性发作:一侧肢体持续保持一种姿势,躯干、颈部或两者同时保持不对称体位。一般伴有脑电图改变。

(2)全身性发作:更为常见。表现为上肢和下肢强直性伸直,但也可表现为上肢屈曲强直、下肢伸直。脑电图改变不常见。

4.肌阵挛发作　见于足月儿和早产儿,特征表现为单次或多次惊跳样动作。肌阵挛发作有3种形式。

(1)局灶性发作:典型者累及上肢屈肌,与脑电图发作性活动一般不相关。

(2)多灶性发作:表现为身体几个部位的非同步颤搐,与脑电图发作性活动一般不相关。

(3)全身性发作:表现为上肢、有时伴有下肢双侧屈肌的惊跳样动作,大多与脑电图发作性活动相关。

注意:区别抖动和惊厥很重要。抖动不伴有异常眼球运动,被动屈曲可终止发作。抖动对刺激敏感,且为非惊跳样运动。

(五)诊断

1.病史　患儿从其他医院转运至三级保健机构时常难以获得完整的病史,因而医师必须努力设法获得相关的病史资料。

(1)家族史:代谢缺陷和良性家族性新生儿惊厥者常有新生儿惊厥家族史。

(2)母亲的用药史:对诊断患儿麻醉药物撤药综合征很重要。

(3)分娩史:包括母亲分娩镇痛、分娩方式和过程、胎儿产时状况、窒息复苏措施的详细资料。母亲孕期感染史可作为惊厥患儿宫内感染的参考。

2.体格检查

(1)神经系统体检之前应先进行全身体格检查:下列检查项目应作为重点:①孕龄;②血压;③皮肤损伤;④肝脾肿大。

(2)神经系统评估项目:应包括警觉性、脑神经、运动功能、新生儿原始反射和感觉功能。特别要注意前囟大小和质感、视网膜出血、脉络膜视网膜炎、瞳孔大小和对光反应、眼外肌运动、肌张力变化及原始反射情况。

(3)对惊厥的描述:惊厥发生时,应予详细描述,包括起始部位、播散、性质、持续时间和意识状况。要特别注意轻微发作性惊厥。

3.实验室检查　在实验室检查项目的选择和排列中。必须参考病史、体格检查,并注意查找常见和可治疗的病因。

(1)血清生化检查:必须检查血糖、血钙、血钠、血尿素氮、血镁和血气分析。它们可提示惊厥的病因。

(2)脑脊液检查:细菌性脑膜炎若治疗延迟或不治疗则后果严重,故必须进行 CSF 检查。

(3)代谢性疾病:有新生儿惊厥家族史、患儿有特殊气味、牛奶不耐受、酸中毒、碱中毒,或惊厥发作时对抗惊厥药物无反应,此时应检查有无代谢异常。

1)应检查血氨水平。

2)应检查尿和血中氨基酸、尿还原物。

4.放射学检查

(1)头颅超声检查排除脑室内出血或脑室周围出血。

(2)头颅 CT 扫描提供颅内病变的详细资料。CT 扫描帮助诊断脑梗死、出血、钙化和脑畸形。经验提示,足月惊厥患儿尤其是不对称惊厥者行 CT 扫描可获得有价值的资料。

5.其他检查　EEG 惊厥发作期 EEG 可异常,发作间期 EEG 可能正常。然而不能为了获得发作期 EEG 而延迟其他诊断方法和治疗操作。最初几天的 EEG 对诊断具有较大的意义,此后将失去对预后的预示作用。即使惊厥表现轻微或使用神经肌肉松弛剂,EEG 亦能证实惊厥的存在。EEG 对已知惊厥形式的足月儿具有判断预后的价值。了解患儿的临床状况(包括睡眠状态)和用药情况对合理解释 EEG 较为重要。

(六)治疗

由于反复惊厥可能导致脑损伤,故要求紧急处理。治疗方案依病因而定。

1.低血糖　低血糖惊厥患儿应给予 10％葡萄糖 2～4ml/kg 静脉推注,继以 6～8mg/(kg·min)持续静脉输注。

2.低血钙者　给予葡萄糖酸钙缓慢静脉输注。如果血镁含量低于 0.75mmol/L,应补镁。

3.抗惊厥治疗　习惯上,如未发现潜在代谢原因时即可给予抗惊厥治疗。70％的新生儿惊厥可用负荷剂量的苯巴比妥控制。

(1)通常首次给予苯巴比妥:胎龄和出生体重均不影响苯巴比妥的负荷量和维持量。当单用苯巴比妥不能控制惊厥时,可加用其他药物。1989 年 Gilman 等发现,苯巴比妥连续给药可控制 77％的早产和足月儿惊厥。Cilman 等建议如血清苯巴比妥浓度在 40mg/ml 时仍不能控制惊厥,则需加用二线药物。

(2)许多临床医师第二步给予苯妥英治疗。

(3)EEG 监测时推荐使用维生素 B_6 试验性治疗。

(4)地西泮未广泛用于控制新生儿惊厥。作为第一线供选择的药物,它并无对新生儿惊厥的协同控制作用。但是,8 例新生儿按 0.3mg/(kg·h)持续静脉输注地西泮后,惊厥得到有效控制,所有患儿嗜睡但无须人工通气治疗。

(5)劳拉西泮静脉给药已被证实相当有效和安全,甚至可 24h 内重复给药 4～6 次。

(6)静脉用咪达唑仑和口服卡马西平也证实是有效的。

(7)副醛直肠给药是一种有效的抗惊厥方法。

4.抗惊厥药物治疗的时间　抗惊厥治疗的理想期限尚未确定。虽然一些临床医师推荐长时间持续苯巴比妥用药,但也有人建议惊厥消失 2 周后即可停用。

(七)预后

随着产科技术和现代新生儿重症监护的发展,新生儿惊厥的预后已得到改善。虽然死亡率从 40％下降到 20％,但仍有 25％～35％的病例留有神经系统后遗症。预后随病因而异。低血钙抽搐患儿预后良好而继发于先天畸形的惊厥患儿预后差。症状性低血糖者死亡或出现并发症的危险性为 50％,而中枢神经系统感染者则为 70％。窒息的惊厥患儿预后不良发生率为 50％。17％的惊厥新生儿以后有复发性惊厥。

七、神经系统评估

新生儿脑损伤与其他任何器官系统疾病一样,诊断和预后必须基于全面的体格检查的发现和正确检查结果的基础上,新生儿神经学评估应该包括反复进行仔细的体格检查,检查婴儿机敏性状态和运动系统更为重要。

新生儿期能进行的神经系统检查是有限的,尤其是他们预测将来智力和运动、语言、解决问题能力的正确性。大部分检查仅能提供脑的大致形态和结构图像,而无法提供其功能方面的信息。而且,由于新生儿大脑的可塑性极大,即使这些检查有明显的缺陷,其神经发育也有可能表现为正常。

(一)神经影像学

1.超声检查

(1)定义:通过前囟的骨窗,超声波可以直接进入颅内,根据回声密度反射出颅内的结构。反射波可以构成二维或三维图像。

(2)适应证:超声检查是明确和观察基底核/脑室内出血和脑积水的首选检查,可以检查中线结构的异常、缺氧缺血性脑损伤、硬膜下和后颅窝出血、室管膜炎,肿瘤、囊肿和血管异常。超声检查扣带沟的发育情况可用来反映胎龄。

(3)方法:将探头放在前囟位置上,获取冠状面和矢状面的图像。后囟也可作为声波窗来获取幕内的影像,包括脑干和小脑。这项技术具有分辨率高、方便(能床旁检查)、安全(无须镇静、不用对照剂和避免射线辐射)、非侵入性,与其他影像学检查比较更为便宜等优点。缺点包括不能显示非中线位置,尤其是在侧壁部分的结构,而且不能分辨灰质和白质。

(4)结果:超声检查可以评估以下结构的完整性,包括 4 个脑室、脉络丛、尾状核、丘脑、透明隔和胼胝体。

2.超声多普勒

(1)定义:与正规超声一样,这项技术通过骨窗将声波直接进入脑内。移动的对象(如红细胞)通过与他们速度成比例改变的频率(多普勒频移)来反射声波。测量这些改变并以脉冲的形式表示,探头与血流的角度会影响多普勒频移,对系列的测量值需要精确的标准。

(2)适应证:知道血管的横切面(面积),多普勒超声能提供脑血流(CBF)和血管阻力的信息。多种病理状态下可见 CBF 和阻力的改变。多普勒超声对以下情况有临床价值:CBF 停止(如脑死亡或脑血管阻塞)、血管阻力改变(如缺氧缺血性脑病、脑积水或动静脉畸形)和导管盗流综合征。

(3)方法:首先与常规超声检查结合可明确血管的情况,多普勒超声根据血流产生彩色图像(红色=面向探头,蓝色=背离探头)。CBF 速率通过测量速率波形曲线下的面积来得到。低体重和小胎龄获取颅内血管信息较为困难。

(4)结果:将多普勒超声的测量值与相同年龄的收缩期,舒张末期和平均血流阻力比较。尽管至今还不是标准的床旁检查工具,但是对于评估脑积水的进展情况和脑室腹膜分流术(减少继发于颅内压升高的CBF)的需要还是有价值的。

3.CT

(1)定义:通过计算机再现影像,CT 通过离子射线扫描患儿产生二维和三维影像。

(2)适应证:CT 是评估后颅窝和非中线位置病变(如硬膜下或蛛网膜下隙的积血或积液)和脑实质病变的首选检查,也可用于诊断颅骨骨折。

(3)方法:将患儿放入扫描器内,进行断层扫描,得到各切面的图像。脑白质(围绕在神经周围的髓鞘组织,脂肪组织含量较高)和炎性病变的密度较灰质低(相对较黑)。出血和钙化表现为白色。给予增强剂后,血管和血管结构显示为白色(如大脑镰和脉络膜丛)。含有脑脊液的腔隙很清晰的显示为黑色,能很容易识别那些导致这些腔隙大小和形态改变的疾病。骨质也显示为白色,但是分辨较差,细节在"骨窗"能较好地显示。缺点是需要搬动患儿、需要镇静、接触射线、有可能导致低体温。

(4)结果:CT 能提供超声检查无法得到的脑结构的具体细节信息,在诊断颅内钙化方面优于 MRI。

4.MRI

(1)定义:在一个强磁场内,有磁性的原子核(最常见的为氢质子)有序排列并散发电磁信号,当磁场消失后,原子核恢复自然状态。计算机重建这些信号为各层面的二维图像。

(2)适应证:MRI 检查适用于 CT 检查难以发现的新生儿脑部病变,例如髓质或神经元迁移的病变、缺血或出血性病变、胼胝体发育不全、动静脉畸形、后颅窝和脊髓的病变。新的功能性 MRI 技术如脑弥散加权成像(DWI)和血氧合依赖成像(BOLD)能反映脑的生理信息,但是目前仍有争议。

(3)方法:将患儿放入扫描器内,进行断层扫描,得到各切面的图像。灰质显示为灰色,白质显示为白色。脑脊液和骨显示为黑色;然而,骨髓内的脂肪成分和头皮显示为白色。缺点包括需要搬动新生儿、可能导致低体温、扫描过程中监护的困难以及需要去除所有强磁性物质。在超快速 MRI 出现前,长时间的扫描过程需要镇静。由于需要无铁磁性物质的环境,因此机械通气的患儿面临着这一特殊问题。

(4)结果:MRI 可以提供脑解剖细节的精细高分辨率的图像,能诊断很多 CT 易于漏诊的疾病。可以描述早产儿脑发育,包括脑沟和脑回的出现以及髓鞘形成,对于早产儿,MRI 的意义更大。体积定量 MRI 用于评估生后使用地塞米松对皮质灰质体积的作用。脑弥散加权成像 MRI 可用于早期诊断任何发育阶段的围生期缺氧缺血性脑病。功能性 MRI 为脑损伤后的功能重建带来了新的前景。新出现的磁共振波谱仪通过量化测量某些代谢产物可用于研究代谢机制。

5.近红外线光谱仪

(1)定义:近红外线的光很容易通过新生儿的皮肤,薄骨和其他组织。在选定的波长,光的吸收由氧合和还原血红蛋白与氧化的细胞色素决定,可以用来测量氧的运输、脑血流容量和脑的氧合效率和氧耗。

(2)适应证:尽管近红外线光谱仪目前尚未广泛使用,但是其有望成为评价脑内氧的运输和脑血流的床旁工具。成为评估新的和常用的治疗对脑灌注和氧合效果的技术。

(3)方法:一根光纤放在头皮传输激光,另一根光纤用于收集光并将之传输到光量子计数器。

(4)结果:近红外线光谱仪可以量化氧的运输、脑血流容量和氧耗。在气管插管的患儿,近红外线光谱仪可用于识别压力被动脑循环,由于压力而被动脑循环的情况下,并发脑室周围白质软化和严重的脑室内出血将增高 4 倍。

(二)电子描记检查

1.脑电图(EEG)

(1)定义:EEG 可以连续记录头皮上参考电极之间的电生理活动。在新生儿期,脑的成熟度和发育情况会导致明显的 EEG 改变,在解释结果时必须考虑不同胎龄的影响。

(2)适应证:包括确诊或怀疑癫痫活动、可能发生的脑损伤的事件(如缺氧缺血、出血、创伤或感染)、中枢神经系统畸形、代谢性疾病、发育异常和染色体异常。

(3)方法:将数个电极黏附在新生儿的头皮上,将脑电活动放大并记录。记录可以打印在纸上或以电子形式储存。EEG 的波根据频率分类:δ波(1~3 次/s),θ波(4~7 次/s),α波(8~12 次/s),β波(13~20 次/s)。

(4)结果:EEG 可记录足月儿和早产儿的很多异常发现:①发育异常模式。②低平或缺乏变异。③脑电静止("平"EEG)。④爆发抑制(背景脑电活动抑制,发作性短期爆发)。⑤持续电压不对称。⑥尖波(多灶性或中心)。⑦周期性放电。⑧节律性的频率活动。

爆发抑制模式提示高发病率和死亡率以及预后差。EEG 受许多外界因素影响,包括疾病的急性期和进展期、药疗和药物、电极的位置和觉醒的状态。

2.脑功能监测(CFM)

(1)定义:CFM 或振幅-整合 EEG 记录单个 EEG 通道的信号。信号振幅的范围用微伏表示。EEG 的间断性可增加振幅描记范围和降低底线。

（2）适应证：脑功能监测可以快速地确定患儿是否处于严重缺氧缺血性脑病的危险。这项技术的可用性依各医院的方案而定。

（3）方法：将 3 个电极黏附在新生儿的头皮上，EEG 通道的记录速度为 6cm/h。CFM 不能提供 EEG 频率或局灶病变的信息。与标准的 EEG 不同，这项技术对操作和解释技术的要求低，使之更易普及。

（4）结果：窒息后，中度或严重的 CFM 异常对于神经系统后遗症发生的预测价值＞70％。

3.周围神经传导速度

（1）定义：神经传导速度通过测量电刺激沿周围（正中、尺、腓）神经的传递速度来诊断周围神经病变。由于细小的神经纤维直径会影响神经传导速度，新生儿的神经传导速度低于成年人。

（2）适应证：对于软弱和低张力的婴儿来说，神经传导速度是检查周围神经疾病的一项重要工具。

（3）方法：使用一个皮肤电极刺激周围神经，另一个皮肤电极记录相应的肌肉动作电位。如果仅确定神经传导（与神经传导、突触传递和肌肉动作相反），需要减去在两点刺激神经和肌肉动作的时间。神经传导速度等于刺激两点的距离除以两点的时间差。

（4）结果：神经传导速度延长见于髓鞘和轴突的病变，结合其他检查（肌活检或肌电图）对这些疾病的诊断具有潜在的临床价值。首先，有前角细胞病变的患儿神经传导正常但是可能出现晚期速度下降。神经肌肉结合处和肌肉的病变不会改变神经传导速度。该项检查还可用于胎龄评估。

4.诱发电位　诱发电位是 CNS 对特定刺激的电反应。用于评价神经系统上行感觉途径的完整性和成熟度，相对不受身体状态、药物或代谢作用的影响。

（1）听觉诱发电位

1）定义：听觉诱发电位是中枢神经系统对听觉刺激的电反应。

2）适应证：听觉诱发电位可用于检测听觉阈值的灵敏度、传导时间、振幅和波峰，可用于高危儿的听力筛查。

3）方法：尽管新生儿对听觉刺激在脑干和皮质激发的反应是一样的，但是后者易变，与觉醒的状态有关，难于解释。听觉诱发电位（由敲击或纯音快速产生）沿第 8 脑神经进入间脑，被置于乳突和头顶部的电极作为脑干听觉诱发反应记录下来，放大并且作为数字信号存储。脑干诱发电位的波峰（一系列波）和潜伏期因胎龄而异。这项检查对运动和周围的噪声敏感。

4）结果：外周途径的损伤（中耳，耳蜗和第Ⅷ对脑神经）会导致听觉阈值增高和所有波的潜伏期延长。中枢病变仅出现来自病变远端结构的波的潜伏期延长。脑干听觉诱发电位可用于检测出缺氧缺血、高胆红素血症、细菌性脑膜炎和其他感染性疾病（如巨细胞病毒）、颅内出血、创伤、全身疾病、药物（如氨基苷类或呋塞米）等引起的听觉途径的障碍。

作为新生儿重症监护室中的低出生体重儿出院时的筛查项目，脑干听觉诱发电位有很高的假阳性率，可能主要是由于胎龄的差别（早产儿的潜伏期延长，振幅降低以及阈值增高）。在新生儿重症监护病房中，20％～25％的新生儿检查异常，他们中绝大多数在 2～4 个月时复查正常。窒息的新生儿脑干听觉诱发电位异常常与神经运动缺陷有关。由于有先天性感染和持续肺动脉高压的新生儿可能会有进行性的听力丧失，即使最初的听觉诱发电位正常，也需要对之进行一系列的听力检查。

（2）视觉诱发电位

1）定义：视觉诱发电位是中枢神经系统对视觉刺激的电反应。

2）适应证：视觉诱发电位能提供视觉传导通路疾病的信息，可用于大脑功能障碍的检测（如缺氧）。

3）方法：通过电极检测对视觉刺激（如新生儿使用闪光刺激和年长儿童使用棋盘格翻转模式）的电反应。这种电反应是复杂的，在早产儿随发育有明显的变化。

4)结果:胎龄校正后,视觉诱发反应可以检测视觉传导通路的多种异常。尽管全身损伤如严重的低氧血症可以导致一时视觉激发反应的丧失,局灶性的损伤(如脑积水时压迫视觉传导通路)也可以导致类似的结果。窒息后的婴儿出现持续的视觉诱发电位异常高度提示神经功能预后很差。尽管视觉诱发电位有助于预测远期的神经发育异常,但是对于预测失明或视力丧失却没有帮助。视觉诱发反应的改善还可用于判断干预手段(如脑室-腹膜分流术)的有效性。

(3)躯体感觉诱发电位

1)定义:躯体感觉诱发电位是通过 CNS 对周围感觉刺激的电反应。

2)适应证:躯体感觉诱发电位可以检测感觉传导通路(周围神经、周围神经丛、背根、脊柱、对侧神经核、中间丘系、丘脑和顶叶皮质)的异常。

3)方法:在给正中神经或胫后神经电刺激后,在对侧顶部头皮记录躯体感觉诱发电位。躯体感觉诱发电位技术操作较脑干听觉诱发电位困难,且呈年龄依赖性,在生后第 1 个月内会发生显著的变化。

4)结果:躯体感觉诱发电位可用于评价周围神经病变如脊髓创伤和脊髓发育不良,还可检测脑部病变如缺氧-缺血、出血、脑积水、低血糖和甲状腺功能低下。足月儿躯体感觉诱发电位的异常对于预测神经后遗症和神经发育异常具有很高的阳性价值。但是在早产儿中的价值存在争议。

(三)临床神经发育检查

1.定义　由有经验的临床医师结合姿势、运动、四肢和躯干的肌张力、深部腱反射、病理反射(如巴宾斯基反射)、原始反射、脑神经和口腔运动功能感觉反应和行为进行评价。

2.适应证　作为首次体格检查的一部分,所有的新生儿均应行简单的神经系统检查,包括评价肌张力和反射。高危儿应进行更细致的检查。重要的高危因素包括早产、缺氧缺血性脑病、先天感染、脑膜炎、明显的神经影像学异常(如脑室内出血、脑室扩张、脑实质内出血、梗死或囊肿)和喂养困难。

3.方法　由有经验的临床医师在新生儿恢复阶段较稳定的时候进行。对于有缺氧缺血性脑病的患儿进行连续的检查非常有用。患儿的觉醒状态对一些反应,包括感觉反应、行为、肌张力和反射有影响。正常反应因年龄(实际和受孕后年龄)而异。

(1)足月儿:正常的足月儿具有屈肌张力过高、臀部内收肌紧张,反射亢进(可能出现非持续性阵挛)、肌张力和反射对称、腹部悬挂时躯干肌张力好。在将新生儿从仰卧位拉向坐位时,由于头部向前运动的调节,头部出现不同程度的滞后。可出现病理征(如巴宾斯基反射)和原始反射(如拥抱、握持、不对称张力颈部反射),对声音敏感、视觉固定,固定的焦点长度为 20cm。

(2)早产儿:在胎龄 30 周以前,新生儿的肌张力明显低下。四肢和躯干肌张力和反射的出现是呈逆行(如从下肢到上肢)和向心性的(如从远端到近端)。视觉的注意力和灵敏度随胎龄的增长而提高。极不成熟儿有吸吮和吞咽动作,但是吸吮和吞咽动作的协调在胎龄 32～34 周后才出现。屈肌张力在足月时最高,以后呈逆行性降低。与足月儿比较,早产儿足月时的屈肌张力较低,伸肌张力较高,不对称明显和行为上有轻度的不同。

4.结果　神经发育检查的异常包括姿势和反射的不对称(明显或持续时尤其有意义),屈肌张力或四肢肌张力或躯干肌张力随胎龄的增长而降低,脑神经或口腔运动功能障碍,感觉反应异常,行为异常(嗜睡、激惹或颤抖)、颈部、躯干或四肢肌张力呈伸肌张力高。神经发育检查正常具有安慰和鼓励作用,但是检查结果异常在新生儿期不能用于诊断残疾。检查发现的异常越多,程度越重(如明显的颈部伸肌张力过高),晚期残疾,包括脑瘫和精神发育迟滞的发生率越高。

八、新生儿20项行为神经测定

(一)概述

新生儿20项行为神经评分法(NBNA)是我国婴幼儿早期教育专家、北京协和医院鲍秀兰教授根据美国布雷寿顿新生儿行为估价评分(NBAS)和法国阿米尔-梯桑新生儿神经运动测定方法(NACS)的优点,结合自己的经验,并经全国12城市25个单位协作研究建立的。该项测查可以了解新生儿行为能力,并能及早发现轻微脑损伤,以便早期干预,防治伤残了解不同生理因素是否会影响正常新生儿NBNA的结果,为从出生开始进行的早期教育提供依据。

(二)新生儿行为神经测定的目的

新生儿行为神经测定是了解新生儿行为能力的一种检查方法,其作用有:①可作为正常新生儿行为神经评估的正常值。②有利于优育和智力开发,增进父母与新生儿感情交流,促进智力发育。③发现脑损伤引起的新生儿行为神经异常,充分利用神经系统可塑性强的时机进行干预。④可作为围生高危因素对新生儿影响的检测方法。

(三)新生儿行为神经测定的内容和方法

1.正常新生儿觉醒-睡眠周期 将新生儿所有的行为按活动、安静觉醒和睡眠的不同程度分为6个状态,即有规律的觉醒-睡眠周期,正常周期为45～50min。

(1)安静觉醒状态:眼睁开,活动少,能集中注意力于刺激源。

(2)活动觉醒状态:眼睁开,活动多,不易集中注意力。

(3)哭的状态:此状态时感性刺激不易引出反应。

(4)瞌睡状态:眼可睁开或闭合,眼睑闪动,有不同程度的躯体运动。

(5)安静睡眠状态(深睡眠状态):眼闭合无眼球运动和自然的躯体运动,呼吸规则。

(6)活动睡眠状态(浅睡眠状态):眼闭合,眼球在闭合眼睑下快速运动,躯体自然活动减少,呼吸不规则。

新生儿行为神经评定应经过上述各状态,而中枢神经系统受损的新生儿缺乏预期的周期性变化。

2.新生儿行为评定时的检查要求 要求在光线半暗和安静的环境中进行,将欲测试的新生儿单独放在上述环境中约30min后测试,于2次喂奶中间睡眠状态时开始,室温要求24～28℃,全部检查于10min内完成。检查工具:手电筒1个(装1号电池2节)、长方形红色塑料盒1个、红色皮球1个(直径6～8cm),秒表1个。测查人员经过2周的训练,每人至少测查20个新生儿,并通过鉴定合格。

3.新生儿行为测定的顺序 按下列顺序操作,以便引出最佳反应。对光的习惯形成,对声的习惯形成,围巾征,前臂弹回,腘窝角,下肢弹回,头竖立,握持反射,牵拉反射,拥抱反射,安慰,直立反射,踏步反射或放置反射,吸吮反射,觉醒度,哭,活动度,对格格声反应,对说话人脸的反应,对红球的反应。

4.检查方法及评分标准 20项新生儿行为神经评定分5个部分。

(1)新生儿行为能力

1)对光的习惯形成:在睡眠状态下,重复用手电筒照射新生儿的眼睛,最多12次,观察和记录反应开始、减弱甚至消失的照射次数。评分:0分为≥11次,1分为7～10次,2分≤6次。

2)对格格声的习惯形成:新生儿处于睡眠状态,距其15～20cm处,短暂而响亮地摇格格声红塑料盒,最多重复12次。

3)非生物性听定向反应(对格格声反应):在安静觉醒状态下重复用柔和的格格声在新生儿视线外(约

10cm 处)连续轻轻地给予刺激,观察其头和眼睛转向声源的能力。评分:0 分为头和眼睛不能转向格格声; 1 分为转向格格声;但转动<60°,2 分为转向格格声≥60°。

4)生物性视和听定向反应(对说话的人脸反应):在安静觉醒状态下,检查者和新生儿面对面,相距 20cm,用柔和而高调的声音说话,从新生儿的中线位慢慢向左右两侧移动,移动时连续发声,观察新生儿头和眼球追随检查者的脸和声音移动方向的能力。

5)非生物性视定向反应(对红球的反应):检查者手持红球面对新生儿,相距 20cm。

6)安慰:是指哭闹的新生儿对外界安慰的反应。评分:0 分为哭闹经安慰不能停止,即使抱在怀里也无济于事;1 分为哭闹停止非常困难;2 分为安慰后较易停止哭闹。

(2)被动肌张力:必须在觉醒状态下进行,受检新生儿应处于中线位,以免引出不对称的错误结果。

1)围巾征:一手托住新生儿的颈部和头部使其保持正中位,半卧位姿势,将新生儿手拉向对侧肩部,观察肘关节和中线的关系。评分:0 分为上肢环绕颈部,1 分为新生儿肘部略过中线,2 分为肘部未达中线。

2)前臂弹回:只有新生儿双上肢呈屈曲姿势时才能进行,检查者用手拉直新生儿双上肢,然后松开使其弹回到原来的屈曲位,观察弹回的速度。评分:0 分为无弹回;1 分为弹回速度慢,>3s;2 分为双上肢弹回活跃,≤3s,并能重复进行。

3)下肢弹回:只有当髋关节呈屈曲位时才能检查,新生儿仰卧,检查者用双手牵拉新生儿双小腿使之尽量伸展,然后松开,观察弹回的速度。

4)腘窝角:新生儿平卧,骨盆不能抬起,屈曲呈胸膝位,固定膝关节在腹部两侧,然后举起小腿测量腘窝的角度。评分:0 分为>110℃;1 分为 110~90℃;2 分为≤90℃。

(3)主动肌张力

1)头竖立反应(颈屈、伸肌主动收缩):检查者双手抓握新生儿上臂及胸部,两手上缘在新生儿乳腺水平,拉其从仰卧位到坐位姿势,观察到颈部屈伸肌收缩将头抬起,记录头和躯干维持在一个轴线上的秒数。评分:0 分为无反应或异常,1 分为有头竖立动作,2 分为头和躯干保持平衡 2s 以上。

2)手握持:仰卧位,检查者的示指从尺侧插入其手掌,观察其抓握的情况。评分:0 分为无抓握,1 分为抓握力弱,2 分为非常容易抓握并能重复。

3)牵拉反应:在做手握持基础上得到有力的抓握时,检查者抬高双示指约 40cm,则新生儿会屈曲自己的上肢使其身体完全离开桌面。评分:0 分为无此反应,1 分为只提起部分身体,2 分为提起全部身体。

4)支持反应:检查者用手抓握新生儿前胸,拇指和其他手指分别在两个腋下,支持新生儿呈直立姿势,观察新生儿下肢和躯干是否主动收缩以支持躯体的重量并维持几秒钟。评分:0 分为无反应,1 分为不完全或短暂、直立时下肢屈曲或头不能竖立,2 分为能有力地支撑全部身体、头竖立。

(4)原始反射 3 项

1)自动踏步:上面的支持反应得到后,新生儿躯干在直立位置或稍微往前倾,当足接触到硬的平面即可引出自动迈步的动作。

2)放置反应:取其直立位,使新生儿的足背碰到桌子的边缘,该足有迈上桌的动作。

3)拥抱反射。

4)吸吮反射。

(5)一般反应 3 项:①觉醒度;②哭;③活动度。

以上每项评分有 3 个分度(0 分、1 分、2 分),20 个项目满分为 40 分。一般说来,小于 35 分提示新生儿行为神经可能有问题。此方法较为全面、评价简单,又省时间,能为新生儿尤其是脑损伤的新生儿的行为神经的发育进行评估,为干预提供依据,以减少脑损伤后遗症的发生率。

5.测定时须注意事项

(1)检查尽量从睡眠状态开始,全部检查在 10min 内完成。

(2)为了了解新生儿行为能力的变化,在部分项目上有些补充:听"格格"声,左右各测 2 次,记录转头次数;看红球和人脸,除左右转头外,能抬头 30°追随目标加 1 分,能转头 180°环视目标加 2 分;能竖头者记录竖头秒数;有踏步反应者记录其步数。

(3)如果测定过程中患儿状态欠佳,配合较差,可暂停测定,待重新选择恰当时间测定,以免影响测定结果的准确性。

(4)该测定方法一般适用于足月新生儿,早产儿须纠正胎龄 40 周后 28d 内测定。

(四)新生儿行为测定的临床应用

20 世纪 80 年代,新生儿行为测定多用于考察某些围生期高危因素如产科用药尤其是产前镇静药及麻醉药、母亲饮酒、低出生体重等,目前更注重于新生儿窒息、小于胎龄儿、高胆红素血症等疾病的监测和评价。

1.新生儿行为(NBNA)评分的正常范围　　1988 年全国 12 城市新生儿 714 人(男 369 人,女 245 人)于生后 2～3d、12～14d 和 26～28d 测查 3 次,共 2142 人次。结果为 90.4％的总分在 39～40 分,97％在 37 分以上,无 1 人在 35 分以下。地区差别对评分结果无明显影响。此评分只适用于足月儿,早产儿须在纠正年龄达到足月后再测查。

2.NBNA 在窒息儿的应用　　1989 年 1 月至 1990 年 6 月全国 13 个协作单位对 145 例足月窒息儿进行研究,发现窒息儿 7d 时 NBNA<35 分者,以后的婴幼儿智能发育测验显示预后不良者占 44.4％,≥35 分者预后不良者占 2.1％。12～14d 时 NBNA≤35 分的 14 例中,11 例预后不良,其中 5 例死亡,6 例智能落后。NBNA>35 分的 115 例中,智能落后者仅 1.74％。NBNA 对新生儿窒息预后评价,7d 时的敏感性和特异性分别为 88.9％和 82.6％,12～14d 时为 84.6％和 97.6％。

重症窒息儿 NBNA 特点是行为及主动肌张力扣分最多,应常规动态检查,以监测病情变化。

对生后 7d 时 NBNA<35 分者或出生 Apgar 评分 5min≤6 分的新生儿进行早期干预,包括新生儿期进行 NBNA 评定及以后的运动发育、认知能力、语言发育和交往能力的训练,1.5 岁时智能测定结果显示窒息儿干预组精神发育指数高于常规育儿组,与正常对照组相近,而窒息儿常规育儿组明显低于正常对照组。新生儿行为测定使家长知道小儿从出生开始已有感受外界刺激和产生反应的能力,指导家长通过丰富环境和良好的育儿刺激促进窒息儿的智能发育。

3.新生儿行为测定在其他高危儿中的应用　　新生儿行为测定也已广泛应用于其他高危新生儿包括高胆红素血症、小于胎龄儿等的监测与评价中。小于胎龄儿视听刺激反应、睡眠觉醒状态的维持、状态控制能力、肌张力、原始反射能力和自发运动形成能力均低下,新生儿期进步缓慢。高胆红素血症新生儿定向能力测查成功次数普遍较正常儿少,精力不易集中。生后 1 年内追踪调查发现,小于胎龄儿 6 个月、12 个月时 Bayley 智能评分与新生儿期行为测定有明显相关性,故新生儿期行为测定可预测预后,有利于早期干预。还有学者通过新生儿期行为检查,研究脑性瘫痪和精神发育迟滞的早期发现,从而做到早期干预。有研究表明,在高危儿中,行为能力、主动肌张力和原始反射中的拥抱反射是最具动态变化的指标,也是最易受疾病影响、最敏感的指标,而其余项目变化较小,故尤其可通过对敏感项目群的观察,了解疾病的影响程度和估计预后,不仅仅是评价总分。

(傅潮琅)

第十八节　新生儿贫血

足月儿出生时血红蛋白为 170g/L(140～200g/L)。出生后由于入量少、不显性失水等原因,可致血液浓缩,血红蛋白值上升。通常生后 24 小时达峰值,约于第 1 周末恢复至出生时水平,以后逐渐下降。生后 1 周内静脉血血红蛋白＜140g/L(毛细血管血红蛋白高 20％)诊断为贫血。

【病因】

可由红细胞生成障碍、失血或红细胞破坏过多引起。

1.红细胞生成减少　如先天性纯红细胞再生障碍性贫血,先天性感染(如 TORCH 感染),铁、叶酸等缺乏性营养缺陷以及先天性白血病等。

2.失血性　包括出生前、出生时、出生后出血以及医源性失血。

(1)出生前失血:如胎-母输血、胎-胎输血、胎-胎盘输血。

(2)出生时失血:如前置胎盘、胎盘畸形(如帆状胎盘)、脐带畸形(脐带血管瘤)等;产伤性颅内出血、帽状腱膜下出血、肝脾破裂等。

(3)出生后出血:包括凝血因子缺乏、血小板减少引起的出血;脐带结扎不紧或脐带残端重新开放出血;应激性溃疡、先天性胃破裂引起的消化道出血,医源性失血等。

3.红细胞破坏过多

(1)免疫性溶血:如 Rh 或 ABO 溶血病,药物性溶血性贫血等。

(2)感染:如细菌性或 TORCH 感染。

(3)维生素 E 缺乏:维生素 E 对维持红细胞膜完整性很重要,缺乏时细胞易发生脂质过氧化,细胞膜受损、破裂。

(4)红细胞膜缺陷:如遗传性球形红细胞增多症。

(5)红细胞酶缺陷:G-6-PD 缺陷。

(6)血红蛋白病:海洋性贫血。

4.早产儿贫血　早产儿出生后前几周均经历了 Hb 下降,且出生体重越低,贫血出现越早,程度越严重(生后 4～8 周 Hb 可降至最低水平 70～90g/L),持续时间也越长,故早产儿贫血又称"生理性贫血"。其病因为:①红细胞寿命较短;②体重增长较快,血液稀释;③医源性失血量相对较大;④先天性铁储备少、维生素 E 缺乏等;⑤血清红细胞生成素(EPO)水平低下。其中血清 EPO 水平低下是早产儿贫血的最主要原因。患儿临床上常出现组织缺氧的表现,如苍白、气急、烦躁不安、食欲下降、喂养困难和体重不增等,出现临床症状的早产儿贫血应称病理性贫血。

【诊断】

1.根据引起贫血的病史　家中成员有无出血史、母婴血型不合史,母孕期有无感染、阴道流血、前置胎盘、胎盘早剥史,新生儿是否早产、胎龄,有无窒息、产伤、黄疸史,以及贫血出现的时间等。

2.根据贫血的症状和体征　与病因、失血量及贫血速度有关。新生儿溶血症除苍白外,尚有黄疸、肝脾肿大,甚至核黄疸。急性、大量出血可伴有气急、心率增快、低血压,甚至休克。内出血除伴有黄疸外,同时可有出血脏器相应的症状,如颅内出血的神经系统表现,肝包膜下出血腹部可触及包块等。

3.实验室检查

(1)血常规:确定有无贫血、程度及性质。

（2）网织红细胞计数：失血或溶血性贫血者网织红细胞计数常增加，减少者要考虑先天性再生障碍性贫血；早产儿贫血、Rh 或严重 ABO 溶血病引起的晚发性贫血时网织红细胞计数减少。

（3）周围血涂片：球形红细胞增多症细胞形态为球形；低色素性贫血红细胞中心淡染区扩大，测量中心淡染区大小可估计血红蛋白含量等。母亲外周血涂片作酸洗脱试验可提示有无胎-母输血及输血量。

（4）失血性贫血：如为急性失血，血细胞比容（Hct）和网织红细胞计数正常，24 小时血液稀释后 Hct 下降；如失血为慢性，血容量正常，Hct 下降、网织红细胞计数上升。

（5）溶血性贫血：Hct 下降、网织红细胞计数和胆红素均升高。

（6）红细胞生成减少性贫血：Hct 下降、网织红细胞计数减少，胆红素水平正常。

（7）其他：如有黄疸可测胆红素、抗人球蛋白试验、抗体释放试验、游离抗体；G-6-PD 酶缺乏行 G-6-PD 酶活性检测；如疑有感染可作相应的病原检查。

【治疗】

1.输血疗法

（1）输血指征：临床尚存争议，多数作者建议：①新生儿出生＜24 小时，静脉血＜130g/L；②急性失血≥10％血容量；③静脉采血≥5％～10％血容量；④合并严重心、肺疾患，应维持 Hct＞40％、Hb≥130g/L；⑤出现气急、烦躁不安、呼吸困难、淡漠、喂养困难等贫血症状等。对于无症状性轻度贫血，仅需补充铁剂。

（2）早产儿输血指南：①无临床症状，但 Hct＜21％，且网织红细胞计数＜10 万/UL（2％）；②Hct＜31％，具备以下之一者考虑输血：面罩给氧，FiO₂＜36％；CPAP 或 IPPV 下平均气道压＜6cmH₂O；经足量枸橼酸咖啡因治疗，12 小时内呼吸暂停和心动过缓发作＞9 次或 24 小时需加压给氧 2 次；心率＞180 次/分或 RR＞80 次/分持续 24 小时；热卡 100kcal/（kg·d），但体重增长＜10g/d 持续 4 天；需外科手术；③Hct＜36％，具备以下之一者考虑输血：用氧 FiO₂＞0.35；CPAP 或 IMV 下平均气道压 6～8cmH₂O。

（3）输血量计算法：全血（ml）（仅在急性失血时应用）＝［预期 Hb（g/L）－实际 Hb（g/L）］×0.6（0.6ml/kg 全血可提高 Hb（g/L）×体重（kg）。

严重贫血应输浓缩红细胞血，输血量则为所需全血量的 1/2。单次输血量不要超过 15～20ml/kg。

2.补充铁剂　一旦有足够的肠道喂养，即应补充铁剂：剂量为 2～4mg/（kg·d）元素铁。

3.重组入红细胞生成素（rhEPO）　rhEPO 可刺激红细胞生成，减少输血的次数和输血量，已用于早产儿贫血的防治。目前最适剂量、给药途径、开始治疗时间、疗程等仍在探索中。可生后数天即开始治疗，每周 500～750U/kg，分 3 次皮下注射，疗程 4～8 周，同时补充铁剂。也有学者认为 rhEPO 可能会增加早产儿 ROP 发生率，故不推荐常规应用。

（宋　华）

第十九节　新生儿出血症

【概述】

新生儿出血症（HDN）又称新生儿自然出血症、新生儿低凝血酶原血症、维生素 K 缺乏症等。因其主要是由于体内维生素 K 缺乏、某些维生素 K 依赖性凝血因子活力低下而引致的出血性疾病。20 世纪 60 年代以来开展对初生婴儿常规规射维生素 K，本病发生率大为减少，但在边远地区农村仍不少见。

新生儿止血机制有别于较大儿童，某些凝血因子的缺乏或活力低下、血小板数量和（或）功能不足、各种疾病导致的凝血因子大量消耗，均可以发生出血。

【病因】

1.凝血因子缺乏

(1)维生素 K：依赖性凝血因子Ⅱ、Ⅶ、Ⅸ、Ⅹ以及抗凝血蛋白 C、S 的暂时性缺乏在新生儿期很常见,与维生素 K 缺乏有关的因素包括：①孕母维生素 K 通过胎盘的量少,胎儿肝内储存量低；②母亲在孕期使用加速维生素 K 降解的药物；③母乳中含维生素 K 量少(15µg/L),远低于牛乳中含量(60µg/L)。故母乳喂养者多发；④初生时肠道菌群未建立,或肠道炎症、口服抗生素抑制肠道正常菌群,使之合成维生素 K 少；⑤患先天性肝胆道疾患时胆汁分泌减少,影响维生素 K 的吸收。早产儿发病尤其严重,足月儿如生后不及时补充维生素 K 也容易发生该病。

(2)凝血障碍：许多疾病如 DIC、感染、休克、缺氧、NEC、肾静脉血栓(RVT),以及使用血管内导管,均可以导致大量凝血因子消耗、凝血功能异常,严重的肝脏疾患使凝血因子的产生减少也是一个重要原因。

(3)遗传性疾病：X 连锁隐性遗传如血友病甲、乙、丙；常染色体显性遗传如 VWD、纤维蛋白原结构变异(罕见)；常染色体隐性遗传如凝血因子Ⅺ、Ⅷ、Ⅴ、Ⅹ、Ⅱ、纤维蛋白原和ⅩⅢ的缺乏均可见到(以其发生频率排序),严重的Ⅶ和ⅩⅢ因子缺乏可导致新生儿颅内出血,Ⅺ因子的缺乏则可能在手术或损伤时发生非预料的出血。

2.血小板数量或功能异常　遗传性血小板减少症、免疫性血小板减少症,母亲 ITP、子痫前期或严重的子宫胎盘功能不全,感染或窒息导致 DIC,遗传性骨髓衰竭综合征如范可尼贫血,先天性白血病；不伴有DIC 的凝血和血管损伤,如血管畸形、导管血栓、NEC 和 RVT 等等,可消耗大量血小板而引起出血。

3.其他　潜在性血管性因素引起的出血如中枢神经系统出血、肺出血,动静脉畸形和血管瘤；外伤性出血等。

【诊断】

(一)病史

询问家族史(各代亲属有出血性疾病者考虑与遗传性凝血因子缺乏鉴别)；母亲妊娠期用药和分娩时情况,是否纯母乳喂养；患儿有无肝胆疾患、长期使用抗生素、慢性腹泻等病史。

(二)临床表现

VKDB 的特点是原来表现正常的小婴儿突然发生出血,没有发现严重的潜在疾病,可见皮肤或内脏出血和贫血导致的各系统异常。而其他出血多伴有原发病的表现如感染休克等,患儿一般情况较差。轻症出血患儿吃奶反应如常；出血多者皮肤黏膜苍白、发绀；多数患儿有精神状态改变,如烦躁激惹、反应低下、呼吸节律不整、拒食、呕吐、腹胀,甚至惊厥、昏迷。出血严重者常伴呼吸循环改变,如气促、呼吸困难,发绀；心率增快、心律不齐,肢端发凉及末梢循环不良,甚至出现休克。

本症可分为早发型(生后 24 小时内发病)、经典型(生后 2～7 天发病、早产儿可延至 2 周)和迟发型(生后 2 周～3 个月发病)。

常见出血部位为脐残端部出血或皮肤黏膜出血点、瘀斑,或注射、穿刺部位渗血不止；消化道出血可有呕血或便血；颅内出血可表现为前囟饱满膨隆、颅缝开裂、瞳孔大小不等、对光反射迟钝或消失,常留有神经系统后遗症。肺出血、尿血等较少见。

脐出血和消化道出血一般为少量或中量出血,个别大出血可致休克,但治疗后恢复良好,绝大多数无并发症或后遗症。早产儿、晚发型患者多有颅内出血,可致死或发生脑积水、脑萎缩、脑瘫等后遗症,预后不良。

(三)实验室检查

1.血常规和外周血涂片　VKDB 主要为急性出血所致的贫血,红细胞和血红蛋白成比例下降,白细胞和血小板计数正常；感染引起出血者除贫血之外有白细胞尤其中性粒细胞的改变；血小板减少往往见于严重感染和血小板减少症。涂片可了解血小板和红细胞的形态、大小、分布数量以及颗粒碎片等,有助于感染和血小板疾病的鉴别诊断。

2.凝血酶原时间(PT)　及部分凝血活酶时间(PTT)延长(＞对照2倍),出血时间(BT)、凝血时间(CT)、血小板计数、纤维蛋白原正常,未检出纤维蛋白降解产物。

3.活性Ⅱ因子与Ⅱ因子总量比值　测定此值＜1时表示存在无活性凝血酶原,有维生素K缺乏。

4.PIVKAⅡ测定　采用免疫学方法或电泳法直接测定无活性凝血酶原前体蛋白,阳性即表示维生素K缺乏,此为诊断之金标准。≥2μg/L为阳性。

5.维生素K测定　用高压液相层析法(HPLC)可直接测定血中维生素K,＜200ng/L为维生素K缺乏。但此法需血量多,不太适用于新生儿。

6.影像学检查　头颅B超、CT、MRI等可明确出血的性质、部位及程度。

本病一般根据病史特点、临床表现和实验室检查即可诊断,维生素K治疗有效可确诊。

【鉴别诊断】

1.咽下综合征　新生儿娩出时可吞下母血,生后不久即发生呕血和便血。但查血常规无贫血,凝血功能检查正常,洗胃后呕吐停止。可作Apt试验(胃液碱变试验)鉴别:取1份血性呕吐物或抽出的血性胃液加5份水,搅匀,静置或离心10分钟(2000转/分),取上清液(粉红色)4ml加1%氢氧化钠1ml,隔1~2分钟观察,液体变为棕黄色为母血(成人血),仍为粉红色为婴儿血。

2.消化道出血　新生儿应激性溃疡、胃穿孔、坏死性小肠结肠炎等均有消化道出血,此类疾患多有诱发因素如窒息缺氧、感染、喂养不当等,可见腹胀、肠型、腹部平片有肠道积气或腹腔内游离气体、休克等症状和体征,实验室检查早期凝血功能正常,后期可有凝血异常且多伴血小板下降。

3.其他　出血性疾病先天性血小板减少性紫癜有血小板减少;DIC常伴有严重原发疾病,除凝血酶原时间延长外,血小板计数降低、纤维蛋白原减少及降解产物增加、D-二聚体升高均有助于鉴别;先天性凝血因子缺乏多为单一性,临床较为罕见;伴有脾脏肿大者需考虑先天性感染或红细胞增多症;伴有黄疸则考虑感染、肝脏疾病等。

4.维生素K治疗性诊断　注射维生素K_1后出血可在数小时内停止(极低出生体重儿例外)(表1-3)。

表1-3　新生儿出血的初步鉴别诊断

临床表现	实验室指标				可能的诊断
	Plts	PT	PTT	FDP	
外观病态	↓	↑	↑	↑	DIC
	↓	N	N	N	血小板消耗(感染/NEC/RVT)
	N	↑	↑	?	肝脏疾患
	N	N	N	N	血管渗透性↑(低氧/早产/酸中毒/高渗血症)
外观健康	↓	N	N	N	ITP/隐匿性感染/血栓/骨髓疾患
	N	↑	↑	N	VKDB(HDN)
	N	N	↑	N	遗传性凝血因子缺乏(大多数)
	N	N	N	N	外伤/解剖畸形/血小板结构异常/ⅩⅢ因子缺乏

【治疗】

VKDB的治疗原则为尽早明确诊断,及时控制出血,改善贫血状况,防止并发症。

1.补充维生素K　对VKDB应立即肌内注射或静脉缓慢注射维生素K_1 1~2mg,出血一般能迅速改善;早产儿尤其极低出生体重儿(VLBWI)或存在肝胆疾患的婴儿,由于肝脏功能不成熟或受损,其凝血因子前体蛋白合成不足、维生素 K 利用受限,故单用维生素 K 疗效欠佳,此时应加用凝血酶原复合物(PCC,10~20 血浆当量单位/kg)或输注含有活性凝血因子的新鲜血浆。

2.新鲜冰冻血浆或新鲜全血　早产 VLBWI 和(或)严重出血、有休克表现者可输注 10~20ml/kg,可迅速补充各种活性凝血因子,后者尚可纠正贫血。

3.支持治疗　胃肠道出血时应暂时禁食,从静脉补充热卡和各种营养素;恢复期后仍有贫血者可考虑小量输血或补充铁剂、叶酸和维生素 C;大量颅内出血并发中枢神经系统损害者,早期有颅内压升高时需使用脱水剂,后期可加用护脑营养药物,出院后高危儿专科门诊随访,在医师指导下行综合康复治疗,3~6 个月时复查头颅 CT 或 MRI,了解病变恢复情况。

【预防】

VKDB 是完全可以预防的,所有活产新生儿出生后应常规肌内注射维生素 K_1 1~2mg,然后于 1 周和 4 周时各口服 5mg,共 3 次。长期胃肠道外营养、慢性腹泻、脂肪吸收不良或有肝胆疾患者,均需定期补充维生素 K_1,每周 1 次肌内注射维生素 K_1 0.5mg。孕母服用抗凝药、抗癫痫药或抗结核药物者,妊娠最后 3 个月内需肌内注射维生素 K_1 10mg/次共 3~5 次,临产前 24 小时内再肌内注射或静滴维生素 K_1 10mg、新生儿出生后肌内注射维生素 K_1 1mg,可预防早发型 VKDB。纯母乳喂养的乳母应每周口服维生素 K_1 2 次、每次 20mg,或每天口服维生素 K_1 5mg,可有效提高母乳中维生素 K 水平,预防晚发型 VKDB。但母亲应用维生素 K 的预防效果和剂量、时限均不完全肯定和统一。

(宋　华)

第二十节　红细胞增多症

【概述】

红细胞增多症是新生儿早期较为常见的临床症候。可发生在某些病理儿,也常见于健康的足月新生儿,发病率约占活产新生儿的 1.0%~5.0%,在 FCR、SGA、过期产儿和糖尿病母亲的婴儿中发生率更高。本症常与高黏滞度合并存在,但两者概念不一。新生儿生后 1 周内静脉血细胞比容(Hct)≥65%,可考虑为红细胞增多症;高黏滞度定义为黏滞度>平均值 2 个标准差或>18cps,受 Hct、红细胞变形性和血浆其他成分的影响;Hct≤60%~65% 时与黏滞度呈线性相关,但是 Hct≥70% 则黏滞度明显增加,两者可呈指数相关。

【病因】

新生儿真性红细胞增多症的主要病因(表 1-4):

表 1-4　新生儿真性红细胞增多症的病因

分类	主要病种
胎盘输血	双胎输血,母-胎输血,延迟脐带结扎或挤压脐带
宫内慢性缺氧	SGA,过期产儿,妊娠高血压综合征,孕母心肺疾患
妊娠环境不良	高海拔地区怀孕,孕母抽烟或药物(普萘洛尔)影响
内分泌及代谢疾患	先天性肾上腺皮质增生,甲状腺毒症,母糖尿病
染色体异常	21-三体、13-三体和 18-三体综合征,Beckwith 综合征

以上病因又可分为主动型及被动型两大类,前者主要由宫内缺氧、红细胞生成增加引起,后者则继发于红细胞输注如胎间输血和延迟结扎脐带等。氧的转运有赖于血红蛋白和血液流速,血细胞比容低时氧转运减少,但血细胞比容过高时血流速度减慢、血黏滞度增高,血管阻力增加,心搏出量减少,导致缺氧、酸中毒及营养物质供应减少,各器官功能障碍而出现一系列临床症状。

【诊断】

1.病史　大部分红细胞增多症在宫内已发生,少数在分娩时发生,生后了解孕母妊娠和分娩情况,有助于相关诊断。

2.临床表现　患儿发生临床症状的轻重度不一,部分患儿可完全不呈现症状。症状为非特异性,与累及器官有关。特征表现为皮肤黏膜发红,呈多血质貌;神经系统可见淡漠嗜睡、激惹、震颤或惊跳,肌张力减低,因大脑缺氧可发生抽搐;呼吸系统有呼吸困难、气促、发绀、呼吸暂停;循环系统可有充血性心力衰竭、肺动脉高压;消化系统有肝大、黄疸、腹胀、腹泻、呕吐,甚至 NEC;泌尿系统出现少尿、血尿、蛋白尿、RVT、急性肾衰竭;凝血障碍可导致 DIC、肺出血等。临床见相应体征。

3.实验室检查

(1)血常规:Hct≥65%即可诊断本病;如足跟毛细血管血 Hct≥65%,需加做外周静脉血 Hct 方可确诊。除 Hct 增高外,尚可有血小板减少,白细胞数一般正常或偏高。Hct 测定最好以生后 12 小时为准,因生后数小时内血液浓缩,12 小时恢复常态,此时取血检测较为准确。

(2)凝血功能检查:可因血小板减少而发生出血时间延长和凝血功能异常。

(3)生化检查:常有低血糖、低血钙;部分有酸中毒、二氧化碳结合力升高;肝肾功能损害者有酶学异常或氮质血症;黄疸者血胆红素升高,以非结合胆红素为主。

(4)黏滞度检测:很少有医院开展,如能检测则对临床治疗更有参考价值。

【鉴别诊断】

新生儿真性红细胞增多症是由于体内红细胞绝对数量增加而造成,临床上需与脱水致血液浓缩、血流缓慢、血细胞淤积等引起的假性 Hct 增高所鉴别。

【治疗】

1.对症治疗　呼吸窘迫、发绀缺氧者应予氧疗;胃纳欠佳或拒食者可鼻饲喂养或静脉补液;高胆红素血症者给光疗并注意补充水分;及时纠正低血糖和低血钙。

2.补液　Hct 在 60%~70%、无临床症状的患儿可密切观察,暂不换血;通常需增加液体入量 20~40ml/(kg·d),每 4~6 小时复测 Hct。

3.部分换血疗法　通常认为对 Hct>65%并有临床症状者,或 Hct>70%尚无临床症状者,均应予部分换血治疗;但对无症状者的换血指征有不同意见,因换血并未显著改变远期预后。部分换血首选生理盐水,有研究认为与新鲜血浆或白蛋白的效果相仿且可避免血制品的风险。目前多选择外周动静脉同步换血法,部分换血公式如下:

$$换血量=\frac{血容量/kg\times 体重(kg)\times(实际 Hct-预期 Hct)}{实际 Hct}$$

足月儿血容量约 80~90ml/kg,极低体重儿 100ml/kg;预期 Hct 为 55%~60%。

一般足月儿静脉 Hct 在 65%~80%时,换血量为 45~90ml。部分换血注意事项同高胆红素血症时换血疗法,换血前后应严密监测以防止并发症。

【预防】

本病远期预后与病因及其并发症相关,各种围产期因素如窒息缺氧、SGA 等可有精神运动发育迟缓,发生急性肾衰竭、NEC、DIC、肺出血等严重并发症者可致死或留有后遗症。应加强围产期管理,避免各种致病因素。

（宋　华）

第二十一节　血小板减少症

【概述】

血小板减少是新生儿出血的主要原因之一。新生儿(包括早产儿)的血小板计数正常范围与其他年龄小儿相仿,为 $150\sim300\times10^9/L$;轻度、暂时性的血小板下降在新生儿期较为常见,通常认为计数 $<100\times10^9/L$ 为血小板减少,应积极查找原因。发病率在新生儿总体很低,为 $0.7\%\sim0.9\%$,但在 NICU 可至 $22\%\sim35\%$,而 ELBW 的发生率高达 70%,故认为发生率与胎龄相关。

【病因】

新生儿血小板减少的原因主要有 3 种:巨核细胞产生或释放血小板减少,血小板破坏增加,或两种因素同时存在。根据病因可将新生儿血小板减少分为免疫性、感染性、先天性或遗传性几大类。

【诊断】

(一)病史

应注意与发病相关的因素如母亲患 ITP、SLE 及使用药物史;新生儿溶血病、感染及用药史。感染和脓毒血症无论何时均应作为了解病史和鉴别诊断的首位,延误诊断和治疗将导致死亡。

(二)临床表现

依血小板减少的程度起病可急可缓,部分轻症者无临床症状体征;主要症状为出血,常见皮肤瘀点、瘀斑、紫癜,重者生后数小时内迅速出现广泛性瘀斑,以受压和穿刺部位最为多见,可同时有便血、呕血、脐残端出血,头颅血肿及颅内出血。出血量少者经数天后逐渐好转,出血量大者病情转重,皮肤黏膜和甲床苍白发绀,心率增快,呼吸困难,发生颅内出血时有神经系统症状如意识改变、肌张力增高和抽搐,常有较重度黄疸,可致死亡或后遗症。一般无肝脾淋巴结肿大。发病在生后 72 小时内为早发型,需考虑先天性感染、脓毒血症、DIC、母亲疾患和染色体病;发病在 72 小时之后为晚发型,需考虑生后重症感染(细菌或真菌、CMV)、中心导管血栓和遗传性疾患。

(三)实验室检查

1.外周血象　血小板计数下降,发生出血时血小板多 $<30\times10^9/L$;贫血时红细胞和血红蛋白成比例下降、网织红细胞增多,白细胞数一般正常。

2.凝血功能　出血时间延长而凝血时间正常,但严重血小板减少时可因血小板因子Ⅲ缺乏而致凝血时间延长。大便潜血试验多为阳性。

3.骨髓穿刺　包括骨髓涂片和骨髓活检,全面了解骨髓造血细胞的比例和分类,尤其是巨噬细胞情况。

4.先天性感染　全套(TORCH 或 SCROTCH),CRP、PCT 等炎性指标;母儿血小板抗原抗体(HPA、HPA-IgG)及相关免疫学检查。

5.其他　如心电图、胸片、肝胆脾 B 超、生化检查等,必要时头颅 CT 或 MRI,以了解全身重要脏器的功能及病变情况并指导治疗。

（四）临床分型（表1-5）

表1-5　新生儿血小板减少的临床诊断分型

免疫性血小板减少性紫癜

此型特点是母亲和胎儿血中都存在抗血小板抗原的免疫性抗体,抗体为IgG,可通过胎盘传递给胎儿。

　（1）同族免疫性血小板减少性紫癜

　（2）先天被动免疫性血小板减少性紫癜

　（3）新生儿溶血病并发血小板减少

　（4）药物致血小板减少

感染性血小板减少性紫癜

各种细菌、病毒、螺旋体和原虫感染均可能引起血小板减少,可分为先天性(宫内感染)和后天性感染。

先天性或遗传性血小板减少性紫癜

　（1）先天性巨核细胞增生不良

　（2）遗传性血小板减少性紫癜:Wiskott-Aldrich综合征、May-Hegglin异常综合征

其他能引起血小板减少的疾病

　（1）巨大血管瘤

　（2）骨髓浸润性疾病

　（3）血栓性血小板减少性紫癜

　（4）围产期合并症

【治疗】

治疗原则为尽可能寻找病因、去除致病因素,防治感染、出血及相关并发症。如血小板$>30\times10^9$/L,出血不严重,可不作特殊治疗仅严密观察及病因治疗;如血小板$<30\times10^9$/L,为预防颅内出血,可考虑以下治疗:

1.输血小板　使用洗涤过的母亲血小板最为有效而安全,剂量为每次10~15ml/kg。

2.输新鲜血　输入与患儿血小板同型的新鲜全血,所输鲜血中的血小板虽然可被患儿血中抗体破坏,但实际上消耗了抗体,有利于病情恢复;发生严重出血时,本法可作为急救措施。

3.静脉用免疫球蛋白（IVIG）　可保护血小板免受破坏,剂量为1g/(kg·d),连续2天。对感染或免疫因素导致的血小板减少使用IVIG冲击疗法更为有效。

4.肾上腺皮质激素　能降低毛细血管通透性,减少出血,抑制巨噬细胞破坏有抗体吸附的血小板,促使血小板较快回升。应在输血小板和IVIG无效、排除细菌或病毒感染的情况下才考虑使用。甲基泼尼松龙1mg/kg bid,连用3~5天,或在使用IVIG当天1mg/kg,q8h静注;也有推荐口服泼尼松1~3mg/(kg·d),视病情恢复逐渐减停。

5.换血　最理想的血源是血小板抗原匹配的血,可清除抗体并提供不被破坏的血小板;对合并高胆红素血症者还可清除血中胆红素。

大多数患儿经保守治疗后病情稳定,出血停止,血小板逐渐回升至正常。少数出血严重者需反复多次输注血小板和IVIG,必要时加用较长疗程的口服皮质激素。

【预防】

产前评估发生血小板减少症的风险和高危因素,孕期和新生儿用药必须慎重;避免围产期合并症如窒息、RDS、感染、NEC、硬肿症和红细胞增多症;胎儿血小板$<50\times10^9$/L者考虑行选择性剖宫产以降低颅内出血的发生率。

（宋　华）

第二十二节　血栓形成

【概述】

新生儿出凝血机制有别于较大儿童和成人,其凝血系统和纤溶系统发育不完善,容易发生出血和(或)病理性血栓形成。DIC就是一种由不同原因引起的、以全身血管内凝血系统激活为特征的获得性综合征,特点是大量微血栓形成、继发性广泛出血及重要脏器损伤。一般情况下体内大多数血栓形成并未进展到DIC阶段,及早诊断治疗可防止病情恶化进展,对预后殊为重要。

【病因】

新生儿血栓形成的病因主要为:①新生儿凝血系统和纤溶系统发育不完善,各种凝血因子不足或生理功能低下;②新生儿期留置静脉和(或)动脉导管为血栓形成之高危因素,解剖和(或)超声显示20%～65%的 UVC/UAC 伴有血栓形成;③寒冷损伤(低体温)、缺氧酸中毒、呼吸循环障碍、低血压、先天性心脏病手术;④红细胞增多、血液黏稠、血流缓慢等使血液呈高凝状态,凝血和纤溶活动较强;⑤免疫力低,易患重症感染;或由母亲胎盘传输的免疫抗体致获得性血栓形成倾向;⑥产科因素如子痫前期、羊水栓塞、胎盘早剥、双胎输血综合征、FGR 等;⑦遗传性血栓形成倾向有阳性家族史,起病早,反复频发多部位血栓,检出高危基因。

【诊断】

(一)病史

了解家族史,产科病理情况,有无围产期疾病和高危因素。

(二)临床表现

大多数静脉血栓继发于中心静脉导管,其严重的并发症包括肺动脉栓塞和上腔静脉综合征;非导管相关性血栓可见于肾静脉、门静脉、肝静脉和大脑静脉系统,通常有其独立高危因素,脑静脉窦血栓是新生儿脑梗死的重要原因。静脉导管血栓栓塞最先表现为经导管输注或抽吸受阻,相应部位肢体肿胀、浅表静脉扩张,严重者出现发绀瘀斑。大动脉血栓如主动脉血栓、UAC 栓塞,可见血尿、高血压、下肢血流灌注不良及肤色苍白改变;严重者上下肢血压差增大、下肢脉搏微弱或消失、在血循环容量正常情况下出现少尿、无尿,NEC、充血性心力衰竭;外周小动脉栓塞可致肢端坏死。RVT 常发生于足月 LGA、母亲糖尿病、发绀型先天心的婴儿,男婴较多见,症状包括腹侧包块、血尿、蛋白尿、血小板减少和肾功能不全。血栓大量形成时消耗血小板和凝血因子,继发性纤溶亢进,发生出血、溶血、微循环障碍与休克,有相应临床症状和体征。

(三)实验室检查

1.凝血和纤溶功能检测　血常规(血小板计数)、BT、CT、PT、PTT、纤维蛋白原、血浆凝血酶原时间(TT)、3P试验、FDP、AT-Ⅲ、D-二聚体等均可作为常规检测项目,必要时可行 TAT、PIC 和特殊凝血因子如Ⅷ、Ⅴ因子水平检测。带中心静脉导管者有血小板减少需要警惕血栓形成。

2.影像学检查　超声多普勒血流动态分析是最常用的诊断方法,可作为首选措施,但是其敏感性时有受限,尤其是上肢和胸上部的静脉血栓在超声下难以观察;经插入导管行放射性造影术对导管相关性血栓和大血管血栓有很大诊断价值;经外周血管注射造影剂行静脉造影术在上述检查阴性但仍不能排除血栓的情况下可以采用。

【治疗】

（一）抗凝治疗

1.小而无症状性、非阻塞性的动脉/静脉导管血栓,可直接拔除导管;大的或阻塞性的静脉血栓和大多数动脉血栓应使用抗凝剂如肝素或低分子量肝素;为避免大血栓脱落引起严重危害,需考虑局部或全身性溶栓治疗。

2.需要抗凝治疗者酌情输注新鲜冰冻血浆(FFP)10ml/kg,可提高肝素活性和疗效。

3.使用抗凝和(或)溶栓治疗时应注意避免肌肉注射和动脉穿刺;避免使用吲哚美辛、布洛芬和其他抗血小板活性药物;存在活动性出血时慎用抗凝治疗、禁用溶栓治疗。

4.肝素应通过独立的静脉通路输注,使用前、输注全程和结束后均应动态监测凝血指标,包括血常规(血小板)、PT、PTT,因肝素疗效有很大个体化差异,肝素活性水平检测是更为可靠的指标。定期超声复查血栓消融情况。

5.标准肝素治疗推荐首剂75U/kg静注,然后以28单位/kg·h持续输注;早产儿首剂25~50U/kg推注后15~20U/kg·h维持;首剂推注及随后每4小时检测肝素活性水平和(或)PTT,当达到治疗输注剂量后改为间隔24小时检测;疗程一般7~14天。不推荐新生儿口服抗凝药物。

6.肝素停用后4~6小时廓清,如果发生出血,PT明显延长,可用鱼精蛋白中和,1mg鱼精蛋白中和1mg肝素,配剂浓度为10mg/ml,推注速度<5mg/min,最大使用剂量50mg。本品有过敏反应报道,用药时应严密观察。

7.低分子量肝素具有抗凝作用弱而抗血栓作用强的特点,早期连续3天皮下注射LMW肝素10U/kg,bid,可能有预防DIC的效果,且降低肝素导致血小板减少及出血的风险。有推荐的初始治疗剂量为1.5mg/kg q12h皮下注射,预防量减半;此剂量自早产儿至2月龄均可采用。

（二）溶栓治疗

溶栓剂通过转换内源性纤溶酶原至纤溶酶而起作用,新生儿纤溶酶原水平低于成人,故溶栓剂的效果会减低,联合使用纤溶酶原可增加溶栓剂的效应。目前尚缺乏在新生儿使用溶栓剂的指征、安全性、有效性、剂型、疗程和监测指标的大样本研究。

1.溶栓的禁忌证　包括活动性出血、过去7~10天有手术或出血史(神经外科手术3周)、严重的血小板减少症,以及<32周的早产儿。

2.溶栓前注意事项　需备有局部凝血酶、冷沉淀和氨基己酸;选择接近血栓部位的静脉通路;留置针管以供频繁抽血检测。在局部血栓位置直接使用小剂量溶栓剂即可有效,通常用于小块至中等大小的血栓,经中心导管或全身性使用溶栓剂则需较大剂量。

3.组织型纤溶酶原激活剂(tPA)　可作为首选的制剂,其半衰期最短,安全性较高;链激酶(溶栓酶)和尿激酶也有较多使用,但链激酶有较高的过敏反应发生率。

4.使用溶栓治疗时的监测　包括血常规(Hct和血小板)、PT、PTT和纤维蛋白原,最初间隔4小时,以后延至12~24小时一次;每6~24小时以影像学观察血栓情况。预期的溶栓效果为纤维蛋白原减少20%~50%,D-二聚体和FDP也可作为溶栓开始的指标。应维持纤维蛋白原在100mg/dL以上、血小板在50~100×10⁹以上,以减少出血的风险。必要时可给予冷沉淀10ml/kg或1u/5kg,或血小板10ml/kg。如果纤维蛋白原<100mg/dL,应减少25%的溶栓剂用量。

5.如果初始的溶栓治疗未见临床改善或血栓大小不变,而纤维蛋白原水平仍然很高,可输注FFP10ml/kg,以纠正纤溶酶原和其他溶栓因子的缺乏。

6.系统性溶栓的剂量　tPA 0.1~0.6mg/kg·h持续输注(不需负荷量)6~12小时,可24小时后重复;

链激酶首剂 2000U/kg,输注时间＞10 分钟,然后 1000～2000U/(kg·h)维持 6～12 小时;尿激酶首剂 4400U/kg,输注时间＞10 分钟,然后 4400U/(kg·h)维持 6～12 小时,可延长使用时间。使用溶栓剂的同时可用肝素 5～20U/(kg·h)输注(不用负荷量)。局部直接溶栓(如导管末端血栓)的剂量:tPA 0.01～0.05mg/(kg·h);尿激酶 150～200U/(kg·h)。溶栓的疗程较短,有个体化差异,对于难溶的血栓可延长用药时间,但要权衡溶栓导致出血的风险。溶栓完成后应即继以肝素抗凝疗法 5～20U/(kg·h)(不用首剂负荷量),持续 24～48 小时之后、无再发血栓的证据,可考虑停用肝素。

7.中心导管血栓的处理　中心导管可由于血栓或化学沉淀物堵塞,常继发于胃肠道外营养。无用的导管应尽快拔除,必须保留的导管如果发生血栓可使用溶栓剂,化学沉淀物阻塞可使用盐酸(HCl)通管但需考虑组织损伤的风险。应用三通管进行导管疏通较为方便有效,剂量:tPA 0.5mg 溶于生理盐水后充满导管,最大量 3ml;尿激酶 5000U/ml,每次 1～2ml;0.1M HCl 每次 0.1～1ml;溶栓剂的量以仅够充满导管内腔为限。溶栓剂停留的时间通常为 1～2 小时、HCL 30～60 分钟,尿激酶可在置管局部延长停留 8～12 小时;使用注射器注入并抽出溶栓剂,如果反复尝试 2 次以上仍未能使管道通畅则需拔除导管。

【预防】

预防动静脉导管相关性血栓可用肝素,0.5 单位/ml 加入输注液体中;UVC 留置时间不可超过 10～14 天;采用 PICC 作为长时间使用的静脉通路较中心静脉插管更为安全。

(宋　华)

第二十三节　新生儿溶血

【概述】

新生儿溶血病主要是指新生儿由于母子血型不合导致的胎儿或新生儿同族免疫性溶血。常见的主要为 Rh 血型不合和 ABO 血型不合。ABO 血型不合较 Rh 血型不合更常见。也有很少见的其他血型不合或亚型不合导致的溶血。ABO 血型不合溶血表现大多比较轻,但也可表现为严重的高胆红素血症,需要出生后密切监测及时治疗。Rh 溶血表现除严重高胆红素血症外还可以表现胎儿宫内水肿、严重贫血和肝脾肿大,甚至心力衰竭和呼吸衰竭。

【病因】

1.ABO 血型不合溶血

(1)主要发生在母亲是 O 型血,胎儿是 A 型血或 B 型血。如果母亲是 AB 型血或胎儿是 O 型血则不发生 ABO 溶血。如果母亲是 A 型或 B 型血,胎儿或新生儿的血型是 B 型或者是 A 型极少发生溶血。

(2)ABO 抗体进入胎儿或新生儿体内的途径:①O 型血的母亲曾经接受过不同血型红细胞抗原的刺激,如在怀孕、分娩或流产时不同血型胎儿的血液进入到母体;②O 型血母亲曾经接受过非特异性抗原的刺激,如预防接种、某些植物或寄生虫等产生抗 A 或抗 B 抗体(IgG);③O 型血的母亲曾经接受过含有 A、B 血型物质的胎儿组织、体液的刺激。这些母亲的抗 A 或抗 B 的 IgG 抗体通过胎盘进入到胎儿或新生儿体内引起胎儿或新生儿红细胞的聚集和溶血。ABO 溶血可以发生在第一胎。

(3)由于胎儿红细胞的抗原数量较少,仅为成人数量的 1/4,不足以与相应的免疫抗体结合产生明显的溶血,只有 10% 左右发生溶血。而且溶血的程度相对较轻。

2.Rh 血型不合溶血

(1)Rh 血型抗原有 5 种 D、E、C、c、e,其抗原强度依次为 D＞E＞C＞c＞e,Rh 溶血中 RhD 最常见。红细胞缺乏 D 抗原者为 Rh 阴性,有 D 抗原者为 Rh 阳性。

(2)即使 Rh 阳性的母亲,也可因缺乏 Rh 系统的其他抗原,因胎儿具有 D 以外的抗原时,也可能发生 Rh 溶血。

(3)母亲暴露 Rh 血型不合的抗原发生于①曾有输过 Rh 血型不合的血液;②分娩或流产接触过 Rh 血型不合的抗原;③孕期胎儿 Rh 血细胞经胎盘进入母体。

(4)未暴露于不同 Rhm 型的母亲,理论上第 1 胎不发生新生儿 Rh 溶血病。如果曾经暴露过第 1 胎有可能发病。

【诊断】

1.产前诊断

(1)既往有不良产史(死胎、死产、流产),新生儿严重高胆红素血症史的夫妇均应做 Rh 血型和 ABO 血型检测。血型不合者应进一步做血清抗体检测。

(2)母亲血中 IgG 抗 A 或抗 B>1∶64 提示有发生 ABO 溶血的可能。

(3)Rh 阴性母亲在孕 16 周时应检测 Rh 血型抗体,以后每 2～4 周检测一次,如抗体效价上升提示有 Rh 溶血的可能。

(4)如有明显抗体效价升高,同时 B 超证实胎儿水肿,提示已经出现胎儿宫内溶血。

2.出生后诊断

(1)有母子血型不合的证据。

(2)出生后即表现胆红素水平快速上升,进行性加重。血色素或血细胞比容明显下降。宫内已出现严重溶血者,出生时主要表现水肿、贫血和肝脾肿大。

(3)Coombs 试验:Rh 溶血大多 Coombs 试验阳性,ABO 溶血部分表现为 Coombs 试验阴性或弱阳性。

(4)抗体释放试验阳性是确诊新生儿溶血病的重要依据。

(5)游离抗体试验阳性仅能提示血清中存在来自母亲的游离抗体,有致敏红细胞后发生溶血的可能。不能作为确诊的依据。

【鉴别诊断】

1.胎儿宫内水肿　应与先天性肾病鉴别,先天性肾病除全身水肿外,可以表现为大量蛋白尿、低蛋白血症。无明显高胆红素血症和肝脾肿大。另外胎儿宫内水肿还应与宫内感染、心脏疾病、染色体病(Turner 综合征等)鉴别。

2.新生儿贫血　应与新生儿胎-胎间输血、胎-母间输血和其他溶血性疾病鉴别,这些疾病均可以导致严重贫血。但无严重高胆红素血症,无血型不合。溶血三项试验(Coomhs 试验、抗体释放试验、抗体游离试验)阴性有助于鉴别。

3.严重高胆红素血症　应与其他溶血性疾病鉴别,如 C-6-PD 缺乏症等,需要相关酶学检查结果证实。

【治疗】

新生儿溶血病治疗的目的:①预防和治疗由于宫内严重溶血导致出生早期重度贫血、缺氧、心力衰竭;②预防和治疗由于严重高胆红素血症导致的急性胆红素脑病。

1.产前证实有 Rh 溶血的新生儿娩出时,儿科医师应参与产房新生儿复苏。留脐血送检血红蛋白和胆红素,以及血型。

2.如果产前超声证实胎儿水肿,出生时有严重贫血、呼吸困难、心衰或休克。应给与呼吸支持,并给予输注红细胞(血源的血型应为不具有可引起溶血的抗原和抗体)补充血容量,纠正心衰。立即开始光疗。密切监测血清胆红素。同时准备换血。

3.如果光疗未能阻止血清胆红素的上升，或血清胆红素水平接近换血标准，可用大剂量丙种球蛋白输注，1g/kg，在2～4小时内输入。（换血标准及方法见新生儿胆红素血症章节，换血治疗。）

4.在出生5天内严密监测血清胆红素，达到光疗标准及时进行光疗，并继续监测胆红素。光疗失败者（光疗4～6小时血清胆红素上升＞0.5mg/h），或血清胆红素＞20mg/dl，需要换血治疗。

5.纠正贫血：早期严重贫血可以通过输血纠正。晚期可以通过补充铁剂、维生素C和叶酸，晚期贫血（生后12周）还可以通过补充促红细胞生成素（EPO）来预防和纠正贫血。

（宋　华）

第二十四节　新生儿高胆红素血症

【概述】

正常成人血清胆红素水平是＜1mg。成人当血清胆红水平＞2mg/dl时可以出现黄疸。新生儿胆红素＞7mg/dl时才出现黄疸。接近85％以上的足月新生儿和大多数早产儿在新生儿期均会出现黄疸。广义上讲，当新生儿血清胆红素高于2mg/dl(34mmol/L)时即被称为新生儿高胆红素血症。狭义上讲，新生儿血清胆红素超过同日龄胆红素水平第95百分位时，被称为新生儿高胆红素血症。

出生一周内血清胆红素水平过高或存在某些形成胆红素脑病的高危因素时，易形成急性胆红素脑病。应特别警惕和预防胆红素脑病的形成。胆红素毒性作用引起的慢性和永久性的损害称为核黄疸。

新生儿高胆红素血症按照形成的机制不同分为新生儿生理性高胆红素血症和新生儿非生理性高胆红素血症。

【病因】

（一）新生儿生理性高胆红素血症（简称新生儿生理性黄疸）

1.新生儿出生第1周红细胞的容积增加。因胎儿在宫内和出生早期处于低氧状态，红细胞代偿性增多。新生儿出生时红细胞以胎儿红细胞为主，比较成人红细胞寿命减少。红细胞大量破坏使胆红素生成增多。

2.新生儿出生早期肝脏未成熟，肝脏摄取胆红素的Y、Z蛋白极少，将未结合胆红素转化成结合胆红素的葡萄糖醛酸转移酶含量极低，不能及时地将未结合胆红素转化成结合胆红素。胆红素排泄的能力有限，导致血清未结合胆红素增高。

3.由于出生早期肠道细菌较少，肠道内葡萄糖醛酸苷酶水平较高，将结合胆红素转变为未结合胆红素，使胆红素的肠肝循环增加，血清胆红素水平增加。

4.新生儿出生早期肠内摄入奶量较少，胎便排出延迟，胎便中的胆红素被重新吸收，使血清胆红素增加。

（二）新生儿非生理性高胆红素血症常见病因

1.新生儿溶血病　如母婴血型不合性溶血（ABO、Rh溶血）；G-6-PD酶缺乏；丙酮酸激酶缺乏症；遗传性球形红细胞增多症等。

2.感染性疾病　各种细菌、病毒和其他微生物的感染。包括宫内感染和出生后的感染。

3.代谢和内分泌疾病　如先天性甲状腺功能减退，Crigler-Najjar综合征，Gilbert综合征，Lucey-Driscoll综合征等。

4.先天畸形　先天性胆道闭锁，先天性胆总管囊肿，先天性胃肠道畸形等。

5.其他 新生儿红细胞增多症,头颅血肿、母乳性黄疸、新生儿用药等。

【诊断】

无论何种原因使新生儿期胆红素水平＞2mg/dl(34mmol/L)均可以称之为新生儿高胆红素血症。新生儿高胆红素血症包括生理性高胆红素血症和非生理性高胆红素血症。由于新生儿胆红素代谢特点导致的血清胆红素水平增高,在生理性高胆红素血症范围内,称之为新生儿生理性高胆红素血症。超出新生儿生理性高胆红素血症范围者,称为新生儿非生理性高胆红素血症。在国际疾病分类中能够明确诊断病因即可按照病因诊断。如新生儿溶血病。暂时不能明确病因者可诊断为新生儿高胆红素血症。

(一)新生儿生理性高胆红素血症

大多数新生儿在出生后的第1周血清胆红素水平均＞2mg/dl。以下几点为新生儿生理性高胆红素血症的诊断要点:

1.一般情况好:在出生后2~3天开始出现皮肤黄染。正常足月新生儿生后5~7天胆红素水平达到高峰,血清胆红素峰值尚未达到高胆红素血症的光疗水平。早产儿为依据胎龄、出生体重和日龄的干预值以下的胆红素水平。

2.足月儿:人工喂养者黄疸大多在2周左右消退。母乳喂养或混合喂养以母乳为主者黄疸消退时间需要更长。黄疸消退后不再反复。

3.在出生一周内胆红素上升期间,每天胆红素水平上升＜5mg/dl(85mmol/L)或每小时＜0.5mg/dl(8.5mmol/L)。

4.结合胆红素＜2mg/dl(34mmol/L)。

(二)新生儿非生理性高胆红素血症

新生儿非生理性高胆红素血症是由于非生理因素产生的黄疸或生理因素产生的黄疸在某些潜在的病理因素影响下使胆红素水平高出第95百分位,包括病理性黄疸和需要干预的生理性黄疸以及母乳性黄疸。

非生理性黄疸的诊断主要依据以下几点:

1.皮肤黄染在生后24小时内出现。

2.足月儿胆红素高峰值高于日龄/时龄干预值,或具有相关危险因素的干预值。

3.每天胆红素水平上升＞5mg/dl(85mmol/L)或每小时＞0.5mg/dl(8.5mmol/L)。

4.黄疸持续时间过长,人工喂养的足月儿＞2周,早产儿＞4周(母乳喂养者黄疸消退时间可以更长)。

5.黄疸退而复现(一定要积极寻找病因)。

6.结合胆红素＞2mg/dl(34mmol/L)。

非生理性高胆红素血症常见病因的诊断要点:

1.新生儿溶血病 主要指新生儿Rh或ABO血型不合的溶血。诊断要点为①有母子Rh血型不合或ABO血型不合;②新生儿出生早期黄疸出现早,胆红素水平上升快;③血红蛋白或血细胞比容下降快;④直接Coombs试验阳性或抗体释放试验阳性。

2.新生儿葡萄糖-6-磷酸酶(G-6-PD)缺乏病诊断要点

(1)祖籍为高发地区(地中海沿岸国家和我国华南地区),有可疑或阳性家族史的新生儿高胆红素血症应该警惕。

(2)有明显的血清胆红素水平升高和血红蛋白或血细胞比容下降。

(3)G-6-PD活性检测满足1项可以诊断:①筛选试验中1项明显缺乏;②活性测定定量值＜40％以上;③筛选试验中1项中间型伴变性珠蛋白小体试验阳性;④筛选试验中1项中间型伴明确家族史;⑤筛选试

验中 2 项中间型。

3.新生儿丙酮酸激酶缺乏症　①临床上有重度黄疸、贫血、肝脾肿大；②产前可表现为非免疫性胎儿水肿；③外周血涂片可见靶型、皱缩、棘状、不规则的红细胞和有核红细胞；④确诊需要丙酮酸激酶活性测定。

4.新生儿球形红细胞增多症　①临床表现急性溶血性贫血、严重高胆红素血症和脾肿大；②外周血涂片可见明显的小球形红细胞(>10%)；③红细胞平均血红蛋白浓度增加，网织红细胞增多，红细胞脆性增加；④有阳性家族史有助于诊断。

5.感染性高胆红素血症　①有各种病原菌(或微生物)感染的证据，确诊需要相应的血清学证据和(或)病原学证据；②宫内感染和生后感染均可表现为黄疸出现早，峰值较高，消退延迟；③出生后新生儿晚期感染可表现黄疸退而复现；④在感染控制之前光疗效果不满意；⑤依据病因可表现为不同程度的结合胆红素增高。

6.母乳性黄疸　①出生后纯母乳喂养；②生长发育良好；③血清胆红素水平峰值时间相对较晚，消退时间延迟；④大便颜色金黄，小便颜色基本不黄；⑤除外其他非生理性黄疸的可能；⑥改变喂养方式胆红素水平有所下降(必须在保证足够摄入量的前提下)。

7.Crigler-Najjar 综合征　①先天性葡萄糖醛酸转移酶缺乏，如果有酶学检测证据可确诊；②Ⅰ型常染色体隐性遗传，酶完全缺乏，酶诱导剂苯巴比妥治疗无效。Ⅱ型多为常染色体显性遗传，酶部分缺乏，苯巴比妥治疗有效。

8.Gilbert 综合征　①常染色体显性遗传；②葡萄糖醛酸转移酶缺乏，确诊需要酶学或基因诊断；③亚洲人群常见基因外显子 G71R 基因突变；④临床上主要表现胆红素峰值高，以及胆红素消退延迟。多为慢性良性经过。

9.Lucey-Driscoll 综合征　①有严重高胆红素血症家族史，或前一胎严重高胆红素血症史；②出后 48 小时内出现严重高胆红素血症；③出生早期高胆红素血症较严重，但 2~3 周可自然消退；④如能检测到葡萄糖醛酸转移酶活性暂时被抑制有助于诊断。

10.先天性甲状腺功能减退　①有甲状腺功能检测证实甲状腺功能减退；②黄疸出现时间与生理性黄疸重叠，峰值较高；③大多表现为黄疸消退延迟。

11.先天性胆道闭锁　①新生儿出生早期总胆红素增高，以未结合胆红素为主，随日龄增加结合胆红素逐渐增加；②大便颜色逐渐变淡直至灰白色，小便颜色逐渐加深；③胆道超声、核素扫描、CT 以及 MRI 等影像学检查有助于诊断；④先天性胆道闭锁多有甲胎蛋白明显增高。

【鉴别诊断】

新生儿高胆红素血症的鉴别诊断可以从以下几方面入手：

按照高胆红素血症出现的时间鉴别(表1-6)：

表 1-6　新生儿期不同时间高胆红素血症可能的原因

出生日龄	未结合胆红素增高	结合胆红素增高
第 1 天	新生儿溶血病	新生儿肝炎
	积极寻找病因	风疹病毒宫内感染
		CMV 宫内感染
		梅毒宫内感染
第 2~5 天	新生儿溶血病	同上
	生理性黄疸	

出生日龄	未结合胆红素增高	结合胆红素增高
	严重感染（败血症）	
	血管外出血（如头颅血肿）	
	新生儿红细胞增多症	
	葡萄糖-6-磷酸酶缺乏症	
	球形红细胞增多症	
第5～10天	严重感染（败血症）	同上
	母乳性黄疸	
	半乳糖血症	
	新生儿甲状腺功能减退	
	药物	
第10天以上	严重感染（败血症）	胆道闭锁
	泌尿道感染	新生儿肝炎
		胆总管囊肿
		幽门肥厚性狭窄

【治疗】

新生儿高胆红素血症治疗的目的是降低血清胆红素水平，预防和治疗新生儿胆红素脑病。尤其是在出生第1周内应严密监测血清胆红素水平，达到干预标准时及时给予治疗。

（一）光照疗法（简称光疗）

1.光疗指征　①各种原因所致的高未结合胆红素达到光疗标准时均应及时光疗；②结合胆红素（结合胆红素）>2mg/dl不应光疗；③极低和超低出生体重儿可采取预防性光疗。

2.光疗标准　新生儿高胆红素血症的光疗标准很难用一个标准界定。不同胎龄、不同日龄以及不同围产期合并症以及是否存在胆红素脑病的影响因素，其光疗标准也不同。

（1）推荐出生胎龄35周以上的晚期早产儿和足月儿采用美国儿科学会推荐的光疗标准。其优点在于该标准是依据不同胎龄以及可能形成胆红素脑病的危险因素制定的标准，最大限度地减少了过度光疗和延误光疗的可能。

（2）产儿的光疗标准应以胎龄、日龄作为主要界定标准，如果合并高胆红素脑病的危险因素，光疗标准应进一步放宽。

3.光疗设备与方法

（1）光疗设备可采用光疗箱、光疗毯和光疗灯。

（2）光疗方法有单面光疗、双面光疗和多面光疗。光疗的效果与光疗的面积、光疗的强度和光疗时间有关。对于血清胆红素水平接近换血标准者建议使用双面强光疗或多面光疗，以增加光疗面积，保证光疗效果。强光疗是指光疗强度>30μW/(cm^2·nm)。当胆红素水平下降后可以选用单面光疗。光疗强度可用辐射计量器监测。

（3）光疗时间在接近换血标准时建议采用持续光疗，当血清胆红素下降至光疗标准以下因仍有反弹的可能，可在密切监测胆红素情况下选择间断光疗，间断光疗的时间及光疗的频率依据患儿的需要选择。

4.光疗中应注意的问题

(1)因光疗时患儿的皮肤需要暴露在光照下,所以光疗时必须有适合的保暖设施。夏季室温过高时注意散热。

(2)因光疗时采用的光波波长为 425～510nm,最易对黄斑造成伤害。光疗时应用黑色眼罩遮住双眼,生殖器最好用遮光的尿布遮盖。

(3)光疗时应注意补充液体,保证有足够的尿量排除。

(4)光疗过程中仍需要密切监测胆红素。监测间隔时间依据胆红素水平决定。胆红素水平越高监测间隔时间越短。

(5)长时间持续光疗,建议补充核黄素(光疗时每天 3 次,每次 5mg;光疗结束后每天 1 次,连服 3 天)。

(6)光疗时出现发热、腹泻、皮疹依据程度决定继续光疗或停止光疗。轻者停止光疗后可自行缓解。

(二)换血疗法

1.换血指征　①各种原因所致的高胆红素血症达到换血标准时均应进行换血;②产前新生儿 Rh 溶血症诊断明确,出生时脐血胆红素>4mg/dl(68mmol/L),血红蛋白<120g/L,伴有水肿、肝脾肿大和心力衰竭;③在生后 12 小时内每小时胆红素上升>0.7mg/dl(12mmol/L);④接近换血标准,光疗失败者,即光疗 4～6 小时,血清胆红素仍上升 0.5mg/dl(86mmol/L);⑤已有急性胆红素脑病的临床表现者。

2.换血标准

(1)推荐美国儿科学会 2004 年版新生儿高胆红素血症管理指南中胎龄 35 周以上早产儿和足月儿依据不同胎龄不同日龄以及是否存在胆红素脑病的高危因素的换血参考标准:

(2)采用胆红素/白蛋白参考换血推荐标准(表 1-7)

表 1-7　胆红素/白蛋白参考换血推荐标准

危险因素	胆红素/白蛋白 mg/dl/Alb,g/dl	mmol/L/Alb,mol/L
≥38 周	8.0	0.94
35～36+6 周一般情况好;或≥38 周有高危因素或新生儿溶血病或 G-6-PD	7.2	0.84
35～36+6 周有高危因素或新生儿溶血病或 G-6-PD	6.8	0.80

早产儿换血应依据胎龄和日龄的参考标准(表 1-8)。

表 1-8　早产儿光疗与换血标准

	TSB(mg/dl)											
	<24 小时		<48 小时		<72 小时		<96 小时		<120 小时		≥120 小时	
BW	光疗	换血	光疗	换血	光疗	换血	光疗	换血	光疗	换血	光疗	换血
<1000g	4	8	5	10	6	12	7	12	8	15	8	15
1000～1249g	5	10	6	12	7	15	9	15	10	18	10	18
1250～1999g	6	10	7	12	9	15	10	15	12	18	12	18
2000～2299g	7	12	8	15	10	18	12	20	13	20	14	20
2300～2499g	9	12	12	18	14	20	16	22	17	23	18	23

3.换血方法

(1)血源的选择:Rh 溶血病换血选择 Rh 血型同母亲,ABO 血型同患儿,紧急情况下也可选择 O 型血。ABO 溶血病如母亲 O 型血,子为 A 型或 B 型,首选 O 型红细胞和 AB 型血浆的混合血。紧急情况下也可选择 O 型血或同型血。有严重贫血和心衰者,血浆量减半的浓缩血。

(2)换血量:为新生儿血容量的 2～3 倍或 150～180ml/kg。

(3)换血途径:可选用脐静脉和较大的静脉换血。也可选用脐动脉和静脉同步换血或外周静脉换血。

4.换血中应注意的问题

(1)换血过程中应注意监测生命体征(体温、心率、血压和氧饱和度),并做好记录。

(2)注意监测血气、血糖、电解质、血钙、血常规。

(3)换血时依据体重决定抽出和输入的速度(表1-9)。

表 1-9 换血时抽出和输入的速度

新生儿体重(kg)	一次抽出和输入的速度(量)(ml)
>3	20
2～3	15
1～2	10
0.85～1	5
<0.85	1～3

(4)换血后可发生血清胆红素反弹约 30%,应继续光疗,并每 2 小时监测胆红素直至胆红素下降后可延长监测的间隔。如监测胆红素超过换血前水平应再次换血。

(5)换血后需禁食 6～8 小时,以后酌情喂养。

(6)换血术后酌情选用抗生素预防感染。

(三)药物治疗

1.静脉注射丙种球蛋白(IVIG) 诊断新生儿溶血病者可采用 IVIG 1g/kg 于 6～8 小时静脉持续输注。必要时可 24 小时重复使用。

2.白蛋白 ①当血清胆红素水平接近换血值;②血清胆红素与白蛋白的比值接近换血标准;③白蛋白水平较低的早产儿,可选用白蛋白 1g/kg,以增加胆红素和白蛋白的联结,减少游离胆红素,预防急性胆红素脑病。

【预防】

1.任何分娩机构在新生儿出院前或生后 5 天内至少要检测 1 次胆红素。依据检测日龄和检测胆红素水平所在的百分位决定再次监测的时间。患儿一般情况好,在胆红素峰值达到之前,建议达到第 75 百分位者出院后 1～2 天内监测一次胆红素,第 40～75 百分位 2～3 天内监测一次胆红素,直至胆红素峰值水平下降。

2.不能及时监测胆红素的医疗机构应放宽光疗标准。

3.母乳喂养的新生儿,要给予充分的母乳喂养指导,在出生早期确实保证母乳的摄入量和吸吮频次。用体重增长、大、小便量作为母乳摄入量的判断依据。

(宋双生)

第二十五节　低血糖与高血糖

一、新生儿低血糖症

【概述】

新生儿出生后早期由于母体来源的葡萄糖供应突然中断,储备的糖原也很快耗尽,在开奶前普遍存在血糖下降,但多为暂时性,开始进食后即可恢复正常水平。持续性低血糖常存在内分泌异常的情况,如高胰岛素血症,可导致神经系统后遗症,但无法预测血糖值与预后关系。根据统计学标准:新生儿(不论胎龄和出生体重)全血血糖<2.2mmol/L(40mg/dl)可以诊断为低血糖。但由于新生儿早期可依赖酮体脂肪等氧化供能,因此对于有临床意义的低血糖标准较难界定,尚存在争议。近年来有学者提出"干预阈值"的理念,有利于临床对新生儿血糖的实际处理。所谓"干预阈值"是指应采取措施进行干预的血糖值,但不作为低血糖诊断的标准。干预阈值根据临床状态和日龄而定。

1.健康足月儿

(1)<24 小时,血糖一次 30~35mg/dl 可以再观察,再次检测或开奶后应为 45mg/dl。

(2)>24 小时:血糖 45~50mg/dl。

2.有异常症状和体征,同时血糖为 45mg/dl。

3.无症状但有高危因素,同时血糖为 36mg/dl。

4.任何新生儿血糖<20~25mg/dl,需要静脉补糖使血糖升至>45mg/dl。

5.任何新生儿无论年龄,血糖<40mg/dl 均需继续监测,如仍无上升者需要干预。

【病因】

1.糖原贮备不足见于早产儿、小于胎龄儿、胎儿生长受限等。

2.糖的生成减少或受阻见于喂养延迟、热卡摄入不足、糖原累积症、果糖不耐受、半乳糖血症、枫糖尿症、丙氨酸血症、下丘脑和肾上腺皮质功能不全、肾上腺素缺乏、胰高糖素缺乏、母亲服用普萘洛尔等。

3.糖的利用和消耗增加见于围产期窒息、低体温、肺透明膜病、败血症、红细胞增多症、休克等。

4.血中胰岛素水平异常升高见于糖尿病母亲的婴儿、胰岛细胞增生或功能亢进、严重溶血、胰岛 β 细胞肿瘤、Beckwith 综合征、母亲服用 β-肾上腺受体激动剂(沙丁胺醇、特布他林等)、氯磺丙脲等。

5.医源性因素　交换输血(枸橼酸钾抗凝的高糖血源),脐血管位置不当,静脉输入葡萄糖液浓度过高或速度过快,骤停滴注葡萄糖液等。

【诊断】

1.临床表现　非特异性,主要有嗜睡、反应淡漠、苍白、多汗、哭声异常、呼吸暂停、发绀,或激惹、颤抖、眼球震颤、肌张力异常、惊厥、昏迷等,补糖后上述症状消失。部分新生儿血糖值低于正常但不出现症状,称为无症状性低血糖。大部分低血糖在 2~3 天内缓解,持续性高血糖或补糖需要量超过 8~10mg/(kg·min)提示有高胰岛素血症导致糖的利用增加,应进一步做相关的内分泌功能检测。

2.实验室检查

(1)血糖筛查:葡萄糖氧化酶试纸法测血糖简便易行,但因误差较大,仅可作为筛查及动态监测手段。但筛查血糖<45mg/dl 时,不必等待实验室检测结果即应开始干预治疗。

（2）实验室生化法测定：全血血糖低于正常值可确诊低血糖。但必须及时检测，标本放置可使葡萄糖酵解，每小时可使血糖下降 18mg/dl。

（3）必要时查血电解质、血气分析、脑电图等排除其他疾病。

【鉴别诊断】

新生儿低血糖的临床表现无特异性，可由其他原因引起或伴随，如血糖纠正后症状仍不消失，要考虑其他疾病的可能，包括败血症、中枢神经系统疾病、中毒、代谢异常（低钙血症、低钠或高钠血症、低镁血症、维生素 B_6 缺乏）、肾上腺功能减退、心力衰竭、肾衰竭、肝功能衰竭等。

【治疗】

1.严重或持续低血糖可引起脑损伤，预防低血糖非常重要。正常新生儿生后应尽早开奶，每隔 2～3 小时喂养。鼓励母乳喂养，虽然血糖水平较配方乳低，但酮体水平较高，可替代供能。

2.对存在低血糖病因的高危新生儿，应于生后 1～2 小时开始以试纸法筛查监测血糖，监测间隔时间根据临床判断，持续 3～4 天直至血糖稳定。所有新生儿出现类似低血糖症状者也应立即测定血糖。如试纸法测得血糖低于 2.2mmol/L（40mg/dl），或出现低血糖症状时，应立即采血送实验室检测血糖以确诊，同时积极进行处理。血糖值＜20～25mg/dl 时必须静脉补充葡萄糖，维持血糖水平在 45～50mg/dl（＞24 小时）以上。

3.一些无症状的婴儿生后早期血糖在 30mg/dl，给予经口喂养常可恢复正常，但进食后 1 小时必须复查，如仍不上升可采取进一步干预措施。但不推荐喂糖水，对喂养良好但血糖处于临界值者可增加乳汁的热卡密度。

4.静脉补充葡萄糖：不能耐受经口喂养、症状性低血糖、经口喂养不能维持正常血糖或血糖＜25mg/dL 者应该静脉输注葡萄糖。

（1）紧急处理：立即以 10％葡萄糖液 2ml/kg，静脉推注（持续 1 分钟以上）；

（2）维持治疗：葡萄糖液以 6～8mg/(kg·min) 的速度维持，输注速率计算公式：

$$输糖速度：mg/(kg \cdot min) = \frac{葡萄糖溶液浓度\％ \times ml/kg/d}{144}$$

（3）静脉推注后 20～30 分钟复查血糖，必要时可重复推注 1 次。以后每小时监测血糖，根据结果调整补糖速率，待进食后可逐渐撤离。

（4）有高胰岛素血症或 FCJR 者补糖速度可能需 12～15mg/(kg·min)（通常需 15％或 20％ GS）。外周静脉补糖浓度不能＞12.5％，如需更高的浓度输入，应采用中心静脉插管，输入葡萄糖浓度可达 15％～20％。

5.对糖原贮备充足者，在无静脉通路的紧急情况下，可肌内注射或静注胰高糖素 0.025～0.2mg/kg，有短暂提高血糖的效果。

6.持续性低血糖的处理：低血糖持续存在或需补充葡萄糖速度＞12mg/kg。持续 1 周以上者，应寻找其他少见的病因，如内分泌疾病、氨基酸或糖代谢异常等疾病，同时选择以下措施：

（1）加快补糖速度，达每分钟 16～20mg/kg。

（2）氢化可的松 10mg/(kg·d) 分两次静滴或口服泼尼松 2mg/(kg·d)。稳定数天即可停用。

（3）二氮嗪 5～8mg/(kg·d)，每 8～12 小时口服或静滴。抑制胰岛素释放，可能需要 5 天见效。

（4）奥曲肽（合成生长激素）5～20mcg/(kg·d)，每 6～8h 肌内注射或皮下注射。可抑制胰岛素分泌，用于二氮嗪无效者。

二、新生儿高血糖症

【概述】

全血血糖>7.0mmol/L(125mg/dl)或血浆血糖>8.12mmol/L(145mg/dl)称为高血糖,常发生于低出生体重早产儿接受肠外补糖或其他疾病者。高血糖常无特异症状,临床主要问题是高渗透压和渗透性利尿。在较小体重或胎龄的早产儿可很快出现脱水症状。

【病因】

1.血糖调节功能不成熟　新生儿早期,尤其是早产儿和SGA儿,因胰岛β细胞功能不完善、胰岛素反应不稳定、糖原酵解酶不成熟所致的胰岛素抵抗等原因,葡萄糖的利用与清除率均较低,在静脉输注葡萄糖液血糖升高,ELBW儿葡萄糖输注速度超过4~5mg/(kg·min)即可发生高血糖。

2.疾病应激　窒息缺氧、全身感染、低温、机械通气、手术、外伤、疼痛性操作等情况下,机体处于应激状态,皮质醇、儿茶酚胺和胰高糖素等应激激素以及细胞因子或内皮素增高,糖生成增加,同时由于胰岛素释放受抑制,导致葡萄糖利用降低。

3.药物等影响　最常见是糖皮质激素,其他有咖啡凶、茶碱、苯妥英钠和二氮嗪,脂肪乳剂中游离脂肪酸也可致血糖水平升高。

4.胰腺损伤性　糖尿病如胰腺发育不良或胰腺β细胞缺如等,多见于SGA,常伴其他先天缺陷,生后早期即发病,很少能存活。

5.真性糖尿病　新生儿期少见。

【诊断】

临床表现轻症者常无症状,重症高渗血症、渗透性利尿,继而出现不安、烦渴、脱水、多尿、消瘦、酸中毒,甚至颅内出血。测定全血血糖>7.0mmol/L(125mg/dL)即可确诊。尿糖阳性。

【鉴别诊断】

主要需与其他原因引起的高渗性脱水进行鉴别,如腹泻、高热、尿崩症等,及时测血电解质以及血糖可资鉴别。

【治疗】

1.预防高血糖:合理静脉营养及补糖是预防新生儿高血糖的主要措施。输液方案、速度要个体化,尤其是超低体重儿糖耐受较差,输糖初始速度以每分钟4~6mg/(kg·min)为宜,同时应密切监测血糖变化。尽早喂养可以使促进胰岛素分泌的一些激素分泌增加。低体重儿不能经口喂养者应尽早开始肠外营养,早期输注氨基酸也可促进胰岛素分泌。

2.新生儿高血糖多为暂时性,一般不需改变输糖速度。如血糖>10mmol/L(180mg/dl),或尿糖>+,或出现高血糖症状时,可略减少补糖速度或浓度,每4~6小时减少2mg/kg·分,降至4~6mg/(kg·min),同时继续监测血糖,一般均可纠正。必要时暂停葡萄糖液输入。

3.血糖持续>14mmol/L(250mg/dl)或尿糖强阳性者,可加用胰岛素。新生儿对胰岛素相当敏感,使用小剂量即可,以避免血糖下降过快导致体液急剧迁移。使用方法有两种:

(1)静脉输入正规胰岛素15U(0.15ml)加入150ml生理盐水中(浓度0.1U/ml),剂量0.05~0.1U/kg每隔4~6小时以微泵推注,持续15分钟以上,每30分钟到1小时监测血糖。注意输液管道事先应以胰岛素溶液冲洗。如使用3次后血糖仍然>200mg/dl则考虑持续静脉微泵维持:每小时0.01~0.2U/kg,通常以每小时0.05U/kg开始。每30分钟监测血糖,根据结果进行速度调节。如血糖仍>180mg/dL,每次增速 0.01U/(kg·h)。如出现低血糖,立即停用胰岛素并静脉推注 10%葡萄糖液每次 2ml/kg。输注胰岛素过程中需监测血钾水平。

(2)皮下注射除新生儿糖尿病外,一般少用。当血糖>200mg/ml 时,可用优泌乐(赖脯胰岛素)每次 0.03U/kg 皮下注射,15～30 分钟起效,30 分钟～2.5 小时达高峰。每次间隔不小于 3 小时,以免发生低血糖。注意轮换注射部位,注射后第 1、2、4 小时测血糖,每 6 小时测电解质包括血钾。

(3)重症高血糖多有脱水,应及时补充电解质和水分。

(4)去除诱发因素,治疗原发病。

(宋双生)

第二十六节 甲状腺疾病

一、先天性甲状腺功能减退症

先天性甲状腺功能减退症(CH)简称甲减,是由甲状腺胚胎发育不良、甲状腺激素合成障碍,或内外环境因素导致胎儿出生后甲状腺功能减退的一类疾病。发病率各国不同,有人种差异,美国约为 1：25000,我国平均约为 1：2050,各地区存在差异,女性多见。临床主要表现为代谢低下、体格和精神发育障碍。通过新生儿期筛查,可及早诊治,阻断病情进展、预防脑损伤的发生。

【病因】

1.永久性甲状腺功能减退症

(1)甲状腺胚胎发育异常:为先天性甲减最常见的原因(占 85%)。因胚胎期甲状腺组织发育障碍,而导致无甲状腺发育(1/3),甲状腺发育不良或异位(2/3),使甲状腺激素合成和分泌不足,常为散发性。

(2)甲状腺激素合成或代谢缺陷:可涉及各个环节,如碘的摄取、氧化、酪氨酸的碘化、耦联、甲状腺球蛋白的合成和降解、脱碘障碍等。其中最常见的是甲状腺过氧化酶异常,导致碘的氧化和有机化障碍。

(3)靶器官无反应:①甲状腺对 TSH 无反应;②周围组织对甲状腺激素无反应:由周围组织细胞核受体结合区域的基因突变引起,属常染色体显性或隐性遗传。

(4)中枢性(下丘脑-垂体)性甲状腺功能减退症:比较少见,是继发于由于下丘脑或垂体病变导致 THR 或 TSH 分泌不足所致①孤立 TSH 缺乏:是一种少见的常染色体隐性遗传病,突变位点在 β 亚单位的基因上;②Pit-1 基因突变:Pit-1 是一种组织转译因子,为垂体促生长素细胞、促催乳素细胞和促甲状腺细胞分化和增殖所必需。Pit-1 基因突变除引起 TSH 缺乏外,尚有生长激素和催乳素缺乏,TRH 激发试验反应降低或延迟可确诊。临床表现除甲减外,尚有低血糖,持续黄疸、小阴茎、唇腭裂,及其他颜面部中线结构异常。

2.暂时性甲状腺功能减退症 因胎儿期受内环境的影响,导致暂时性甲状腺激素分泌不足,TSH 代偿性升高,属自限性,持续时间依病因而异。

(1)母亲抗体影响:孕妇患自身免疫性甲状腺疾病,如桥本甲状腺炎、突眼性甲状腺肿等,循环中的甲状腺自身抗体可通过胎盘到达胎儿体内,其中的 TBII 可阻断 TSH 与受体结合,抑制 TSH 介导的甲状腺细胞生长及功能发挥。北美发病率为 1：180000,占先天甲减的 2%。此外,甲状腺球蛋白抗体(TGAb)和甲状腺微粒体抗体(TMA)可抑制甲状腺素合成。自身抗体的半衰期为 1～2 周,甲减症状持续时间 3～9

个月。

(2)母亲用药影响:母亲长期服用某些药物(如对氨基水杨酸、钴、碘剂、保泰松、胺碘酮、硫脲类药物),可通过胎盘、抑制甲状腺素合成,T_4 和 T_3 降低,TSH 代偿性升高,导致甲状腺肿大,但因药物半衰期仅为数小时,作用较短暂,一般多在 1 周内缓解,不需治疗。

(3)围产期碘吸收过多:母亲分娩时使用含碘消毒液,或出生后接触碘消毒液后,可短暂抑制甲状腺激素的合成,早产儿比较敏感。T_4 降低、TSH 升高＞30mU/L,尿碘排泄增加,如避免继续接触碘消毒液,T_3、T_4、FT_4 和 TSH 可逐渐恢复正常。

(4)早产儿暂时性低甲状腺素血症(THOP):胎儿甲状腺激素水平与胎龄成正比,因此,胎龄 34 周以下的早产儿在生后一段时间常出现 T_3 和 T_4 水平低下,1～2 周降至最低水平,而与原发性甲减不同的是 TSH 却不升高(TSH＜20mU/L),称为早产儿暂时性低甲状腺素血症。在极不成熟的早产儿(胎龄 24～28 周)中,THOP 的发生率可达 50%。THOP 的病因可能有:①母亲来源的甲状腺素和碘中断;②宫外环境导致甲状腺素代谢异常;③下丘脑-垂体-甲状腺轴不成熟;④营养不足或肝功能异常所致的 TBG 合成不足;⑤药物干扰(如多巴胺、糖皮质激素)等。随着日龄增长,TSH 逐渐增高,T_3 和 T_4 逐渐达到正常水平,恢复正常的时间随胎龄和成熟度而定。一些观察性研究显示 THOP 与一些近期或远期的不良结局有关,如早产儿疾病发生率和死亡率增高,远期中枢神经发育障碍。但是随机对照研究并未显示常规补充甲状腺素的益处,因为导致不良结局的 T_4 阈值尚不清楚。

(5)低 T_3 综合征(正常甲状腺疾病综合征):本病多发生于早产儿或重症新生儿,因营养不良、酸中毒、缺氧感染等,使周围组织脱碘酶受抑制,T_4 向 T_3 转变受阻,导致血中 T_3 降低,T_4 正常或降低,FT_4 正常,TSH 正常或降低,TBG 正常或稍低。本症可持续 1～2 个月,待原发病好转后,T_3 逐渐上升,甲状腺功能恢复正常,一般不必治疗。

3.低甲状腺素血症伴 TSH 延迟升高(不典型甲减)　常由正常甲状腺疾病综合征恢复所致,但需与暂时性甲减和轻型永久甲减区别。这种情况最多见于 VLBW 和 LBW,以及其他重症新生儿,包括先天性心脏病。TSH 初筛可能造成漏诊,需在 2～6 周复查。

【诊断】

绝大多数先天性甲减出生时无症状,严重病例可在 2 周内出现早期症状,如胎粪排出延迟、便秘、精神软弱、少哭动、喂养困难(尤其是哺乳时入睡)、嗜睡、囟门大、苍白、黄疸消退延迟、体温偏低、四肢凉、皮肤花纹、心率缓慢、肌张力低下等。一般在 3 个月后,出现典型甲减面容,如眼睑肿胀增厚、皮肤干而粗糙、发际较低、头发干枯、前额较窄、眼距宽、眼裂小、鼻梁低平、唇厚、舌大伸出口外、四肢粗短,其他有脐疝、腹胀、腱反射减弱、肌张力减低,颅缝和前囟闭合延迟。此时再开始治疗,脑损害往往已不可避免,早期诊断是关键,依赖新生儿筛查。

1.筛查试验　新生儿出生 3 天后,在足跟部采集毛细血管血 1 滴点于滤纸片上,邮寄至地区筛查中心检测 T_4 或 TSH。筛查方案各国和各地区尚不统一。我国筛查方案是测定 TSH(因 TSH 较敏感),足月新生儿出生 2～4 天之内采取标本。早产儿可以延缓至出生后 7 天采取标本。TSH 浓度的阳性切点值根据实验室和试剂盒而定,一般＞10～20mu/L 为筛查阳性。其优点是除可筛查出原发性甲减外,尚可筛查出代偿性甲减(T_4 正常,TSH 升高)的新生儿,缺点是不能发现继发性甲减和迟发型 TSH 增高。初筛 TSH＞50mu/L 者多为永久性甲减,初筛 TSH 在 20～40mu/L 者可能是暂时性甲减。应注意严格掌握采血的时间并注意多巴胺等药物可能对筛查结果的干扰,以避免假阳性和假阴性的问题。由于 VLBW 可能存在 TSH 延迟升高的危险,应在生后 2、6 和 10 周重复检测。

2.确诊试验

(1)甲状腺功能检查:凡筛查试验异常,疑有甲减者,均需抽静脉血(出生 3 天后)复查 T_4 和 TSH。另外,对筛查结果正常,但以后出现甲减症状者,也应在生后 2 周复查。如复查结果 T_4 仍低,而 TSH 升高,可确诊为先天性原发性甲减。诊断参考标准:一血清 TSH>9mu/L。FT_4<0.6ng/dl(7.7pmol/L)。

如 T_4 降低而 TSH 正常,应再测 TBG,如 TBG 降低,考虑 TBG 缺乏症(不需甲状腺素补充治疗);如 TBC 正常,而 T_4 和 TSH 均低,考虑继发性甲减可能。

(2)甲状腺核素扫描显像:可判断有无甲状腺组织及是否异位,是目前诊断新生儿甲状腺解剖发育异常的最佳方法。目前采用的放射性核素为 I^{125} 标记的碘化钠或锝 ^{99} 标记的锝化钠。甲状腺显影不佳或异位显影,可诊断甲状腺发育不良;无任何显影考虑为无甲状腺,但也可见于甲状腺受体阻断抗体(TRBAb)或碘摄取障碍引起的新生儿甲减;如有甲减,同时甲状腺位置正常而核素摄取正常或亢进者,提示甲状腺激素合成障碍。

(3)B 型超声检查:可探查甲状腺位置和大小,其准确性不如核素显像,不能区别异位甲状腺和无甲状腺。但对正常甲状腺检查无假阳性,设备要求简单,且无放射性。对 B 超检查异常者再行核素扫描显像,可使半数患者避免接触放射性核素。

(4)其他:一般经 TG 测定、B 超、核素扫描显像三者结合,可鉴别先天性甲减的病因。但对有甲状腺肿大者可能需要更进一步的检查,包括放射性碘吸收率、高氯酸钾排泄试验,色谱分析和甲状腺组织学检查等结果综合分析,才能明确诊断。

【鉴别诊断】

1.21-三体综合征又称先天愚型 患儿智能落后,骨骼和运动发育均迟缓,面容特殊:如眼距较宽、外眼角上斜、鼻梁低平、舌大外伸等。其他尚有关节松弛,常伴其他先天畸形,但皮肤和毛发正常,也无黏液水肿。甲状腺功能正常,染色体核型分析可明确诊断。

2.先天性巨结肠 患儿出生后常有胎粪排出延迟,随后开始便秘、腹胀,常伴脐疝,但其面容、精神反应和哭声均正常,钡剂灌肠可见结肠痉挛段与扩张段,甲状腺功能正常。

3.黏多糖病 本病是因体内缺乏溶酶体酶,导致黏多糖不能降解而积聚在组织器官所致。出生时大多正常,随后可出现特殊面容,如头大、鼻梁低平、毛发增多、面容丑陋,以及肝脾肿大。X 线检查可见特征性肋骨飘带状,椎体前部呈楔状,长骨骨骺增宽,掌骨和指骨较短。

4.佝偻病患儿 有动作发育迟缓、生长落后等表现,有佝偻病骨骼畸形的体征,但智能发育和皮肤正常,血生化测定和骨骼 X 线平片可资鉴别。

【治疗】

确诊后应立即开始治疗,永久性甲减需终身补充治疗,怀孕期也不例外。暂时性甲减疗程根据情况而定。

1.L-甲状腺素钠 新生儿初始剂量每天 $10\sim15\mu g/kg$,口服,尽快使甲状腺激素水平达正常范围:TT_4 $10\sim16\mu g/dl$,FT_4 $1.4\sim2.3ng/dl$,或在参考值的 50% 的上限。TSH $0.5\sim2mU/L$。理想的结果是 T_4 水平在 1 周内、TSH 水平在 2 周内恢复至正常参考范围。病因不同,所需剂量有差别。如无甲状腺残余组织者比异位甲状腺患儿的剂量更大,应根据监测进行调整,最高可达每天 $25\sim50\mu g/kg$。大豆奶方乳、硫酸亚铁和纤维素可干扰肠道对 L-甲状腺素钠的吸收,应该间隔 2 小时服用,以免影响疗效。

2.治疗监测与剂量调整开始治疗后 1 周,或每次调整剂量后 2 周均需进行 T_4 和 TSH 复查。生后第 1 年,每 2 个月复查 1 次,根据结果调整剂量。儿童剂量约每天 $4\mu g/kg$,成人需每天 $2\mu g/kg$,使 T_4 维持在 $130\sim206nmol/L(10\sim16\mu g/dl)$,TSH 维持在 5mU/L 以下。约 20% 的甲减患儿有 T_4 对 TSH 的反馈失调,TSH 维持在较高水平,对这些患者 TSH 水平控制在 20mU/L 以下为宜。考虑到甲减对脑损伤的敏感性,对所有接受替代疗法的甲减患儿均应按永久性甲减进行正规治疗,在 3 岁时试停药 1 个月,进行临床观察并监测 T_4、T_3 及 TSH 水平,以重新评估是否属暂时性甲减。一般暂时性甲减所需剂量不需随年龄增长而改变。暂时性甲减一旦消失后,不必频繁监测甲状腺功能,但需进行生长发育随访,对出现异常者再检查甲状腺功能。如停药后 TSH 明显升高,可确诊为永久性甲减,需终身补充治疗。

3.THOP 的治疗问题　尚存在争议,目前不主张常规对所有 THOP 进行补充治疗。但对极不成熟的 THOP(GA<28 周)补充甲状腺素可能改善远期神经结局,初始剂量 8μg/(kg·d)。

二、甲状腺功能亢进症

新生儿甲状腺功能亢进症或称甲状腺毒症,在新生儿期罕见,发生率约为 1:50000。主要见于母亲患自身免疫性甲状腺病所生的婴儿,其发生率 1%～5%,多为暂时性,但重症患儿因血中甲状腺激素急剧升高,病情进展迅速,若不及时诊断和采取有效的治疗,可致死亡。

【病因】

因母亲孕前或孕期患有突眼性甲状腺肿,或桥本甲状腺炎,血浆中存在甲状腺刺激免疫球蛋白(TSI),属 IgG,可经胎盘进入胎儿体内,与 TSH 竞争胎儿甲状腺细胞膜的 TSH 受体结合位点,通过激活 cAMP 途径增加甲状腺激素的合成和分泌,使血中 T_4、T_3 升高,并通过负反馈作用而使 TSH 明显降低,临床上出现甲亢的症状和体征。病情的轻重取决于新生儿血浆 TSI 水平。孕妇血中可同时存在 TBII,进入胎儿体内后,可阻断 TSI 对甲状腺的刺激作用;另外,孕妇如服用硫脲类药物,也可通过胎盘,抑制胎儿甲状腺中的酪氨酸碘化及耦联过程,减少甲状腺激素的合成。硫脲类药物的半衰期较短,仅为数小时,而 TSI 的半衰期为 12 天,故有些新生儿出生后先表现为甲减,随后正常,至生后 4～7 天才出现甲亢症状。

【诊断】

1.母亲有自身免疫性甲状腺疾病史。

2.临床表现　胎儿期甲亢表现为胎儿生长受限,头颅双顶径偏小,颅骨提前融合,骨龄超前,不同程度的甲状腺肿大,早产,出生时头围偏小、体重偏低。出生后甲亢症状可在生后 24～48 小时内出现,但通常发生在 1 周末,此时血液中来自母体的抗甲状腺药物已被清除。一般有激惹、潮红、心动过速、呕吐、腹泻、喂养困难、生长迟缓、黄疸延迟消退,轻微甲状腺肿大及突眼等。重症患儿可出现心律不齐和心力衰竭、惊厥等,常导致死亡。偶可出现肝脾肿大、血小板减少、低凝血酶原血症、暴发性肝功能衰竭等类似于先天性病毒感染的体征。甲亢多为暂时性,持续 6～12 周,少数至 6 个月才消失。偶可呈慢性、迁延或持续性,表现为家族性突眼性甲状腺肿。

3.甲状腺功能检查　筛查有利于早期发现,在不能开展筛查的地区应重视母亲病史。如母亲在孕期或孕前患自身免疫性甲状腺疾病,特别是有甲亢者,对所生的新生儿应保持警惕,如出现甲亢临床表现,特别是有甲状腺肿大者,应想到本病可能。检测甲状腺功能发现血清总 T_4、游离 T_4、T_3 增高,TSH 降低,即可确诊。必要时可测母婴血清中的自身免疫抗体,TSI 明显升高,也可检测到其他抗体,如 TBII、TGAb、TMA 和 LATS 等。孕妇血清中 TSI 的活性≥500% 时,新生儿患甲亢的可能性较大。因甲亢的临床症状涉及多个器官系统,某些症状与心脏病、神经系统疾病或全身感染相似,应注意鉴别。

【鉴别诊断】

因甲亢的临床症状涉及多个器官系统,某些症状与心脏病、呼吸系统疾病、神经系统疾病或全身感染相似,应注意鉴别。如母亲在孕期或孕前患自身免疫性甲状腺疾病,特别是有甲亢者,对所生的新生儿应保持警惕,如出现甲亢临床表现,特别是有甲状腺肿大者,应想到本病可能。及时检查甲状腺功能可明确诊断。

【治疗】

孕期有甲亢者,应采用硫脲嘧啶治疗,使胎心率控制在 160 次/分以下,新生儿甲亢必须立即处理和控制。

1.抗甲状腺药物治疗

(1)硫脲类制剂:常用的有丙基硫脲嘧啶和甲巯咪唑,主要作用是抑制甲状腺激素的生物合成,丙基硫脲嘧啶还有减少周围组织 T_4 向 T_3 转化的作用,但该类药物对甲状腺激素的释放无影响,因此起效较慢。丙基硫脲嘧啶剂量为每天 5～10mg/kg,分 3 次口服;甲巯咪唑剂量为每天 0.5～1.0mg/kg,分 3 次口服。如 48 小时仍无效,可加大剂量 50％。

(2)碘制剂:常用的有复方碘溶液(即 Lugo 液,每分升含 4.5～5.5mg 元素碘和 9.5～10.5mg 碘化钾)和胺碘苯丙酸钠,可抑制甲状腺激素的释放,降低周围组织中 T_4 向 T_3 的转化,起效较快,用于重症病例。但服用数周后作用减弱,一般使用 10～14 天停药。①复方碘溶液:每次 1 滴,每天 3 次口服。如 48 小时无疗效,可每天增加剂量 25％,直至显效。②胺碘苯丙酸钠(碘坡酸钠):每天 600mg/m² 口服,效果优于复方碘溶液,可在 24 小时内使血 T_3 下降 50％,新生儿期应用较为安全。

2.对症治疗

(1)心动过速或心力衰竭可选用普萘洛尔,剂量为每天 2mg/kg,分 2～3 次口服,撤药根据心率情况决定。有心力衰竭应停用普萘洛尔,改用洋地黄制剂及利尿剂。

(3)激惹兴奋症状可短期使用镇静剂,如苯巴比妥、水合氯醛等。

3.支持治疗　维持适当氧合,液体平衡,保持足够的营养和热卡摄入,调节体温等。

4.治疗监测　对新生儿甲亢的治疗目标是将血 T_4 浓度降至 130nmol/L(10μg/dl)左右,使心动过速、兴奋、激惹等症状得到控制,体重增长速率保持正常。病情控制后可出院治疗随访,疗程一般需 4～12 周。硫脲类药物减量或撤药应根据血 T_4 水平及临床症状决定。

【预后】

本病一般多在 4～12 周内痊愈,少数延迟发病者呈亚急性过程,症状可持续 1 年;或呈慢性过程,系家族性突眼性甲状腺肿的早发病例。暂时性甲亢无心力衰竭者,预后良好。亚急性或慢性经过者预后不定,可出现生长迟缓、轻～中度智力低下等后遗症。诊断不及时、治疗不当或重症病例伴有心力衰竭者预后较差,病死率可达 15％～20％。

(宋双生)

第二十七节　先天性肾上腺皮质增生症

【概述】

先天性肾上腺皮质增生症又称肾上腺生殖器综合征,是由于肾上腺皮质激素合成过程中所需的酶有先天缺陷,致使糖和盐皮质激素合成不足,而垂体 ACTH 分泌增多,导致肾上腺皮质增生,雄性激素分泌增加。

【病因】

本病属常染色体隐性遗传病,目前已知可有 6 种酶的缺陷,表现不同的临床类型,其中以 21-羟化酶缺乏最常见,占 900/0 以上。部分缺乏时,表现为单纯男性化,完全缺乏时表现为低钠、脱水、高钾、酸中毒等失盐症状。

【诊断】

(一)临床表现

因缺陷酶的种类不同、程度不同而有不同的临床表现。

1.21-羟化酶缺乏

(1)性征异常:男婴表现性早熟,在新生儿期可见到阴茎较同龄儿增大,至 4～5 岁时更为明显。女婴男性化,出生时可有阴蒂肥大,以后逐渐增大,状似男性阴茎,在增大的阴蒂根部有一泌尿生殖窦口,易被误认为尿道下裂;大阴唇亦可合并成阴囊状,但其中无睾丸而被误认为隐睾症。男女婴儿均可出现男性第二性征。

(2)失盐综合征:生后不久(常在 10～12 天)即开始发生呕吐、腹泻、拒食、萎靡、嗜睡、体重下降、低钠血症、高钾血症、脱水和酸中毒,甚至循环衰竭,常规补液脱水往往难以纠正;高钾血症可使心律不齐或心脏骤停。

21-羟化酶不完全缺乏者只表现性征异常,完全或严重缺乏者,男性化更明显,失盐严重。

(3)色素沉着:皮肤及黏膜色素增加,乳晕及外生殖器皮肤较黑。

2.少见类型酶缺乏

(1)11β-羟化酶缺乏:表现性征异常,但因还产生过量的去氧皮质酮而有高钠血症和高血压。

(2)3β-羟脱氢酶缺乏:少见,常在生后 1 周～3 个月出现症状,表现为肾上腺皮质功能减退和失盐症状,男性胎儿外生殖器男性化不完全,表现为男性假两性畸形,女性胎儿外生殖器正常或轻度男性化。

(3)7α-羟化酶缺乏:少见,表现为低钾血症、代谢性碱中毒、高钠血症及高血压。男性外生殖器女性型或男性化不全、尿道下裂及隐睾,女性内外生殖器正常,而在青春期由于卵巢不能合成雌激素而发生原发闭经及缺乏第二性征。

(4)20,22-碳链裂解酶缺乏:罕见,肾上腺所有激素合成障碍,生后数天至数周出现严重失盐和低血糖,性征异常同 17α-羟化酶缺乏。

(二)实验室及其他检查

1.本病确诊依赖于肾上腺皮质功能检查,如血浆皮质醇及其前体类固醇测定,24 小时尿 17-酮类固醇含量测定等。Ⅲ现皮质醇、醛固酮水平降低,雄激素、ACTH 水平增高。ACTH 刺激后 17-OHP 水平明显增高。

2.染色体检查确定性别。

3.血生化测定血 Na^+、K^+、Cl^-、血气分析及血糖测定,21-羟化酶缺乏可见血钠降低、血钾升高。11β-羟化酶缺乏者表现为钠水潴留、低血钾及高血压。

4.新生儿筛查脐血或生后数天的末梢血滤纸片测定 17-OHP,21-羟化酶缺乏时显著增加,11β-羟化酶缺乏时正常或轻度增加。

5.必要时需行肾上腺 B 超或 CT 检查,有条件可行基因缺陷诊断。

(三)需要鉴别的疾病

真两性畸形、先天性肥厚性幽门狭窄、暂时性肾上腺皮质功能不全、肾上腺皮质出血等都需要进行鉴别诊断。

【鉴别诊断】

1.真两性畸形血浆皮质醇与 17-OHP 正常,尿 17-KS 不升高,无水、电解质紊乱。

2.先天性肥厚性幽门狭窄　生后出现呕吐、脱水症状,可有低钠与低氯血症,但无高钾与酸中毒,常有低钾与碱中毒,右上腹可及橄榄状肿块,腹部 B 超和稀钡 X 线造型检查可明确诊断。

暂时性肾上腺皮质功能不全　早产儿肾上腺皮质功能不成熟、孕母患皮质醇增多症或长期应用糖皮质激素抑制胎儿肾上腺皮质、新生儿肾上腺皮质出血等,均可导致肾上腺皮质功能不全而出现急性失盐症状,但随着时间进展逐渐恢复正常,也无性征异常表现。

【治疗】

本病各型均需用皮质醇补充治疗,对失盐型需同时补充盐皮质激素,以维持水盐正常代谢,同时可反馈抑制垂体分泌 ACTH,减少肾上腺皮质雄性激素的过度合成,阻止男性化症状的进展。

(一)失盐型治疗

1.紧急纠正脱水和低钠血症　本型患儿常有严重失盐和脱水,常发生循环衰竭,如不及时处理可在新生儿期夭折。治疗首先是快速补液,以等张含钠液 15～20ml/kg 扩容,或直接以 1.4％碳酸氢钠扩容纠酸,并迅速补足累积的体液和盐类损失,具体量按脱水程度及血电解质测定结果进行估算。在补足累积损失的基础上,再补充生理需要及继续丢失(约每天 3g 钠)。

2.盐、糖皮质激素补充治疗

(1)初始治疗:确诊本病后即可给醋酸脱氧皮质酮(DOCA)1～2mg 肌内注射,第 1 天 2 次,以后每天 1次。同时用氢化可的松琥珀酸钠每天 50～100mg/m² 静脉滴注。

(2)维持治疗:当病情控制并稳定后,以 DOCA 1～2mg 肌内注射,每天 1 次,每天补充氯化钠 1～3g,并根据血电解质、血压等调整剂量。也可以 DOCA 药丸 1～2 粒(125～250mg)植入皮下使之缓慢释放维持,同时以醋酸可的松 45～50mg/m²,每 3 天肌内注射 1 次;2 岁后改口服醋酸氟氢可的松每天 0.05～0.1mg 和氢化可的松每天 25mg/m²,分 2～3 次口服。

3.纠正高钾血症　除使用 DOCA 外,应避免摄入含钾的液体或抗生素,严重高钾血症情况危急者可静注 1.4％碳酸氢钠、10％葡萄糖酸钙、胰岛素等促进钾离子向细胞内转移。

(二)单纯男性化型

单纯男性化型首选醋酸可的松,每天 40～50mg/m²,1 次肌内注射,1～2 周后可每 3 天肌内注射一次维持治疗。2 岁后改口服氢化考的松 20～25mg/m²,维持终身(男性可试停用)。

(三)高血压型

高血压型以糖皮质激素治疗,首选醋酸可的松,剂量同上,可使血压较快恢复到正常,2 岁后改氢化可的松口服。

(四)注意事项

1.治疗中应定期随访,开始每 1～2 周 1 次,以后 1～3 个月 1 次,稳定后可延长间隔,主要观察生长速度,骨龄及性征发育情况。测定尿 17-酮及孕三醇排量,调节激素剂量。

2.遇发热、外伤、感染、缺氧、手术等应激状态时,患者不能自主增加分泌量,必须临时增加皮质醇替代量,以免发生肾上腺皮质危象。常以肌内注射的方式额外补充,增加至平时量的 1～2 倍。

(宋双生)

第二十八节　新生儿重症监护

一、新生儿重症监护的场所与设备

发达国家自20世纪70年代初起,随着对重危新生儿救治的重要性的不断认识,尤其是CPAP被引入新生儿呼吸窘迫综合征的治疗以来,对围生期新生儿疾病特点的认识不断提高,逐渐形成和完善了新生儿重症监护病室(NICU),并发展了以NICU为中心的地区性三级新生儿医疗救护协作系统和转运系统,使新生儿疾病的病死率大为降低。我国NICU工作起步于20世纪80年代早期,此项工作的开展已使我国新生儿的诊疗技术有了飞速的发展,对降低新生儿及婴儿死亡率作出了重要贡献。NICU属第三级医疗机构,负责管理各类重危新生儿,特别是极低出生体重儿;它除需提供一系列完整的医疗护理外,还能处理围生期最复杂的新生儿疾病,是一门新兴、多学科的学科。当重危新生儿进入NICU时,常伴有多脏器损害、复杂的专科问题,设立NICU可以集中管理危重新生儿,以便对其进行密切观察和积极治疗,并使其得到最大程度的康复。

(一)新生儿重症监护的工作场所

【位置及分级】

在有产科的医院,新生儿重危监护中心应尽可能设在产房附近且应在同一楼层。NICU亦可设在儿童医院内,但重危患者的产后复苏应在出生医院及时进行,在稳定后转入儿童医院。理想的NICU应包括3个等级护理区:①加强护理区:专收治直接来自产房或其他所属地区医院转来病情危重需密切观察、重点护理及抢救者;②中间护理区:收容病情好转已脱离危险、急性情况已稳定者或脱离呼吸机仅需低浓度氧疗者;③低级护理区:接受恢复期待出院患者,亦可将中间护理区与低级护理区合并称中间护理区。根据病情,患儿可自一个区转至另一个区。此外,尚需设1～2个隔离室,主要收治具有细菌、病毒或先天感染的患儿。NICU尚需有小实验室一个,以进行血气分析、血电解质、血细胞比容、血糖、血胆红素及尿比重、尿渗透压等测定。同一楼中还应有医师值班室、护士长工作室、示教室、家属接待室、喂奶间、休息室及储藏室等。如有条件,可安排1～2间母婴同室病房,用于极低体重儿在出院前家长对其护理的适应过渡。由于NICU的诊治仪器较多,如床边超声仪、移动式X线片机等所占有的空间较多,以及常用设备如保暖箱、人工呼吸机等,都必须周期性消毒、清洁及存放,上述空间均应该考虑安排。

【NICU病室安排】

NICU床位数应由所服务地区人口的多少、医院的人员及技术条件、地区医疗经济条件、所属地区医院转运量而定,在很大程度上亦决定于当地低出生体重婴儿的发生率及当地三级医疗中心及相应的转运系统是否发挥作用。目前,一般三级医院(主要指儿童医院)的NICU,总床位数为20～30张,这些床常配有整套的监护及治疗(主要是呼吸治疗)的救治单元。为了抢救及护理方便,便于大型检查仪器进入床边检查,可将NICU设计成在一个单独的大房间内,每个抢救床位占用面积约需8～10m²。但是,上述设置主要考虑了医疗的方便。近年来,NICU的设置理念有了较大的变化,强调将NICU床单位设置在单独或每间仅2～4名患儿的范围,以最大程度地降低院内获得性感染的机会,提高医疗和护理质量。

抢救床单位应提供生命信息监护与生命支持系统两大部分。基本设备为辐射保暖床或保暖箱、心肺监护仪、经皮血氧监护仪、吸引器、氧监测仪、复苏皮囊及各种型号面罩、输液泵及人工呼吸器等。每个抢救床旁需有一个加大柜,柜内定点定位存放患儿所需的各种医护用品,如各种型号针筒、取血针头、胶布、衣物、尿布、消毒棉棒、碘酒、乙醇、输液泵等。柜的设置有利于节省护士往返取物所需时间,专柜专人应用可避免交叉感染。

NICU 床单位的呼吸治疗及相关设施应在病房设计时充分考虑,安排位置,相应的抢救单元应有氧气源 2~3 个、压缩空气源 2 个及负压吸引源 2 个。压缩空气及氧气源的压力应符合人工呼吸机使用的要求。病室中心应有大工作台,工作台附近应设有数个脚踏或感应式洗涤槽供洗手用。应设有患儿洗澡用具、存放奶及药物的冰箱。病室内有电话机、对讲系统及计算机系统。病室入口处应设有放置隔离衣柜、衣架及脚踏洗手设备以便工作人员入室时更换衣服及洗手用。为避免空气传播疾病,病室内最好装有空气调节器,要求每小时更换室内空气 16~18 次;新建病房如设置层流空气装置,可能会减少因空气污染所致的院内感染。

【场所的消毒隔离】

NICU 中集中了较多极低出生体重儿,其免疫功能低下,且因进行某些有创监护及呼吸机治疗,感染机会增加。必须有健全的消毒隔离制度,控制感染措施包括以下方面:

1.工作人员的消毒措施　NICU 工作人员必须无传染性疾病,凡有呼吸道、胃肠道、皮肤等可传染性疾病时应暂时调离病房,病原菌携带者必须培养 2 次阴性后才能回病房工作。工作人员应自觉遵守各项消毒制度,入室前应洗手、更衣、换鞋(或穿上鞋套)。洗手时应将手表、戒指取下。手的消毒为主要环节,先以肥皂刷 2~3 分钟,最好洗至双手肘部,再用自来水冲洗干净后以一次性消毒纸巾擦干或用电烤手器烤干。此外,遇下列情况:如护理每一患者前、双手处理过任何引流物(痰、伤口、胃肠、胸腔引流物、粪便等)或接触过污染的器材、敷料、尿布、导管后;工作人员上厕所、擦鼻子后,喂奶及每次行无菌或损伤性操作前,均需重新彻底洗手。在进行治疗操作前,除用肥皂洗手外,必须再用消毒液浸泡(1:2000 氯己定或 1:1000 苯扎溴铵溶液),时间不少于 3 分钟。尚需戴口罩、帽子、穿手术衣、戴手套等。上述各项措施中,接触患者前及检查患者之间洗手是公认最有效的预防感染方法。在紧急抢救患者时,如不能及时洗手,近来有推荐采用消毒剂喷洒双手的方法,也取得了较好的效果。一般情况下,患者家属不进入 NICU 探望患儿,必须进入时需穿上隔离衣、换鞋,接触婴儿前必须洗手。

2.环境消毒　NICU 应保持室内空气流通,当无层流设施时,室内须每天通风换气,冬季 2 次,夏季 3 次,每次 15~20 分钟。室内每天以紫外线消毒 2 次,每次 60 分钟。NICU 区内的清洁工作应按下列次序进行,即 NICU-中间护理室-隔离室-走廊。病区内有清洁区(病室、治疗室、办公室、值班室、洗澡室、配奶室)与污染区(污物间、厕所)之分。确诊或疑似病毒、细菌、梅毒等传染性疾病必须送入隔离室。地面、水槽、病床、暖箱、门窗、共用桌面均应定期消毒。

(二)新生儿重症监护的特点

1.较强的人员配置　除了训练有素的医护人员对患者直接观察监护外,尚配有各种先进监护装置,用系列电子设备仪器对患儿生命体征、体内生化状态、血氧、二氧化碳等进行持续或系统的监护,并集中了现代化精密治疗仪器以便采取及时相应的治疗措施,对患者全身各脏器功能进行特别的护理,尽快使患者转危为安或防止突然死亡。

医疗工作由各级训练有素的专职医护人员承担,他们技术熟练、职责分明,有独立抢救应急能力,责任心强。此外,还需有各类小儿分科专家如麻醉科、小儿外科、放射科、心血管专家及呼吸治疗师等参与工作。

2.精良的医疗设备　NICU 精密仪器集中,能最有效地利用人力、物力,以便于保养、维修、延长机器使用期限。有 NICU 的三级医院常有较强的生物医学工程(BME)人员配备,使各种仪器得到及时、有效的维修和预防性保养。

3.具有对重危新生儿的转运能力　人口稠密地区建立的区域性 NICU,承担重危新生儿的转运、接纳重危患儿;对所属地区Ⅰ、Ⅱ级医院进行业务指导及培训教育,并负责协调所属地区围生期产、儿科及护理会诊工作,保持与高危产妇集中的产科单位密切联系,以便直接参加产房内高危儿的抢救复苏工作,并将其转入 NICU。

4.进行继续教育的能力　NICU 出院患者应与地区协作网建立密切联系,向基层普及新生儿救治技术。对出院患者进行定期随访,及时干预,以减少或减轻伤残的发生和发展。NICU 专业医师又应进行跨学科技术、理论研究,以推动新生儿急诊医学的发展;能开展围生及新生儿理论实践进展的各种形式的继续教育学习班。目前,各地有省级继续教育学习班及国家级继续教育学习班可供选择,此类学习班常将理论授课与实际操作相结合,同时介绍国内外最新进展,它们在很大程度上促进了我国新生儿学科的发展。

（三）新生儿重症监护的人员配备和职责分工

NICU 中均为重危患儿,病情变化快,需进行持续观察,加上较多仪器设备,治疗复杂;所需人力、物力远较一般病房为多。目前,很多单位将 NICU 作为年轻医生的培养基地,这些医生在 NICU 的轮转相对比较频繁,但医生和护士应相对固定,尤其是三级医疗单位 NICU 的骨干人员更应有特殊专长和主攻方向。必须强调有一支业务水平高、全心全意为患儿服务的医护队伍。一般认为 NICU 中护士与患儿之比为 2~3∶1,而在国外发达国家,该比例可能更高,最理想的是一位护士护理最多不超过 2 名 NICU 患儿。但是,国内由于医疗人力资源的限制,护理人员的配备比例常不能达到发达国家的水平。在恢复期患者的中间护理区每位护士可护理恢复期患儿 4~5 人。根据我国目前的条件,NICU 及中间护理区合计医生与患者的比例为 1∶2~3,NICU 应配备固定的医师及护士,设病房主任一人,多由新生儿内科专家主任医师或副主任医师担任,应有固定的主治医师或高年住院医师一人,年轻住院医师可采取 6 个月~1 年的轮转。护士长 1 名应固定,下设副护士长 1 名。监护病房中固定的医师除具备广泛扎实的儿科基础知识外,并需对新生儿临床工作有经验的医师,经过专业培训能独立处理各种重危急诊情况。在 NICU 工作比较强调实际操作能力的培养,如熟练掌握复苏技术,掌握气管插管指征及技术,熟练应用人工呼吸机,各类氧气治疗,能作胸腔闭锁引流,能经皮放置周围动、静脉插管,进行脐动、静脉插管及换血术,经外周静脉的中心静脉插管(PICC),能进行脑室、膀胱穿刺及电除颤术等,能使用各种监护仪,能正确分析血气、电解质、酸碱失衡性质及阅读分析心电图及 X 线片等。此外,由于工作性质的原因,常有夜班、外出转运患者等任务,对工作人员的身体素质要求也相对较高。

（四）新生儿重症监护的设备和仪器配置

近年来,随着电子技术的发展,NICU 的监护设施种类及功能有了较大的发展,使新生儿的监护更精确可靠,治疗更为有效和合理。NICU 中常用的监护电子设备及抢救治疗设备如下:

【生命体征监护】

1.心率呼吸监护仪　是 NICU 最基本的监护设备。通过连接胸前或肢体导联,监护及显示心率、心电波形。根据心电波型尚可粗略观察心律失常类型。通过胸部阻抗随呼吸变化原理监测及显示呼吸次数(需用胸前导联)。该仪器一般可设置心率、呼吸频率过快或过慢报警,并具有呼吸暂停报警功能。所有重危患者都要持续进行心电及呼吸监护。心电监护能发现心动过速、过缓、心搏骤停及心律失常等,但不能将荧光屏上显示的心电波型作为分析心律失常及心肌缺血性损害的标准;监护仪具有显示屏,可调节每次心跳发出声音的大小和心率高、低报警。通过心电监护可测知心率、察看心电波形,以它和患儿的脉搏比较可分辨出报警系患儿本身心率过缓或过速或由于伪差(如导联松脱)所致。胸前导联传感器由 3 个皮肤生物电位电极组成。NICU 多采用左、右胸电极加右腋中线胸腹联合处导联电极。左一右胸前或左胸前.右腋中线胸腹联合处常是呼吸信号的采集点,两处不宜靠得太近,以免影响呼吸信号质量。心率呼吸监护仪用前需先将导电糊涂在于电极上,打开电源,调好声频讯号至清楚听到心搏,并将心电波形调至合适大小,设置好高、低报警值(常分别设在 160 次/分和 90 次/分)。应用时电极位置必须正确,导联电极必须粘贴于皮肤使不松脱。当需要了解过去一段时间内心率变化,可按趋向键,此时荧光屏上会显示 2、4、8、24小时等时间内心率快慢变化趋向图形,也有监护仪可储存心律失常波形,供回忆分析。

目前,功能复杂的心肺监护仪常采用多个插件,可监测体温、心率、呼吸、血压、血氧饱和度、呼出气二氧化碳、潮气量、每分通气量、气道阻力、肺顺应性等。

2.呼吸监护仪　呼吸监护仪一般监护呼吸频率、节律、呼吸幅度、呼吸暂停等。

(1)呼吸运动监护仪:监护呼吸频率及呼吸暂停用,其原理为通过阻抗法监测呼吸运动,与心电监护电极相连,从呼吸时胸腔阻抗的周期性变化测定呼吸间隔并计算出呼吸频率,然后将电讯号传送至示波器分别显示呼吸幅度,节律,并以数字显示瞬间内每分钟呼吸次数。应用时必须设好呼吸暂停报警时间,一般设于 15～20 秒。

(2)呼吸暂停监护仪:仅用作呼吸暂停发作监护。该仪器的传感器置于新生儿保暖箱的床垫下(床垫厚约 5cm 左右),感受其呼吸脉冲信号,当呼吸暂停超过所设置的限度时,仪器发出报警。传感器必须置于能感受到患者呼吸的正确位置即患者肩胸部;体重低于 1000g 者因呼吸运动过弱,监护仪可能测不到信号,可将传感器盖上数层布后再置于褥垫上以感受超低体重儿的微弱呼吸运动。

3.血压监护　可采用无创或有创方法进行。传统的听诊法不适合新生儿;触诊法在血压较低时常不能获得满意结果。目前多采用电子血压计,如 Dianamap™ 血压监护仪。它同时监测脉率及血压(包括收缩压、舒张压、平均动脉压)。电子血压计配有特制大小不等袖带,以适合足月儿或早产儿。新生儿袖带宽度应为肩至肘关节长的 2/3。压力袖带包绕臂或大腿时,袖带上的箭头要正对脉搏搏动处。根据病情需要可设定时测量,亦可随时按压起始键进行测量。仪器能设收缩压、舒张压、平均动脉压及心率的报警值。测量时血压计上显示的心率数应与心电监护仪上显示的心率数相符,当患者灌注不良处于休克、收缩压与舒张压差小时,只能显示平均动脉压而不显示收缩压及舒张压。当使用不当或患者灌注不良时,仪器可显示相应的提示信息,以便作出调整进行重新测定。

创伤性直接测压法:该测压方法是将测压管直接置于被测量的系统内,如桡动脉。由监护仪中的中心处理系统、示波器及压力传感器及测压管组成。通过测压管,将被测系统(如动脉)的流体静压力传递至压力传感器。常用的石英传感器利用压电原理可将压力信号转化为电信号,输入监护仪的压力监测模块进行处理,最终显示压力波形及收缩压、舒张压、平均压读数。使用时应设定收缩压、舒张压、平均压和心率的报警范围;系统连接后应进行压力零点校正再行测量。通过该方法测定的压力较为可靠,适用于四肢明显水肿、休克等不能进行无创血压测定的新生儿。通过波形的显示可较直观、实时地反映压力的变化趋势,是危重新生儿抢救的重要监测手段之一。新生儿在脐动脉插管的情况下,采用直接测压法比较方便;也可用桡动脉。直接持续测压法的主要缺点是其具有创伤性,增加了出血、感染等机会。为保证血压及中心静脉压测定读数的准确性,应注意将压力传感器置于心脏水平位,传感器与测压装置的穹隆顶盖间无空气泡,导管通路必需通畅无空气泡及血凝块。

4.体温监测　可测定皮肤、腋下、直肠及鼓膜温度。鼓膜温度可采用红外线方法进行测定,它能较准确地反映中心体温,是寒冷损伤时体温评估及新生儿缺氧缺血性脑损伤进行亚低温头部选择性降温治疗时的无创伤性监测手段之一。

【氧合或通气状态的评估】

1.氧浓度分析仪　可测定吸入氧浓度,读数范围为 21%～100%。测量时将探头置于头罩、呼吸机管道内以了解空-氧混合后实际吸入的氧浓度,指导治疗。

2.经皮氧分压($TcPO_2$)测定仪和经皮二氧化碳分压($TcPCO_2$)测定仪　经皮血氧监护仪传感器由银制阳极、铂制阴极(Clark 电极)以及热敏电阻和加热器组成。传感器上须盖有电解质液和透过膜,加热皮肤表面(常为 $43\sim44℃$),使传感器下毛细血管内血液动脉化,血中氧自皮肤透过后经膜在传感器发生反应产生电流,经处理后显示氧分压数。应用时传感器应放置在患儿体表,既避开大血管,又有良好毛细血管网的部位,如上胸部、腹部。不要贴于活动肢体,以免影响测定结果。该法为无创伤性,能持续监测、指导氧疗。

经皮二氧化碳分压监护仪由 pH 敏感的玻璃电极及银/氧化银电极组成。利用加热皮肤表面传感器(常为 $43\sim44℃$),使二氧化碳自皮肤透过后经膜在传感器发生反应,经处理后显示二氧化碳分压数,进行连续监测。

经皮氧及二氧化碳分压监护仪的特点是能直接、实时反映血氧或二氧化碳分压水平,减少动脉血气分析的采血次数,指导氧疗;在新生儿持续肺动脉高压的鉴别诊断时,采用不同部位(上、下肢)的经皮血氧分压差,可评估动脉导管水平的右向左分流。其缺点是检测探头每 $3\sim4$ 小时需更换位置一次,以免皮肤烫伤;使用前及每次更换探头时,必须进行氧及二氧化碳分压校正。目前已有将经皮氧分压($TcPO_2$)和经皮二氧化碳分压($TcPCO_2$)测定制成同一探头,同时相应校正的自动化程度也有提高,便于使用。

3.脉率及血氧饱和度仪　该仪器的出现极大地方便了新生儿(尤其是极低体重儿)的监护,使临床取血检查的次数大为减少,同时减少了医源性失血、感染等发生机会。它能同时测定脉率及血氧饱和度,为无创伤性的、能精确反映体内氧合状态的监护仪。传感器由 2 个发光二极管发出特定波长的光谱,光波通过搏动的毛细血管床后到达感光二极管。由于氧合血红蛋白与还原血红蛋白对每一种波长的光波吸收量不同,根据光波吸收情况经机器内微机处理后算出(SaO_2)。常用传感器有指套式、夹子式及扁平式等种类,可置于新生儿拇指、大踇趾等位置。机器显示脉冲光柱或搏动波形,显示血氧饱和度(SaO_2)值,同时显示脉率数。使用时必须将传感器上光源极与感光极相对,切勿压绕过紧,开机后设好上下限报警值后仪器即显示脉率与 SaO_2 值。应用该仪器者应正确掌握氧分压、氧饱和度与氧离曲线的关系;各种影响氧离曲线的因素,如胎儿或成人型血红蛋白、血 pH、二氧化碳分压等都会影响特定氧分压下的血氧饱和度。在较高血氧分压时,氧离曲线变为平坦,此时的氧分压变化而导致的 SaO_2 变化较小,故该器仪不适于高氧分压时的监护;当组织灌注不良时,测得 SaO_2 值常偏低或仪器不能捕捉到信号;当婴儿肢体过度活动时显示的 SaO_2 及心率常因干扰而不正确,故观察 SaO_2 读数应在安静状态下,当心率显示与心电监护仪所显示心率基本一致时取值。新生儿氧疗时,尤其早产儿应将 SaO_2 维持在 $85\%\sim95\%$ 之间,此时的氧分压值约在 $50\sim70mmHg$ 之间,可减少早产儿视网膜病(ROP)的发生机会。

【中心静脉压监测】

中心静脉压(CVP)与右心室前负荷、静脉血容量及右心室功能等有关。将导管自脐静脉插入至下腔静脉后,血管导管与传感器相连,再按有创动脉测压步骤操作,即能显示中心静脉压。中心静脉压检测用于休克患者,以便根据 CVP 进行补液指导。

【创伤性颅内压监测】

目的是了解在颅内出血、脑水肿、脑积水、机械通气时颅内压的急性变化及其对治疗的反应,以便临床对其急剧变化作出处理。新生儿及小婴儿在前囟门未闭时可将传感器置于前囟作无创伤性颅内压力监测。测定时,婴儿取平卧位,头应保持与床呈水平位,略加固定,剃去前囟部位头发,将传感器贴于前囟即能测得颅压读数。

【监护仪的中央工作站】

将多个床边监护仪连接于中央监护台,在护士站集中反映各监护床单位的信息,包括心率、呼吸、血压、氧饱和度、体温等,这在成人的 ICU 已有普遍的应用,近年来在部分 NICU 也采用了该技术。但应强调,在新生儿监护室,床边监护、直接观察甚为重要,而中心监护系统的作用不十分有意义。

【体液及生化监护】

如血细胞比容、血糖、血清电解质、血胆红素、渗透压及血气分析等可在 NICU 中完成。

【其他监护室常用设备】

1.床边 X 线片机 为呼吸治疗时不可缺少的设备,对了解心、肺及腹部病情,确定气管插管和其他置管的位置,了解相关并发症,评估疗效等都有很好的作用。床边 X 线片机的功率以 200mA 为好,功率太低可因患儿移动而影响摄片质量。

2.透光灯 常由光源及光导纤维组成,属于冷光源。主要用于诊断的照明,如在气胸时通过胸部透照可发现光的散射,作出床边的无创性诊断;也可用于桡动脉穿刺的照射,以寻找桡动脉,引导穿刺。

3.电子磅秤 用于体重的精确测定,也用于尿布的称重以估计尿量。

4.食道 pH 监护仪 用于胃-食管反流、呕吐及呼吸暂停的鉴别诊断。

5.床边超声诊断仪 NICU 新生儿常因病情危重或人工呼吸机应用,需床边进行超声检查,以明确先天性畸形、颅内出血、胸腹脏器变化等形态学改变;通过多普勒方法还可了解血流动力学改变、脏器血流及肺动脉压力等以指导治疗。由于新生儿的体表较薄,采用超声仪的探头频率宜高,如 5～7MHz,以提高影像的分辨率。

6.肺力学监护 常用于呼吸机治疗时的监测。以双相流速压力传感器连接于呼吸机管道近患者端进行持续监测气体流速、气道压力,通过电子计算机显示出肺顺应性、潮气量、气道阻力、每分通气量、无效腔气量,并能描绘出压力容量曲线。通过肺力学监测能更准确指导呼吸机参数的调节,减少肺部并发症的发生。

7.呼气末二氧化碳监测仪 常结合人工呼吸应用,以监测患儿的通气状态。

(五)新生儿重症监护的常用治疗设备

NICU 配备:具有伺服系统的辐射加温床、保暖箱;静脉输液泵;蓝光治疗设备;氧源、空气源、空气、氧气混合器;塑料头罩;胸腔内闭锁引流器及负压吸引装置;转运床;变温毯;喉镜片(0 号);抢救复苏设备,复苏皮囊(戴面罩),除颤器等。CPAP 装置及人工呼吸机将在相关的章节中介绍。

常用消耗品有:鼻导管,可供不同吸入氧浓度的塑料面罩,气管内插管(新生儿用插管内径为 2.5mm、3mm、3.5mm 及 4mm);各种插管,周围动、静脉内插入管;脐动、静脉插管(分 3.5Fr、5Fr、8Fr);喂养管(分 5Fr、8Fr);吸痰管等。

二、新生儿辅助机械通气

辅助机械通气是治疗呼吸衰竭的重要手段。新生儿呼吸系统代偿能力低下,当患呼吸系统疾病时极易发生呼吸衰竭,故在 NICU 中使用机械通气的频率较高。因此,新生儿急救医生应熟练、全面、准确地掌握机械通气相关的肺力学知识、气体交换方式、主要参数的作用、常用的通气模式及其临床应用。目前,有很多新类型呼吸机供新生儿选用,但持续气流、压力限定-时间转换型呼吸机仍是新生儿基本而常用的呼吸机类型。持续气流是指呼吸机在吸气相和呼气相均持续向其管道内送气,在吸气相,呼气阀关闭气体送入肺内,过多气体通过泄压阀排入大气;在呼气相,呼气阀开放,气体排入大气。压力限定是预调的呼吸机管道和气道内在吸气相时的最高压力,当压力超过所调定的压力时,气体即通过泄压阀排出,使呼吸机管道和气道内的最高压力等于调定压力。时间转换即根据需要直接调定吸气时间和频率,呼气时间和吸、呼比呼吸机自动计算并直接显示。该类型呼吸机可供调节的参数为吸气峰压、呼气末正压、呼吸频率、吸气时间、吸入气氧分数和气体流速。

（一）机械通气相关肺力学

不论自主呼吸还是辅助机械通气,均需口和肺泡间存在一定的压力差,方能克服肺及胸壁弹性(顺应性)和气道阻力,从而完成吸气和呼气。

1.肺顺应性　肺顺应性(CL)是指肺的弹性阻力,常以施加单位压力时肺容积改变的大小来表示,其公式为:

$$顺应性(L/cmH_2O)＝容量(L)/压力(cmH_2O)$$

从公式可见,当施给一定压力时,顺应性值越大,容积变化越大。呼吸系统的总顺应性是由胸壁顺应性与肺顺应性构成,但由于新生儿胸壁弹性好,其顺应性常忽略不计,故通常肺顺应性即可代表呼吸系统的总顺应性。正常新生儿肺顺应性为 $0.003\sim0.006L/cmH_2O$;呼吸窘迫综合征(RDS)时肺顺应性降低,仅为 $0.0005\sim0.001L/cmH_2O$,其含义为:在相同的压力下,送入其肺内的潮气量将明显减少,若获得正常的潮气量,则需要更高的压力。

2.气道阻力　气道阻力(R)是指气道对气流的阻力。常以单位流速流动的气体所需要的压力来表示,其公式为:

$$气道阻力[cmH_2O/(L \cdot sec)]＝压力(cmH_2O)/流速(L/sec)$$

正常新生儿总气道阻力为 $20\sim40cmH_2O/(L \cdot sec)$;气管插管时为 $50\sim150cmH_2O/(L \cdot sec)$;胎粪吸入综合征(MAS)为 $100\sim140cmH_2O1(\cdot sec)$或更高。

3.时间常数　时间常数(TC)是指在一定压力下,送入肺内或呼出一定量气体所需要的时间单位,取决于呼吸系统的顺应性及气道阻力,其计算公式为:

$$TC(sec)＝CL(UcmH_2O)×R[cmH_2O/(L \cdot sec)]$$

由公式可见:顺应性愈差,气道阻力(包括气管插管和呼吸机管道)愈小,送入肺内气体或呼出气体愈迅速,所需时间愈短,反之亦然。正常足月儿:TC＝$0.005UcmH_2O×30cmH_2O/(L \cdot sec)＝0.15sec$;RDS患儿:TC＝$0.001L/cmH_2O×30cmH_2O/(L \cdot sec)＝0.03sec$;MAS患儿:TC＝$0.003L/cmH_2O×120cmH_2O/(L \cdot sec)＝0.36sec$。送入肺内或呼出一定量气体后剩余的潮气量与时间常数有关,其计算公式为:

$$V/Vo＝e^{-rc}$$

式中,V:送入肺内或呼出一定量气体后剩余的潮气量;Vo:潮气量;e＝2.7134。

以呼气时间(TE)为例,当 TE 为一个时间常数(TC＝1)时,根据公式 V/Vo＝0.37,V＝Vo×0.37 即肺内剩余的气量为潮气量的 37%,也就是说,当 TE 为一个时间常数(TC＝1)时,可呼出潮气量的 63%;当TE 分别为 2、3、4、5 个时间常数时,呼出气量分别为潮气量的 86%、95%、98%、99%。理论上,吸气时间、呼气时间若为 5 个时间常数,近乎全部的潮气量能进入肺内或排出体外,但临床实践中吸、呼气时间达 3～5 个时间常数即可。当吸气时间(TI)短于 3～5 个时间常数时,调定压力下的潮气量不能全部送入肺内,使实际的吸气峰压(PIP)低于调定的 PIP,称为非调定的 PIP 下降,此时平均气道压力(MAP)也随之下降,故也称为非调定的 MAP 下降,其结果导致 PaO_2 降低及 $PaCO_2$ 升高;当 TE 短于 3～5 个时间常数时,即可产生非调定的呼气末正压。

4.非调定的呼气末正压　当应用高呼吸频率(RR)通气时,TE 短于 3 个 TC,由于呼气时间不够,肺泡内气体不能完全排出,造成气体潴留,使肺泡内呼气末压力高于调定的呼气末正压(PEEP),其高出的PEEP 值称为非调定的呼气末正压(iPEEP)。此时功能残气量(FRC)增加,肺顺应性和潮气量降低,每分通气量及心搏量减少，PaO_2 降低及 $PaCO_2$ 升高。如果调定的 PEEP 较低，iPEEP 则可使萎陷的肺泡在呼气末恢复正常 FRC，改善氧合，这可能是对 RDS 患儿有时增加频率后氧合陡度增加的原因。当然，当产生 iPEEP 时，呼吸系统也将代偿和限制气体进一步潴留，高 FRC 使肺顺应性降低，气体潴留则使小气道开放，气道阻力下降，从而缩短相应肺泡的时间常数，在原有 TE 内，呼出比原来更多的气体，同时高 FRC 使潮气量减少，故呼出潮气量所需的时间也短，从而缓解气体潴留，达到新的平衡。这也可能是调定的 PEEP 愈高气体潴留愈少和当存在不特别严重气体潴留时肺泡并未破裂的道理所在。气管插管较细及气道分泌物增多使气道阻力增加，也是引起气体潴留的重要原因。值得注意的是呼吸机经近气道测量的 PEEP 值不能准确反映肺泡内呼气末压力。

如何发现 iPEEP？首先根据疾病的种类或肺功能监测，推断和观察 CL、R 和 TC，结合所调定的 TE 预测其可能性，肺顺应性高或气道阻力大的患儿易引起 iPEEP，可应用长 TE。气体潴留的表现为：桶状胸，胸动幅度小，呼吸音减弱；$PaCO_2$ 升高；循环障碍，如血压下降、代谢性酸中毒、中心静脉压升高等；胸片示呼气末膈肌低位；肺功能及呼气末闭合气管插管测量其食道或气道压力等方法对发现 iPEEP 也有一定帮助。有的呼吸机可通过呼气保持按钮获得 iPEEP。

5.TC 相关的治疗策略 TC 是针对不同疾病制定机械通气策略的重要理论依据。如上所述，RDS 患儿肺顺应性小而气道阻力尚属正常，1 个 TC 仅为 0.03 秒，3 个 TC 为 0.09 秒，即使 5 个 TC 也只有 0.15 秒，因此，对 RDS 极期患儿进行机械通气时，可采用较高频率通气，而不至于产生 iPEEP；由于 RDS 以缺氧为主，增加 TI 可提高 MAP 即提高 PaO_2，而 RDS 所需 TE 很短，故理论上可应用倒置的吸、呼比即 2∶1～4∶1，长 TI 虽可提高 PaO_2，但容易造成肺气压伤，故临床已极少应用。MAS 患儿气道阻力明显增加，肺顺应性仅略减小，1 个 TC 仅为 0.36 秒，3 个 TC 则为 1.08 秒，因此，对 MAS 应用机械通气，宜选择慢频率和长 TE，如果提高频率，则应降低 PEEP，以免造成 iPEEP；还可根据 MAS 病理改变（肺不张、肺气肿和正常肺泡同时存在）进行通气，气肿的肺泡 TC 长为慢肺泡，而正常的肺泡 TC 相对短为快肺泡，如果以正常肺泡为通气目标，可根据正常肺泡的 TC（3～5 个 TC 为 0.45～0.75 秒）确定 TI 和 TE，采用中等频率，这样既可保证快肺泡有效通气，又可使进出慢肺泡的气体量减少，避免气肿的肺泡破裂，造成气胸；若以气肿肺泡为通气目标，可根据气肿肺泡的 TC 确定 II 和 TE，采用慢频率、长 TI 和长 TE，这样虽保证气肿肺泡的有效通气，却使正常肺泡过度通气，容易发生气胸。

（二）机械通气的气体交换

机械通气的基本目的是促进有效的通气和气体交换，包括 CO_2 的及时排出和 O_2 的充分摄入，使血气结果在正常范围。

1.CO_2 的排出 CO_2 极易从血液弥散到肺泡内，因此血中 CO_2 的排出主要取决于进出肺内的气体总量，即每分肺泡通气量，其计算公式为：

$$每分肺泡通气量＝（潮气量－无效腔量）×RR$$

无效腔量是指每次吸入潮气量中分布于气管内，不能进行气体交换的部分气体，因其相对恒定，故增加潮气量或 RR，可增加每分肺泡通气量，促进 CO_2 的排出，降低 $PaCO_2$，潮气量对 CO_2 的影响大于 RR。定容型呼吸机的潮气量可通过旋钮直接设置；定压型呼吸机的潮气量主要取决于肺的顺应性和吸、呼气时肺泡内的压力差。一般情况下，肺顺应性在一段时间内相对恒定，故其潮气量主要取决于吸气峰压（PIP）与 PEEP 的差值，差值大则潮气量大，反之则小。通气频率也是影响每分肺泡通气量的重要因素之一，在一定范围内，频率的增加可使每分肺泡通气量增加，可使 $PaCO_2$ 下降。此外，患儿在机械通气过程中自主呼吸频率的变化也是影响通气的因素。当 $PaCO_2$ 增高时，可通过增大 PIP 与 PEEP 的差值（即提高 PIP 或降低 PEEP）或调快呼吸机频率使 $PaCO_2$ 降低，反之亦然。至于上述参数调定哪一个，需结合具体病情

和 PaO_2 值而定。

2.O_2 的摄取　动脉氧合主要取决于 MAP 和吸入气氧分数(FiO_2)。MAP 是一个呼吸周期中施于气道和肺的平均压力,MAP 值等于在这个呼吸周期中压力曲线下的面积除以该周期所用的时间,其公式为:

$$MAP = K \times (PIP \times TI + PEEP \times TE)/(TI + TE)$$

式中,K:常数(正弦波为 0.5,方形波为 1.0);TI:吸气时间;TE:呼气时间。

MAP 应用范围一般为 5~15cmH_2O(0.49~1.47kPa)。从公式可见,提高 PIP、PEEP 及吸/呼(I/E)中任意一项均可使 MAP 值增大、PaO_2 提高。在考虑增大 MAP 时,应注意下列几个问题:①PIP 的作用大于 PEEP 及 I/E;②当 PEEP 达到 8cmH_2O 时,再提高 PEEP,PaO_2 升高则不明显;③过高的 MAP 可导致肺泡过度膨胀,静脉回流受阻,心排血量减少,氧合降低,并可引起肺气压伤。除增加 MAP 外,提高 FiO_2 也是直接而有效增加 PaO_2 的方法。

总之,影响 $PaCO_2$ 的主要参数是 RR 和 PIP 与 PEEP 的差值;影响 PaO_2 的主要参数是 MAP(PIP、PEEP 和 I/E)及 FiO_2。临床上应根据 PaO_2 和 $PaCO_2$ 的结果,在上述原则指导下综合考虑各参数的具体作用进行个体化调定。

(三)呼吸机主要参数及其作用

1.PIP　是指吸气相呼吸机管道和气道内的最高压力。提高 PIP 可使肺脏充分扩张,增加潮气量和肺泡通气量,降低 $PaCO_2$;同时改善通气血流比(V/Q),改善氧合,提高 PaO_2。PIP 高低与肺顺应性大小相关,肺部病变越重,顺应性越差,所需的 PIP 越高。但 PIP 过高,可使原已扩张的肺泡过度膨胀,肺泡周围毛细血管血流减少,V/Q 增大,同时血流向压力低的肺泡周围血管转移,引起肺内分流,并影响静脉回流和降低心输血量,反而会使 PaO_2 降低;当 PIP 超过 30cmH_2O,也增加患肺气压伤和早产儿慢性肺疾病的危险性。因此,原则上以维持 $PaCO_2$ 在正常高限的吸气峰压即可。初调 PIP 时,应以可见胸廓起伏、呼吸音清晰和 $PaCO_2$ 正常为宜。也可根据肺功能监测仪上的压力-容量环(P-V 环)调节 PIP,当 PIP 超过某一数值后,P-V 环的斜率由大变小、顺应性由好变差(P-V 环变为扁平)。上段 P-V 环斜率由大变小的结合点称为 P-V 环的上折点。此时肺容量约为肺总量的 90%,超过上折点继续增加压力,肺泡将处于过度牵张状态,肺容量增加很少,顺应性差。因此,适宜 PIP 的确定应以低于 P-V 环上折点对应的压力值 1~2cmH_2O 为宜,应避免 PIP 超过上折点对应的压力值。

2.PEEP　是指呼气相呼吸机的呼气阀不完全开放,使部分气体存留于管道和气道内所产生的压力。适宜 PEEP 的存在,使缺乏肺表面活性物质的肺泡和终末气道在呼气相不至于萎陷,维持正常 FRC,进而改善通气、血流比和肺顺应性,从而使 PaO_2 升高。因为 PEEP 的变化可改变吸气相的起始压力,故在 PIP 固定不变的情况下,提高 PEEP 则潮气量和肺泡通气量减少,使 $PaCO_2$ 增加。有的呼吸机当调高 PEEP 后,PIP 会相应升高,使其差值保持不变,从而避免 $PaCO_2$ 升高。PEEP>8cmH_2O 可降低肺顺应性和潮气量,增加无效腔,阻碍静脉回流,使 PaO_2 降低,$PaCO_2$ 升高。调定 PEEP 宜个体化,因肺泡表面活性物质的含量不同,故所需的 PEEP 值也不同。适宜 PEEP 应参考血气结果、呼气末膈肌位置及肺透过度进行综合判断。也可根据 P-V 环来具体设置,呼气末肺泡萎陷时,下段 P-V 环斜率小、顺应性差(P-V 环呈扁平),当 PEEP 达到某一压力点后,随着压力增大而顺应性好、肺容量迅速增加(P-V 环斜率明显增大),下段 P-V 环斜率变化的结合点称为 P-V 环的下折点(拐点),此时原先萎陷的肺泡复张,FRC 增加。因此,适宜 PEEP 的确定应以高于 P-V 环下折点对应的压力值 1~2cmH_2O 为宜,避免 PEEP 低于下折点对应的压力值。有的呼吸机肺功能监护仪上可显示 P-V 环的上、下折点。

3.RR　是指呼吸机送气或呼气的频率。频率的变化主要改变每分肺泡通气量,因而影响 $PaCO_2$。当潮气量或 PIP 与 PEEP 差值不变时,增加 RR 能增加每分通气量,从而降低 $PaCO_2$。一般情况下,频率在一定范围内变化并不改变动脉氧分压。RR<40 次/分多在反比通气(TI>TE)和撤机时使用;当 RR 在 40~60 次/分时,较易与新生儿自主呼吸同步;RR>60 次/分时,可在低于原来 PIP 的情况下,保持原来的每分通气量甚或使其增加,维持气体交换,从而减少由于 PIP 过高而造成的气压伤;高 RR 通气,可使 $PaCO_2$ 降低,进而扩张肺血管,是治疗新生儿持续肺动脉高压(PPHN)传统而有效的方法。当 RR>100 次/分,由于 TI 过短,可产生非调定的 PIP 下降;TE 过短,则造成 iPEEP。因此,在调节 RR 时需要考虑其他参数,特别是 TI 和 TE。撤离呼吸机前,RR 常调到 10 次或 5 次,此时只需将吸气时间固定在 0.5~0.75 秒即可,呼气时间可以很长,因呼吸机管道内持续有气流,患儿可在较长的呼气时间中进行自主呼吸,保证气体交换。

4.TI　是指呼吸机呼气阀关闭,使气体进入肺内的时间。该值可被调定。TE 和 I/E 随 TI 和 RR 的变化而改变,其中 TI、TE 及 RR 的相互关系可用公式表示:

$$RR=60/(TI+TE)$$

TI 主要用于改变 MAP,因此是改善氧合的重要参数,但其作用小于 PIP 或 PEEP。若 TI 过长,使肺泡持续扩张,增加肺血管阻力,影响静脉回流和心排血量,可引起肺气压伤及慢性肺疾病;如果 TI 过短,可产生非调定的 PIP 和 MAP 下降,不利于低氧血症的纠正。以往 TI 多用 0.6~1.0 秒,现主张用 0.3~0.6 秒。但适宜 TI 的设定应考虑到肺顺应性的高低和气道阻力的大小,即肺部疾病的性质及严重程度。也可通过呼吸机上的肺功能监测仪的流速-时间曲线来判断,如吸气末流速曲线降至零则表示肺泡完全充盈,提示吸气时间足够;反之,则表示肺泡不能完全充盈、吸气时间不足。但气管插管周围漏气明显时该方法不可靠。

TE 是指呼吸机呼气阀开放,胸廓弹性回缩将气体排出体外的时间,是影响 CO_2 排出的参数之一。适宜 TE 的设定也应考虑到肺部疾病的性质及严重程度。

通常 I/E<1,其变化在 RR 一定的情况下,主要受 TI 的影响,因此 I/E 对 PaO_2 影响较大,在正常 TI 和 TE 范围内,I/E 变化不改变潮气量,因此对 CO_2 的排出无明显影响。

5.流速　流速(FR)是指呼吸机将混合气体送入管道和气道的速度,是决定气道压力波型的重要因素。为排除管道和气道内 CO_2,流速至少应为新生儿每分通气量的 2 倍。低流速通气(0.5~3.0L/min)时,气道压力升高缓慢,达 PIP 的时间较长,压力波型为正弦波近似三角形,此波型与自主呼吸的压力波型类似,更趋于生理性,可减少气压伤的发生。但低流速时,MAP 低,不易纠正低氧血症;同时,因气道开放压力不足易形成无效腔通气,也可使 $PaCO_2$ 升高;高流速通气(4~10L/min 或更高),气道压力升高迅速,达 PIP 的时间极短,压力波型为方型波,相同 PIP 情况下,方型波 MAP 值约为正弦波的 2 倍,可明显改善氧合。高 RR 通气时,因吸气时间短,要达到设定的 PIP,常需要高流速通气。当肺内气体分布不均匀时,过高流速通气容易引起肺气压伤,同时也造成大量气体浪费。新生儿呼吸机常用流速为 8~10L/min。也可通过呼吸机上的肺功能监测仪的压力-时间曲线来判断流速,当患儿自主吸气时,压力-时间曲线上升支出现明显切迹则表示流速过低。

6.FiO_2　是指呼吸机送入管道和气道中气体的氧分数,其意义同氧浓度。增加 FiO_2 是最直接和方便的改善氧合的方法,提高 FiO_2 可使肺泡 PO_2 增加,从而提高 PaO_2。但 FiO_2 持续高于 0.6~0.7 时,可能会引起早产儿慢性肺疾病和视网膜病,因此应密切监测 FiO_2。

(四)新生儿常用基本通气模式

1.持续气道正压　持续气道正压(CPAP)也称自主呼吸(Spont),是指有自主呼吸的婴儿在整个呼吸周期中(吸气和呼气)接受呼吸机供给的高于大气压的气体压力,其作用为吸气时气体易于进入肺内,减少呼吸功;呼气时可防止病变肺泡萎陷,增加 FRC,改善肺泡通气、血流比,从而升高 PaO_2。主要用于低氧血症、轻型 RDS 和频发的呼吸暂停。多主张应用鼻塞 CPAP,但因易吞入空气导致腹胀,使用时应放置胃管以排气;经气管插管作 CPAP,可增加气道阻力和呼吸功,只是在应用或撤离呼吸机前的短时间内应用。压力一般为 $3\sim8cmH_2O$,压力>$8cmH_2O$(尤其当肺顺应性改善时)可影响静脉回流及降低心排血量,还会造成潮气量减低和 $PaCO_2$ 升高。气体流量最低为患儿 3 倍的每分通气量或 $5L/min$。CPAP 不宜使用纯氧作气源。

2.间歇指令通气　间歇指令通气(IMV)也称为间歇正压通气(IPPV)。IMV 是指呼吸机以预设的频率、压力和吸、呼气时间对患儿施以正压通气,患儿如有自主呼吸,则按自己的频率和形式进行呼吸,其总的通气量=患儿自主呼吸的通气量+呼吸机正压通气量;患儿接受正压通气的频率=呼吸机的预设频率。当应用较高频率 IMV 时,呼吸机可提供完全的通气支持。因此,当患儿无自主呼吸时,可应用较高频率的IMV;随着自主呼吸的出现和增强,应相应减低 IMV 的频率,撤机前则可使 IMV 的频率降到 $5\sim10$ 次/分,减少呼吸机的正压通气,以增强患儿自主呼吸的能力,达到依靠自主呼吸能保证气体交换的目的。此方式由于呼吸机送气经常与患儿的呼气相冲突即人机不同步,故可导致小气道损伤、慢性肺疾病、脑室内出血和脑室周围白质软化等的发生。

3.同步间歇指令通气　同步间歇指令通气(SIMV)是指呼吸机通过识别患儿吸气初期气道压力或气体流速或腹部阻抗的变化,触发呼吸机以预设的频率进行机械通气,即与患儿吸气同步;当患儿呼吸暂停或无自主呼吸时,呼吸机则以设定的频率控制通气。患儿的吸气只有在呼吸机按预设频率送气前的较短时间内才能触发呼吸机的机械通气,因此,患儿接受正压通气的频率=呼吸机的预设频率。SIMV 从根本上解决了人机不同步现象,从而避免了 IMV 的副作用。

4.助-控制通气　助-控制通气(A/C)也称为同步间歇正压通气(SIPPV)。所谓辅助通气是指患儿的自主吸气触发机械通气,机械通气的频率是由自主呼吸的频率所决定;所谓控制通气是指呼吸机按预设的频率进行机械通气。A/C 是将辅助通气与控制通气相结合的通气模式,当自主呼吸较强时,依靠自主吸气触发机械通气,提供与自主呼吸频率相同并且同步的机械通气;当呼吸微弱或无自主呼吸时,呼吸机则按预设的通气频率进行机械通气,以保证患儿需要的通气量。因此,应用 A/C 模式时,患儿接受机械通气的频率≥预设的频率。当患儿自主呼吸较强和较快时,由于患儿接受机械通气的频率大于预设频率,可产生过度通气,故应及时调低压力或降低触发敏感度(增大其负值),一般触发敏感度设置既要避免过度敏感,导致过多触发,也要避免触发敏感度过低,造成费力触发。

此外,有关压力支持通气(PSV)、容量控制通气(VCV)、压力调节容量控制通气(PRVC)、适应性支持通气(ASV)、压力释放通气(FRV)、双相气道正压通气(BI-PAP)、指令分钟通气(MMV)、容量支持通气(VSV)及成比率通气(PAV)等通气模式,在新生儿不常用或不宜使用,故在此不一一赘述。

(五)机械通气的临床应用

1.机械通气指征　目前,国内外尚无统一标准,其参考标准为:①在 FiO_2 为 0.6 的情况下,PaO_2<$50mmHg$ 或经皮血氧饱和度($TcSO_2$)<85%(有发绀型先心病除外);②$PaCO_2$>$60\sim70mmHg$ 伴 pH<7.25;③严重或药物治疗无效的呼吸暂停。以上三项中有任意一项即可应用呼吸机治疗。

2.呼吸机初始参数　初调参数应因人、因病而异,以达到患儿口唇、皮肤无发绀,双侧胸廓适度起伏,双肺呼吸音清晰为宜。动脉血气结果是判断呼吸机参数调定是否适宜的金标准。新生儿常见疾病机械通气初调参数可参考表 1-10。

表 1-10 新生儿常见疾病机械通气初调参数

	PIP(cmH_2O)	PEEP(cmH_2O)	RR(次/分)	TI(秒)
呼吸暂停	10～12	2～4	15～20	0.5～0.75
RDS	20～30	4～6	20～60	0.3～0.5
MAS	20～25	2～4	20～40	0.5～0.75
肺炎	20～25	2～4	20～40	＜0.5
PPHN*	20～30	2～4	50～120	＜0.5
肺出血	25～30	6～8	35～45	0.5～0.75

* 指若同时使用降低肺动脉压力药物,如西地那非,PIP 及 RR 可低于此值

3.适宜动脉血气的维持 初调参数或参数变化后15～30分钟,应检测动脉血气,作为是否需要继续调节呼吸机参数的依据。适宜的血气结果见表1-11。血气结果如偏于表中的范围,应立即调整参数。如在表中范围内,病情稳定,可每4～6小时监测血气。临床上常用动脉化毛细血管血中 PCO_2 代表 $PaCO_2$,$TcSO_2$ 代表动脉血氧饱和度,但每天至少作一次动脉血气。末梢循环不良者应进行动脉血气检测。

表 1-11 新生儿适宜动脉血气及 $TcSO_2$ 值

	PaO_2(mmHg)	$TcSO_2$(%)	$PaCO_2$(mmHg)	pH
一般疾病	50～80	90～95	40～60	7.35～7.45
PPHN*	80～100	95～98	35～45	7.35～7.45

* 指若同时使用降低肺动脉压力药物,如西地那非,适宜动脉血气值及 $TcSO_2$ 同一般疾病

4.参数调节幅度 一般情况下,每次调节1或2个参数,每次参数变化的幅度见表1-12。在血气结果偏差较大时,也可多参数一起调整。但在 PPHN 早期,参数调节幅度应适当减小,否则会导致 $TcSO_2$ 的再次下降。根据血气的变化调整呼吸机参数,各人经验及习惯不同,只要根据机械通气气体交换和各参数的作用综合考虑、适当调节均可取得良好的效果。原则是:在保证有效通、换气功能的情况下,尽量使用较低的压力和 FiO_2,以减少气胸和氧中毒的发生。

5.撤离呼吸机指征 当疾病处于恢复期,感染基本控制,一般情况良好,动脉血气结果正常时应逐渐降低呼吸机参数,锻炼和增强自主呼吸;当 PIP≤18、PEEP=2cmH_2O、频率≤10 次/分、FiO_2≤0.4 时,动脉血气结果正常,可转为 CPAP,维持原 PEEP 值,维持1～4 小时,复查血气结果正常,即可撤离呼吸机。由于低体重儿自主呼吸弱,气管导管细阻力较大,故可不经过 CPAP 而直接撤离呼吸机。

表 1-12 呼吸机参数调节幅度值

呼吸机参数	调节幅度
PIP	1～2cmH_2O
PEEP	1～2cmH_2O
TI	0.05～0.1sec
RR	5bpm
FiO_2	0.05

(董 冰)

第二章 呼吸系统疾病

第一节 儿童肺功能测定

一、概述

呼吸系统疾病是小儿时期的最常见疾病,发病率居儿科疾病的首位。包括各种呼吸道急慢性炎症、变态反应性疾病、先天畸形等。同样呼吸道疾病的死亡率也占儿科疾病的首位,其中 2/3 发生在小于 3 岁的婴幼儿。

肺功能测定对探讨发病机制、判断病情严重程度、评估临床疗效和推测预后均有较大意义,尤其是对哮喘、反复呼吸道感染等疾病。

由于儿童本身的解剖、生理、病理特点等均与成人大不一样,故儿童有其本身的肺功能特点,尤其是婴幼儿。早在 20 世纪 50 年代就有文献报道儿童肺功能的情况,对于婴幼儿的报道则在 60~70 年代开始逐渐增多。目前在儿童肺功能领域的检查方法除常规肺功能(适用于 5~6 岁以上)外,还有脉冲震荡法(3~4 岁以上)、潮气呼吸法(0~4 岁)、阻断法(0~2 岁)、快速胸腹腔挤压法、体描仪、气体稀释法和稳态法等。

常规肺功能是要求患儿根据医生的指令,通过咬口平静呼吸或用力呼气。通过流速传感器的转换,可以了解肺的容量、通气功能和气道阻塞的情况。

脉冲振荡法是用外来的声波振荡叠加在病儿的呼吸波上,按照不同的波长可以到达气道的不同部位,测知阻力的大小、部位以及呼吸系统的顺应性等。

潮气呼吸法是 3 岁以下的孩子在安静睡眠的情况下,通过流速传感器测知平静呼吸时的容量(潮气量),流速,并间接了解阻力情况。

阻断法是应用 Hering-Breuer 吸气时相限制反射的原理来直接进行 2 岁以下患儿的阻力和顺应性的测定。

婴幼儿体描仪法:将患儿置于密封舱内,通过阻断的方法,通过舱壁的压力感受器以及患儿面罩上的流速传感器,根据 Boyle 定律,可以计算出肺的容量和阻力。

快速胸腔挤压法:让受试者穿上一件特制的、可充气膨胀的马甲,马甲与压力充气囊相连,在潮气吸气末,快速加压,使受试者产生"用力呼气",通过流速-传感器。得出"部分"流速-容量曲线。现在 Turner 等在操作之前先通过泵给肺一个预先的压力使其膨胀。这样可得一条"完整"的流速-容量曲线。

二、肺容量和通气

(一)肺容量

肺容量是指肺内容纳的气体量,是呼吸道和肺泡的总容量,反映了外呼吸的空间。

1.潮气量　平静呼吸时,每次吸入或呼出的气量为潮气量(VT)。可用呼吸流速仪或肺量计测定。为了校正体重对潮气量的影响,一般以 ml/kg 体重来表示。小儿潮气量一般为 6～10ml/kg。小儿往往用"浅快型"方式呼吸以弥补潮气量、肺泡通气量不足和降低呼吸功。影响潮气量的主要因素是吸气肌功能,尤其是膈肌的活动。

由于肺的通气储备极大,许多肺部疾病患者(如肺不张、肺实变及脓胸等),肺活量已明显减小,但潮气量仍无明显变化。只有当通气功能受损较严重或通气调节障碍时才会出现。

在安静时,儿童仅用肺活量的 12.5% 来呼吸,而婴儿则需用 30% 左右,说明相比于大年龄儿童而言,婴儿的容量储备较差。这也就是婴儿在呼吸道感染严重时易出现呼吸衰竭的原因

2.补吸气量　平静吸气后所能再吸入的最大气量为补吸气量(IRV)。

3.补呼气量　平静呼气后所能继续呼出的最大气量为补呼气量(ERV)。体位对其有显著影响,在阻塞性通气障碍患者,细支气管在呼气相提早闭陷,补呼气量降低。

4.残气量　补呼气后肺内不能呼出的残留气量为残气量(RV)。可以用体描仪和氦气稀释法或氮气洗出法测定。婴幼儿残气量一般是肺总量的 25%,它可以对吸入肺泡内的空气起缓冲作用。

5.深吸气量　平静呼气后所能吸入的最大气量为深吸气量(lC)。由 VT＋IRV 组成。它是每分最大通气量和肺活量的主要成分(约占肺活量的 75%),当深吸气量降低时,往往提示有限制性通气障碍可能。若每分最大通气量降低,而深吸气量正常时,可能与体质衰弱使呼吸肌无力有关。

6.肺活量　最大吸气后能呼出的最大气量为肺活量(VC)。由 IC＋ERV 组成,大致在 50～70ml/kg。肺活量在婴幼儿测定难度大,有人提出用哭吵测定肺活量,但不准确,对于婴幼儿的实际意义并不很大。相对潮气量而言,肺活量虽有 5～10 倍的代偿潜力,但在病理情况下,婴幼儿的残气量增高加上无效腔大、基础呼吸快、气道易堵塞等因素使 VC 很难发挥应有的代偿效果。因此临床上婴幼儿肺炎呼吸衰竭的发生率远远高于年长儿。

7.功能残气量　平静呼气后肺内所含有的气量为功能残气量(FRC),由 ERV＋RV 组成。可以用体描仪和氦气稀释法或氮气洗出法测定。功能残气位时,吸气肌和呼气肌都处于松弛状态,此刻胸廓向外的牵张力与肺泡向内的弹性回缩力以及表面张力平衡,肺泡内压为零。功能残气在生理上起着稳定肺泡气体分压的作用,减小了通气间歇对肺泡内气体交换的影响。FRC 一般是肺总量的 50% 左右,足月儿 20～30ml/kg,相当于出生时肺液的含量(15～20ml)。出生后最初几次呼吸时的压力-容积变化可以反映 FRC 的形成。RDS 时应用肺表面活性物质(PS)或机械通气后期的肺恢复期体内自行产生的 PS,可以提高 FRC。机械通气时应用呼气末正压(PEEP)也可以提高 FRC。

研究表明,婴幼儿的功能残气与体表面积、身高、体重及胸围均明显相关,尤其与身高呈直线相关,而与性别无相关。

测 FRC 最常用技术是氦稀释技术,这项技术的原理是在未知肺容量和已知氦容积之间的气体平衡的基础上建立的。气体在通气过程中被混合。通过氦浓度的变化即可计算出肺容量。同样肺容积也可通过氮清洗技术获得。测试时让婴儿吸入无氮气体,冲洗出肺泡内的氮气,通过快速反应的氮分析仪测定清洗出的氮量,最后计算出功能残气。现在较新的方法是用超声波流速仪和气体质谱技术,以惰性气体 SF6 洗

入-洗出法来检测。

8.肺总量　深吸气后肺内所含有的总气量为肺总量(TLC),由 VC+RV 组成。

(二)通气功能

所谓通气是指肺泡气体与外环境进行气体交换的过程。

1.每分通气量(MV)　是指每分钟呼出或吸入的气量,即潮气与呼吸频率的乘积。足月儿每分通气量 140~220ml/kg,相当于 3500~4000ml/m²,与成人相似。

2.肺泡通气量(V_A)　在静息状态下每分钟吸入气量中能到达肺泡进行有效气体交换的通气量为:(潮气量-无效腔气量)×呼吸频率,足月儿是 100~150ml/kg。

3.最大通气量(MVV)　是指在单位时间内以最深最快的呼吸所能达到的最大通气量,通常以每分钟计算。其测验的准确度与被检者合作与否密切相关,而儿童配合欠佳,如呼吸动作不够协调或未尽最大努力,都可能使检出结果相差很大,重复性差。

4.时间肺活量(又称用力肺活量,FVC)　是指深吸气至肺总量,然后用力快速呼气直至残气位时测得的肺活量。婴幼儿无法配合,故有人研究用啼哭肺活量(CVC)作为婴幼儿 FVC 指标。大约为 50~70ml/kg。

测定第 1 秒时间内呼出的气量称为第一秒用力呼气量(FEV_1)或简称一秒量,用 FEV_1 除以最大肺活量即为一秒率,一秒量和一秒率是常规肺功能检测中反映气道阻塞最重要的两个指标。

5.呼气峰流速(PEF)　即呼气相最高流速。在呼气中,流速与肺弹性回缩力以及气道阻力有关。最有意义的是呼气峰流速,其与年龄、身高、体重、胸围等均有关系,尤与身高关系密切。在阻塞性疾病(如婴幼儿哮喘),患者由于气道痉挛、痰液阻塞、小气道提早关闭,故 PEF 下降。PEF 还存在昼夜波动,据此结合临床症状,可对哮喘进行分级:PEF 昼夜波动率=(日内最高 PEF-日内最低 PEF)/1/2(同日内最高 PEF+最低 PEF)×100%

哮喘患儿发作时此值往往大于 15%。

6.其他　以下一些流速指标有助于我们了解小气道功能。MEF75(FEF25):75%肺活量时的呼气流速;MEF50(FEF50):50%肺活量时的呼气流速;MEF25(FEF75):75%肺活量时的呼气流速;及最大呼气中期流速(MMEF 25~75)。随着肺活量的逐渐减少,MEF 越能反映出小气道的情况。

(三)通气功能障碍

1.阻塞性通气功能障碍　阻塞性通气功能障碍系指气流受限或气道狭窄所引起的通气障碍。引起阻塞性通气功能障碍的常见原因有:气管和支气管疾患、肺气肿、肺炎等。目前检测阻塞性通气功能障碍应用最多的是常规肺功能及潮气呼吸检测方法。

(1)常规肺功能检测:其中判断阻塞性通气功能障碍最重要的指标是一秒量(FEV_1)和一秒率(FEV_1/Vcmax)(表 2-1)。流速-容量环可见呼气支的斜率增大,同时伴有呼气降支的向内凹陷。

表 2-1　三种类型通气功能障碍分型

		阻塞性	限制性	混合性
肺容量	VC	N 或 ↓	↓↓	↓
	FRC	↑↑	↓↓	不一定
	TLC	N 或 ↑	↓↓	不一定
	RV/TLC	↑	不一定	
通气功能	FVC	N 或 ↓	↓↓	↓↓

	阻塞性	限制性	混合性
FEV$_1$	↓↓	↓	↓↓
FEV$_1$/FVC	↓↓	N 或 ↑	N 或 ↓
MVV	↓↓	↓	↓↓
气速指数	<1	>1	不一定
MMEF	↓↓	↓	↓↓

(2)潮气呼吸法检测:最主要的判定参数是达峰时间比(TPTEF/TE),达峰容积比(VPEF/VE)。

1)达峰时间比(TPTEF/TE):指到达呼气峰流速的时间与整个呼气时间之比,是潮气呼吸法中反映气道阻塞的一个最主要指标。在阻塞性患者,其比值下降;阻塞越重,比值越低。TPTEF/TE 的确切生理意义尚不清楚。在成人 TPTEF/TE 与气道的传导性有关。复旦大学附属儿科医院的张皓等经 1002 例无肺部疾患儿童检测得出 TPTEF/TE 在 0.3~0.5 左右。Martinez 等证实,发病前 TPTEF/TE 即低的患儿,通常预示着其本身气道就较正常细,在一般的呼吸道病毒感染时易诱发喘息。

2)达峰容积比(VPEF/VE):是到达呼气峰流速的容积与呼气容积之比。也是潮气呼吸法中反映气道阻塞的一个主要指标。在阻塞性患者,其比值下降;阻塞越重,比值越低,与达峰时间比的变化基本同步。

3)流速-容量环(TFV 环)的形态:健康婴幼儿 TFV 环不呈典型圆形,而近似椭圆形,主要是呼气高峰靠前,降支较倾斜,这种情况在小婴儿更为明显,这可能与小婴儿的膈肌在呼气初的活动性较低,使呼气流速在呼气开始后较快达到高峰有关。随月龄增大,呼气高峰后移,降支抬高,呼气曲线渐趋圆滑,环增宽。

TFV 环上述形态及相关系数的变化与婴幼儿呼吸系统解剖生理特点有关。潮气呼吸状态下,维持下气道开放的力量有:肺泡弹性回缩压、胸腔负压、肺泡对周围气道的牵拉、小气道内表面活性物质的作用等。而另一方面,由于小气道管壁缺乏骨性支撑,其自身有回缩力使气道变窄。在上述因素综合作用下,气道保持开放。正常成人及年长儿,因其肺容量大,肺泡对气道的牵拉力强,因此平静呼吸状态下不会发生气道压缩及流速受限,故 TFV 环呈圆形。而小婴儿则不同,由于肺泡发育尚未完善,肺容量小,肺泡对周围气道的牵拉力弱且肺弹性回缩压小,因此维持小气道开放的力量较弱,加之气道管腔狭窄,在呼气过程中,随肺容量减小在潮气呼气末小气道发生不同程度的压缩,使呼气阻力增大、流速受限。月龄越小,此种现象越明显,TFV 环越近似椭圆形。

峰流速及潮气量变化影响环的宽窄,气道阻力影响气流速度,使 TFV 环呼气的下降支形态发生变化。阻塞性患者最大呼气流速降低、呼气时间延长,图形呈矮胖型。阻塞越重,呼气的下降支斜率越大,甚至呈向内凹陷。限制性患者流速-容量环呈瘦长形,是由于潮气量减少之故。

在上呼吸道梗阻,喉气管疾病(如先天性喉软骨发育不良、无名动脉压迫、非对称性的声带麻痹、喉蹼、咽部肿瘤等),可出现平的吸气或呼气环。在严重先天性喉软骨发育不良的小儿,甚至出现凹陷,可能与吸气时出现软骨塌陷有关。

2.限制性通气功能障碍 系指肺扩张受限所引起的通气功能障碍。引起限制性通气功能障碍的常见疾病有:肺实质或间质疾患,肺叶切除术后,神经肌肉病变,胸腔外疾患如漏斗胸等等。常用的检测方法为常规肺功能及潮气呼吸检测。

(1)在常规肺功能检测中主要是肺活量及一秒量的下降。

(2)在潮气呼吸法测定中主要是潮气量的下降(大部分患者同时伴有达峰时间比,达峰容积比不能反映实际情况的增高,就像常规肺功能中一秒率在肺容量减少的患者可以提前完成)。

3.混合性通气功能障碍 是指气流阻塞与肺扩张受限因素同时存在所引起的通气障碍,可表现为阻塞为主或以限制为主。引起混合性通气功能障碍的常见原因：肺不张，支气管扩张，较严重的哮喘等。在潮气呼吸中表现为潮气量、达峰时间比及达峰容积比均下降。

（四）弥散功能

指氧和二氧化碳通过呼吸膜进行气体交换的能力，用某气体在单位时间单位压差下跨膜扩散的量表示（$mlO_2/mmHg/min$）。气体弥散的多少取决于该气体弥散系数和分压差，与弥散面积、距离、肺通气-灌流比也有关系。小儿肺脏小，肺泡毛细血管总面积均比成人小，故气体弥散量也小，但以单位肺容量（比弥散）计算则与成人相似，临床上所指气体弥散障碍是指 O_2 而言。可用稳态法或重复呼吸法（平衡法）来测定。弥散量与体表面积呈正相关。稳态法是让受试者呼吸含有一定量 CO 的混合气体，测定 CO 提取速率（Vco）与肺泡气 CO 浓度（P_Aco），并计算出 D_Lco。平衡法是反复呼吸气囊中 CO、O_2、He 的混合气，待气囊和肺泡气的 He 浓度达到平衡即可算出弥散量。

三、顺应性和阻力

（一）顺应性

肺的顺应性代表在一定的气道压力变化下肺体积变化：顺应性＝容量变化/压力变化。呼吸系统顺应性包括肺顺应性和胸壁顺应性。胸壁顺应性大于肺顺应性。

肺顺应性（C_L）分动态和静态顺应性两种。动态顺应性是在呼吸过程中测得的。静态顺应性是在机体完全松弛的情况下肺扩张压等于肺组织弹性回缩压时的压力与肺顺应性和胸廓顺应性几乎完全相等时的肺容积的比值。小儿呼吸系统顺应性较成人差，约为 $1\sim2ml/(kg \cdot cmH_2O)$。肺顺应性下降见于 RDS、ARDS、肺纤维化、肺萎陷和肺限制性疾病等。在肺气肿（除大疱性肺气肿）、婴幼儿哮喘等肺总量增加的疾病中，顺应性增大。呼吸系统静态顺应性可作为判断小儿呼吸系统疾病严重程度及监测病情变化的一种肺功能指标。

（二）阻力

呼吸系统阻力从物理性质可分为三种：弹性阻力、黏性阻力、惯性阻力，三者之和为呼吸总阻抗；呼吸总阻抗可用强迫振荡法测定。按部位可分为：气道阻力、肺阻力和胸廓阻力。

气道阻力是指气道的黏性阻力，是单位流量所需的压力差（$R＝\Delta P/V$）。气道阻力取决于管径大小和气体流速，管道气流与管腔半径的 4 次方成反比，故小儿气道阻力大于成人。成人气道阻力一般在 $1\sim3cmH_2O/(L \cdot s)$，婴幼儿气道较狭窄，其阻力较高，约为成人的 10 倍。气道管径随发育而增大，阻力随年龄而递减。婴幼儿肺炎时，气道管腔黏膜肿胀，分泌物增加，支气管痉挛，故管腔更为狭小，气道阻力增加。

（三）阻力和顺应性的检测

有很多方法可测定自主呼吸婴儿呼吸阻力和顺应性。现在最常用的方法是可引起 Hering-Breuer 反射的阻断测试及体积描记法，另外还有强迫振荡技术也已开始在儿童应用。

1.阻断法　通过 Hering-Breuer 反射原理来进行检测。在吸气肌和呼气肌完全放松的情况下，气道关闭时，肺泡压和气道开口的压力达到平衡。阻断法主要有两种。

（1）多阻断中，在呼气过程中多次阻断气道，在口腔测压。描绘出 V-P 曲线，最合适的线的斜率就是气道顺应性。

（2）单阻断中，气道于吸气末瞬间被阻断，其随后的呼气是被动的，通过被动呼气可描绘出流速容量曲线及得出一条斜率。通过气流阻断时测得呼吸道开口压，然后以呼气量除以气道开口压，即得顺应性。

被动呼气流速-容量曲线的斜率等于呼气时间常数的倒数。阻力＝时间常数/顺应性。

2.体积描记仪　婴儿体描仪主要是通过箱压的改变测知胸腔气量的改变,通过流速传感器测得气体流速,通过阻断得知气道开口压,最后通过一系列公式得出功能残气量和气道阻力。正常儿童顺应性随年龄的增长而增加,与身高明显正相关,这与肺容积的增加有关。临床上应用肺表面活性物质可以增加顺应性,在插管小儿能产生最大肺顺应性的PEEP压力为最佳PEEP,因为这时可以产生最大的氧转运和最小的无效腔。

顺应性特殊的S曲线:正常时肺的顺应性居于中间的陡坡段,随吸气压力的变化而相应增减;在等容肺容积(中度通气)时顺应性最大(B),而在高肺容积和低肺容积时顺应性均小。这是因为在高肺容量时,较大的肺扩张度使肺的膨胀度减小,所以顺应性减小(A),临床上可见于大潮气量通气,过高的呼气末正压等。在低肺容量时,组织弹性回缩力和肺泡表面张力均较大,肺也不易扩张,顺应性也小(C)。

3.强迫振荡技术　用外来的声波振荡叠加在病儿的呼吸波上,按照不同的波长可以到达气道的不同部位,可以测知阻力的大小、部位以及呼吸系统的顺应性等。在3岁以上的儿童通过咬口平静呼吸即可获得。

用脉冲震荡法测定的气道阻力包含了整个气道阻力的主要部分(大约97%)与阻断法测定结果相关性很好。

(四)时间常数

时间常数(TC)是气体进出终末小气道和肺泡并且平衡的时间。时间常数＝顺应性×气道阻力,$1\sim5$个时间常数分别等于63%、86%、95%、98%和99%的潮气量。在能够测定顺应性和阻力参数时,可以决定通气时间(吸气或呼气)长短,以保证足够时间满足肺泡充盈和复原。时间常数过短见于肺泡萎陷性病变如新生儿呼吸窘迫综合征(RDS),通气频率过快;时间常数过长见于肺囊性纤维样病变,如支气管肺发育不良(BPD)。

(五)呼吸功

呼吸运动过程中,气道压力的变化使肺容积产生相应的变化。呼吸功(WOB)＝压力变化(ΔP)×容积变化(AV)。呼吸功主要用于克服气道黏性阻力,组织弹性阻力,肺泡表面张力所做的功。呼气过程是被动的,因此不做功。呼吸功主要是指吸气时。足月新生儿呼吸功＝$1500g\cdot cm/min$。肺顺应性降低(如肺表面活性物质缺乏)和胸廓顺应性降低(如肥胖)均可增加弹性功。气道阻力增加(如哮喘),使克服气道的黏性阻力功上升。

四、气道反应性

气道高反应性(BHR)是指气道对外界特异性或非特异性刺激过于强烈的反应,是儿童支气管哮喘的主要病理生理特征。气道反应性测定对儿童不典型哮喘、咳嗽变异型哮喘的诊断,以及支气管哮喘患儿用药治疗期间的疗效判断和何时停药显得格外重要。

(一)支气管激发试验

分为直接激发试验和间接激发试验,前者主要选用外源性非选择性直接激发剂,如组胺、乙酰甲胆碱。间接激发试验主要通过刺激支气管内炎性细胞使其释放多种能间接引起支气管狭窄的介质,作用于支气管平滑肌上特异性受体而引起气道收缩。常用的有:运动激发、过度通气激发、高渗盐水或蒸馏水激发(渗透压改变)、甘露醇激发及特异性抗原刺激如尘螨、花粉吸入等。目前间接激发试验不论在成人还是儿童应用都很少,尤其是儿童尚没有规范的量化标准。而且特异性抗原刺激危险性较大,可诱发严重的哮喘。目前大多数支气管激发试验选用前者。

直接支气管激发试验检测方法目前主要有两种：

1.用常规通气方法　以吸药前的 FEV_1 做对照，间歇吸入不同浓度（或相同浓度）的乙酰甲胆碱或组胺，每吸入 1 次，检测当时的 FEV_1。一般以 FEV_1 较对照值下降 20％的最低累积剂量（PD20-FEV_1）或最低累积浓度（PC20-FEV_1）为试验的反应阈值，当 FEV_1 下降大于 20％对照值或基础值时为激发试验阳性。

2.连续呼吸的 Astograph 法　原理是应用强迫振荡技术进行检测，在连续吸入不同浓度的乙酰甲胆碱时，不断监测呼吸阻力。整个雾化系统包括 12 个雾化罐，第 1 罐为生理盐水，第 12 罐为支气管扩张剂，第 2～11 罐为浓度依次递增（49～25000$\mu g/ml$）的乙酰甲胆碱。以吸入生理盐水时的阻力为基础阻力，当呼吸阻力增加到基础阻力的 2 倍时，改为吸入支气管扩张剂。最后按照所测出的气道反应阈值得出诊断结果。

3.注意事项

（1）检查前须停药：β 受体兴奋剂（沙丁胺醇等）应停用 12 小时以上，缓释型停用 24 小时以上；甲基黄嘌呤类（茶碱）普通型停用 12 小时以上，缓释型停用 24 小时以上，抗胆碱能类药（异丙溴托胺等）停用 12 小时以上；抗组织胺类药停用 48 小时以上；糖皮质激素停用 12 小时以上，另外避免吸烟、咖啡、可乐饮料等 6 小时以上；

（2）检测前常规肺功能：FEV_1＞预计值 70％以上。

（3）检测时监测：激发试验可能会诱发喘息，在检测过程中须加强肺部听诊，准备好支气管舒张剂和抢救设备。在检测结束时须给予支气管舒张剂吸入，待患儿常规肺功能恢复 FEV_1＞预计值 70％以上，方可以回家。

（二）支气管舒张试验

痉挛收缩的气道自然舒张或经支气管舒张剂治疗后舒张，此现象称为气道可逆性。可以通过吸入支气管舒张剂前后肺功能指标的变化来了解气道舒缓反应的方法，称为支气管舒张试验。最常用的支气管舒张药物为 β_2 受体兴奋剂。

评价指标有多种，依据检测方式不同进行选择，但目前最常用并公认的是 FEV_1。若 FEV_1 的改善率＞基础值的 12％以上（成人同时要求用药后 FEV_1 绝对值增加 200ml），则舒张试验阳性。

注意事项：

1.检测前 FEV_1＜预计值 70％

2.支气管舒张试验前应停用 β_2 受体兴奋剂、胆碱能受体阻滞剂、茶碱等。短效 β_2 受体兴奋剂停用 4～6 小时，口服 β_2 受体兴奋剂、茶碱等停用 12 小时，长效或缓释 β_2 受体兴奋剂、茶碱等停用 24 小时以上。

婴幼儿目前尚无统一的支气管激发试验或舒张试验的方法和标准，仅有少数研究者的各自研究报道，如用干燥冷空气刺激作为激发的方法等。在婴幼儿舒张试验中，绝大部分人用沙丁胺醇，测试方法可以用脉冲振荡法、体描法和潮气法等，但是报道的结果不一。

五、插管患者的肺功能检查及影响因素

插管患者的肺功能检查除使用特定检测方法外，还须注意影响肺功能检测的因素。

1.频率、流速及容积的因素　许多研究证实，呼吸系统存在频率依赖性。即当通气频率改变时，呼吸机制也将发生改变，通常频率增快，气道阻力增高，弹性上升。由于通气情况的改变，通常伴随临床症状的好转或恶化。但由于通气频率改变引起呼吸力学的变化，常会混淆疾病进程。因此肺功能检测必须考虑到频率依赖性。

气道阻力和气管插管阻力同时还存在流速依赖性,即流速上升,阻力增大。

呼吸肌完全放松时的压力-容量曲线(即顺应性)呈 S 形,这意味着呼吸系统在高肺容积和低肺容积时顺应性小。正常时肺的顺应性居于中间的陡坡段,随吸气压力的变化而相应增减;在等肺容积时(中度通气)顺应性最大。当肺膨胀时,由于肺底胶原纤维的牵拉而使气道开放,气道与组织的关系被称为机械互依,这意味着当肺容积增加时,阻力下降。相反,机械通气中,吸气时阻力受肺组织和胸壁的影响而逐渐增加,肺容积对总阻力的影响依肺容积对气道及组织的阻力影响而定。

Crs 在机械呼吸(不包括插管的 CPAP 患者)的孩子明显低于自主呼吸的孩子,Rrs 在插管的孩子明显高于非插管者。

在 ICU 中监测肺功能时,必须考虑频率、流速及容积的影响。通气的改变肯定会伴随临床表现的改善或恶化。在理想状态下,通气方式保持恒定,这样就可以真实地监测呼吸力学的改变。当然这种情况是不可能出现的。因此不管使用哪种检测技术,都必须考虑频率、流速及容积对呼吸力学的影响。

2.气管插管(TT)的影响　TT 存在时对呼吸力学有一系列影响。首先 TT 增加了呼吸系统的阻力,其阻力值取决于插管的内径、长度及内表面的情况。其次 TT 也可以绕过上呼吸道,这样就把维持婴儿肺容量的主要机制给破坏了。另外因为带套囊的 TT 很少应用于儿科及 NICU,故 TT 周围漏气使呼吸力学变得更加复杂。

应该认真考虑 TT 对被动流速-容量曲线呼气支的影响。由于阻力是流速依赖性的,TT 使呼气支向容量轴方向凹陷。相反,由于时间常数不稳定,使得呼气支曲线呈现相反的表现。在一个计算机模型中,3.5mmTT 的流速依赖性阻力可抵消 4 倍时间常数不稳定造成的呼气支曲线的改变。因此,TT 存在的情况下,被动呼吸流速-容量曲线呼气支的形态可提示时间常数不稳定的一定程度。

3.机械呼吸和自主呼吸　婴幼儿及儿童的机械通气中,通气的压力可在气道开口处测量,这意味着呼吸力学可通过气道开口处的压力和流速来测定。而自主呼吸时,通气所需的压力是由呼吸肌来完成的,不能在气道开口处测量,在这种情况下,要测量经肺压。

4.漏气的影响　TT 周围的漏气是机械通气时肺功能测定的主要问题。漏气对压力是很敏感的,也就是说,漏气发生在压力超过一定限度时,因此漏气多发生在吸气相而不是呼气相。不同的呼吸机在通气时,漏气情况也不一样,定容型呼吸机通常产生一个固定的吸气流速,因此在吸气时间恒定时,容积也是恒定的。TT 周围的漏气可使 VT 及峰压下降,但不会改变流速曲线外观(即 F-V 环形态)。压力限制性呼吸机可产生一个最初的高吸气流速,此流速在达到峰压时几乎降到零。TT 周围漏气可降低 VT,但不会降低压力。为了补偿漏气造成的影响,必须保持一定的吸气流速以维持峰压。在以上两种情况下,通过计算吸气时流经 TT 的气体(用呼吸流速描记仪)会高估给患者的气量。

在机械通气时,大多数测量肺功能的计算机都会对流速信号进行自动校正。有些漂移是生理性的。这些漂移校正过程能掩盖漏气,并产生稳定的容量-时间曲线。然而患者在检测肺功能时,若 TT 周围有明显漏气,其数据是不可靠的。尽管还没有关于漏气限度的系统研究报道,但有些作者认为:临床上漏气量达 10%,仍是可以接受的,但是实际上 5%左右的漏气即可对阻力及顺应性产生明显的影响。

在机械通气时,有学者发现 RDS 早产儿应用肺表面活性物质后肺功能(跨肺压、肺泡膜两边的氧浓度差、VT、MV、吸气流速、顺应性)有很大改善,主要在自主呼吸(CPAP)患者。

(郑红英)

第二节　急性感染性喉炎

急性感染性喉炎为喉部黏膜弥漫性炎症,好发于声门下部,又称急性声门下喉炎。春、冬二季发病比较多,常见于 1～3 岁幼儿,男性发病较多。

一、临床表现

典型病例有短期(数天)咳嗽、鼻卡他症状和低热等症状。随后发展成典型的症候群:声音嘶哑、犬吠样咳嗽和吸气性喉鸣。症状常以夜间为重,并在第 2～3 天夜间达高峰。多继发于上呼吸道感染,也可为急性传染病的前驱症状或并发症。可有不用程度的发热,夜间突发声嘶、犬吠样咳嗽和吸气性喉鸣。咽喉部充血,声带肿胀,声门下黏膜呈梭状肿胀,以致喉腔狭小发生喉梗阻。呈吸气性呼吸困难,鼻翼扇动,吸气时出现三凹征。面色发绀,有不同程度的烦躁不安。白天症状较轻,夜间加剧(因入睡后喉部肌肉松弛,分泌物潴留阻塞喉部,刺激喉部发生喉痉挛)。少数患儿有呛食现象,哺乳或饮水即发呛,吃固体食物呛咳较轻。为了便于观察病情,掌握气管切开的时机,按吸气性呼吸困难的轻重将喉梗阻分为四度:①一度喉梗阻,患儿在安静时如常人,只是在活动后才出现吸气性喉鸣和呼吸困难。胸部听诊,呼吸音清楚。如下呼吸道有炎症及分泌物,可闻及啰音及捻发音,心率无改变。②二度喉梗阻,患儿在安静时也出现喉鸣及吸气性呼吸困难。胸部听诊可闻喉传导音或管状呼吸音。支气管远端呼吸音降低,听不清啰音。心音无改变,心率较快,120～140 次/分。③三度喉梗阻,除二度梗阻的症状外,患儿因缺氧而出现阵发性烦躁不安,口唇及指(趾)发绀,口周发青或苍白。胸部听诊呼吸音明显降低或听不见,也听不到啰音。心音较钝,心率在 140～160 次/分以上。④四度喉梗阻,经过呼吸困难的挣扎后,渐呈衰竭,半昏睡或昏睡状态,由于无力呼吸,表现暂时安静,三凹征也不明显,但面色苍白或发灰。此时呼吸音几乎全消失,仅有气管传导音。心音微弱极钝,心率或快或慢,不规律。

二、诊断及鉴别诊断

小儿急性喉炎发作快,有其特殊症状,声嘶、喉鸣、犬吠样咳嗽、吸气性呼吸困难,一般诊断无困难,但应与白喉、急性膜性喉炎、喉水肿、喉痉挛、急性会厌炎、喉或气管异物等婴幼儿喉梗阻相鉴别。

三、治疗

小儿急性喉炎病情发展快,易并发喉梗阻,应及时治疗。使用抗生素及肾上腺皮质激素治疗,疗效迅速良好。

1.给氧　缺氧或发绀患儿应给氧,以缓解缺氧。

2.肾上腺皮质激素疗法　激素有抗炎、抗病毒及控制变态反应的作用,治疗喉炎效果良好,用量要大,否则不易生效。凡有二度以上喉梗阻均用激素治疗。常用泼尼松、地塞米松或氢化可的松;病情较轻者,可口服泼尼松 1～2mg/kg,每 4～6h 1 次。一般服药 6～8 次后,喉鸣及呼吸困难多可缓解或消失,呼吸困难缓解后即可停药。二度以上喉梗阻者可用地塞米松 0.1～0.3mg/kg 或 0.6mg/kg,或氢化可的松 5～

10mg/kg 静脉滴注,共 2～3 天,或甲泼尼龙,至症状缓解。

3.镇静剂　急性喉炎患儿因呼吸困难缺氧,多烦躁不安,宜用镇静剂,如异丙嗪每次 1～2mg/kg 有镇静和减轻喉头水肿的作用。氯丙嗪则使喉肌松弛,加重呼吸困难,不宜使用。

4.雾化吸入　现多用雾化泵雾化吸入,将布地奈德吸入溶液 1～2mg 加入雾化器中,雾化吸入后加速喉部炎症及水肿的消退,并稀释分泌物。另外,可用肾上腺素雾化吸入,可有效减轻呼吸道梗阻。剂量为 0.5mg,用 2.5ml 生理盐水稀释,此种溶液可按需给予,严重病例甚至可持续给药。

5.直接喉镜吸痰　三度呼吸困难患儿,由于咳嗽反射差,喉部或支气管内有分泌物潴留,可在直接喉镜下吸出,除去机械性梗阻,减轻因分泌物刺激所引起的喉痉挛,多可立即缓解呼吸困难。在进行直接喉镜检查吸痰的同时,还可喷雾 1‰～3‰ 的麻黄碱和肾上腺皮质激素,以减轻喉部肿胀,缓解呼吸困难。吸痰后,应严密观察病情变化,必要时进行气管切开术。

6.抗生素疗法　急性喉炎病情进展迅速,多有细菌感染,应及早选用适当足量的抗生素控制感染。常用者为青霉素、头孢菌素、红霉素和交沙霉素等。一般患儿,用一种抗生素即可。病情严重者可用两种以上抗生素。应取咽拭子做细菌培养及药物敏感试验,以选用适当抗生素。

7.气管切开术　四度呼吸困难者,应立即行气管切开术抢救。三度呼吸困难经治疗无效者也应做气管切开。

8.其他对症疗法　体温高者,应用物理或药物降温。进流质或半流质易消化食物,多饮水,必要时输液。中毒症状重者,可输全血或血浆。痰黏稠干燥者用雾化吸入。

（郑红英）

第三节　急性上呼吸道感染

急性上呼吸道感染系由各种病原引起的上呼吸道的急性感染(俗称"感冒"),是小儿最常见的疾病。该病主要侵犯鼻、鼻咽和咽部,根据主要感染部位的不同可诊断为急性鼻炎、急性咽炎、急性扁桃体炎等。

【病因】

90% 以上为病毒感染,主要有鼻病毒、呼吸道合胞病毒、流感病毒、副流感病毒、腺病毒、冠状病毒等。病毒感染后可继发细菌感染,最常见为溶血性链球菌,其次为肺炎链球菌、流感嗜血杆菌等。肺炎支原体也可引起上呼吸道感染。

婴幼儿时期由于上呼吸道的解剖和免疫特点而易患本病。营养障碍性疾病,如维生素 D 缺乏性佝偻病、亚临床维生素 A、锌或铁缺乏症等,或免疫缺陷病、被动吸烟、护理不当、气候改变和环境不良等因素,则易发生反复上呼吸道感染或使病程迁延。

【临床表现】

症状可轻可重。一般年长儿症状较轻,婴幼儿症状较重。

1.一般类型上呼吸道感染

(1)症状:①局部症状有鼻塞、流涕、喷嚏、干咳、咽部不适和咽痛等。②全身症状有发热、烦躁不安、头痛、全身不适、乏力等。部分患儿有食欲缺乏、呕吐、腹泻、腹痛等消化道症状。

婴幼儿起病急,全身症状为主,常有消化道症状,局部症状较轻。多有发热,体温可高达 39～40℃,热程 2～3d 至 1 周,起病 1～2d 可因高热引起惊厥。

(2)体征:可见咽部充血,扁桃体肿大。可有下颌和颈淋巴结肿大。肺部听诊一般正常。肠道病毒感染者可见不同形态的皮疹。

2.两种特殊类型上呼吸道感染

(1)疱疹性咽峡炎:①由柯萨奇 A 组病毒引起,好发于夏、秋季。起病急骤。②症状有高热、咽痛、流涎、厌食、呕吐等。③体征有:咽部充血,咽腭弓、软腭、腭垂黏膜上可见数个至十数个 2～4mm 灰白色的疱疹,周围有红晕,1～2d 破溃形成小溃疡。疱疹也可发生于口腔的其他部位。④病程为 1 周左右。

(2)咽结合膜热:①病原体为腺病毒 3 型和 7 型,好发于春、夏季,散发或发生小流行。②症状有高热、咽痛、眼部刺痛,有时伴消化道症状。③体征有咽部充血,可见白色点块状分泌物,周边无红晕,易于剥离;一侧或双侧滤泡性眼结膜炎,可伴球结膜出血;颈及耳后淋巴结增大。④病程 1～2 周。

【辅助检查】

1.病毒感染者外周血白细胞计数正常或偏低,中性粒细胞减少,淋巴细胞计数相对增高。

2.病毒分离和血清学检查可明确病原。

3.免疫荧光、免疫酶及分子生物学技术可作出早期诊断。

4.细菌感染者外周血白细胞计数可增高,中性粒细胞增高,在使用抗菌药物前行咽拭子培养可发现致病菌。

5.C 反应蛋白(CRP)和前降钙素原(PCT)有助于鉴别细菌感染。

【鉴别诊断】

1.流行性感冒　简称流感,由流感病毒、副流感病毒引起,最大的特点是突然发生和迅速传播。临床症状较重,表现为发病急骤、发热、寒战、头痛、肌痛、乏力等不适,体温在 39～41℃,流感的流行病史对诊断有重要意义。

2.急性传染病早期　上呼吸道感染常为各种传染病的前驱症状　如麻疹、流行性脑脊髓膜炎、百日咳、猩红热等,应结合流行病史、临床表现及实验室资料等综合分析,并观察病情演变加以鉴别。

3.婴幼儿上呼吸道感染往往有呕吐、腹痛、腹泻等消化系统症状　可能被误诊为胃肠道疾病,必须慎重鉴别。

4.急性阑尾炎　伴腹痛者应注意与急性阑尾炎鉴别。急性阑尾炎腹痛常先于发热,腹痛部位以右下腹为主,呈持续性,有固定压痛点、反跳痛及腹肌紧张、腰大肌试验阳性等体征,白细胞及中性粒细胞计数增高。

5.变应性鼻炎　有典型的过敏症状、病史,常与吸入变应原有关。常打喷嚏、鼻痒、鼻塞、流清水样鼻涕,但一般不发热,鼻黏膜苍白、水肿,鼻腔分泌物涂片示嗜酸性粒细胞计数增多和(或)血清特异性 IgE 含量增高,上述表现支持变应性鼻炎的诊断。

【并发症】

1.以婴幼儿多见。

2.病变若向邻近器官组织蔓延可引起中耳炎、鼻窦炎、咽后壁脓肿、扁桃体周围脓肿、颈淋巴结炎、喉炎、支气管炎及肺炎等。

3.年长儿若患 A 组溶血性链球菌咽峡炎,以后可引起急性肾小球肾炎和风湿热,其他病原体也可引起类风湿病等结缔组织病。

【治疗】

1.一般治疗

(1)护理:充分休息,保持室内空气新鲜和适当的温度与湿度,防止交叉感染。

(2)营养管理:由护士对患者的营养状况进行初始评估,记录在《住院患者评估记录》中。总分≥3 分,有营养不良的风险,需在 24h 内通知营养科医师会诊,根据会诊意见采取营养风险防治措施;总分<3分,每周重新评估其营养状况,病情加重时应及时重新评估。

病毒性上呼吸道感染者,应注意多饮水、给予有营养而易消化的食物、补充大量维生素 C 等。

2.对症治疗

(1)高热者可口服对乙酰氨基酚或布洛芬,亦可进行温水擦浴、洗温水澡降温。

(2)发生高热惊厥者可予以镇静、止惊等处理。

(3)鼻塞:轻者不必处理,影响哺乳时,可于授乳前用 5% 麻黄碱 1~2 滴,滴鼻;咽痛时可含服咽喉片。

(4)中成药亦有较好的治疗效果。

3.抗感染治疗

(1)抗病毒药物:大多数上呼吸道感染由病毒引起,可试用利巴韦林 10~15mg/(kg·d),口服或静脉滴注;或 2mg 含服,每 2 小时 1 次,每天 6 次,3~5d 为 1 个疗程。若为流感病毒感染,可用磷酸奥司他韦口服。合并结膜炎者,可用 0.1% 阿昔洛韦滴眼液滴眼。

(2)抗生素:细菌感染者可选用青霉素类、头孢菌素类、复方磺胺甲噁唑及大环内酯类抗生素。咽拭子培养阳性结果有助于指导抗菌治疗。若证实为链球菌感染或既往有风湿热、肾炎病史者,青霉素疗程应为 10~14d。

【并发症的处理】

1.并发咽后壁脓肿、扁桃体周围脓肿者,可切开引流,并根据药敏结果给予相应的抗生素治疗。

2.并发心肌炎者,应注意休息,加强心肌营养,控制心功能不全,纠正心律失常,防止继发感染。

3 并发脑炎、脑膜炎者,积极纠正脑水肿,给予镇静止痉、营养脑细胞、促进脑功能恢复、稳定内环境等治疗。

(佘　悦)

第四节　喉及气管支气管疾病

一、喉梗阻

【概述】

因喉部或其邻近组织的病变,使喉部通道(特别是声门处)发生狭窄或阻塞,引起呼吸困难者,称喉梗阻,亦称喉阻塞。它不是一种独立的疾病,而是一个由各种不同病因引起的症状。

喉梗阻导致的阻塞性呼吸困难,常引起机体缺氧和二氧化碳蓄积。这两种情况对全身的组织器官都有危害。特别是对耗氧量较大,同时也是对缺氧最为敏感的组织——脑和心脏的损伤最为严重和明显。

缺氧和二氧化碳蓄积对机体的危害,除与呼吸困难程度和时间长短有关外,尚与患者年龄和营养有关。年龄小或营养不良者,对缺氧和二氧化碳蓄积的耐受力较差,尤其是幼儿声门狭小,喉软骨尚未钙化,喉黏膜下组织松弛,喉部神经发育不完善易受刺激而引起痉挛,故呼吸困难进展较成人快。

【病因】

1.炎症　如急性会厌炎、小儿急性喉炎、急性喉气管支气管炎、喉白喉、喉脓肿,喉部邻近部位的炎症,如咽后脓肿、颌下蜂窝织炎等。

2.异物　特别是较大异物嵌顿在喉部,喉部气管异物不仅造成机械性阻塞,并可引起喉痉挛。

3.外伤　喉部挫伤、切割伤、烧灼伤、火器伤、高热蒸汽吸入、毒气吸入或喉气管插管性损伤等。

4.喉水肿　除炎症、外伤引起的喉水肿外,变态反应所致的喉水肿,起病急,发展快。

5.肿瘤　喉癌、喉乳头状瘤、甲状腺肿瘤。

6.喉畸形和瘢痕狭窄　前者为先天性喉蹼、先天性喉鸣、喉软骨畸形,后者由于外伤所致。

7.声带麻痹　双侧声带不能外展而致喉阻塞。

8.喉痉挛　破伤风患者和喉异物刺激导致喉痉挛引起喉阻塞。

【临床表现】

1.吸气性呼吸困难　吸气性呼吸困难为主的呼吸困难是喉梗阻的主要症状。以上病因均可引起喉部气道阻塞,导致呼吸困难。在吸气时气流将声带斜面向下、向内推压,使声带向中靠拢,在以上病因引起的喉部黏膜充血肿胀或声带固定时,声带无法做出正常情况下的外展运动来开大声门裂,使声门裂变大,尚能呼出气体,故呼气困难较吸气时为轻。因此,表现为以吸气性呼吸困难为主的呼吸困难。

呼吸困难分度:为了区别病情的轻重,准确地掌握治疗原则及手术时机,将喉梗阻引起的吸气期呼吸困难分为四度。

Ⅰ度:安静时无呼吸困难表现。活动或哭闹时,有轻度吸气期呼吸困难。

Ⅱ度:安静时也有轻度的呼吸困难,吸气期喉鸣和吸气期胸廓周围软组织凹陷,活动时加重,但不影响睡眠和进食,亦无烦躁不安等缺氧症状。脉搏尚正常。

Ⅲ度:吸气期呼吸困难明显,喉鸣声较响,胸骨上窝、锁骨上窝、锁骨下窝、上腹部、肋间等处软组织吸气期凹陷显著。并因缺氧而出现烦躁不安,不易入睡,不愿进食,脉搏加快等症状。

Ⅳ度:呼吸极度困难。由于严重缺氧和二氧化碳蓄积增多,患者坐卧不安,手足乱动,出冷汗,面色苍白或发绀,定向力丧失,心律不齐,脉搏细弱,血压下降,大小便失禁等。如不及时抢救,可因窒息、昏迷及心力衰竭而死亡。

2.吸气期喉鸣　吸气期喉鸣是喉梗阻的一个重要症状。吸入的气流挤过狭窄的声门裂,形成气流旋涡反击声带,声带颤动而发出一种尖锐的喉鸣声。

3.吸气期软组织凹陷　因吸气时空气不易通过声门进入肺部,胸腹辅助呼吸肌均代偿性加强运动,将胸部扩张,以助呼吸进行,但肺叶不能相应地膨胀,造成胸腔内负压增加,将胸壁及其周围的软组织吸入,使颈、胸和腹部出现吸气性凹陷(颈部:胸骨上窝和锁骨上、下窝;胸部:肋间隙;腹部:剑突下和上腹部),称为三凹征或四凹征。凹陷的程度常随呼吸困难的程度而异。儿童的肌张力较弱,凹陷征象更为明显。

4.声音嘶哑　常有声音嘶哑,甚至失声。病变发生于室带或声门下腔者,声嘶出现较晚或不出现。

5.缺氧症状　初期机体尚可耐受,无明显的缺氧症状。随着阻塞时间的延长,程度的加重,开始出现呼吸快而深,心率加快,血压上升。若阻塞进一步加重则开始出现缺氧而坐卧不安,烦躁,发绀。终末期则有大汗淋漓,脉搏微弱,快速或不规则,呼吸快而浅表,惊厥,昏迷,甚至心搏骤停。缺氧程度可通过经皮血氧检测仪来判断。

【辅助检查】

对疑似喉梗阻的患儿行间接喉镜、直接喉镜、纤维喉镜、CT喉部扫描等可以查明喉部情况,辅助诊断喉梗阻原因。

【诊断】

根据病史、症状及体征,对喉梗阻的诊断并不困难。一旦明确了喉梗阻的诊断,首先要判断喉梗阻的程度。查明喉梗阻的病因,则应视病情轻重和发展快慢而定。

轻者和发展较慢、病程较长的,可作间接或纤维喉镜检查以查明喉部病变情况及声门裂大小。但作检查时要注意,因咽喉部麻醉后,咳嗽反射减弱,分泌物不易咳出,可使呼吸困难明显加重,且有诱发喉痉挛的可能,故应做好气管切开术的准备。

重者和发展较快的,则应首先进行急救处理,解除喉梗阻后再作进一步检查。

【鉴别诊断】

喉梗阻引起的呼吸困难应与肺源性、中枢性和心源性呼吸困难相鉴别。

1.肺源性呼吸困难　吸气和呼气均困难。支气管哮喘、气管支气管炎时出现明显的呼气性困难,无声嘶。肺部听诊可闻及哮鸣音,如为肺部炎症,则肺部听诊可有湿啰音。X线检查可协助诊断。

2.中枢性呼吸困难　由于呼吸中枢受抑制而引起。呼吸次数慢或不规则,如潮式呼吸、间歇性呼吸、点头呼吸等。多有原发病史。

3.心源性呼吸困难　呼吸气都困难,坐位或立位时减轻,平卧时加重,患者有心脏病变的症状和体征。

【治疗】

呼吸困难的程度是选择治疗方法的主要依据。因为儿童对缺氧的耐受能力较差,所以同时要结合病因和患者一般情况等全面考虑。

Ⅰ度:明确病因后,针对病因的积极治疗即可解除喉梗阻,不必做急诊气管切开术。针对不同病因进行相应的治疗以解除喉梗阻。如由喉部炎症引起者,应及时使用激素加抗生素,配合雾化吸入等;喉异物者应及时取出异物;肿瘤患者手术治疗等。

Ⅱ度:对症治疗及全身治疗(如吸氧等)的同时积极治疗病因。病因治疗的同时严密观察病情变化,做好气管切开术的准备工作,以备在病因治疗效果不满意,喉梗阻继续加重时急救。

Ⅲ度:在严密观察呼吸变化并做好气管切开术准备的情况下,可先试用对症治疗和病因治疗。若观察未见好转或阻塞时间较长,应及早施行气管切开。因肿瘤或其他原因引起的喉阻塞,宜先行气管切开,待呼吸困难缓解后,再根据病因,给予其他治疗。

Ⅳ度:立即行气管切开术。可先行气管插管术,或插入气管镜缓解呼吸困难。待呼吸困难缓解后再作常规气管切开术,并寻找病因进一步治疗。

【预防】

1.预防呼吸道感染。

2.避免喉部外伤及异物吸入。

3.避免接触过敏原等。

二、喉/气管软骨软化病

【概述】

1942 年 Jackson 首先描述了一组吸气时声门上组织向内塌陷的临床病理生理现象,提出喉软骨软化病的命名。本病是一种婴幼儿常见的疾病,偶可见于较大的儿童或迟发性喉软骨软化病,由于喉肌组织功能障碍所致,占喉先天性畸形的 50%～75%。先天性喉软骨软化病是婴儿先天性喉喘鸣最常见的原因。喉软化和气管软化可以并存,但在病因和病理生理学表现有差异,诊断和治疗亦有所差别。

【病因】

喉软化病因尚未完全明了,其发病可能是由于喉软骨发育不成熟、软化导致吸气时声门上部软组织向喉内塌陷引起的气道阻塞。

喉组织软化可能为妊娠期营养不良,胎儿的钙和其他电解质缺少或不平衡所致。吸气时内部负压使喉组织塌陷,软化的会厌软骨、杓会厌皱襞、杓状软骨阻塞喉入口,使喉入口呈一狭长裂缝,两侧杓会厌皱襞互相接近和颤动,而产生喉鸣。

部分病例伴有其他先天性疾病,如神经系统疾病、呼吸道其他病变、胃食管反流症等。喉气管支气管软骨软化病分为原发性(先天性)和继发性。原发性(先天性)气管支气管软骨软化病原因不明,发病年龄多在6个月以内。继发性气管支气管软骨软化病多由于胸腺肥大、肿大的淋巴结、囊肿或先天性心脏病伴有心房心室的扩大所造成的管外压迫,肺动脉韧带、血管环以及生命初期应用呼吸机治疗而继发支气管-肺发育不良所致。

关于该病发病机制的研究近年在病理与生理学研究方面的新进展较多,文献报道显示解剖结构形态、神经支配与功能以及炎症因素都与喉软骨软化病的形成密切相关,"Ω"结构的会厌只有在病理基础存在时,才可能产生致病作用。

1.解剖学因素　关于解剖学因素,下列解剖结构异常是重要的相关因素:杓会厌皱襞向内塌陷、楔形软骨扩大;软化或过长的管状会厌结构;杓状软骨的向前、向内塌陷;吸气时会厌向后接触咽后壁或向内塌陷接触声带;杓会厌襞过短,楔状软骨和小角软骨向前塌陷。

2.神经肌肉因素　神经肌肉功能不全或缺陷是另一个可能的核心病理生理机制,茎突咽肌、腭口咽肌、舌骨舌肌和二腹肌协调运动起到扩张声门上结构的作用。继发于神经肌肉功能失调的肌张力低下,导致喉喘鸣和不同程度的气道阻塞与呼吸困难。

3.炎症因素　文献提及胃食管反流与喉软骨软化病密切相关。由于声门上结构向内塌陷引起的吸气时胸腔负压增加,增加胃内容物向食管内的反流,同时加重声门上结构后壁的水肿,继发喉软骨软化病。这些水肿的黏膜在吸气相时向声门内塌陷,但其因果关系尚难以确定。传统观点认为喉软骨发育不成熟导致软化在吸气时向内塌陷的倾向,然而该假说无法解释在早产儿中喉软骨软化病的发生率并没有升高的现象。同时,缺乏至关重要的组织学异常的证据。

【临床表现】

1.喉软骨软化病　是婴幼儿喉喘鸣最常见的原因。出生后几天到几周后发病,平均发病年龄为2.2周,出生6个月时症状最为严重,之后稳定并逐渐缓解,18~24月龄时症状消失。

主要症状:

(1)吸气时有喉鸣和胸骨上窝、肋间、上腹部凹陷。表现为间断性、低音调、吸气性喉喘鸣,用力吸气时喘鸣声加重。症状可为持续性,但多数为间歇性。睡眠或安静时无症状,啼哭、惊动时明显。喉鸣以吸气时明显,呼气时声小或无声。有的与体位有关,仰卧时有声响,俯卧时轻。多数患儿除吸气时喉鸣和有凹陷症状外,一般情况良好。哭声及咳嗽声正常,无嘶哑现象。

(2)严重者可有呼吸困难或发绀症状,甚至发生呼吸衰竭。上呼吸道感染时黏膜充血水肿而导致喘鸣加重,俯卧位声门上组织前移使喘鸣减轻。

(3)中到重度患儿可伴有喂食困难、胃食管反流、生长停滞、发绀、间歇性完全阻塞或心力衰竭,极重度者可窒息死亡。

2.气管支气管软骨软化病　是婴幼儿和儿童顽固性咳嗽的主要病因之一,临床往往因感染加重而就诊。由于软骨软化病的气管缺乏应有的软骨硬度和支撑力,呼气时管腔塌陷,造成通气不畅而产生高调、单音性喘鸣,并在临床上喘鸣始终存在,往往被误诊为婴幼儿哮喘。小婴儿常常由于大气管软化段的内陷,多表现为阵发性发绀和呼吸困难,特别是哭闹时呼气相的屏气发作,症状和体征随活动增多而明显,或因伴发感染而加重,是气管支气管软骨软化病的特点之一。

【辅助检查】

1.纤维喉镜检查　可见会厌软骨两侧边缘向内卷曲接触,或会厌软骨过度柔软,两侧杓会厌襞互相接近,喉腔窄小。

2.直接喉镜检查　没有条件做纤维/电子喉镜检查时,直接喉镜检查简单易行,可见喉组织软而松弛,吸气时喉上组织向喉内卷曲,呼气时吹出,若用直接喉镜将会厌挑起或伸至喉前庭时,喉鸣声消失,即可确定诊断。

3.纤维支气管镜检查　是目前气管支气管软骨软化病诊断的金标准。

【诊断】

主要依据婴儿出生后不久即发生喘鸣,直接喉镜、纤维喉镜检查、纤维支气管镜检查见有喉/气管软化表现,另外可在喉镜下将金属吸引管置于喉入口处,其吸引负压会引起会厌和杓状软骨向喉腔内脱垂,此称 Narcy 征阳性,为本病直接的诊断依据。影像学检查,如 CT 扫描和 MRI 也有助于诊断和排除其他先天性喉疾病。

纤维喉镜下将喉软化分为三型。Ⅰ型:杓状软骨黏膜脱垂,占57%。Ⅱ型:杓会厌襞缩短,占15%。Ⅲ型:会厌后移,占12%。部分患儿为Ⅰ、Ⅱ型的混合型,约占15%。

Roger 等制订了重度喉软骨软化病的诊断标准:①平静时呼吸困难和(或)活动时重度呼吸困难;②进食困难;③身高和体重增长迟缓;④睡眠窒息或阻塞性通气不足;⑤无法控制的胃食管反流;⑥有因阻塞性呼吸困难而行气管插管的病史;⑦活动时低氧血症;⑧活动时高二氧化碳血症;⑨随窒息或阻塞性通气不足加重而出现睡眠监测的异常记录。

纤维支气管镜检查应在局部麻醉下进行,以保证患儿自主呼吸和必要的咳嗽反射,而应用全身麻醉则抑制自主呼吸和咳嗽,不易观察到呼气相时管壁的内陷。硬性气管镜撑开了气管段,不易观察到软化的气管段呼气相的内陷,而易漏诊。在纤维支气管镜检时应特别注意局部麻醉应保留一定的咳嗽反射,以便观察咳嗽或深呼气时软化的气管管壁的内陷,这一重要指征在平静呼吸时是观察不到的。

【鉴别诊断】

喉/气管软骨软化病须与其他各种先天性喉及气管发育异常如喉蹼、喉裂、声门下狭窄等相鉴别,亦应注意与各种后天性喉部疾病如炎症、异物、外伤等相鉴别。

【治疗】

气管支气管软骨软化病的治疗以保持气道通畅为原则。原发性气管支气管软骨软化病应强调增强体质,预防为主,减少气道感染的机会,适当补充钙及包括维生素 D 在内的多种维生素及矿物质。喘息发作时,可以通过改变体位使气道保持通畅和超声雾化加强排痰,合并感染时应加用抗生素。继发性软骨软化病以去除原发病为宜,解除气管支气管受压的因素,软化即可得以改善。

1.一般处理　本病多数预后良好,大多数病例无须进行任何治疗即可自愈。小儿的体位调整对疾病的恢复具有重要的价值,仰卧和激惹会使症状加重。同时,避免或减少胃食管反流发生,必要时使用药物治疗原发性或继发性胃食管反流。

2.外科治疗　外科治疗技术近年出现了巨大进展,传统的气管切开术是 20 世纪 80 年代之前唯一有效的手段,直至自愈。目前仅用于极度严重病例,只在出现严重威胁生命的气道阻塞症状时采用。

根据分型采用不同的术式,即Ⅰ型予切除杓状软骨后外侧多余的黏膜,Ⅱ型予切断缩短的杓会厌襞,Ⅲ型予切除舌会厌韧带,将会厌拉向前,并缝合会厌和舌根部。

根据 Roger 等制订的标准,若满足其中 3 项或 3 项以上,则需手术;若仅有 1 项或 2 项,只需严密随访观察。

目前对于喉软骨软化病声门上手术技术尚无统一的命名,常见的名称如声门上成形术、会厌成形术、杓会厌襞成形术、杓会厌襞切开术和会厌融合术等。综合近年学者观点,声门上成形术应是最为合适的命名。这一命名适合任一形式的切除软化的声门上阻塞组织的手术技术,切除的位置和程度范围取决于每个患儿的具体阻塞机制。此外,在进行外科干预时,高度重视复合畸形的存在,手术前进行直接喉镜和气管镜检查,相关研究结果提示硬管喉镜和气管内镜在喉软骨软化疖及相关气道复合病变诊疗中至关重要,而气道复合病变的存在是影响声门上成形术结果的重要因素。因此,对复合病变同时的外科干预至关重要。

常用的手术器械包括喉显微器械、二氧化碳激光微切削钻机等。

【预防】

文献报道的手术失败率为 2%～8.8%,或仅有部分改善出现在伴随其他先天畸形者。严重的并发症如肉芽增生、水肿或璞状结构形成;声门上狭窄为最严重的并发症,虽极为罕见,但需引起高度重视,预防的策略是避免过度的切除,如果术后证明切除的组织不足,可以再次手术切除。

三、急性喉炎

【概述】

小儿急性喉炎好发于 6 个月～3 岁的儿童,是以声门区为主的喉黏膜的急性炎症,可因病毒或细菌感染引起,多继发于上呼吸道感染,也可成为某些急性传染病的前驱症状或并发症。以声音嘶哑、咳声如犬吠为主要特征,重者可导致喉梗阻而危及生命。

【病因】

可因病毒或细菌感染引起,常继发于上呼吸道感染如普通感冒、急性鼻炎、咽炎,也可继发于某些急性传染病如流行性感冒、麻疹、百日咳等。大多数由病毒引起,最易分离的是副流感病毒,占 2/3。此外还有腺病毒、流感病毒、麻疹病毒等。病毒入侵之后,为继发细菌感染提供了条件。感染的细菌多为金黄色葡萄球菌、乙型链球菌、肺炎双球菌等。

病变主要发生于声门下腔,炎症向下发展可累及气管。声门下腔黏膜水肿,重者黏膜下可发生蜂窝织炎,化脓性或者坏死性变。黏膜因溃疡可大面积缺损,表面有假膜形成者罕见。

小儿营养不良、抵抗力低下、变应性体质、牙齿拥挤重叠,以及上呼吸道慢性病,如慢性扁桃体炎、腺样体肥大、慢性鼻炎、慢性鼻窦炎,极易诱发喉炎。

小儿急性喉炎与成人相比更易发生呼吸困难,原因如下:

1.小儿喉腔狭小,喉内黏膜松弛,肿胀时更易导致声门阻塞。

2.喉软骨柔软,黏膜与黏膜下层附着松弛,炎症时肿胀较重。

3.喉黏膜下淋巴组织及腺体组织丰富,炎症易发生黏膜下肿胀,而使喉腔变窄。

4.小儿咳嗽功能不强,不易排出喉部及下呼吸道分泌物,更使呼吸困难加重。

5.小儿对感染的抵抗力及免疫力不如成人,故炎症反应较重。

6.小儿的神经系统不稳定,容易受激惹而发生喉痉挛。

7.喉痉挛除可以引起喉梗阻外,又使充血加重,喉腔更加狭小。

因此,小儿急性喉炎的病情常比成人严重,若不及时诊治,可危及生命。

【临床表现】

起病常较急,患儿多有发热,常伴有咳嗽、声嘶等。早期以喉痉挛为主,声嘶多不严重,表现为阵发性犬吠样咳嗽或呼吸困难,继而炎症侵及声门下区则出现"空空"样咳嗽声,夜间症状加重。声门下黏膜水肿加重,可出现吸气性喉喘鸣。病情重者可出现吸气期呼吸困难,患儿鼻翼扇动,胸骨上窝、锁骨上窝、肋间隙及上腹部软组织吸气时下陷(三凹征),烦躁不安,出冷汗,脉搏加快等症状。

【辅助检查】

纤维或电子喉镜检查可见喉黏膜充血肿胀,尤以声门下区为重,使声门下区变窄。声带由白色变为粉红色或红色,黏膜表面有时附有黏稠性分泌物。

【诊断】

本病起病急,根据其病史、发病季节及特有症状,有声嘶,"空空"样咳嗽应立即想到本病,如出现吸气性喉喘鸣和吸气性呼吸困难即可做出诊断。

对较大能配合的小儿可行间接喉镜检查。如有条件可行纤维/电子喉镜检查,以协助诊断。

【鉴别诊断】

应与下列疾病相鉴别:

1.气管支气管异物　起病突然,多有异物吸入史。患儿有剧烈的咳嗽及呼吸困难等症状,胸部听诊、X线检查及支气管镜检查可以鉴别两种疾病。

2.喉痉挛　常见于较小婴儿,起病急,有吸气性喉喘鸣,声调尖而细,发作时间短,症状可骤然消失,无声嘶。

3.先天性喉部疾病　如先天性喉软骨软化病等。各种喉镜检查和实验室血常规、咽喉拭子涂片或分泌物培养等检查均有助于鉴别。

此外,还应注意与喉白喉、麻疹、水痘、百日咳、猩红热、腮腺炎的喉部表现相鉴别。

【治疗】

1.治疗的重点是解除喉阻塞,应及早使用有效、足量的抗生素和激素以控制感染,消除水肿、减轻喉阻塞症状。常用的口服激素有泼尼松、甲泼尼龙;也可用地塞米松、氢化可的松等肌内注射或静脉给药。

2.给氧、解痉、化痰,保持呼吸道畅通。可用超声雾化吸入或经鼻给氧。若声门下有干痂或假膜及黏稠分泌物,经上述治疗呼吸困难不能缓解,可在直接喉镜下吸出或钳出。

3.重度喉阻塞或经药物治疗后喉阻塞症状未缓解者,应及时作气管切开术。

4.对危重患者应加强监护及支持疗法,注意患儿的营养与电解质平衡,静脉注射葡萄糖液,保护心肌功能,避免发生急性心力衰竭。

5.尽量使患儿安静休息,减少哭闹,以免加重呼吸困难。

【预防】

1.预防措施

(1)平时加强户外活动,多见阳光,增强体质,提高抗病能力。

(2)注意气候变化,及时增减衣服,避免感寒受热。

(3)在感冒流行期间,尽量减少外出,以防传染。

(4)生活要有规律,饮食有节,起居有常,夜卧早起,避免着凉。在睡眠时,避免吹对流风。

2.本病预后一般较好。

四、急性会厌炎

【概述】

急性会厌炎是指会厌和杓会厌部位的急性声门上喉炎,特征为病变处高度水肿。其进展迅速,病情凶险,易出现危及生命的严重喉梗阻。多为细菌、主要由 b 型流感嗜血杆菌(Hib)感染所致。在 Hib 普及接种前,国外以儿童高发。当小儿出现吸气性喘鸣时,欧美首先考虑是会厌炎。近年来,国外儿童发病率已明显下降。我国成人多见,而儿童少见。通常发生于 2～7 岁儿童,发病高峰年龄是 3 岁半。全年均可发病,以冬春季多见。

【病因】

细菌感染是其致病的主要因素,其中 Hib 最常见,链球菌、葡萄球菌,以及白喉杆菌、结核分枝杆菌等也可引起声门上感染而致病。某些机械损伤如异物、化学损伤,有害气体吸入及物理损伤如吸入蒸汽等,造成会厌区域炎症水肿而致病。食物、药物等的过敏反应,可引发会厌高度水肿。

病理改变为会厌黏膜弥漫性充血、水肿,炎性细胞浸润,但很少侵及声带及声门下区。由于会厌舌面黏膜下组织较松弛,因此肿胀明显。肿胀的会厌常常比正常明显增厚。炎症重者局部可以形成脓肿。

该病发病机制考虑为会厌部位的炎症压迫会厌根部,而会厌的静脉回流均通过该部位,因此使得静脉回流受阻,会厌将迅速发生剧烈水肿,且不易消退,会厌周围组织的炎症也加重水肿,最终可能使气道完全阻塞、喉梗阻,引起窒息死亡。

【临床表现】

起病急骤、进展迅速、病情凶险是其特征。数小时内,健康儿童可突然发热(多为高热)、咽痛、流涎、吸气性喘鸣、三凹征及气道梗阻症状,继而出现精神萎靡、四肢发冷、面色苍白、血压下降,甚至昏厥、休克等衰竭状态。可有语音不清或语音低,但多无声音嘶哑、极少咳嗽,因气道梗阻患儿常呈前倾坐位,使得吞咽困难,又导致流涎较多,患儿呈惊恐状。从症状出现进展到出现严重气道梗阻不超过 24 小时。由外伤和过敏所致的急性会厌炎可无发热。

若怀疑会厌炎,儿科医师咽部检查要慎重,除非已准备建立人工气道,否则用压舌板强压舌根部检查,可致气道完全阻塞。检查应在做好气管切开准备后,或在耳鼻喉科进行。压舌板深压舌根可见增大、呈樱桃样的会厌。

【辅助检查】

1.喉镜检查　会厌肿胀以舌面为甚,可呈樱桃色或苍白色。因会厌不能上举,难以看见声门和声门下区。可见到会厌舌面的小脓肿。

2.血常规检查　白细胞总数升高,中性粒细胞比例增高,提示细菌感染。

3.C 反应蛋白　可明显升高。

4.X 线检查　颈部侧位软组织 X 线平片或侧颈部 CT 有助于诊断,其可显示出近似于拇指大小增大的会厌。

【诊断】

根据起病急骤、进展迅速、病情凶险的特征,结合高热、流涎、吸气性喘鸣、呼吸困难、特殊体位及发病年龄可作出诊断。重要的是咽部检查要慎重。

【鉴别诊断】

1.急性喉气管支气管炎　多为病毒感染所致。尽管起病急,但常在出现上呼吸道感染 1～2 天后逐渐进展到出现声嘶、犬吠样咳嗽、吸气性喘鸣、呼吸困难和气道梗阻,发病年龄大多较急性会厌炎更小。表 2-2 列出的是两病相关的鉴别诊断。

表 2-2 急性喉气管支气管炎和急性会厌炎的鉴别诊断

项目	急性喉气管支气管炎	急性会厌炎
年龄	3 个月～5 岁	2～7 岁
病原体	多为病毒,常见副流感病毒	通常为 Hib
病程进展	2～3 天	数小时内
体温	低中热	高热
体位变化	无	前倾坐位
对肾上腺素雾化反应	有	无
颈部后前位放射影像	"尖塔征"	"拇指征"

2.喉白喉 为白喉杆菌引发。起病较缓,呼吸困难发展缓慢,咳嗽剧烈。低热,可有声嘶,但无吞咽困难。咽喉可见不易拭去的假膜。

【治疗】

急性会厌炎为急重症,一旦疑诊,应请耳鼻喉科医师会诊,并准备气管切开或气管插管。药物治疗以缓解病变区域的水肿。选择适当抗生素抗感染。应注意观察病情变化,至少留院观察 24 小时。

1.糖皮质激素 应选用抗炎症作用强的地塞米松,每次 0.25～0.5mg/kg。

2.抗生素 选用三代头孢菌素如头孢曲松,或阿莫西林/克拉维酸等 Hib 敏感的抗生素,疗程 10～14 天。

3.吸氧 烦躁不安,血氧低者予以吸氧。

4.喉梗阻严重 行气管切开术或气管插管。

【预防】

适龄儿童接种 Hib 疫苗。不同年龄儿童接种程序为,1～2 个月婴儿:2～3 个月龄开始接种,间隔 1～2 个月 1 次,共 3 次,1 岁半加强 1 次;6～12 个月婴儿:间隔 1～2 个月 1 次,共 2 次;1～5 岁儿童:接种 1 次。>5 岁儿童一般不再接种。

及时救治预后好,大多可治愈。如未及时救治,延误病情,则预后较差,严重的可以导致死亡。

五、急性支气管炎

【概述】

急性支气管炎是主要由病毒等多种病原体及环境刺激物等非生物因素所致的支气管黏膜的急性炎症。气管常同时受累,也称为急性气管支气管炎。常伴随在病毒性上呼吸道感染之后,冬季高发,婴幼儿多见,也是急性传染病的表现之一。由于气道黏膜受损或气道超敏反应,其主要症状咳嗽可长至 1～3 周。

【病因】

病毒感染是其主要致病因素,常见病毒有流感病毒、副流感病毒、腺病毒、呼吸道合胞病毒及鼻病毒等。本病病原体还有肺炎支原体、肺炎衣原体和百日咳杆菌等。病毒感染的基础上,可继发细菌感染,如肺炎链球菌、A 族 β 溶血性链球菌、金黄色葡萄球菌、流感嗜血杆菌和沙门菌等。除新生儿及机械通气患儿外,免疫功能正常的儿童极少有单纯的细菌性支气管炎。非生物致病因素包括臭氧、二氧化硫、烟雾、主动和被动吸烟,以及空气中细颗粒物等环境污染,吸入有毒气体如氨气、氯气、溴化物、硫化氢及挥发性气体等。免疫功能低下、特应性体质,如营养不良、佝偻病、过敏反应、慢性鼻炎、咽炎是本病的诱因。

感染和非生物因素可使气管支气管黏膜充血、水肿和分泌物增加,黏膜下层有中性粒细胞、淋巴细胞等浸润。严重者纤毛上皮细胞损伤脱落,黏膜纤毛功能降低。而受损的气道上皮对外来刺激易产生超敏反应,出现咳嗽,并且持续长达1～3周。机体炎症消退后,气管支气管黏膜结构和功能大多恢复正常。

【临床表现】

通常首先表现为非特异性的上呼吸道感染症状,如鼻咽炎,出现流涕、鼻塞、咽痛,乏力等,多无热或低热,流感病毒感染体温较高。3～4天后,鼻咽部症状减轻,开始有频繁的刺激性干咳,咳嗽可为持续性或阵发性,遇冷空气、刺激性气味如烟草烟雾等刺激加剧。在较大儿童,剧烈咳嗽可导致胸痛。以后可有痰,痰液逐渐由稀薄变粘稠,呈脓性痰,这不一定是细菌感染的征象,可能为白细胞迁移引起炎症所致。患儿可将痰液咽下,积在胃内,再咳嗽时引起呕吐。

体格检查:早期可有咽部充血、结膜充血等,肺部听诊正常。病程进展、咳嗽加剧后,肺部听诊可有呼吸音粗糙,闻及干、湿啰音,也可有散在的哮鸣音。在肺的同一部位湿啰音常随咳嗽、体位变动等消失,肺部不固定的湿啰音是急性支气管炎的特征性表现。

某些急性传染病如麻疹、伤寒、白喉、猩红热,也包括流行性感冒和百日咳的发病累及气管支气管,出现上述临床表现。

急性支气管炎可向下蔓延引起肺炎,尤其是合并细菌感染后。本病还可并发中耳炎、鼻窦炎等。

【辅助检查】

胸部X线检查:双肺纹理增多、增粗或无异常。

【诊断】

根据前期有非特异性的上呼吸道感染症状,临床主要表现为早期频繁的刺激性干咳,后转为有痰的咳嗽,无发热或低热,肺部听诊呼吸音粗糙,干啰音或/不固定的湿啰音,而胸部X线检查仅表现为双肺纹理增多、增粗或无异常可以诊断。

【鉴别诊断】

主要与肺炎相鉴别。支气管肺炎肺部听诊为固定的细湿啰音,咳后啰音无减少,胸部X线呈点片状阴影。大叶性肺炎有肺实变体征,X线片有相应表现。但支气管炎与肺炎早期鉴别较难,在婴儿期可按肺炎处理。

气管、支气管异物:与支气管炎相同,咳嗽较重。但其有异物吸入史,胸X线片可有肺不张和肺气肿,必要时行支气管镜检查。

应与咳嗽为主的疾病相鉴别,见表2-3。

表2-3　咳嗽表现为主的疾病

种类	诊断
炎症	哮喘病
慢性肺疾患	支气管肺发育不良
	感染后支气管扩张
	气管或支气管软化
	纤毛异常
	其他慢性肺疾患
其他慢性疾病或先天性疾病	喉裂
	吞咽障碍

续表

种类	诊断
感染性或免疫性疾病	胃食管反流
	气道受压(如气管环或血管瘤)
	先天性心脏病
	免疫缺陷
	结核病
	过敏性疾病
获得性	气管、支气管、食管异物

【治疗】

本病多为自限性,无特异性治疗,可适当采用对症治疗。变换体位以利于痰液排出,保持室内一定湿度(40%),多次、适量饮水以使痰液稀化,对本病有一定帮助,但并不能缩短病程。气道即使有脓性分泌物,若无合并细菌感染证据或未引起细菌性肺炎,原则上不用抗生素,用抗生素也不能缩短病程。对肺炎支原体、肺炎衣原体、百日咳杆菌等引起的急性支气管炎可用大环内酯类抗生素。病原体为流感病毒,可用神经氨酸酶抑制剂奥司他韦。中枢性镇咳药,如喷托维林,抗组胺药异丙嗪等原则上不用,因其在缓解咳嗽症状的同时,也可使支气管分泌物变黏稠,痰液呈脓痰,不易排出,造成气道阻塞,引起肺不张或肺气肿,尤其是在2岁以下的婴幼儿,因此应用镇咳药要评估症状轻重和利弊得失。祛痰药也并非都用,可结合病情选用。咳嗽持续时间长,超过2周者,可用布地奈德雾化液雾化治疗,也可选用白三烯受体调节剂孟鲁司特。

【预防】

本病多为自限性,病程一般持续1周或稍长即可痊愈,但也可迁延2~3周或反复发作,后者多见于免疫功能低下或有特应性体质者。

慢性支气管炎是独立于急性支气管炎之外的病症,两者无内在联系,非病程上的区分。儿童是否有慢性支气管炎还存在争议。

加强体育锻炼和耐寒训练,增强体质,对预防本病有一定帮助。对免疫功能低下或有过敏性疾病患儿应积极治疗原发病。应遵循计划免疫程序接种疫苗。

六、急性毛细支气管炎

【概述】

毛细支气管炎是由多种致病原感染引起的病变部位在毛细支气管(主要在直径为 $75\sim300\mu m$ 的气道)的炎症性疾病。2岁以内多发,其中2~6个月婴儿的发病率最高。多见于冬春两季,散发,有时亦呈流行性。本病多由病毒感染所致,其中呼吸道合胞病毒为最常见病原。本病的特点是无明显发热、喉部可闻及"咝咝"声、呼气性呼吸困难、双肺可闻及典型的呼气性喘鸣音或高调哮鸣音,严重者可合并急性呼吸衰竭、心力衰竭及中毒性脑病等。多数预后良好,极少数也可发展为闭塞性细支气管炎。过敏体质明显(如有严重湿疹等)或有哮喘家族史患儿,日后发展为哮喘的几率较高。

【病因】

毛细支气管炎的病因有吸入性、感染性、药物性及特发性,在小儿主要由感染因素引起。病毒是最常见的病原,其中呼吸道合胞病毒(RSV)最为多见;此外,副流感病毒、腺病毒、鼻病毒、肺炎支原体等也可引起,也可出现混合感染。毛细支气管炎的发病率在 RSV 流行高峰的季节最高,由于 RSV 感染后机体不会出现长期或永久的免疫力,因此常可出现重复感染。有报道 90% 的婴幼儿在 2 岁以内感染过 RSV,其中约40% 发展为下呼吸道感染。婴幼儿易患感染性毛细支气管炎与其解剖及生理特点有关:①婴幼儿期细支气管内腔狭窄,气流阻力增大,气流速度慢,故吸入的微生物易于沉积;②由于婴幼儿的各种免疫功能尚未成熟,支气管黏膜上 IgA 水平较低,尚不能起保护作用。病理改变主要是病变部位的细支气管黏膜肿胀,黏膜下炎性细胞浸润,黏膜上皮损伤脱落,黏液分泌增多;毛细支气管可有不同程度的痉挛。由于毛细支气管的管壁较薄,故炎症易扩展累及周围的肺间质和肺泡,形成细支气管周围炎。

RSV 侵袭毛细支气管后,致使病变部位黏膜上皮损伤、脱落,黏膜充血、肿胀,黏液分泌增多;加之同时伴有毛细支气管的不同程度痉挛,最终导致病变部位的毛细支气管部分或完全性阻塞,气体呼出障碍,肺内残气量增多、有效通气量减低,通气/血流比例失衡,最终导致体内缺氧,出现呼气性呼吸困难,重者可发展至进行性呼吸衰竭。病变轻者,炎症消退后渗出物被吸收或咳出而痊愈,少数病变重者可因管壁的瘢痕修复,管腔内渗出物发生机化,使细支气管闭塞,形成闭塞性细支气管炎。

【临床表现】

本病多见于 6 个月内小儿,最大不超过 2 岁。体温多正常或略高,无继发感染者少见高热。病前 2～3 天常有上呼吸道感染前驱症状,随后可出现剧烈咳嗽、呼气性呼吸困难及阵发性喘憋。喉部可闻及"咝咝"声。呼吸困难常呈阵发性。夜间及晨起好发作;剧烈活动、哭闹或吃奶后喘鸣加重,休息及改善通气后有时可自行缓解。严重病例可合并急性呼吸衰竭、心力衰竭及中毒性脑病等;有些患者可骤然出现呼吸暂停及窒息。

喘息发作时,患儿呼吸及心率加快,轻者烦躁不安,鼻翼扇动;重者口周发绀,呈喘憋状,表现为明显的三凹征,易合并充血性心力衰竭。胸部叩诊呈过清音,肺肝界下移。听诊双肺呼吸音延长,可闻及典型的呼气性喘鸣音或高调哮鸣音;喘憋时常听不到湿啰音,缓解时可闻及弥漫性细湿啰音或中湿啰音。喘憋严重时喘鸣音有时反而减弱,应予以注意。腹部查体肝脏增大多见,但往往并非因充血性心力衰竭所致,经常为肺气肿引起的肺肝界下移。

【辅助检查】

外周血白细胞多正常。血气检查,病初时 PaO_2 及 $PaCO_2$ 减低,严重时 $PaCO_2$ 增高,发生呼吸性酸中毒。胸部 X 线检查可见双肺多有不同程度肺气肿或肺纹理增强改变;有时可见支气管周围炎性阴影或节段性肺不张;肺泡受累时,可出现间质性肺炎及肺浸润病变。取鼻咽拭子或气管内分泌物行病毒分离或抗体检测有助于确定病原。

【诊断】

1.注意易患因素

(1)宿主因素:包括早产儿、低出生体重儿、6 个月以下婴儿、先天性心脏病、早产儿慢性肺疾病、神经系统疾病、免疫功能低下、缺乏母乳喂养。

(2)环境因素:包括生活贫困、被动吸烟、空气污染、居住拥挤、幼儿园长托。

2.注意年龄及体温特点　多见于 6 个月内小儿,最大不超过 2 岁。体温正常或略高,无混合感染者少见高热。

3.注意喘息及肺部体征特点

(1)喘息特点:喉部可闻及"咝咝"声,呈呼气性呼吸困难,剧烈活动、哭闹或吃奶后喘鸣加重,安静后可减轻。

（2）肺部特征特点：叩诊呈过清音，肺肝界下移；双肺呼吸音延长，双肺可闻及典型的呼气性喘鸣音（或高调哮鸣音），有的患者也可闻及细小湿性啰音。但需注意，喘憋严重时喘鸣音反而减弱甚至消失，不要误认为病情缓解。

4.注意胸片特点及检查指征　胸片特点是以双肺气肿为主，也可见支气管周围炎性阴影或节段性肺不张改变；但无大片实变阴影。目前观点认为，毛细支气管炎患儿胸片的特异性不强，与病情严重程度的关系也不确定，因此对临床症状不重者不推荐常规行胸片检查；但住院患儿若对治疗的反应欠佳，需进一步评估病情严重程度或怀疑其他诊断时，则应行影像学检查。

5.注意过敏体质　过敏体质婴儿（如易患湿疹等）、有哮喘或过敏体质家族史者，将来发展成支气管哮喘的几率增加。

【鉴别诊断】

本病应与该年龄段引起喘憋或呼吸困难的相关疾病鉴别，包括支气管哮喘的首次发作、急性喉气管支气管炎、喉/气管/支气管软骨软化病、呼吸道合胞病毒性肺炎、粟粒性肺结核、先天性气道发育异常、血管环、先天性肺疾病、胃食管反流、气管食管瘘、百日咳、心内膜弹力纤维增生症、充血性心力衰竭、异物吸入、囊性纤维化等相鉴别。

毛细支气管炎与婴幼儿哮喘首次发作的临床表现极其相似，在就诊当时难以鉴别，需要日后定期随访观察。如反复发作超过3次以上，支气管扩张剂治疗有效且除外其他肺部疾病，则应考虑支气管哮喘的诊断；个人过敏体质、有哮喘或过敏体质家族史、长期被动吸烟等是毛细支气管炎患儿将来发展为哮喘的高危因素。

哮喘的早发型或是病毒感染诱发的喘息很可能和毛细支气管炎的诊断重叠。由于毛细支气管炎与早发哮喘容易混淆，导致了一系列针对哮喘的试验性治疗，包括支气管扩张剂或是激素。但是，这两类药对于毛细支气管炎的患者均不能提供临床上的重要作用，并且增加了药物副作用的风险及费用。

【治疗】

1.一般治疗

（1）吸氧：既往体健的患儿若血氧饱和度降至90％以下，则为氧疗指征；若持续低于90％，则应通过足够的氧疗使血氧饱和度升至90％或以上；若患儿的血氧饱和度≥90％且进食良好、仅有轻微呼吸困难，则可停用氧疗。对于有明显血流动力学异常的心肺疾病史或早产史的患儿，在准备停用氧疗时应给予密切监测。

（2）镇静：极度烦躁时应用。可用5％水合氯醛每次1ml/kg，口服或灌肠；或复方氯丙嗪肌内注射（异丙嗪和氯丙嗪每次各1mg/kg）。应用镇静剂时要密切注意呼吸节律的变化。

（3）保持呼吸道通畅：有痰随时吸出；痰液黏稠者可予以盐酸氨溴索治疗以稀释痰液，给药途径可为静脉注射或雾化吸入。雾化吸入时，应使用吸入型盐酸氨溴索，静脉剂型慎用。应注意，由于本病患儿可能存在气道高反应性，因此，如病情需要以吸入途径给药时，应使用以压缩空气（或气流量＞6L/min氧气）为动力的雾化器装置通过面罩吸入，忌用对气道有较大刺激作川的超声雾化吸入装置。

2.控制喘憋　吸入支气管扩张剂和糖皮质激素治疗喘憋尚存一定的争议。国外许多有循证医学证据的研究显示，上述两药物对喘憋的疗效有限。不过，鉴于吸入治疗的安全性，通过空气压缩装置吸入支气管扩张剂（如沙丁胺醇、异丙托溴铵等）和糖皮质激素（如布地奈德等）可在临床早期试验性应用，如有效可继续给予，如果临床症状无改善则不继续使用。全身性糖皮质激素应慎用。近年来，对于中、重度毛细支气管炎患儿推荐使用高渗盐水和肾上腺素雾化吸入的治疗方法。

（1）高渗盐水雾化吸入：3％盐水雾化吸入（压缩空气或气流量＞6L/min氧气为动力的雾化器装置），

每次 2～4ml,4～6 次/天,疗程 1～3 天。研究表明,应用高渗盐水雾化吸入治疗中度毛细支气管炎,可明显减轻临床评分、减少住院率、缩短住院时间,安全性良好。但如果吸入过程中患儿不耐受或诱发气道痉挛时(如出现喘憋加重),需及时停用。

(2)肾上腺素雾化吸入:收缩气管黏膜小动脉,减轻黏膜水肿、降低支气管黏膜厚度,从而提高气道直径而改善通气。用法:肾上腺素每次 0.5mg(1 岁以下)、每次 1mg(1 岁以上),加入 2ml 生理盐水中,雾化吸入(压缩空气或气流量＞6L/min 氧气为动力的雾化器装置),2～4 次/天,疗程 1～3 天。应用肾上腺素雾化吸入时,应密切观察心率及血压变化。如果治疗无效不再增加剂量应用。

(3)其他:静脉注射氨茶碱或硫酸镁可尝试使用,但尚缺乏确切的循证证据。

3.抗病毒及其他病原体治疗

(1)利巴韦林静脉注射或雾化吸入。由于尚缺乏确切的循证依据,故不推荐常规应用。

(2)明确或疑似肺炎支原体感染可予以大环内酯类抗生素治疗。

(3)有继发细菌感染时需酌情加用其他抗生素。

4.生物制品治疗

(1)静脉注射免疫球蛋白(IVIG)可在重症患儿或上述治疗方法无效时考虑应用。研究表明,IVIG 可缓解临床症状,减少患儿排毒量和缩短排毒期限。应用方法为每天 400mg/kg,连续 3～5 天。

(2)静脉注射抗 RSV 单克隆抗体对高危婴儿(早产儿、支气管肺发育不良、先天性心脏病、免疫缺陷病)和毛细支气管炎后反复喘息发作者有确切的预防作用;RSV 单克隆抗体上市后研究也显示,预防治疗可显著降低住院率。但值得注意的是,该药不能治疗 RSV 感染。

5.其他治疗　及时纠正酸碱失衡及离子紊乱;有心力衰竭时积极强心、利尿、减轻心脏负荷;出现脑水肿时及时降颅压及保护脑细胞;有呼吸衰竭时需要气管插管,人工通气治疗。

【预后】

近年研究表明,毛细支气管炎与哮喘的关系十分密切。多年追踪观察发现,婴儿急性毛细支气管炎所表现的喘息往往是哮喘的第一次发作。如喘息反复发作(有人认为超过 3 次),除外其他肺部疾病后应考虑支气管哮喘的诊断。国内外研究显示,有 30%～70%的毛细支气管炎患儿日后发展成哮喘;有过敏体质、家族有哮喘、过敏性鼻炎等遗传病史及父母吸烟的患儿,哮喘发生率较无以上因素者显著增高。研究显示,对存在哮喘危险因素的毛细支气管炎患儿出院后采用激素吸入治疗可明显减低其日后哮喘的发生率。因此,对诊断为毛细支气管炎的患儿,一定要定期随访;如果日后再有喘息发生(无论是感染或是运动、吸入冷空气等),特别是对支气管扩张剂及激素治疗敏感,即可能是哮喘,笔者认为不必非得发作 3 次以上。有人认为,毛细支气管炎患儿如果同时有哮喘的危险因素,即应按哮喘予以早期干预治疗。

七、支气管异物

【概述】

支气管异物(是指物体误入气道,从而引起咳嗽、喘息、呼吸困难等一系列症状,是儿科的急症,可以造成小儿突然死亡。支气管异物是美国 6 岁以下儿童最常见的意外死亡原因,以 3 岁以下婴幼儿最多见,男孩多于女孩,男女比例约为 3：2。

【病因】

1.儿童易发生气道异物的原因

(1)小儿臼齿未萌出,咀嚼功能差。

(2)喉头保护性反射功能不良。

(3)小儿进食时爱哭笑打闹。

(4)学龄期儿童喜将一些小玩具、笔帽等含于口中,当其哭笑而深吸气时易将异物吸入气管。

(5)临床有重症或昏迷患儿,由于吞咽功能反射消失,偶将呕吐物、血液、食物、牙齿等呛入气管。

2.气道异物的种类

(1)外界异物种类繁多,可分为固体性和液体性,又可分为植物性,常见的如花生、瓜子、玉米粒、黄豆、果核;动物性,如骨头;化学制品,如小球、哨、发卡、塑料笔帽等。

(2)内生性异物较少见,如各种炎症所致的肉芽、分泌物等。

3.病理变化　异物落入气管引起的病理改变主要是机械性阻塞、异物所致的损伤刺激及继发感染。异物所致的损伤可分为机械性和化学性。前者为异物直接损伤气道黏膜,出现局部黏膜出血,继之充血肿胀;后者是异物中的游离脂肪酸刺激气道黏膜引起弥漫性炎症反应。含有游离脂酸的异物主要是花生等植物性异物,其在进入气管2～3天即可发生支气管黏膜的炎症反应,表现为黏膜充血、肿胀、分泌物增多,出现部分性阻塞的表现,随着分泌物的增多,加之异物吸水后膨胀,则可出现气道完全阻塞,分泌物逐渐转为脓性。部分患者异物周围可出现肉芽组织增生、纤维化。继发感染主要引起肺炎、肺脓肿、脓胸等。综上,其病理改变受异物的自然属性、梗阻程度、落入时间、异物的活动度、感染与否等因素影响。

【临床表现】

异物所在部位不同,可有不同的症状。

1.喉异物　异物进入喉腔,出现反射性喉痉挛引起吸气性呼吸困难和剧烈的刺激性咳嗽。如异物停留于喉腔入口,则可出现吞咽痛或吞咽困难。如异物位于声门裂,重者出现窒息,轻者出现呛咳及声嘶、呼吸困难、喉鸣等。如异物为小膜片状贴于声门下,则可只有声嘶而无其他症状。尖锐异物刺伤喉部可发生咯血及皮下气肿。

2.气管异物　异物进入并居留于气管者,多随呼吸移动而引起剧烈的阵发性咳嗽,睡眠时咳嗽及呼吸困难减轻,呼吸困难多为吸气性的。但若异物较大而嵌在气管隆突之上,则表现为混合性呼吸困难,伴呼气性喘鸣音。一般气管异物有以下三个典型特征:①喘鸣:主要因空气经过异物阻塞处而发生。②气管拍击音:异物随呼出气流撞击声门下发生,咳嗽时更明显,异物固定不动则无此音。③气管撞击感:发生原理同气管拍击音,触诊时可有撞击感。此外气管异物时肺部体征可有不同程度的呼吸音减低及痰鸣。如异物较大,阻塞气管,可致窒息。此种情况危险性较大,异物随时可能上至声门引起呼吸困难或窒息。

3.支气管异物　一侧主支气管是异物最主要的停留部位,且异物落入两侧支气管的几率相当,与成人以右侧为主不同。此时患儿咳嗽、呼吸困难及喘鸣减轻,仅有轻度咳嗽及喘鸣,甚至无症状。以后因异物阻塞和并发炎症,产生肺气肿和肺不张等支气管阻塞症状及相应体征。异物存留时间较长者,炎症加剧,轻者并发支气管炎及肺炎,重者可并发肺脓肿或脓气胸等,加重呼吸困难,并引起全身中毒症状如高热等。继发感染者肺部可闻及干、湿性啰音,而脂酸性异物所致感染,在取出异物后则可闻及中细湿啰音,这是因潴留的分泌物排出所致,一般术前不易听到。一般异物停留在支气管中,极少数细小异物如大头针等可进入分段支气管。小的矿物性异物,不足以阻塞支气管,可无显著症状,经过数周或数月后,肺部发生病变,患儿反复发热、咳嗽、咳痰,出现慢性支气管炎、肺炎、支气管扩张或肺脓肿等病变。

【辅助检查】

1.X线检查

(1)不透X线异物:此种异物的X线诊断较容易,只要行X线正侧位透视或摄片即可明确异物的部位、大小及形状。

(2)透 X 线异物:可以通过观察呼吸道梗阻情况,如肺气肿、肺不张及纵隔移位等而确定诊断。此时需仔细的透视检查,如需摄片,则必须同时拍摄吸气和呼气时的照片,但年龄较小儿童往往不能很好配合。

1)气管异物:在透视下表现双侧肺透亮度增高,横膈位置低平,呼气末肺部变暗,横膈上升不明显,心影有反常大小。

2)支气管异物:患侧有阻塞性肺气肿者,透视时可见患侧肺透亮度高,横膈低平,纵隔向健侧移位,吸气时纵隔向患侧摆动,随即回到原位。支气管异物患侧有阻塞性肺不张者,透视时可见患侧肺透亮度减低,横膈上升,健侧有代偿性肺气肿,纵隔向患侧移位,吸气时纵隔向患侧摆动。

2.CT 检查　文献报道胸片对于诊断支气管异物的敏感性和特异性较低,近年来随着多层螺旋 CT 及三维重建仿真支气管镜的临床应用,提高了气道异物诊断的敏感性和特异性,并可为手术提供精确的影像学参考。通过三维重建可以很好的显示气管支气管管腔内情况,对透 X 线异物的确诊率较高,定位精准。气道异物的 CT 直接征象是异物本身显示和局限性气道阻塞,小的异物附着于腔内壁,造成局部狭窄,大的可致气道明显变窄,甚至闭塞,同时可显示伴有或不伴有的肺部并发症的间接征象:如远端支气管扩张、肺气肿、阻塞性肺炎、肺不张等。三维重建后处理的 CT 仿真支气管镜显示为气道内异物阻塞,模拟支气管镜探查不畅。但分泌物、肿瘤及其他阻塞性疾病可能造成假阳性的结果。此外,三维重建处理尚有多平面重组、容积重建透明法、曲面重建技术、最大密度投影、表面遮盖技术等方法,需有经验的放射线医师根据不同病例合理选择重建手段。

多层螺旋 CT 及三维重建技术尤其适合于胸片检查阴性而临床怀疑呼吸道异物的患儿,从而避免不必要的硬质支气管镜检查。但由于 CT 检查辐射量大,费用高,年幼儿需用镇静药物,检查时间长,若异物尚未完全固定可能增加窒息的风险,因此,有明确病史时,仍应首先考虑普通 X 线检查;只有当其病史、临床症状与体征或普通 X 线检查不典型时,再选用 CT 扫描。虽然影像学检查在气道异物诊断中具有相当高的价值,但对 2 级及以下小支气管异物也存在一定漏诊率,因此,影像检查在气管、支气管异物诊断中,尤其对深部或小的异物有一定局限性。

3.支气管镜检查　对怀疑气管、支气管异物可能,而影像学检查阴性的患儿应当进行支气管镜检查,可选择硬质支气管镜或纤维支气管镜。

【诊断】

凡家长提供误吸异物的病史,突发性呛咳、呼吸困难、窒息、发绀、吸气性胸骨上窝凹陷、呼吸音减低(上述临床表现可存在一个或多个,呛咳是最常见的),既往无哮喘病史,胸部 X 线检查提示有局限性肺气肿、肺不张、纵隔摆动或无明显异常,应首先考虑该病,严重呼吸困难需要紧急抢救,及时行支气管镜检查取出异物可以避免严重后果。文献报道 2/3 患儿家长有目击误吸病史,但有部分家长忽略该病史,故应反复询问。

如果有明确误吸异物、呛咳的病史,即使症状、体征及影像学检查不典型时,也应该考虑异物的可能,可行支气管镜检查进一步明确。

对病史不明确,反复出现阵发性呼吸困难,高度怀疑支气管异物的患儿,螺旋 CT 三维重建检查对明确诊断有较大意义。

对病史不明确的慢性咳嗽伴或不伴喘息患儿经正规、系统治疗效果不佳者应考虑本病可能,可做支气管镜检查明确。

对病史长的肺部某一部位的炎症,特别右侧中下肺,经正规抗感染治疗效果欠佳的应警惕支气管异物,应进一步行支气管镜检查明确诊断。

【鉴别诊断】

1.急性喉炎　小儿声门下区组织结构疏松,炎症时易发生水肿引起喉梗阻,起病急,病程短,可出现喉鸣、发绀、呼吸困难、吸气性胸骨上窝凹陷等表现,易与气道异物相混淆,但该病常有呼吸道感染症状,如流涕、发热、犬吠样咳嗽等。如诊断有困难可静脉应用地塞米松,急性喉梗阻多可以缓解。

2.支气管哮喘　气道异物可有咳嗽、呼吸困难及喘息症状,应注意与支气管哮喘鉴别。支气管哮喘常有喘息发作史,多有个人特应性背景及家族过敏性疾病病史,急性发作与接触变应原等因素有关,发作时双侧肺部均可闻及以呼气相为主的哮鸣音,可伴有呼气性呼吸困难,经支气管扩张剂及激素治疗有效,症状可在短时间内缓解,而此类药物对气道异物所致的呼吸困难无效或暂时有效。

3.肺炎　支气管异物极易被误诊为肺炎,应注意鉴别。肺炎通常有上呼吸道感染病史,存在发热、咳嗽、气促等症,查体肺部可闻及干、湿性啰音,无明显的一侧呼吸音减低。但需注意气道异物存留时间长者可继发肺炎,此类肺炎往往在同一位置迁延反复,抗感染治疗效果不佳,可行支气管镜检查进一步鉴别。

【预后】

本病非常危险,当异物嵌顿于声门或气管而致完全阻塞时,可突然死亡。若诊断不及时,拖延了治疗时间,可致支气管炎、支气管扩张、肺气肿、肺不张、肺炎、肺脓肿,还可发生自发性气胸、纵隔、皮下气肿等严重并发症。若能早期诊断,及时取出异物,则气管与肺部病变很快恢复。如异物存留时间长,虽经取出,其破坏性和病变则需经过一段时间才能完全恢复。

本病是完全可以预防的。提高大众对于症状和异物吸入危险的认识,教育父母和看护人员,3 岁以下小儿不应给予花生、瓜子、豆类及其他带核的食物,在小儿进食时不要乱跑乱跳,进食时不可惊吓、逗乐或责骂,以免大哭大笑而误吸,教育儿童要改掉口含笔帽及小玩具等坏习惯;阻止孩子接触容易引起窒息的物品也是非常必要的,大小在 38mm 左右的非球形物体及直径约 45mm 的球形物体,是容易引起气道阻塞的最危险的物品,应建议减少或杜绝生产这类小玩具。危重和昏迷患者进食时,应特别注意,以防误吸。

(王新花)

第五节　哮喘

一、致病因素及发病机制

【致病因素】

哮喘的相关危险因素包括宿主和环境因素。宿主因素是指易感个体或保护机体并防止哮喘发展的因素;环境因素是指影响易感个体,加速哮喘恶化和(或)导致持续出现哮喘症状的因素。

(一)宿主因素

1.遗传因素　许多研究表明哮喘患者的后代与非哮喘患者后代相比,哮喘的患病率及与哮喘相关的表型明显增加,大量研究证实哮喘患者具有明显的家族性遗传倾向,在与哮喘患者有血缘关系的各级亲属中,患有包括哮喘在内的特应性疾病的患病概率增高,其发病概率:一级亲属＞二级亲属＞三级亲属。近年来大多数学者认为,哮喘是一种在遗传易感人群发生的、与数种基因相关的、与环境因素有着密切关系的复杂性遗传疾病。其以多基因遗传方式,而且是非常复杂的多基因遗传。目前的研究主要集中在以下四大领域:特异性 IgE(sIgE)抗体、气道高反应性(AHR)的表达、炎性递质、Th1 和 Th2 细胞免疫反应。

2.性别　儿童期哮喘男性多于女性,原因可能与男孩气道较狭窄、气道高张力、高水平的 IgE 有关,这些因素增加了男孩对各种损伤所致的气流受限。青春期以后与之相反,由于性激素的作用,女性月经期、妊娠期和绝经期哮喘症状加重,导致在青春期及青春期以后女性哮喘的患病率增加。

3.特应性体质　特应性体质是机体接触环境中变应原后反应性产生异常数量的 IgE 抗体,通过总 IgE、sIgE 的检测和标准化变应原的皮肤点刺试验开展得以证实。流行病学资料显示,过敏性哮喘患者中 50% 具有 atopy 特征,对多种外界过敏原刺激过度地产生特异性免疫球蛋白。atopy 与哮喘的关系受到年龄的影响。大多数儿童被空气变应原致敏后在 3 年内发展为哮喘。然而 8~10 岁之后被空气变应原致敏的儿童发展为哮喘的并不比未致敏的儿童发展为哮喘的多。也有研究发现,哮喘和 atopy 可能独立遗传,白种人的研究证实仅 25%~60% 的哮喘归因于 atopy。我国的研究显示广州 atopy 患病率显著高于北京,而两城市哮喘的患病率却十分相似。说明 atopy 作为哮喘的一个重要影响因素已受到质疑。家系研究揭示只有哮喘和 atopy 同时存在或合并其他过敏性疾病时,其亲属患哮喘的危险性明显增加。

4.AHR　AHR 是一种对刺激过早、过强的反应,出现气道狭窄状态,是哮喘的危险因素之一。它具有遗传性,与血清 IgE 水平、气道炎症密切相关。产生高水平总 IgE 与 AHR 存在遗传连锁,调控气道反应性的基因定位于 5q,此区域与调节血浆 IgE 水平的基因位点十分接近。通过组胺刺激证实的无症状 AHR 也是哮喘危险因素之一。但不清楚 AHR 发生在哮喘症状之前、之中还是之后。无症状 AHR 与气道炎症和气道重塑有关,提示我们在哮喘发病之前就已经出现了气道炎症。

(二)环境因素

1.变应原暴露　按变应原存在的场所分为室内变应原和室外变应原,室内变应原包括屋尘螨、动物变应原、蟑螂变应原和真菌;室外变应原常见的是花粉和真菌。

屋尘螨抗原是由螨虫身体各部分、分泌物和排泄物组成。屋尘螨的主要种类有屋尘螨、粉尘螨、微角尘螨和埋内欧尘螨。

大多数螨变应原具有蛋白溶解活性,使它们更容易进入具有免疫活性的细胞。1g 尘土中屋尘螨的变应原的浓度>0.5g 成为对螨过敏的危险因素,类似的变应原浓度可激发哮喘症状。

来自于猫的变应原是强烈的气道致敏剂。主要的致敏蛋白(Feldl)除唾液外,在猫毛(特别是面部区域)、皮脂分泌物和尿液中均被发现。这些变应原易于在空气中传播,对猫过敏患者进入有猫存在的室内时迅速出现呼吸道症状。但有研究表明早期接触有猫的环境可减少而不是增加儿童患哮喘的危险性。狗产生 2 种重要的致敏蛋白(Can f1 和 Can f2)。来自于狗的变应原特征和来自于猫的变应原特征相似,猫和狗的致敏物质有轻微程度的交叉反应。多数蟑螂适于居住在热带环境;中央空调使它们在自己栖息地之外便可繁殖。最常见致敏品种是美洲蟑螂、德国蟑螂、亚洲蟑螂、澳大利亚蟑螂和棕色带蟑螂。

真菌生长在制冷、加热、湿化系统中,室内湿化器促进了真菌生长及增加空气传播的危险性。最常见的室内真菌是青霉菌、曲霉菌、支链孢属和念珠菌属。

花粉变应原主要来自树木、青草和野草。空气中花粉的浓度随着地域和气候条件而变化,但一般来说早春以树木花粉为主,晚春和夏季以禾草花粉为主,夏季和秋季以杂草粉多见。Lol P1(一种来自于生黑麦草的变应原)的浓度超过 $10\mu g/g$ 时与花粉诱发的哮喘恶化、症状、气道反应性和气道炎症的增强有关。

对于屋尘螨、动物皮屑、蟑螂、室外花粉、室外真菌和室内真菌,合理的避免策略被推荐,但是未显示临床作用。一荟萃分析质疑屋尘螨避免对于哮喘治疗的作用。尚无证据表明抗屋尘螨措施能预防哮喘发作。对于猫、狗等宠物致敏原,暴露和宠物致敏原致敏两者之间的关系不明确,目前尚无足够的数据支持或者反对家中养宠物,除非该儿童已对这种宠物致敏。蟑螂致敏原致敏与哮喘发生风险的增加有关。链格孢属真菌致敏不仅是哮喘发生的主要危险因素之一,而且与其严重程度有关。

2.空气污染　室外污染物包括 2 种主要的类型:工业烟雾(二氧化硫颗粒复合物)以及光化学烟雾(臭氧和氮氧化物),在特定场合 2 种污染可同时存在。在严重污染的城市中,当其环境污染物(例如二氧化硫、臭氧和氮氧化物)达到一定浓度后可诱发支气管收缩,一过性地增高气道反应性,并增加机体的过敏反应。一些研究提示不同的污染物可加重哮喘,但主要是在暴露于控制室内进行的试验。可能由于可变因素太大,所以把哮喘患病率的升高趋势与周围污染物联系起来的有关流行病学的结论一直还不确定。

3.被动吸烟　在烟草的烟雾中可发现超过 4500 种的化合物和污染物,其中包括可吸入颗粒物、多环碳氢化合物、一氧化碳、二氧化碳、二氧化氮、尼古丁和丙烯醛等。

被动吸烟是儿童吸入烟雾的主要形式,被动吸烟会增加下呼吸道疾病的发生率,不论是婴幼儿或儿童。燃烧飘出的烟雾可比吸烟者本人吸入的烟更具毒性,特别易刺激呼吸道黏膜。母亲在妊娠期吸烟或家庭成员吸烟,儿童在出生后会增加其发生哮喘和喘息症状的发生率。暴露于环境中的烟雾,对成年人哮喘的影响还没有进行广泛的研究,相关数据也有限。母亲在儿童的婴幼儿时期吸烟导致儿童在第 1 年内出现喘息症状的概率是普通孩子的 4 倍。母亲妊娠期间吸烟对儿童哮喘患病的影响证据尚少。

吸烟对哮喘的影响已有明确的结论,主动吸烟会加速哮喘患者肺功能的下降,加重病情并降低治疗效果。

4.药物　可能引起气道收缩的药物有:阿司匹林、β受体阻滞药、可卡因、双嘧达莫、海洛因、IL-12、呋喃妥因、非甾体抗炎药、普罗帕酮、鱼精蛋白、长春碱和丝裂霉素。某些治疗哮喘的雾化吸入药物,如抛射剂、二丙酸倍氯米松等也可能诱发哮喘的发作。

5.饮食　在 2005 年发表的 2 篇有关饮食与哮喘的文章,说明牛奶喂养或食用大豆蛋白较母乳喂养在儿童时期更易发生喘息性疾病。具有西方饮食结构特点,即增加摄入加工过的食品、增加 W-6 多不饱和脂肪酸、减少抗氧化剂、减少 W-3 多不饱和脂肪酸导致哮喘或变应性疾病的患病率增高。饮食结构很有可能成为今后研究过敏性疾病(尤其是哮喘)的热点之一。

6.感染　流行病学证据证实急性呼吸道病毒感染可以诱发成年人和儿童哮喘的急性发作,每种呼吸道病毒依据其接触的部位和数量以及宿主易感性的程度不同几乎都能引起呼吸道疾病。呼吸道合胞病毒、副流感病毒和鼻病毒是引发婴幼儿喘息的主要病毒。婴幼儿期的细菌感染,尤其是肺炎衣原体,对其成年后哮喘的发生起着重要的作用,尽管有效的证据仅能提示气道的慢性细菌感染与哮喘严重程度之间,以及细菌感染与哮喘急性发作之间具有相关性。与上面的证据相反,德国完成的一项大样本的流行病学调查结果显示,出生后在早期反复的上呼吸道感染(包括鼻咽部的感染)对后期变态反应性疾病和哮喘的发生有保护作用,甚至对那些有变态反应性家族史的儿童也是一样。

7.社会经济状况　家庭的社会经济状况是代表一种生活方式的特点而不是其本身的危险因素。这些生活方式的特点包括饮食习惯、家庭成员的多少、卫生保健的程度、被动吸烟、变应原的暴露或其他还不清楚的决定因素。从卫生学假说来解释变态反应性疾病的流行病学,存在另外一个与社会经济发展相关的特点,那就是发达国家儿童哮喘和变态反应性疾病的患病率要高于发展中国家,并且这些疾病在发展中国家富裕地区的患病率要高于相对贫困的地区。

8.母乳喂养　母乳喂养可能对婴儿提供短时的保护,避免发生湿疹、食物过敏和喘息。澳大利亚的一项前瞻性队列研究探讨了母乳喂养和哮喘的关系,2002 年多个儿童中心观察到在出生后至少 4 个月内仅用母乳喂养的儿童,在 6 岁时患哮喘的危险性和患病率明显下降。也有一些研究提示母乳含有各种各样的脂肪酸及介质,可能影响孩子发生哮喘的易感性。

9.极度情绪波动　精神紧张可能是哮喘发作的触发因素之一,主要见于大笑、哭泣、愤怒、恐惧所导致的过度通气和低碳酸血症,引起气道狭窄。惊恐有时也会有类似的哮喘触发效果。但是,需要强调哮喘不是一种精神性异常性疾病。

10.剧烈运动或吸入冷空气　剧烈运动诱发哮喘症状出现或加重在临床上十分常见,可能与患者运动时过度通气、冷空气吸入、张口呼吸气道干燥等多个因素有关。已有明确哮喘症状者应控制运动量,避免过度。吸入速效 β_2 受体激动药可起到预防作用。

总之,哮喘是与基因-基因、基因-环境等多种因素相互作用有关的复杂的疾病。因此,哮喘发生的危险因素是多种多样的,并且在个体间由于基因的组成不同存在差异。除了基因和环境暴露的相互作用的复杂因素外,在婴幼儿期、青春期、成年期和老年期等不同的时期哮喘有各自的特点。越来越多的证据支持某些环境因素的作用主要影响某一年龄阶段该疾病的发生。将来前瞻性的研究需要进一步澄清某些环境暴露对不同基因个体和不同生长阶段的作用。

【发病机制】

哮喘在 20 世纪 50 年代被认为是气道平滑肌痉挛引起的气道管腔狭窄,气流受阻而导致的喘息发作,属于 I 型变态反应,但这不能解释哮喘发病的全过程。20 世纪 80 年代通过光纤维支气管镜检查所获得的支气管肺泡灌洗液及活组织,结合现代免疫学及分子生物学技术,发现气道表现有广泛的炎症,有多种炎症细胞,尤其是肥大细胞,嗜酸粒细胞和淋巴细胞浸润,是变态反应性炎症病变,从而确定了哮喘是一种气道的慢性炎性疾病。

(一)气道炎症的发生

绝大多数哮喘患儿都具有特应性,患儿气道炎症的发生和发展与遗传因素密切相关。除此之外,气道炎症的发生和发展更与免疫反应有关,包括 IgE 介导,T 淋巴细胞调控和非 IgE 介导,T 淋巴细胞调控的炎性递质释放的过程,又有血管内皮细胞黏附分子的作用,将血液循环中的炎症细胞(如嗜酸粒细胞等)吸引而通过趋化因子作用移行并固定在气道黏膜上皮细胞间。炎症细胞释放多种炎性递质和细胞因子,与多种细胞相互作用,引起气道慢性炎症,气道反应性增强,气道平滑肌痉挛而致气道狭窄,气流受阻等一系列的病理生理改变,多种因素参与了此过程。

1.炎性递质　目前发现的炎性递质已多达 50 余种,根据介质合成的部位可分为原发性介质和继发性介质 2 大类。

(1)原发性炎性递质:是指介质预先在肥大细胞、嗜碱粒细胞等炎症细胞内合成,并贮存在细胞内的颗粒中,当过敏原再次侵入机体后,可直接从细胞的颗粒中释放出来,主要包括组胺、嗜酸粒细胞趋化因子、淋巴细胞趋化因子、IL-8、5-羟色胺等。

1)组胺:在 L-组氨酸脱羧酶作用下,由组氨酸脱羧而成,通常贮存在肥大细胞的颗粒内,当发生过敏反应时,肥大细胞脱颗粒,组胺首先从颗粒内大量释放出来,作用于局部毛细血管平滑肌,使皮肤、支气管黏膜、肠黏膜等处的毛细血管扩张、通透性增强、平滑肌痉挛引起哮喘、肠绞痛等;还可吸引嗜酸粒细胞趋向炎症区募集浸润,并激活 T 淋巴细胞、嗜酸粒细胞及中性粒细胞,释放细胞因子/炎性递质。组胺起效作用快,1~2 分钟达峰值,持续时间短,仅约 10 分钟。组胺能激活其他炎症细胞,使过敏反应性炎症持续发展,组胺发挥了"启动"的作用。

2)嗜酸粒细胞趋化因子:是由肥大细胞及其他炎症细胞产生分泌的一种物质,对嗜酸粒细胞有趋化作用,嗜酸粒细胞中的阳离子蛋白(ECP)、主要碱性蛋白(MBP)、过氧化物酶(EPO)等释放后可损伤气道黏膜上皮,使成簇地脱落而致神经 C 纤维裸露,并引起气道过敏症状,可持续长达 2~3 周。嗜酸粒细胞还能生成白三烯。

3)淋巴细胞趋化因子:可吸收和激活 T 淋巴细胞和 B 淋巴细胞参与过敏反应的调节。

4)中性粒细胞趋化因子:即 IL-8,主要由单核/巨噬细胞产生,对中性粒细胞和 T 淋巴细胞、B 淋巴细胞都有趋化作用,能影响过敏反应的程度和转归,并影响淋巴细胞对抗原(过敏原)的识别和杀伤。

5)其他介质:有 5-羟色胺、氧自由基、蛋白多糖等。氧自由基由肥大细胞等炎症细胞被激活而产生,对细胞膜受体和酶有一定破坏作用,对组织也有炎症损伤。

(2)继发性炎性递质:是在原发性介质的诱导下,从颗粒中合成后释放出来的。主要包括白三烯、血小板活化因子、前列腺素类和缓激肽等。

1)白细胞三烯(LTs):是花生四烯酸的代谢产物,在磷酯酶 A_2 和磷酯酶 C 的作用下,由细胞膜磷酯裂解而成,在 5-脂氧合酶的使用下转化成 LTs。现已证实 LTB4 和半胱氨酰 LTs 是两类很强的炎性递质,半胱氨酰白三烯就是过去所称的"过敏性慢反应物质"(SRS-A)。

LTB4 主要由中性粒细胞、肥大细胞和上皮细胞产生,是强有力的致炎因子/粒细胞趋化因子,对嗜酸粒细胞、中性粒细胞及单核细胞都有强力的趋化作用。在过敏性炎性反应发生前,炎症部位组织内的 LTB4 浓度增高,从而诱发炎症细胞趋向炎区组织,还可使白细胞通过黏附分子的作用黏附于血管内皮细胞,引起血管通透性增高,血浆渗出引起水肿。通过激活环氧化酶产生大量前列腺素 D_2 等,引起气道平滑肌痉挛。

半胱氨酰 LTs 包括 LTC4、LTD4、LTE4 和 LTF4,具有 SRS-A 全部生物活性,并有强烈的平滑肌收缩效应,比组胺强千倍以上。半胱氨酰 LTs 使血管平滑肌收缩,通透性增高,外周血流量减少。其释放时间虽较组胺迟,数量少,但持续时间长,作用强度也大。

2)血小板活化因子(PAF):是在磷酯酶 A_2 的作用下,由 B 淋巴细胞、肥大细胞、中性粒细胞、嗜酸粒细胞、单核巨噬细胞、血小板等炎症细胞合成。PAF 有下列生物活性。

①趋化和激活炎症细胞:PAF 可激活多种炎症细胞并趋向炎区浸润,从而促发组织的炎性反应,并导致炎症细胞释放 LTs、PGs 等炎性递质。

②气道平滑肌收缩:PAF 可诱发、速发相支气管痉挛,作用时间可持续长达1~2h。

③血管效应:PAF 可诱发肺、皮肤小肠、鼻黏膜等组织的微血管收缩,需要 LTs 参与。

3)前列腺素(PG):是花生四烯酸经环氧化酶作用生成的一类化学递质。参与过敏反应调节的 PG 有 PGD_2、PGF_2 及血栓素 A_2(TXA_2)等。

①PGD_2:在过敏反应中的主要作用是引起炎症区域毛细血管扩张、渗出增加、炎症细胞趋化,并有较强的支气管平滑肌收缩效应,其强度比组胺大 30 倍,作用时间也较组胺长。

②PGF_2:主要由巨噬细胞、肥大细胞、中性粒细胞和血小板等合成,对大小支气管平滑肌均有收缩作用,其强度比 PGD_2 弱,而较组胺强,还有使毛细血管收缩、通透性增强的作用。

③TXA_2:对支气管、血管平滑肌均有较强的收缩作用。可引起皮肤、肺等组织的毛细血管通透性增强,血浆渗出水肿。

4)缓激肽:主要由肥大细胞和 B 淋巴细胞合成。由激肽原酶作用于激肽原而生成缓激肽,可引起局部毛细血管扩张,通透性增强,还能诱发气道平滑肌痉挛,是过敏反应中重要炎性递质之一。

2.细胞因子(CK) 细胞因子是由 T 淋巴细胞、巨噬细胞、肥大细胞、嗜酸粒细胞和上皮细胞等合成释放的一组肽类递质。CK 是细胞与细胞之间多种信息的传递者,并对过敏性反应性炎症进行调控,包括调控炎性反应的程度和持续时间。

(1)IL-4:是由 Th2 合成分泌,可诱导 B 细胞增殖和活化,促使 B 细胞合成和分泌大量 IgE,IL-4 浓度越高(>1mg/L),IgE 合成越多。

(2)IFN-γ:是由 Th1 合成分泌,有抵抗 IL-4 的作用,从而抑制 B 细胞合成 IgE。IFN-γ/IL-4 比例失衡,可使 IgE 增加。

(3)IL-5:主要由 Th 细胞合成,嗜酸粒细胞也能合成。IL-5 主要与 IL-3 和 GM-CSF-起诱导骨髓造血细胞分化成嗜酸粒细胞,促其成熟,向炎症区移行、聚集,并激活而释放碱性蛋白(MBP)、嗜酸性阴离子蛋白(ECP)、红细胞生成素(EPO)及嗜酸粒细胞衍生神经毒素等,参与过敏反应而致组织产生炎症损伤。

(4)GM-CSF:是由 T 细胞、B 细胞、巨噬细胞和肥大细胞等分泌的酸性糖蛋白,与 IL-3、IL-5 协同刺激嗜酸粒细胞、中性粒细胞、单核/巨噬细胞的生长趋化和激活,并延长嗜酸粒细胞的生存期。促进其表面黏附分子的表达且增强其功能,还协同 IL-4 促进 B 细胞合成 IgE,参与过敏反应炎症的前期调节,又能协同 IL-8 促进 B 细胞向炎区聚集,并释放炎性递质参与过敏反应炎症的后期调节。

(5)细胞黏附分子(CAM):近年来发现黏附分子可介导嗜酸粒细胞与内皮细胞之间的黏附,对参与哮喘炎症形成机制起到关键作用。CAM 是一类能介导细胞间黏附的黏蛋白,在过敏反应性炎症中刺激炎症细胞释放炎性递质,参与炎的调节,诱导炎症细胞,尤其是嗜酸粒细胞黏附到血管内皮细胞,使其跨越血管内皮转移,向炎症部位趋化、聚集、浸润。

(6)其他细胞因子:可促进 B 细胞的成熟,并诱导分化成熟的 B 细胞分泌 IgE,参与 IgE 的合成。IL-6、IL-4、IL-8 协同诱导 B 细胞分泌 IgG、IgA、IgM 和 IgE。

3.炎症细胞

(1)上皮细胞:过去认为,气道上皮仅对内环境起着保护性生理屏障,防御外来的尘埃、颗粒、病原体和多种刺激物的作用。现在进一步认识到气道上皮还参与代谢功能,能调节电解质和水的转运,调整气道平滑肌弛缩节律,合成并释放炎性递质和细胞因子、生长因子,介导炎症的形成及免疫反应等,在气道生理和病理生理学方面起着重要作用。气道上皮既是支气管哮喘炎症形成的直接参与者,又是哮喘炎症特定的靶细胞,但至今对气道上皮细胞的损伤,是属于哮喘之因,抑或是哮喘之果尚未清楚。

1)上皮细胞是参与炎性反应的炎症细胞:气道上皮细胞是吸入性刺激物(包括抗原/过敏原)的直接激活的炎症细胞,一旦被过敏原激活,上皮细胞本身也就能合成并释放细胞因子,如 IL-6、IL-8、GM-CSF、TNF-α 和 RANTES,上皮细胞本身也有某些细胞因子的受体,如 TNF-α 受体、1L-1 受体等。气道上皮在调节炎症细胞活动中也起着重要作用,它能释放化学趋化因子募集炎症细胞,直接影响炎症细胞跨越肺血管内皮细胞的移行,还能通过促炎症细胞因子调节炎症细胞的存活。气道上皮 clara 细胞能产生一定量的表面活性物质,能调节炎症细胞活动,还能下调淋巴细胞的功能,包括抑制细胞的增殖和免疫球蛋白的合成。这些细胞因子都参与哮喘变应性炎症的形成。

2)上皮细胞为炎性刺激物的靶细胞:气道上皮细胞是吸入性刺激物(包括抗原/过敏原)首当其冲地直接受害的靶细胞。当气道上皮受损伤后,损伤周边的邻近上皮细胞开始变成扁平,并在创口的临时性基质上跨越移行,以弥合缺损。上皮细胞衍生的细胞外基质(ECM)分子的产生,尤其是连结蛋白(Fn),受到创口的炎性递质影响,就能产生 TGF-β、TNF-α 及组胺,都能调节气道上皮产生 Fn。可见上皮细胞 ECM 的产生,既受炎症细胞影响,也受上皮细胞自身释放炎性递质的影响。

3)上皮细胞参与气道重塑:在上皮损伤的修复过程中,涉及到上皮增殖和分化,也受到炎性递质的调控,来自气道上皮的 TGF-β 以自分泌、旁分泌的方式,调控着细胞的形态,并发挥生长调节作用,上皮细胞和成纤维细胞相互作用,在损伤修复过程中起明显作用,TGF-β 能调节成纤维细胞的趋化性移动、增殖和胶原物质的产生。IGF-1、PGE2、IL-1、IL-6 也能影响成纤维细胞的基质和胶原蛋白的产生,而参与气道纤维化的形成——气道重塑。

(2)巨噬细胞:支气管哮喘是一种慢性反复发作的气道炎症性疾病,是由多种炎症细胞与结构细胞释放的细胞因子、炎性递质网络调控异常,从而导致气道炎症-上皮损伤-气道重塑的一个循而复始过程。巨噬细胞既通过释放多种具有调控和趋化作用的细胞因子,参与了免疫炎性反应,又通过分泌多种生长因子和酶类,参与组织修复和重塑,因而巨噬细胞在哮喘的气道炎症、气道高反应和气道重塑过程中发挥着重要作用。

巨噬细胞在哮喘气道炎症形成中具有双重性作用,既能防御感染性疾病,又能参与超敏反应,在吞噬、杀灭病原体的同时,可引起组织的损伤。巨噬细胞除呈递过敏原(抗原)信息给 T 淋巴细胞,促其分泌多种细胞因子和炎性递质外,其表面也有大量低亲和力 IgE 受体,激活受体后可产生 LTB4、LTC4、PG 和 PAF 等,直接参与过敏反应的调节,还可合成 IL-1、1L-8、GM-CSF 等作用于其他炎症细胞,间接参与过敏反应的调节。

当发生炎症时,巨噬细胞在趋化因子作用下,移行到抗原侵入部位,分化成炎症巨噬细胞,活化后可分泌大量的细胞因子,包括促炎细胞因子、趋化性细胞因子和调节性细胞因子,释放不同的炎性递质和生长因子,可引起组织炎症、损伤和重塑。巨噬细胞还能释放一些对气道组织有损害的酶、花生四烯酸类物质、血小板活化因子、氧自由基、促泌液分泌素等,从而引起气道阻塞的炎症,可见巨噬细胞也参与调控免疫炎性反应。

哮喘患者的肺泡灌洗液中的肺泡巨噬细胞活性明显增强,与哮喘严重程度显著相关,用过敏原做气道激发试验发现,巨噬细胞被激活而发生速发相哮喘反应、迟发相哮喘反应。细胞因子(如 IL-4)常能下调肺泡巨噬细胞的活性。巨噬细胞能释放一些酶类花生四烯酸、血小板活化因子、氧自由基、促泌液分泌素等细胞因子引起气道阻塞和炎症损伤,因而巨噬细胞可能参与调控免疫反应。

(3)树突状细胞(DC):它与巨噬细胞和 B 淋巴细胞一样,都是抗原呈递细胞(APC)。DC 的特点不仅能刺激初始型 T 细胞增殖,还能刺激已活化的或记忆型 T 细胞。DC 是机体免疫反应的始动者,是抗原呈递细胞中的最强者,在免疫应答中具有独特地位,近年来发现肺部 DC 在对外界过敏原刺激、变态反应、抗肿瘤及局部微循环调节等方面均有其独特性,在肺泡腔的 DC 可在吸入空气传播的抗原后,引流到淋巴结并可诱导原发性 T 细胞反应,从而在哮喘的发病机制中起重要作用。

DC 是始动气道变态反应所必需,哮喘时气道上皮下固有层的 DC 数量明显增加,经吸入糖皮质激素治疗 2.5 年后,哮喘患者临床症状改善,同时肺内 DC 的数量也明显下降。

(4)嗜酸粒细胞:是过敏性炎症主要炎症浸润细胞。嗜酸粒细胞表面有大量低亲和力 IgE 受体,激活后可释放 LTB4、LTC4、LTD4 及 PAF 等。现知嗜酸粒细胞是合成 LTC4、LTD4 最强的炎症细胞,但 LTB4 产生仅少量。嗜酸粒细胞可产生大量 PAF,它又可强烈趋化嗜酸粒细胞趋向炎区浸润,以致产生更多 PAF,如此反复造成持续性(慢性)过敏性炎症。

(5)淋巴细胞:IgE 是在 T 细胞的控制和调节下,由 B 细胞合成的,Th 可促进 B 细胞合成 IgE,而 Ts 则抑制 IgE 的合成。在过敏体质者 Th 数目增多,功能增强,而 Ts 数目相对减少,功能偏低,促使 IgE 合成增加。Th 可分为 Th1 和 Th2 两种亚型;Th1 可产生 IFN-γ 和 IL-2,而 Th2 主要产生 IL-4、IL-5、IL-6,T 细胞需借助 IL-4 来促进 B 细胞合成 IgE,而 IFN-yy 可抑制其合成 IgE。因此,IL-4/IFN-γ 的比例失调可能是 IgE 增高的主要原因。但 IFN-γ 不能有效地控制过敏性炎症的发生和发展。

(6)中性粒细胞:在过敏性炎症区域的组织中数目有所增多,提示中性粒细胞也参与过敏性炎症的发生和发展,中性粒细胞也可释放 LTs、PG、TXA$_2$ 和 PAF 等,也可产生组胺释放因子,在皮肤过敏迟发性反应中起重要作用。

(7)血小板:血小板表面有低亲和力的 IgE 受体,可激活血小板,释放 PAF 和组胺释放因子。在过敏体质者的外周血中,具有 IgE 受体的血小板数目增加,提示血小板可能是过敏反应性炎症中的效应细胞之一。

(8)骨髓祖细胞:骨髓中生成的造血干细胞可分化成多能祖细胞在不同造血细胞因子作用下,分化成 EOS,参与哮喘发病的 EOS 是从嗜酸粒细胞祖细胞分化而来。近年通过检测骨髓祖细胞表面抗原标记物及集落形成单位,发现哮喘病人,尤当哮喘发作时,EOS 祖细胞的数量明显增高,且与气道炎性反应及气道反应相一致,提示骨髓祖细胞在哮喘发病中具有重要作用。

1)骨髓祖细胞表述 IL-5:骨髓多能祖细胞在众多的造血细胞因子,如 IL-3、IL-5、GM-CSF、IFN-γ 等,其中 IL-5 对骨髓 EOS 祖细胞的分化成熟,具有独特作用,当给予哮喘病人吸入 IL-5 时可导致气道炎症,检测痰液中 EOS 数量增多。通过对小鼠过敏性哮喘模型研究,进一步发现抗原激发后,骨髓 EOS 祖细胞的免疫反应及 mRNA 表达增加,产生 IL-5 或释放 ECP、MBP 及 EOS 数量增多,这与同时观察骨髓、外周血及支气管肺泡灌洗液中 EOS 增加相一致。

2)骨髓祖细胞参与气道炎症:由 EOS 祖细胞衍生的 EOS,从骨髓中释放出来,经血液循环到达气道引起哮喘,属气道炎症,呈慢性持续过程,因此,推测认为骨髓 EOS 祖细胞也处于持续"活化"状态。研究表明 IL-5 过多产生或持续作用,是导致骨髓 EOS 祖细胞呈持续"活化"状态的主要原因,并最终导致成熟的 EOS 趋向气道募集,经黏附机制,趋化作用直接浸润到靶组织而导致气道炎症。

(二)免疫学发病机制

免疫反应可分为抗体介导和细胞介导的免疫过程,都参与气道变应性炎症的发生发展。B 淋巴细胞的功能是产生和分泌特异性抗体。而 T 淋巴细胞除具有调节 B 淋巴细胞功能外,还可以通过 T 辅助细胞(Th+)分泌多种细胞因子发挥促炎效应。

1. Ⅰ 型过敏反应　Ⅰ 型过敏反应是指过敏原进入致敏机体后所诱发的局部组织以嗜酸粒细胞浸润为主的炎性反应,简称过敏性炎症,主要由 IgE 介导,IgG4 也能参与炎性反应。

(1)IgE 的合成:IgE 又称反应素/亲细胞抗体,由鼻咽、扁桃体、淋巴结、纵隔、支气管、胃肠黏膜等处固有层的浆细胞产生。需巨噬细胞、T 细胞和 B 细胞共同参与。当过敏原进入机体后,首先由巨噬细胞作为过敏原(抗原)呈递细胞将抗原信息传递给 T 淋巴细胞。T 淋巴细胞是参与合成 IgE 的主要效应细胞,T 抑制(Ts)细胞的功能与 IgE 水平呈负相关,当 Ts 功能下降或数量减少时,可致 IgE 合成增加。同时 T 辅助(Th+)细胞数量增加。IgE 的合成有细胞因子的参与,IL-4、IL-13 等可促进其合成,而 IFN-γ 则抑制其合成,前者还需要 IL-5、IL-6 的参与和单核细胞的配合。IL-4 是由 Th2 细胞产生,Th2 可促进 T 细胞和 B 细胞的相互作用。

(2)肥大细胞与嗜碱粒细胞的激活:当过敏原进入机体后,导致肥大细胞膜表面 IgE 受体分子间的桥联,使膜磷脂甲基化,引起 Ca^{2+} 内流和酶的激活,在 cAMP 的参与下产生细胞脱颗粒,释放炎性递质。肥大细胞表面还有 IgG4 受体,当过敏原进入时,IgG4 也介导肥大细胞释放炎性递质。释放的炎性递质进一步激活嗜酸粒细胞、单核/巨噬细胞、淋巴细胞、中性粒细胞和血小板等。

2. Th1/Th2 平衡　T 细胞因其对 B 细胞的功能不同而分为 Th 及 Ts 两个亚群,Th 细胞又因其分泌的细胞因子(CK)不同而分 4 种亚型,即:Th0、Th1、Th2 及 Th3。Th1/Th2 在正常情况下维持动态平衡,以便完成正常的免疫反应。Th1 功能亢进见于自身免疫性疾病,如 1 型糖尿病等。Th2 功能亢进主要引发过敏性疾病,如过敏性哮喘、鼻炎、皮炎等。Th0 接受病毒细菌蛋白质抗原刺激时,向 Th1 分化,Th1 的功能性标志物为 IL-2 和 IFN-γ。Th0 接受过敏原、细菌、脂多糖、寄生虫的刺激时向 Th2 分化,Th2 的功能性标志物为 IL-4、IL-5。

哮喘的发生与过敏原特异性 Th2 优势应答相关。Th2 在诱导和维持过敏性炎症过程中起重要作用,表现为 Th2 优势应答,Th2 分泌的 IL-5 可诱导嗜酸粒细胞分化、活化和原位存活,通过 IL-4、IL-13 促使 B 细胞产生大量 IgE,并促使肥大细胞生长,IL-4、IL-10、IL-13 可抑制巨噬细胞功能,并抑制 Th1 的产生,Th2 应答在免疫系统中能起调节作用,促使 Th1 转移到 Th2。Th2 不仅能激起或启动 B 细胞产生抗原特异性 IgE,而且能促使嗜酸粒细胞在靶组织中浸润,IL-4 对 Th2 的产生起决定性作用,还涉及 IL-5 和 IgE 的产生。通过研究确认 Th2 在启动和维持免疫炎症中起重要作用,表现为 Th2 优势应答,参与哮喘的发病机制。

(三)神经机制

哮喘的发病机制与气道的感觉神经分泌的神经肽过量有关。感觉神经肽中以 P 物质神经激肽 A 和神经激肽 B 最为重要。当感觉神经受到刺激就可从神经侧支纤维释放神经激肽,促使支气管平滑肌收缩、黏液腺分泌增多,微血管通透性增强而致血浆渗出,多种炎症细胞被激活,导致神经源性炎症,并促使气道反应性增高。

哮喘急性发作时,气道炎性反应中肥大细胞、嗜酸粒细胞和中性粒细胞能释放多种神经激肽酶,这些酶能使具有强烈气道松弛作用的血管活性肠肽(VIP)加速降解,导致松弛支气管平滑肌的功能减弱,引起气道收缩程度加重。另一方面气道上皮细胞内含有脑啡肽酶,即中性肽链内切酶,它能迅速降解 P 物质和神经激肽 A,由于哮喘患儿的气道存在炎症,导致上皮细胞损伤而脱落,脑啡肽酶亦随之明显减少。相对地气道中感觉神经分泌的神经激肽增多,引起支气管平滑肌痉挛作用加强,气道收缩狭窄,气流受阻哮喘随之发作。

(四)细胞凋亡机制

哮喘是气道慢性炎症病变,气道内炎症细胞的浸润和存活,是取决于能否促使它们存活的因素。

细胞凋亡也称程序性细胞死亡,是一种主动的、程序调整的细胞死亡现象,在清除体内失活的或功能过度表达的细胞的过程中发挥着重要作用。近年有证据表明,凋亡亦参与炎性反应调节。参与炎性反应中的失活或功能过表达的细胞可通过两种途径被清除,与细胞坏死不同,细胞凋亡没有细胞膜结构的破裂和细胞崩解而致胞质等内容物的外溢,而是形成凋亡小体,很快上皮细胞和巨噬细胞吞噬物被清除,这一细胞死亡方式并不触发机体的免疫炎性反应,从而限制了炎症组织的损伤和促进炎症的消散,具有生理性保护意义。

衰老细胞主要是巨噬细胞和嗜酸粒细胞在哮喘气道炎症时持续存在,可能与细胞凋亡调控异常有关。

1.巨噬细胞的凋亡　一旦炎症部位(气道)的巨噬细胞被激活,凋亡就会减少,巨噬细胞就会持久地存在,并聚集在气道内,哮喘患者气道组织巨噬细胞存活延长,凋亡减少,并且与哮喘的严重程度呈负相关,表明巨噬细胞在哮喘患者气道内持久存活,是由于巨噬细胞在气道中的凋亡程序化细胞死亡被抑制。

2.嗜酸粒细胞的凋亡　哮喘是气道慢性变应性炎症,其基本病理生理变化是嗜酸粒细胞浸润,不论在气道里或在血液中,嗜酸粒细胞都高于正常人。尤当哮喘急性发作期。嗜酸粒细胞在气道中更能明显增多。EC 数量的减少,主要是因有相当数量的 EC 发生了凋亡,凋亡时 EC 形成凋亡小体,被巨噬细胞和(或)其他细胞吞噬而被除掉。

EC 凋亡受细胞因子和 Fas 抗原的调控,IL-3、IL-5 和 GM-CSF 可抑制 EC 凋亡,而 Fas 抗原与其配体(Fas-L)的结合则可诱导 EC 凋亡。

巨噬细胞与嗜酸粒细胞的凋亡与哮喘之间存在密切相关,不仅在哮喘的发病机制中,而且在哮喘的缓解机制中,也起着关键作用。

(五)气道重塑机制

哮喘患者由于炎症反复不断刺激,日久后演变成气道的结构性改变,表现为气道壁增厚,包括气道细胞外基质(ECM)有胶原蛋白的沉积,平滑肌细胞等结构细胞的增生和肥大,细胞新生、凋亡和移行等,是一种耗能的进行性动态改变的过程,称为气道重塑。哮喘患者若其病程持续长达 10 年左右,多数有上述情况的发生。

目前对气道重塑,以下几个方面的研究已趋明朗。

1.细胞外基质胶原沉积　细胞外基质是由结缔组织细胞产生,分泌的大分子物质形成的一个复杂的细胞因子网络,这些物质填充了黏膜下细胞外间隙,称为 ECM,ECM 是一个复杂的、动态的网状组织,大分子物质包括纤维蛋白(胶原蛋白、弹性蛋白等)以及结构或黏附蛋白(纤维连结蛋白、层粘连蛋白等),这些蛋白镶嵌在含有多个葡糖胺聚糖的水合多糖凝胶中,包括透明质酸,形成一个高度水合化的凝腔状的基质。ECM 是一个动态结构,它的合成和降解对于维持 ECM 内环境的平衡是必需的。

(1)蛋白:采用免疫组化法研究发现哮喘病人气道上皮下的基膜层,ECM 中有胶原蛋白的过多沉积,是造成气道壁增厚的原因之一。沉积的胶原蛋白主要是 I 型和 III 型胶原,其含量较正常厚度高出几倍,轻症者沉积仅限于中央气道,重症者可波及周围小气道。

(2)非胶原糖蛋白:主要成分为纤维连结蛋白(FN)和层粘连蛋白(LN)。FN 参与细胞分化,调理巨噬细胞的吞噬功能、创伤愈合、炎症修复过程。哮喘时 FN 促进间质细胞增长、活化,加速分泌、沉积,LN 是基底膜主要组成之一,当成纤维细胞被多种细胞因子及生长因子激活而增生时,LN 分泌也随之增多,沉积于基膜中。

(3)蛋白多糖:也是 ECM 主要成分之一,正常气道的结构细胞中含有一定量的蛋白多糖,如硫酸乙酸肝素、透明质酸等,当哮喘气道有炎症时,血清中透明质酸含量增高,提示气道处于纤维化活动期。

(4)金属蛋白(MMPs):是一种主要的蛋白水解酶,包括 IV 型胶原酶 MMP-9 和 MMP-2、间质胶原酶、基质素、弹性蛋白酶等,因其具有分解构成 ECM 蛋白质的能力,而参与了 ECM 的更新。MMPs 的主要抑制剂是组织基质蛋白酶抑制物(TIMP-1)。MMPs 酶家族涉及到广泛的生物学活性,如组织损伤修复、细胞迁徙、细胞凋亡、生长、分化的过程。MMPs 与 TIMPs 共同受各种细胞因子、生长因子、炎性递质等调节。MMPs 与 TIMPs 的比例失衡会导致组织重塑的发生。哮喘患者痰液中 TIMP-1 显著增加,MMP-9/TIMPs 比值降低,证明哮喘存在蛋白酶与抗蛋白酶平衡失调。高水平的 TIMP-1 可导致 ECM 中胶原蛋白沉积增加和肌成纤维细胞增值。肺泡巨噬细胞是 MMPs/TIMP-1 的主要来源,嗜酸粒细胞,中性粒细胞和气道上皮细胞也能释放 MMP-9 和 TIMP-1、MMP-9,可降解基底膜 ECM 的成分,促进嗜酸粒细胞等浸润,从而促进并维持气道炎症,并能促进成纤维细胞增生,刺激其生成胶原蛋白等 ECM 成分,促进气道纤维化,加剧气道重塑。

2.结构细胞增生活化　气道的结构细胞,除上皮细胞成为炎性刺激靶细胞以外,还有成纤维细胞和平滑肌细胞均参与气道重塑的形成。

(1)成纤维细胞:由细胞因子及生长因子激活成纤维细胞及平滑肌细胞后,分泌多种 ECM,如胶原蛋白均参与炎症损伤后的修复和气道纤维化。所以成纤维细胞在参与气道重塑的发生和发展中起着重要作用。

(2)平滑肌细胞:由炎性递质及细胞因子等激活后可增生肥大,促使气道壁增厚,平滑肌细胞不仅直接参与哮喘时气道炎症,还能与炎症细胞,如上皮细胞、血管内皮细胞、成纤维细胞等发挥间接作用,促使黏附分子表达等。哮喘病人气道平滑肌的容积比正常人增加 3~4 倍,占气道壁厚度的 20%,是气道重塑过程中的重要组成之一。

细胞因子及生长因子在气道重塑中也发挥着重要作用。气道炎症刺激、激活上皮细胞分泌,释放多种细胞因子如 IFN-γ、TNF-α、ET 等,以及生长因子(如 FGF、TGF、PDGF 等),两者可直接作用于成纤维细胞,也可与它的表面受体结合后再激活,随后激活平滑肌细胞,导致不断增殖,合成胶原蛋白进行组织修复。若胶原蛋白合成过多沉积于 ECM,其中由 III 型胶原蛋白替代基底膜,促使肺泡隔新血管形成,血流受阻,导致代谢紊乱。若炎症持续存在,更促使上皮细胞进一步释放细胞因子及生长因子,再度作用于成纤维细胞,如此循环,使气道上皮下基膜层胶原大量沉积,渐进性地演变成气道纤维化,最终形成气道重塑。哮喘时过敏原激活巨噬细胞释放 TGF-β 是具有强烈致纤维化的细胞因子,当过度表达时,能使成纤细胞增殖,促使基底膜厚度增加。巨噬细胞还能表达 PDGF-β 与 ET,它们也能诱导结缔组织细胞和平滑肌细胞增生。这些细胞因子均能参与组织的修复和重塑。

(3)新血管生成:巨噬细胞既参与急、慢性炎症的修复过程,还参与新血管的生成,巨噬细胞在气道组织新血管的生成中,能释放多种内皮生长因子(EGF),如血管内皮生长因子、纤维母细胞生长因子、造血细胞生长因子、转化生长因子及血小板衍化生长因子等。在哮喘病人气道新血管生成增加、气道壁增厚的发病机制中起重要作用。肺泡巨噬细胞还能产生高水平的 TNF-α,促进毛细血管内皮增厚及间质纤维化,调控血管外基质的合成与降解,从而导致纤维化气道重塑。

(六)气道高反应性的发生机制

哮喘的气道慢性炎症是气道高反应性(AHR)的先决和必要条件,AHR 还与气道感觉神经末梢纤维裸露易受刺激及气道平滑肌收缩有关。AHR 常有家族倾向与遗传因素密切相关,但外环境因素,如接触过敏原、病毒感染、吸入臭氧等均可引起上皮损伤,并起到关键作用。

1.炎症因素　一般都认为,炎症是导致 AHR 的必要因素,炎症可能通过上皮损伤脱落等影响 AHR。

2.神经因素　AHR 患儿气道平滑肌 β-受体有数量发生改变和(或)功能缺陷。

3.气道平滑肌因素　有人认为,在气道平滑肌内任何一点受刺激,即可导致整个气管、支气管树的电扩散。有人发现急性哮喘发作者,其气道平滑肌比正常者明显增厚,支气管对某种刺激的反应性增高,从而可引起更强烈的收缩。

4.炎性递质及体液因素　炎性递质可直接引起气道收缩,PGD_2 和 PGF_2,对支气管有强烈的收缩作用,血栓素也可通过激活特异性受体引起支气管收缩。此外,花生四烯酸脂氧酶途径的产物白三烯,对支气管平滑肌也有明显的收缩作用。组胺是通过激活 H_1 受体而引起支气管收缩,血小板活化因子也能导致支气管明显收缩。总之,导致 AHR 是多种因素相互作用的结果。在上述诸多因素中,任何一个环节发生异常,都有可能导致气道高反应性。

5.环境因素

(1)空气污染:污染空气中的二氧化硫(SO_2)、二氧化氮(NO_2)、二氧化碳(CO_2)、臭氧等物质,可致支气管收缩、一过性 AHR,并能增强对过敏原的反应。SO_2 主要来源于重工业污染,如汽油和柴油机烟雾和空气颗粒,可作为吸入过敏原的携带者,使过敏原沉积于肺,诱发 AHR 及哮喘发作。研究显示,城市主要污染物为 NO_2、NO 和臭氧等,NO_2 来源于柴、煤及气体的燃烧,NO 来源于汽车尾气的排放,它们均在儿童哮喘和 AHR 的发生中起主要作用。高浓度臭氧可引起气道黏膜下中性粒细胞炎症,增加易感者的 AHR,导致呼吸道症状加重,甚至哮喘发作。

(2)被动吸烟:被动吸烟对年幼儿哮喘的影响严重,烟的烟雾是一种重要的哮喘激发因子。气道长期处于烟中丙烯醛、氰氢酸等有害成分的环境中,造成了气道管腔内上皮细胞间分离和基底细胞分裂,暴露上皮下的神经末梢,刺激气道敏感性增高是引起 AHR 的重要原因。长期有害的烟雾可损害气道内上皮保护性屏障,引起管腔内膜充血、水肿、黏液分泌增加,造成气道气流受阻,并可直接引起气道平滑肌收缩,而焦油是主要刺激物,一方面通过刺激呼吸中枢,激活副交感神经,释放神经激肽引起 AHR 反应增高,另一方面又直接刺激外周副交感神经,使迷走神经传出冲动增加,气道平滑肌张力升高。因此,吸烟后均可造成中枢及外周呼吸道的不良影响,引起一系列呼吸病理性改变和临床症状。

(3)呼吸道病毒感染:儿童呼吸道常见病毒有呼吸道合胞病毒(RSV)、腺病毒、鼻病毒、流感病毒、副流感病毒、冠状病毒,以及某些肠道病毒。病毒可作为变应原刺激机体产生特异性 IgE 抗体,病毒感染又可直接造成气道上皮细胞损伤致黏膜下感觉神经末梢暴露,丧失呼吸道正常保护作用,以上原因均可导致 AHR。但病毒感染后引起的 AHR 短暂,持续 6~8 周,且引起 AHR 所需组胺的浓度及剂量较大。由此推测,呼吸道病毒感染可能是加重哮喘气道炎症,导致气道炎症慢性化,甚至气道重塑的重要原因。

【呼吸道感染与哮喘】

1.病毒感染与喘息　病毒感染与喘息密切相关,很多有急性喘息症状的患儿有流涕、低热等其他的急性呼吸道病毒感染典型表现。几个大的流行病学调查提示,大多数有喘息发作的婴幼儿被证实有病毒感染,尤其是呼吸道合胞病毒(RSV)、副流感病毒,以及近年来更重视的鼻病毒。病毒感染可直接导致喘息发作,并可能是哮喘的激发因素。早期儿童中喘息很常见,美国 Tucson 儿童呼吸研究调查资料显示,全部儿童中 20% 以上在生后第 1 年至少有 1 次伴喘息的下呼吸道疾病,其中 2/3 被证实是病毒感染,以 RSV 最常见。年龄分布很具特征性,第 1 个发作高峰是生后 2～4 个月,6 个月后显著减少。生后 4～6 周婴儿喘息很罕见,该年龄段的 RSV 感染常表现为肺炎和呼吸暂停,研究还证实儿童早期的下呼吸道 RSV 感染对喘息的后续发展(直到 11 岁)是一项独立危险因素。

早期儿童的病毒性下呼吸道感染会增加肺功能降低及哮喘、慢性阻塞性肺疾病发生的危险。Welliver 等曾随访 RSV 感染患儿 43 例,发现于 6 个月龄内患 RSV 感染并伴反复喘息发生者,喘息常持续至 7～8 岁,并直接与第 1 次发作时鼻咽分泌物中 RSV 特异性 IgE 水平相关,能诱导产生下呼吸道症状的呼吸道病毒感染,具有使婴幼儿发生哮喘的潜在危险,病毒感染的种类、数量以及宿主相关因素(包括遗传易感性,或是以发育调节进程为基础的免疫学缺陷)对预后有重要影响。

2.肺炎支原体、肺炎衣原体感染与喘息

(1)肺炎支原体感染导致儿童哮喘的可能机制

1)肺炎支原体对呼吸道上皮细胞的直接损伤:支原体具有独特的生物学结构,其感染后侵入呼吸道黏膜,借助末端的球杆状特殊结构(含有黏附因子蛋白),吸附于宿主细胞神经氨酸酶受体部位,并有微管插入,释放过氧化氢、核酸酶等物质,同时出现淋巴细胞、浆细胞、单核细胞浸润,伴有细支气管壁肥厚,管腔变小,内含黏液脓性渗出物,带有脱落上皮、多核白细胞等,影响肺的清除功能。肺炎支原体黏附,并固定于呼吸道的上皮及纤毛上,破坏呼吸道黏膜上皮,同时肺炎支原体与宿主细胞膜具有相似的抗原成分,从而逃避宿主免疫监视,得以长期存在于宿主体内,称之为"肺炎支原体免疫逃逸",造成炎症不易恢复,可能是肺炎支原体感染引起呼吸道慢性炎症的机制之一,这种持续潜伏在气道上皮形成的慢性炎症,决定了产生气道高反应的组织学基础。

2)肺炎支原体引起的变态反应:肺炎支原体作为一种特异性抗原,可导致 T 淋巴细胞亚群紊乱,辅助 T 细胞(CD4$^+$)明显下降,抑制 T 细胞(CD8$^+$)明显升高,CD4$^+$/CD8$^+$ 比例失调,最终导致 IgE 升高,由 IgE 介导 Ⅰ 型变态反应诱发哮喘发作。

3)肺炎支原体促进细胞因子和生长因子的释放:肺炎支原体感染后,可在气道上皮细胞中定居繁殖,作为一种超抗原,可诱使淋巴细胞、单核细胞、巨噬细胞等炎性细胞浸润,并促进多种细胞因子及生长因子释放,引起肺间质纤维化、平滑肌结构改变等。Faulkner 等研究发现,在感染肺炎支原体鼠的肺组织和 BALF 中肿瘤坏死因子-α 和白细胞介素(IL)-1 首先表达增加,随后为 IL-6 增加。Piessch 等研究发现,肺炎支原体感染鼠的肺组织中,干扰素-γ 和 IL-10 也增加。也有研究显示,肺炎支原体感染后可引起鼠肺部巨噬细胞炎性蛋白(MIP)-1α、MIP-1β、单核细胞趋化蛋白-1 等趋化因子明显增多。有研究发现,肺炎支原体感染鼠的肺泡壁中碱性成纤维细胞生长因子 mRNA 表达增多,能够引起肺间质纤维化,肺泡壁变厚,肺泡腔变小。另有研究观察到肺炎支原体感染鼠后可导致单核细胞和巨噬细胞浸润肺间质,同时血小板衍生生长因子(PDGF)-BB mRNA 在上述两种细胞中明显增多,并可促使两种细胞分泌胶原沉积,改变肺的可塑性,间接影响肺功能,如反复感染肺炎支原体,可刺激免疫细胞的增殖,最终引起气道高反应和慢性炎症,并有可能进一步发展为哮喘。

4)肺炎支原体与呼吸道神经机制的关系:有人认为,肺炎支原体可直接诱导机体 P 物质及 P 物质相应神经激肽受体 NK1 上调,进而参与哮喘的形成或恶化。有试验结果表明,肺炎支原体 PCR 阳性的哮喘患者,其气道活检和 BALF 中的 P 物质及 NK1 受体水平均明显高于肺炎支原体 PCR 阴性的哮喘患者,且两组哮喘患者的 P 物质、NK1 受体水平均显著高于正常对照组。肺炎支原体感染可能导致内皮细胞暴露,使P 物质、NK1 受体水平相对增加,导致平滑肌对其反应性增强,引起平滑肌收缩,气道变窄,可能也是感染肺炎支原体后哮喘形成的机制。

(2)肺炎衣原体感染导致儿童哮喘的可能机制

1)肺炎衣原体的抗原性:近年来发现存在于肺炎衣原体外膜蛋白中的热休克蛋白(HSP60、HSP10 等)与哮喘发病有关,热休克蛋白可能引起机体发生迟发变态反应。目前有研究认为,热休克蛋白在疾病进展中至少在两个方面起作用。①直接的抗原刺激;②在巨噬细胞的激活中起信号传导作用。此外,肺炎衣原体抗原还包括主要外膜蛋白(MOMP)与外膜蛋白 2(OMP$_2$)。血清学研究表明 MOMP 免疫抗原性较弱,但是 MOMP 相关抗体在 59% 的人群中发现,因此,需要进一步的研究来证明 MOMP 是保护性免疫还是作为反复、慢性感染的易感致敏原。肺炎衣原体脂多糖(LPS)是革兰阴性菌主要外膜蛋白,是宿主天然免疫系统的主要刺激因子,能够在易感个体中产生气道高反应性,放大 IgE 对抗原的反应。以上提示肺炎衣原体抗原多种多样,在肺炎衣原体感染后使病程出现慢性、反复、迁延的过程,并且与哮喘发病有直接关系。

2)肺炎衣原体促进炎症细胞及细胞因子的释放:肺炎衣原体感染后,能够在黏膜上皮细胞、肺泡巨噬细胞、平滑肌细胞和内皮细胞中繁殖,直接侵袭致支气管纤毛功能失调及上皮的损害,促进炎症细胞及炎症因子释放,引起气道高反应性(AHR)。Gieffers 等应用动物模型发现肺炎衣原体感染的肺内组织学表现为肺泡内、间质、支气管黏膜内以粒细胞和单核细胞浸润为主,在早期(感染前 3 天)以粒细胞为主,后期以巨噬细胞浸润为主,并且肺炎衣原体抗原在两种细胞内均能检出。研究还表明上皮细胞、巨噬细胞感染肺炎衣原体的原因是吞噬之前感染的粒细胞。巨噬细胞通过黏膜屏障进入肺相关的淋巴组织和循环系统,致使肺炎衣原体在宿主体内播散。

3)肺炎衣原体引起的变态反应:有研究表明肺炎衣原体感染的哮喘患者体内有高水平肺炎衣原体特异性 IgE,推测肺炎衣原体通过与其特异性 IgE 结合,产生速发型变态反应,损伤支气管上皮细胞和纤毛。近年来有确切的证据表明,肺炎衣原体的抗原反应在诱导和维持免疫炎症过程中起重要作用,即表现为Th2 优势应答。肺炎衣原体感染后引起体内一系列免疫反应,Th1/Th2 的平衡在疾病的发展与转归中起重要作用,但对肺炎衣原体感染后 Th2 介导的免疫反应如何激发及加重哮喘发作的机制仍不十分明确。

目前就肺炎支原体、衣原体感染与哮喘之间关系研究,多数为临床流行病学统计分析后结论,且部分为混合感染;此外,对于肺炎支原体、衣原体感染后,如何逃避宿主免疫杀伤的机制,感染后体内免疫反应Th1 向 Th2 偏移机制,以及肺炎支原体及衣原体抗原、抗体的作用仍不明确。因此,需要通过进一步研究来确定两者之间的因果关系,进行致哮喘的发病机制研究,为哮喘的防治提供更可靠的依据。

二、诊断与鉴别诊断

(一)临床表现及分期

1.临床表现　在哮喘的流行病调查中不断提示哮喘诊断不清的直接后果是治疗不当。部分原因是很多患者对间歇发作的哮喘症状能耐受,其症状一过性的现象更加重了患者对此病不在乎的意识。由于哮喘症状的非特异性,常导致患者就诊时会得到各种各样的诊断。很多患者因诊断为支气管炎、喘息性肺炎采用不恰当和无效的一系列抗生素和止咳药物治疗。因此,最基本的前提是要建立哮喘的正确诊断,才能给予适当的药物治疗。

哮喘的主要症状是喘息,但喘息不一定是哮喘,一个更恰当的观点应该是"有喘息症状者,在排除其他疾病之后,应首先考虑是哮喘"。哮喘起病可呈急性或逐渐进展。由病毒性呼吸道感染引起均为慢性发作,咳嗽、喘息逐渐加重,也有重度发作。开始干咳、喘息、呼吸增快、烦躁不安及呼吸窘迫,伴有呼气延长,应用辅助肌呼吸,发绀、冷汗淋漓,坐位时耸肩屈背,呈端坐样呼吸,胸部过度充气,心动过速、奇脉出现则与病情严重度及发作不同时期相关。急性发作常由于接触一些刺激因素,如冷空气、变应原、有毒烟雾等,气道在 10 分钟内很快收缩,似为大气道内平滑肌痉挛引起。年长儿起病较急且多在夜间,与室内积存较多变应原,以及血内肾上腺素在夜间分泌减少有关,发作经数小时到 1 日。当患者在极度呼吸困难时,哮喘最主要体征-喘息可以不存在,这种患者只有在用支气管舒张药后减轻气道阻塞,有足够空气在气道中移动才可表现出喘息。呼吸短促可十分严重,患者行走困难,甚至不能说话。腹痛很常见,特别是年幼儿,可能由于频繁应用腹部及横膈肌辅助呼吸引起。由于过度呼吸可引起低热。

胸部体征表现为在中度至重度哮喘吸气时出现"三凹征",在呼气时因胸膜腔内压增高,肋间隙反见凸出,颈静脉怒张。叩诊两肺呈鼓音,心浊音界缩小,提示已发生肺气肿,并有膈下移,致使有时可能触到肝、脾。此时呼吸音减弱,全肺可闻及喘鸣音及干湿性啰音,严重病例两肺几乎听不到呼吸音,尤其处于哮喘持续状态时,并由于严重低氧血症引起肺动脉痉挛,使右心负荷增加,导致心功能衰竭。由上呼吸道感染引起者,肺部常可闻及干湿性啰音,并伴发热、白细胞增多等现象。可先有鼻痒、打喷嚏、干咳,然后出现喘憋。对食物高度敏感者,大都不发热,除发生哮喘症状外,常有口唇及面部水肿、呕吐、腹痛及荨麻疹等症状,如对食物敏感度较轻,则发生症状较迟。只有轻度哮喘发作间歇期可以完全没有症状,并在体检时可没有任何体征,桶状胸是慢性严重持续哮喘气道阻塞的表现,郝氏沟是吸气时横膈及前外侧胸部反复收缩的严重后果。无合并症,即使严重哮喘也很少见到杵状指。在合并感染时痰量较多,炎症分泌物阻塞可导致肺不张,大多见于右肺中叶,有的发展为支气管扩张,偶见合并纵隔气肿和气胸,对合并变应性鼻炎及鼻窦炎应积极治疗。严重慢性发作患儿可表现为代谢障碍、营养不良、驼背,呈类似侏儒的状态。

哮喘可以发生在任何年龄,但其演变依据不同的发病年龄和可能的病因而不同。

(1)婴儿期:哮喘会在出生后最初的几个月内发生,但要在 1 岁以内作出哮喘的确切诊断有一定难度,如到儿童期较易作出明确诊断。一般认为,婴儿期发生喘息的最常见原因是呼吸道病毒感染,早期喘息与症状出现前已存在的肺发育较小、肺功能有所下降、免疫状态有一定关系,随着年龄增长,肺发育后,有一部分喘息可以缓解。第 1 年发生喘息并不能与以后还继续有喘息及哮喘严重度、预后完全相关。若喘息反复发作可能与变应原接触有关,尤其是有特应性体质婴儿,其气道易对环境中变应原和刺激物预先致敏,特别是早期与大量尘螨、真菌和动物变应原的接触。这些婴儿在初始病毒感染后气道反应性增高,喘息可以频繁发作。最小有 3～6 个月临床诊断为婴幼儿哮喘者。也有研究证实大多数气道反应性增高的 7 岁儿童在其婴儿期已有气道反应性增高。另有研究指出 20％婴儿期患有哮喘者可能导致其成年期的肺功能下降,故提示哮喘可能对以后肺发育有一定影响。

(2)儿童期:与哮喘相关的最主要因素是变态反应,在世界范围内,无论是发达国家或发展中国家,尘螨是导致当今哮喘最主要的变应原,同样有特应性体质的儿童病毒感染也是导致哮喘发作、病情恶化的主要触发因素,而支原体感染在哮喘发作中也有一定关系。轻中度哮喘患儿预后较好,经治疗缓解或自行缓解,部分是由于气道横径增长,免疫功能改善。长期研究指出 50％哮喘患儿在 10～20 岁时症状消失,但在成年人期还有可能发作。有严重激素依赖并经常住院者约 95％转为成年人期哮喘。气道高反应状态何时消失并不清楚,有在哮喘症状减退 20 年后患者的气道对醋甲胆碱的不正常反应仍存在。另外一个值得注意的情况是,当儿童具有特应性体质或湿疹及家族哮喘史等,哮喘预后会较差,而在被认为是轻度哮喘的儿童中有 5%～10%在以后生活中会发生重度哮喘,对这些有特应性体质的哮喘患儿不要轻易认为哮喘会随年龄增长而消失。对中重度哮喘更应注意其具有一定程度气道反应性增高,并会有较长期的危险存在。

（3）成年期:哮喘也可能在成年期发生,是由于成年期发生特应性,对工作场所中致敏物发生反应,也有人认为病毒感染也可能是导致哮喘发生的触发因素。若儿童期有严重哮喘,到成年期越严重,也具有最高特应性。有许多自认为哮喘症状"消失"的患者其肺功能仍不正常,做支气管舒张试验为阳性,并有气道高反应。气道高反应性与肺功能下降率的增加有关,50 岁以后发生哮喘比早年发生哮喘肺功能有更多的下降情况。可用肺功能测定及 CT 扫描进一步证实有无永久性气道异常。

哮喘死亡多与诊断不及时、救治不力有关。近 20 年美国和加拿大哮喘病死率有增长趋势。美国因哮喘死亡者大多为内地城市居民,非裔美国人的病死率升高,主要是管理上的失败。死于哮喘的多为老年人,主要是顺应性差,没有很好地应用抗炎药物,或对哮喘严重度估计不足,很多哮喘所致的死亡都发生在医院外,哮喘病死率不高,新西兰在 20 世纪 80 年代为 7/10 万,近几年由于推广吸入激素治疗及管理教育,病死率下降至 0.7/10 万。我国哮喘病死率低,但无统计数字。

2.分期及分级

（1）哮喘分期:根据临床表现哮喘可分为急性发作期、慢性持续期和临床缓解期。急性发作期指患者出现以喘息为主的各种症状,其发作持续的时间和程度不尽相同。慢性持续期指许多患者即使没有急性发作,但在相当长的时间内总是不同频度和(或)不同程度地出现症状(喘息、咳嗽和胸闷),因此,需要依据就诊前临床表现、肺功能,对其病情进行评价。临床缓解期指经过治疗或未经治疗症状和体征消失,肺功能（FEV_1 或 PEF）≥80%预计值,并维持 3 个月以上。

（2）分级:哮喘的分级包括病情严重程度分级、哮喘控制水平分级和急性发作严重度分级。

1)病情严重程度的分级:病情严重程度分级主要用于初次诊断和既往虽被诊断但尚未按哮喘规范治疗的患儿,作为制定起始方案级别的依据(表 2-4)。

表 2-4　儿童哮喘严重程度分级

严重程度	日间症状	夜间症状/憋醒	应急缓解药的使用	活动受限	肺功能	急性发作(需使用全身激素治疗)
<5 岁						
间歇状态（第 1 级）	≤2 天/周,发作间歇无症状	无	≤2 天/周	无		0～1 次/年
轻度持续（第 2 级）	>2 天/周,但非每日有症状	1～2 次/月	>2 天/周,但非每天使用	轻微受限		6 个月内≥2 次,根据发作的频度和严重度确
中度持续（第 3 级）	每天有症状	3～4 次/月	每天使用	部分受限		定分级
重度持续（第 4 级）	每天持续有症状	>1 次/周	每天多次使用	严重受限		
≥5 岁						
间歇状态（第 1 级）	≤2 天/周,但非每天有症状	<2 天/月	≤2 天/周	无	FEV_1 或 PEF≥正常预计值的 80%,PEF 或 FEV_1 变异率<20%	0～1 次/年

严重程度	日间症状	夜间症状/憋醒	应急缓解药的使用	活动受限	肺功能	急性发作(需使用全身激素治疗)
轻度持续(第2级)	>2天/周,但非每天有症状	3~4次/月	>2天/周,但非每天使用	轻微受限	FEV₁ 或 PEF≥正常预计值的80%,PEF 或 FEV₁ 变异率20%~30%	≥2 次/年,根据发作的频度和严重度确定分级
中度持续(第3级)	每天有症状	>1次/周,但非每晚有症状	每天使用	部分受限	FEV₁ 或 PEF 达正常预计值的60%~79%,PEF 或 FEV₁ 变异率>30%	
重度持续(第4级)	每天持续有症状	经常出现通常每晚均有症状	每天多次使用	严重受限	FEV₁ 或 PFE<正常预计值的60%,PEF 或 FEV₁ 变异率>30%	

注:①评估过去2~4周日间症状、夜间症状/憋醒、应急缓解药使用和活动受限情况;②患儿只要具有某级严重程度的任一项特点,就将其列为该级别;③任何级别严重程度,包括间歇状态,都可以出现严重的急性发作。

2)控制水平的分级:控制水平分级用于评估已规范治疗的哮喘患儿是否达到哮喘治疗目标及指导治疗方案的调整以达到并维持哮喘控制。以哮喘控制水平为主导的哮喘长期治疗方案可使患者得到更充分的治疗,使大多数哮喘患者达到临床控制(表 2-5)。

表 2-5　儿童哮喘控制水平分级

控制程度	日间症状	夜间症状/憋醒	应急缓解药的使用	活动受限	肺功能(≥5 岁者适用)	定级标准	急性发作(需使用全身激素治疗
控制	无(或≤2天/周)	无	无(或≤2次/周)	无	≥正常预计值或本人最佳值的80%	满足前述所有条件	0~1 次/年
部分控制	>2天/周或≤2天/周但多次出现	有	>2次/周	有	<正常预计值或本人最佳值的80%	在任何 1 周内出现前述1 项特征	2~3 次/年
未控制						在任何 1 周内出现≥3项"部分控制"中的特征	>3 次/年

注:①评估过去2~4周日间症状、夜间症状/憋醒、应急缓解药使用和活动受限情况。②出现任何一次急性发作都应复核维持治疗方案是否需要调整。

3.哮喘急性发作严重度分级　急性发作常表现为进行性加重的过程,以呼气流量降低为其特征,常因接触变应原、刺激物或呼吸道感染诱发。其起病缓急和病情轻重不一,可在数小时或数天内出现,偶尔可在数分钟内即危及生命,故应对病情作出正确评估,以便给予及时有效的紧急治疗。哮喘急性发作时病情严重程度的分级见表 2-6。

表 2-6　哮喘急性发作严重度分级

临床特点	轻度	中度	重度	危重度
气短	走路时	说话时	休息时	
体位	可平卧	喜坐位	前弓位	
讲话方式	能成句	成短句	说单字	难以说话
精神意识	可有焦虑、烦躁	常焦虑、烦躁	常焦虑、烦躁	嗜睡、意识模糊

续表

临床特点	轻度	中度	重度	危重度
呼吸频率	轻度增快	增快	明显增快	减慢或不规则
辅助呼吸肌活动及三凹征	常无	可有	通常有	胸腹反常运动
哮鸣音	散在,呼气末期	响亮、弥漫	响亮、弥漫、双相	减弱乃至消失
脉率	略增快	增快	明显增快	减慢或不规则
奇脉(kPa)	不存在<1.33	可有 1.33～3.33	通常有 2.67～5.33	不存在(提示呼吸肌疲劳)
使用速效 β_2 激动药后 PEF 占正常预计值或本人最佳值的百分数(%)	＞80%	60%～80%	<60%或治疗效应维持<2 小时	<33%
PaO_2(吸空气)(kPa)	正常	＞8	<8,可能有发绀	呼吸衰竭
$PaCO_2$(kPa)	＜6	＜6	≥6,明显上升	呼吸衰竭
SaO_2 吸空气	＞0.95	＞0.92～0.95	0.90～0.92	<0.90

注:①正常儿童清醒时呼吸频率上限。<2 个月,<60/分;3～12 个月,<50/分;2～5 岁,<40/分;6～8 岁,<30/分;②正常儿童脉率上限。2～12 个月,<160/分;1～2 岁,<120/分;3～8 岁,<110/分;③小龄儿童较年长儿和成长更易发生高碳酸血症(低通气);④判断急性发作严重度时,只要存在某项严重程度的指标(不必全部指标存在),就可归入该严重度等级。

(二)诊断与鉴别诊断

1.诊断　哮喘是由多种细胞[如嗜酸粒细胞(EOS)、肥大细胞、T 淋巴细胞、中性粒细胞和气道上皮细胞等]和细胞组分参与的气道慢性炎性疾病。这种慢性炎症导致气道高反应性(AHR)的增加,并引起反复发作性的喘息、气促、胸闷或咳嗽等症状,常在夜间和(或)清晨发作、加剧,通常出现广泛多变的可逆性气流受限,多数患者可自行缓解或经治疗缓解。儿童哮喘的主要症状是喘息和咳嗽。哮喘是引起喘息症状的最常见疾病,典型的、年长儿的哮喘诊断并不困难,但不典型哮喘常被误诊或漏诊,尤其是以咳嗽为唯一症状的咳嗽变异性哮喘(CVA)往往被误诊为支气管炎、复发性上呼吸道感染。年幼儿期哮喘易误诊为毛细支气管炎、肺炎、喘息性支气管炎,不适当地反复应用抗生素,致使失去早期诊疗的机会。但是并非所有喘息都由哮喘引起,一些可引起喘息症状的其他疾病也常被误诊为哮喘。年龄越小,致喘因素越复杂,在诊断儿童哮喘前应充分排除其他能引起喘息的疾病。由此可见,儿童哮喘的正确诊断和鉴别诊断显得十分重要。对于已诊断为哮喘的病人,还应进行分期和分级。

(1)儿童哮喘:符合以下①～④条或④、⑤条者,可以诊断为哮喘。①反复发作喘息、咳嗽、气促、胸闷,多与接触变应原、冷空气、物理、化学性刺激、呼吸道感染以及运动等有关,常在夜间和(或)清晨发作或加剧。②发作时在双肺可闻及散在或弥散性、以呼气相为主的哮鸣音,呼气相延长。③上述症状和体征经抗哮喘治疗有效或自行缓解。④除外其他疾病所引起的喘息、咳嗽、气促和胸闷。⑤临床表现不典型者(如无明显喘息或哮鸣音),应至少具备以下 1 项:A.支气管激发试验或运动激发试验阳性;B.证实存在可逆性气流受限。a.支气管舒张试验阳性:吸入速效 β_2 受体激动药(如沙丁胺醇)后 15 分钟第一秒用力呼气量(FEV_1)增加≥12%;b.抗哮喘治疗有效:使用支气管舒张药和吸入(或口服)糖皮质激素治疗 1～2 周后,FEV_1 增加≥12%;c.最大呼气流量(PEF)每日变异率(连续监测 1～2 周)≥20%。

(2)咳嗽变异性哮喘诊断标准:以下①～④项为诊断基本条件。①咳嗽持续>4 周,常在夜间和(或)清晨发作或加重,以干咳为主;②临床上无感染征象,或经较长时间抗生素治疗无效;③抗哮喘药物诊断性治疗有效;④排除其他原因引起的慢性咳嗽;⑤支气管激发试验阳性和(或)PEF 每日变异率(连续监测 1～2 周)≥20%;⑥个人或一、二级亲属有特应性疾病史,或变应原检测阳性。

(3)不典型哮喘的诊断

1)运动性哮喘(EIA):运动性哮喘也称运动诱发性哮喘,是指达到一定的运动量后引起支气管痉挛而产生的哮喘,因此,其发作都是急性的、短暂的,而且大多数能自行缓解。常常兼发于某些哮喘患者,其特点为:①发病均在运动后。②有明显的自限性,发作后只需经过一定时间的安静休息即可逐渐恢复正常。③无外源性或内源性过敏性因素参与,特异性变应原皮试阴性。④一般血清 IgE 水平不高。运动诱发试验有助于诊断(常用的运动方式有跑步、自行车功率试验和平板车运动试验)。

2)伴有胃食管反应(GER)的哮喘:某些哮喘儿童合并 GER 致使哮喘控制不佳。GER 经食管 24 小时 pH 测定或食管测压等方法明确诊断。这类哮喘患儿经加用 H_2 受体阻滞药或质子泵拮抗药等药物,再予以规范化哮喘治疗,常能使哮喘得以良好控制。

3)药物性哮喘(DIA):药物性哮喘是哮喘的一种特殊类型,随着临床用药种类和数量增多,其发生率逐渐增高。其共同特征是具有明确的用药史,用药后哮喘发作或加剧,停药后哮喘可有不同程度地缓解,再次用药时可以再发哮喘。可能引起哮喘发作的药物很多,常见者有:阿司匹林、其他解热镇痛药及非甾体类抗炎药、β 受体阻滞药(如普萘洛尔)等。其中,阿司匹林是诱发药物性哮喘最常见的药物,某些哮喘患者服用阿司匹林、其他解热镇痛药及非甾体类抗炎药后数分钟或数小时即可诱发剧烈的哮喘,这种对以阿司匹林为代表的解热镇痛药的不耐受现象称为阿司匹林哮喘。多发生于中年人,有时也可见于少数儿童患者。

4)合并阻塞性睡眠呼吸暂停综合征(OSAS)的哮喘:某些哮喘患者夜喘控制不佳常因合并 OSAS,OSAS 经多导睡眠图(PSG)进行睡眠呼吸监测可明确诊断。合并 OSAS 的哮喘患儿应用持续气道正压通气(CPAP)治疗后,并进行哮喘规范化治疗,常能使夜喘等症状得以良好控制。

2.鉴别诊断

(1)哮喘的鉴别诊断

1)毛细支气管炎:常由呼吸道病毒,如呼吸道合胞病毒、副流感病毒、流感病毒、腺病毒等引起,肺支原体也可以致病,好发于 1 岁内婴儿,以 2～6 个月为多见,常在秋冬春季流行,毛细支气管炎后国内外有约 1/3 发展为哮喘(表 2-7)。

表 2-7　支气管哮喘与毛细支气管炎的鉴别

项目	支气管哮喘	毛细支气管炎
病因	多因素、感染变态反应原	病毒感染,以 RSV 为主
发病年龄	>6 个月,各年龄组	以 2～6 个月婴儿为多
症状	起病急,可突发、中止、无中毒症	起病急、缺氧、呼吸困难
体征	哮鸣音、呼气粗延长	哮鸣音、粗中细湿啰音
X 线胸片	肺气肿	支周炎、肺气肿
复发倾向	有	一般无
支气管舒张药	显效	有效

2)先天性喉鸣:因喉部发育异常出现喉软骨软化,吸气时喉部组织陷入声门,出现吸气性喘鸣及呼吸困难,多在生后 7～14 天出现喘鸣,在哭闹、呼吸道感染时喘鸣和呼吸困难加重,当俯卧或被抱起时可消失,喘鸣随年龄增长到 6 个月至 12 岁消失(表 2-8)。

表 2-8　哮喘与先天性喉喘鸣的鉴别

项目	哮喘	先天性喉喘鸣
病因	多因素遗传,感染免疫疾病等	喉部软骨发育异常
发病年龄	>6 个月,各年龄组	多于生后 7～14 天时出现
临床特征	下呼吸道阻塞	上呼吸道阻塞
	呼气性呼吸困难	吸气性呼吸困难
体征	哮鸣音,呼气延长	吸气性喘鸣音
治疗与转归	复发,需解痉和抗变态反应治疗	多于 6 个月至 2 岁后喘鸣消失

3) 支气管狭窄或软化:多为先天性,常见生后即出现症状,持续存在,每于感冒后加重,喘鸣音为双相性,CT、纤支镜或气道造影有助诊断。

4) 先天性下颌短小畸形:患儿出生后即可出现下颌小,舌厚短,舌向咽后下垂,有时伴腭裂,吸气时伴有喘鸣和阵发性发绀,仰卧位时呼吸困难加重。如将患儿侧卧或将舌向前牵引,或用于扶起下颌,呼吸困难即可缓解。患儿常因呼吸困难不能正常哺乳,发育营养不良,可有胸部畸形及其他畸形。

5) 异物吸入:好发于幼儿及学龄前期,有吸入异物史,呛咳可有可无,并可出现持久的哮喘样呼吸困难,并随体位变换时加重或减轻。以吸气困难、吸气性喘鸣为主,而哮喘则表现为呼气喘鸣、呼气性呼吸困难。异物如在一侧气管内,喘鸣音及其他体征仅限于患侧,有时尚可听到特殊拍击音,与哮喘病体征表现为双侧明显不同。此外,呼吸道异物患儿,既往无喘息反复发作病史。胸部 X 线检查可有纵隔摆动,或由于一侧气体滞留而两肺透光度不一致,如 X 线检查阴性,仍不能除外异物,可作支气管镜检查,不但可明确诊断,还可取出异物(表 2-9)。

表 2-9　哮喘与气道异物的鉴别

项目	哮喘	异物
病因	反复发作哮喘史	异物吸入史
年龄	>6 个月,各年龄组	<10 岁,尤<3 岁
症状	喘息、咳嗽、呼吸困难	阵发性呛咳、呼吸困难
X 线胸片	无异常发现	纵隔摆动、肺不张、肺气肿
支气管舒张试验	(＋)	(-)
缓解规律	支气管舒张药治疗缓解	支气管镜取出异物后

6) 哮喘性支气管炎(喘息性支气管炎):多见于 3 岁以下虚胖婴幼儿。可有湿疹及其他过敏史。多发生在寒冷季节。病初 2～3 天有上吸道感染症状,如发热、咳嗽、流鼻涕,继之出现呼气性喘鸣。多不伴有明显的呼吸困难,喘息多不似支气管哮喘那样表现为突然发生突然停止,双肺闻及哮鸣音,有时伴湿啰音,喘息随感染的控制而缓解。严重者出现呼吸困难、鼻翼扇动、发绀、三凹征,双肺听诊以哮鸣为主,呼气延长,呼吸音降低,常伴湿啰音。有发热、外周血白细胞总数增加等感染的表现。喘息可反复发生,随年龄增长,发病次数逐渐减少,程度减轻,甚至消失。少数至年长后发展为支气管哮喘。

7) 支气管淋巴结结核:肿大淋巴结压迫支气管或因结核病变腐蚀和侵入支气管壁导致部分或完全阻塞,出现阵发性痉挛性咳嗽伴喘息、呼吸困难,常伴有疲乏、低热、盗汗、体重减轻、结核菌素试验常阳性、红细胞沉降率常升高、X 线胸片显示肺门有结节性致密阴影、其周围可见浸润、部分病人痰检可检到结核菌、疑有支气管内膜结核引起气道阻塞应作支气管镜检。

8)胃食管反流:食道黏膜有炎症变化,有炎性递质释放,增强迷走神经张力,胃内容物反流入气道,发生反流,引起支气管痉挛而出现咳嗽、喘息,可行腹部B超、胃镜,近年来用食管24小时pH监测以助诊断。

9)儿童心源性哮喘:相对少见,常见于先天性心脏病、心肌病、心内膜弹力纤维增生症患儿。本病发作季节性不强、运动后诱发,湿啰音多见,平喘药效果差,心电图,心脏超声检查可发现心律失常和心脏增大等。当心源性哮喘,尤其初次发作与哮喘急性发作难鉴别时,可应用静脉氨茶碱,禁用肾上腺素或吗啡(表2-10)。

表 2-10　哮喘与心源性哮喘的鉴别

项目	哮喘	心源性哮喘
发病年龄	婴儿、年长儿、成年人	中老年
病史	哮喘反复发作史	心脏病、肾炎
体征	呼气相延长、哮鸣音	湿啰音、左心房扩大
心电图	无异常	心律失常,或房室肥大
超声心动图	正常	异常
PEF、FEV_1	有下降	无异常
支气管扩张试验	(+)	(−)
缓解办法	吸入平喘药	强心、利尿、血管扩张药

10)纵隔疾病:恶性淋巴瘤、神经母细胞瘤、畸胎瘤、胸腺瘤和胸腺肥大(包括生理性肥大)等纵隔疾病均可出现喘息症状,可闻及双相哮鸣音。胸部X线片、胸部CT有助于临床诊断。

11)囊性纤维性变(CF):又称黏滞病或黏液黏稠病,是家族性先无性疾病,为染色体隐性遗传病。临床特点,婴儿期起病,弥漫性慢性阻塞性肺病,胰腺功能不全及汗液中钠、氯浓度较正常高3~5倍。美国白种人较多见。

12)肺嗜酸细胞浸润症(PIE):是一组与变态反应相关的肺部疾病,部分病例的临床表现与哮喘病基本相似,主要鉴别点为病程较短,痰液内嗜酸细胞相当多,末梢血中嗜酸细胞计数可超过10%或更多,X线胸片显示浸润性病灶,可呈游走性阴影。糖皮质激素治疗后48小时内,症状和X线表现可迅速消失,在同一局部可反复发生。

13)蛔虫性嗜酸性肺:又称Loffler综合征,是由蛔虫幼虫迁移至肺,穿破微血管引起炎性反应。轻者可无症状或轻微咳嗽,不发热或低热,因症状轻常被忽略。重者可突然高热,发生哮喘、呼吸困难,甚至喘憋、唇指发绀、咳血痰,也可有疲乏、咳嗽头痛、胸痛等表现。胸部体征正常或仅轻微异常,白细胞计数正常或稍高,嗜酸粒细胞计数增高,一般在10%~30%,甚至可高达70%以上。胸部X线检查可见形状不规则、密度较低、边缘模糊的浸润阴影,其阴影变化较多,呈游走性,X线改变,6~12天自行消失,一般不超过1个月。

14)其他尚需鉴别的疾病:气管环状血管压迫、气管食管瘘、原发性纤毛运动障碍综合征、原发性免疫缺陷、变态反应性支气管肺曲菌病、肉芽肿性肺部疾病等。

(2)咳嗽变异性哮喘(CVA)的鉴别诊断:有一些哮喘儿童尤其是CVA患儿,咳嗽是其主要症状,而无喘息,未闻及哮鸣音。应与下列疾病进行鉴别。

1)支气管炎:为儿童咳嗽的主要原因,多发生于冬季,以学龄期前、后的儿童为主,咳嗽一般在10天左右停止,多为病毒感染引起,亦可为原发或继发细菌感染。与哮喘的主要区别之处是肺部无明显哮鸣音。胸部X线片无肺气肿,抗感染治疗有效。

2)鼻炎、鼻窦炎:也是小儿慢性咳嗽常见原因之一。诊断依靠局部专科检查、鼻旁窦 X 线片或 CT 片检查。

3)鼻后溢综合征(PNDS):诊断主要取决于患者所描述的症状和感觉,其诊断最好综合多项指标,包括症状、体征和 X 线征象以及最后针对性治疗的效果。

4)胃食管反流(GRE):多数婴儿进食后发生反流,食管黏膜有炎症改变,反流可引起反射性气管痉挛而出现咳嗽。经食管 24 小时 pH 测定或食管测压等方法明确诊断,使用 H_2 受体阻滞药或质子泵拮抗药等药物常能控制症状。

5)支气管扩张:典型病例主要症状是慢性咳嗽、大量咳痰、经常发热、反复略血。婴儿临床表现可不典型,表现为反复性呼吸道感染。某些患者痰培养可见多种细菌。以往诊断支气管扩张的金标准为支气管造影。随着影像技术的发展,当前诊断支气管扩张的理想方法为高分辨 CT,其敏感性为 60%～100%,特异性为 92%～100%。

6)其他疾病:如支气管肺发育不全(BPD)、支气管异物、变态反应性支气管肺曲菌病、先天性支气管肺囊肿、肺隔离症、肺包虫囊肿、气管食管瘘、原发性纤毛运动障碍综合征、原发性免疫缺陷等。

三、治疗方法

(一)机械通气治疗

【机械通气应用的指征】

1.持续严重的呼吸困难。

2.呼吸音降低到几乎听不到哮鸣音及呼吸音。

3.因过度通气或呼吸肌疲劳而使胸廓运动受限。

4.意识障碍、烦躁不安或抑制甚至昏迷。

5.吸入 0.4 的氧发绀毫无改善。

6.$PaCO_2 > 65mmHg$。

【机械通气治疗的策略】

总原则:改善通气应用小潮气量,高流速;提高最大呼气流速和肺的功能潮气量(F 或 VC)。

通气模式的选择:

1.无创呼吸机通气　可采用经面罩给予持续气道正压(CPAP)的方式对病人进行机械通气,亦可采用目前流行的 BiPAP 呼吸机,对某些病人可能有效,使其免予插管。此种方法仅适用于中度哮喘发作的病人,优点是易于操作、病人免受插管的痛苦、护理方便并发症少。但要求病人清醒、自主呼吸好、能主动与通气机配合,并能有效咳痰,否则不宜应用此种通气方式。操作时应予病人置胃管,间歇负压吸引,以防止胃肠胀气。经面罩 CPAP 方式不适用于重症病人。

到目前为止,未证实高频通气(HFPPV、HFJV 和 HFOV)对重症哮喘的治疗有确切的疗效。

2.有创呼吸机通气

(1)通气方式的选择:因为多数支气管哮喘都可以期望在短期内中断发作,故应采取气管插管的方法来建立人工气道,尽量避免气管切开。

一般可采用如下几种通气方式。

1)定容辅助/控制通气+呼气末正压(PEEP)。

2)压力支持通气(PSV)+持续气道正压(CPAP)。

3)压力控制通气(PCV)+反比通气(IRV)。

(2)降低气道阻力及气道峰压的办法:重症哮喘病人由于支气管平滑肌痉挛,加上黏膜水肿、气道内充塞大量痰栓等,致气道阻力增高,因而在应用机械通气时发生通气量调节困难,并易出现气压损伤和循环障碍等并发症。如何降低气道阻力及气道峰压是此类病人机械通气能否顺利进行的关键。此时给予支气管解痉药及应用激素减轻黏膜水肿等往往难以立即奏效。支气管肺泡灌洗虽然能起到冲洗痰栓,减轻气道阻力的作用,但也存在局限性,并非所有病人都能立即见效,有些急重症病人难以接受支气管肺泡灌洗,对这一类病人可考虑应用如下方法来解决。

1)呼气末正压(PEEP)及持续气道正压(CPAP)的应用:通常,因支气管哮喘患者功能残气量增加,应用 PEEP/CPAP 被认为是禁忌。但近年来国内外很多报道将 PEEP/CPAP 应用于功能残气量很高的哮喘患者,结果支气管痉挛缓解,肺泡气积滞消除,功能残气量反而下降。推测可能是由于 PEEP/CPAP 的应用,增加了呼气时的经气道压,产生了机械性支气管扩张作用,因而有利于呼气时的气体排除,使功能残气量减少,此外 PEEP/CPAP 可使通气不良而萎缩的肺小叶膨胀,降低气道阻力,改善了通气/血流比值,同时 PEEP/CPAP 的应用也能抵消哮喘患者的内源性 PEEP,减少吸气肌的负荷。对于自主呼吸频率稳定的患者,应用压力支持通气(PSV)与 CPAP 结合的方法,可以减少气道峰压及平均气道内压,防止发生气压损伤。PEEP/CPAP 的应用水平不易过高,一般最好不超过 $15cmH_2O$,过高则引起气道峰压及气道平均压的升高,造成气压伤及循环系统并发症。

2)反比通气(IRV)的应用:IRV 因吸气时间长,呼气时间短,所以产生的吸气流速低,吸气时气道压力较低,肺充盈充分,呼气后部分气体保留肺内,肺功能残气量增加,产生自发 PEEP 效应。IRV 一般仅在应用高水平 PEEP($>15cmH_2O$)治疗无效和气道压力$>50cmH_2O$($4.9kPa$)时,才能考虑应用。IRV 因其对循环功能的影响及加重空气陷闭倾向而较 PEEP 法更具有危险性。机械通气技术不熟练者,不宜贸然采用。

3)控制性低通气量的应用:由于哮喘发作时,气体呼出受阻,陷闭在肺内,造成肺过度充气,功能残气量显著增加,顺应性降低。因此,导致呼吸的机械功及肺泡内压增加,内源性呼气末正压亦上升,使静脉回流受阻,心功能受损,血压下降。吸入通气量除在肺内陷闭外,由于气道内压增高,部分还消耗于动态无效腔中,故单纯增加通气量,并不易改善二氧化碳排出,反而造成气道内压显著升高。此外,由于支气管痉挛和黏液形成,造成通气分布不均,有时局部地区可产生活瓣机制,形成局限性气肿,而引起 V/Q 比值失调,造成动脉血氧分压降低。

因此,根据哮喘时的病理生理改变及机械呼吸应用所引起的通气量增大形成湍流,更易造成分布不均等一些不利因素。采用控制性的低通气量呼吸有其实用价值,其目的是为了减少呼吸功,适当提供呼吸支持和供氧,动脉血氧分压可通过调节吸入氧浓度加以控制,而每分钟通气量控制在最小范围,为避开高气道内压,潮气量要小,频率要降低,以保证有足够的呼出时间。潮气量选择范围可控制在 $5\sim10ml/kg$,呼吸频率控制在 20 次/min 以下。实践中选定最小通气量值时将潮气量降低到按常规预计量的 2/3 左右,使气道内压能低于($40cmH_2O$)。通气量达到使 $PaCO_2$ 略有下降即可。用此呼吸方式维持肺泡低通气数小时到数天直至气道阻塞缓解,再增大通气量,控制 $PaCO_2$ 正常。

应该强调容量损伤和可容受高碳酸血症的概念的重要性,通气量过高对病人是不利的。一些文献报道即使气道压力不高,而通气量增高也会对病人肺部造成不可逆的损伤,影响病人最终的生存率。而高碳酸血症与缺氧比较对人体的影响并不是很严重,在一定程度上是允许的。同时通过补碱来纠正低 pH,可进一步降低高碳酸血症对人体的危害。短时间的高碳酸血症对人体来说是可容受的。在通气衰竭时通常根据 $PaCO_2$ 调节呼吸机工作指标,希望能达到一定的通气量,维持足够的气体交换。但在哮喘发作时,病人自主呼吸较强,躁动不安,呼吸道易于激惹、痉挛,控制呼吸较为困难,因而常希望以增大通气量来消除呼吸对抗,结果适得其反,造成病理生理障碍加重,产生多种并发症。为此,在开始阶段仅以一控制性低通气量来改善氧交换和提供部分呼吸功,待气道痉挛逐渐缓解后,再设法纠正 $PaCO_2$,反而更易达到有效通气量,使病人最终得到缓解。

4)镇静药、肌松药及麻醉药的应用:PEEP/CPAP、IRV 及控制性低通气量的应用在此类病人的抢救中起了很大作用。但仍有许多患者由于严重的支气管痉挛、气道黏膜水肿及胸廓、呼吸肌处于高度紧张状态,使得机械通气的调节颇为困难。对此类患者应用较大剂量镇静药可显著降低气道压力,使机械通气得以顺利进行。

镇静药降低气道压力的机制主要有以下两点。

①镇静药及肌松药等可使胸廓肌肉松弛,减少其弹性阻力(顺应性升高),因而其通气压力下降。

②控制呼吸频率,延长呼吸机送气的时间,从而使呼吸机送气流速降低,导致通气压力下降。

哮喘病人因气道阻力高,宜采用较低通气频率,以减少气流阻力及呼吸功的消耗,并宜采用减速波以降低气道峰压。但危重哮喘类病人自主呼吸均很快,虽然对于现代高级多功能呼吸机来说,无论患者自主呼吸多快,即使到 40/min,也能保持很好的同步,但由于此时通气频率过快造成吸气相对时间过短,为保持潮气量恒定,于是不得不提高吸气流速(有些呼吸机自动提升流速),此时如气道阻力高(此类病人均存在),则导致气道压力升高,有时即使用反比通气并取消吸气平台时间,由于病人呼吸频率过快,送气时间仍不够,并且会导致呼气不充分,造成肺部过度膨胀,影响循环功能或导致气压伤,特别对于肺部感染严重有肺组织损伤的患者,更易产生气压伤。此时应用镇静药控制患者的自主呼吸,使其呼吸频率维持在 12~20 次/min,则可保证充分的送气时间,使呼吸机以较低的流速送入预置潮气量,使气道峰压维持在较低水平,避免了循环系统并发症及气压伤等,使得机械通气得以顺利进行。

最常用的药为地西泮,作用迅速而肯定,但持续时间短,一般为 20~30 分钟,多次应用可能疗效降低。苯巴比妥作用同地西泮,起效慢,但维持时间长达 6~8 小时,一般宜与地西泮合用。也可合用哌替啶和异丙嗪,稀释后静脉推注,对呼吸的抑制作用较好,镇静作用亦佳。或选用吗啡、冬眠合剂等。必要时可应用肌松药及麻醉药等。在对哮喘病人进行机械通气的治疗过程中,不能忽视其他治疗。抗感染、祛痰、应用氨茶碱、β_2 受体兴奋药扩张支气管及大剂量应用短效快作用激素抗炎等仍是治疗的中心环节。而机械通气的治疗是为以上哮喘常规治疗赢得时间。此外,应加强气道管理,发病初期由于气道分泌物多,应勤吸痰,当大量分泌物,特别是广泛的痰栓吸出后,对患者气道阻力的降低也很重要。同时也应注意液体及营养的补充,电解质及酸碱平衡紊乱的纠正。

3.机械通气的撤离　一般在哮喘得到控制以后的 1~2 天即可拔管撤机,这类病人的平均机械通气时间一般少于 1 周,机械通气的并发症相对也少。

尽管对于大多数哮喘患者来说,机械通气撤离并不困难,但仍有些问题需要注意。

(1)必须在哮喘症状得到控制以后再考虑撤机问题(肺部哮鸣音消失,气道阻力下降)。

(2)肺部感染得到控制,气道分泌物得到充分引流。

(3)镇静药及肌松药用量不宜过大,一旦哮喘症状得以控制,气道阻力下降,应立即减量,撤机前停用。

【机械通气的并发症及防治】

由于哮喘病人气道阻力高,肺内残气量增加,肺顺应性下降,机械通气时气道峰压很高,因此,容易产生并发症,一旦发生并发症则给进一步治疗带来困难,预后不良,因此,应积极防治并发症。

1.气压伤　由于广泛的支气管痉挛,黏膜水肿及黏液栓,胸廓及呼吸肌处于高度紧张状态,造成对哮喘患者通气时需要很高的通气压力才能送入一定的潮气量。过高的气道峰压很容易导致肺大泡及因感染受损的肺组织破裂造成气胸及纵隔气肿等。因此,必须积极控制气道峰压,可应用反比通气、控制性低通气量的方法或大量应用镇静药降低气道峰压以减少气压伤的发生。对已发生气胸、纵隔气肿等的病人,综合应用上述方法将气道峰压控制在较低水平,并采取相应的措施,也可挽救病人生命。

2.低血压　哮喘患者机械通气时多需要 PEEP/CPAP 或反比通气(IRV),同时由于较高的气道峰压,造成哮喘患者通气时气道平均压很高,对循环系统造成不良影响,导致心输出量下降、血压下降、造成各器官组织的灌注不良。尤其对于已有心功能不全的患者更应注意 PEEP/CPAP 及 IRV 的调节,调节原则:维持较好的通气,同时不影响患者的循环功能,以保证器官组织的灌注,避免其他并发症的发生。必要时可增加镇静药的用量,以降低气道平均压。

3.颅内高压与脑水肿　此并发症主要与低氧血症、高碳酸血症及高气道峰压有关,除了尽快解决低氧血症,高碳酸血症及降低气道峰压外,可适当应用一些脱水药物,如呋塞米、甘露醇等。

(陆映昭)

第六节　难治性哮喘

一、难治性哮喘的治疗

随着全球哮喘防治创议(GINA)方案的制定和在全球的推广,儿童哮喘的治疗得以进一步规范化和科学化,临床疗效也较以前有显著的改善。尽管如此,临床上仍有 5%～10% 的儿童哮喘应用目前推荐的规范治疗并不能使其症状缓解,这部分哮喘称为难治性哮喘(DA)。这部分患者需要经常急诊和住院治疗,是造成哮喘病情迁延,导致呼吸衰竭,甚至致死的常见原因,也是导致哮喘治疗费用增加的主要原因。

(一)DA 的定义和诊断标准

DA 的定义及诊断标准至今尚未完全统一。由于吸入型糖皮质激素(ICS)是目前控制哮喘的主要药物,所以多数研究组织(如美国胸科协会和欧洲呼吸协会)在定义 DA 时均以糖皮质激素治疗后临床反应作为主要指标,至今还没有一项特异性的实验室指标可提供应用。认为用常规治疗所推荐的大剂量 ICS 和短效 β_2 受体激动药治疗后,症状仍难以控制的哮喘,即称为 DA。DA 的一些临床特征包括持续的日间或夜间症状、频繁使用短效 β_2 受体激动药(每 24 小时＞4 喷)、频繁的严重发作(＞2 次/年)以及肺功能低下等。1999 年欧洲呼吸协会 DA 工作组对儿童 DA 给出如下的定义。所有哮喘儿童每天吸入≥800μg 丙酸倍氯米松(BDP)或相当剂量的其他 ICS 而仍有频繁症状,需要应用营救性的支气管扩张药每周 3 次以上即定义为 DA。而英国胸科协会认为,每日吸入 BDP 或布地奈德(BUD)＞800μg,或丙酸氟替卡松(FP)500μg,不管临床有无症状,只要每天需要这样剂量的 ICS 者,就称 DA。欧洲呼吸协会和英国胸科协会所规定的儿童 DA 糖皮质激素剂量是儿童吸入糖皮质激素中度剂量的高限,也可能是儿童吸入糖皮质激素安全剂量的高限,超过这一剂量将可能对儿童生长产生不利影响或引起其他并发症。

美国胸科协会认为 DA 由严重哮喘引起,诊断标准是:一条主要标准加两条次要标准,除外其他疾病以及诱因、依从性的问题,即可诊断。主要标准是:①需要持续应用或接近持续应用(1 年中超过 50% 的时间)口服糖皮质激素治疗。②需要应用大剂量 ICS 治疗。大剂量 ICS 的标准为:BDP＞1260μg/d;BID＞1200μg/d;氟尼缩松(FLU)和曲安奈德(TAA)＞2000μg/d,FP＞880μg/d。上述治疗只能将症状维持在轻到中度哮喘状态。次要标准有 7 条,它们是:①除每天需要应用糖皮质激素治疗外,还需要使用 LABA、茶碱或白三烯药物治疗;②每天或接近每天均需要使用短效 β_2 受体激动药缓解症状;③持续的气流阻塞[第一秒用力呼气量占预计值百分比(FEV₁ 占预计值%)<80%;最大呼气流量(PEF1)日内变异率>20%];④每年急诊就诊次数超过 1 次;⑤每年需要使用>3 次口服糖皮质激素治疗;⑥口服糖皮质激素或 ICS 减量≤25%即导致哮喘恶化;⑦过去有过濒死的哮喘发作。

这一定义囊括了许多过去常用的名称,如急性困难的、慢性困难的、急性重症、慢性重症、治疗抵抗、难控制的、糖皮质激素抵抗或糖皮质依赖、脆性、症状持续的、威胁生命的和致命的、致死性的哮喘等。这类患者可有一系列独立和(或)叠加的临床表现,包括:①峰值流速的广泛变异(脆性哮喘);②慢性严重的气流限制;③肺功能快速进展性下降;④咳痰可从无至大量;⑤对促肾上腺皮质激素的反应差。这一定义从病史、治疗及肺功能方面进行评估,提供了明确的数据标准。

(二)流行病学

DA 的发病率在 5%~10%,儿童约占 5%。研究资料提示,DA 以女性患者居多,男女之比为 1:4。DA 的疾病发生发展过程中还有许多问题尚待解答。有人认为,多数患者在其幼年期有过一次严重发作,其后出现不可逆的肺功能改变,或者其肺功能缓慢、持续性下降;也有人认为,成年人期发病的 DA 患者,其儿童期就患有哮喘,而当时被忽略诊治;还有人认为,存在着成年人期起病哮喘和儿童期起病哮喘的表型差异。目前的一些研究结果不甚一致。

(三)病理改变

早在 1922 年病理学家 Huber 和 Koessler 就提出了哮喘气道尸解研究的重要意义。DA 的气道可呈现不同病理改变。①进行性 Th2 细胞驱动的气道炎症,对很多哮喘持续状态的死亡儿童尸检表明,其气道有大量的淋巴细胞和嗜酸粒细胞(EOS)浸润。一些激素抵抗型哮喘的支气管黏膜活检也表明 EOS 和 Th2 细胞因子如白细胞介素(IL)-4、IL-5 增加,糖皮质激素治疗并不能使其下降。②大量中性粒细胞浸润的气道炎症,一些 DA 患者(包括成年人和儿童)气道中出现大量的中性粒细胞,而在轻度哮喘和正常对照并不常见。死于哮喘持续状态患者气道中中性粒细胞也显著增多。中性粒细胞对糖皮质激素治疗反应差,且糖皮质激素可延长中性粒细胞的存活。③气道重塑导致固定的不可逆的气道阻塞。④对致死性哮喘患者的尸体解剖以及活检标本表明,哮喘的炎性反应和结构变化已延伸到小气道(远端气道或肺泡),所以部分 DA 患儿可能存在明显的小气道和肺泡炎症,但当前多数 ICS 并不能到达远端气道,故其疗效受到影响。还有人认为,部分以中性粒细胞炎性反应为主的 DA 可能实际上并不是哮喘,而是其他一些可导致严重气道阻塞的疾病,如阻塞性支气管炎。

(四)病理生理改变

DA 在病理生理方面有以下表现。①固定的气流受限:可逆性气流受限是哮喘的主要生理特征之一,但多数 DA 患儿存在固定的气流受限,即在口服 7~14 天的泼尼松[成年人 40mg/d,儿童 2mg/(kg·d)]后吸入支气管扩张药 1 秒,FEV₁ 仍小于预计值的 80%。激素不能逆转气流阻塞的机制还不清楚,可能与上皮下胶原沉积、平滑肌增生肥大、气道壁水肿和黏液栓形成有关。②对急性应用的支气管扩张药,如 β_2 受体激动药反应不佳,其原因可能是由于 β 受体功能下调、长期未控制的炎症最终导致气道纤维化或其他结构改变限制这种动态反应等。③尽管给予长期的抗感染治疗,气道反应性仍显著增高,其机制尚不清楚。

(五)DA 的发病机制

对 DA 发病机制的进一步了解,将有助于其治疗的新突破。

1.气道炎症持续存在　DA 的病理生理学特点之一是过度的气道狭窄,这种严重的气道狭窄可能与气道平滑肌的数量增加、气道壁的炎性渗出肿胀有关。同正常人相比,轻度哮喘患者气道内无明显的中性粒细胞浸润,但 DA 哮喘患者气道内中性粒细胞数显著高于正常人和轻度哮喘患者。对因哮喘持续状态致死患者尸检证实,气道内主要的炎性细胞为中性粒细胞。在哮喘急性恶化或致命性哮喘患者中,主要表现为中性粒细胞炎症。研究证实,中性粒细胞能释放基质金属蛋白酶(MMPs)、氧自由基、白三烯(LT)等产物,这些产物对气道结构和功能产生巨大的影响。激素治疗对中性粒细胞无明显作用,但激素可能通过抑制中性粒细胞凋亡而促进中性粒细胞存活延长。因此,中性粒细胞在部分 DA 的发病机制中可能扮演了重要的角色。另外,有研究证实,同正常人及非类固醇依赖哮喘患者相比,类固醇依赖哮喘患者上皮层明显增厚,上皮细胞 Bcl-2、增殖细胞核抗原(PCNA)、核因子 1-κB(NF-κB)和粒-巨噬细胞集落刺激因子(GM-CSF)表达增加,说明上皮功能异常在类固醇依赖性哮喘的发病中也可能具有重要的作用。研究显示,一些 DA 患者气道内仍以活化的 EOS 和 Th2 细胞浸润为主。对因哮喘持续状态死亡患者的尸检发现,患者气道内存在严重的 EOS 浸润,Th2 细胞因子 IL-4、IL-5 表达增加。对类固醇依赖患者的气道黏膜活检结果与此类似,而且应用激素治疗后上述改变无明显减轻。一项研究通过内镜对重症哮喘患者气道黏膜活检发现,有 EOS 浸润的患者同时伴有 Th2 细胞浸润;而无明显 EOS 浸润的患者无明显淋巴细胞和 Th2 细胞浸润。这些研究说明了 DA 有不同炎症类型,其炎性反应的始动环节可能不尽相同,不同炎症类型患者对治疗反应的差别等仍需要进一步阐明。但无论患者气道内以何种类型细胞浸润为主,DA 患者存在着严重的、未被控制的气道炎症是肯定的,这也是导致患者哮喘难治的最重要原因之一。

2.气道重塑　临床观察发现,当患者发生气道重塑时,即使无明显气道炎症,患者仍然持续存在 AHR 和哮喘症状。气道重塑与哮喘的严重程度具有密切的联系,气道重塑越明显,患者 PEF、变异率越高、FEV_1 越低。有研究证实,DA 患者气道内基底膜下层(SBM)明显增厚,IL-11 表达增加,黏膜下转化生长因子(TGF)-β(+)细胞增加,这两种细胞因子是导致气道纤维化的重要介质。通过对因哮喘持续状态死亡患者的尸检证实,患者气道内平滑肌增加。说明 DA 患者可能存在严重的气道重塑,进而导致患者对治疗的反应性差。但是,部分儿童和新诊断的成年人哮喘患者中也存在明显的气道重塑,大部分对 ICS 均有较好的治疗反应,因此,气道重塑在 DA 中的地位还有待于进一步研究阐明。

3.炎性介质的过度表达　炎性介质对于调控哮喘气道炎症和气道重塑中具有重要作用,因此,DA 存在持续的气道炎症和严重的气道重塑可能与一些炎性介质的过多表达有关。研究证实,与轻、中度哮喘患者相比,重度 DA 患者气道内参与哮喘气道炎症和气道重塑的细胞因子如 IL-5、嗜酸粒细胞趋化蛋白、嗜酸粒细胞阳离子蛋白(ECP)、IL-11、TGF-β 等表达增加,同时伴有炎性细胞,如活化的 T 细胞、EOS 浸润和呼出气中炎性标志物一氧化氮(NO)、血中 ECP 及尿中 LTE4 增加。这些细胞因子中有的参与气道炎症的发生,有的导致气道重塑。但是 DA 患者这些炎性介质表达增加的机制还不清楚。

4.糖皮质激素(GC)抵抗　以往对糖皮质激素治疗无效的哮喘患者称为 GC 抵抗性哮喘。著名哮喘专家 Woolcock 将 GC 抵抗性哮喘分为 2 型:Ⅰ型相对性 GC 抵抗哮喘(激素依赖);Ⅱ型完全性 GC 抵抗型哮喘。其定义较为严格,提出需要 6 个月的治疗来观察对 GC 的治疗反应,而不是仅治疗 2 周无效即定义为 GC 抵抗。不完全统计显示,多数 GC 抵抗型哮喘为Ⅰ型。GC 抵抗的可能机制:①糖皮质激素受体(GF)异常。②细胞因子的影响:IL-2 和 IL-4 共同作用可导致 T 细胞对 GC 抵抗。Richards 等发现 GC 可诱导人类 T 细胞分泌大量 IL-10,IL-10 是有效抗炎的细胞因子,其在人类炎症性疾病中的治疗作用正在评价中。GC 抵抗性哮喘患者的 CD4+T 细胞存在 GC 诱导 IL-10 合成增加的缺陷。③遗传易感性:有调查发现美国波多黎各裔和墨西哥裔分别处于哮喘发病率和病死率的高低两极,实验证明波多黎各裔哮喘患者对支气管扩张药沙丁胺醇的反应性低于后者。④变应原接触:变应原可以增加控制哮喘发作所需 GC 剂量。⑤粒细胞异常:MMP-9 在应用大剂量 GC 治疗的重症哮喘患者的支气管肺泡灌洗液(BALF)中的水平较高,研究证实 MMP-9 含量及活性变化来源于 BALF 中的中性粒细胞,这一效应难以被 GC 所抑制。

5.感染 呼吸道病毒感染是最常见的哮喘加重的原因,肺炎链球菌也是十分重要的,尤其对于年轻患者,急性上呼吸道感染可引起哮喘症状的加重如肺功能下降。有证据表明,支原体肺炎常见于重症哮喘,慢性衣原体感染可引起激素依赖性哮喘。此外,呼吸道真菌感染也是常见哮喘难治的一个易忽视的原因。

(六)临床类型和特征

究竟DA包括哪些临床类型,目前尚无定论。根据定义和DA的一些临床特征,儿童DA的临床类型可能有以下几种。

1.急性重症哮喘(或哮喘持续状态) 急性严重的哮喘发作是儿童住院和急诊就诊的常见原因,这些患儿临床表现为严重的喘息、咳嗽和呼吸困难,PEF往往低于个人最佳值的50%,对通常的 pz 受体激动药治疗无反应,需要应用全身糖皮质激素,故属DA范畴。其临床特征:①常伴有高碳酸血症或需要机械通气;②即使接受了"充分的"治疗后,仍可再次出现这种严重发作;③需要接受多个疗程的全身性糖皮质激素治疗;④常见诱因:未及时给予抗炎药物治疗、对阿司匹林等非甾体类抗炎药物过敏、职业性哮喘、心理、社会性因素等。

2.慢性DA 慢性DA特征为:存在持续性、"固定性"气道阻塞;肺功能进行性下降;口服糖皮质激素常无效,表现为激素部分抵抗型或激素依赖型。

(1)糖皮质激素抵抗型:每日早晨口服单剂量的泼尼松30～40mg(儿童2mg/kg)连续2周,如果FEV_1或平均PEF在基础值之上增加<15%即可诊断糖皮质激素抵抗。目前认为,造成糖皮质激素抵抗的机制可能是在糖皮质激素受体与其调控的DNA之间有异常,转录因子活化蛋白(AP)-1通过直接的蛋白与蛋白间的相互作用消耗糖皮质激素受体,因而减少了糖皮质激素与其受体的结合。

(2)糖皮质激素依赖型:哮喘只能被口服糖皮质激素控制。它与激素抵抗型哮喘的区别是它对大剂量使用糖皮质激素有反应,降低ICS的维持量即导致哮喘症状的恶化,提示这些患者对糖皮质激素的抗炎作用有相对的抵抗。这种糖皮质激素相对抵抗的机制尚不清楚,这些患者的支气管黏膜活检标本中有活化的EOS、T淋巴细胞和IL-5,表明糖皮质激素抵抗可能继发于哮喘炎症。促炎细胞因子($IL-1\beta$、$TNF-\alpha$)活化转录因子AP-1和核因子(NF)-κB使它们与糖皮质激素受体结合,导致可与糖皮质激素结合的受体数量减少。大剂量的激素治疗可能克服这种抵抗,使促炎转录因子的活化受阻,重新获得糖皮质激素受体,恢复糖皮质激素的敏感性。

3.脆性哮喘 指不能预测的且通常没有确定诱发因素的不稳定哮喘。这是一类特定类型且相对罕见的、严重的、发病凶险的哮喘。脆性意思是病情变化快(干脆)、病情重(脆弱)。脆性哮喘包括两种不同的哮喘类型:Ⅰ型和Ⅱ型,每一类型的特征均为反复重度哮喘发作。脆性哮喘的特征:①可在没有明显触发因子的情况下,在数分钟(Ⅰ型)至数小时(Ⅱ型)内发作哮喘;②长期给予激素(口服或吸入)治疗不能防止其急性发作;③发作间歇期肺功能可能正常;④危险因素:包括特应性、突发的食物不耐受、心理社会学因素等。

(1)Ⅰ型脆性哮喘:Ⅰ型脆性哮喘的特征是尽管进行积极的治疗,仍有以持续性大幅度PEF变异为背景的反复哮喘发作(在超过50%的时间内每日PEF变异率最大幅度>40%)。通常以患者对常规哮喘治疗的反应性和每日PEF变异率作为指标进行判断。足量吸入糖皮质激素(ICS)＋长效 β_2 激动药(LABA);足量的全身使用糖皮质激素和反复吸入短效 β_2 激动药(SABA),病情仍不能控制,症状依然反复发作,PEF变异率持续增高,诊断Ⅰ型脆性哮喘除症状外,必须具备以下两个指标。①每日PEF变异率在40%以上;②每周或每月PEF变异率>40%的天数要超过1/2(即每周要超过4天,每个月要超过16天)。这两点是诊断依据,也是临床特征。Ⅰ型脆性哮喘女性>男性,约4∶1,年龄通常在15～55岁。Ⅰ型目前还没有发现与PEF下降有关的诱发因素,很多患儿有心理问题和治疗的依从性问题。

（2）Ⅱ型脆性哮喘：Ⅱ型脆性哮喘的特征是在哮喘得到良好控制的背景下，突然、急性的哮喘发作。发作期间有意识障碍或意识丧失。此型哮喘发病虽然可很凶险，但病情缓解好转也可很快。此型患儿在大多数时间有正常或几乎正常的肺功能，他们更易发生猝死。男女比例无特殊。根据以上分型和诊断指标，峰流速的测定检测及计算其变异率是非常重要的。危重度哮喘并不都符合脆性哮喘的诊断标准，而脆性哮喘皆是危重度哮喘。

4.致死性哮喘　多数研究认为，易致死性哮喘有如下特征。①发作过一次需要气管插管的呼吸衰竭；②不需插管但伴有呼吸性酸中毒的一次哮喘发作；③在长期使用口服皮质激素的情况下仍有 2 次或以上因哮喘发作而住院治疗；④有过 2 次哮喘发作伴发气胸或纵隔积气；⑤危险因素：包括血 EOS 明显增加、PEF 波动率明显增大、大量吸烟、高龄、低 FEV_1 等。Martin 等对 35 例儿童易致死性哮喘的特点进行分析发现：这些儿童多数（83%）为重度哮喘，25% 以前曾在 ICU 住院治疗，73% 有心理问题，80% 患儿经历急性进展性的呼吸窘迫，63% 延迟求医治疗。

（七）诊断时需考虑的问题

由于很多因素都可造成哮喘"难治"，DA 的诊断应经过仔细评估方能确定，主要包括以下几个方面。

1.确定哮喘诊断　诊断 DA 的第一步是确定是否为真正的哮喘，除了详细询问病史和胸部物理检查外，应评估患儿的动态肺功能和寻找气道可逆性阻塞的证据。有一些真正哮喘患儿，由于肺功能试验几乎正常，难以记录到可逆性，这时支气管激发试验或运动试验可提供气道高反应（AHR）的证据。对于有持续的咳喘症状而既无气道阻塞可逆性，又无 AHR 者应进行仔细评估，可能并非哮喘。

2.重视鉴别诊断　当按常规范治疗，效果不佳，症状反复，不能控制时，需考虑诊断是否确切。同时应重视与哮喘共存的上气道疾病，如变应性鼻炎、慢性鼻窦炎。Krajewski 报道了 142 例哮喘患儿，其中 37.3% 有慢性鼻窦炎，而在重症 DA 患儿则 76% 有鼻窦炎。治疗鼻炎和鼻窦疾病可使哮喘症状得以改善。

3.寻找有无导致哮喘难治的其他相关因素

（1）变应原未消除并持续接触：哮喘患者不断地吸入或反复接触周围环境中的变应原或其他致喘因子，可使其哮喘症状变得难以控制。最为常见的三大类吸入性过敏原是尘螨、花粉和真菌。尘螨是全球范围内分布的抗原性最强的过敏原，广泛存在于被褥、枕头、地毯等处。无论是活的尘螨及其排泄物亦或死去的尘螨的微粒，均可引起特异性个体哮喘发作。与 DA 有关的其他变应原：①阿司匹林等解热镇痛药物；②食物或添加剂过敏；③某些致喘因子，如丝棉衣服或蚕丝、羽绒枕头或油漆气味、樟木箱、蟑螂等；④职业性变应原：邻苯二甲酸酐（PA）、甲苯二异氰酸甲酯（TDI）、木尘、蚕丝、鼠尿等。

（2）平喘药的"耐药"：随着 β_2 受体激动药气雾剂的大量应用，一些国家和地区的病死率非但没降，反而呈上升趋势。有学者认为，这可能与部分哮喘患者体内对常用平喘药产生"耐药、失敏"或"快速减敏"有关。其原因可能与 β_2 受体减少或功能低下出现向下调节和 α 受体增加或致敏性增加所致。长期、规则地单独应用 β_2 受体激动药可掩盖气道炎症的存在。一旦停用该药，在 24 小时内患者的气道反应性显著增高，并可持续 2 周以上。气道反应性的增高，可使哮喘患者对各种刺激更为敏感，使哮喘病情恶化，难以控制，故要合理应用 β_2 受体激动药等平喘药物。①间歇发作性哮喘：按需应用速效 β_2 受体激动药气雾剂；②慢性持续性哮喘：除了应用速效 β_2 受体激动药气雾剂等控制症状外，尚需长期给予 ICS（必要时需同时给予白三烯受体拮抗药或茶碱控释片或 LABA）来抑制气道的变态反应性炎症。同时，应当避免长期、单一地大量应用 β_2 受体激动药治疗哮喘。必要时同时给予氮斯汀或糖皮质激素，以促进业已下调的 β_2 受体的恢复。正在规则应用 β_2 受体激动药的哮喘患者如病情恶化，即使该药已无效也不可立即停药，以免加重病情。

（3）抗 β_2 受体自身抗体的存在：Venter 等 1980 年首次报道了哮喘患者血清中存在有 $\beta_2 AR$ 自身抗体。

哮喘患者体内抗 β_2 受体自身抗体形成后,可像配基一样与 β_2 受体结合,调节腺苷环化酶(AA)的活性;也可以封闭 β_2 受体,导致 β_2 受体功能低下,使 β 受体与 α 受体、胆碱受体之间的平衡失调,导致 DA 的形成。对策:有条件者直接检测哮喘患者血清中抗 β_2 受体的有无,也可通过间接方法证实哮喘患者血清中有无 β_2 受体的"阻断因子";试用较大剂量糖皮质激素和免疫抑制药。

(4)特应性哮喘:哮喘属于多基因遗传病,由位于不同染色体上成对的致病基因共同作用而引起。特应性体质患者做过敏原皮试时往往对多种过敏原均呈阳性反应。这种患者减敏治疗的疗效往往不好,成为 DA 的原因之一。研究还发现 β_2 受体的遗传具有多态性。重症哮喘和激素依赖型哮喘病人有高频率的 Gly16,即 16 位的精氨酸(Arg)被甘氨酸(Gly)替换的频率较高。对策:①遗传筛查有助于确定易感哮喘的高危者,对这类人群在幼年即进行哮喘的预防和治疗;②具有不同遗传变异的个体可能会对同一种治疗有不同的反应,因此,了解某一具体哮喘病人的基因型有助于制定最佳的治疗方案;③如果能确定与哮喘发病有关的一个关键基因,可望采取基因治疗。

(5)依从性差:依从性差是导致 DA 的重要原因,有报道儿童哮喘对治疗依从性通常<50%。表现为:①不能按规定剂量、疗程用药,未正确掌握吸入技术;②不能按规定的要求记"哮喘日记"、不能定时应用袖珍式峰速仪测定并记录 PEF 值;③不能准确地描述自己的病情和用药情况;④不能定期来院复诊。另外,不良的心理因素是其发病及影响疗效的重要因素。Walliams 分析 87 例不同年龄哮喘患者的发病因素,结果发现有心理因素参与或诱发者达 70%。心理情绪诱发哮喘多在哮喘长期反复发作的基础上发生。可能因大脑皮质兴奋作用于丘脑,引起迷走神经兴奋,分泌乙酰胆碱,增加支气管平滑肌的张力而导致发作。因此,除常规治疗外,应注意对哮喘患者的心理疏导,防止情绪波动诱发或加重哮喘。

(6)潜在的感染因素:肺炎支原体、肺炎衣原体等潜在感染也是儿童哮喘难治的一个原因。有学者主张给予克拉霉素等治疗。

4.几种特殊类型的 DA 的诊断

(1)激素抵抗型哮喘的诊断:真正的原发性激素抵抗型哮喘甚少,约占所有哮喘患者的 5% 以下。在确诊是否是激素抵抗型哮喘之前,应当排除一些与激素抵抗有关的情况,因为到目前为止,发病机制中虽已了解到该型患儿的免疫效应细胞全方位的对激素反应是异常外,尚没有单独一项实验室检查,可以用来明确诊断是否是激素抵抗。激素抵抗型哮喘是一临床诊断。因此,首先要从临床上排除与激素抵抗有关的情况。①是否能确诊哮喘;②治疗是否足够,包括适当的剂量,给药途径是否正确,装置是否合适,用药是否到位;③特别是依从性差,患者不遵从医嘱,常会误诊为对糖皮质激素抵抗;④对病程长的患儿还须考虑有无气道重塑问题,在成年人要注意有无 COPD 引起的可逆气道阻塞,以及表现为哮喘症状的其他疾病,如心源性哮喘等;⑤排除了潜在的哮喘加重因素如环境中是否持续存在着变应原,胃食管反流、呼吸道病毒感染;⑥排除肺功能本身的异常。激素抵抗性哮喘的诊断依据是首先临床上已排除上述 6 种问题,表现有为持续呼吸道症状、夜间咳嗽发作加重、慢性气流受限(FEV$_1$<70%预计值);短期大量糖皮质激素口服(成年人泼尼松每日 40mg 以上,儿童每日 1～2mg/kg)2～14 天后疗效差,肺功能比服药前改善不超过 15%者,即属激素抵抗型哮喘。

(2) β_2 受体抗体或 β_2 受体下调所致 DA 的临床诊断:至今尚无可用在临床上明确诊断的实验项目。诊断只是临床上用 β_2 受体激动药疗效不佳,甚至引起支气管反常痉挛时,疑为 β_2 受体有问题。如病史中有长期用 β_2 受体激动药而无吸入型糖皮质激素史;有开始用 β_2 受体激动药时,临床效果佳,而后用原剂量无效,需加大剂量才有效,停用一段时间再用时又有效者,疑受体下调。如开始用有效但不佳而后即使停药,或加大剂量效果仍不佳者,疑为自身抗体性 DA。目前在解除支气管痉挛的药物中, β_2 受体激动药的疗效,快于优于茶碱及其他解痉药,为解除支气管痉挛的首选药物。对 β_2 受体激动药效果不好的患者,治疗上特别困难,是真正的难题。

(八)DA 的治疗对策

关于 DA 的非常规药物治疗,近年来对其的治疗进行了许多有益的尝试,主要是应用免疫抑制药等作替代治疗,使糖皮质激素减量,取得一定疗效。对于真正的儿童 DA 可考虑以下治疗选择。①以 ICS 为主的联合治疗:多数 DA 患者通过增加激素剂量仍会有一定的改善,但剂量-疗效曲线较为平坦,在此范围内增加 ICS 的剂量其疗效增加非常有限,相反其全身性不良反应得以显现。因此,目前研究具有激素抗炎效应但不产生相应不良反应的激素受体的配体,成为新药开发的热点,主要包括选择性激素受体调节药、基因选择性化合物、分离型化合物以及软激素等。目前已经应用于临床的新型激素包括环索奈德和糠酸莫米松。环索奈德是一种新型非卤化的糖皮质激素类药物,具有肺内沉积率高、亲脂性、蛋白结合率高、口腔吸收少和机体清除快速的特征,每天 1280μg 的高剂量也不影响肾上腺皮质激素的水平,因此,扩宽了激素的治疗剂量空间。糠酸莫米松(MF)目前在国外已经使用,是目前抗炎活性最强的 ICS 之一,故最好选择具有高效抗炎活性的激素吸入,如氟替卡松、糠酸莫米松、布地奈德等联合 LABA、缓释茶碱、白三烯调节药等药物进行治疗。但联合多种抗哮喘药物治疗 DA 的有效性缺乏循证医学的证据。②免疫抑制药:甲氨蝶呤、金制剂及环孢素 A 等对激素依赖性哮喘有替代激素的治疗作用。但这些药物只有约 60% 的患者有效,且不能改善肺功能,不良反应较大。长期使用的安全性及有效性仍需更多的研究验证。③其他:近年在国外上市的抗 IgE 单抗对体内的 IgE 水平升高的过敏性哮喘显示了良好的疗效,有文献报道其对 DA 有效。有学者提出,对中性粒细胞增多性的哮喘用大环内酯类抗生素、茶碱等治疗有一定疗效。近年来,很多传统的药物如抗白三烯药物在哮喘治疗中的地位得到重新认识。哮喘防治新型药物的不断开发和涌现,也使得哮喘的治疗能够有改善与突破。

1.白三烯拮抗药　随着 GINA2006 版的推出和实践,白三烯拮抗药在治疗中的地位大大提高。近年使用的白三烯拮抗药,通过 5-脂氧化酶水平抑制白三烯的合成,如齐留通;或直接阻断半胱氨酰白三烯对半胱氨酰(Cys)LT1 受体的作用,如孟鲁司特、扎鲁司特和普仑司特。预防和抑制白三烯所致的血管通透性增强,以及气道 EOS 浸润和支气管痉挛。研究表明,中、重度哮喘加用口服白三烯受体拮抗药可使吸入糖皮质激素用量减少。阿司匹林不耐受性哮喘患者加用白三烯拮抗药,气道阻塞症状以及鼻部症状可得到进一步的改善。目前已经有了 LTRA 在 12 个月以上儿童哮喘和婴儿喘鸣治疗安全和有效的数据。另有临床研究认为,LTRA 联合 ICS 的疗效与 LABA 联合 ICS 的疗效相当。不过 LTRA 的临床应用中会发现治疗反应个体差异很大。另外,通过检测尿 LTE4 发现激素治疗不能减少 LT 生物合成,所以在某些 DA 患儿,如其哮喘的严重性是由于 LT 代谢增加引起,那么这些儿童在吸入或口服激素基础上加用白三烯拮抗药可能对控制其症状有利。不良反应为头痛、胃肠道反应。

2.口服环孢素(CSA)　CSA 主要通过干扰淋巴细胞的信息传递通路而抑制其功能。能抑制 T 细胞特异性转录因子、活化的 T 细胞核因子以及 AP-3 等细胞核调节蛋白,抑制 IL-3、IL-4 等多种细胞因子 mRNA 合成,从而抑制 T 细胞的激活。此外,CSA 对肥大细胞、EOS、嗜碱粒细胞等多种免疫效应细胞也具较强抑制作用。CSA 与皮质激素抑制 T 淋巴细胞功能的机制不同。CSA 能抑制激素抵抗型哮喘 T 淋巴细胞增殖和细胞因子的释放,而后者则不能。33 例成年人哮喘,用环孢素治疗 12 周,肺功能得以改善,急性发作次数减少。在儿童中还没有随机试验报道,但有报道 5 例规则使用口服激素的患儿在加用环孢素后,3 例有一定的好转。有报道>7.5mg/(kg·d)口服为大剂量,5～7.5mg/(kg·d)为中剂量,<5mg/(kg·d)为小剂量,口服疗程一般为 12～36 周。其主要不良反应是肾毒性,其他如高血压、多毛、头痛、手颤及流感样症状也较常见。

3.口服甲氨蝶呤　甲氨蝶呤(MTX)是一种免疫抑制药,小剂量有抗炎作用,抗炎作用机制未明,可能包括抑制嗜碱粒细胞释放组胺,抑制单核细胞释放 IL-1 等细胞因子,降低中性粒细胞的趋化作用等。研究表明儿童哮喘应用 MTX 也可使糖皮质激素用量减少和肺功能改善。推荐剂量为小剂量 $5\sim25mg$/周,共 $4\sim6$ 周,也有报道使用 24 周以上。MTX 的不良反应较多,轻者如恶心呕吐、黏膜溃疡、脱发、肝功能异常和粒细胞减少,减量或停药后可恢复;重者偶可引起肝纤维化、骨髓抑制、肺纤维化和机会性真菌感染等。大剂量(每周 $50\sim150mg$)使用 MTX 时有许多潜在的严重不良反应,如肺纤维化、肝硬化、骨髓抑制等,但低剂量(每周 $5\sim25mg$)使用似乎是安全的。所以部分 DA 儿童可考虑使用 MTX。

4.大环内酯类抗生素　近年研究表明大环内酯类抗生素也有抗炎作用,长期口服小剂量红霉素($3\sim5mg$/kg)等可使哮喘患者 AHR 降低。大环内酯类抗生素可通过抗支原体感染,类激素样抗炎作用,抑制气道黏液分泌这三方面的作用来降低 AHR,从而减少哮喘的反复发作。其抗炎作用被认为是抑制中性粒细胞的趋化性,抑制中性粒细胞炎性介质和自由基的释放。

5.金制剂　金制剂(金诺芬)可抑制嗜碱粒细胞释放组胺,抑制介质引起的平滑肌收缩,抑制肥大细胞释放组胺和白三烯,以及抑制抗体产生。金诺芬口服 3mg,每日 2 次,疗程 $7\sim17$ 个月不等。其主要不良反应为荨麻疹、口腔炎和湿疹加重,腹泻常见但症状较轻。

6.静脉应用免疫球蛋白(IVIG)　其机制不明,可能刺激抑制细胞,防止补体结合,下调细胞因子。体外研究表明 IVIG 可改善外周血单核细胞糖皮质激素受体的亲和性和支气管活检标本中各种炎症细胞数目的减少。但一些临床对照实验对其疗效存在争议,一研究中 31 例儿童哮喘在 8 周间给 4g/kg,结果肺功能、支气管高反应及症状评分均未见改善,但上呼吸道感染的总天数减少,IVIG 的作用可能仅相当于减少病毒感染引起的哮喘急性加重。而另一研究中 28 例儿童和成年人 DA 开始治疗时给 2g/kg,随后每 3 周 400mg/kg 共 9 个月,结果服用泼尼松用量显著减少。Jakobsson 等应用 IVIG $0.5\sim1.0g$/kg,每月 1 次,连续用 5 个月,治疗激素依赖患者,结果大部分患者激素用量减少,停用后其作用仍持续 $4\sim14$ 个月。较安全,一般均能耐受。少数可引起发热、头痛、肌痛等轻度不良反应,罕见变态反应。

7.三乙酰夹竹桃霉素　三乙酰夹竹桃霉素(TAO)可选择性降低肝脏对甲泼尼龙(MP)的清除率,延长 MP 的半衰期,与 MP 联合应用可减少激素用量;还能减少嗜碱粒细胞释放组胺,减少黏液分泌,减少中性粒细胞趋化。Siracusa 报道小剂量 TAO 250mg 隔日口服,联合给药 MP 维持量 $6\sim16$ 个月,平均治疗 13 个月,患者哮喘发作次数、激素用量明显减少,肺功能改善。其主要不良反应是肝损害(少见)、胃肠道反应(多见)和血糖升高。

8.静脉应用硫酸镁　可激活腺苷酸环化酶,使 ATP 转变为 CAMP;抑制前列腺素的生成,阻断过敏物质的释放,解除支气管和肺血管的痉挛;镁离子可调节钙离子移动,抑制平滑肌细胞的钙摄入,使支气管平滑肌舒张。25%硫酸镁 $0.1\sim0.3g$/(kg·d)加入 5%葡萄糖溶液,静脉滴注,每日 1 次。一般耐受性较好,但有报道可加大 β_2 受体激动药用量,减少心血管不良反应。

9.利多卡因　能阻滞迷走神经,抑制神经元兴奋后神经递质释放,阻滞气道内感觉神经或抑制传入神经肽产生作用;显著抑制 IL-3、IL-5、GM-CSF 等诱导的 EOS 凋亡延迟和超氧化物产生。方法有:①静脉给药:1.5mg/kg 负荷剂量(滴注 20 分钟),继以每小时 3.0mg/kg 维持;②雾化吸入 2%$\sim$10%的利多卡因溶液,单次剂量 $40\sim160mg$,每日 $3\sim4$ 次,不良反应小。

10.呋塞米　抑制 NaCl 中 Cl 进入支气管上皮基底膜的主动运转,减少了细胞内 Ca^{2+} 和 Na^+ 浓度,使支气管平滑肌松弛;抑制气道内肥大细胞释放介质;使气道上皮释放具有扩张支气管作用的前列腺素。呋塞米 $20\sim40mg$ 加入生理盐水 20ml,雾化吸入,每日 $1\sim2$ 次,每次 30 分钟,不良反应较小。

11.酚妥拉明　可抑制 α 受体间接提高 β 受体功能;通过提高细胞内 cAMP/cGMP 比值达到舒张支气管平滑肌作用;扩张小动脉而降低肺动脉压。酚妥拉明 $0.5\sim1mg$/kg,加入 5%葡萄糖溶液 $250\sim500ml$,静脉滴注,每日 1 次,注意总量和滴速。不良反应为偶发心动过速等心律失常、血压下降。

12.多巴胺　为内源性儿茶酚胺,可直接兴奋 β 受体,缓解支气管痉挛,改善气体交换和肺部血液循环。用法:多巴胺 0.25～0.5mg/kg 加入 5％葡萄糖溶液 100～150ml,静脉滴注,每日 1 次,注意总量和滴速。其不良反应偶有心动过速、呼吸困难。

13.细胞因子拮抗药或激动药

(1)细胞因子拮抗药:很多研究从哮喘发病的分子机制着手,利用各种细胞因子抗体为哮喘的治疗提供了许多更有效、更特异的治疗手段。目前较成熟,已经应用于人体研究的细胞因子拮抗药有以下几种。

①抗白介素-5(IL-5)制剂:①抗 IL-5 疫苗。②抗 IL-5 单克隆抗体。③IL-5 受体拮抗药-维 A 酸。

②抗免疫球蛋白-E(IgE)单克隆抗体-奥莫立迈:2003 年获得 FDA 批准,已成为重症哮喘治疗的新突破。2006 年的 GINA 已经将 omalizumab 列入重度哮喘治疗的选择方案之一,特别是需要高剂量激素或经过 ICS 和 LABA 等多种药物联合治疗后症状仍未能控制的严重过敏性哮喘患者。

(2)细胞因子的激动药:如选择性的前列腺素 PGE 受体激动药,PGE 可以使支气管平滑肌舒张,但它还具有前炎症因子的特性,其主要通过与不同的受体亚型结合发挥作用,PGE 的受体有 EP1～EP4 几个亚型,其中采用针对 EP3 的激动药可以治疗哮喘的炎症。

14.支气管热成形术　目前主要在欧洲以及北美的一些国家开展,是通过支气管镜采用 Alair 系统向支气管壁释放射频热能,可以减轻哮喘患者气道平滑肌的肥厚增生以及支气管收缩引起的管腔狭窄、气流受限,治疗主要针对中度-重度的哮喘患者。热成形治疗后随访 12～24 个月,发现治疗组晨起 PEF、哮喘症状以及生活质量明显改善,SABA 的用量明显减少。但有学者认为热成形治疗对哮喘患者的气道反应性并没有改变,FEV_1 也没有改善。其在哮喘治疗中的地位仍有待进一步的临床研究与观察。

15.哮喘的基因治疗　哮喘是一种多基因遗传易感性疾病,基因治疗的对象主要为激素抵抗型和激素依赖型哮喘或难治性重症哮喘,基因治疗虽具有广阔前景,但对其有效性和安全性仍需大量研究证实。目前基因治疗的研究有以下方面。①针对 Th1/Th2 平衡的基因治疗;②针对糖皮质激素受体 GR;③针对嗜酸粒细胞以及相关细胞因子;④针对转录因子 NF-κB;⑤DNA 疫苗。

二、运动性哮喘

运动诱发哮喘(EIA)也称运动型哮喘。

(一)定义

运动诱发哮喘是指运动后发生的急性、暂时性支气管痉挛和气道阻力增高的病理状态。临床主要表现为急性发作、自行缓解、轻重不一的哮喘。寒冷季节在户外竞走、跑步、爬山、进行球类活动等最易诱发运动性哮喘,而在夏季游泳、举重、划船等运动则较少引起运动性哮喘。剧烈的运动比轻微运动易引起运动性哮喘。一般说来剧烈运动 5～10 分钟后才会引起运动性哮喘,短于 5 分钟的运动,很少引起运动性哮喘。70％～90％的哮喘病人有不同程度的 EIA。

(二)临床表现

多数患者在剧烈运动开始后 5～10 分钟或运动停止后 2～10 分钟出现胸闷、气短、呼吸困难、喘息,肺部可闻及明显的哮鸣音。运动停止 30～60 分钟逐渐缓解。少数病人可发生支气管痉挛逐渐加重达 30 分钟之久,且可持续 2～3 小时。严重程度取决于运动时通气水平和运动持续的时间,运动时吸入空气的含水量以及与上次运动诱发哮喘发作的间隔时间。

(三)诊断

临床诊断:运动性哮喘的临床特征是运动后数分钟出现支气管痉挛的表现,包括气喘出现或加剧、咳嗽,两肺哮鸣音,临床可诊断 EIA。

确定诊断需做运动激发试验。

1.运动激发试验　测定运动前后肺功能的变化是诊断运动性支气管收缩(EIB)的金标准,运动后 FEV_1 或 PEF 下降≥15％为运动激发试验阳性,下降 10％～15％为可疑阳性。

(1)禁忌证:①心脏病或心力衰竭;②肺功能障碍(FEV_1<预计值的 70％);③哮喘发作。

(2)检查前准备

1)48 小时前停用抗组胺药、长效或缓释支气管舒张药;24 小时停用口服糖皮质激素;试验前 12 小时停用茶碱类、速效 $β_2$ 激动药、抗胆碱能药物、吸入型糖皮质激素等。

2)应在上次运动诱发哮喘发作停止 3 小时后进行,最好患者无症状,休息时峰流速在预计值的 75％以上。同时要求 1 小时内未进食,尽量轻装,穿运动鞋以便于运动。

3)准备好急救用品,向受检者说明方法,必要时示范。

4)确定目标心率:一般取次极限心率(同年龄同性别儿童 90％的极限心率),记录平静心电图、测血压。

5)用肺量仪、峰流速仪分别测定基础肺功能,重复 3 次,取最佳值,以 FEV_1 或 PEF 作为观察指标。

(3)试验方法

1)平板踏跑法:受试者立于水平活动平板上,调整平板坡度,一般为 10°～15°,速度为 3.4m.p.h(英里/小时)(相当于 5.4km/h)。双手握扶柄随平板速度踏跑,逐渐增加速度,30 秒左右达到目标速度。要求在目标速度下运动 2 分钟左右,心率达到 70％极限心率,如相差较大,适当调整平板速度和坡度。达到目标心率后持续踏跑 6 分钟。

运动停止后 1 分钟、5 分钟、10 分钟、15 分钟、20 分钟分别测定 FEV_1 或 PEF,每次测量 3 次,取最佳值。计算 FEV_1 或 PEF 运动后下降的百分率。

2)踏车法:采用自行车功量计测定。踏车负荷从 12～16W 开始,每分钟递增 30～40W,直至心率达预计最大心率的 80％。在该负荷下继续踏车 6 分钟,使心率在运动末达预计最大值的 90％。运动中踏车频率保持在 60～70 转/分钟。运动停止后测 FEV_1 或 PEF,时间同上,计算 FEV_1 或 PEF 运动后下降的百分率。

3)另一种简单的运动激发试验是让患者在室外快跑 8 分钟进行激发,测量激发前后肺功能。这种方法由于受试者在室外吸入干燥的冷空气更易诱发哮喘。

试验应在心电、血压监测下进行,运动中如出现头晕、面色苍白或发绀、明显的心律失常、进行性 ST 段下移、收缩压下降 20mmHg 以上或升高 20mmHg 等情况,应立即停止试验,给予相应处理。

2.正常二氧化碳过度通气激发试验　正常二氧化碳过度通气(EVH)激发试验是专门为鉴别诊断 EIB 所设计的。自 2002 年美国盐城冬奥会开始,国际奥委会医学委员会(10C-MC)要求申请使用 $β_2$ 激动药的参赛运动员必须递交证明赛前需要使用的客观证据,并认为至目前 EVH 是证明运动员患有 EIB 的最佳检测方法。

(1)检查前准备

1)4 天内停用白三烯调节药;48 小时前停用抗组胺药、长效或缓释支气管舒张药;8 小时内停用速效支气管舒张药、色甘酸钠、抗胆碱能药;当天清晨不能服用含咖啡因的饮料或食物。

2)检查前 4 小时不要剧烈运动。

(2)检查方法:要求受试者在室温条件下自主快速用力呼吸含有 5％ CO_2 的干燥空气(氧气 21％,氮气 74％),呼吸 50％ CO_2 可保证在激发期间受试者动脉血中的 CO_2 维持在正常水平。目标通气量要达到 FEV_1 的 30 倍,这相当于最大自主通气量(MVV)的 85％。激发持续时间为 6 分钟。

激发前测定 FEV_1 3 次,取最高者作为基础值,在激发结束后 5 分钟、10 分钟、15 分钟、20 分钟分别测定双肺 FEV_1,必要时可安排在激发后 3 分钟测定 1 次。激发后 FEV_1 下降 10% 以上为阳性。

(3)安全性:ENH 检查通常没有不良反应,但有可能引起严重支气管痉挛,因此,现场应该备有 β_2 激动药、氧气等。同其他激发试验要求一样,需要时医护人员可以随时到达现场。

(四)防治

1.非药物防治

(1)养成用鼻呼吸的习惯,戴口罩,避免室外运动(推荐室内项目),潮湿环境的运动,防止吸入干冷空气。

(2)体能训练,提高运动耐力。

(3)运动前的热身运动(避免或减轻 EIA 的发生),能在以后的 2~3 小时内相对地不发生 EIA。

2.药物防治　大多数病人只需在运动前吸入常规剂量的 β_2 受体激动药或色甘酸钠即可预防 EIA 的发生。约 8% 的病人需用两种药物预防 EIA,约 2% 的病人需用三种或更多的药物联合应用才能控制。休息状态下肺功能正常,可在运动前 15~30 分钟使用吸入型 β_2 受体激动药和(或)色甘酸钠;休息状态下肺功能异常,需常规应用抗炎药物和支气管扩张药(糖皮质激素、β_2 受体激动药、色甘酸钠、茶碱类等)改善肺功能、控制哮喘。运动前再预防用药。

EIA 发作时,β_2 受体激动药吸入对轻、中度 EIA 有效,可迅速缓解哮喘症状,减轻气道的阻塞,改善肺过度膨胀和低氧血症。约 10% 的病人发生 EIA 后使用定量吸入器用药不易缓解,需用带氧气的雾化吸入 β_2 受体激动药的方法。

(1)β_2 受体激动药:β_2 受体激动药类药物是治疗 EIA 首选药物,其作用是通过 cAMP 介导的,刺激平滑肌上的 β_2 受体,使细胞内 cAMP 浓度增高,导致平滑肌松弛。定量吸入器给药方便及全身的不良反应少而为首选。其他剂型包括糖浆、片剂、雾化溶液和干粉吸入器。

最常用的药物是吸入型沙丁胺醇和特布他林。运动前经口吸入 2 个剂量即 2 喷。运动持续超过 2 小时,出现喘憋症状可重复吸入 2 个剂量。β_2 受体激动药气雾剂吸入立即见效,可阻断 EIA,也能防止 EIA 的发生。短效 β_2 受体激动药沙丁胺醇可预防 80% 以上的病人,作用持续 3 小时。

长时间运动或运动前不方便用药物的病人可用长效制剂。β_2 受体激动药中,长效 β_2 受体激动药沙美特罗(施立稳,每次 25~50μg)单次用疗效可超过 12 小时,早晨雾化吸入一次即可预防白昼日常活动中出现的支气管痉挛。如单用 β_2 受体激动药效果欠佳,可加用色甘酸钠。β_2 受体激动药和肥大细胞膜稳定药联合应用可预防 98% 的 EIA 发作。β_2 受体激动药口服则需 60 分钟才见效。糖浆作用慢,需在运动前 1~2 小时服用,疗效也因人而异。

注意:β_2 受体激动药可明显降低血清钾。

(2)白三烯受体拮抗药:白三烯具有促进微循环的渗漏、提高非特异性的气道高反应以及强烈的收缩支气管作用,在哮喘发病中占有重要地位。使用白三烯受体拮抗药 Montelukast 能明显减轻 EIA 的发生程度。

(3)色甘酸钠:阻止肥大细胞释放介质及钙离子内流有关。

适应证:单用 β_2 受体激动药不能控制的运动性哮喘病人,不宜使用 β_2 受体激动药或使用 β_2 受体激动药有不良反应的运动性哮喘病人,色甘酸钠的剂型包括干粉吸入器、定量吸入器和雾化溶液。色甘酸钠吸入 20mg 粉雾或 2mg 气雾剂能预防 EIA 的发生,作用可维持 4 小时,有效率达 75%。

色甘酸钠和 β_2 受体激动药联合使用对阻断 EIA 有相加作用,对冷空气和过度通气诱发的支气管痉挛有协同保护作用。

三、咳嗽变异性哮喘

咳嗽变异性哮喘(CVA)是指以咳嗽为主要或唯一临床表现的一种特殊类型的哮喘,是儿童慢性咳嗽的常见原因之一。

(一)儿童 CVA 的发病机制

CVA 的发病机制目前尚不清楚,目前大多数学者认为与典型哮喘发病机制相似,是一种气道慢性非特异性炎症,包括 EOS 等多种细胞和细胞组分参与,也涉及由 IgE 介导的变态反应性炎症过程。由于致喘性变应原和(或)非致喘性变应原的质和量不同,以及机体遗传因素等的个体差异,不同哮喘个体的病理生理变化不同,临床也呈多样化。哮喘的主要病理生理变化为支气管平滑肌痉挛、气道黏膜水肿、黏液高分泌,与典型哮喘相比较,CVA 之所以仅出现咳嗽而无喘息,主要有以下 6 种解释。①遗传因素导致机体反应不同,导致 CVA 患者气道黏膜下咳嗽感受器的兴奋阈值降低,对各种刺激敏感性增高,且比典型哮喘具有更高的致喘阈值。病情发作时,各种致病因子诱发支气管痉挛而以咳嗽为其突出的临床表现。②气道炎症的质和量及病理变化程度轻重不同,导致 CVA 的 AHR 程度低于典型哮喘。AHR 也会出现气道重塑,表现为气道上皮下层比正常人增厚,但增厚程度较典型哮喘轻。③炎症优势侵犯部位及深浅不同,即炎性介质的化学刺激和支气管收缩的物理刺激,均可作用于大气道的咳嗽受体,CVA 主要是大气道狭窄,所以表现以咳嗽为主。而在缺乏咳嗽受体的小气道病变,主要症状是喘息。④Simossom 等发现气道反应性增高和咳嗽是由同一感受器受刺激所致。咳嗽是各种刺激物作用于喉、气管、支气管黏膜下的咳嗽感受器,兴奋信号经迷走神经传入延髓的咳嗽中枢,然后通过传出神经作用于效应器发生咳嗽。当气道存在慢性炎症或吸入特异性抗原时,局部参与反应的细胞所释放的组胺、缓激肽及各种神经肽等炎性介质作用于迷走神经的末梢感受器,通过轴突反射引起支气管收缩。当局部支气管收缩时,刺激了咳嗽感受器,同样经过迷走神经引起反射性咳嗽。⑤喘息是气流通过狭窄的气道发生气流振动所发出的声音,显著的支气管平滑肌痉挛可引起喘息症状,而当气道狭窄程度尚未达到引起气流振动时,出现的症状以咳嗽为主。CVA 患者主要以支气管炎症细胞浸润和上皮细胞损伤为主,咳嗽是气道炎症的结果,是 AHR 尚未导致喘息症状时的表现。⑥神经源性气道炎症也参与 CVA 发病。咳嗽受体包括快适应受体(喉和隆突部位受体对痰液、异物敏感,二级支气管以下部位受体对各种化学刺激如炎性介质敏感)和慢适应牵张受体(对机械物理刺激敏感)和 C 纤维神经末梢。IcFadden 发现 CVA 患者的慢性气道炎症主要存在于大气道,大气道黏膜上皮损伤,迷走神经末梢感受器暴露并易激惹,导致上述气道咳嗽受体阈值较低,喘息阈值较高,受到外界刺激后容易出现咳嗽症状而不是喘息症状。

(二)儿童 CVA 的危险因素

1.呼吸道病毒感染　病毒感染造成气道组织损伤,使迷走神经纤维暴露,胆碱能神经纤维致敏,一旦受刺激可引起支气管平滑肌反射性增强,引起局部小气道收缩,收缩刺激末梢咳嗽感受器,直接引起咳嗽反射,可没有喘息症状和体征,成为以咳嗽为主要表现的变异性哮喘。研究表明,CVA 患者唾液中 sIgA 含量明显高于正常人,机体处于感染期,若能及时控制感染,可缩短用药时间,缓解症状。

2.特应性体质　研究证实变应性鼻炎患者用醋甲胆碱或组胺做激发试验时约半数气道反应性高于正常人,认为抗原抗体反应所引起的支气管迟发型过敏性炎症是导致本病气道非特异性反应增高的主要原因。此外,父母亲有哮喘病史也是 CVA 患者的遗传因素之一。

3.空气污染和被动吸烟　交通相关的空气污染和被动吸烟可刺激气道上皮释放各种炎性介质,如单核-吞噬细胞集落刺激因子(CI-CSF)、尿中白三烯代谢产物活性、血中白细胞介素(IL)-8、IL-10mRNA 表达比例的异常等,引起气道炎症,造成气道局部收缩,刺激咳嗽发作。

此外,CVA 高危因素还包括生活环境,如居室拥挤和饲养宠物,各种变应原和物理变化,如花粉、尘螨、化学刺激物、烟雾及冷空气刺激或运动等对儿童 CVA 的发病均有不良影响。

(三)临床表现

CVA 尽管临床无喘息症状,但其咳嗽形式与典型哮喘相同,可由运动、冷空气、气候变化或上呼吸道感染诱发或加重,有些病人也可能继发于病毒或支原体感染以后,咳嗽多以清晨及晚间为重,以干咳为主,咳嗽可一年四季反复发作,也可能有季节性,如春季及夏季咳嗽较重,往往持续时间较长,从几周到数年不等。约有 40% 的人有家族或个人过敏史,既往没有哮喘史,皮肤过敏原试验可能阳性。没有典型哮喘所具有的呼气性呼吸困难伴喘鸣音的临床征象,肺部听诊胸部 X 线检查,肺功能通常是正常,经多种抗生素及镇咳药治疗无明显疗效。

(四)辅助检查

许多研究表明,CVA 患者肺功能和气道反应性的特点与典型哮喘相似,但又有区别。CAV 患者的第一秒用力呼气量(FEV$_1$)/用力肺活量(FVC)高于哮喘患者,与正常人相比无明显差别,气道阻力(Raw)高于正常人,但明显低于哮喘患者,呼吸阻力明显高于正常人,但低于哮喘患者。CVA 患者和哮喘患者气道反应阈值和单位时间内诱导控制值之差均无明显差异。在对 CVA 患者进行气道反应性测定的指标中,Rrs、Dmin、SGrs 以及 FEV$_1$ 的测定值比较客观,且最具有临床应用价值。但是当不具备全套肺功能及气道反应性测定的情况下,FEV$_1$/FVC 比值也具有诊断价值。统计学分析认为,FEV$_1$/FVC 比值与 Rrs、Dmin、SGrs 之间呈显著相关。当患者肺功能检查 FEV$_1 \geqslant 70\%$ 预计值时,可进一步做支气管激发试验,即吸入一定剂量的组胺或醋甲胆碱,剂量依次递增,每隔 15 分钟测量 1 次 FEV$_1$。当 FEV$_1$ 较吸入前降低 20%,计算此时所用激发剂的累计量,若达到既定的气道反应性指标,可诊断为支气管激发试验阳性。FEV$_1 < 70\%$ 预计值提示有气道阻塞时,宜做支气管舒张试验,即吸入 2% 沙丁胺醇雾化液,15 分钟后再测 FEV$_1$,若 FEV$_1$ 在吸药后较吸药前增加 12% 以上,则认为是存在可逆性气道阻塞,不必再行支气管激发试验,以免加重病情。受试者在试验前 6 小时需停止吸入 β$_2$ 受体激动药,如为口服短效 β$_2$ 受体激动药需停用 12 小时,若口服长效 β$_2$ 受体激动药则需停用 48 小时。试验前受试者应休息 20 分钟,然后再做肺功能检查。先测定 FEV$_1$,须重复 3 次,选择最佳者为吸药前 FEV$_1$,然后用定量雾化吸入器(MDI)吸入 β$_2$ 受体激动药,于平静呼气末(功能残气位)开始深吸气,吸气速度不宜太快,慢慢吸入直至肺总量位后,屏气 5～10 秒,然后缓慢呼气至功能残气位,再进行第 2 次吸入,方法同上。第 2 次剂量吸入后 10 分钟再做 FEV$_1$ 测试,重复 3 次,选择最佳者为吸药后 FEV$_1$。若 FEV$_1$ 的改善率[(吸药后 FEV$_1$ －吸药前 FEV$_1$/吸药前 FEV$_1$)%]$\geqslant 12\%$,为支气管舒张试验阳性。

(五)诊断标准

CVA 的诊断重在排除法。应将鉴别诊断放在首位。在儿童因鼻炎、鼻窦炎引起的鼻后滴漏综合征是慢性咳嗽的常见原因,并应注意胃食道反流、支气管异物、支气管内膜结核等症。按照注重病史、检查从易到难、根据疗效验证的原则,设计慢性咳嗽的临床诊断程序。①对慢性咳嗽儿童首先详细询问病史、体检、耳鼻喉专科检查,常规胸部 X 线片,再做诱导痰、肺功能＋组胺激发试验(或 PEF 昼夜监测)。若提示 CVA 可进行特异性治疗,咳嗽减轻或消失即可诊断。②无效或疗效不显著,经前述检查未能提出诊断者,可考虑以下检查:鼻窦片、鼻咽镜、食管 pH 测定、纤维支气管镜、高分辨 CT。依照从易到难的原则,选择有关检查,根据疑诊给予特异性治疗,有效即可诊断。我国目前儿科试行的 CVA 诊断标准如下。

1.咳嗽持续或反复发作 >1 个月,常在夜间(或清晨)发作,痰少,运动后加重,临床无感染征象,或经长期抗生素治疗无效。

2.气管扩张药可使咳嗽发作缓解(基本诊断条件)。

3.过敏史或家族过敏史,气道呈高反应性,变应原试验阳性等可作辅助诊断。

国外学者报道 CVA 的诊断标准如下。

1.无明显诱因持续性咳嗽达 2 个月以上,运动、遇冷空气及上呼吸道感染会诱发其加重。

2.组胺或乙酰甲胆碱支气管激发试验呈阳性,或者支气管扩张试验阳性。

3.使用抗生素和止咳药均无效,用支气管解痉药或者皮质类固醇类药物治疗有效。

4.体格检查无阳性体征。X 线胸片正常,肺通气功能正常(非咳嗽发作期),五官科检查未发现异常。

(六)鉴别诊断

1.**感染后咳嗽** 许多病原微生物如百日咳杆菌、结核杆菌、病毒(特别是呼吸道合胞病毒、副流感病毒、巨细胞包涵体病毒)、肺炎支原体、衣原体等引起的呼吸道感染是儿童慢性咳嗽常见的原因,多见于<5 岁的学龄前儿童。急性呼吸道感染,咳嗽症状持续超过 4 周可考虑感染后咳嗽。其机制可能是感染引致气道上皮的完整性受到破坏和(或)纤毛柱状上皮细胞的鳞状化生和(或)持续的气道炎症伴有暂时的 AHR。感染后咳嗽的临床特征和诊断线索有:①近期有明确的呼吸道感染史;②咳嗽呈刺激性干咳或伴少量白色黏痰;③胸片 X 线检查无异常;④肺通气功能正常;⑤咳嗽通常具有自限性;⑥除外引起慢性咳嗽的其他原因。如果咳嗽时间超过 8 周,应考虑其他诊断。

2.**上气道咳嗽综合征(UACS)** 各种鼻炎(过敏性及非过敏性)、鼻窦炎、慢性咽炎、慢性扁桃体炎、鼻息肉、腺样体肥大等上气道疾病可引起慢性咳嗽,既往诊断为鼻后滴漏(流)综合征(PNDs),意即鼻腔分泌物通过鼻后孔向咽部倒流引起的咳嗽。美国胸科医师协会(ACCP)建议采用上气道咳嗽综合征(UACS)这一名称取代 PNDs。UACS 的临床特点和诊断线索有:①慢性咳嗽伴或不伴咳痰,咳嗽以清晨或体位改变时为甚,常伴有鼻塞、流涕、咽干,并有异物感、反复清咽、有咽后壁黏液附着感,少数患儿诉有头痛、头晕、低热等;②检查鼻窦区可有压痛,鼻窦开口处可有黄白色分泌物流出,咽后壁滤泡明显增生,呈鹅卵石样,有时可见咽后壁黏液样物附着;③针对性治疗如抗组胺药和白三烯受体拮抗药,鼻用糖皮质激素等有效;④鼻窦炎所致者,鼻窦 X 线平片或 CT 片可见相应改变。

3.**胃食管反流性咳嗽(GERC)** 胃食管反流(GER)在婴幼儿期是一种生理现象。健康婴儿 GER 发生率为 40%～65%,1～4 个月达高峰,1 岁时多自然缓解。当引起症状和(或)伴有胃食管功能紊乱时就成为疾病,即胃食管反流病(GERC)。GER 在儿童患病率约 15%。最新研究发现 49 例慢性咳嗽儿童中仅有 4 例 GER(8.2%),研究结果显示:50 例慢性咳嗽患者中只有 1 例为 GER,因此,目前还没有确切的证据表明 GER 是我国儿童慢性咳嗽的常见原因。GERC 的临床特征和诊断线索有:①阵发性咳嗽,有时剧咳,多发生于夜间。②症状大多出现在饮食后,喂养困难。部分患儿伴有上腹部或剑突下不适、胸骨后烧灼感、胸痛、咽痛等。③婴儿除引起咳嗽外,还可致窒息、心动过缓和背部呈弓形。④可导致患儿生长发育停滞或延迟。

4.**嗜酸粒细胞性支气管炎(EB)** EB 于 1989 年由 Gibso 首先报道,最近一项前瞻性研究揭示,EB 在成年人慢性咳嗽病人中占 13.5%。EB 被认为是成年人慢性咳嗽的重要原因之一,但在儿童中的发病情况尚不明确。EB 的临床特征和诊断线索有:①慢性刺激性咳嗽;②胸片 X 线检查正常;③肺通气功能正常,无气道高反应性;④痰液中嗜酸粒细胞相对百分数>3%;⑤口服或吸入糖皮质激素治疗有效。

5.**变应性咳嗽(AC)** 某些慢性咳嗽患者,具有一些特应性体质表现,气道反应性正常,抗组胺药物及糖皮质激素治疗有效,但不能诊断 CVA、变应性鼻炎或 EB,将此类咳嗽定义变应性咳嗽。临床表现:刺激性干咳,多为阵发性,白天或夜间;油烟、灰尘、冷空气、讲话等易诱发咳嗽;常伴咽痒。肺通气功能正常,AHR 检测阴性,诱导痰 EOS 不高。AC 诊断标准:①慢性咳嗽。②肺通气功能正常,气道高反应性检测阴性。③具有下列指征之一：a.过敏物质接触史；b.过敏原皮肤点刺试验(SPT)阳性；c.血清总 IgE 或特异性 IgE 增高；d.咳嗽敏感性增高。④排除 CVA、EB、PNDs 等其他原因引起的慢性咳嗽。⑤抗组胺药物和(或)糖皮质激素治疗有效。AC 治疗大部分患者对抗组胺药物治疗有效，必要时加用吸入或口服糖皮质激素，时间 1～2 周。

6.先天性呼吸道疾病　主要见于婴幼儿，尤其是 1 岁以内。包括先天性气管食管瘘、先天性血管畸形压迫气道、喉气管支气管软化和(或)狭窄、支气管肺囊肿、纤毛运动障碍、纵隔肿瘤等。Gormley 研究报道：75% 的气管软化儿童(仅次于先天性血管畸形)表现为持续性咳嗽，其机制可能与气管软化阻碍分泌物的排出和末梢支气管炎性损伤等有关。本症常被误诊为哮喘。

7.心因性咳嗽　ACCP 建议，儿童心因性咳嗽只能在除外抽动性疾病，并且经过行为干预或心理治疗后咳嗽得到改善才能诊断；咳嗽特征对心因性咳嗽只有提示作用，不具有诊断作用。心因性咳嗽的临床特征和诊断线索有：①年长儿多见；②日间咳嗽为主，专注于某件事情或夜间休息时咳嗽消失；③常伴有焦虑症状；④不伴有器质性疾病，并除外引起慢性咳嗽的其他原因。

8.其他病因

(1)异物吸入：咳嗽是气道异物吸入最常见的症状，异物吸入是儿童尤其是 1～3 岁儿童慢性咳嗽的重要原因。研究发现有 70% 的气道异物吸入患者表现为咳嗽，其他症状尚有呼吸音降低、喘息、窒息史等。咳嗽通常表现为阵发性剧烈呛咳，也可仅表现为慢性咳嗽伴阻塞性肺气肿或肺不张，异物一旦进入小支气管以下部位，可以无咳嗽，即所谓进入"沉默区"。

(2)药物诱发性咳嗽：儿童较少使用血管紧张素转换酶抑制药(ACEI)，有些肾性高血压的儿童在使用 ACEI 如卡托普利后会诱发咳嗽。其机制可能与缓激肽、前列腺素、P 物质分泌等有关。ACEI 引起咳嗽通常表现为慢性持续性干咳，夜间或卧位时加重，停药 3～7 天可使咳嗽明显减轻乃至消失。β 肾上腺素受体阻断药，如普萘洛尔等可引起支气管的高反应性，故也可能导致药物性咳嗽。

(3)耳源性咳嗽：2%～4% 的人群具有迷走神经耳支(arnold 神经)。这部分人群，当中耳发生病变时，迷走神经受到刺激就会引起慢性咳嗽。耳源性咳嗽是儿童慢性咳嗽的一个少见原因。

(七)治疗

CVA 治疗原则与典型哮喘治疗相同，经过规范治疗可达到哮喘的良好控制以至完全控制。应坚持长期、持续、规范、个体化的治疗原则。主要药物有糖皮质激素、白三烯受体拮抗药、支气管扩张药、抗过敏及肥大细胞稳定药等。

CVA 早期诊断和有效治疗将有助于阻止病情发展为典型哮喘。患者经及时正确的诊断和治疗后，症状可完全缓解，1/2～1/3 患者发展成为典型哮喘。由于 CVA 主要表现为咳嗽而无喘息等症状，而咳嗽症状又可由多种原因所致，因此，在对 CVA 病情控制水平进行评价时尽可能建议患者同时用呼气峰流速仪检测最大呼气流量(PEF)。Koh 对 CVA 患者随访的结果表明，最终进展为典型哮喘的患者 AHR 比研究初期增加 2 倍，但致喘阈值并未改变，提示长期对 CVA 患者进行 AHR 监测可较早发现进展为典型哮喘的可能，但变应原皮试阳性、血清总 IgE、肺功能等均不能预测 CVA 的转归。

四、药物性哮喘

无哮喘病史者应用某药物后引起哮喘，或哮喘病人应用某药物诱发哮喘或使哮喘加重，统称药物性哮喘(DIA)。DIA 为哮喘的一种特殊类型，随着临床用药种类和数量增多，其发生率逐渐增高。其共同特征是具有明确的用药史，用药后哮喘发作或加剧，停药后哮喘可有不同程度的缓解，再次用药时可以再发哮喘。

(一)可能诱发哮喘的药物

可能诱使哮喘发作的药物有数百种,常见有解热镇痛药、抗生素、平喘药、受体阻滞药、含碘造影剂等。

解热镇痛药:阿司匹林、复方阿司匹林(APC),索米痛片、氨基比林、芬必得等。

抗生素:青霉素、链霉素、红霉素、头孢噻吩、林可霉素、螺旋霉素、两性霉素、PAS、PZA、EMB 等。

驱虫药:哌嗪、砒喹酮、枸橼酸乙胺嗪等。

麻醉药及肌松药:利多卡因、普鲁卡因、可卡因、硫喷妥钠、泮库溴铵等。

造影剂:含碘、含甲基葡胺的造影剂。

拟交感神经药:肾上腺素、异丙肾上腺素、麻黄碱等。

β_2 受体阻滞药:普萘洛尔、氧烯洛尔、胺碘酮等。

类固醇激素:氢化可的松、地塞米松、丙酸倍氯米松等。

蛋白酶制剂:糜蛋白酶、ACTH、胰岛素、链激酶、疫苗、抗病毒血清等。

胆碱能制剂及抗胆碱药:乙酰胆碱、毛果芸香碱、新斯的明、阿托品、山莨菪碱等。

降压药:利血平、甲基多巴、胍乙啶等。

组胺药:组胺、倍他司丁等。

抗凝药:华法林等。

三环抗抑郁药:氯丙嗪、阿米替林等。

其他:氨茶碱、色甘酸钠、氯苯那敏、ATP、曲克芦丁、避孕药、葡萄糖酸钙、可待因、甘露醇、汞类利尿药,维生素 K,维生素 B_6 等。

(二)几种重要的药物性哮喘

【阿司匹林哮喘】

因阿司匹林类药物诱发哮喘发作称阿司匹林哮喘(AIA)。1911 年 Gilbert 首次报道,1922 年 Widal 完整描述阿司匹林过敏、哮喘、鼻息肉三联征,称阿司匹林三联征。

国外 AIA 占哮喘病人总数的 28%～40%,占严重哮喘的 20%,在同时患有鼻息肉、鼻窦炎的哮喘患者中,发生率达 30%～40%。国内:1.9%～2.7%。

1.发病机制　可诱发 AIA 的解热镇痛药有阿司匹林、氨基比林、对乙酰氨基酚、吲哚美辛(消炎痛)、安乃近、索米痛片、布洛芬、复方制剂(APC、感冒通、感冒胶囊)等。

前列腺素合成受抑学说:阿司匹林类药物可抑制环氧化酶,前列腺素 E 合成减少,花生四烯酸在脂氧化酶作用下生成白三烯明显增强。

2.诊断

(1)绝大多数阿司匹林哮喘患者有过敏性鼻炎的症状和体征,鼻息肉和鼻窦炎是 AIA 的重要特点。

(2)用药史:可因上感、痛经等而服用非类固醇类抗炎药(NSAID)。

(3)临床特征:用药后 15～180 分钟出现症状,鼻痒、流涕、结膜充血、颜面潮红、荨麻疹、周身瘙痒、恶心、呕吐、腹痛、腹泻,同时或随后出现哮喘,严重时大汗淋漓、端坐呼吸、发绀,甚至休克、窒息而死亡。对治疗反应差(重症占 60%、激素依赖占 50%)。

(4)病史不明确者(轻型),可进行激发试验:对于阿司匹林激发试验必须强调安全性,某些患者阿司匹林哮喘的发作相当严重,必须在确保安全的条件下实施。口服(或吸入)阿司匹林,从小剂量开始,测定 FEV_1,如下降≥20% 为阳性。

3.治疗

(1)吸氧,轻症者对症处理,重症者大剂量激素静脉滴注,危重者及时气管插管进行机械通气。

(2)LT受体拮抗药:孟鲁司特1次/天,扎鲁司特2次/天。

(3)酮替酚、色甘酸钠可减轻症状及减少激素用量;可作预防用药。

(4)免疫抑制药甲氨蝶呤等,用于难治性病例。

(5)特异性脱敏治疗。小剂量逐增量维持。

(6)外科手术治疗鼻窦炎、鼻息肉。

【平喘药诱发的哮喘】

1.β受体激动药　炎症负荷增加,局部刺激,诱发气道高反应性(增加PAF,非作用于β_2受体);异丙肾上腺素代谢产物3-甲基衍生物的β受体拮抗作用等。往往引起难治性哮喘。

2.色甘酸钠粉剂　以干粉剂的局部刺激为主因。哮喘急性发作时不宜用;慢性哮喘使用前,先给予β受体激动药。

3.其他　溴化异丙托品、茶碱、激素(氢化考的松、ACTH、丙酸倍氯米松气雾剂等)偶可使少数人诱发哮喘。

五、夜间哮喘

支气管哮喘是一种以气道反应性增高和可逆性气流受限为特征的慢性气道炎症,其胸闷、气喘、咳嗽等症状常在夜间或清晨加重。据统计,因哮喘而在夜间或清晨睡眠期间死亡者约占所有哮喘死亡病例的70%,因此,哮喘的夜间发作越来越引起人们的重视。所谓夜间哮喘(NA)是指夜间发生或加重的哮喘,若夜间峰值呼气流速(PEFR)下降>15%,至少每周有1次因哮喘而醒来,即可诊断为夜间哮喘。夜间哮喘的主要原因在于夜间气道阻塞加重。超过80%的哮喘病人有过夜间哮喘发作,对大多数哮喘病人来说这只是一个偶然的问题,但对多数重症哮喘病人来说这种规律性的事件却明显影响他们的生活质量。夜间哮喘病人往往在白天几乎无任何不适,或仅有轻度胸闷或咳嗽,但在夜间却有明显的哮喘发作或症状明显加重,因而许多学者认为,本病是一种特殊类型的哮喘。但也有学者通过研究发现,夜间哮喘是哮喘未能控制的一个标志,是哮喘的一种更为严重的形式,并非为特殊类型的哮喘,应用"夜间哮喘"这一术语会出现误导,提出应将其改为"伴有夜间症状的哮喘"。但无论如何,夜间哮喘确实有其特殊性,并有其潜在的危险性,更需要加以关注。

【夜间哮喘的发病机制】

夜间哮喘的发病机制比较复杂,且尚不完全清楚,但时间相关节律的生物过程,特别是人体24小时周期节律在夜间哮喘的发病机制中起着重要的作用,目前认为,可能与下列因素有关。

1.自主神经系统的节律性改变　自主神经系统调节紊乱是夜间哮喘的重要因素。人体气道平滑肌的神经支配主要为胆碱能神经和非肾上腺能非胆碱能神经(NANC)系统。哮喘病入睡眠过程中胆碱能神经张力明显增高,有研究发现在夜间哮喘病人中,应用胆碱能受体阻滞药能明显减轻夜间气道狭窄,同时研究还发现,哮喘病人的NANC支气管扩张活性在清晨明显受到抑制,这样,由于胆碱能神经的支气管收缩作用增强而NANC的支气管舒张作用的降低,在哮喘病入睡眠过程中,神经性支气管舒缩张力的平衡偏向支气管收缩,促使气道狭窄和夜间哮喘的发作。但心肺移植病人已失去神经支配,其气道管径的昼夜节律却依然存在,表明自主神经系统的调节仅对夜间哮喘的发生起部分作用。

2.肾上腺皮质激素的节律性改变　肾上腺皮质激素对气道炎症的控制和肺功能的恢复有重要作用。

哮喘病人或非哮喘病人血清皮质醇均在清晨 8 时达峰值,而在夜间约 0 时最低,但哮喘病人夜间血清皮质醇下降更明显,且其亲和力也明显下降。由于这种内源性皮质醇可对抗哮喘的慢性炎,因此,可以肯定夜间皮质醇水平的降低与哮喘发作有关。但哮喘病人血清皮质醇的这种变化在非哮喘病人也可见到,夜间给哮喘病人静脉滴注激素并不能防止肺功能下降,因而认为,夜间激素水平下降并非肺功能夜间降低的唯一原因,可能有其他途径参与作用。

3.肾上腺素的节律性改变　人体的肾上腺素水平呈日周期变化,下午 4 时达到峰值,凌晨 4 时降到谷值,有夜间哮喘的病人注入生理剂量的肾上腺素可以减少,但不能完全消除其夜间 PE-FR 的降低。虽然哮喘和非哮喘病人都有肾上腺素水平的日周期节律改变,但哮喘病人可因肾上腺素对气道平滑肌上 β_2 受体的内源性刺激减少,或因为对气道其他的影响而产生支气管收缩。研究还发现,哮喘病人外周血白细胞 β 肾上腺素能受体密度降低,虽然这可能是此前应用 β_2 受体激动药的结果,但未经治疗的哮喘病人中也有受体密度降低的报道。肾上腺素能松弛气道平滑肌,抑制致敏的肥大细胞释放组胺和其他介质,因而循环肾上腺素的减少可能促进夜间哮喘的发作。此外,哮喘病人血浆环磷酸腺苷(cAMP)呈现 24 小时大幅度的节律性变化,下午 4 时达最高水平,凌晨 4 时最低,这种变化可能反映肾上腺素介导的组织腺苷环化酶的激活。

4.气道炎症　近十年来,已经公认哮喘是一种气道慢性非特异性炎症,因而推测夜间哮喘可能是夜间气道炎症加剧的结果。已有许多研究结果证实这一观点。有研究结果发现夜间哮喘病人外周血与支气管肺泡灌洗液(BALF)中嗜酸细胞、淋巴细胞、嗜酸性阳离子蛋白、白三烯 B_4(LTB_4)在凌晨 4 时明显增多,尿白三烯 E_4(LTE_4),为 LTs 的主要尿代谢产物,常作为人体内 LTs 产量的检测指标,在夜间也明显增加,而不伴有夜间症状的哮喘病人则无这种变化。

研究结果也显示,下午 4 时和凌晨 4 时测试支气管反应性显示凌晨 4 时支气管反应性明显升高。因此,夜间气道炎症增加确实是夜间哮喘的重要因素。但有人认为,夜间哮喘可能是在气道炎症基础上,内源性的生理节律变化通过改变气道黏膜中的炎症细胞数及其介质的释放和气道平滑肌与血管的敏感性,从而在炎症过程中起更重要的作用。

5.睡眠　睡眠是夜间气道狭窄的重要刺激因素。正常人和哮喘病人在睡眠过程中都会出现气道狭窄。研究发现,哮喘病人肺功能呈 24 小时的周期变化,约在下午 4 时达高峰,凌晨 4 时降到最低,这种肺功能改变在夜间哮喘病人相当明显,峰谷值变化可达 50%,在非哮喘病人虽也可有 24 小时周期变化,但峰谷值变化仅 5%～8%。当哮喘病人整夜保持清醒状态时,气道狭窄的程度明显降低,但有的哮喘病人在夜间清醒状态时气道狭窄持续存在,因此,认为睡眠不是引起气道狭窄的全部原因。研究还发现夜间睡眠白天工作者,PEFR 在早晨醒来时最低,而白天睡眠晚上工作者,PEFR 在傍晚醒来时最低,表明睡眠可能与生理节律同步而对夜间肺功能降低有明显影响。一般来说,夜间哮喘常发生在快动眼睡眠期(REM),而很少发生在 3、4 期(深睡期)。此外,睡眠的体位可能与夜间哮喘也有一定关系,仰卧位时 PEFR 和第一秒用力呼气容积(FEV_1)降低更为明显。哮喘病人打鼾也比正常人更常见,这也许与这类病人常患有鼻窦炎,从而增加鼻道阻力,致使吸气过程中在咽部产生更大的负压力有关。

有证据表明,打鼾声音响亮的哮喘病人因打鼾的直接原因而出现整夜的气道狭窄。夜间严重的打鼾和呼吸暂停对口咽部、声门或喉部受体的反复刺激可启动神经反射弧,引起支气管狭窄。此外,阻塞性睡眠呼吸暂停和打鼾也可能因低氧通过刺激颈动脉体引起支气管收缩反射。

6.胃食管反流(GER)　胃食管反流是指胃内容物通过食管下端括约肌频繁地反流到食管内所引起的一系列临床综合征。近年来的大量研究显示胃食管反流是夜间哮喘的重要原因之一。有资料显示,约 3/4 的哮喘病人有胃食管反流,其中 40% 的病人有反流性食管炎,明显高于非夜间哮喘病人。对伴有 GER 者给予药物或手术治疗后,其夜间哮喘的症状也明显好转或得到控制,也支持 GER 可能是夜间哮喘的原因之一。胃食管反流的根本原因是食管下端平滑肌张力(LESP)下降,许多因素可导致 LESP 降低,包括以下几方面。

(1)卧位或睡眠时食管蠕动功能降低,清除反流物时间延长。

(2)长期吸烟、饮酒及食用高脂肪食物或咖啡等。

(3)应用的平喘药物,如 β_2 受体激动药、茶碱类药物、胆碱能受体拮抗药、钙通道阻滞药及皮质激素等。胃食管反流时反流到食管中段的酸性胃内容物可刺激食管中下段黏膜感受器,通过迷走神经反射性引起支气管痉挛,少量反流物被误吸入呼吸道,也可直接刺激气道内迷走神经感受器引起支气管痉挛。

7.过敏因素　过敏因素可能在部分夜间哮喘病人的发作中起重要作用,特别是白天接触变应原后引起的夜间迟发性哮喘反应(LAR),这种反应常在接触变应原后 3～8 小时发生,因而白天接触的过敏原很可能导致夜间哮喘发作或加重。但过敏因素可能只是部分夜间哮喘的原因,大部分夜间哮喘病人并无明确的白天接触过敏原史。

8.其他　夜间睡眠时体温的下降或冷空气的刺激、夜间气道纤毛运动减弱和气道清除率降低致使呼吸道分泌物增多和积聚、不规则用药使凌晨血药浓度降低等也可能在夜间哮喘发作中起一定作用。

【夜间哮喘的治疗】

由于哮喘具有明显的时间生物学特征,因而对 NA 的处理除了标准规范化方案外,还应按时相药物学进行治疗,一方面可发挥治疗的最大疗效,另一方面尽量减少药物不良反应。

1.可逆因素的处理　避免接触过敏原。鼻炎、鼻窦炎的治疗,最好请五官科医生协助。GER 是 NA 的触发因素之一,同时由于抗哮喘的常用药物 β_2 受体激动药、抗胆碱药及茶碱类药可引起食管平滑肌松弛和 LESP 下降,从而加重 GER。睡眠时可将床抬高,并用质子泵抑制药、胃动力药对 GER 进行治疗。经检查证实有阻塞性睡眠呼吸暂停综合征(OSAS)患者,一定要通过手术解除上气道阻塞;或经鼻持续气道正压(nCPAP)治疗来改善 NA 症状。

2.药物治疗

(1)β_2 受体激动药:现多主张使用长效 β_2 受体激动药,如沙美特罗、福莫特罗和班布特罗等。上述药物均能改善夜间肺功能和症状。由于 NA 患者其夜间 β_2 受体功能下调,夜间剂量需要增加。常用制剂:①沙美特罗(施立稳)吸入 $50\mu g$ 每天 2 次,起效时间 30 分钟,平喘作用维持 12 小时以上;②福莫特罗(粉剂):经信必可都保装置给药 3～5 分钟起效,平喘作用维持 8～12 小时以上,每次 4.5～9μg,每天 2 次;③班布特罗(帮备)每天服 10～20mg 夜睡前服,平喘作用维持 24 小时以上。有研究发现与缓释茶碱相比,施立稳及茶碱均能控制 NA,施立稳在减少哮喘症状包括夜间觉醒、改善肺功能和减少急救药物方面比茶碱更有效,不良反应少于茶碱,Gilber 认为班布特罗睡前常规服用,可明显提高 PEF,控制 NA 发作,是安全有效的长效支气管扩张药。

(2)茶碱:现认为维持 24 小时茶碱血浓度相对稳定,其效果并不优于在适当时间保持血药浓度峰值和谷值,而要改善夜间降低的肺功能则依赖较高浓度的氨茶碱血浆质量浓度,因此,用氨茶碱治疗哮喘需维持夜间血药质量浓度达 15mg/L,而白天血药质量浓度维持在 7～8mg/L 即可。常规每天 3 次口服氨茶碱,由于夜间血药浓度较低,不足以控制 NA 症状及肺功能下降,采用晨间 1/3 剂量、傍晚 2/3 剂量可提高疗效。而缓释茶碱可以较长时间保持稳定的(尤其夜间)血药浓度,可有效地减少哮喘病人的夜间及清晨肺功能下降。近年发现小剂量时有抗炎作用,茶碱改变 NA 可能与白三烯 B4、粒细胞减少有关。

(3)糖皮质激素:目前认为,NA 的本质是气道炎症未得到控制,因此,NA 治疗首要措施仍是控制气道炎症,激素是最主要的抗变态反应炎症的药物。目前应用的主要是吸入型糖皮质激素(ICS)。常用的制剂布地奈德(普米克,BUD),二丙酸倍氯米松(必可酮,BDA)每天 200～1000μg,重症达 600～2000μg。研究发现下午 3 时吸入单剂量氟氢泼尼松龙 800μg 较之于上午 7 时、下午 7 时及 10 时分别吸入 200μg(总量 600μg)对肺功能的改善更明显,一般认为每天吸入 4 次糖皮质激素治疗哮喘效果最好,但上述结果提示:每天下午 3 时一次吸入糖皮质激素(大量)与每天 4 次给药相比疗效相当,应用方便,对肾上腺抑制无明显差异。因此,在选择糖皮质激素时既应考虑药物的剂量,又要考虑给药时间和给药途径。

(4)抗胆碱能药物:迷走神经夜间紧张度增高是 NA 的重要机制,抗胆碱药通过与乙酰胆碱竞争 M 受体,使迷走神经张力降低夜间哮喘得到控制。抗胆碱药物一般作用时间较短,目前常用的主要是异丙托溴铵(爱全乐)每次吸入 40～80μg,每天 3～4 次,但随着长效抗胆碱能药物,如新品溴化泰乌托品的出现,将为 NA 控制开辟新的途径。

(5)白三烯受体拮抗药:白三烯为气道炎性反应过程中较重要的炎性递质,白三烯释放在引起炎症及气道阻塞的多种不同因素中是最终的共同通路之一,而且糖皮质激素不能抑制白三烯的生物合成及释放。白三烯受体拮抗药可竞争性地与白三烯受体结合,从而阻断白三烯的作用,国外资料表明白三烯拮抗药扎鲁司特能改善轻中度哮喘病人的肺功能,显著降低日夜间症状评分,减少夜间憋醒次数,并且与 ICS 合用起互补作用,并减少糖皮质激素用量。白三烯受体拮抗药对炎症的控制是否有剂量时间关系还有待于进一步观察,可以作为 NA 治疗的选择。

总之,NA 发病机制复杂,哮喘与睡眠关系密切,并相互作用,故在治疗上应根据哮喘的夜间变化规律,做相应的时间和剂量调整,如果对夜间的症状改变不加以重视常可使疾病过程加重,对哮喘夜间疾病状态的研究有助于对哮喘的整体认识和治疗。

六、感染性哮喘

感染性哮喘原称为内源性哮喘,是指由急性呼吸道感染(ARTI)或其他部位感染所诱发的支气管哮喘。ARTI 是小儿支气管哮喘最常见的诱因。

(一)临床表现

1.哮喘发作前有明确的前驱感染病史和不同程度的感染中毒症状,如鼻塞、流涕、喷嚏、咽痛、咳嗽及发热、畏寒、食欲缺乏、疲乏无力、全身酸痛、精神不振等。

2.发病相对缓慢,常常在感染 24 小时后出现典型的哮喘样症状及体征,如咳嗽、气喘、呼气性呼吸困难、端坐呼吸,体检时两肺闻及以呼气相为主的哮鸣音伴呼气相延长,严重时出现发绀、皮下气肿,甚至呼吸衰竭等。

3.辅助检查有感染的相关证据如血常规中白细胞总数及中性粒细胞明显增高,C 反应蛋白(CRP)增高或红细胞沉降率(ESR)明显增快等提示细菌感染;呼吸道分泌物或血液中检测到有关病原体或其抗原、抗体;胸部 X 线有下呼吸道感染表现等。

(二)诊断

根据患儿病前有呼吸道感染病人接触史,或受凉、劳累等使机体抵抗力暂时性降低的诱因,开始表现为呼吸道感染的局部症状及全身中毒症状,逐渐出现前述哮喘样症状及体征,结合有关辅助检查即可诊断。

(三)治疗与预防

在治疗儿童支气管哮喘的同时,注意各种感染的防治。

1.抗感染治疗,根据不同的病原体选用相应抗生素。

2.支持对症治疗。

3.加强护理,保持室内温度、湿度适宜;注意室内通风;保持患儿面部及口、鼻清洁;给予易消化、清淡饮食等。

4.增强体质、预防感染,平时多参加户外活动,充分利用自然条件进行"三浴"(空气、阳光、水)锻炼;加强营养,均衡饮食;培养良好的卫生和生活习惯,增强抗病能力。

5.检查有免疫功能低下时,可选针对性药物进行干预。

(1)转移因子、胸腺素等。

(2)中药制剂:玉屏风颗粒、黄芪等。

(3)其他:如按需补充微量元素、灭活卡介苗注射液等。

(傅　宏)

第七节　反复呼吸道感染

【概述】

反复呼吸道感染指1年以内发生上、下呼吸道感染的次数频繁,超出正常范围。根据年龄、潜在的原因及部位不同,将反复呼吸道感染分为反复上呼吸道感染和反复下呼吸道感染,后者又可分为反复气管支气管炎和反复肺炎。反复呼吸道感染判断条件见表2-11。

表2-11　反复呼吸道感染判断条件

年龄(岁)	反复上呼吸道感染(次/年)	反复下呼吸道感染(次/年)	
		反复气管支气管炎	反复肺炎
0～2	7	3	2
2～5	6	2	2
5～14	5	2	2

①两次感染间隔时间至少7d以上。②若上呼吸道感染次数不够,可以将上、下呼吸道感染次数相加,反之则不能。但若反复感染是以下呼吸道为主,则应定义为反复下呼吸道感染。③确定次数须连续观察1年。④反复肺炎指1年内反复患肺炎＞2次,肺炎须由肺部体征和影像学证实,两次肺炎诊断期间体征和影像学改变应完全消失

【病因】

1.反复上呼吸道感染　以反复上呼吸道感染为主的婴幼儿和学龄前期儿童,其反复感染多与护理不当、入托幼机构起始阶段、缺乏锻炼、迁移住地、被动吸入烟雾、环境污染、微量元素缺乏或其他营养成分搭配不合理等因素有关;部分与鼻咽部慢性病灶有关,如鼻炎、鼻窦炎、扁桃体肥大、腺样体肥大、慢性扁桃体炎等。

2.反复气管支气管炎　多由于反复上呼吸道感染治疗不当,使病情向下蔓延所致。大多也是致病微生物引起,少数与原发性免疫功能缺陷及气道畸形有关。有些患儿为慢性鼻窦炎-支气管炎综合征。

3.反复肺炎

(1)原发性免疫缺陷病:包括原发性抗体缺陷病、细胞免疫缺陷病、联合免疫缺陷病、补体缺陷病、吞噬功能缺陷病以及其他原发性免疫缺陷病等。

(2)先天性肺实质、肺血管发育异常:先天性肺实质发育异常的患儿,如肺隔离症、肺囊肿等,易发生反复肺炎或慢性肺炎。肺血管发育异常导致肺淤血或缺血,易合并感染,引起反复肺炎。

（3）先天性气道发育异常：如气管-支气管狭窄、气管-支气管软化、气管-支气管桥，这些畸形常引起气道分泌物阻塞，反复发生肺炎。

（4）先天性心脏畸形：各种先天性心脏病尤其是左向右分流型，由于肺部淤血，可引起反复肺炎。

（5）原发性纤毛运动障碍：纤毛结构或功能障碍时，由于呼吸道黏液清除障碍，病原微生物滞留于呼吸道易导致反复肺炎或慢性肺炎。

（6）囊性纤维性变：在西方国家，囊性纤维性变是儿童反复肺炎最常见的原因。东方黄色人种罕见，我国大陆及中国台湾地区曾报道了个别儿童病例，提示我国儿童有可能存在本病。

（7）气道内阻塞或管外压迫：儿童引起气道内阻塞的最常见疾病为支气管异物，其次是结核性肉芽肿和干酪性物质阻塞，偶见气管和支气管原发肿瘤。气道管外压迫的原因多为纵隔、气管支气管淋巴结结核、肿瘤、血管畸形。

（8）支气管扩张：各种原因引起的局限性或是广泛性支气管扩张，由于分泌物清除障碍，可反复发生肺炎。

（9）反复吸入：吞咽功能障碍患儿（如智力低下），环咽肌肉发育延迟、神经肌肉疾病以及胃食管反流患儿，由于反复吸入，导致反复肺炎。

【临床表现】

1.症状　根据感染的部位不同而异，与某一部位感染的相应症状一致，如发热、流涕、鼻塞、咳嗽、咳痰、气促等。如治疗不及时，不恰当，往往有向慢性发展的倾向，如慢性鼻窦炎、慢性咽炎、慢性扁桃体炎等，此时患儿可有营养不良的表现，如消瘦、贫血等。

2.体征　依感染部位的不同而表现出不同的体征。如扁桃体炎时可见扁桃体肿大伴渗出物；肺炎时肺部听诊可闻及湿啰音等。

【辅助检查】

1.血常规　其变化由当时感染性质（病毒或细菌等病原）而定。细菌感染者白细胞计数偏高，病毒感染者白细胞计数正常或偏低。

2.X线检查　无特异性，由当时下呼吸道感染性质而定。

3.病原微生物检测　应进行多病原联合检测，以了解致病微生物。

4.肺部CT和气道、血管重建显影　可提示支气管扩张、气道狭窄、气道发育畸形、肺发育异常、血管压迫等。

5.免疫功能测定　有助于发现原发性或继发性免疫缺陷病。包括体液免疫、细胞免疫、补体、吞噬功能等检查，也应注意有无顽固湿疹、血小板减少、共济失调、毛细血管扩张等异常。

6.支气管镜检查　可诊断异物、支气管扩张、气道腔内阻塞和管外压迫、气道发育畸形等。

7.肺功能测定　通气功能测定和必要时进行支气管激发试验、支气管舒张试验，有助于鉴别变态反应性下呼吸道疾病；换气功能和弥散功能测定可利于鉴别某些间质性肺疾病。

8.特殊检查　怀疑患有原发性纤毛运动障碍时，可行呼吸道（鼻、支气管）黏膜活检观察纤毛结构、功能；疑有囊性纤维性变时，可进行汗液氯化钠测定和CFRT基因检查；疑有反复吸入时，可进行环咽肌功能检查或24h pH测定。

【病情严重的提示】

1.持续或反复发热。

2.生长发育受阻，体重不增或减轻。

3.持续或反复咳脓性痰、反复咯血或大咯血。

4.持续呼吸增快或喘憋、活动不耐受。

5.持续或反复肺浸润、持续或反复肺部啰音。

6.持续肺不张或肺气肿。

7.低氧血症和(或)高碳酸血症。

8.杵状指(趾)。

9.持续肺功能异常。

10.家族中有遗传性肺疾病患者。

【治疗】

1.一般治疗

(1)护理:注意休息,饮食供给充足水分,宜给热量丰富、含有较多维生素并易于消化、吸收的食物。有缺钙历史者应同时补充钙剂。

(2)营养管理:由护士对患者的营养状况进行初始评估,记录在《住院患者评估记录》中。总分≥3分,有营养不良的风险,需在24h内通知营养科医师会诊,根据会诊意见采取营养风险防治措施;总分<3分,每周重新评估其营养状况,病情加重应及时重新评估。

2.对症治疗

(1)高热者可用物理降温或药物降温。

(2)咳嗽者用止咳祛痰药,气喘重者可用氨茶碱治疗。

(3)有低氧症状者吸氧。

(4)根据病情给以中西医结合治疗,对一些考虑有免疫功能低下的患儿,可应用免疫调节药治疗,如胸腺素、匹多莫德等。

3.根治隐藏的病灶与病因,反复化脓灶应给予根除。在急性发作期,应积极治疗相应的急性感染,并控制症状,要防止滥用抗生素。

【并发症及处理】

1.危重患儿中毒症状明显者,特别是中毒性脑病或喘憋较重者,可用氢化可的松 4~8mg/kg 静脉滴注,一般用 3~5d,病情改善后停药。

2.亚冬眠疗法:对细支气管痉挛严重、烦躁不安、高热不退者,可用亚冬眠疗法,氯丙嗪及异丙嗪每次各 1mg/kg,肌内注射,每小时 1 次。

【分级】

反复呼吸道感染分级见表 2-12。

表 2-12 反复呼吸道感染分级

分级	生命体征(血压、呼吸、心率、体温)	休克、DIC	心力衰竭	呼吸衰竭	并存症(基础疾病)
I级	不稳定	有	有	有	有
II级	不稳定	无	有	无	有
III级	稳定	无	无	无	有
IV级	稳定	无	无	无	无

【入院标准】

具备以下 1 项者可收住院。

1.呼吸空气条件下,$SaO_2 \leq 0.62$(海平面)或≤0.90(高原)或中心性发绀。

2.呼吸空气条件下,呼吸频率≥70/min(婴儿)或≥50/min(年长儿),除外发热、哭吵等因素的影响。

3.呼吸困难;胸壁吸气性凹陷、鼻扇。

4.间歇性呼吸暂停,呼吸呻吟。

5.持续高热 3～5d 不退或有先天性心脏病、先天性支气管、肺发育不良、先天性呼吸道畸形、严重贫血、重度营养不良等基础疾病者。

6.X 线胸片等影像学资料证实双侧或多肺叶受累或肺叶实变并肺不张、胸腔积液或短期内病变进展者。

【特殊危重指征】

1.吸氧下持续发绀、血氧饱和度<90%,低氧血症需 FiO_2>50% 以维持 PaO_2>60mmHg 或 PaO_2/FiO_2<300mmHg。

2.急性呼吸衰竭伴 PCO_2>50mmHg 及 pH<7.30。

3.呼吸不规则、呼吸骤停、窒息。

4.伴休克、嗜睡、惊厥、昏迷。

5.需呼吸机支持。

【会诊标准】

1.出现反复呼吸暂停、呼吸不规则、休克、意识模糊、严重发绀等或生命体征不稳定需生命支持时,可请 ICU 医师会诊。

2.出现心肌炎或呼吸困难加重、烦躁、面色苍白、发绀及不能用肺炎解释的心率快、肝短期内肿大时可请心内科医师会诊。

3.出现严重腹胀、肠鸣音消失、呕吐咖啡样物时可请消化外科医师会诊。

4.出现神经系统症状,如呕吐、惊厥、嗜睡、昏迷、瞳孔改变等表现时可请神经科医师会诊。

5.出现血钠、血浆渗透压降低,ADH 异常时可请内分泌科医师会诊。

6.出现血压下降,四肢凉,脉速而弱,皮肤、黏膜及胃肠道出血等 DIC 表现时可请血液科医师会诊。

【谈话要点】

患儿入院时,病情出现Ⅰ、Ⅱ级重症情况时,进行重大操作、检查、治疗,如胸腔穿刺、纤维支气管镜、肺CT、肺功能、应用激素、IVIG 治疗或生命支持时,及时和家属沟通,将患儿病情告知家长。

1.反复呼吸道感染是小儿常见的疾病,如果不予重视,有可能发展为慢性肺部疾病,对小儿以后的生长发育和健康均有影响。

2.血常规、C 反应蛋白、粪便和尿常规、X 线胸片、血气分析、脏器功能、呼吸道病原学检查是必须进行的检查,必要时行免疫功能、微量元素、纤维支气管镜、腹部 B 超、心电图、心脏彩超、肺功能、肺 CT 等检查。

3.反复呼吸道感染的诊断主要依据是临床表现及相应的实验室检查,但需排除可能存在的免疫功能低下、气道畸形、支气管哮喘等并存症。

4.治疗主要是镇咳、平喘、化痰、促进痰液排出及支持对症治疗,必要时给予短疗程的激素、抗生素等。

5.反复呼吸道感染主要表现为发热、鼻塞、流涕,反复咳嗽、咯血,持续喘憋,严重者可出现生长发育受阻、体重不增或减轻,希望家长及时关注患儿情况。

6.无并存症的反复呼吸道感染预后较好,急性期病程一般为 7d 左右,后期咳嗽可持续 1～2 周,积极化痰、保持呼吸道通畅、注意适当护理是治疗的关键。

7.交代反复呼吸道感染预计治疗费用及住院天数。

(傅　宏)

第八节　肺不张与肺气肿

一、肺不张

【概述】

肺不张不是一个独立的疾病名称,而是许多肺部疾病共同存在的一种病理生理状态。其基本概念是指多种原因诱发的一个或多个肺段或肺叶的容量或含气量减少,由此导致的肺组织塌陷、体积缩小。影像学可以表现为受累肺段或肺叶透光度的降低,邻近结构(支气管、肺血管、肺间质)向该区域聚集,有时可见肺泡腔实变或其他肺组织代偿性气肿。

肺不张可分为先天性和获得性两种。先天性肺不张是指婴儿出生时肺泡内无气体充盈,临床上有严重的呼吸困难与发绀,患儿多在出生后死于严重的缺氧。获得性肺不张是指不同病因导致已经充气的肺组织失去原有的气体,肺泡内无气体填充的状态,严格意义上应被称作肺萎陷。

另一个相关概念是肺膨胀不全。有学者认为其实质是肺组织不完全萎陷,属于肺不张的一种类型。更多文献直接将其命名为 atelectasis,与肺不张含义相同。

【病因】

根据不同的研究目的,肺不张的病因可有不同的分类方法。除了按发病时间分类外,较常见的还有根据发生机制、发生部位解剖和 X 线形态学的分类。

1.按发生机制分类　可分为支气管腔内阻塞、支气管腔外压迫、表面张力降低或丧失、通气功能降低、医院性因素等几种类型。

(1)支气管腔内阻塞:儿童最常见的病因包括以下几种:①异物吸入,主要见于婴幼儿,常见吸入物为花生、瓜子、糖果、鱼刺、笔帽等;②支气管管腔内黏稠分泌物堵塞,主要见于炎症性疾病如肺炎、支气管炎、百日咳、麻疹等;③支气管管腔狭窄,见于支气管黏膜下结核、结核病肉芽组织侵犯支气管、白喉假膜性质支气管炎、毛细支气管炎、间质性肺炎及支气管哮喘等,常引起受累支气管的梗阻,可表现为梗阻性肺气肿或肺不张。

(2)支气管腔外压迫:儿童时期常见病因有:①胸廓运动障碍,多由脑性瘫痪、多发性神经根炎、重症肌无力等引起;②膈肌运动障碍,可见于大量腹水致腹腔内压力增高或膈神经麻痹;③肺膨胀受限,因胸腔内负压减低或压力增高所致,见于胸腔积液/积气、脓胸、血胸、乳糜胸、气胸、膈疝、肿瘤及心脏增大等;④外力压迫,见于淋巴结、肿瘤、囊肿、心脏腔室长大及大血管走行异常等。

(3)表面张力降低或消失:肺表面活性物质是维持肺泡表面张力的重要物质,是以二棕榈酰卵磷脂为主的磷脂蛋白质复合物,由Ⅱ型肺泡上皮细胞生成,衬覆在肺泡内面,具有稳定肺泡的功能。儿童时期常见病因包括:①早产儿肺发育不成熟;②支气管肺炎,特别是病毒性肺炎致表面活性物质生成减少;③创伤、休克等诱发过度换气,表面活性物质消耗增加;④吸入毒气或肺水肿等导致表面活性物质变性。

(4)通气功能降低:多种原因导致的呼吸表浅可引起通气功能降低,诱发肺不张。成人多见于吸烟、慢性阻塞性肺病、肥胖等,儿童少见。

(5)医源性因素:可见于肺切除手术、体外循环手术、大剂量镇静剂、高浓度吸氧、手术后活动受限致横膈抬高、气道分泌物黏稠聚集等。

2.按发生部位解剖和 X 线形态学分类 可分为一侧性、大叶性、肺段性、小叶性、线状(盘状)、压缩性、弥漫性等肺不张类型。

(1)一侧性肺不张:儿科少见,可由支气管内膜结核、肺结核、慢性炎症引起的一侧主支气管狭窄梗阻所致。

(2)大叶性肺不张:病因同上,以叶支气管受累为主。

(3)肺段性肺不张:病因同上,以肺段支气管受累为主。

(4)小叶性肺不张:病因同上,以叶间支气管受累为主。

(5)线状(盘状)肺不张:由于膈下脓肿、肝脏肿大、大量腹水等引起膈肌上抬压迫肺底局部支气管所致。

(6)压缩性肺不张:由于胸腔积液、气胸、肺大疱、巨大囊肿等压迫局部肺组织形成。

(7)弥漫性肺不张:主要见于慢性肺部疾病,特别是弥漫性肺纤维化等。

【临床表现】

肺不张的症状和体征取决于发生的速度,病变肺组织的范围以及是否存在感染等并发症。根据病变范围分述如下:

1.**一侧或双侧肺不张** 起病常很急,呼吸困难明显,年长儿可自诉有咳嗽、胸痛、心悸,可伴发高热、发绀。合并感染时可出现畏寒、咳脓痰。与手术相关者常发生于术后 24 小时。查体可见:脉搏增快,胸腔体征:望诊见同侧胸廓较扁平,呼吸运动受限制,胸廓塌陷,肋间隙变窄;触诊示气管及心尖搏动偏向病侧,病侧语颤减弱;叩诊病侧闻及浊音;听诊病侧呼吸音微弱或消失,合并感染时可闻及干湿啰音。

2.**大叶性肺不张** 起病较缓,可出现发热、咳嗽等症状,呼吸困难少见。体征上与一侧肺不张类似,但程度较轻。当上肺叶出现不张时,查体气管移至病侧而心脏不移位,叩诊浊音局限在前胸;下叶不张的体征则可表现为气管不移位而心脏移向病侧,叩诊浊音位于背部近脊椎处;当右肺中叶出现不张时,由于体征较少,临床凭症状体征难于诊断。儿童如果出现左上叶肺不张,常提示先天性心脏病引起左肺动脉扩张压迫左上叶支气管所致。

3.**肺段不张** 临床症状极少,可无体征,临床诊断较困难。肺不张可发生于任何肺段,小儿常见于两肺下叶及右肺中叶的肺段。

【辅助检查】

1.**胸部 X 线片** 显示肺不张,X 线检查起主要诊断作用,尤以透视为简捷。但局限于一个肺叶的肺不张,有时很难与肺炎区别,须参照肺叶解剖位置来考虑。必要时可作支气管镜检查以确定梗阻的部位及性质,同时也可作适当治疗。

(1)直接 X 线征象

1)密度增高:一定出现,受累肺组织透光度降低,呈均匀致密的密度增高影。当处于恢复期或合并支气管扩张时,密度可不均匀,其间可见囊状透亮区。

2)体积缩小:受累肺叶体积缩小,但段以下局限性不张体积缩小不明显,与存在侧支通气有关。

3)形态位置的改变:叶段性肺不张常呈三角形,尖端指向肺门,边朝向胸膜面,有扇形、三角形、带状等。

(2)肺不张的间接 X 线征象:与直接 X 线征象相伴出现,当某些肺不张直接 X 线征象隐蔽时,如左下肺叶不张,直接征象被心影所遮蔽,间接征象就很重要。主要表现有:

1)叶间裂向患侧移位。

2)肺纹理分布:患侧附近肺叶代偿性膨胀,血管纹理稀疏,向不张的肺叶弓形移位。

3）肺门影缩小。

4）纵隔、心脏、气管向患侧移位。健侧肺可向患侧形成纵隔疝。

5）患侧膈肌升高，胸廓缩小，肋间隙变窄。

2.胸部CT　与X线片相比，胸部CT扫描对肺不张部位和范围的判断更加准确，且在病因搜寻方面优于普通胸片。特别在支气管内阻塞的部位、性质、范围判断，支气管外压迫的部位和大小判断等方面具有很好的鉴别诊断能力。

3.支气管镜　其主要意义是病因诊断最可靠的方法之一，特别是病理活检。除诊断外还具有治疗功能（如支气管异物或痰栓的取出等）。

4.肺功能检查　患儿肺功能的变化与病变范围、基础疾病密切相关。病变范围大时常出现肺通气和换气功能障碍，可表现为限制性通气障碍，肺总量、肺活量、用力肺活量、一秒用力呼气量占用力肺活量比值等均下降。

5.其他　可根据肺不张在不同年龄段的常见病因选择进行相应的检查。

【诊断】

肺不张本身诊断并不困难，依据胸部X线表现，一般均可做出正确诊断，关键在于查找肺不张的病因。需要结合临床病史、X线检查、实验室检查等综合判断。目前尚缺乏不同年龄组肺不张儿童常见病因的大样本资料，综合国内的研究发现，儿童时期肺不张最常见的病因是炎症，发生比例超过50%。其次是气道异物、先天性支气管肺发育异常、结核等，发生比例不一。其他还有血管发育异常压迫、肿瘤、肺透明膜病等。

1.原发病的相应症状体征有助于病因诊断　如婴幼儿突然出现呼吸困难、发绀则要警惕支气管异物。肺不张伴有低热、盗汗、乏力等中毒症状时，有助于结核的诊断；支气管哮喘伴感染患儿肺部痰鸣明显，发生肺不张时应高度怀疑痰栓所致。

2.X线检查对肺不张的病因诊断也可提供参考　结核性肺不张支气管梗阻多发生在2~4级支气管，支气管扭曲变形，或伴支气管播散病灶；其他肺野有时可见结核灶，或有明显的胸膜肥厚粘连。

3.纤维支气管镜对明确肺不张的病因　有极为重要的应用价值。

4.其他检查　炎性肺不张或肺不张继发感染常伴有白细胞总数和中性粒细胞百分比的增高，严重时出现核左移。支气管哮喘或过敏性肺炎患者痰栓引起的肺不张，血常规常表现为外周血嗜酸性粒细胞增多。结核菌素试验阳性有助于结核所致肺不张的诊断。痰的微生物检查有助于鉴别细菌、真菌或结核菌引起的肺不张。胸部CT可发现纵隔肿块、肿大的淋巴结、异常走行的血管等压迫支气管引起的肺不张。

【鉴别诊断】

1.肺实变与肺不张　肺实变与肺不张的胸部X线表现差异见表2-13。

表2-13　肺实变与肺不张的X线片表现

	肺不张	肺实变
肺体积缩小	明显	—
代偿性气肿征	＋＋	—
	纵隔移位	移向患侧
横膈位置	非对称上抬	正常

2.叶间积液与肺不张　叶间积液是指位于叶间裂内的两层脏层胸膜间的积液，主要由胸膜疾病引起，在儿科并不少见。其常见的临床症状发热、咳嗽、胸痛等与肺不张很相似，特别是右肺中叶不张，X线片上

两者有时鉴别比较困难。典型的病变表现为：右肺中叶不张 X 线片后前位可见右下肺叶内带及心影右缘片状致密影，上界清晰下界模糊，右侧位可见自肺门向前下方的带状或三角形（尖端指向肺门）致密影。叶间积液呈边缘清晰密度均匀的梭形阴影，长轴与叶间裂方向一致，两端细长。

【治疗】

原则：肺不张的治疗应根据病因采取不同的治疗措施，尽早去除致肺不张的因素，促进肺复张。

1.急性肺不张　对于急性肺不张（包括手术后急性大面积的肺萎陷），需要尽快去除基础病因。如果怀疑肺不张由阻塞所致，而抗炎、对症等呼吸治疗与物理治疗不能缓解症状体征时，纤维支气管镜已成为肺不张病因诊断和治疗的主要手段之一。纤维支气管镜可以直接到达病变部位，通过冲洗稀释并吸出黏稠分泌物，可通过活检钳或毛刷清除异物、肉芽和脓苔，亦可通过冲洗、抗生素局部注射通畅气道、促进局部消炎，有利于肺不张的复张。

对患儿的一般处理还包括：①卧位时头低脚高，患侧向上，以利引流；②适当的物理治疗；③鼓励翻身、咳嗽、深呼吸。如果在医院外发生肺不张，例如由异物吸入所致，而又有感染的临床或实验室证据，应当使用广谱抗生素。住院患者应根据病原学资料和药敏试验选择针对性强的抗生素。神经肌肉疾病引起的反复发生的肺不张，试用 $5\sim15cmH_2O$ 的经鼻导管持续气道正压（CPAP）通气可能有一定的帮助。

2.慢性肺不张　肺萎陷的时间越久，则肺组织毁损、纤维化或继发支气管扩张的可能性越大。对慢性肺部感染患儿因抗病能力下降、耐药菌株的形成及肺内分泌物引流不畅等问题，需反复多次灌洗，彻底清除病原及病情迁延的诱因，才可使支气管肺内炎症完全消退。病程超过 6 个月时复张率很低。部分结核性肺不张通过抗结核治疗也可使肺复张。

出现以下情况应考虑手术切除不张的肺叶或肺段：①缓慢形成或存在时间较久的肺不张，常继发慢性炎症使肺组织机化挛缩，此时即使解除阻塞性因素，肺脏也难于复张；②由于肺不张引起频繁的感染和咯血。

【预防】

作为一组临床综合表现，肺不张的预后决定多种因素，病因是最主要的因素，一般而言，炎症所致的肺不张，特别是毛细支气管炎、支气管肺炎、哮喘等合并的肺不张预后较好，炎症消失后很快可以复张。当然，有无合并感染、患儿年龄、阻塞能否及时清除也是预后的重要原因。而百日咳、腺病毒肺炎、肺结核等引起的肺不张，可造成永久性纤维化与支气管扩张，复张的可能性相对小些。异物吸入性肺不张，尽早清除异物是复张的关键。一旦漏诊，容易继发感染，造成支气管损害及炎性分泌物潴留，日久可发生支气管扩张及肺脓肿。严重先天性心脏病、先天性气道异常、包括囊性纤维化等合并肺不张预后均不良。

二、肺气肿

【概述】

肺气肿是指呼吸细支气管以远的末梢肺组织因残气量增多而呈持久性扩张，并伴有肺泡间隔破坏，以致肺组织弹性减弱，容积增大的一种病理状态。肺气肿若治疗不及时，可引起自发性气胸、呼吸衰竭、慢性肺源性心脏病、胃溃疡以及睡眠呼吸障碍等并发症，严重危害患者生命健康。据世界卫生组织的调查，我国肺气肿的病死率达 460/10 万，75 岁以上男性肺气肿的病死率达 6000/10 万。

【病因】

肺气肿是支气管和肺疾病常见的并发症，与吸烟、空气污染、小气道感染、肺尘埃沉着病等关系密切，尤其是慢性阻塞性细支气管炎是引起肺气肿的重要原因。

1.大气污染　尸检材料证明,气候和经济条件相似情况下大气污染严重地区肺气肿发病率比污染较轻地区为高。

2.吸烟　纸烟含有多种有害成分,如焦油尼古丁和一氧化碳等,吸烟者黏液腺岩藻糖及神经氨酸含量增多,可抑制支气管黏膜纤毛活动,反射性引起支气管痉挛,减弱肺泡巨噬细胞的作用。吸烟者并发肺气肿或慢性支气管炎,死于呼吸衰竭或肺心病者,远较不吸烟者为多。

3.呼吸道病毒和细菌感染　反复感染可引起支气管黏膜充血、水肿、腺体增生肥大、分泌功能亢进、管壁增厚狭窄引起气道阻塞。肺部感染时蛋白酶活性增高,与肺气肿形成也可能有关。

4.蛋白酶-抗蛋白酶平衡失调　体内的一些蛋白水解酶对肺组织有消化作用,而抗蛋白酶(主要为α_1-抗胰蛋白酶)对于,弹力蛋白酶等多种蛋白酶有抑制作用。吸烟可使中性粒细胞释放弹性蛋白酶,烟雾中的过氧化物还使 α_1-抗胰蛋白酶的活性降低,导致肺组织弹力纤维分解,造成肺气肿。此外,遗传性 α_1-抗胰蛋白酶缺乏者易于发生肺气肿。α_1-抗胰蛋白酶缺乏家族的肺气肿发病率比一般人高 15 倍,主要是全腺泡型肺气肿。但是,我国因遗传性 α_1-抗胰蛋白酶缺乏引起的原发性肺气肿非常罕见。

小儿时期肺气肿,根据原因分为三类:

(1)代偿性肺气肿:属于局限性非阻塞性肺气肿,见于肺炎、肺不张、脓胸、气胸等疾病。由于病肺组织损坏,容积缩小,于是健康肺膨胀、填补空隙,故形成代偿性肺气肿。这类肺气肿,只是单纯的肺泡膨胀并无支气管阻塞因素,待原发病清除后,气肿现象也随着消失。

(2)阻塞性肺气肿:由各种原因引起的细支气管部分阻塞形成活瓣作用所致。当用力吸气时候,气体尚能冲开阻力进入肺内;呼气时,由于力量较小,使一部分进入肺内的气体,不能顺利排出,而残留在肺内,因而肺泡过度充气,逐渐膨胀,肺泡壁破裂并相互融合所致。引起梗阻性肺气肿的常见原因:异物吸入支气管或细支气管,各种肺炎,急慢性支气管炎,支气管哮喘,百日咳,支气管黏膜下结核等。

(3)先天性肺组织及肺循环发育异常所致单侧肺气肿:包括先天性肺叶气肿、特异性肺气肿等。

【病理】

气肿肺肉眼可见显著膨大,边缘钝圆,色泽灰白,表面常可见肋骨压痕,肺组织柔软而弹性差,指压后的压痕不易消退,触之捻发音增强。镜下肺泡扩张,间隔变窄,肺泡孔扩大,肺泡间隔断裂,扩张的肺泡融合成较大的囊腔;肺毛细血管床明显减少,肺小动脉内膜呈纤维性增厚;小支气管和细支气管可见慢性炎症。

肺气肿病变发生在肺腺泡,即Ⅰ级呼吸细支气管所分布的肺组织范围内,属肺泡性肺气肿。根据病变的确切解剖部位及分布范围的不同可分为:

1.弥漫性肺气肿

(1)腺泡中央型肺气肿:病变累肺腺泡的中央部分,呼吸细支气管病变最明显,呈囊状扩张,在近端囊壁上常可见呼吸上皮(柱状或低柱状上皮)及平滑肌束的残迹;肺泡管、肺泡囊变化则不明显。常由吸烟引起,最常发生于上肺。

(2)全腺泡型肺气肿:病变累及肺腺泡的各个部位,从终末呼吸细支气管直至肺泡囊和肺泡均呈弥漫性扩张,遍布于肺小叶内,有时还可见到囊泡壁上残留的平滑肌束片段。如果肺泡间隔破坏较严重,气肿囊腔可融合成直径超过 1cm 的大囊泡,形成大泡性肺气肿。CT 和肺血管造影显示肺边缘血管减少,弥散功能低下,活动时动脉氧饱和度降低。一般发生于全肺,可能与 α_1-抗胰蛋白酶缺乏有关。

(3)腺泡周围型肺气肿:也称间隔旁型肺气肿,常合并腺泡中央型和全腺泡型肺气肿。病变主要累及肺腺泡远端部位的肺泡囊,而近端部位的呼吸细支气管和肺泡管基本正常;微小的破坏逐渐融合成大的空腔并有可能形成胸膜下巨大的大泡,易引起自发性气胸,但界限清楚且手术效果好。

2.局限性肺气肿

(1)不规则型肺气肿:也称瘢痕旁肺气肿,病变主要发生在瘢痕附近的肺组织,常见于纤维空洞型肺结核或慢性弥漫性炎症病变,如肺肉瘤病、蜂巢肺等。肺腺泡不规则受累,空腔较大,常同时伴有纤维化,临床症状少,确切部位不定,一般是发生在呼吸细支气管远侧端,肺泡囊有时也受累。

(2)肺大疱:病变特点是局灶性肺泡破坏,小叶间隔也遭破坏,往往形成直径超过2cm的大囊泡,常为单个孤立位于脏层胸膜下,而其余肺结构可正常。

(3)间质性肺气肿:是由于肺泡壁或细支气壁破裂,气体逸入肺间质内,在小叶间隔与肺膜连接处形成串珠状小气泡,呈网状分布于肺膜下。

【临床表现】

发病缓慢,多有慢性咳嗽、咳痰、气喘、呼吸困难。早期症状不明显,或在劳累时感觉呼吸困难;随着病情发展,呼吸困难逐渐加重,以致难以胜任原来的工作。晚期重症患者支气管阻塞较严重,咳喘不已,常因并发呼吸道感染而造成严重肺通气功能不足,甚至发生呼吸功能衰竭而出现一系列症状,诸如水肿、心悸、发绀、头痛、神志恍惚甚至昏迷。儿童肺气肿的症状表现则与病变大小有关。

慢性支气管炎并发阻塞性肺气肿时,在原有的咳嗽、咳痰等症状的基础上出现逐渐加重的呼吸困难。最初仅在劳动、上楼或登山、爬坡时有气急;随着病变的发展,在平地活动时,甚至在静息时也感气急。当继发感染时,支气管分泌物增多,进一步加重通气功能障碍,有胸闷、气急加剧,严重时可出现呼吸功能衰竭的症状,如发绀、头痛、嗜睡、神志恍惚等。

由于吸氧和呼出二氧化碳很困难,造成缺氧和二氧化碳在血液内积蓄,导致心脏、大脑、肝脏、肾脏、胃肠道功能损害,尤其对心脏影响最大。由于肺泡间隔毛细血管床受压迫及数量减少,使肺循环阻力增加,肺动脉压升高,最终导致慢性肺源性心脏病、心力衰竭甚至死亡。慢性肺病也可以引起所谓继发性红细胞增多症,即携氧的红细胞数目过多。

肺气肿患者因长期处于过度吸气状态使肋骨上抬,肋间隙增宽,胸廓前后径加大,形成肺气肿患者特有的体征"桶状胸"。患者胸廓呼吸运动减弱,叩诊呈过清音,心浊音界缩小或消失,肝浊音界下降,语音震颤减弱,听诊时呼吸音减弱,呼气延长,用力呼吸时两肺底部可闻及湿啰音和散在的干啰音,剑突下心音增强,肺动脉瓣第二音亢进。

肺气肿的严重并发症包括:肺源性心脏病及右心衰竭;肺大疱破裂后引起自发性气胸,并可导致大面积肺萎陷;呼吸衰竭及肺性脑病。呼吸衰竭时发生的低氧血症和高碳酸血症会引起各系统的代谢功能严重紊乱,其中中枢神经系统对缺氧最为敏感,随着缺氧程度的加重,可出现一系列中枢神经系统功能障碍,由开始的大脑皮质兴奋性增高而后转入抑制状态。患者表现由烦躁不安、视力和智力的轻度减退,逐渐发展为定向和记忆障碍、精神错乱、嗜睡、惊厥以至意识丧失。迅速发生的 CO_2 潴留也能引起中枢神经功能障碍,患者常出现头痛、头晕、烦躁不安、言语不清、扑翼样震颤、精神错乱以及嗜睡、昏迷、呼吸抑制等"二氧化碳麻醉"症状。由呼吸衰竭造成的以脑功能障碍为主要表现的综合征,称为肺性脑病,可能是由于低氧血症、高碳酸血症,以及酸碱平衡紊乱导致神经细胞变性、坏死和脑血液循环障碍引起脑血管扩张、脑水肿、灶性出血、颅内压升高甚至脑疝形成等因素综合作用所致。

【辅助检查】

1.胸部 X 线检查　因肺容积增大,可见肺野扩大,肋间隙增宽,肋骨平行,活动减弱,横膈下降且变平,两肺野的透亮度增加。

2.肺功能检查　表现为通气功能下降,对诊断肺气肿具有重要意义。诊断标准是残气量超过肺总量的35%,最大通气量低于预计值的80%,肺总量超过预计值的100%,1秒用力呼吸量低于肺活量的60%。

3.血气分析　如出现明显缺氧二氧化碳滞留时,则动脉血氧分压(PaO_2)降低,二氧化碳分压($PaCO_2$)升高,并可出现失代偿性呼吸性酸中毒,pH 降低。

4.血液和痰液检查　一般无异常,继发感染时似慢性支气管炎急性发作表现。

5.心电图检查　一般无异常,有时可呈低电压。

【诊断】

肺气肿的诊断尤其是早期诊断比较困难,应结合病史、体征、胸部 X 线检查及肺功能检查综合判断。凡有引起气道阻塞的疾病如慢性支气管炎、支气管哮喘、肺结核等病史,气急逐渐加重,应进一步行胸部 X 线和肺功能检查,可助诊断。若肺功能检查显示残气量增加,残气/肺总量超过 35%,第一秒用力呼气量/用力肺活量比值<60%,或最大通气量占预计值 80%以下,气体分布不均,弥散功能减低,经支气管扩张剂治疗,肺功能无明显改善者,即可诊断为阻塞性肺气肿。

【鉴别诊断】

儿童肺气肿应与先天性肺囊肿、气胸等疾病相鉴别。

1.先天性肺囊肿　为一种肺部先天性畸形,可分为单发(孤立性)和多发性,前者较为多见。小的囊肿可无任何症状,仅在 X 线检查时才被发现,较大囊肿在继发感染或胀大压迫周围组织时才出现症状。胸部 X 线检查显示边缘清晰的圆形或椭圆形的致密阴影,或圆形或椭圆形壁薄的透亮空洞阴影中可有液平面,可助鉴别。

2.气胸　是由于肺部疾病或外伤等因素使肺组织和脏层胸膜破裂,或由于靠近肺表面的微小泡和肺大疱破裂,肺和支气管内空气进入胸膜腔所致。X 线检查是诊断气胸的重要方法,大多有明确的气胸线,为萎缩肺组织与胸膜腔内气体交界线,呈外凸线条影,气胸线外为无肺纹理的透光区,线内为压缩的肺组织,合并胸腔积液时可见气液面。

【治疗】

目前无法治愈,治疗目的在于延缓病情进展,提高患者生活质量。

1.一般治疗

(1)戒烟:有助于延缓病情发展,是肺气肿治疗的主要措施。方法包括行为治疗,和(或)药物治疗。不吸烟的患者应该避免与吸烟者共处于一个封闭的环境里。

(2)改善居住环境:尽可能避免吸入污染的空气、烟雾,避免室温过冷或过热,不要居住在高原地带。

(3)氧疗:严重时应予氧疗,可改善呼吸困难,增加体力。每天 12～15 小时的给氧能延长寿命,若能达到每天 24 小时的持续氧疗,效果更好。供氧器械有手提式氧气筒和床旁氧气筒两种,手提式氧气筒可以在患者进行日常活动时通过鼻孔持续供氧。

(4)适当锻炼:可增强胸部肌肉力量,以帮助呼吸,减轻肺部负荷,改善生活质量。应在医师指导下视病情制订方案,例如气功、太极拳、呼吸操、定量行走或登梯练习。

(5)呼吸咳嗽训练:包括腹式呼吸、缩唇深慢呼气、咳嗽训练,有助于清除肺内痰液,加强呼吸肌和膈的活动能力。

2.药物治疗　药物治疗主要用于改善症状,包括扩张气道、控制呼吸道感染、治疗心力衰竭等并发症;有严重通气不足并发呼吸性酸中毒和神志改变者,则应进行人工机械辅助通气治疗。

(1)支气管扩张剂,如氨茶碱、β_2 受体激动剂;如有过敏因素存在,可适当选用糖皮质激素。

(2)祛痰剂:用以排除痰液。

(3)抗生素:发生呼吸道急性感染时,应根据病原菌或经验选用有效抗生素控制感染,如青霉素、庆大霉素、环丙沙星、头孢菌素等。

(4)弹性蛋白酶抑制剂:通过纠正蛋白酶-抗蛋白酶失衡而改善病情,目前国外正开展相关的临床研究。

3.外科治疗　　外科医师自20世纪初开始,就一直在尝试如何通过手术治疗来提高肺气肿患者生活质量。目前肺大疱切除术和肺移植为主要的手术方式,其中大疱切除术通过切除膨胀的肺大疱,可使周围受限制并有潜在功能的肺再膨胀,并通过使用高分辨CT检查等细致的术前准备和电视胸腔镜微创技术,提高了手术效果。

【预防】

1.良好的生活习惯　　首先是戒烟,或避免与吸烟者共处于一个封闭的环境里;应注意保暖,避免受凉,预防感冒;避免焦虑,培养积极开朗的生活态度;应改善环境卫生,做好个人劳动保护,消除及避免烟雾、粉尘和刺激性气体对呼吸道的影响。若有咳嗽、咳痰应立即就医。

2.加强营养,增强免疫力　　饮食要注意营养成分,多补充蛋白质类食物,避免豆类、甘蓝菜等易胀气的食物;有心力衰竭者,则应注意忌盐。若长期饮食量较少,又用利尿剂者应注意补充钾离子,食品中以橘子、香蕉、鲜蘑菇等钾离子含量较高。避免暴饮暴食,宜少食多餐;应减缓进食速度,以免增加呼吸负担;应保持正常体重,作好每天进食量、饮水量和大小便排出量的记录。

3.免疫接种　　流感和肺炎可加重病情,肺气肿患者应接受常规的流感与肺炎预防接种。

【预后】

影响预后的主要因素是肺功能状况和并发症。当 $FEV_1 > 1.5L$,常有正常的生存期;而 $FEV_1 \leq 1.01$ 时,平均生存期 ≤ 5 年;稳定期开始出现呼吸困难者大多数将在 $6 \sim 10$ 年内发展为严重呼吸困难,这一阶段年病死率约为 10%。合并低氧血症、高碳酸血症、失代偿期肺心病、肺栓塞者预后不良。儿童肺气肿预后较好,常随呼吸道感染的痊愈和支气管梗阻的消除而消退。

三、肺大疱

【概述】

肺大疱(也作肺大泡)是指肺泡压力升高,肺泡壁破裂相互融合形成的直径超过1cm的囊泡状改变,常发生在肺气肿基础上,伴有各种类型肺气肿。发生机制与肺气肿相似但程度较重。它是因肺泡内压力升高,肺泡壁破裂互相融合,最后形成巨大的囊泡状改变。肺大疱分先天性和后天性两种。先天性多见于小儿,因先天性支气管发育异常,黏膜皱襞呈瓣膜状,软骨发育不良引起活瓣作用所致。后天性多见于成人、老年患者,常伴慢性支气管炎和肺气肿。肺大疱继发于肺炎或肺脓肿者多见于婴幼儿,多见于金黄色葡萄球菌肺炎,由于细支气管炎症、水肿、黏液堵塞,形成局部阻塞活瓣作用;继发于肺结核的则多为单发,亦无明显的肺气肿同时存在;继发于肺气肿者,常为多发,除大疱之外,常伴有多数小疱。

【病因】

肺大疱一般继发于小支气管的炎性病变,如肺炎、肺结核或肺气肿。临床上常与肺气肿并存。肺大疱有单发也有多发。继发肺炎或肺结核者常为单发或只有数个大疱,亦无明显肺气肿同时存在;继发于肺气肿者常为多发,表现为几个大疱伴有多个小疱,大疱周围的肺实质常伴有阻塞性肺部病变和肺气肿。肺大疱以位于肺尖部及肺上叶边缘多见。疱壁很薄,大小不一,数目不定。显微镜下可见疱壁为肺泡扁平上皮细胞,有时可仅有纤维膜或纤维结缔组织存在。

根据病理形态将肺大疱分为三种类型:

1.Ⅰ型　　狭颈肺大疱。突出于肺表面,并有一狭带与肺相连。因为支气管瘢痕组织形成的活瓣性阻塞,肺大疱体积增大系由于肺泡侧支通气和气体滞留。Ⅰ型肺大疱壁薄,常由胸膜和结缔组织形成,多发生于中叶或舌叶,也常见于肺上叶,可能由于该部位胸腔负压大,常规胸片即可发现肺大疱的存在。

2.Ⅱ型　宽基底部表浅肺大疱。位于肺表层,在脏层胸膜与气肿性肺组织之间。肺大疱腔内可见结缔组织间隔,但它不构成肺大疱的壁,可见于肺的任何部位。

3.Ⅲ型　宽基底部深位肺大疱。结构与Ⅱ型相似,但部位较深,周围均为气肿性肺组织,肺大疱可伸展至肺门,可见于任何肺叶。

肺大疱一般继发于细小支气管的炎症性病变,炎症使细支气管黏膜水肿,管腔狭窄,分泌物滞留或产生活瓣作用,使吸入肺泡内的气体不易呼出,肺泡内压逐渐升高,远端肺泡腔不断扩大,使肺泡壁弹力纤维断裂,形成多居于肺表面的巨大薄壁肺大疱。

【临床表现】

患者的症状主要与大疱的数目、大小以及是否有慢性弥漫性阻塞性肺部疾病密切相关。

较小的肺大疱本身不引起症状,有时只是在 X 线检查时或因其他疾病作剖胸术时偶被发现。单纯肺大疱的患者也常没有症状,有些肺大疱可经多年无改变,部分肺大疱可逐渐增大。肺大疱的增大或在其他部位又出现新的肺大疱,可使肺功能发生障碍并逐渐出现症状。

巨大肺大疱可使患者感到胸闷、气短。肺大疱突然增大破裂,可产生自发性气胸,而引起严重呼吸困难,也可出现类似心绞痛的胸痛。当肺大疱患者突然发生气急、咳嗽、呼吸困难或有与心绞痛相似的胸痛;体格检查有发绀,气管向健侧移位,患侧叩诊呈鼓音,听诊呼吸音消失时,应疑有大疱破裂并形成自发性气胸。肺大疱继发感染少见,亦很少并发咯血,主要并发症是自发性气胸或血气胸。

患者常合并有慢性支气管炎、支气管哮喘、肺气肿,临床症状也主要由这些疾病引起,只是在肺大疱形成后,临床症状进一步加重。肺大疱继发感染,可引起咳嗽、咳痰、寒战和发热,严重时出现发绀。如果引流支气管阻塞,肺大疱腔被炎性物质充满,可使空腔消失。临床上可能出现经治疗后感染症状消失,而胸片上肺大疱阴影持续数周或数月不消退的情况。肺部体征常为原有肺部疾病的表现。

自发性气胸是肺大疱最常见的并发症,其次是感染和自发性血气胸。

1.自发性气胸　肺大疱可以没有任何症状。在突然用力,如剧烈咳嗽、提重物或体育运动时压力突然增加,肺大疱破裂,气体自肺内进入胸膜腔。形成自发性气胸时,可能出现呼吸困难、气急、心慌,脉搏加快等,气胸使胸膜腔负压消失,气体压缩肺组织使其向肺门部萎陷,萎陷的程度取决于进入胸腔内气体的多少,以及肺及胸膜原有病变的病理情况,进入胸腔的气体量大,肺组织原有病变轻,顺应性尚好的,肺萎陷较多,有时可达到一侧胸腔的 90%,气体迅速进入胸腔,肺组织急速萎缩,则症状严重,甚至有发绀。如果患者除肺大疱以外,尚合并有肺气肿、肺纤维化、肺组织长期慢性感染等病变,肺大疱破裂时虽然有一部分气体进入胸腔,而肺组织萎陷程度可以较轻,但因为患者原有肺功能已减退,症状也较重。X 线可见被压缩的肺形成的气胸线,如果有粘连存在,则气胸线不规则。肺大疱破裂后,其中一小部分裂口较小,肺组织萎缩后裂口自行闭合,漏气停止,胸腔积气逐渐吸收,胸腔负压恢复,肺复张痊愈。

2.张力性气胸　若肺大疱破裂后形成活瓣,吸气时胸腔负压增高,气体进入胸腔,呼气时活瓣关闭,气体不能排出,尤其是咳嗽时,声门关闭,气道压力增高,气体进入胸腔,声门开放后,气道压力减低,裂口又闭合,每一次呼吸和咳嗽都使胸腔内气体量增加,就形成张力性气胸。张力性气胸时患侧肺组织完全萎缩,纵隔被推向健侧,在健侧肺组织亦被压缩的同时心脏大血管移位,大静脉扭曲变形,影响血液回流,造成呼吸循环严重障碍,患者可出现呼吸困难、脉快、血压下降,甚至窒息、休克。患侧胸廓隆起,多伴有患侧皮下气肿,气管明显向健侧移位,病情危重,常需要急诊处理。

3.自发性血胸　肺大疱引起的自发性血胸,多数由肺尖部的大疱或大疱周围的肺组织与胸顶粘连及粘连撕裂活动出血。粘连带中的小动脉直径可达 0.2cm,血管起源于体循环,压力较高,同时胸腔内是负压,更增加了出血的倾向。另外,由于肺、心脏、膈肌运动的去纤维化作用,胸腔内的血液不凝固,因此出血很难自动停止。临床症状可因出血的快慢而不同,出血缓慢时,患者可表现为逐渐加重的胸闷,呼吸困难,X线可见膈角变钝,或胸腔积液的抛物线影像。出血迅速时,短期内可以有休克表现。

4.自发性血气胸　肺大疱及周围肺组织与胸壁的粘连被撕裂时,如果粘连带中有血管破裂,同时肺组织也被损伤,就形成自发性血气胸。

5.肺大疱继发感染　多数情况下,肺大疱均发生在八级以上支气管远端,绝大多数是不感染的,但如果引流支气管堵塞,肺大疱支气管内充满炎性分泌物,患者可出现发热、咳嗽、咳痰等感染症状,有时经抗感染治疗后,临床症状好转,而胸片上感染的征象仍可持续较长一段时间。

【辅助检查】

1.X线表现　胸部X线检查是诊断肺大疱的主要方法。透视和呼气相胸片,有助于发现肺大疱,因呼气时气体滞留使肺大疱体积显得相对增大,边缘更加清楚。表现特点是肺透亮度增强,见有大小不等、数目不一的薄壁空腔。腔内肺纹理稀少或仅有条索状阴影,肺大疱周围有受压致密的肺组织。大的肺大疱可看上去类似气胸,鉴别困难。但后者透亮度更高,完全无肺纹理可见,且肺组织向肺门方向压缩,弧度与肺大疱相反。

断层对明确肺大疱轮廓和显示周围肺组织的压迫与移位也有帮助。并存小叶性肺气肿时,断层片也可显示肺血管形状的异常。

2.胸部CT　是有效的鉴别诊断方法,可减少肺大疱在立体位的重叠影,可以更加详细显示肺大疱的影像,显示肺大疱内部情况、肺大疱壁、邻近肺气肿以及肺组织受压的情况。可发现胸膜下有普通胸片不易显示的直径在1cm以下的肺大疱。

3.肺血管造影　可准确表现肺血管受损的程度,以及肺大疱周围血管被压挤的情况。

4.肺功能　临床上对老年人、病程长、病变广泛严重而影响呼吸功能者,术前必须进行肺功能检查,测定肺大疱周围受压的肺可恢复的情况,即肺功能恢复的可能性,在决定手术指征时极为重要。

5.放射性核素肺扫描　应用^{133}氙(^{133}Xe)或^{113m}铟(^{113m}In)测录肺扫描图,可了解肺区域性通气功能及肺血流灌注量。肺大疱在同位素扫描图中,示占位性病变,呈缺损区。此法为无创伤性检查,患者乐意接受,也可应用于术后复查。

【诊断】

有慢性咳嗽病史,活动时出现心慌气短、进行性呼吸困难,有的反复发生自发性气胸。体格检查有发绀,气管向健侧移位,患侧叩诊呈鼓音,听诊呼吸音消失时,应疑诊肺大疱。

X线或CT检查:肺部有囊泡样改变,泡中有多数方向不一的条索状阴影,泡中无肺纹理。囊壁菲薄,有的囊腔中有液气面。

胸部X线检查是诊断肺大疱的最好方法。

【鉴别诊断】

1.局限性气胸　肺大疱与局限性气胸的鉴别要点是:肺大疱向四周膨胀,所以在肺尖区、肋膈角或心膈角区均可见到被压迫的肺组织;而局限性气胸则主要是将肺组织向肺内推压,通常可见被压迫的肺部边缘缩向肺门,肺大疱无这种现象。因此虽然在两者中都可见有条状间隔,但是仍可给予区别。

2.肺结核空洞　发生在某一小支气管内的炎症,导致局部充血肿胀。因为分泌物黏稠及支气管痉挛,致使小支气管发生狭窄或呈活瓣性阻塞,吸气时空气可进入肺内而呼气时不能将气体全部排出。肺泡内空气越来越多,压力逐渐增大,造成肺泡过度膨胀以致破裂形成泡性气肿,互相融合成肺大疱。大疱与支气管只是间接相通,故气体不易排出,往往能维持数年无改变。有的可能形成进行性大疱,继续扩大至一个肺为大疱所代替。肺大疱并非少见,但易与肺结核空洞相混淆。但结核性空洞是由于干酪样物质溶解排出后形成的,一般洞壁较厚,附近有结核病灶及浸润,痰内可检到结核菌,经抗结核治疗有效,可以鉴别。

3.自发性气胸

(1)两者虽然都是气体腔对肺组织的压缩,但由于气体所在的部位不同,其形成的轮廓和对肺压缩的形态也不同。巨型肺大疱是肺组织内肺泡破裂扩大而形成,将肺组织推向四周,呈"离心性"压迫,在肺尖或膈面上可见被压迫的肺组织,其边缘有时可见向上或下的弧形阴影。自发性气胸是脏层胸膜破裂,细小气管及肺泡与胸腔相通,大量气体进入胸腔,而将肺组织向内侧压缩,形成"向心性"压迫(有胸膜粘连者例外)。如为特发性气胸压缩较轻,在肺野中外带形成透光区,其内侧可见向内弯曲的肺组织边缘。如为张力性气胸可将肺组织推向肺门附近,形成圆形的团块状阴影。

(2)巨型肺大疱一旦形成可存在多年,多次复查透光区可无改变。临床症状和体征可长期存在。自发性气胸发病多急骤,短期内复查透光区可明显扩大或缩小。

(3)巨型肺大疱如无合并感染一般不含液体,没有液气平面。而发自性气胸如果得不到合理治疗,多在短期内形成液气胸。

(4)巨型肺大疱一般禁忌胸穿、测压和抽气,因为刺破胸膜脏层易引起医源性气胸,甚至张力性气胸而加重病情。如果误诊为气作了穿刺测压,则压力在呼吸气时的波动属于大气压力,在"0"上下波动,抽气后拍片透光区无缩小,症状亦无改善,而张力性气胸在穿刺测压时压力高于大气压,在"0"以上波动,抽气后立即测可明显下降,症状好转,拍片复查,透光区也可显著缩小。若不能区别肺大疱或张力性气胸,而患者又出现高度呼吸困难时,在紧急情况下可暂时行穿刺或引流减压以挽救生命,但同时需作好进一步剖胸术的准备工作。

4.先天性肺囊肿　是一种肺部先天性畸形。在小儿并不少见,也可见于新生儿。肺囊肿可分为单发(孤立性)和多发性,前者较为多见。囊肿初不与气管、支气管相通。当囊腔充满黏液,逐渐膨胀后向支气管破溃与支气管沟通。咳嗽、咳痰、少量咯血等肺部反复感染病史是其临床表现。

X线胸部检查显示边缘清晰的圆形或椭圆形的致密阴影,或圆形或椭圆形壁薄的透亮空洞阴影中可有液平面。而肺大疱肺部有囊泡样改变,泡中有多数方向不一的条索状阴影,泡中无肺纹理,囊壁菲薄。

5.膈疝　内疝的一种,是指腹腔内脏器等通过膈肌异位移动到胸腔内的疾病状态。胸腹部平片对本病早期诊断有重要价值,表现为胸腔内呈充气的肠管及液平影,腹部充气肠管缺乏或减少。经胃管注入钡剂,动态观察胸腔,若胸腔内可见钡剂胃肠影即可确诊。

6.肺脓肿　是由多种病原菌引起的肺部化脓性感染,其炎症中心坏死、液化、排空形成肺脓肿,X线显示有气液平面的空腔。而肺大疱有大小不等、数目不一的薄壁空腔,腔内肺纹理稀少或仅有条索状阴影,肺大疱周围有受压致密的肺组织。

【治疗】

小儿先天性肺大疱,临床有症状或反复发作者,可采用手术治疗。若为继发炎症的肺大疱,以药物控制炎症为主。肺炎后肺大疱经有效抗炎治疗后病变明显吸收好转。成人的肺大疱,出现呼吸窘迫、感染、出血及反复并发气胸者,均为手术适应证。

1.治疗原则　肺大疱是一种不可逆转的肺部病损,故无有效的药物治疗。手术是唯一的治疗措施,但并非所有的肺大疱患者均需手术治疗。偶然发现的无症状的肺大疱一般无须治疗,伴有慢性支气管炎或肺气肿的患者,主要治疗原1/3变1/2发感染时,应用抗生素。如果大疱大于一侧胸腔的1/3～1/2,即被称为巨大肺大疱,因其可压迫周围肺组织,改变通气-血流比,故手术可取得良好效果。手术原则为切除大疱,尽量保存健康肺组织。双侧性肺大疱,在必须手术时,应先切除较严重一侧,必要时6个月后**再施行另**

一侧手术。

如果实质内肺大疱分布广泛,外科治疗仅为姑息性。体积小的肺大疱,特别是患者年龄＞60岁、伴1/3慢性阻塞性肺部疾病、呼吸功能低下者不宜手术。治疗多采用非手术疗法,如禁烟、锻炼肺功能、控制呼吸道感染等。

2.手术的适应证

(1)肺大疱体积大,占据一侧胸腔的1/3~1/2以上,临床上有症状,而肺部无其他病变的患者,手术切除肺大疱可以使受压肺组织复张,呼吸面积增加,肺内分流消失,动脉血氧分压提高,气道阻力减低,通气量增加,患者胸闷、气短等呼吸困难症状可以改善。

(2)肺大疱破裂引起的自发性气胸,可以经胸穿、胸腔闭式引流等非手术疗法治愈,但反复多次发生的自发性气胸应采取手术方法治疗。手术中结扎或缝扎肺大疱,同时可使胸膜摩擦使胸膜粘连固定,防止气胸复发。

(3)合并血气胸的患者临床症状有时很重,常有胸痛、呼吸困难,同时也会有内出血的一系列表现,临床上应密切观察病情变化,在短时间内采取非手术措施,如输血、胸腔穿刺等,症状无明显改善时,应果断地行开胸探查。此时往往有较大的活动出血,非手术治疗观察时间过长常常延误病情,预后不如手术止血好。

(4)肺大疱反复感染者建议积极手术治疗。手术中应尽可能多的保留健康肺组织,力争只作肺大疱切除缝合术,或局部肺组织楔形切除术,避免不必要的肺功能损失。

3.治疗方式　电视胸腔镜手术(VATS)切除肺大疱已是治疗单侧肺大疱合并自发性气胸的一种成熟方法,以其创伤轻微、术后恢复快的优势已成为治疗肺大疱的首选手术方式,并为双侧肺大疱同期手术提供了可行性。目前绝大多数的肺大疱手术均可在电视胸腔镜(VATS)下完成。术中发现体积较大的肺大疱应于其基底部正常肺组织处行肺楔形切除,以完整切除肺大疱;较小的或靠近肺门难以完整切除的肺大疱可行结扎、缝扎或电凝灼烧等处理;位于深部肺组织内的肺大疱,除非巨大或合并感染,否则可不用处理。合并复发性气胸的肺大疱患者,建议同期行胸膜固定术,以期产生胸膜腔粘连,预防气胸复发。胸膜固定的方法有壁层胸膜摩擦固定、壁层胸膜切除固定和化学固定等。

(1)肺大疱切除术:手术要点是切开肺大疱后,仔细缝合漏气部位。部分切除多余的疱壁,缝合边缘。对较小的肺大疱可作缝扎或结扎术。对双侧肺大疱可根据患者情况采用分侧切除或双侧开胸一次完成双侧手术。有人在切除肺大疱后同时作壁胸膜剥除术或应用其他使肺与胸壁粘连的方法促进粘连,防止自发性气胸复发。有条件的可经电视胸腔镜行肺大疱切除术。如果切除肺大疱后已无正常肺组织,也可根据患者呼吸功能情况考虑作肺叶切除术。

(2)肺大疱外引流术:用于对开胸危险性极大的肺大疱患者作为暂时或长远的治疗方法。在大疱最紧靠胸壁处切除2.5cm一段肋骨,在壁胸膜完整的情况下将缝线同时穿过壁胸膜和大疱壁作荷包缝合。插入带气囊的软胶管。充满气囊,牵拉引流管使大疱壁与胸壁紧贴后,妥善固定引渡管。若并有气胸,应同时安放胸腔闭式引流管。并加强抗生素治疗。需要引流的时间远长于肺大疱切除术后。一般发生感染多不严重,感染有时可止于大疱闭合。

【预防】

1.积极有效地治疗原发病是预防肺大疱最好的方法。

2.饮食虽无特殊要求,但应增加营养,多食优质蛋白、多食富含维生素的食物,少食刺激性食物、饮料,忌烟酒,避免感染。

3.术前戒烟、深呼吸训练、有效咳嗽排痰等呼吸道准备可改善分泌物的清除能力,解除支气管痉挛,减少呼吸道分泌物。

　　4.预防并发症时,呼吸道的护理尤为重要:术后应给低流量持续吸氧,鼓励深呼吸,每2小时翻身拍背1次;做好心理护理,避免因疼痛或担心管子脱落而拒绝咳嗽咳痰;患者应学会正确的排痰方法,如:在深吸气后屏气,轻咳数次,将痰咳至咽部,同时按压胸部,最后用力咳嗽把痰咳出;痰液黏稠者,应多饮水,以稀释痰液,便于痰液排出。

　　5.患者应仔细注意生活、饮食习惯,寻找引起肺大疱的致敏因素,尽量避免与致敏物质接触,也是预防肺大疱的有效措施。

　　肺大疱的预后取决于原发病、肺功能情况、气胸类型及有无并发症,早期及时处理预后良好,闭合型气胸90%可治愈,并发症者5%～10%,双侧气胸肺功能差者并发症发生率高达50%。

(王新花)

第九节　肺部感染性疾病

　　肺炎是儿科常见病、多发病,而且有资料表明,小儿肺炎是目前我国婴幼儿死亡的首位原因,迄今仍严重威胁着小儿的生命和健康。

　　肺炎可由各种微生物引起,其中以细菌和病毒最为多见。不同地区之间,其病原学分布存在较大差异。在美国等发达国家,病毒感染者占社区获得性肺炎的80%左右,而在发展中国家,细菌感染的比例仍居高不下。我国尚无确切数字,据估计细菌、病毒及混合感染的比例各占1/3左右。细菌感染中,以肺炎链球菌和流感嗜血杆菌为常见,葡萄球菌感染发生率已明显减少。免疫功能缺陷、病程迁延的婴儿,大肠埃希菌、肺炎克雷伯杆菌、卡他莫拉菌等条件致病菌感染亦不容忽视。病毒感染中,以呼吸道合胞病毒(RSV)最为常见,其次为流感病毒、副流感病毒、腺病毒等。麻疹病毒、水痘病毒、巨细胞病毒等亦可引起。近年来对其他病原的关注程度不断提高,尤其是非典型菌(包括肺炎支原体、衣原体、军团菌)感染的报道逐渐增多。同时发现一些新的病毒与小儿呼吸道感染密切相关,如人偏肺病毒、博卡病毒、新型H1N1流感病毒。

　　此外,年龄亦是小儿肺炎病原学预测的重要指标,如2个月内的小婴儿以B组溶血性链球菌、肺炎链球菌、流感嗜血杆菌为主,其次是金黄色葡萄球菌、肺炎克雷伯杆菌和肠道杆菌、沙眼衣原体、百日咳杆菌、呼吸道合胞病毒(RSV)等;2个月至2岁患儿以RSV、肺炎链球菌、流感嗜血杆菌为主,其次是副流感病毒、腺病毒、流感病毒、金黄色葡萄球菌;3～5岁儿童与2个月至2岁婴幼儿相似;5岁以上患儿则以肺炎支原体和肺炎链球菌、肺炎衣原体等最为常见。

　　对肺炎的分类目前尚无统一的方法。根据其感染病原,可将肺炎分为细菌性肺炎、病毒性肺炎、支原体肺炎等,对临床治疗有重要的指导意义。但在无法确定病原的情况下,常根据其病灶范围分为大叶性(节段性)肺炎、支气管肺炎(小叶性肺炎)和间质性肺炎等。小儿肺炎多数表现为支气管肺炎,约占90%以上。

一、支气管肺炎

【病因】

　　凡能引起上呼吸道感染的病原均可诱发支气管肺炎,但以细菌和病毒为主,其中肺炎链球菌、流感嗜血杆菌、RSV最为常见。20世纪90年代以后，美国等发达国家普遍接种b型流感嗜血杆菌疫苗，因而因流感嗜血杆菌所致肺炎已明显减少。

【发病机制】

由于气道和肺泡壁的充血、水肿和渗出，导致气道阻塞和呼吸膜增厚，甚至肺泡填塞或萎陷，引起低氧血症和（或）高碳酸血症，发生呼吸衰竭，并引起其他系统的广泛损害，如心力衰竭、脑水肿、中毒性脑病、中毒性肠麻痹、消化道出血、稀释性低钠血症、呼吸性酸中毒和代谢性酸中毒等。一般认为，中毒性心肌炎和肺动脉高压是诱发心力衰竭的主要原因。但近年来有研究认为，肺炎患儿并无心肌收缩力的下降，而血管紧张素Ⅱ水平的升高、心脏后负荷的增加可能起重要作用。重症肺炎合并不适当抗利尿激素分泌综合征亦可引起非心源性循环充血症状。

【临床表现】

典型肺炎的临床表现包括：①发热：热型不定，多为不规则发热，新生儿可不发热或体温不升；②咳嗽：早期为干咳，极期咳嗽可减少，恢复期咳嗽增多、有痰，新生儿、早产儿可无咳嗽，仅表现为口吐白沫等；③气促：多发生于发热、咳嗽之后，呼吸频率加快（2个月龄内＞60次/分，2～12个月＞50次/分，1～4岁＞40次/分），重症者可出现发绀；④呼吸困难：鼻翼翕动，重者呈点头状呼吸、三凹征、呼气时间延长等；⑤肺部固定细湿啰音：早期可不明显或仅呼吸音粗糙，以后可闻及固定的中、细湿啰音，叩诊正常；但当病灶融合扩大累及部分或整个肺叶时，可出现相应的肺实变体征。

重症肺炎：除呼吸系统严重受累外，还可累及循环、神经和消化等系统，出现相应的临床表现。

1.呼吸系统　早期表现与肺炎相同，一旦出现呼吸频率减慢或神经系统症状应考虑呼吸衰竭可能，及时进行血气分析。

2.循环系统　常见心力衰竭，表现为：①呼吸频率突然加快，超过60次/分；②心率突然加快，＞160～180次/分；③骤发极度烦躁不安，明显发绀，面色发灰，指（趾）甲微血管充盈时间延长；④心音低钝，奔马律，颈静脉怒张；⑤肝脏迅速增大；⑥少尿或无尿，颜面眼睑或双下肢水肿。以上表现不能用其他原因解释者即应考虑心力衰竭。

3.神经系统　轻度缺氧表现为烦躁、嗜睡；脑水肿时出现意识障碍、惊厥、呼吸不规则、前囟隆起、脑膜刺激征等，但脑脊液化验基本正常。

4.消化系统　轻症肺炎常有食欲缺乏、呕吐、腹泻等；重症可引起麻痹性肠梗阻，表现腹胀、肠鸣音消失，腹胀严重时可加重呼吸困难。消化道出血时可呕吐咖啡渣样物，大便隐血阳性或排柏油样便。

【辅助检查】

1.特异性病原学检查　病毒性肺炎早期，尤其是病程在5天以内者，可采集鼻咽部吸出物或痰（脱落上皮细胞），进行病毒抗原或核酸检测。病程相对较长的患儿则以采集血标本进行血清学检查为宜。病毒分离与急性期/恢复期双份血清抗体测定是诊断病毒感染最可靠的依据，但因费时费力，无法应用于临床。目前大多通过测定鼻咽部脱落细胞中病毒抗原、DNA或RNA或测定其血清特异IgM进行早期快速诊断。

肺炎患儿的细菌学检查则较为困难。由于咽部存在着大量的正常菌群，而下呼吸道标本的取出不可避免地会受到其污染，因而呼吸道分泌物培养结果仅供参考。血和胸水培养阳性率甚低。通过纤维支气管镜取材，尤其是保护性毛刷的应用，可使污染率降低至2%以下，有较好的应用前景。肺穿刺培养是诊断细菌性肺炎的金标准，但患儿和医生均不易接受。最近Vuori Holopainen对肺穿刺进行了综述评价，认为该技术有着其他方法无法比拟的优点，而且引起的气胸常无症状，可自然恢复，在某些机构仍可考虑使用。

支原体的检测与病毒相似。早期可直接采集咽拭子标本进行支原体抗原或DNA检测，病程长者可通过测定其血清特异IgM进行诊断。

2.非特异性病原学检查 如外周血白细胞计数和分类计数、血白细胞碱性磷酸酶积分、四唑氮蓝试验等,对判断细菌或病毒可能有一定的参考价值。细菌感染以上指标大多增高,而病毒感染多数正常。支原体感染者外周血白细胞总数大多正常或偏离,分类以中性粒细胞为主。血 C 反应蛋白(CRP)、前降钙素(PCT)、白细胞介素-6(IL-6)等指标,细菌感染时大多增高,而病毒感染大多正常,但两者之间有较大重叠,鉴别价值不大。如以上指标显著增高,则强烈提示细菌感染。血冷凝集素试验>1:32 对支原体肺炎有辅助诊断价值,但是不能作为确诊支原体感染的依据。

3.血气分析 对肺炎患儿的严重度评价、预后判断及指导治疗具有重要意义。

4.影像学检查 早期见肺纹理增粗,以后出现小斑片状阴影,以双肺下野、中内带及心隔区居多,并可伴有肺不张或肺气肿。斑片状阴影亦可融合成大片,甚至波及整个节段。

【并发症】

若延误诊断或病原体致病力强者(如金黄色葡萄球菌感染)可引起并发症。如在肺炎治疗过程中,中毒症状或呼吸困难突然加重,体温持续不退或退而复升,均应考虑有并发症的可能,如脓胸、脓气胸、肺大疱等。支原体肺炎患儿可由于病原体本身直接侵犯或变态反应引起肺外损害,如心肌炎、心包炎、溶血性贫血、血小板减少、脑膜炎、吉兰-巴雷综合征、肝炎、胰腺炎、脾肿大、消化道出血、各型皮疹、肾炎、血尿、蛋白尿等。

【诊断与鉴别诊断】

根据典型临床症状,结合 X 线胸片所见,诊断多不困难。但需与肺结核、支气管异物、哮喘伴感染相鉴别,同时应对其严重度、有无并发症和可能的病原菌做出评价。

【治疗】

(一)一般治疗

保持室内空气新鲜,并保持适当的室温(18~20℃)及湿度(60%左右)。保持呼吸道通畅,经常翻身更换体位,利于排痰。不同病原体肺炎宜分室居住,以免交叉感染。供给充足水分,宜给热量高、富含维生素并易于消化吸收的食物。少量多餐,重症不能进食者给予静脉营养。合并佝偻病者应注意补充维生素 D 和钙剂,伴维生素 A 缺乏症或麻疹肺炎,应给予维生素 A 治疗。

(二)病因治疗

绝大多数重症肺炎由细菌感染引起,或混合感染,需采用抗生素治疗。使用原则:①根据病原菌选用敏感药物。肺炎链球菌感染首选青霉素 G,青霉素耐药者可选用头孢曲松等第三代头孢霉素类或万古霉素;金黄色葡萄球菌感染首选苯唑西林,耐药者用万古霉素;支原体、衣原体和军团菌感染首选大环内酯类抗生素。②早期治疗。③联合用药。④选用渗入下呼吸道浓度高的药。⑤足量、足疗程,重症宜经静脉途径给药。用药时间应持续至体温正常后 5~7 天,临床症状基本消失后 3 天。支原体肺炎至少用药 2~3 周,以免复发。葡萄球菌肺炎比较顽固,易于复发及产生并发症,疗程宜长,一般于体温正常后继续用药 2 周,总疗程 6 周。

针对流感病毒感染可选用奥司他韦、金刚烷胺等,巨细胞病毒感染选用更昔洛韦,RSV 感染可雾化吸入利巴韦林。其他病毒感染尚缺乏明确有效的药物。

(三)对症及支持疗法

1.氧疗 凡具有明显低氧血症、PaO_2<60mmHg 者,或临床上有呼吸困难、喘憋、口围发绀、面色苍灰等缺氧指征者应立即吸氧。一般采取鼻导管给氧,氧流量为 0.5~1L/min;氧浓度不超过 40%。保持血氧浓度 80mmHg 左右为宜。氧气应湿化,以免损伤气道纤毛上皮细胞和痰液变黏稠。缺氧明显者可用面罩给氧,氧流量 2~4L/min,氧浓度为 50%~60%。若出现呼吸衰竭,则应使用人工呼吸器。

2.保持呼吸道通畅 包括:①保证足够液体量的摄入,以免痰液黏稠;②雾化吸入药物,裂解黏蛋白;③口服或静脉应用祛痰剂;④喘憋严重者可选用支气管解痉剂;⑤胸部物理治疗:体位引流、震荡、拍背、吸痰。

3.心力衰竭的治疗 ①给氧。②镇静。③增强心肌的收缩力:常用洋地黄类强心药。心力衰竭严重者或伴有先天性心脏病者,宜先用毛花苷丙饱和量为 0.02～0.04mg/kg,首剂给总量的 1/3～1/2,余量分两次,每隔 4～6 小时给予。洋地黄化后 12 小时可开始给予维持量,常用地高辛口服。维持量的疗程视病情而定。心力衰竭较轻者可用毒毛花苷 K,每次 0.007～0.010mg/kg。④利尿:常用呋塞米(速尿)每次 1mg/kg。⑤血管活性药物:常用酚妥拉明(立其丁)或疏甲丙脯酸等。⑥限制液体总量和输入速度。

4.腹胀的治疗 伴低钾血症者应及时补钾。如系中毒性肠麻痹,应禁食、胃肠减压、皮下注射新斯的明,每次 0.04mg/kg;亦可联用酚妥拉明 0.5mg/kg 及间羟胺(阿拉明)0.25mg/kg,加入 10% 葡萄糖注射液 20～30ml 中静脉滴注,1 小时后可重复应用,一般 2～4 次可缓解。

5.激素疗法 中毒症状明显或喘憋较重者,可用甲基泼尼松龙 1～2mg/kg、氢化可的松 4～8mg/kg 或地塞米松每次 0.2～0.4mg/kg,每日 1～3 次,一般用 3～5 天,病情改善后停药。

6.伴有脓胸、脓气胸者应及时处理,包括胸腔抽气、抽脓、闭式引流等。

7.液体疗法 肺炎患者常有钠、水潴留趋势,故液体量及钠盐均应适当限制。总液体量 60～80ml/(kg·d),以 1/5～1/3 张为宜。如伴有严重呕吐腹泻,应根据血清钾、钠、氯及血气分析测定结果给予补液。单纯呼吸性酸中毒的治疗以改善通气功能为主,但当血 pH<7.20,已失代偿并合并代谢性酸中毒时,可给 5% 碳酸氢钠每次 2～3ml/kg,适当稀释后静脉输入。所需碱性液体量最好根据血气分析结果进行调整。必须指出,在通气未改善前使用碳酸氢钠,有加重 CO_2 潴留的可能,因此,保证充分通气和氧合是应用碳酸氢钠纠正酸中毒不可忽视的前提。

8.其他 病情较重、病程较久、体弱、营养不良者可酌情应用丙种球蛋白、胸腺肽等免疫调节剂,以提高机体抵抗力。肺部理疗有促进炎症消散的作用;适当补充维生素 C、维生素 E 等氧自由基清除剂,可促进疾病康复。

【预防】

为预防肺炎,应着重注意下列措施:

1.加强护理和体格锻炼 防止佝偻病及营养不良是预防重症肺炎的关键。提倡母乳喂养,及时增添辅食,培养良好的饮食及卫生习惯,多晒太阳。从小锻炼体格,提高机体耐寒能力。室温不宜过高或过低。随气候变化适当增减衣服。

2.尽可能避免接触呼吸道感染的患者 对免疫缺陷性疾病或应用免疫抑制剂的婴儿更要注意。

3.预防并发症和继发感染 积极治疗小儿上呼吸道感染、气管炎等疾病。已患肺炎的婴幼儿,应积极预防可能发生的严重并发症,如脓胸、脓气胸等。病房应注意空气消毒,预防交叉感染。

4.接种疫苗 Hib 疫苗的广泛接种,可有效预防 Hib 所致肺炎。肺炎链球菌多糖疫苗对健康儿童可有效地预防侵袭性肺炎链球菌感染,但在婴儿缺乏免疫性。结合疫苗突破了传统肺炎球菌多糖疫苗的局限性,可以满足 2 岁以下儿童免疫预防的需要。肺炎支原体灭活疫苗及减毒活疫苗的应用正处于研究阶段。

5.药物性预防 在高危人群中应用红霉素作为肺炎支原体、百日咳等感染的预防。卡氏肺孢子虫肺炎高危儿应用磺胺甲基异噁唑(SMZ)加甲氧苄啶(TMP)预防性口服可显著减少其发生率。

二、细菌性肺炎

(一)肺炎链球菌肺炎

肺炎链球菌常引起以肺大叶或肺节段为单位的炎症,但在年幼儿童;由于免疫功能尚不成熟,病菌沿支气管播散形成以小气道周围实变为特征的病变(支气管肺炎)。

年长儿童肺炎链球菌肺炎的临床表现与成人相似。可先有短暂轻微的上呼吸道感染症状,继而寒战、高热,伴烦躁或嗜睡、干咳、气急、发绀及鼻扇、锁骨上、肋间隙及肋弓下凹陷等。可伴有铁锈色痰。早期常缺乏体征,多在2~3天后出现肺部实变体征。重症患儿可并发感染性休克、中毒脑病、脑水肿甚至脑疝。

婴儿肺炎链球菌肺炎的临床表现多变。常先有鼻塞、厌食等先驱症状,数天后突然发热、烦躁不安、呼吸困难、发绀,伴气急,心动过速、三凹征等。体格检查常无特征性,实变区域可表现叩诊浊音、管性呼吸音,有时可闻啰音。肺部体征在整个病程中变化较少,但恢复期湿啰音增多。右上叶累及时可出现颈强直。

外周血白细胞计数常增高,达 $15 \times 10^9 \sim 40 \times 10^9$/L,以中性粒细胞为主。多数患儿鼻咽分泌物中可培养出肺炎链球菌,但其致病意义无法肯定。如能在抗生素应用前进行血培养或胸水培养,具有一定的诊断意义。X线改变与临床过程不一定平行,实变病灶出现较肺部体征早,但在临床缓解后数周仍未完全消散。年幼儿童实变病灶并不常见。可有胸膜反应伴渗出。

肺炎链球菌肺炎患儿 10%~30% 存在菌血症,但由于抗生素的早期应用,国内血培养阳性率甚低。血清学方法,如测定患儿血清、尿液或唾液中的肺炎链球菌抗原可协助诊断,但也有研究者认为此法无法区别肺炎链球菌的感染和定植。最近有报道通过测定血清 Pneumolysin 抗体,或含有针对肺炎链球菌种特异荚膜多糖型、特异荚膜多糖复合物、蛋白抗原 Pneumolysin 抗体的循环免疫复合物进行诊断,但在婴儿,其敏感性尚嫌不足。亦可通过聚合酶链反应检测胸水或血中的肺炎链球菌 DNA 协助诊断。

肺炎链球菌肺炎的临床表现无法与其他病原引起的肺炎相鉴别。此外,年长儿右下叶肺炎常由于刺激横膈引起腹痛,需与急性阑尾炎鉴别。

肺炎链球菌耐药性问题已引起普遍关注。在一些国家及我国台湾地区耐青霉素菌株已高达 50%~80%。我国内陆各地区肺炎链球菌耐药情况有较大差异,2000 年监测资料表明,北京为 14%,上海35.7%,而广州高达 60%。对青霉素敏感株仍可选用青霉素 G 10 万 U/(kg·d)治疗,但青霉素低度耐药株(MIC 2.0~4.0μg/ml)应加大青霉素剂量至 10 万~30 万 U/(kg·d),以上治疗无效、病情危重或高度耐药者(MIC>4.0μg/ml)应选用第三代头孢霉素,如头孢噻肟、头孢曲松或万古霉素。

(二)流感嗜血杆菌肺炎

流感嗜血杆菌(Hi)肺炎常见于 5 岁以下婴儿和年幼儿童。应用特异性免疫血清可将 Hi 分为 a~f 6 型,其中以 b 型致病力最强。由于 Hib 疫苗的接种,20 世纪 90 年代以后美国等发达国家 Hib 所致肺炎下降了 95%。近年来也有较多非 b 型 Hi 感染的报道。

本病临床表现无特异性。但起病多较缓慢,病程可长达数周之久。幼婴常伴有菌血症,易出现脓胸、心包炎等化脓性并发症。外周血白细胞计数常中度升高。多数患儿 X 线表现为大叶性或节段性病灶,下叶多受累。幼婴常伴胸膜受累。本病诊断有赖于从血、胸水或肺穿刺液中分离到病菌。由于 Hi 在正常人群的咽部中有一定的携带率,托幼机构中更高,因而呼吸道标本诊断价值不大。

治疗时必须注意 Hi 的耐药问题。目前分离的 Hi 主要耐药机制是产生 β-内酰胺酶,美国、我国香港等地 Hi 菌株产酶率已高达 30% 以上。国内各地关于氨苄西林耐药率和产酶率差异较大。如对病菌不产酶,可使用氨苄西林,如不能明确其是否产酶,首选头孢噻肟、头孢曲松等。如最初反应良好,可改为口服,疗程为 10～14 天。在大环内酯类中,阿奇霉素、克拉霉素对 Hi 有较好的敏感性。

(三)葡萄球菌肺炎

葡萄球菌肺炎多发生于新生儿和婴儿。Goel 等报道 100 例患儿中,1 岁以内占 78%,平均年龄 5 个月。金黄色葡萄球(金葡菌)和表皮葡萄球菌均可致病,但以前者致病最强。由于金葡菌可产生多种毒素和酶,具有高度组织破坏性和化脓趋势,因而金葡菌肺炎以广泛出血性坏死、多发性小脓疡形成为特点。

临床上以起病急、发展快、变化大、化脓性并发症多为特征。一开始可有 1～2 天的上呼吸道感染症状,或皮肤疖肿史,病情迅速恶化,出现高热、咳嗽、呻吟、喘憋、气急、发绀,肺部体征出现较早。易出现脓胸、脓气胸、肺大疱等并发症。外周血白细胞计数常明显升高,以中性粒细胞为主。可伴轻至中度贫血。胸片改变特点:发展快、变化多、吸收慢。肺部病灶可在数小时内发展成为多发性小脓疡或肺大疱,并出现脓胸、脓气胸等并发症。X 线改变吸收缓慢,可持续 2 个月或更久。

1 岁以下、尤其是 3 月龄以内的小婴儿,如肺炎病情发展迅速,伴肺大疱、脓胸或肺脓疡形成者应高度怀疑本病。在抗生素使用前必须进行痰、鼻咽拭子、浆膜腔液、血液或肺穿刺物的培养。痰或胸水涂片染色可发现中性粒细胞和革兰阳性球菌呈葡萄串链状排列。血清中磷壁酸抗体测定可作为病原学诊断的补充。

合适的抗生素治疗和脓液的引流是治疗的关键。在获取培养标本后应立即给予敏感的杀菌药物,并足量、联合、静脉用药。疗程不少于 4～6 周,有并发症者适当延长。宜首选耐青霉素酶窄谱青霉素类,如苯唑西林等,可联合头孢霉素类使用。如为耐甲氧西林金葡菌(MRSA)引起,应选用万古霉素治疗。

(四)链球菌性肺炎

A 组链球菌(GAS)主要引起咽炎等上呼吸道感染,但在出疹性疾病、流感病毒感染等情况下可发生链球菌肺炎,多发生于 3～5 岁的儿童。B 组链球菌(CBS)则是新生儿肺炎的主要病原。

GAS 所致肺炎与肺炎链球菌肺炎的症状体征相似。常起病突然,以高热、寒战、呼吸困难为特点,也可表现为隐袭起病,过程轻微,表现咳嗽、低热等。

外周血白细胞计数常升高,血抗 O 抗体滴度升高有助于诊断。确定诊断有赖于从胸水、血或肺穿刺物中分离出链球菌。

首选青霉素 G 治疗,临床改善后改口服,疗程 2～3 周。

(五)其他革兰阴性杆菌肺炎

常见的革兰阴性杆菌包括大肠埃希菌、肺炎克雷伯杆菌、铜绿假单胞菌等。主要见于新生儿和小婴儿,常有以下诱因:①广谱抗生素的大量应用或联合应用;②医源性因素如气管插管、血管插管、人工呼吸机等的应用;③先天性或获得性免疫功能缺陷,如营养不良、白血病、恶性淋巴瘤、长期使用皮质激素或免疫抑制剂等。因而本病多为院内感染。

本病临床过程难以与其他细菌性肺炎鉴别。原有肺炎经适当治疗好转后又见恶化,或原发病迁延不愈,应怀疑此类肺部感染。诊断主要依靠气管吸出物、血或胸水培养结果。

多数革兰阴性杆菌耐药率较高,一旦诊断此类感染,宜首选第三代头孢霉素或复合 β-内酰胺类(含 β-内酰胺酶抑制剂)。如致病菌株产生超广谱 β-内酰胺酶(ESBL),应选用头孢霉素类、复合 β-内酰胺类,严重者选用碳青霉烯类抗生素如亚胺培南。

(六)沙门菌肺炎

由伤寒、副伤寒、鼠伤寒或其他非伤寒沙门菌引起,发生于沙门菌感染的病程中,较为少见。多发于幼小婴儿。

可表现为大叶性肺炎或支气管肺炎症状。较为特殊的表现为痰常呈血性或带血丝。在沙门菌感染的病程中,如发生呼吸道症状如咳嗽、气急,即使无肺部体征,也应进行摄片。如有肺炎改变应考虑为沙门菌肺炎。

在美国,约20%沙门菌株对氨苄西林耐药。如病情严重、耐药情况不明,宜首选第三代头孢霉素,如头孢曲松、头孢噻肟等,如为敏感株感染则可用氨苄西林,或SMZ-TMP治疗。

(七)百日咳肺炎

百日咳肺炎由百日咳杆菌引起,多为间质性肺炎,亦可因继发细菌感染而引起支气管肺炎。患儿在百日咳病程中突然发热、气急,呼吸增快与体温不成比例,严重者可出现呼吸困难、发绀。肺部可闻及细湿啰音,或出现实变体征。剧烈咳嗽有时可造成肺泡破裂引起气胸、纵隔气肿或皮下气肿。

有原发病者出现肺炎症状较易诊断。继发细菌感染者应送检痰培养及血培养。

治疗首选红霉素,10~14天为一疗程。必要时加用氨苄西林或利福平等。有报道用阿奇霉素 10mg/(kg·d)5天或克拉霉素 10mg/(kg·d) 7天亦取得了良好疗效。百日咳高价免疫球蛋白正处于研究阶段,常规免疫球蛋白不推荐使用。

(八)军团菌肺炎

军团菌病可暴发流行,散发病例则以机会感染或院内感染为主。多见于中老年人,但年幼儿也可发生。

军团菌肺炎是一种严重的多系统损害性疾病,主要表现为发热和呼吸道症状。外周血白细胞计数常明显升高,伴核左移。但由于其临床表现错综复杂,缺乏特异性,与其他肺炎难以区别。确诊必须依靠特殊的化验检查,如应用特殊培养基从呼吸道标本或血、胸水中分离出病菌;应用免疫荧光或免疫酶法测定上述标本中的军团菌抗原或血清标本中的特异抗体。β-内酰胺类抗生素治疗无效有助于本病的诊断。

首选大环内酯类,如红霉素及阿奇霉素、克拉霉素、罗红霉素等,疗程为2~3周。可加用利福平。喹诺酮类和氨基糖苷类虽有较好的抗菌活性,但儿童期尤其是年幼儿童禁用。

(九)厌氧菌肺炎

厌氧菌肺炎主要为吸入性肺炎,多发生于小婴儿,或昏迷患者。起病大多缓慢,表现为发热,咳嗽、进行性呼吸困难、胸痛,咳恶臭痰是本病的特征。也可有寒战、消瘦、贫血、黄疸等。本病表现为坏死性肺炎,常发生肺脓疡和脓胸、脓气胸。当患儿咳恶臭痰、X线有肺炎或肺脓疡或脓胸时应考虑到本病可能。化验检查常有外周血白细胞计数和中性粒细胞比例的升高。确诊需做气管吸出物厌氧菌培养。

抗生素可选用青霉素G、克林霉素、甲硝唑等。应加强支持治疗。脓胸者需及时开放引流。

(十)L型菌肺炎

L型菌肺炎是临床上难治性呼吸道感染的病原体之一。患儿常有肺炎不能解释的迁延发热,或原发病已愈,找不到继续发热的原因。病情多不重,β-内酰胺类抗生素治疗无效。外周血白细胞计数大多正常。X线改变无特异性,多呈间质性肺炎改变。普通培养阴性,L型高渗培养基上培养阳性可确诊。治疗应采用兼治原型和L型菌的抗生素,如氨苄西林或头孢霉素类加大环内酯类。一般需治疗至体温正常后10~14天,培养阴性为止。

(十一)肺脓疡

肺脓疡又称肺化脓症,由多种病原菌引起。常继发于细菌性肺炎,亦可为吸入性或血源性感染。由于抗生素的广泛应用,目前已较少见。

起病急剧,有畏寒、高热,伴阵咳、咳出大量脓痰,病程长者可反复咯血、贫血、消瘦等。外周血白细胞计数和中性粒细胞升高,结合X线后前位及侧位胸片,诊断多不困难。痰培养、血培养可明确病原。

怀疑金葡菌者宜首选苯唑西林或万古霉素;厌氧菌感染给予青霉素G、克林霉素、哌拉西林钠、甲硝唑等。最好根据细菌培养和药物敏感试验结果选用。疗程要足,一般需1～2个月。

三、病毒性肺炎

(一)呼吸道合胞病毒性肺炎

呼吸道合胞病毒(RSV)是婴儿下呼吸道感染的主要病原,尤其易发生于2～4月龄的小婴儿。一般以冬季多见,持续4～5个月。据浙江大学医学院附属儿童医院观察,冬春季节RSV感染占3岁以下婴幼儿肺炎的35%左右。RSV毛细支气管炎的发病机制尚不明确,但有证据表明,免疫损伤可能参与了其发病过程。

初期上呼吸道感染症状突出,如鼻塞、流涕,继而咳嗽、低热、喘鸣。随病情进展,出现呼吸困难、鼻扇、呼气延长、呼吸时呻吟和三凹征等。易并发急性心力衰竭。年龄小于2个月的患儿、低体温、高碳酸血症者易发生呼吸暂停。初期听诊呼吸音减弱、哮鸣音为主,而后可闻细湿啰音。X线检查见肺纹理增粗或点片状阴影,部分见肺不张或以肺气肿为主要表现。外周血白细胞计数和分类一般无异常。鼻咽部脱落细胞病毒免疫荧光或免疫酶检查,均可在数小时内获得结果。急性期可有RSV特异IgM升高。年龄小、喘憋出现早是本病的特点,但确诊要靠血清学和病毒学检查。

(二)腺病毒肺炎

腺病毒肺炎以腺病毒3型和7型为主。多发生于6个月至2岁的婴幼儿。近年来发病率已明显降低,病情减轻。起病大多急骤,先有上呼吸道感染症状,随后出现持续高热,咳嗽出现早,呈单声咳、频咳或阵咳,继而出现呼吸困难。肺部体征出现迟,多在高热3～4天后出现湿啰音。早期可出现中毒症状和多系统受累表现,如肝、脾肿大、嗜睡或烦躁不安,甚至中毒性脑病。外周血白细胞计数大多轻度减少。X线改变以肺实变阴影及病灶融合为特点,其范围不受肺叶的限制。约1/6的病例可有胸膜炎。病灶吸收较慢,一般要1个月或更久。

根据上述临床表现,结合X线特点,诊断不难。根据血清学和病毒学检查结果可确诊。

(三)流感病毒肺炎

流感病毒肺炎大多暴起高热,伴明显咳嗽、呼吸困难,肺部可闻细湿啰音。多数患儿有呕吐、腹泻,严重者可出现胃肠道出血、腹胀、甚至神经系统症状。X线检查肺部可有斑片状或大片状阴影。

流行性感冒流行期间,有呼吸道症状和体征;非流行期间持续高热、抗生素治疗无效的肺炎均应考虑到本病可能。确诊有赖于血清学和病毒学检查。

(四)副流感病毒肺炎

副流感病毒肺炎易感对象为3个月至1岁的婴儿。其发病率仅次于RSV。多有3～5日的中等程度发热或高热及呼吸困难、哮吼样咳嗽、三凹征、肺部干湿啰音等,但多数患儿表现较轻,一般无中毒症状,病程较短。X线检查肺野可有小片状阴影。临床上无法与其他病毒性肺炎相区别,根据血清学和病毒学检查结果确定诊断。

(五)巨细胞病毒肺炎

巨细胞病毒(CMV)感染各年龄组均可发生,但巨细胞病毒肺炎以小婴儿居多。因属全身性感染,呼吸道症状常被掩盖。临床上常以呼吸、消化和神经系统症状为主。可有发热、气急、咳喘、腹泻、拒奶、烦躁等,伴肝、脾肿大,重者及新生儿患者可有黄疸、细小出血性皮疹、溶血性贫血等表现。肺部X线改变以间质性和小叶性病变为主。可通过测定呼吸道标本中的CMV、血清中的CMV抗原或特异IgM确诊。

（六）麻疹病毒肺炎

在麻疹过程中多数患儿存在不同程度的肺炎改变。可由麻疹病毒本身引起，常表现为间质性肺炎。在麻疹极期病情很快加重，出现频繁咳嗽、高热、肺部细湿啰音等。在出疹及体温下降后消退。如继发细菌感染，多表现为支气管肺炎。常见致病菌为肺炎链球菌、金黄色葡萄球菌、流感嗜血杆菌等，易并发脓胸或脓气胸。

麻疹发病初期和出疹前出现的肺炎多为麻疹病毒引起，以后则多为继发感染引起的细菌性肺炎。有报道，麻疹相关肺炎中混合感染者占 53%。麻疹流行期间，麻疹易感儿具有肺炎的症状和体征，不管有无皮疹，均应考虑到本病可能。确诊有赖于病毒分离、免疫荧光或免疫酶检测、双份血清抗体测定等方法。

（七）腮腺炎病毒肺炎

腮腺炎病毒肺炎常因其呼吸道症状不明显，易为腮腺肿大及其并发症所掩盖，以及极少进行 X 线肺部检查而漏诊。临床表现大多较轻，一般无呼吸困难和发绀。肺部呈局限性呼吸音粗糙，少数可闻水泡音。外周血白细胞计数多不升高。X 线表现肺野斑片状或大片状阴影，或呈毛玻璃样改变。根据典型腮腺炎表现，加上述 X 线改变，可考虑本病。

（八）EB 病毒肺炎

3～5 岁为感染高峰年龄。EB 病毒感染后可累及全身各系统。在呼吸系统可表现为反复间质性肺炎、持续性咽峡炎等。除一般肺炎的症状和体征外，可有时隐时现的咳嗽和反复发热，常伴有肝、脾和淋巴结肿大。胸部 X 线检查以间质性病变为主。急性期外周血白细胞计数常明显增高，以淋巴细胞为主，并出现异常淋巴细胞。确诊常需依赖特异性抗体测定。

（九）水痘肺炎

水痘肺炎由水痘-带状疱疹病毒引起，为全身性疾病，可发生支气管炎和间质性肺炎。年龄越小越易发生肺炎。多在水痘发生 1 周内，表现咳嗽，肺部有湿性啰音、X 线检查呈现双肺野结节性浸润阴影。水痘患儿如出现呼吸道症状和体征，应考虑本病。部分年幼婴儿，水痘肺炎可出现在皮疹之前，极易误诊和漏诊。因而有明确水痘接触史者，如发生肺炎，亦应考虑本病，并予以隔离。

（十）肠道病毒所致下呼吸道感染

主要由柯萨奇病毒 B 组和埃可病毒引起。多见于夏秋季，呼吸道症状一般较轻，但婴幼儿肠道病毒感染大多较重，年龄愈小，病情愈重。常并发其他系统的症状，如腹泻、疱疹性咽炎、皮疹等。

（十一）轮状病毒性下呼吸道感染

多见于秋冬季寒冷季节。好发于婴幼儿，其呼吸道症状体征常较轻。在轮状病毒感染流行期间，如患儿具有典型秋季腹泻特点，同时有呼吸道症状和体征，应考虑到本病可能。

（十二）病毒性肺炎的药物治疗

目前尚缺乏理想的抗病毒药物。对呼吸道病毒治疗功效较肯定的仅限于流感病毒神经氨酸酶抑制剂和 M_2 蛋白抑制剂（金刚烷胺、金刚乙胺）及雾化吸入利巴韦林。

1.利巴韦林　为广谱抗病毒剂，已广泛用于各类病毒性感染。早期应用雾化吸入或静脉给药，有一定疗效，但对重症病毒性肺炎单独使用作用尚不可靠。10～15mg/(kg·d)，必要时 30～40mg/(kg·d)，分 2 次静脉滴注，也可肌内注射，或 0.1% 溶液喷雾吸入。国外主要通过雾化吸入治疗严重 RSV 感染。

2.金刚烷胺或金刚乙胺　可用于流感病毒 A 感染的防治。后者活性比前者强，呼吸道药物浓度亦较高。但由于神经系统不良反应、对 B 型流感病毒无效及耐药株的出现，限制了其在临床的应用。

3.神经氨酸酶抑制剂　是一类新型的抗流感病毒药物。目前已用于临床的神经氨酸酶抑制剂包括扎那米韦、奥司他韦（达菲），可选择性抑制 A 型和 B 型流感病毒的神经氨酸酶活性，从而改变病毒正常的凝集和释放功能,减轻受感染的程度,缩短病程。前者只能吸入给药,因而婴幼儿患者常无法使用。奥司他韦则口服给药,每次儿童 2mg/kg,2 次/天。

4.免疫球蛋白　近年来有报道 RSV 免疫球蛋白静脉使用可显著减轻病情、缩短住院时间,取得较好疗效。

5.干扰素　可使受感染细胞转化为抗病毒状态,不断生成具有高度抗病毒活性的蛋白质,从而发挥抗病毒作用。可肌内注射、静脉注射或静脉滴注,也可滴鼻或喷雾吸入。

6.阿昔洛韦(无环鸟苷)　主要适用于单纯疱疹病毒、水痘-带状疱疹病毒及 CMV 感染者。一般情况下每次 5mg/kg,静脉滴注,3 次/天,疗程 7 天。

7.更昔洛韦(丙氟鸟苷)　是抑制 CMV 作用较强的药物。诱导期 10mg/(kg·d),2 次/天,连用 14～21 天,静脉滴注;维持量 5～7.5mg/(kg·d),1 次/天,每周 5～7 次,静脉滴注,或每次 5～10mg/kg,2 次/天,口服。

8.其他　白细胞介素-2(IL-2)、胸腺肽、阿糖腺苷、双嘧达莫、聚肌胞、泰瑞宁和丙基乙磺酸及中药制剂。

四、支原体肺炎

支原体肺炎由肺炎支原体(MP)引起。多见于儿童和青少年,但近年来发现婴幼儿并非少见。全年均可发病,以秋、冬季多见。北京首都儿科研究所报道,MP 肺炎占住院儿童肺炎的 19.2%～21.9%。北美和欧洲的研究表明,MP 占肺炎的 15.0%～34.3%,并随年龄增长而增多。

【病因】
该病病原体为 MP,它是介于细菌和病毒之间的一种微生物,能在细胞外独立生活,具有 RNA 和 DNA。但没有细胞壁。

【临床表现】
潜伏期一般为 2～3 周。一般起病较缓慢,但亦有急性起病者。患儿常有发热、畏寒、头痛、咽痛、咳嗽、全身不适、疲乏、食欲缺乏、恶心、呕吐、腹泻等症状,但鼻部卡他症状少见。体温多数在 39℃左右,热型不定。咳嗽多较严重,初为干咳,很快转为顽固性剧咳,有时表现为百日咳样咳嗽,咳少量黏痰,偶见痰中带血丝或血块。婴幼儿可表现为憋气,年长儿可感胸闷、胸痛。年长患儿肺部常无阳性体征,这是本病的特点之一。少数病例呼吸音减弱,有干、湿啰音,这些体征常在 X 线改变之后出现。此外,可发生肺脓疡、胸膜炎、肺不张、支气管扩张症、弥漫性间质性肺纤维化等。本病尚可并发神经系统、血液系统、心血管系统、皮肤、肌肉和关节等肺外并发症,如脑膜脑炎、神经根神经炎、心肌炎、心包炎、肾炎、血小板减少、溶血性贫血、噬血细胞综合征及皮疹,尤其是 Stevens-Johnson 综合征。多发生在呼吸道症状出现后 10 天左右。

【实验室检查】
X 线胸部摄片多表现为单侧病变,大多数侵犯下叶,以右下叶为多,常呈淡薄片状或云雾状浸润,从肺门延伸至肺野,呈支气管肺炎的改变。少数呈均匀的实变阴影,类似大叶性肺炎。有时两肺野可见弥漫性网状或结节样浸润阴影,呈间质性肺炎的改变。大部分患儿有肺门淋巴结肿大或肺门阴影增宽。有时伴胸腔积液。肺部 X 线变化较快也是其特点之一。

外周血白细胞计数大多正常,但也有白细胞减少或偏高者。血沉轻、中度增快。抗"O"抗体滴度正常。部分患儿血清转氨酶、乳酸脱氢酶、碱性磷酸酶增高。早期患儿可用 PCR 法检测患儿痰等分泌物中 MP-

DNA,亦可从痰、鼻分泌物、咽拭子中分离培养出 MP。血清抗体可通过补体结合试验、间接血球凝集试验、酶联免疫吸附试验、间接免疫荧光试验等方法测定,或通过检测抗原得到早期诊断。冷凝集试验＞1：32 可作为临床诊断的参考。

【诊断与鉴别诊断】

根据以下临床特征可初步诊断:①多发年龄 5～18 岁;②咳嗽突出而持久;③肺部体征少而 X 线改变出现早且严重;④用青霉素无效,红霉素治疗效果好;⑤外周血白细胞计数正常或升高;⑥血清冷凝集阳性。确诊必须靠呼吸道分泌物中检出 MP 及特异性抗体 IgM 检查阳性。早期诊断法有 ELISA 法、单克隆抗体法检测 MP 抗原,特异 IgM 及 PCR 法检测 DNA 等。

【治疗】

首选大环内酯类抗生素如红霉素,疗程一般较长,不少于 2 周,停药过早易于复发。近年来研究表明新合成的大环内酯类抗生素阿奇霉素、克拉霉素等具有与红霉素同等的抗菌活性,而且耐受性较好。

对难治性患儿应关注并发症如胸腔积液、阻塞性甚至坏死性肺炎的可能,及时进行胸腔穿刺或胸腔闭锁引流,必要时进行纤维支气管镜下支气管灌洗治疗。近年来有人认为重症 MP 肺炎的发病可能与人体免疫反应有关,因此,对急性期病情较重者,或肺部病变迁延而出现肺不张、肺间质纤维化,支气管扩张者,或有肺外并发症者,可应用肾上腺皮质激素口服或静脉用药,一般疗程为 3～5 天。

五、衣原体肺炎

衣原体是一种细胞内寄生的微生物,含 DNA 和 RNA。有沙眼衣原体、肺炎衣原体和鹦鹉热衣原体三种,均可引起上呼吸道感染和肺炎。

(一)沙眼衣原体肺炎

沙眼衣原体肺炎为沙眼衣原体(CT)引起。多由受染的母亲传染或眼部感染经鼻泪管传入呼吸道。国内研究表明,CT 占婴儿肺炎的 18.4%。本病潜伏期 2～3 周,症状多在出生后 3～12 周出现,起病缓慢,先有鼻塞,然后出现咳嗽和气促,一般不发热。肺部可有湿啰音。部分患儿有新生儿期患结合膜炎的病史。如病变侵犯细支气管,可出现喘息,偶见呼吸暂停。病程可持续数周或 1 个月以上,多可自愈。胸部 X 线检查可表现为肺间质性病变、斑片状浸润和肺气肿。血象中白细胞总数正常,50%～70% 患儿可有轻、中度嗜酸性粒细胞增多。血 IgG、IgM 和 IgA 可增高。鼻咽拭子可分离到沙眼衣原体,经酶联免疫吸附试验和微量免疫荧光试验可检测沙眼衣原体抗体。PCR 或 DNA 杂交技术可直接检测沙眼衣原体 DNA,或通过 ELISA 等方法检测衣原体抗原。

新生儿出生后 3～12 周发生肺炎,尤其是无热性肺炎者应考虑本病,并及时送鼻咽部分泌物或血标本作病原学检测。治疗首选大环内酯类抗生素。重症或不能口服者静脉给药。疗程约 2 周。

(二)肺炎衣原体肺炎

肺炎衣原体能引起多种呼吸系统疾病,但以肺炎为主。已公认肺炎衣原体是 5 岁以上儿童肺炎的重要病原。其表现与肺炎支原体肺炎极为相似。起病缓慢,病程较长,一般症状轻,常伴发咽、喉炎及鼻窦炎为其特点。再感染和合并感染多见。如遇到不能以病毒、细菌或支原体解释的年长儿肺炎,应想到本病。治疗同沙眼衣原体肺炎。

(三)鹦鹉热衣原体肺炎

鹦鹉热衣原体肺炎属人畜共患性疾病。鸟、猫等为终末宿主。多由吸入含衣原体的鸟类干燥排泄物或污染的尘埃等引起。多见于成人和年长儿。本病临床症状与支气管肺炎相似,但起病较急,全身症状明显如寒战、头痛、肌痛、乏力、发热等,咳嗽剧烈。肺部体征早期常不明显或缺如。胸部 X 线检查早期即有肺浸润,呈非典型性肺炎变化。如有上述症状及与鸟类、猫等密切接触史,应怀疑本病,并进行相应的病原学检查。本病国外首选四环素治疗。但由于其对小儿骨骼和牙齿发育的不良影响,8 岁以内小儿仍首选红霉素治疗,疗程延长至 3 周左右。

六、真菌性肺炎

引起真菌性肺炎的病原有白色念珠菌、隐球菌、曲菌、毛霉菌、放线菌、组织胞质菌、芽生霉菌等,其中以白色念珠菌最常见,致病力最强。由于该菌广泛存在于自然界,可寄生在正常人的皮肤、口腔、肠道、阴道等处黏膜上,在正常情况下不致病,当人体抵抗力低下时可致病。常见促使发病的因素包括早产儿、新生儿、营养不良及久病虚弱,慢性消耗性疾病如恶性肿瘤,影响免疫功能的单核-吞噬细胞系统疾患及血液病,代谢性疾病及肾衰竭,长期使用肾上腺皮质激素及其他免疫抑制剂,先天性免疫功能缺陷,长期使用广谱抗生素等。据报道经病理解剖证实的真菌性肺炎 35 例,以念珠菌最常见(48.5%),曲菌次之,其中新生儿 14 例(占 40%),继发于其他疾病 19 例,胸腺发育异常 25 例(71%)。

真菌性肺炎的症状和体征无特异性,但可有以下特点:①持续高热不退;②明显烦躁不安;③咳痰无色透明、黏稠;④肺部可闻及粗细不等湿啰音,也可引起脓胸或肺实变体征;⑤同时伴有其他部位真菌感染的表现,如鹅口疮、大便呈豆渣样、肛周有白膜等;⑥病程迁延不愈,抗生素治疗无效,且病情日益加重。胸部 X 线检查有点片状阴影,可似粟粒性结核,以两肺中下部多见,或肺门阴影增浓、肺纹理增多,可有大片实变病灶,少数有胸腔积液及心包积液等。

有基础疾病的患儿,肺炎病程迁延不愈,抗生素治疗无效甚至恶化,应考虑本病可能。从痰等下呼吸道标本中找到真菌孢子及假菌丝,或培养阳性可诊断。

治疗方法为停止使用抗生素及肾上腺皮质激素,酌情选择抗真菌药物治疗。两性霉素 B 对绝大多数真菌均有较强的抗菌活性,多年来广泛用于治疗各种真菌感染,具有较好的临床疗效。但不良反应多,如发热、氮质血症、低钾血症、低镁血症、血栓性静脉炎等。两性霉素 B 脂质体可提高疗效,减少不良反应。广谱抗真菌药氟康唑对念珠菌、隐球菌抗菌活性最强,但对曲菌的作用差,可用于治疗念珠菌、隐球菌感染。伏立康唑、卡泊芬净、伊曲康唑等对曲菌有良好的疗效。同时应加强支持疗法,去除诱因。可酌情加用转移因子等免疫调节剂。

七、卡氏肺孢子虫肺炎

卡氏肺孢子虫肺炎又称为间质性浆细胞肺炎,是宿主存在免疫缺陷的基础上发生的机会感染性疾病。

卡氏肺孢子虫是原虫的一种。本病通过空气和飞沫传染。人和动物的卡氏肺孢子虫感染率很高,但通常仅少数虫体寄生于肺泡内(隐性感染),如遇到虚弱乳幼儿、未成熟儿、先天性免疫缺陷及用免疫抑制剂治疗的白血病等免疫功能低下,尤其是 T 淋巴细胞功能缺陷的病儿,可引起本病。

临床表现可分为两个类型:①婴儿型:主要发生于 1~4 个月虚弱婴儿及未成熟儿,起病缓慢,全身症状突出,主要表现为吃奶不好、烦躁不安,早期出现呼吸加快和发绀,1~2 周内逐渐加重,出现咳嗽、鼻扇及三凹征,但肺部几乎听不到啰音。病程 4~6 周,如不治疗约 25%~50% 患儿死亡。②儿童型:主要发生于获得性免疫功能低下和应用大量免疫抑制剂者。起病急骤,常见症状为发热、咳嗽、呼吸加快、发绀、鼻扇及腹泻等,但肺部亦多无啰音。病程发展快,呈进行性,如不治疗死亡率可达 100%。

外周血白细胞计数正常或稍高,偶见嗜酸性粒细胞增高,血气分析示 PaO_2 显著降低,而 $PaCO_2$ 不增高。呼吸道分泌物或肺组织,用环六亚甲基四胺硝酸银染色,可查见直径 $4\sim6\mu m$ 的黑褐色圆形或椭圆形囊体。

胸部 X 线摄片早期改变轻微,主要为肺纹理增多、肺门周围及下肺野可出现斑片状阴影。次日肺内迅速出现广泛融合小片影、肺透亮度减低,可见支气管充气征、泡性肺气肿、病变密度不均匀,肺门影不大。胸膜少受累,但可发生气胸、纵隔气肿。肺部阴影自肺门向周围伸展,两上肺病变较少。

在早产婴儿、新生儿和先天或后天性免疫缺陷或抑制的患儿,如出现重度呼吸困难而肺部体征极少,X线胸片出现上述改变时,应考虑为本病。确诊有赖于痰或气道吸出物中查到病原体。亦可用 PCR 法检测痰及气道分泌物中卡氏肺孢子虫的 DNA。高度可疑病例可试验性治疗,如有效,有助于诊断。

本病治疗首选 SMZ 100mg/(kg·d),加 TMP 20mg/(kg·d),每日 4 次口服,亦可静脉滴注。艾滋病患儿疗程 3 周,其他患儿 2 周。SMZ/TMP 还可用于本病高危儿的预防。以上药物无效或无法耐受者可选用喷他脒,但副作用较大。

八、肺吸虫病

肺吸虫病由肺吸虫寄生于人体所引起。在流行地区内,小儿患者也比较多见。

临床症状以咯血为主。但因虫体在胸腔内移行的途径及病变部位不同而异。初期仅有轻度咳嗽、胸闷、胸痛及咳痰。若囊性空洞已形成并与支气管相通时,出现血痰和少量咯血,但大量咯血少见。典型的痰液呈饴糖样、巧克力样或黏稠的铁锈色。转为慢性时,呈脓性痰伴血丝;咳嗽、咳痰逐渐加剧,活动后或晨起时可出现呼吸困难。虫体寄生部位可涉及多处,尤以肺下叶多见。叩诊可呈浊音,听诊多能闻及啰音或呼吸音粗糙。有时伴胸水或气胸。此外可累及中枢神经系统、肠壁、肝、脾、腹膜及皮下组织等,并引起相应症状。

外周血白细胞计数正常或稍高,嗜酸性粒细胞增高,血沉增快。有时可在痰和粪便中找到虫卵,对流免疫电泳、琼脂扩散、放射免疫电泳、酶联免疫吸附试验等方法有一定的诊断参考价值。

胸部 X 线摄片特征性的表现为小指甲乃至拇指甲大小、界限鲜明的结节状阴影 $1\sim2$ 个,见于下肺野,多伴有环状透亮影,亦有呈毛囊状影,有时阴影直径可达 $5\sim6cm$。

主要依靠流行病学特点及临床特征,遇有可疑病例必须仔细检查粪便、痰液的虫卵。在流行地区对临床症状不明显的患者,应做皮内试验和补体结合试验以助诊断。

治疗首选吡喹酮 75mg/kg,分 3 次口服,1 日即可,具有效果好、疗程短、服用方便、副作用少等优点。亦可酌情选用硫氯酚、硝氯酚等。

（傅　宏）

第十节　肺部非感染性疾病

一、先天性肺部畸形

(一)先天性肺叶气肿

先天性肺叶气肿是由于支气管软骨减少或缺乏、支气管腔内炎症渗出物淤滞、支气管外异常血管、肿瘤或支气管囊肿压迫等导致支气管树的部分阻塞,使病肺吸气后不能将气体排出所致。病变多仅限于一肺叶,以左上叶最常见,其次为右中叶和右上叶,下叶罕见。

半数以上患儿出生时即可有症状。主要表现为呼吸困难、喘息、发绀,部分患儿呈持续进展趋势,很快出现呼吸窘迫、休克而危及生命。死亡率与影响范围及基础状况有关。多数于新生儿期发病,但约5%患儿迟至5～6个月发病,后者可以呼吸系统感染为主要表现。体格检查可见胸部不对称、病侧膨隆,叩诊呈高度鼓音,听诊呼吸音降低,可有哮鸣音。

胸部X线检查可确诊。胸片可见患侧肺野透亮度增加,但可见肺纹理。如上肺叶气肿充满胸腔,被压缩的下叶在心缘下旁呈现小三角形阴影。如为右中叶气肿,则上叶在胸腔顶部内侧呈现密度增高。应注意与先天性肺囊肿、肺大疱和局限性气胸的鉴别,必要时进行CT检查。

本病一旦确诊须急诊手术,将气肿的肺叶切除。尽管手术危险性稍大,但切除后恢复较快,效果良好。同时应积极防治呼吸道感染。

(二)先天性肺囊肿

先天性肺囊肿是常见的肺发育异常,系胚胎期肺芽发育障碍所致。病变肺组织可出现单个或多个囊肿,累及一个或多个肺叶。若一侧或一叶肺组织大部分或全部被多发的囊肿占据,称为多囊肺。当囊肿黏液潴留过多或继发化脓性感染时,囊腔易与支气管相通,常形成单向活瓣样通气,导致肺泡腔内压力不断升高,形成张力性气囊肿,出现严重压迫症状。其病因尚未明确。

囊肿小者可长期不出现任何症状,直至胸部X线检查时被发现。囊肿大者可压迫气管或主支气管引起阵发性咳嗽、气促、喘息甚至发绀等症状,伴反复肺部感染。肺部叩诊鼓音或实音,听诊呼吸音减低或消失。1岁以内患儿多因呼吸困难就诊,而肺部感染是年长儿的主要临床特征。

胸部X线检查是诊断本病的主要依据。单发闭合性肺囊肿在X线下显示一个圆形或类圆形阴影,密度均匀,边缘清晰,周围一般无明显浸润病灶。多发性肺囊肿在X线平片上显示多数大小不等的圆形或类圆形阴影,阴影内可出现液平面,周围可伴炎性浸润。巨大的张力性气囊肿,有时易与张力性气胸相混淆,但张力性气囊肿在肺野的边缘如肺尖或肋膈角处仍可看到肺组织,而张力性气胸患侧肺组织被压到肺门区,肺野边缘部分看不到肺组织,且往往伴有胸膜反应。

本病治疗以手术切除为主。较大囊肿应尽早切除,早期手术可预防气胸、肺动脉高压、呼吸道感染等并发症。术前应结合囊肿的部位、大小、单发或多发及有无并发症等不同情况决定手术方法。对已出现张力性病变而引起严重压迫症状者,可先行胸腔减压,然后再手术。如有胎儿肺囊肿伴纵隔移位,有必要进行胎儿胸腔穿刺,防止心血管功能不全。

(三)囊性腺瘤样畸形

囊性腺瘤样畸形可能由于胚胎早期(胎龄35天前)受到损害,影响终末细支气管结构的发育所致。组织学检查正常肺组织很少,以腺体成分及囊肿为主。常累及一叶,扩大的病变肺叶压迫正常肺组织,并可能导致其发育不良。

临床表现为新生儿呼吸困难,反复呼吸道感染和气胸。多数患儿在新生儿期死亡。体格检查肺呼吸音减弱,伴纵隔向健侧移位。胸片表现囊性肿块伴纵隔移位,如有气液平提示肺脓疡。

治疗为手术切除受累肺叶或段。有报道术后长期存活,但原发性肺肿瘤发生率增高。

目前通过超声波检查在产前即可诊断出本病,从而为产后及时治疗甚至宫内手术提供了可能。但最近有资料表明,43%产前诊断患儿在宫内自行缓解,因而认为无胎儿水肿和羊水过多的胎儿可保守观察。

(四)肺隔离症

肺隔离症的特征为一部分胚胎性囊性肺组织与正常的肺组织相隔离,其血供来自体循环。按其病理解剖特点分为：

1.**肺内型**　较常见，张雷等报道42例中，37例（88％）为肺内型。病变在某肺叶中，由共同的胸膜包被。病变内的囊腔可与支气管相通。其血液供应来源于胸主动脉或腹主动脉，通过肺韧带进入肺内。多发生于左肺下叶，少数位于右下叶。

2.**肺外型**　隔离的肺组织位于肺叶外，且不与支气管相通，其血液供应多来源于腹主动脉异常分支，跨过横膈的食管裂隙或主动脉裂隙进入隔离的肺组织。多发生于左侧肺下叶后基底部与横膈之间，常伴有横膈缺损。

本病可能系胚胎发育异常所致，但亦有人认为肺内型可能是感染和炎症的结果或是一种囊腺瘤样畸形。两型隔离肺均易并发其他先天性畸形，如膈疝、肠重复畸形、先天性心脏病等。

肺外型及与支气管不相通的肺内型肺隔离症，一般不出现症状，常由于并发症或其他原因进行肺X线检查时才发现有阴影而疑及本病。肺内型隔离肺多与支气管相通，易引起肺部感染，主要表现为反复发作的肺部感染。

胸部X线检查往往显示病变区出现大片致密阴影，其间可见单个或多个囊性透光区，囊壁厚薄不等，周围常有炎性浸润。囊内如出现液平，提示囊腔与支气管相通。X线侧位片或CT能更清楚地显示病变的确切部位和范围，以及与邻近组织器官的关系，并可排除局灶性慢性脓胸等其他肺部疾病。

支气管造影显示造影剂不能进入病变区，邻近的正常支气管阴影受到挤压出现移位。选择性血管造影可显示隔离肺、异常血管及其途径，有助于诊断并判断异常血管的方位。

肺隔离症一般应考虑手术切除，肺外型一般做病灶切除即可，肿内型则需做肺叶切除。Lopoo等随访14例胎儿隔离肺，2例因张力性水胸行宫内胸腔羊膜腔分流术，4例出生前病变完全退缩，10例择期手术均获成功。

（五）肺未发育或肺发育不全

肺未发育或肺发育不全是由胚胎期肺组织发生和发育障碍而引起。肺未发育是指气管隆突以下肺实质、支持结构和气道均完全缺如。肺发育不全则伴有肺泡及气管分支数量的减少，后者几乎都继发于其他先天性畸形，如先天性横膈疝、先天性心脏病等。

双侧肺发育不全或不发育常无法存活，生后迅速出现严重呼吸困难和呼吸衰竭。单侧肺发育不全或不发育以左侧多见，特异症状少，仅1/3患儿生前得到诊断；部分于新生儿期出现肺活量不足表现，常伴有持续肺动脉高压。体格检查显示患侧肺部叩诊浊音，呼吸音减低，尤以腋下及肺底部为明显，气管和心脏向患侧移位。

胸部X线检查显示均匀一致的致密阴影，纵隔及心脏明显向患侧移位，且常伴有纵隔气疝及患侧横膈升高。支气管镜及支气管造影检查可确定诊断。CT和MRI可准确反映气道整体情况和血管解剖畸形。通过超声测量胎儿肺直径可在24周胎龄诊断出严重肺发育不全。

本病无特异治疗，以保守疗法为主。必要时给氧和机械通气，保持正常呼吸功能。一旦合并感染，要及时应用抗生素。对于肺叶发育不全并发反复感染，或已形成慢性感染灶的患者，可考虑做肺叶切除术。

（六）先天性肺淋巴管扩张症

先天性肺淋巴管扩张症系胚胎期肺淋巴管弥漫性囊性扩张，压迫邻近肺组织所致。偶可局限于一叶。有三种类型：Ⅰ型病变仅限于肺部，报道有家族性；Ⅱ型继发于肺静脉阻塞；Ⅲ型伴有全身性、尤其是胃肠道淋巴管扩张。前两型婴儿期后很少存活。Ⅲ型肺部病变较轻，可存活至儿童期。

多在新生儿期出现呼吸困难及发绀。体格检查可见胸部呼吸运动减弱，心率加快，心前区易听到收缩期杂音。胸部X线摄片示肺野网状或颗粒状细小斑点影，偶可出现一侧肺异常透亮。根据本病临床表现及 X 线所见可做出临床诊断,确诊需靠病理组织学证实。

本病无特效疗法。以对症疗法和支持疗法为主,尤应加强呼吸监护,保持呼吸道通畅,防止继发感染。

(七)先天性膈疝

先天性膈疝是由于胚胎期膈肌发育缺陷,出现较大的裂隙或缺损,致生后一部分腹腔脏器疝入胸腔,压迫胸腔内组织,引起呼吸、循环障碍,或胃肠道梗阻、绞窄、出血甚至坏死。

按发生部位及临床特点分为三型:①胸腹裂孔疝(即 Bochdalek 疝),约占 90%,症状出现早,多于婴儿期就诊;②胸骨后疝(又称 Morgagni 疝),较少见,约占 3%;③食管裂孔疝,多见于中老年人,儿童偶见。

临床症状的严重程度和出现时间与下列因素有关:①进入胸腔的腹部脏器的种类和容量;②是否有肺发育不全和肺动脉高压;③是否有肠道梗阻或其他先天性畸形。多数患儿在生后 24 小时内出现呼吸困难,喂奶及哭闹时加重,患侧卧位或半坐位时则稍减轻;反复发生肺炎、呕吐及营养不良;体格检查时可发现患侧胸壁呼吸运动减弱,心界向对侧移位,患侧叩诊呈鼓音,肺呼吸音减低或消失,肺部可闻肠鸣音,并呈舟状腹。同时可伴呕吐、胸痛、吞咽困难、消化道出血及肠梗阻症状。

产前超声波检查多数可做出诊断。新生儿期出现呼吸困难及阵发性发绀时,应考虑到本病可能。X线检查是确诊先天性膈疝的依据。胸片可发现有疝入侧的胸部出现胃或肠管阴影、或透亮的团块状阴影、纵隔和心脏向对侧移位等。对于不易确诊的病例,须做钡餐检查以明确其类型和位置,然后决定手术方法。

本病均需手术治疗,一旦确诊应尽早手术。有文献报道对危重症患儿,术前先采取体外膜肺(ECMO)、允许性高碳酸血症、NO 吸入、表面活性物质等控制持续肺动脉高压,改善氧合,病情稳定后再手术可改善预后。

二、特发性弥漫性肺间质纤维化

特发性弥漫性肺间质纤维化又称 Hamman-Rich 综合征,是一种弥漫性进行性肺间质纤维化状态,病因尚未明确,可能是各种炎症未控制的结果。肺泡巨噬细胞可释放纤维化相关的趋化因子和刺激素,如纤维连接蛋白、肺泡巨噬细胞源性生长因子等起到重要作用。有些病例有明显家族史。

较多见于成人,亦可发生在婴幼儿及儿童,起病多隐匿。6 个月以前发病者,病程多为急性,较少见;6个月~2 岁发病者,可为急性或慢性;发生在 2 岁以后者多为慢性。临床症状以干咳、气短、进行性呼吸困难、发绀为主,一般不发热,可有体重下降、乏力、食欲差。合并感染时有发热、咳脓痰、气急等。体格检查见患儿发育极度不良,肺叩诊清音,在肺底部可闻细小捻发音或高调"爆裂"性啰音。

诊断主要根据临床、胸片及肺功能测定。胸部 X 线变化往往与病理变化一致,显示中下肺野弥漫性网点状阴影,随纤维化加重,出现粗条索状阴影。当肺间质纤维组织收缩时,肺泡及细支气管扩大,形成蜂窝状肺。肺门淋巴结不肿大,肺活量减低。肺泡灌洗液中有较多炎症细胞和肥大细胞。部分患者类风湿因子及抗核抗体可为阳性。确诊有赖于肺活检。

以对症治疗为主,吸氧、抗感染、控制心力衰竭等。皮质激素可缓解部分症状,但不能阻止其病情进展和改善肺功能。无效者可试用免疫抑制剂或氯喹。本病预后不良,急性者数月内死亡。进行性者多于 2 年内死于呼吸衰竭及肺心病,慢性者可存活 20 余年。

三、特发性肺含铁血黄素沉着症

特发性肺含铁血黄素沉着症病因尚不肯定。可能与抗原抗体反应选择性地作用于肺泡,引起局部损伤、出血,或肺部组织先天结构异常、遗传因素、肺循环压力周期性增高、药物中毒、接触农药、有机溶剂吸入造成肺部损伤、牛奶过敏等因素有关。

多见于 10 岁内小儿。临床表现与肺泡内出血及慢性失血有关。反复出现咳嗽、呼吸困难、喘息、咳血痰或咯小量鲜血;幼儿多吞咽入胃而表现为呕血、黑便。急性期一般持续 2～4 天,可伴发热。肺部可闻及干性或湿性啰音,有的可闻及哮鸣音或仅表现呼吸音粗糙。肺部体征往往与显著的临床症状和典型的 X 线改变不相符合。几乎全部出现贫血症状,可有面色苍白、乏力、心率增快,心前区可闻及吹风样收缩期杂音。有时贫血可作为唯一的首发症状。严重者可出现心力衰竭和呼吸衰竭。多数伴有肝、脾肿大,少数有黄疸,晚期可出现杵状指(趾)。临床症状可反复发作与自发缓解交替。

典型 X 线胸片所见为双肺网状纹理及密度较高的点片状阴影。一般可分为 4 个类型:①早期静止期:仅表现肺纹理增多;②急性出血期:肺有片絮状阴影或毛玻璃样改变;③慢性反复多次出血,可出现粟粒状、网状、点状阴影,如慢性合并急性出血,则同时混有片状出血灶或毛玻璃样改变,其间杂以密度较高的网状或点状阴影;④迁延后遗症期:以纤维化、支气管扩张、肺气肿等为主。CT 诊断准确率更高。

发病时有小细胞低色素性贫血,网织红细胞显著增高,嗜酸性粒细胞数增高,血沉多增快。血清铁和铁饱和度下降,血清铁结合力升高,以此可与溶血性贫血鉴别。有的患儿血清胆红素升高,Coomb 试验可有一过性阳性,少数患者冷凝集试验阳性。胃液及痰液于光镜下可找到含铁血黄素巨噬细胞,但 1～2 次阴性不能排除本病,有时需反复多次细致查找,必要时进行纤维支气管镜下支气管肺泡灌洗液查找含铁血黄素巨噬细胞。

凡婴幼儿或儿童有反复发作的咳嗽、咯血及呼吸困难,同时伴有原因不明的缺铁性贫血,胸部 X 线片有弥漫性点状、网状或云雾状阴影,即应考虑本病。如遇不易解释的低色素性贫血,同时网织红细胞增高,应怀疑本病。确诊有赖于急性期自痰液、胃液或支气管肺泡灌洗液中找到含铁血黄素巨噬细胞。注意排除继发性肺含铁血黄素沉着症,如继发于二尖瓣狭窄以及任何原因引起的左心衰竭,或肺内毛细血管压力长期增高的心脏病患者及结缔组织疾病如结节性多发性动脉炎、类风湿病、过敏性紫癜。本病尚有两种特殊类型:①Goodpasture 综合征:是一种免疫复合物病,具体病因不明,病变同时累及肺和肾脏,病情严重,可见发热、咳嗽、咯血,常发生呼吸困难,有显著贫血,尿中有蛋白质、红细胞、管型。X 线胸片示两侧絮状阴影,从肺门扩散到肺野。血清中可检测到肾小球基底膜抗体。②肺出血伴有心脏或胰腺受累,往往有心肌炎、胰腺萎缩及糖尿病等表现。

本病尚缺乏特效疗法。急性期应卧床休息,给予吸氧,有牛奶过敏者应停用牛奶。早期坚持肾上腺皮质激素治疗,部分可获得较好疗效。重症或急性期以静脉给药为主,如甲基泼尼松龙、氢化可的松、地塞米松等,病情好转后减量口服,以泼尼松维持,疗程至少 3 个月,一般为半年至 1 年,反复发作者可适当延长。肾上腺皮质激素治疗无效者可试用免疫抑制剂,如硫唑嘌呤、环磷酰胺,疗程一般 3 个月,可与肾上腺皮质激素联合应用。为防止过多的铁沉积对肺组织造成损害,可用去铁敏 25mg/(kg·d),分 2～3 次肌内注射,使肺组织内过多的铁从尿排出。脾切除疗效不肯定。输血和铁剂治疗虽可改善贫血,但由于可能增加肺内铁沉积,故应慎用。

四、肺泡微石症

肺泡微石症以肺泡内形成以钙为主成分、广泛存在的播散性小结石为特征。病因不明,体内无钙、磷或其他代谢障碍。多数患者有明显家族史,女性居多。文献报道 225 例中 52 例有土耳其血统,占 23%。推测与遗传尤其是常染色体隐性遗传有关。

可起病于儿童期,一般无症状,若干年后始出现症状。多数患儿由于健康检查偶尔发现。病程发展缓慢,直到成年后因肺纤维增生可出现咳嗽、气短,严重者当心肺功能不全时出现呼吸困难、发绀及杵状指(趾)。少数患者有反复呼吸道感染史。

确诊有赖于肺活检。但典型 X 线胸片、高分辨 CT、支气管肺泡灌洗有较高的诊断价值。胸片示细砂粒、粟粒状播散钙化影,以中肺野及肺底部最明显,以后阴影于肺门处融合,并蔓延到肺尖及周边,有时肺尖部可见气肿性肺大疱。

无特殊方法,以对症治疗及支持疗法为主,注意预防呼吸道感染。支气管肺泡灌洗无效。

五、肺泡性蛋白沉积症

肺泡性蛋白沉积症(PAP)以肺内有富含脂质的糖原染色阳性蛋白物质沉积并影响气体交换为特点。儿童 PAP 有两种类型:

1.先天性 PAP　常在出生后立即出现症状,并迅速出现呼吸衰竭,临床上与其他严重心肺疾病无法区别。其病因尚未明确,部分患儿与表面活性蛋白 B(SP-B)遗传性缺乏有关。此外,粒细胞-巨噬细胞集落刺激因子(GM-CSF)可能与本病的发生有关。动物实验表明,GM-CSF 及其受体缺陷鼠由于无法清除表面活性蛋白而发生 PAP,应用 GM-CSF 则可缓解症状;人类研究中亦发现,一些 PAP 婴儿存在 GM-CSF 受体 β 亚单位表达缺陷。

2.获得性或成人型 PAP　在儿童期较少见。可能为特发性或继发于感染、有毒化学物质吸入等。表现为呼吸困难、乏力、咳嗽、体重下降、胸痛、咯血等,晚期出现发绀、杵状指(趾)。

诊断依靠肺活组织检查。典型 X 线胸片改变为弥漫性羽毛状浸润,从肺门弥散到肺周缘。某些患者开始时呈结节状阴影,从两下叶浸润,进展为全大叶实变。肺泡灌洗液表面活性蛋白成分分析有助于诊断。亦有报道血清抗 GM-CSF 抗体测定具有很高的敏感度和特异度。

先天性 PAP 无特效治疗方法。SP-B 缺陷者几乎均在 3 个月内死亡。唯一方法是肺移植。GM-CSF 受体缺陷鼠接受骨髓移植效果较好,在人类中尚没有研究报道。获得性 PAP 可采用反复肺灌洗,亦可应用重组 GM-CSF,后者具有较好的效果,可能成为代替肺灌洗的一种治疗方法。

六、脱屑性间质性肺炎

脱屑性间质性肺炎病因不明,可能与腺病毒感染、先天性风疹感染、吸烟、有机尘吸入、应用呋喃旦啶等药物有关。病理上以肺泡细胞广泛增生、肺泡壁增厚为特征,肺泡腔内有许多肺泡巨噬细胞,部分融合成巨细胞。随病程进展可发生慢性间质性纤维化。

患儿以 1～2 月龄者较多。多数先有上呼吸道感染症状,起病缓慢。主要表现为气急、呼吸困难、心率增快、发绀、干咳、体重减轻、无力和食欲减退。发热多不超过 38℃。体格检查可见鼻扇、杵状指(趾),而肺部体征不明显,有时两下肺可听到细湿啰音。X 线胸片显示肺野片状模糊阴影,或弥漫性阴影,呈毛玻璃样,基底部尤为明显。确诊需依靠肺活检。

部分患儿可自愈,但 1 岁以内发病者预后不佳。肾上腺皮质激素可使临床及 X 线改变好转。无效者可选用免疫抑制剂或氯喹 10mg/(kg·d)。

七、肺通气异常性疾病

（一）肺气肿

肺气肿是指终末支气管远端部分，包括呼吸性细支气管，肺泡管、肺泡囊及肺泡的膨胀及过度充气，导致肺组织弹力减退和容积增大。

肺气肿可分三类

1.代偿性肺气肿　由于部分肺组织损坏，容积缩小，健康肺膨胀，填补空隙而形成代偿性肺气肿，多见于肺不张、脓胸、气胸等。

2.梗阻性肺气肿　由于气管异物、支气管内膜结核、肺炎、支气管炎、百日咳、支气管哮喘等，导致支气管壁痉挛、狭窄及管腔内黏稠分泌物堵塞，形成活瓣，吸气时支气管腔扩大，吸入空气多，呼气时支气管管腔缩小，呼出空气少。或由于心脏扩大、肺动脉扩张、淋巴结肿大、纵隔肿瘤等压迫导致外因性支气管阻塞。

3.间质性肺气肿　剧烈咳嗽等情况下肺泡破裂，空气进入肺间质组织内而形成，空气可沿血管或淋巴管逆行至纵隔，形成纵隔气肿，亦可产生颈胸部皮下气肿和气胸。

以新生儿和 6 个月内婴儿多见。症状随病因及受累范围和肺膨胀程度不同而异。一叶以上肺气肿常有严重呼吸困难、发绀等症状。听诊肺呼吸音减弱、遥远或消失，叩诊肺部有轻度或明显的鼓音，若一侧发生重度肺气肿，则纵隔移向对侧。局限性轻度肺气肿者，体征不明显。

X 线透视起重要的诊断作用，表现为病侧肋间距较大，患区肺透亮度增强，膈肌运动受限、位置较低，心影移向健侧。两侧肺气肿者，心影较为狭小。

治疗包括去除病因和对症治疗。及时取出异物，吸出分泌物。采用支气管解痉药及化痰药雾化吸入。

（二）肺大疱

肺大疱又称为泡性肺气肿。多数见于婴幼儿，最常见的病因为葡萄球菌性肺炎，由于支气管黏膜广泛充血水肿渗出，导致小气道狭窄，形成活瓣，肺泡内空气不断积聚，过度膨胀发生破裂，许多肺泡融合在一起，形成一个或多个肺大疱。

肺大疱体积小者可无任何症状，体积大而压力高者可致急性呼吸困难。

诊断有赖于 X 线肺部摄片，胸片可见四周有薄壁构成的环状透亮阴影，含空气或含空气和液体，后者可见气液平面，且随体位而改变，其位置、透明区可迅速出现、迅速消失、忽大忽小，此为本病的特点。

本病预后大多良好，症状随呼吸道感染的痊愈及支气管梗阻的消除而消退。

（三）单侧肺透亮异常综合征

单侧肺透亮异常综合征又称为 Swyer-James 综合征或 Macleod 综合征。半数以上患儿发生于一次或多次肺炎尤其是病毒性肺炎发作后，也可发生于阻塞性毛细支气管炎后。

症状极不典型。可表现为肺炎症状，如咳嗽、咳痰、呼吸困难、咯血等。亦可因其他原因进行胸部 X 线检查时发现。体格检查可发现患侧肺部呼吸音低、闻及湿性啰音、病侧胸廓呼吸运动减弱、叩诊呈高清音。

胸部 X 线检查可见患侧全肺过度透亮，或伴肺门阴影缩小，患侧肺血管纹理纤细、稀疏和变直，呼气时纵隔由病侧移向健侧。支气管造影和 CT 扫描示小支气管扩张且不规则。

本病无特异治疗，主要是控制感染。多数症状随时间推移而逐渐减轻。

（四）肺不张

肺不张表现为肺泡内不充气，引起肺泡萎陷。可发生于任何肺叶或肺段，但左上叶很少见。

本病可由下列原因引起：①气道阻塞是肺不张最常见的原因。由于各种原因(同肺气肿)导致气体通过障碍，患区肺泡内的气体被吸收，使肺的体积缩小而引起肺不张。②压缩性肺不张，见于胸腔内压力增高(大量胸腔积液、气胸、脓胸、乳糜胸)、胸廓内肿块压迫(膈疝或胸壁肿瘤及心脏增大)、呼吸肌麻痹(神经肌肉性疾病、麻醉)、呼吸中枢抑制等原因。③肺部纤维化可致局限性或普遍性肺组织体积缩小。④肺表面活性物质减少而致广泛肺不张，如呼吸窘迫综合征。

临床症状取决于病因及肺不张程度。轻者可无自觉症状。急性肺不张或一侧肺不张可出现呼吸困难、发绀等缺氧表现，体格检查同侧胸廓较扁平、肋间隙变窄、呼吸运动受限制，气管及心尖搏动偏向病侧，病变部位肺叩诊浊音、听诊呼吸音微弱或消失。肺段不张症状极少，不易察觉。

胸部X线检查是诊断肺不张的主要方法。不张肺叶容积缩小、密度增加，与不张相邻的叶间胸膜向不张肺叶移位。在不张肺叶内肺纹理和支气管呈聚拢现象。上叶肺不张常有气管向患侧移位。下叶肺不张常伴有同侧横膈升高。其他肺叶则可出现代偿性过度膨胀。

治疗以去除病因和对症处理为主。怀疑异物、分泌物黏稠堵塞或肺不张部位长期不愈者，应做纤维支气管镜检查或支气管碘油造影进行诊断和治疗。鼓励咳嗽，经常变换体位使分泌物容易向外排出。定期拍背吸痰、促使痰液排出，使肺迅速复张。超声雾化吸入，以溶解痰内黏蛋白，促使痰液变稀排出。根据病因选用敏感抗生素或抗结核治疗。

(五)肺中叶综合征

肺中叶综合征以肺中叶局限性慢性炎症和肺不张为特征。绝大多数发生在右侧，故又称右肺中叶综合征。

主要病因为非特异性感染，如反复发作的亚急性或慢性中叶肺炎、支气管黏膜炎症狭窄或闭塞、痰栓堵塞；或支气管淋巴结肿大，尤其是肺门结核压迫导致支气管狭窄，发生阻塞性肺不张。部分可发生于哮喘急性发作或急性哮喘性支气管炎。少数可能与异物吸入，尤其吸入汽油，或与遗传因素有关。

主要症状为长期反复咳嗽、咳黏液痰或脓痰、呼吸困难、发热、胸痛、喘息等，重者有发绀，偶有咯血。肺部可闻干湿性啰音及哮鸣音。右肺中叶部位叩诊浊音、呼吸音减弱，少数有杵状指(趾)。重症者可发生肺纤维化与囊性支气管扩张。

胸片可见三角形均匀一致的致密阴影，其基底与右心缘重叠，右横膈前方上抬。侧位片中叶呈狭窄的梭形阴影，尖端指向肺门，中叶胸膜多与胸壁粘连，少数与横膈粘连。叶间裂下移、斜裂上移。支气管造影可见中叶支气管狭窄、充盈缺损及远端支气管扩张。支气管镜检查：中叶支气管有狭窄、充血、炎症水肿、黏液栓塞和肉芽肿等。

应积极寻找并去除病因。选用有效抗生素控制感染和体位引流痰液，解除支气管狭窄。必要时进行纤维支气管镜下灌洗。如内科治疗数月无效，肺炎仍反复发作，且病情严重，中叶肺组织破坏严重，肺功能严重损害的不可逆病例，应在控制感染的基础上，手术切除病肺。

(六)α_1-抗胰蛋白酶缺乏症

α_1-抗胰蛋白酶缺乏症简称 α_1-AT 缺乏症，是一种常染色体隐性遗传性疾病。以婴儿期出现胆汁淤积性黄疸、进行性肝功能损害和青年后期出现肺气肿为主要临床表现，常有家族史。儿童期累及肺部者罕见。

目前普遍认为蛋白酶溶解学说是肺气肿的发病机制。α_1-AT 和其他抗蛋白酶在灭活死亡细菌及中性粒细胞释放的蛋白溶解酶过程中起重要作用。α_1-AT 严重缺乏者在炎症等刺激时不能提高分泌，而中性粒细胞和巨噬细胞在防御作用中释放的蛋白溶解酶过多积聚，引起肺组织蛋白溶解破坏和肺气肿。

少数患儿可出现呼吸困难、咳喘、弥漫性肺气肿及桶状胸、杵状指(趾)，肺部叩诊为过清音，伴生长发育障碍。胸部X线检查可见两侧肺气肿和膈肌下降。吸烟可显著增加发生肺气肿的危险性。

血清 α_1-AT 定量及胰蛋白酶抑制活性测定有助诊断。必要时进行遗传分型。有学者提出对新生儿进行筛查,但其必要性及何时进行较为合适仍有争论。

酶替代治疗可能成为本症的主要治疗方法。美国 FDA 已批准使用人血源性纯化酶用于某些纯合子患者。通过重组 DNA 技术亦已获得纯化酶。基因治疗已在研究中。其他方法包括控制感染、避免吸烟、Danazol 等。对 α_1-AT 纯合子患者,即使无症状,也应接受治疗,并注意尽量不接触纸烟、尘埃和污染的空气。重症患者可能需要外科干预,包括肺减容术和肺移植。

八、吸入性肺炎

吸入性肺炎是指呼吸道直接吸入有机或无机物质造成的肺部炎性病变。大多见于早产、弱小婴儿、重度营养不良或有腭裂的婴儿,如平卧喂奶或小儿哭叫时强迫服药易造成吸入;也见于用麻醉剂、中枢神经系统疾病等导致咽部反射或咳嗽反射失灵的患儿。少数可由于意外而引起,如工业事故、溺水等。

吸入物进入呼吸道后可产生物理或化学刺激,初期多为细支气管和毛细支气管痉挛,导致肺气肿或不张,以后可发生肺实质、肺间质、支气管的炎性病变。因吸入量的大小和吸入物的性质不同,临床症状及演变过程可能有较大的差异。

1.类脂性肺炎　类脂性肺炎系鱼肝油、石蜡油、油性滴鼻剂等油脂性物质吸入造成的一种肺炎,病理特征为慢性间质性肺炎。

多数患儿除咳嗽及轻度呼吸困难外,缺乏一般症状。重者可出现阵发性呼吸暂停及发绀。一般无发热。急性期外周血白细胞数增高。肺部可闻湿啰音、痰鸣音,亦可有肺实变体征。胸部 X 线检查常见肺门阴影增大、变浓,重症可见两肺气肿、肺门旁及肺野内有片絮状密度增深阴影,也可有条索状间质性浸润。

根据年龄及病史,病变不易吸收,痰中找到含油滴的巨噬细胞即可以确诊。

急性期应进行体位引流及气管吸引,排出油剂。必要时进行纤维支气管镜下吸引。注意防治感染。婴幼儿慎用油类口服药物,尤其勿强制灌药。半昏迷时更应避免,并禁止油剂滴鼻。

2.爽身粉吸入　婴幼儿使用爽身粉、痱子粉时误吸所致。多含有矽酸镁或其他矽酸盐。吸入肺部后造成细支气管阻塞。长期吸入可引起间质性肺炎、肺纤维变性。

主要症状为咳嗽伴气急。开始为干咳,以后有痰。可有低热。有的表现反复呼吸道感染。两肺听诊可闻及干湿啰音。大量吸入者可立即出现呛咳、气喘、进行性呼吸困难、发绀等,未经处理可在 1～2 天内死亡。胸部 X 线表现中下肺野有条索状、小片状、斑点状或网状阴影。病程长、出现纤维化时,表现两下肺野细小网状影。合并感染时可有片絮状阴影。

以对症处理为主,急性大量吸入者可采用支气管镜下冲洗,立即在高湿度下吸氧。早期使用肾上腺皮质激素可减轻炎症反应。合并感染时应给予适当抗生素治疗。

3.食物和呕吐物吸入　除食物本身的刺激外,反流的胃酸亦是肺损伤的重要决定因素。

吸入后可有短暂的无症状期,但 90% 以上患儿在吸入后 1 小时内出现症状,主要表现咳嗽、气急、发热,重者发绀和休克。肺部可闻广泛湿啰音和哮鸣音。受累呼吸道黏膜易继发细菌感染。X 线胸片多为两侧广泛肺泡性或网状浸润阴影,部分可伴局灶性实变。

应立即清理呼吸道,给氧。严重者气管内吸引和机械通气。继发感染者给予抗生素治疗。既往健康者常继发口腔寄生菌(尤其是厌氧菌)感染,可选用克林霉素或青霉素治疗;住院儿童则易发生大肠埃希菌、肺炎克雷伯杆菌等革兰阴性菌感染,需加用第三代头孢菌素或复合 β-内酰胺类等抗生素。

(陆映昭)

第十一节　肺结核

一、原发性肺结核

【概述】

原发性肺结核是儿童最常见的结核病类型，包括原发综合征和支气管淋巴结结核。结核分枝杆菌由呼吸道进入肺部后，在局部引起炎症反应即原发灶，再由淋巴管引流到局部气管旁或支气管旁淋巴结，形成原发综合征。由于原发灶常位于胸膜下，多累及胸膜，因此胸膜反应或胸膜炎也是原发综合征的组成部分。如原发灶甚小或已经吸收致 X 线检查无法查出，诊断为支气管淋巴结结核。

【病因】

结核分枝杆菌初次感染肺部引起。

【临床表现】

1.症状　主要表现为发热、咳嗽和结核中毒症状。其特点为中毒症状和呼吸道症状与高热不相称。发生支气管淋巴结结核时，肿大的淋巴结压迫气道，可出现喘息、刺激性咳嗽和气促等症状。对于发热、咳嗽或喘息超过 2 周应考虑本病的可能。

2.体格检查　病程长、病情重者，可有营养不良。多无卡疤。肺部体征多不明显，与肺内病变不成比例。病灶范围广泛或合并肺不张，可闻及呼吸音减低。浅表淋巴结可轻度或中等度肿大。

【辅助检查】

1.影像学检查

(1)胸部 X 线检查：原发综合征表现为肺内原发病灶和气管或支气管旁淋巴结肿大，病情恶化引起干酪性肺炎时，可表现为肺内高密度实变，并有空洞形成；支气管淋巴结结核表现为肺门或支气管旁淋巴结肿大，肿大的淋巴结可压迫气道，出现支气管狭窄、变形。发生淋巴结-支气管瘘，引起支气管结核时可合并肺不张、肺实变，同时有支气管狭窄、闭塞、变形。病程长时，可发现肺内和淋巴结内的钙化。

(2)胸部 CT 检查：对于支气管旁淋巴结肿大、小的原发病灶、空洞的显示优于常规胸部 X 线片。增强 CT 扫描可发现肿大的淋巴结，典型的表现为边缘呈环行强化，内部有低密度坏死。

2.结核菌素皮肤试验　PPD 皮试阳性对于诊断具有较大价值，为当前重要的诊断依据。目前常规以 5 单位 PPD 作为临床试验。结果判断：硬结平均直径 5～9mm 为阳性反应(＋)，10～19mm 为(＋＋)，≥20mm 为(＋＋＋)如又有双圈反应，或硬结，淋巴管炎则属(＋＋＋＋)。结核菌素试验阳性，除外接种卡介苗引起的反应，对结核病诊断有重要意义。

3.结核分枝杆菌检测　胃液或痰液结核分枝杆菌涂片或培养阳性，结核病的诊断可确立。

4.支气管镜检查　对支气管结核的诊断有很大帮助。可观察到：①肿大淋巴结造成支气管受压、移位；②支气管内膜结核病变包括溃疡、穿孔、肉芽组织、干酪坏死等；③采集分泌物、支气管肺泡灌洗液找结核菌；④取病变组织(溃疡、肉芽肿)进行病理检查。

【诊断】

根据症状、体征、影像学表现、PPD 皮试阳性或结核病接触史可作出临床诊断。对 PPD 皮试阴性病例，根据支气管镜检查结果、结核分枝杆菌检查阳性或抗结核治疗有效反映诊断。

【鉴别诊断】

应与各种病原体肺炎、肺囊肿、肺脓肿、淋巴瘤等鉴别。鉴别要点为：

1.临床表现   原发性肺结核起病亚急性或慢性，咳嗽、中毒症状以及肺部体征较轻，与影像学表现不一致。

2.胸部 CT 检查   原发性肺结核大多数有肺门和气管旁淋巴结肿大。

3.结核分枝杆菌感染证据   PPD 皮试阳性或胃液、痰液找到结核分枝杆菌或有密切结核病接触史。

4.治疗反应   抗结核药物治疗有效。

【治疗】

1.抗结核药物   原发肺结核未合并支气管结核，可应用异烟肼、利福平 6～9 个月。合并支气管结核，在治疗的强化阶段联合使用异烟肼、利福平、吡嗪酰胺 2～3 个月，维持治疗阶段继用异烟肼、利福平 3～6 个月。注意检测肝功能。

2.辅助治疗   发生支气管结核者，可进行支气管镜介入治疗。肿大的淋巴结压迫气道，出现明显喘息、呛咳、气促时，可短期应用糖皮质激素。

二、急性血型播散型肺结核

【概述】

多数为原发性肺结核恶化后的并发症，是儿童结核病的较严重类型，可单独发生，也可合并全身其他部位播散性结核病如腹腔、肝脾以及中枢神经系统等。

【病因】

位于肺部病灶和支气管淋巴结内的结核分枝杆菌进入血流后，广泛播散到肺而引起。大量结核分枝杆菌在极短时间内进入血液循环则发生急性血行播散型肺结核。

【临床表现】

1.症状   主要表现为长期发热和结核中毒症状，可伴有咳嗽。小婴儿可有喘憋。一些患者可合并脑膜炎的症状。

2.体格检查   病程长、病情重者，可有营养不良。多无卡疤。肺部体征多不明显，与肺内病变不成比例。小婴儿可有呼吸急促，肺部存在湿性啰音。半数患者浅表淋巴结和肝脾大。一些患者伴有脑膜刺激征或精神萎靡。少数患儿有皮肤粟粒疹。

【辅助检查】

1.影像学检查

(1)胸部 X 线检查：可见双肺密度、大小、分布均匀的粟粒结节阴影，纵隔或肺门可有肿大淋巴结或肺内原发病灶。

(2)胸部 CT 检查：上述表现更典型，并且有助于发现早期粟粒影。对于急性血行播散型肺结核患儿，应常规进行头颅 CT 检查，以尽早观察有无结核性脑膜炎的表现如脑积水等。

2.结核菌素皮肤试验   PPD 皮试阳性对于诊断具有较大价值，为当前重要的诊断依据。

3.结核菌检测   胃液或痰液结核分枝杆菌培养阳性，结核病的诊断可确立。

4.脑脊液检查   急性血行播散型肺结核患者，应常规进行脑脊液检查，观察有无合并结核性脑膜炎。

【诊断】

根据症状、体征、影像学表现、PPD 皮试阳性或结核病接触史可作出临床诊断。对 PPD 皮试阴性或疑难病例，可根据抗结核治疗有效反应或结核分枝杆菌培养阳性作出诊断。

【鉴别诊断】

应与各种肺间质性疾病如支原体肺炎、衣原体肺炎、病毒性肺炎，朗格汉斯细胞组织细胞增生症、特发性肺含铁血黄素沉着症以及过敏性肺泡炎等鉴别。鉴别要点为：

1.胸部 CT 检查　急性血行播散型肺结核表现为双肺度、大小、分布均匀的粟粒结节阴影，纵隔或肺门可有肿大淋结或肺内原发病灶。

2.结核菌感染证据　PPD 皮试阳性，或密切结核病接触史，或胃液、痰液找到结核分枝杆菌。

3.治疗反应　抗结核药物治疗有效。

【治疗原则】

1.抗结核药物　在治疗的强化阶段联合使用异烟肼、利平、吡嗪酰胺 3 个月，维持治疗阶段继用异烟肼、利福平 6～9 月。注意检测肝功能。如病情严重，可使用链霉素或乙胺丁醇，但必须知情同意，并检测听力和视力。合并结核性脑膜炎时，结脑治疗。

2.辅助治疗　对于有高热和中毒症状、肺部有弥漫粟粒者，可使用糖皮质激素。

三、继发性肺结核

【概述】

继发性肺结核多见于 10 岁以上的较大儿童，为体内结核分枝杆菌复燃或再次感染引起的结核病，病情轻重不一，严重的病例多见于青春期青少年。

【病因】

儿童继发性肺结核为已感染过结核分枝杆菌的儿童，在原发病灶吸收或钙化一个时期后，又发生了活动性肺结核。

【临床表现】

1.症状　主要表现为结核中毒症状、咳嗽，可有高热和咯血表现。

2.体格检查　病情严重者，可有营养不良。病变广泛时，肺部可闻及湿性啰音。

【辅助检查】

1.影像学检查

(1)胸部 X 线检查：表现为肺内浸润病灶，可伴有空洞、支气管播散病灶以及钙化灶。肺内浸润病灶在儿童多见于下肺。可合并胸腔积液。

(2)胸部 CT 检查：有助于发现小的空洞和支气管播散病灶以及钙化灶。

2.结核菌素皮肤试验　PPD 皮试阳性对于诊断具有较大价值，为当前重要的诊断依据。

3.结核分枝杆菌检测　痰液结核分枝杆菌涂片或培养阳性，结核病的诊断可确立。

【诊断】

根据症状、体征、影像学表现、PPD 皮试阳性或结核病接触史可作出临床诊断。对 PPD 皮试阴性病例，可根据抗结核治疗有效反应或痰液结核分枝杆菌涂片或培养阳性明确诊断。

【鉴别诊断】

应与各种肺炎，尤其是支原体肺炎、细菌性肺炎、真菌性肺炎鉴别。鉴别诊断要点：

1.胸部 CT 表现。

2.结核菌感染证据:PPD 皮试阳性或痰液找到结核分枝杆菌或密切结核病接触史。

3.治疗反应:抗结核药物治疗有效。

【治疗原则】

在治疗的强化阶段联合使用异烟肼、利福平、吡嗪酰胺 3 个月,维持治疗阶段继用异烟肼、利福平 3～6 个月。注意检测肝功能。如合并支气管播散或空洞时,可使用链霉素或乙胺丁醇,必须知情同意,并检测听力和视力。

四、结核性胸膜炎

【概述】

结核性胸膜炎是原发肺结核较常见的早期并发症,多见于 3 岁以上儿童。结核性胸膜炎多发生于原发肺结核 6～12 周。

【病因】

肺内胸膜下原发病灶或淋巴结干酪化侵及胸膜腔,或因结核菌抗原侵入胸膜引发结核蛋白过敏所致。

【临床表现】

1.症状　发病年龄多为 3 岁以上,主要表现为发热、结核中毒症状、咳嗽、胸痛。其特点为一般状况较好、中毒症状和呼吸道症状较轻,一般高热 2～3 周后转为低热。

2.体格检查　肺部查体可有胸腔积液体征。

【辅助检查】

1.影像学检查

(1)胸部 X 线检查:发现胸腔积液。

(2)胸部 CT 检查:发现胸腔积液以及肺内小的原发病灶或支气管旁、肺门淋巴结肿大。

2.结核菌素皮肤试验　PPD 皮试阳性对于诊断具有较大价值,为当前重要的诊断依据。

3.胸腔积液检查　外观多为草绿色,个别为红色出血性。白细胞轻-中度增高,大多数病例以淋巴细胞占优势,但在急性期或恶化期可以中性粒细胞占优势。蛋白增高,糖含量正常或降低,乳酸脱氢酶可轻度升高。

4.结核分枝杆菌检测　胸腔积液或痰液结核分枝杆菌培养阳性,结核病的诊断可确立。

【诊断】

根据发病年龄、症状、体征、影像学表现、胸腔积液检查、PPD 皮试阳性或结核病接触史可作出临床诊断。对 PPD 皮试阴性病例,可根据抗结核治疗有效反应或胸腔积液结核分枝杆菌涂片或培养阳性明确诊断。

【鉴别诊断】

应与各种原因的胸腔积液如化脓性胸膜炎、寄生虫性胸膜炎、支原体性胸膜炎、真菌性胸膜炎、结缔组织疾病、肿瘤等鉴别。鉴别诊断要点:

1.发病年龄和临床表现以及胸腔积液检查。

2.结核菌感染证据:PPD 皮试阳性或痰液、胸腔积液找到结核分枝杆菌或密切结核病接触史。

3.治疗反应:抗结核药物治疗有效。

【治疗原则】

1.抗结核药物　在治疗的强化阶段联合使用异烟肼、利福平、吡嗪酰胺 3 个月,维持治疗阶段继用异烟肼、利福平 3～6 个月。如病情严重,可使用链霉素和乙胺丁醇,必须知情同意,并检测听力和视力。

2.辅助治疗　糖皮质激素有利于促进胸腔积液吸收,减轻胸膜粘连。

（陆映昭）

第十二节　肺脓肿

【概述】

肺脓肿是由各种病原菌感染引起的肺实质炎性病变,导致组织坏死、破坏、液化形成脓肿。以高热、咳嗽、咳大量脓痰为主要临床特征。常见病原体包括金黄色葡萄球菌、化脓性链球菌、肺炎克雷伯杆菌、铜绿假单胞菌和厌氧菌等。可见于各年龄组小儿。主要继发于肺炎;或并发于败血症;偶有自邻近组织化脓病灶,如肝脓肿、膈下脓肿或脓胸蔓延至肺部;肿瘤或异物压迫可使支气管阻塞而继发化脓性感染;肺吸虫、蛔虫及阿米巴等寄生虫也可引起肺脓肿。原发性或继发性免疫功能低下和免疫抑制剂应用均可使其发生几率增加,但自抗生素应用以来,发病率已显著下降。

【病因】

1.病因　病原体常为上呼吸道、口腔的定植菌,包括需氧、厌氧和兼性厌氧菌。90%肺脓肿患儿合并有厌氧菌感染,毒力较强的厌氧菌在部分患儿可单独致病。常见的病原体还包括金黄色葡萄球菌、化脓性链球菌、肺炎克雷伯杆菌和铜绿假单胞菌。大肠埃希菌和流感嗜血杆菌也可引起坏死性肺炎。

2.病理　早期有肺组织炎症和细支气管阻塞,继之小血管炎性栓塞,肺组织化脓性炎症、坏死,形成肺脓肿,继而坏死组织液化破溃到支气管,致脓痰和坏死组织排出,脓腔消失后病灶愈合。若脓液仅部分排出,形成有气液平的脓腔,空洞壁表面常见残留坏死组织。病变有向周围扩展的倾向,甚至超越叶间裂波及邻接的肺段。若脓肿靠近胸膜,可发生局限性纤维蛋白性胸膜炎,发生胸膜粘连。周围健全的肺组织显示代偿性膨胀。若治疗不充分或支气管引流不畅,坏死组织留在脓腔内,炎症持续存在则转为慢性,脓腔周围肉芽组织和纤维组织增生,腔壁变厚,周围的细支气管受累变形或发生程度不等的扩张。如为张力性脓肿,破溃到胸膜腔,则可形成脓胸、脓气胸或支气管胸膜瘘。肺脓肿可完全吸收或仅剩少量纤维瘢痕。少数患儿脓毒栓子可经体循环或椎前静脉丛逆行至脑,引起脑脓肿。

小脓肿很少压迫肺脏引起通气血流改变,故临床上多无呼吸受限的表现,但是较大的脓肿可以改变通气血流,临床上可见缺氧和呼吸增快。

【临床表现】

起病较急,发热无定型,多为持续或弛张型高热,可伴寒战。咳嗽可为阵发性,有时出现呼吸增快或喘憋、胸痛或腹痛,常见盗汗、精神不振、乏力、体重下降,婴幼儿多伴呕吐与腹泻。如脓肿与呼吸道相通,咳出臭味脓痰。可有咳血痰,甚至大咯血。如脓肿破溃,与胸腔相通,则成脓胸及支气管胸膜瘘。症状可随大量痰液排出而减轻。

吸入性肺脓肿多有吸入感染因素(齿、口、咽喉感染灶,手术、劳累、受凉和脑血管病变等),急性起病,畏寒、高热、咳嗽、大量脓臭痰等。

继发性肺脓肿多有支气管扩张、支气管囊肿、肺结核空洞、支气管异物阻塞等原有疾病的临床表现存在,之后出现原有症状加重,发热、咳嗽、脓痰。

血源性肺脓肿多先有原发病灶(疔、痈等),可有畏寒、高热等感染中毒症的表现。经数天或数周后才出现咳嗽、咳痰,痰量不多,极少咯血。

慢性肺脓肿常有不规则发热、咳嗽、咳脓臭痰、消瘦、贫血等症状。

肺部体征与肺脓肿的大小和部位有关。早期、病变较小或位于肺脏的深部,可无异常体征。脓肿形成后病变部位叩诊浊音,呼吸音减低,数天后可闻及支气管呼吸音、湿啰音;随着肺脓肿增大,可出现空瓮音;病变累及胸膜可闻及胸膜摩擦音或呈现胸腔积液体征。血源性肺脓肿肺部体征大多阴性。慢性肺脓肿患儿患侧胸廓略塌陷,叩诊浊音,呼吸音减低,可有杵状指(趾)。

【辅助检查】

1.血常规　急性期血白细胞总数可达$(20\sim30)\times10^9/L$或更高,中性粒细胞在90%以上。核明显左移,常有中毒颗粒。慢性期白细胞可稍升高或正常,可见红细胞和血红蛋白减少。

2.痰液检查　痰液静置后分三层:上层为泡沫,中层为清液,下层为黏液脓块或坏死组织,可将下层脓块进行涂片和培养;脓痰镜检时见弹力纤维,证明肺组织有破坏。

3.病原学检查　脓痰或气管吸取的分泌物进行培养检测病原菌,痰涂片革兰染色、痰液普通培养可找到致病菌。因为本病多为厌氧菌为主的混合感染,所以若疑为本病应同时做厌氧菌培养。

4.X线胸片　应做正侧位胸片。早期可仅见炎性浸润影,边缘不清,若脓肿形成则为团片状浓密阴影,分布在一个或数个肺段。肺脓肿形成后,大量脓痰经支气管排出,胸片上可见带有含气液平面的圆形空洞,内壁光滑或略有不规则。慢性肺脓肿腔壁变厚,周围为密度增高的纤维索条,可伴支气管扩张、胸膜增厚;血源性肺脓肿在两肺可见多个团片状浓密阴影。支气管碘油造影用于慢性肺脓肿可疑并发支气管扩张的患者。

5.胸部CT　CT对肺脓肿的早期诊断价值较大,对显示空洞壁情况及病灶周围肺野情况优于X线,能更准确定位并有助于作体位引流和外科手术治疗。CT可用于鉴别肺脓肿和有气液平的局限性脓胸、发现体积较小的脓肿和葡萄球菌肺炎引起的肺气囊腔。肺脓肿早期可见大片状密度增高影,边界模糊,中央密度较高,边缘密度较淡。当病灶坏死、液化可出现多个低密度病灶,继而形成空洞,其内可见液气平面。

6.MRI　肺脓肿内坏死液化组织MRI呈T_1WI低或中等信号,T_2WI为高信号,空洞内气体均为低信号。

7.核医学核素标记　放射性核素标记白细胞显像,病变区灶性高密度影,空洞呈轮圈状浓聚影。

8.纤维支气管镜　有助于明确病因和病原学诊断,并可用于治疗;如有气道内异物,可取出异物使气道引流通畅;如疑为肿瘤阻塞,则可取病理标本。还可经纤维支气管镜插入导管,尽量接近或进入脓腔,吸引脓液、冲洗支气管及注入抗生素,以提高疗效与缩短病程。

【诊断】

根据患儿急性起病的发热、咳嗽,或伴脓痰,痰有臭味的病史;慢性肺脓肿的患者伴杵状指(趾)等表现,结合血象、X线胸片对本病可做诊断,肺CT、MRI能早期、精确诊断。

由于引起小儿肺脓肿的原因很多,其中最常见的原因是感染,在临床的诊断思考方面,除了要注意肺脓肿的临床表现外,还需尽快查清楚感染的病原体,做出病因诊断,以便指导临床治疗和估计预后。对反复发作或慢性迁延的患者,还要尽可能明确导致反复感染的原发疾病和诱因,如营养不良、营养性贫血、原发性或继发的免疫缺陷病等。

在诊断肺脓肿时还要注意与空洞性肺结核继发感染、先天性肺囊肿继发感染进行鉴别。空洞性肺结核是一种慢性病,起病缓慢,病程长,可有长期咳嗽、午后低热、乏力、盗汗、食欲减退或有反复咯血。X线胸片显示空洞壁较厚,好发于上叶尖后段及下叶背段,病灶周围可有卫星灶,多无气液平,痰中可找到结核分枝杆菌。但当合并肺部感染时,可出现急性感染症状和咳大量脓臭痰,且由于化脓性细菌大量繁殖,痰中难以找到结核分枝杆菌,此时要详细询问病史。如一时不能鉴别,可按急性肺脓肿治疗,控制急性感染后,胸片可显示纤维空洞及周围多形性的结核病变,痰结核分枝杆菌可阳转。先天性肺囊肿继发感染时,囊肿内可见气液平,周围炎症反应轻,液性囊肿呈界限清晰的圆形或椭圆形阴影,全气囊肿呈一网或椭圆形薄壁透亮囊腔影。无明显中毒症状和脓痰。如有以往的 X 线胸片作对照,更容易鉴别。

【鉴别诊断】

1.肺大疱　见于金黄色葡萄球菌肺炎或病毒性肺炎后,X 线胸片上肺大疱壁薄,形成迅速,并可在短时间内自然消失。

2.大叶性肺炎　与肺脓肿早期表现类似,但大叶性肺炎病程短,一般 7～10 天可痊愈。

3.支气管扩张继发感染　根据既往严重肺炎或结核病等病史,典型的清晨起床后大量咳痰,结合 X 线胸片、肺 CT 及支气管造影所见,可以鉴别。

4.空洞性肺结核　需要结合临床病史、结核菌素试验、痰液涂片或培养结核菌的检查结果。X 线胸片结核空洞周围有浸润影,一般无液平面,常有同侧或对侧结核播散病灶。

5.先天性肺囊肿　其周围组织无浸润,液性囊肿呈镜界分明的圆形、椭圆形阴影。全气囊肿呈一圆或椭圆形薄壁透亮阴影。

【治疗】

抗菌药物治疗和脓液引流是主要的治疗原则。

1.抗菌药物治疗　吸入性肺脓肿多为厌氧菌感染,一般均对青霉素敏感,仅脆弱拟杆菌对青霉素不敏感,但对林可霉素、克林霉素和甲硝唑敏感。早期可用青霉素 10 万 U/(kg·d),疗程 4～6 周。随后根据痰细菌培养及敏感试验选用敏感抗生素,如头孢菌素、万古霉素及亚胺培南/西司他丁钠等治疗。对革兰阳性菌常选用半合成青霉素,如苯唑西林、红霉素或头孢菌素等;革兰阴性菌可选用氨苄西林或第三代头孢菌素。

血源性肺脓肿多为葡萄球菌和链球菌感染,可选用耐 β-内酰胺酶的青霉素或头孢菌素。如为耐甲氧西林的葡萄球菌,应选用万古霉素、替考拉宁或利奈唑胺。

如为阿米巴原虫感染,则用甲硝唑治疗。如为革兰阴性杆菌感染,则可选用第二代或第三代头孢菌素,必要时联用氨基糖苷类抗菌药物,如阿米卡星。

抗菌药物的剂量和疗程要足,一般至体温正常、症状消失、X 线检查显示脓肿吸收 7 天后停药。具体疗程因脓肿吸收的速度、脓肿的大小、临床表现的严重程度而定,一般疗程 3～4 周。

2.脓液引流　保证引流通畅,是治疗成功的关键。

(1)体位引流:根据脓肿的部位和支气管的位置采用不同体位,引流的体位应使脓肿处于最高位,年长儿可呈头低位、侧卧位(健侧在下,患侧在上)。一般应在空腹时进行,每天 2～3 次,每次 15～30 分钟。婴儿可通过变换体位,轻拍背部。引流时可先做雾化吸入,再拍背,以利痰液引流。

(2)经纤维支气管镜吸痰及局部给药治疗:抗生素治疗效果不佳或引流不畅者,可进行支气管镜检查,吸出痰液和腔内注入药物。

方法:纤维支气管镜插至病变部位的支气管开口处吸痰,吸出的痰液送细菌培养、结核菌和细菌学检查。用生理盐水局部反复冲洗,后注入抗生素,每周 1～2 次,直至症状消失,脓腔及炎症病灶消失。局部用抗生素依药敏而定。

(3)经肺穿刺抽脓注入给药:如脓腔较大又靠近胸壁,在 X 线或超声定位后,在常规消毒下经肺直接穿刺脓腔,尽可能将脓液抽净后注入稀释的抗生素。经肺穿刺有一定危险性,易发生气胸和出血。应做好给氧及止血的准备。尽量避免反复穿刺,以免引起健康肺组织和胸腔的感染。

(4)经皮穿刺置管:经正侧位胸片确定脓腔部位后,首先在局麻下用细长针试穿脓腔,一旦抽出脓液,立即停止抽脓,按原路径及深度插入导管穿刺针,置入内径11.5mm的细长尼龙管或硅胶管至脓腔内,退出导管。置管长度应使尼龙管在脓腔内稍有蜷曲,便于充分引流。皮肤缝线固定尼龙管。定时经常抽吸脓液,用生理盐水或抗生素液灌洗脓腔,管外端接低负压引流袋。待脓液引流干净,复查X线胸片,证实脓腔基本消失,夹管2~3天,无发热、咳脓痰等征象,拔管。

该方法创伤小,引流充分,置管不受脓腔部位限制,并可多个脓腔同时置管引流。

3.支持及对症疗法 注意给高热量、高蛋白、富含维生素的易消化食物。环境温湿度适宜,通风良好。注意保持患儿安静休息、口腔清洁。病情严重、全身状态衰竭的患儿,可以给予静脉丙种球蛋白、血浆、氨基酸复合液。呼吸困难者应给予吸氧。必要时可给祛痰止咳剂;原则上不用镇咳剂药物,以免抑制咳嗽,影响痰液的排出。对于咯血的患儿应给予止血、镇静剂。

4.手术治疗 手术适应证:①病程3~6个月以上,经内科保守治疗2个月以上无效,脓腔已包裹,脓腔壁上皮化和并发支气管扩张;②大咯血经内科治疗无效或危及生命者;③伴有支气管胸膜瘘或脓胸经抽吸、引流和冲洗疗效不佳者。病灶为单个而非多发,可以考虑手术切除病灶。术前应评价患儿一般情况和肺功能。手术禁忌证:急性发作期脓肿尚未形成,或多发的、小的肺脓肿及其他不能耐受手术的情况。

【预防】

对急性肺炎和败血症应及时彻底治疗;有呼吸道异物吸入时,须迅速取出异物;在腭扁桃体切除及其他口腔手术过程中,应避免分泌物及组织吸入肺部;重视口腔、上呼吸道慢性感染的预防与治疗,杜绝污染分泌物误吸入下呼吸道的机会;积极治疗皮肤痈疖或肺外化脓性病灶,不挤压痈疖,可以防止血源性肺脓肿的发病。重视呼吸道湿化、稀释分泌物、鼓励患儿咳嗽,保持呼吸道的引流通畅,从而有效地防止呼吸道吸入性感染。注意个人卫生,适当锻炼,增强体质,避免过度劳累,预防各种促使误吸的因素。

【预后】

本病一般预后良好。吸入异物所致者,在取出异物后迅速痊愈。有时脓肿经支气管排脓,偶可自愈。并发支气管扩张症、迁徙性脓肿或脓胸时预后较差。并发症有支气管肺炎、肺纤维化、胸膜增厚、肺气肿及肺心病等。

(王新花)

第三章　循环系统疾病

第一节　扩张型心肌病

【概述】

心肌病是伴有心功能障碍的、以心肌病变为主的非血管性、非瓣膜性心肌疾病。根据心肌病是否有明确的病因，可将心肌病分为两大类：一类是原发性心肌病，亦有人称之为特发性心肌病，此类心肌病病因不明。另一类是继发性心肌病，亦称特异性心肌病，此类心肌病病因明确，遗传代谢病糖原贮积症Ⅱ型所致的心肌病变、神经肌肉疾病伴发的心肌病、维生素 B_1 缺乏所致的心肌病等均属此类。

1980 年，世界卫生组织以 Goodwin 分类为基础，将原发性心肌病分为 3 类：

1. 扩张型心肌病（DCM）。

2. 肥厚型心肌病（HCM）。

3. 限制型心肌病（RCM）。

1995 年，世界卫生组织在原有 1980 年分类的基础上将不能归属于原来分类的心肌病增加了致心律失常性右心室心肌病和未分类心肌病两型。近年来，对心肌病的分类有了新的建议，但未能得到一致的认识。

国外资料显示，心肌病年发病率在(3～8)/100000，其中 DCM 占 40%～90%。国内资料显示，20 世纪 50 年代上海原发性心肌病占心脏病住院总数的 0.05%，至 20 世纪 70 年代上升为 2.5%；广州由 20 世纪 50 年代的 0 至 20 世纪 70 年代上升为 1.7%。广州医学院附属医院 1984～1997 年收治原发性心肌病 30 例中 DCM 24 例，占 80%。重庆医科大学附属儿童医院 1985 年 1 月 1 日至 2008 年 12 月 30 日收治 DCM 患儿 51 例，患儿数量逐年增加。山东省立医院儿科自 1989 年 1 月至 2009 年 12 月收治原发性心肌病 251 人，其中 DCM 患儿 198 例，占原发性心肌病患儿的 78.9%。

【病因与影响因素】

目前普遍认为，DCM 与病毒感染、遗传线粒体 DNA 突变、免疫功能及代谢异常有关。年龄、性别、种族、生活背景及其他家庭成员患病比例都可成为影响小儿心肌病发生发展的危险因素。目前认为，在 DCM 的众多病因和发病机制中，除主要与免疫介导（体液免疫、细胞免疫）及家族遗传因素有关外，病毒感染（尤其是柯萨奇 B 组病毒）致病毒性心肌炎的转化与诱发本病关系最为密切。

（一）病毒感染

早在 1968 年，Saiwui 即已观察到肠道柯萨奇 B 组病毒(CoxB)感染所致心肌炎长期不愈可转化为心肌病。1990 年，Jin 用 PCR 检测 48 例 DCM 患者的心室肌活检标本中 5 例肠道病毒阳性，阳性率为 10.3%。Muir，Why，Satoh 分别报道 DCM 心肌活检标本中肠道病毒 RNA 检出率在 20%～50%。1995 年，牛美娟应用原位杂交方法探讨肠道病毒感染与 DCM 的关系,认为病毒性心肌炎患者 4%～48%可转化为 DCM。Saroh 对 1 例心肌炎患者多次进行心肌活检,观察到由肠道病毒性心肌炎向 DCM 的转化。最新研究发现,HIV 病毒感染致 DCM 的发病率高,HIV 蛋白包括 gp120 的直接侵袭作用是其可能致病机制。慢性丙型肝炎病毒感染可导致多种肝外损害,包括 DCM 的发生。

1991 年,Archaid 和 Mcaruo 分别报道病毒性心肌炎反复或持续病毒感染可导致 DCM。2000 年,马沛然对 55 例 DCM 患儿用 ELISA 法检测血清特异性 CoxB 病毒 IgM 抗体,阳性率为 56.7%,这些患儿同时用 PCR 检测 CoxB 病毒 RNA,阳性率为 36.7%,显示 DCM 与 CoxB 病毒感染密切有关。由于患儿感染 CoxB 病毒后,血清 CoxB-IgM 抗体只有短期升高,DCM 患儿病史已有几年,而 CoxB-IgM 阳性率仍很高,说明 DCM 患儿与反复 CoxB 病毒感染有关。Mair 发现,在一些 DCM 患者中有持续肠道病毒 IgM 反应,可长达数月到数年。1994 年,Keeling 等对 65 例 DCM 患者连续检测血清病毒特异性 IgM,发现 22 例初诊 IgM 阳性的病例,抗体很快消失,仅 4 例持续时间超过 3 个月;随访发现,41 例血清 IgM 再次升高,提示有肠道病毒反复感染。

(二)免疫功能异常

心肌是一个多种抗原综合体,心肌抗原可分为器官特异性(针对心肌纤维)、组织特异性(心肌骨骼肌)及其他器官组织共同抗原。目前已在 DCM 患者的血清中发现多种心肌自身抗原,如肌球蛋白、线粒体腺苷酸移位因子、支链 α-酮酸脱氧酶复合物、β-肾上腺素能受体、M$_2$ 毒蕈碱受体和热休克蛋白素。但是对这些自身抗原所产生抗体的机制和临床意义还不太明确。DCM 患者体内除具有与各种结构蛋白反应的抗体外,还具有对心脏有高度特异性的自身抗体(器官特异性抗体)。1991 年,Macohob 认为辅助 T 淋巴细胞和细胞毒 T 淋巴细胞比例失调与 DCM 发病有关。Caforio 等研究发现,在 DCM 患者血清中存在器官特异性自身抗体,阳性率为 28%,显著高于心力衰竭等其他疾病。器官特异性自身抗体中最常见的是能识别线粒体抗原成分的抗体。1991 年,Hacohob 研究结果约 1/4DCM 患者存在此特异性抗体。马沛然对 78 例 DCM 患儿用 ELISA 法检测血清中器官特异性抗心肌线粒体抗体,阳性 31 例,阳性率为 39.7%,而正常儿童无 1 例阳性。Magmuen 报道,许多感染因子触发了免疫反应,进而损伤心肌组织,最终导致心肌纤维化,进展为 DCM。1997 年 Caforio 报道,在症状少和新发病(病程＜2 年)DCM 患者中器官特异性心肌抗体的阳性率高,随着疾病进展,心肌自身抗体水平逐渐降低。

(三)遗传因素

根据中国期刊全文数据库近 10 年来文献检索结果,家族性 DCM 累计有 15 个家系 84 例发病,家族中最多累及 5 代成员,并表现为多样性遗传方式,说明 DCM 的发病存在有显著的遗传学基础。

1.基因异常　近年来,随着分子生物学和基因工程技术的发展,人们对心肌病的发病机制有了进一步的认识。目前应用分子遗传学技术研究,认为 DCM 发病与基因异常有密切关系。

(1)心肌肌蛋白基因异常:DCM 患者的心肌组织,已发现有胎儿型肌凝蛋白重链的重新表达,提示胎儿型肌凝蛋白的重新表达与 DCM 发病有关。

(2)心肌内癌基因表达异常:心肌病动物模型中心肌核内癌基因 c-myc 表达增加可能与心肌病发病有关。

(3)线粒体内基因异常:线粒体 DNA(mtDNA)是细胞能量代谢的遗传控制器。mtDNA 异常,能量代谢障碍导致心功能不全,使心肌处于缺氧状态从而诱发心肌病。

mtDNA 突变包括突变、缺失和重复突变 3 种类型。最近研究发现,氧化磷酸化系统(OXPHOS)酶活力随年龄增长而减弱,mtDNA 突变随年龄增长而增加。由于心肌的正常功能依赖于线粒体的氧化供能,mtDNA 突变使 OXPHOS 障碍,ATP 产生不足,可导致心脏异常。Zeviani 等发现,母系遗传性心肌病及心肌病患者中存在 mtDNAtRNAleu(UUR)A→G 点突变。

心肌疾病中最常见的是 mtDNA 部分碱基缺失,心肌组织中主要的缺失位于 ATP 酶 6 和 D-环区,与 5′-CATCAACCG 的正向重复序列有关,由此产生呼吸链复合物中某些亚单位合成障碍,使心肌细胞能量供应不足,可以诱发心肌细胞的慢性缺血状态,从而促进心肌病的进展。马沛然对扩张型心肌病 15 例、病毒性心肌类 13 例、先天性心脏病 4 例、肥厚型心肌病家系中有心肌肥厚的 6 例和无心肌肥厚的 11 例患儿分别进行了血液中淋巴细胞的 mtDNA 点突和点缺失检测,结果显示,DCM 患者 6 例(6/15,40%)在 mtDNA 第 3108~3717 位保守区存在点突变,其中 1 例有家族史的患儿及其母亲血液中发现点突变,提示 mtDNA 点突变与 DCM 有一定关系。1 例急性心肌炎(1/15,6.7%)患儿中也发现 mtDNA 点突变,表明 mtDNA 点突变不一定是特异性的,是否引起严重心肌损害取决于突变的 mtDNA 与正常 mtDNA 的比例。所有被检查者均存在 5kb 和 7.4kb 的 mtDNA 缺失,但 DCM 患儿 mtDNA 缺失占正常 mtDNA 缺失率的比例为(7.92±3.51)%,而心肌炎患儿为(2.15±1.64)%,前者显著高于后者。

2.人类白细胞抗原与心肌病 人类白细胞抗原(HLA)是位于人类第 6 号染色体短臂 6p23.1 片段上紧密连锁的基因群,是人体最为复杂的遗传多态性系统,在免疫调控过程中发挥重要作用。其主要功能是参与对免疫应答的遗传控制,并约束免疫细胞间的相互作用。

近年来发现,HLA 与 DCM 的发病有关。HLA-Ⅰ类基因表达也与 DCM 相关。Seko 等报道,DCM 和急性心肌炎患者心肌组织中 HLA-Ⅰ类抗原表达增加。HLA-Ⅱ类抗原的表达具有高度的组织特异性,主要存在于抗原提呈细胞上,但在多种病理状态下,受损及相关组织也可表达,即异位表达。心肌组织内 HLA-Ⅱ类抗原的异位表达是心脏自身免疫激活的表现,它可以把自身抗原提呈给免疫系统,从而激活免疫应答,诱发慢性免疫损伤,是心肌炎导致 DCM 的可能机制。许多研究提示,DCM 与特殊 HLA 抗原有关,如 DR4,DR6,DQ4 和 DR5 等,其中研究较多的是 HLA-DR4。1989 年 Limas 等报道,67% 的抗 β 受体阳性 DCM 患者的基因型为 HLA-DR4,而抗体阴性患者中仅 10% 为此基因型。

对于 HLA 与 DCM 的关系,也有学者持不同意见。Grant 等研究了 98 例 DCM 患者,发现其 HLA 类型无显著性升高或降低。DCM 患者有 HLA-DR4 降低和 HLA-DR6 升高的趋势,但与正常人群相比无显著性差异。故他们认为,部分 DCM 患者可能有免疫学基础,但并非所有患者。所以,HLA 与 DCM 的关系还有待于进一步研究。

【分类】

根据病因,DCM 可分为以下 3 种类型。

1.特发性 DCM 原因不明,需要排除全身疾病和有原发病的 DCM,有文献报道约占 DCM 的 50%。

2.家族遗传性 DCM DCM 有 30%~50% 有基因突变和家族遗传背景,部分原因不明,与下列因素有关。

(1)除家族史外,尚无临床或组织病理学标准来对家族性和非家族性的患者进行鉴别,一些被认为是散发的病例实际上是基因突变所致,能遗传给后代。

(2)由于疾病表型、与年龄相关的外显率,或没有进行认真全面的家族史调查易导致一些家族性病例被误诊为散发病例。

(3)DCM 在遗传上的高度异质性,即同一家族的不同基因突变可导致相同的临床表型,同一家族的相同基因突变也可能导致不同的临床表型,除了患者的生活方式和环境因素可导致该病的表型变异外,修饰基因可能也起重要作用。

3.继发性 DCM 由其他疾病、免疫或环境等因素引起,常见以下类型。

(1)缺血性心肌病:冠状动脉粥样硬化是最主要的原因,有些专家们认为不应使用"缺血性心肌病"这一术语,心肌病的分类也不包括这一名称。

(2)感染/免疫性 DCM:病毒性心肌炎最终转化为 DCM,既有临床诊断也有动物模型的证据,最常见的病原有柯萨奇病毒、流感病毒、腺病毒、巨细胞病毒、人类免疫缺陷病毒等,以及细菌、真菌、立克次体和寄生虫(例如 Chagas 病由克氏锥虫感染引起)等均有报道可引起 DCM。克山病患者心肌中检测出肠病毒。

(3)中毒性 DCM:包括了长时间暴露于有毒环境,如酒精性、化疗药物、放射性、微量元素缺乏致心肌病等。

(4)围生期心肌病:发生于妊娠最后 1 个月或产后 5 个月内,发生心脏扩大和心力衰竭,原因不明。

(5)部分遗传性疾病伴发 DCM:见于多种神经肌肉疾病,如 Duchenne 肌肉萎缩症、Backer 征等均可累及心脏,出现 DCM 的临床表现。

(6)自身免疫性心肌病:如系统性红斑狼疮、胶原血管病等。

(7)代谢内分泌性和营养性疾病:如嗜铬细胞瘤、甲状腺疾病、肉毒碱代谢紊乱、硒缺乏、淀粉样变性、糖原贮积症等。

【临床症状与体征】

DCM 病情轻重悬殊,临床表现千变万化,多数病例病情发展缓慢,但少数病例病情急剧发展,几个月内即死亡。DCM 主要症状包括 3 个方面,一是心功能不全;二是心律失常;三是由于血流缓慢,在心腔内形成附壁血栓,脱落后形成体、肺循环栓塞而引起的症状和体征。

DCM 根据临床表现可分为婴儿型和成年人型。

(一)婴儿型 DCM

多数婴儿期发病,急性或慢性过程,主要表现为急/慢性心力衰竭,心脏扩大,心音低钝,可有奔马律,部分有二尖瓣反流杂音,生长发育迟缓,体重不增,食欲缺乏等。少数为暴发型,多为 6 个月以下婴儿,病死率高,多数死于心源性休克。

(二)成人型 DCM

主要见于年长儿,起病缓慢。

1.初期　发病早期常无明显症状,心功能代偿尚可,耐受一般活动量;剧烈活动后感到心慌、气促。体检可正常,有时可听到第 3 或第 4 心音,心功能Ⅰ～Ⅱ级。

2.中期　心功能减退逐渐明显,进行性加重,常有劳累感、乏力、心悸、气促等症状。体检有心音低钝,常有第 3 或第 4 心音,心尖区有二尖瓣反流杂音,心功能Ⅱ～Ⅲ级,可有心律失常,肝大,下肢水肿。

3.晚期　出现心力衰竭的症状与体征,心脏明显扩大,心功能Ⅲ～Ⅳ级,常有奔马律及二尖瓣反流杂音,伴有肺动脉高压者肺动脉瓣区第 2 心音亢进,多数有心律失常,肺底部可闻及细湿啰音,肝大,质地变硬,可伴腹水及黄疸,下肢水肿。有体/肺循环栓塞症者占 20%,如脑栓塞(出现偏瘫、失语等)、下肢栓塞(如足发凉、坏死等)、肺栓塞(咯血等)。

【心脏器械检查】

(一)心电图检查

DCM 可有多种心电图表现,但均无特异性。DCM 心脏增大,多数为心腔扩大,病程早期可有心壁增厚,心电图示左心室面高电压。但中晚期患儿心室并不肥厚,因此,心电图多数不出现左心室面高电压,相反有些患儿出现低电压,这与左心室肌层纤维化、坏死有关。

1.心房活动异常　出现异常 P 波。$P>0.11s$,$P>0.25mV$,以左心房大多见,PV1 终末电势(ptfV1)$>0.04(mm \cdot s)$,提示心室舒张末期压力增加,是心功能不全的可靠指标。

2.心室活动异常

(1)出现酷似心肌梗死的 Q 波,Q>O.04s,Q>1/4R。

(2)有时在 Ⅰ,aVL,V₅,V₆ 导联缺乏 q 波,这种现象可能与室间隔纤维化有关。

(3)常有左、右心室肥大表现,左心室大多见,右心室大少见,一旦出现右心室大常标志双心室大。

(4)QRS 低电压:提示病程进入中、晚期,病情重,与心肌纤维化有关。

3.节律和传导的改变　窦性心动过速、室性期前收缩及心房颤动最常见,亦可出现窦房阻滞、房室阻滞及束支阻滞。束支阻滞中以左束支传导阻滞多见。

4.复极过程异常　可表现为 ST-T 改变、Q-T 间期延长。

(二)超声心动图

1.各房室腔内径增大,以左心房、左心室大为著,左心室流出道增宽。

2.室间隔及左心室后壁运动减弱。

3.二尖瓣活动幅度减弱,如合并乳头肌功能不全,M 型超声心动图显示前后叶呈钻石样改变。

4.心功能检查:DCM 心脏收缩功能及舒张功能均降低,早期表现为收缩功能降低(如每搏输出量、心排血量、心脏指数、射血分数),中、晚期两者均降低。上海复旦大学儿童医院林其珊报道 52 例 DCM 患儿,38 例 EF≤0.5(占 73.1%)。EF≤0.5 对小儿 DCM 的诊断有一定的价值。

(三)多普勒组织超声心动图(DTI)

DTI 是 1992 年研制成功、1994 年应用于临床的一种新技术,能够直接测量心肌运动的方向和速度。1998 年山东省立医院对 23 例 DCM 应用 DTI 检查,并与 173 名正常儿童进行对比,研究显示:DTI 检查显示二尖瓣环舒张早期运动速度下降 23 例(占 100%),左心室后壁心肌舒张期运动速度、左心室后壁内膜舒张期运动速度、心尖部心肌收缩期运动速度、心尖部心肌舒张期运动速度下降各 20 例(各占 86.96%)。DCM 小儿 DTI 检查二尖瓣环舒张早期运动速度下降是诊断 DCM 的最敏感指标。

(四)核素显像

常用单光子发射型计算机断层摄术(SPECT)。检查方法有血池显像、心肌热区显像和心肌灌注显像。SPECT 应用于 DCM 诊断:可反映心室不同部位的射血功能;左心室和右心室舒张功能;心房和心室活动的协调性;及心房和心室兴奋传导时间。

通过对 12 例 DCM 用 SPECT 检查心血池显像,对 20 例 DCM 用 SPECT 检查心肌热区显像和心肌灌注显像。左心室射血分数异常为83.3%,室间隔射血分数异常率为83.3%,心尖部射血分数异常率为 50%,左侧壁射血分数异常率为 33.3%,左心室充盈率异常率为 66.6%,右心室射血分数异常率为16.6%,右心室充盈率异常率为 16.4%。心房与心室兴奋传导时间延长。心肌灌注显像 DCM 患儿均有不同程度血流灌注减少,患儿心肌血流灌注断层显像呈不同程度的放射性稀疏和分布不均匀或呈花斑状,多数累及左心室心肌 2 个或 2 个以上部位。

(五)X 线检查

心脏扩大以左心室为主或普遍性扩大,心搏减弱。肺淤血明显,可有少量胸腔积液,左心房扩大压迫左主支气管可致的左下肺不张。

(六)磁共振成像(MRI)

MRI 作为心功能评价的金标准,采用心脏触发和回顾性门控组合最大限度提高了时间分辨率,适于采集整个心动周期,不像超声心动图,无声窗限制,具有较高准确性和重复性,与 NYHA 心功能分级有良好的相关性。其容积测量的正确性主要是由于较高的组织对比性和容易确定心内膜的边界。目前 MRI 测定左心室整体收缩功能中主要应用分层积分法。本法的优点是准确性非常高,不需对心室形态作任何几何学的假设,不受心脏病理状态的干扰,按与左心室长轴垂直的方向逐层作切层,将心室容积看做是许多厚度一致的薄片的总和。用求积法求出每个切面的面积。当切层很薄时,每个切层上下切面的面积基本相等。求出每个薄片的体积,然后进行累加,即可求出左心室舒张末期容积(EDV)、收缩末期容积(ESV)。

扩张型心肌病心肌信号为中等度均匀一致,无特征性改变。IDCM 患者因心肌病变,心脏泵血功能障碍,心排血量减少,心脏残余血量增多,受累心室的收缩功能障碍,收缩末期容积增加,表现为心室扩大,射血分数(EF)降低,EDV 及 ESV 增加。收缩功能指标以 EF 最敏感,其下降早于舒张功能指标的下降。

Chan 等研究显示,MRI 与 SPECT 一样,能准确测量心室功能,不受几何影响的容积测量是正确图像数据分析的最基本要素。MRI 用于定量评价左心容积比 SPECT 更准确。MRI 与 DCM 患者左心室 EDV、ESV、EF 测量相关性好,在心脏功能和容积方面提供临床相关的信息。可定期随访患者的心功能情况,为观察临床药物治疗的效果提供可靠的客观指标。

【心肌病理学改变】

心内膜心肌活检对于诊断 DCM 及了解病情、疾病分期、与心肌炎鉴别有重要价值。

(一)光学显微镜检查

心肌纤维正常排列,心肌细胞肥大,肥大心肌纤维束间有萎缩肌束。心肌细胞核大、浓缩、畸形,肌原纤维减少、溶解,心肌细胞空泡化,心肌细胞排列紊乱,间质纤维化。

(二)电镜检查

主要改变为心肌细胞核大,核膜凹陷或扭曲,线粒体灶性或弥漫性增生,大小不等,嵴变短、缺失,呈空泡状,肌浆网增多,侧池扩大,重者囊状扩张,肌原纤维断裂、崩解、丧失,肌节长短不一,多数结构模糊,Z 带增宽、聚集成团,M 带消失,横管系统扩张,内含絮状物,基膜增厚或正常,部分细胞膜灶状破坏,间质可见游离细胞器。

【诊断标准】

DCM 的诊断参考标准如下。

1.临床表现为心脏扩大、心功能减低伴或不伴充血性心力衰竭、心律失常,可有血管栓塞及猝死等并发症。

2.心脏呈球形扩大,X 线检查显示心胸比>0.5,超声心动图示全心扩大,尤以左心室扩大显著。

3.心脏收缩功能减低,左心室射血分数小于正常值。

【治疗】

DCM 病因不明,无特效治疗。临床治疗的主要目标即在于改善症状、预防并发症、阻止或延缓病情进展、提高生存率。治疗方法应根据不同患者、不同病情、不同病程、有无并发症来确定。积极防治病毒性心肌炎,对于避免迁延而转化成慢性心肌炎最终发展为 DCM 极为重要。

(一)一般治疗

根据病情采取适当休息措施,减少心脏负担。对有心力衰竭者,应绝对卧床休息,并持续吸氧;烦躁不安者,应使用镇静药;对有心功能不全而尚未到心力衰竭者,应限制活动;对有 DCM 而无心功能不全者,应适当减少活动,不可参加竞赛性活动,以防止猝死。患儿饮食应采用低盐、易消化的食物,多吃蔬菜、水果,防止暴饮暴食。

1.休息　休息是减轻心脏负荷的简单而有效的措施。

2.镇静　地西泮、苯巴比妥钠、水合氯醛等。对重度烦躁不安、左侧心力衰竭伴肺水肿者在吸氧气同时应用吗啡,剂量 0.1mg/kg,皮下注射。

3.营养　供给易消化的饮食,必须严格限制钠盐入量,低盐饮食、无盐饮食,重度心力衰竭者需限制水的摄入量。

（二）利尿药

对于急性心力衰竭者应使用快速作用制剂,如呋塞米、依他尼酸钠,尤其适用于伴有急性肺水肿、重症及难治性心力衰竭者。

1.常用的利尿药

（1）呋塞米（速尿）：静脉注射,每次 $1\sim2$mg/kg；口服,每次 $1\sim2$mg/kg,$1\sim3$/d。

（2）依他尼酸钠：静脉注射,$0.5\sim1$mg/kg,1/d。

（3）氢氯噻嗪：日服,$1\sim2$mg/(kg·d),分 $2\sim3$ 次。

（4）螺内酯（安体舒通）：口服,2mg/(kg·d),分 2 次。

（5）氨苯蝶啶：口服,$2\sim4$mg/(kg·d),分 2 次。

2.使用利尿药应注意的事项

（1）长期使用利尿药可引起电解质紊乱,尤其是低钾,如不及时纠正,则易引起洋地黄中毒。

（2）长期使用利尿药后可引起血管紧张素分泌增多,因此应加用 ACEI。

（3）长期使用利尿药易产生耐药,应交替使用不同利尿药。

（三）正性肌力药

1.洋地黄制剂

（1）作用机制：正性收缩作用；迷走神经和拟交感神经作用（迷走神经作用使窦性心率减慢,房室传导减慢,拟交感神经作用使心肌收缩加强,可诱发异位心律失常）；利尿作用,直接兴奋心肌及冠状动脉神经感受器,经过迷走神经传入,反射性地减低肾交感神经传出冲动,增加肾的血流灌注而利尿。

（2）制剂选用：近年来国际上只使用地高辛,优点是①剂量小,不良反应小；②胃肠道吸收率高达 75%；③可静脉注射、肌内注射也可口服,根据病情更换制剂；④容易检测血药浓度,调整剂量。缺点是缺乏正性松弛作用,不能纠正舒张功能障碍。

（3）使用剂量和方法。①饱和量法：对危急的心力衰竭,首次给饱和量的 1/2 静脉推注,以后每隔 6h 再给 1/4 饱和量,给 2 次,末次给药后 12h 开始给维持量。②维持量疗法：对轻型或慢性心力衰竭以及曾否用过洋地黄病史不详的可单用维持量。

地高辛口服适宜用量为：①未成熟儿饱和量为 15μg/kg,维持量为 3μg/(kg·d)；②足月新生儿饱和量为 20μg/kg,维持量为 41ug/(kg·d)；③婴幼儿饱和量为 $30\sim40\mu$g/kg,维持量为 $7.5\sim10\mu$g/(kg·d)；④年长儿饱和量为 $20\sim30\mu$g/kg,维持量为 $5\sim7.5\mu$g/(kg·d)。静脉用量为口服用量的 $1/3\sim1/2$。

2.β肾上腺素能受体（βAR）激动药 多巴胺、多巴酚丁胺。

（1）多巴胺：小剂量[$2\sim5\mu$g/(kg·min)]主要兴奋多巴胺受体,增强心肌收缩力,增加肾血流量；中等剂量[$5\sim10\mu$g/(kg·min)]主要兴奋 β_1 肾上腺素能受体,可使心肌收缩力加强,肾血管扩张；大剂量[$>10\mu$g/(kg·min)]主要兴奋 α_1 肾上腺素能受体,除对心肌收缩加强作用外,可使外周血管、肾血管收缩,尿量减少,外周阻力、肺阻力增加,心率加快,心肌耗氧量增加。对心力衰竭患儿多巴胺使用剂量 $5\sim10\mu$g/(kg·min)为宜。

（2）多巴酚丁胺对心肌产生正性肌力作用,主要作用于 β_1 受体,对 β_2 受体及 α 受体作用相对较小；能直接激动心脏 β_1 受体以增强心肌收缩和增加搏出量,使心排血量增加；可降低外周血管和肺血管阻力（后负荷减少）,但收缩压和脉压一般保持不变,或仅因心排血量增加而有所增加；能降低心室充盈压,促进房室结传导；心肌收缩力有所增强,心肌耗氧量常增加；由于心排血量增加,肾血流量及尿量常增加。多巴酚丁胺可有心悸、恶心、头痛、胸痛、气短等,如出现收缩压增加、心率加快,应减量或暂停用药。

3.磷酸二酯酶抑制药（PDEI） 氨力农、米力农、依诺昔农。米力农为新型心肌正性收缩药,作用比氨力农强 10～20 倍。临床应用疗效确切。可加强心肌收缩,增加心排血量,扩张周围血管,降低肺动脉压,不增加耗氧量,不使血压下降,改善血流动力学。对急性和慢性心力衰竭均有较好疗效。据报道长期服用患者病死率高于服安慰剂者,因此不宜长期应用。小儿静脉注射应从小剂量开始,静脉滴注 0.25～0.5μg/(kg·min),维持 24～72h。不论是否曾用 βAR 激动药或毛地黄制剂均有效。不良反应是可增加室性心律失常。氨力农因可致肝功能损害、血小板减少等较大不良反应,目前临床很少应用。

4.钙增敏药 细胞内钙可加强心肌内肌钙蛋白 C 的收缩力,但细胞内钙水平太高可导致心肌细胞凋亡与坏死。钙增敏药在不提高心肌细胞内钙水平的基础上,不增柳心肌耗氧量而增强钙对肌钙蛋白 C 的收缩作用。这样既加强心肌收缩又可防止心肌钙水平过高的不良反应。近年来研究并临床应用的钙增敏药左西孟旦（LS）,对治疗急性心力衰竭取得良好疗效。首剂 6μg/kg 静脉注射,维持量 0.1～0.2μg/(kg·min),持续静脉滴注 1～2d。

Balestrini 报道左西孟旦治疗心力衰竭 2 例,Turautahti 等报道应用左西孟旦治疗小儿心力衰竭 33 例,显示有良好疗效,不良反应小,小儿能耐受,但尚需有前瞻性大样本儿科病例治疗观察,尤需与其他正性肌力药物和近年来使用的血管活性药物的疗效对比。

（四）血管扩张药

分为小动脉扩张药、静脉血管扩张药和联合作用血管扩张药。

1.小动脉扩张药 以扩张小动脉为主,可使体循环外周血管阻力下降,减轻心脏后负荷,增加心排血量。

酚妥拉明阻滞 α_1 及 α_2 肾上腺素能受体,扩张小动脉,降低心脏后负荷,增强心肌收缩力,加快心率,增加心排血量。每次 0.2～0.3mg/kg 静脉滴注,起始量:1～3μg/(kg·min)。此药有鼻塞、烦躁、心率加快、血压下降等不良反应。

2.静脉血管扩张药 以扩张静脉为主,可降低左心室舒张末压,减轻肺淤血,减轻心脏前负荷。如硝酸甘油,起始量 0.2～0.5μg/(kg·min),渐增至 2μg/(kg·min)。

3.联合作用血管扩张药 同时扩张小动脉和小静脉,既可减轻肺淤血,又可降低外周血管阻力,增加心排血量。常用药有硝普钠。

硝普钠:对静脉和动脉都有直接扩张作用,降低心脏前后负荷。开始时用小剂量静脉滴注,0.5μg/(kg·min),逐步加大到有效量,一般为 1～4μg/(kg·min),最大量 8μg/(kg·min),根据疗效调整速度。由于此药过量可引起低血压,因此必须严密监测血压,有条件者应用微泵输注,以正确控制剂量。硝普钠遇光易遭破坏,转化为氰化物和硫氰化物而致中毒。因此,静脉滴注容器应使用避光纸包裹,药液配制应保持新鲜,4h 内用完。肝、肾功能不良者禁用。

血管扩张药应用注意事项:

(1)是否已同时使用心脏正性肌力药(如地高辛)和利尿药。

(2)引起和加重心力衰竭的因素如心律失常、贫血、感染是否已处理。

(3)血容量是否足够。

(4)心肌炎、扩张型心肌病、先天性心脏病合并心力衰竭均可使用血管扩张药,但对合并主动脉瓣关闭不全或主动脉瓣中、重度反流者不宜使用血管扩张药,以防引起血压下降。

(5)在使用血管扩张药过程中应密切监测血压、心率变化。

（五）神经受体阻滞药干预治疗

1.肾素-血管紧张素系统（RAS）拮抗治疗

（1）血管紧张素转化酶抑制药（ACEI）：研究证实，血管紧张素Ⅱ（AngⅡ）在心肌超负荷肥厚的构型重塑中起重要作用，促进心肌增生肥大，使用ACEI可减轻心脏负荷，改善预后。ACEI类药物通过抑制RAS系统，抑制缓激肽降解、提高缓激肽水平，达到治疗心力衰竭的作用。ACEI可与洋地黄制剂、利尿药同用，对心力衰竭有良好效果，长期应用可防止轻型DCM发生心力衰竭，较少发生耐药性。

卡托普利初始剂量0.2mg/（kg·d），每周递增1次，最大耐受量2mg/（kg·d），持续时间至少6个月以上，至心脏缩小到接近正常为止。

贝那普利是ACEI的长效制剂，开始剂量为每日0.1mg/kg，1/d，1周内逐渐加量为0.3mg/kg，1/d，疗程2～12周或以上。

依那普利亦是一种ACEI制剂，剂量为每日0.08～0.1mg/kg，1/d。

（2）醛固酮拮抗药：研究发现，中、重度心力衰竭患者血醛固酮（Ald）水平升高，过高的醛固酮导致钠潴留，钾、镁丢失，从而导致心肌电不稳定和心肌细胞凋亡。Ald也参与心肌细胞肥厚和心肌纤维化，此外，应用ACEI后会出现醛固酮逃逸现象，这为应用醛固酮受体拮抗药治疗心力衰竭提供了理论依据。有学者认为，ACEI与醛固酮拮抗药螺内酯合用更好。螺内酯，口服，2mg/（kg·d），分2次，12周为1个疗程。依普利酮是一种新型的、选择性醛固酮阻滞药，可以选择性阻断盐皮质激素受体，且不影响糖皮质激素、孕激素或雄激素受体。

（3）血管紧张素受体拮抗药（ARBs）：血管紧张素Ⅱ（AngⅡ）升高刺激心肌细胞生长及正性变时变力效应，加速心血管重构。AngⅡ刺激内皮细胞，使血管收缩因子内皮素释放增加，舒张因子NO释放受抑，血管舒缩平衡因素遭破坏，从而改变心血管活力，心脏负荷增加，诱发并加重心力衰竭。ARBs直接在受体水平阻断血管紧张素Ⅱ（AngⅡ）。如洛沙坦使用剂量为1～2mg/（kg·d），1/d。

2.肾上腺素能受体拮抗治疗 主要包括β受体阻滞药。多中心或大系列的临床研究表明，美托洛尔可使DCM患者临床症状和心功能得到明显改善，左心室舒张末期内径（LVEDd）明显缩小，左心室射血分数（LVEF）增加，左心室舒张末期压力减低；长期治疗可有效减低病死率和减少心脏移植率。慢性心力衰竭时神经内分泌过度激活，儿茶酚胺浓度过高，损害心肌细胞膜传导系统和心肌收缩功能，使慢性心力衰竭难以控制，β受体阻滞药可阻断上述恶性循环，可减慢心率，降低耗氧量，防止心肌病发展，抗心肌细胞凋亡，抗心肌重塑，抗氧化应激反应，从而改善心肌生物学效应，提高抗心力衰竭的疗效。β受体阻滞药与ACEI合用有协同作用。

美托洛尔（倍他乐克）使用剂量为0.2～0.5mg/（kg·d），分2次。最大耐受量：2mg/（kg·d），疗程不短于8周。急性心力衰竭、心动过缓、哮喘、低血压者禁忌使用。

第三代β受体阻滞药，如卡维地洛，具有阻滞β_1受体及β_2受体和α受体的作用，扩张血管，减轻心脏后负荷，在减低交感神经活性、改善左心室功能方面明显优于第二代的美托洛尔，能改善心力衰竭患者存活率。初始剂量为0.08mg/（kg·d），逐步增至0.4mg/（kg·d）。

3.其他神经内分泌拮抗治疗 国外一项由多中心、大系列病例参加的中国地尔硫革DCM干预研究的结果显示，DCM患者在心力衰竭治疗的基础上加用地尔硫革，心功能明显改善，心胸比与LVEDd减小、LVEF增加。钙离子拮抗药维拉帕米使用剂量为2～4mg/（kg·d）。地尔硫革口服量为1.0～1.5mg/（kg·d），3/d。

内皮素拮抗药BQ-123经动物实验和临床试验，证实能拮抗内皮素（ET）对心肌的毒害作用。目前研究药物包括非选择性ET受体拮抗药，恩拉生坦和波生坦以及选择性ET_A受体拮抗药达卢生坦。中性内肽酶(NEP)能降解利钠肽,亦同时参与 AngⅡ和其他收缩血管因子的降解。1999 年,Chan 报道口服 NEP 抑制药能够升高血浆利钠肽水平,改善患者血流动力学参数和临床症状。NEP 和 ACEI 双重抑制药对心力衰竭的疗效可能优于单用 ACEI,是很有希望的新一代抗心力衰竭药物。此外,实验研究结果显示基质金属蛋白酶(MMPs)抑制药能减轻心脏的扩大,但尚未显示对心力衰竭有确切疗效,无临床应用报道,尚需进一步研究。

(六)免疫治疗

1.免疫抑制药　对特发性扩张型心肌病(IDCM)应用免疫抑制药的疗效结论不一致。IDCM 合并心肌炎患者用泼尼松加硫唑嘌呤或环孢素可改善心功能和预后。泼尼松常用剂量为每日 1～1.5mg/kg,4～8 周后递减,最小维持量为每日 5mg,1/d,连用 1～1.5 年。

2.免疫疗法　DCM 体液免疫系统激活,伴随自身抗体产生,影响患者心功能。大剂量免疫球蛋白可减少细胞因子产生、降低细胞氧化应激水平,对急性炎症心肌病有一定疗效。免疫球蛋白用法:1g/kg,于 12h 静脉输入,连续 2d。Staudt 等研究证明,应用免疫吸附法清除 DCM 患者血液中自身免疫抗体,可提高患者左心室射血分数,改善心功能,为 DCM 的治疗提供了多一种选择。

(七)并发症的治疗

1.预防和控制呼吸道感染　DCM 患儿心功能不全,常有呼吸道黏膜充血、水肿,易患呼吸道感染而加重病情。预防呼吸道感染十分必要。可用丙种球蛋白 200～400mg/(kg·d),连用 3～5d,或干扰素、胸腺肽、转移因子等预防呼吸道感染。如发生呼吸道感染,需及早应用抗生素。

2.治疗心律失常　对于 DCM 并发心律失常的治疗,基本同其他心律失常,但应注意以下事项:DCM 常合并心律失常,且心律失常种类易变、突变、多变,因此用药时应细微观察心律失常的变化,有条件者应心电监护。抗心律失常药物有致心律失常作用,如必须应用,胺碘酮为首选。严重室性心律失常患者可考虑安装置入型心脏复律除颤器。

3.治疗 DCM 合并心内血栓　Pac 等报道,常规采用乙酰水杨酸和(或)肝素治疗心腔内血栓,无出血和栓塞并发症,对 DCM 合并心内血栓的患儿具有良好疗效。低分子肝素 100U/(kg·d),分 2 次,隔 12h 1 次,皮下注射。

(八)心肌代谢赋活药

1.磷酸肌酸具有抗心肌过氧化损伤,抑制线粒体膜电位下降的作用,剂量为 1～2g/d,静脉滴注,1/d。

2.1,6-二磷酸果糖(FDP)是新型心肌代谢赋活药,具有调节葡萄糖代谢、修复糖酵解活性、增加肌酸磷酸的活性及加速心肌有效能量供应的效能。剂量为 150～250mg/kg,静脉滴注,10～15d 为 1 个疗程。

3.FDP(瑞安吉口服液)剂量为婴儿 10ml,1/d,幼儿 10ml,2/d,年长儿 10ml,3/d。

4.辅酶 Q_{10} 是线粒体呼吸链的组成成分,此酶参与机体氧化还原反应,提高 ATP 坐成,保护心肌免受自由基损伤,剂量每次 10mg,1～2/d,口服。

5.天冬氨酸钾镁可维持心肌细胞膜电位及调整离子泵的功能,可口服,亦可加入 5％葡萄糖注射液中静脉滴注。

(九)其他治疗

1.基因重组人脑钠肽(BNP)　内西利他此药在心脏容量负荷和压力负荷过重时可调节心血管的血流动力学和血容量。具体表现为利尿(作用于肾小球与集合管)、排钠、扩张血管、减弱肾素-血管紧张素-醛固酮系统(RAAS)的活性,减少肾素与醛固酮合成,减弱交感神经活性,减少心肌纤维化及血管平滑肌增生。内西利他在治疗成年人心力衰竭取得了良好疗效,已成为心力衰竭的重要治疗措施,但在儿科病例应用的经验尚少。Texas 儿童医院报道 1 例患儿,匹茨堡儿童医院报道 3 例患儿应用内西利他后肺毛细血管楔压及体循环阻力降低,利尿、利钠,心脏指数增高,心力衰竭症状减轻,血浆醛固酮及内皮素水平降低。目前小儿心力衰竭病例应用内西利他治疗经验尚少,尚须进一步扩大临床应用的病例和积累更多经验。

2.生长激素 近年来发现生长激素(GH)替代治疗能使心肌收缩力增强,外周血管阻力降低。1996年,Fazio首次报道DCM患者接受GH治疗后血清胰岛素样生长因子(IGF-1)升高,左心室壁厚度增加,心室腔缩小,收缩末期心室壁张力降低,心排血量增加,心肌耗氧量降低,机械效能增加。患者症状、运动耐受和生活质量均得到改善。阜外心血管病医院用重组人生长激素(rhGH)4.5U隔日双臀部交替肌内注射治疗DCM 10例3个月后,DCM患者左心室收缩末期内径、X线心胸比例较用药前缩小,左心室射血分数、心脏指数均较用药前显著提高。

(十)细胞学及基因治疗

随着对心力衰竭发生机制研究的深入,人们认识到神经受体、细胞因子、心肌重构、基因调控等因素在心肌病中具有重要作用,从而对心肌病的治疗有了更深入的研究。

TNF-α等细胞因子与心力衰竭关系密切,小规模试验显示抗TNF治疗有助于改善心力衰竭患者左心室功能和临床症状。TNF-α拮抗药己酮可可碱通过抑制TNF-α产生,降低细胞凋亡受体-1的浓度,在联合应用ACEI及地高辛、卡维地洛时可以显著改善患者症状及左心室功能,从而治疗轻、重度DCM心力衰竭。细胞移植治疗DCM方法是近年来研究的热点,目前尚处于试验阶段。2006年Huang等研究发现,18例DCM心力衰竭患者随机接受自体骨髓单核干细胞直接冠状动脉内注射或安慰剂(生理盐水)治疗,两组的6min行走距离及再住院率有显著性差异,提示自体骨髓单核干细胞移植治疗可帮助提高DCM患者心功能。

随着细胞分子水平上对DCM发病机制认识的深入,基因治疗已成为治疗DCM的一个新领域。基因治疗是在分子水平上纠正致病基因的结构或表达缺陷。目前基因治疗的主要策略包括调控β受体转基因治疗,增加心肌细胞β受体表达;增强心肌肌质网Ca^{2+} ATP酶活性;调节心肌肥厚相关基因如胎儿收缩蛋白(β-MHC)的表达水平;质粒为载体转染单核细胞趋化因子-1等基因;以及向心肌细胞内导入Bcl_2等细胞凋亡抑制基因。

(十一)外科治疗

常用的外科治疗措施包括心脏移植、部分左心室切除术及左心室辅助装置等,主要适用于难以治疗的、晚期DCM心力衰竭患者。

1.左心室减容手术 针对DCM的姑息性外科治疗近年也取得了较大进展。对DCM患儿反复心力衰竭、药物不能控制、又无条件做心脏移植者可考虑左心室减容手术。此手术为切除心室的瘢痕及变薄和无收缩力的心肌,缩小心室腔容量,改善心室的顺应性和收缩力。

2.心脏移植 对严重的DCM用药物不能控制的心力衰竭可做心脏移植。心脏移植是治疗终末期DCM的外科治疗方法,近年来,由于心脏移植后应用环孢素、硫唑嘌呤、泼尼松三联免疫抑制药,减轻了排异反应,心脏移植效果不断提高,5年存活率达85%,10年存活率达61%。儿童心脏移植存活率(62.1%)高于成年人(48%)。伴严重二尖瓣反流的患儿,在等待心脏移植术前,行二尖瓣置换术能改善症状,增加手术安全性。国内目前由于供体来源困难、手术费用昂贵,尚未广泛开展。

3.心脏机械辅助装置(VAD) VAD有很多类型,最早使用的为离心式,其优点是价格较低,其缺点是支持时间较短,只能支持数日至数周,离心式仍在改进中。近年来有新的VAD问世,如搏动式、轴式。搏动式和轴式使用方便,支持时间可达数周至数个月,对小儿的应用时间正在迅速增加。对难治性心力衰竭,心功能NYHA Ⅳ级,应用VAD可延长生命,改善生活质量。小儿长期应用VAD的经验还不多。2002年,Joharchi综合报道小儿应用VAD 101例,存活率为68.8%,与成年人效果相似,是一个有前途的治疗终末期心力衰竭的好方法。

4.体外膜肺氧合(ECMO)　体外膜肺是近年来在体外循环基础上发展起来的技术,是重症监护病房高端有效的生命支持手段。ECMO是在一定时间内可代替心肺功能的体外生命支持技术。换句话说就是将血液通过动静脉插管从体内引到体外,然后在中空纤维膜式氧合器(膜肺)内与氧气进行氧合并排出二氧化碳,再用高速离心泵将血通过动脉插管灌入体内,使患者获得有效的循环支持,以此改善低氧血症,并进行长时间心肺支持。但ECMO是一种有创的救治手段,主要并发症有出血、感染、肾衰竭及外周血管损伤等。应严格掌握适应证、及时安装并选择适合的转流方式,同时积极防治并发症,以提高救治的成功率。

扩张型心肌病严重威胁小儿健康,病毒感染、免疫介导是其发病的重要原因。提高对病毒性心肌炎的重视,预防病毒性心肌炎向心肌病转化,可降低心肌病的发病率,尽早诊断和治疗心肌病,可改善心肌病的预后。目前扩张型心肌病的病因不明,无特效治疗措施,今后应进一步加强对扩张型心肌病的基础和临床研究。

(刘睿骞)

第二节　肥厚型心肌病

【概述】

肥厚型心肌病(HCM)是儿童和青少年心源性猝死的最常见疾病,也是目前公认的遗传性心肌病的一种常见类型。该病以不能解释的心室肥厚为特征,通常左心室受累为主,亦可累及右心室及室间隔,早期常伴心脏舒张功能不全,晚期收缩功能亦受影响。

1980年、1995年世界卫生组织及国际心脏病协会(WHO|ISFC)和2006年美国心脏病协会(AHA)对其他系统引起的心肌病(如糖原贮积症Ⅱ型、Ⅲ型,黏多糖贮积症Ⅰ型、Ⅱ型等)统称为继发性心肌病,不区分HCM和DCM,即便患儿心肌有肥厚也不列入HCM范畴。2007年,Colan在儿童心肌病进展有关心肌病的分类中,把HCM分为原发性与继发性。2008年,欧洲心脏病协会(ESC)提出的心肌病定义和分类中已把肌节蛋白突变列为HCM的分类中,并且把全身性疾病所引起的心肌肥厚也列入HCM,如糖原贮积症、溶酶体贮积症、神经肌肉疾病等。原发性HCM多数为向心性肥厚即心室壁肥厚、室间隔肥厚、心腔缩小,易有猝死;其他系统疾病引起继发性DCM为离心性肥厚即心室壁肥厚、心腔扩大,很少有猝死的。

【流行病学】

2002年,Maron在一项有关HCM的系统回顾中指出,流行病学调查表明该病发病率约为1/500。HCM占小儿原发性心肌病的20%～30%。2%年上海交通大学医学院附属上海儿童医学中心报道1999年5月至2009年12月共收治心肌病339例,其中HCM80例,占23.6%。HCM多于青少年期发病,但婴儿期亦可发病。Arola统计,1991年芬兰0～20岁儿童及青少年HCM发病率为2.9/10万人口,婴儿发病率为0.26/10万人口。Skinner报道27例HCM患者,均为1岁内婴儿。山东省立医院曾收治HCM患儿8例,从中发现并调查了3个家系,其中年龄最小者1岁10个月(病理解剖证实)。

【病因与发病机制】

目前公认,HCM是一种常染色体显性遗传性心肌疾病,与心肌蛋白基因突变有关。但HCM在遗传基因上存在多样性,现已明确至少12个编码肌小节蛋白基因的500多种突变可导致心肌肥厚的表型。最为常见的突变基因包括编码β-肌球蛋白重链、肌球蛋白结合蛋白-C及肌钙蛋白-T等,约占已知HCM基因突变的80%。其他如肌钙蛋白Ⅰ及α-原肌球蛋白、肌球蛋白轻链必需链、肌球蛋白轻链调节链、肌动蛋白、

α-肌球蛋白重链、肌联蛋白等基因亦可发生突变,但较为少见。

不同编码的基因突变具有不同的表型特征。如β-肌球蛋白重链突变所致心肌肥厚显著,且发病较早;肌钙蛋白 T 突变则表现心肌肥厚不明显但猝死发生率高。AMP 激活的蛋白激酶 γ-2 调节亚单位(PRKAG2)和溶酶体相关蛋白-2(LAMP-2)这两种基因突变,都可引起左心室肥厚并伴预激综合征。

同一编码的基因突变也可以有不同的临床表型。如 α 肌动蛋白(ACTCI)基因突变既可引起 HCM,也可引起扩张型心肌病(DCM)。同一种心肌蛋白基因突变即使都引起 HCM,也可能产生不同的心肌解剖和功能异常。有学者曾调查过 3 个 HCM 家系,结果显示均为常染色体显性遗传,其表型与遗传规律都具有多样性,同胞中基因突变携带者的临床表现和超声心动图检查结果差异很大,同一家系中既有对称性(非梗阻性)HCM 患者,也有非对称性(梗阻性)HCM 患者,还有的仅表现为心尖 HCM。

有些患儿的父母并不携带 HCM 致病基因,追溯家族史亦无阳性发现,是患儿本身的基因突变导致发病,这种情况称为基因"原始突变"。其发生可能与环境因素的改变以及调节因素的影响有关。

【病理改变】

(一)病理组织学改变

1.肉眼观察　心肌明显肥厚、心脏质量增加而心腔狭小。肥厚的心肌分布不均匀,一般左心受累重于右心,心室受累重于心房。心房多轻度肥厚并伴一定程度扩张。左心室肥厚的程度亦不一,可弥漫性肥厚,也可局限性肥厚。有些病例肥厚主要在室间隔,其与左心室后壁的厚度之比≥1.3,致使心脏收缩时室间隔突向左心室腔,引起左心室流出道梗阻,称为"非对称性(梗阻性)肥厚型心肌病"。当室间隔心肌最厚部位集中于二尖瓣前叶游离缘的下方时,心室间隔在该处因与前瓣叶互相冲撞而呈现局限性纤维化内膜增厚,肥厚的室间隔心肌与二尖瓣前叶游离缘之间常导致左心室流出道下段梗阻,即所谓"特发性主动脉瓣下狭窄"。少数病例心尖区明显肥厚,形成"心尖肥厚型心肌病(AHCM)"。前乳头肌也可肥厚,常移位而影响正常的瓣膜功能。

2.显微镜观察　可见心肌肌束排列紊乱,心肌细胞肥大,细胞核畸形,线粒体增多,细胞核外周包有一层清洁区称"核周光环",心肌间质胶原纤维增生并有淋巴细胞浸润。随病程发展,晚期心肌纤维化增多,可扩展形成瘢痕样组织。

3.组织化学检查　有大量糖原贮积,此乃 HCM 特征性改变,通常位于细胞核周围。其他物质如丁二酸酰氨酶非特异性脂肪酶和碱性磷酸酶可能增加,反映心肌肥厚很严重。

(二)病理生理改变

1.左心室流出道梗阻　心室收缩时,肥厚的室间隔凸向左心室腔,位于流出道的二尖瓣前叶与室间隔靠近而向前移位,引起左心室流出道狭窄和二尖瓣关闭不全。此种现象在梗阻性 HCM 较非梗阻性 HCM 更为明显。

2.舒张功能障碍　肥厚的心肌顺应性减低,使舒张末压升高,心室舒张期充盈障碍,快速充盈期延长,充盈速率与充盈量均减小,由此心排血量减少。

3.心肌缺血　由于舒张期过长,心室壁内张力增高,引起室壁内冠状动脉狭窄,加之心排血量减少,造成冠状动脉供血不足、心肌本身缺血。

【临床表现】

(一)症状

HCM 患儿多有家族病史。症状差别很大,部分患儿没有任何临床征象,亦有的猝然死亡。通常症状可分为两大类:一是心力衰竭症状,二是左心室流出道梗阻症状。

1.心力衰竭　主要见于 1 岁以下婴儿,表现为烦闹、气急、水肿、喂养困难、生长发育落后;少数婴儿可有发绀,系因右心压力升高、心房水平存在右向左分流所致,易误诊为先天性心脏病。婴儿常因进行性心功能不全而死亡。Skinner 等报道,27 例婴儿 HCM 患者,其中 17 例(63%)因心力衰竭就诊,2 例(7%)以发绀为主诉。姚渭清等报道,7 例婴儿 HCM,除 1 例无心血管症状、因发现心脏杂音而后经超声心动图证实外,余 6 例均有气急,其中 4 例(4/6)诊断有心力衰竭,3 例(3/6)伴发绀。

2.左心室流出道梗阻 主要见于年长儿。症状包括:

(1)胸痛:由于心肌过度延伸或左心室流出道梗阻引起冠状动脉供血不足所致。与典型心绞痛不同,静息时也可出现,可持续数小时之久。同一患儿剂量运动试验时,有时无胸痛,有时运动开始即有剧烈胸痛。

(2)呼吸困难:尤其在运动或劳累后,又称劳力性呼吸困难,是由于左心室顺应性减低、舒张末压升高,继而肺静脉压升高、肺淤血所导致。

(3)晕厥:即心脑缺氧综合征,与心律失常无关。常发生于活动或情绪激动时,由于交感神经兴奋使肥厚的心肌收缩加强、加重流出道梗阻、心排血量骤减而引起。

(4)心悸:多因窦性心动过速抑或快速异位心律失常引起,与心肌肥厚冠状动脉供血不足有关。

(5)猝死:青少年主要死因是心律失常,偶有死于严重心力衰竭者。Bruno 报道 38 例小儿 HCM,平均随访 7 年,5 例猝死。有学者调查一个家系 32 人中,5 人猝死,其中 4 人年龄为 15~25 岁;猝死均发生在剧烈运动或体力劳动中,猝死前无明显症状。

上述症状一般随年龄增长而加重,首次出现症状年龄越小者,预后越差。

(二)体征

多数患儿外观与正常儿童无显著差异。心脏可无任何异常发现,有时可见心尖搏动增强,触及抬举性冲动。在梗阻性 HCM 病例,可于心前区听到(2~4)/6 级收缩期杂音,杂音向心尖和腋部传导,伴收缩期震颤。凡减弱心肌收缩力或增加心脏负荷的措施,如给予血管收缩药、β受体阻滞药、蹲踞或紧握掌时,均可使杂音减弱;凡增加心肌收缩力或减轻心脏负荷的措施,如给予洋地黄类药物、做 Valsalva 动作或剧烈活动后,均可使杂音增强。有些病例 P_2 亢进,并因主动脉瓣延迟关闭而致第 2 心音反常分裂,易误诊为先天性心脏病。有时可听到第 4 心音奔马律(房性奔马律),此乃左心室顺应性降低、影响心房血液回流心室之故,有的患者甚至可触及第 4 心音奔马律形成的双重心尖搏动。由于心室顺应性降低,故颈静脉压力升高,颈静脉搏动显著。患儿可有心律失常,如传导阻滞、室上性或室性心动过速。偶有体循环栓塞和心力衰竭体征。

【辅助检查】

(一)胸部 X 线

HCM 早期胸部 X 线大多正常。当有心力衰竭时,常因左心室舒张功能首先受累而致左心前负荷增加,肺淤血,心胸比例增大,左心室增大。晚期病例则多伴左心房、右心室增大。

(二)心电图

心电图改变无特异性。年长儿主要表现为左心室肥大和劳损,有时在 I 及 aVL 和胸前导联呈现异常 Q 波,此常为 HCM 的早期诊断线索。1995 年,Ryan 报道 159 例 HCM 患者(主要为成年人)心电图改变,其中 97% 表现为左心室肥厚。HCM 的病理性 Q 波多出现在室间隔肥厚为主型患者,T 波深倒置在心尖肥厚者更多见。婴儿则多表现为右心室肥厚。前面提及姚渭清所报道的 7 例婴儿 HCM 中,除 1 例未做心电图检查外,其余 6 例中有 4 例显示右心室肥厚,1 例双心室肥厚。此外,少数病例还可呈现房室传导阻滞、快速性室上性或室性心律失常等。

(三)多普勒超声心动图

目前是 HCM 最常用的可靠而经济的诊断方法。可显示室间隔和心室壁肥厚,心室腔缩小,有的流出道狭窄。正常室间隔厚度,婴儿≤4mm,学龄前儿童≤5mm,年长儿≤8mm;左心室后壁(LVPW)与室间隔(IVS)厚度几乎相等。多数 HCM 患儿的 LVPW 和 IVS 均有增厚。心室壁增厚可侵犯不同部位,其中单纯室间隔占 10%~15%,前间隔与后间隔占 50%。在非梗阻性肥厚型心肌病,室间隔与左心室后壁对称性均匀增厚,左心室流出道不狭窄;而在梗阻性肥厚型心肌病,室间隔增厚显著重于左心室后壁,IVS/LVPW≥1.3,多伴左心室流出道狭窄。若有主动脉瓣下狭窄(IHSS),心脏收缩时二尖瓣前叶前向运动加强,主动脉瓣收缩期扑动,可有二尖瓣关闭不全和主动脉瓣关闭不全。心尖肥厚型心肌病(AHCM)超声心动图的特征性改变是左心室长轴观切面可见心尖部室间隔和左心室后下壁明显增厚,心尖部心室腔狭小,收缩期可见肥厚心肌呈瘤状突起,导致心尖部左心室腔闭塞和心室腔明显缩小。有学者曾遇见 2 例 AHCM,其中 1 例在家系调查时发现。根据经验心肌蛋白基因突变所引起 HCM 为向心性肥厚,因而心腔变小或正常;全身其他系统疾病所引起左心室壁肥厚、心腔扩大。这点对两者的鉴别有一定价值。

多普勒超声测量 HCM 患者左心收缩功能,如射血分数(EF)、心轴缩短率(SF)、心脏指数(CI)、心搏指数(SI)等,早期多为正常,疾病晚期则可显著降低。通过对一家系调查中发现的 8 例 HCM 患者进行多普勒超声检查,结果显示,8 例 EF 和其中 7 例 SF 均在正常范围,仅有 1 例 9 岁女孩临床胸闷憋气明显,所测 SF 偏低(24.2%)。

(四)彩色多普勒心肌显像(DTI)

DTI 可直接显示不同部位、不同时段心肌运动速度。检查指标有:

1.二尖瓣运动速度　包括收缩期运动速度、舒张早期运动速度、舒张晚期运动速度。

2.左心室后壁运动速度　包括心内膜收缩期运动速度、心外膜收缩期运动速度、心内膜舒张期运动速度、心外膜舒张期运动速度、心肌收缩期运动速度、心肌舒张期运动速度。

3.心尖部心肌运动速度　包括收缩期运动速度、舒张早期运动速度。

4.室间隔心肌运动速度　包括收缩期运动速度、舒张早期运动速度。有学者检查 3 例 HCM 患儿 DTI 改变,并与 143 名正常小儿(7 个月至 12 岁)的 95% 下限对比,结果表明 HCM 患儿二尖瓣和心肌舒张早期运动速度均明显减慢,尤以舒张早期运动速度减慢显著。

(五)磁共振成像(MRI)

由于具备良好的空间和软组织分辨率,能重建左心室三维结构,精确定义肥厚心肌的分布与类型;可观察局部心肌肥厚或造成流出道梗阻的乳头肌结构,为外科手术治疗提供重要依据;注射造影剂后可显示瘢痕、纤维化以及心肌血流灌注情况,有助于评估患者猝死的风险。因此,心脏 MRI 是 HCM 影像检查的重要补充,对某些超声心动图不能明确诊断者特别有价值。通过对 225 例临床诊断或可疑 HCM 的患者进行心脏 MRI 检查,结果发现超声心动图漏诊的 16 例均为 HCM,其中 50% 以上为心尖肥厚型心肌病;依据左心室 9 节段分析法,这 225 例患者的 2025 个节段中,有 650 个节段(占 32.1%)受累及,其中室间隔基底段 167 个,室间隔中段 126 个,前壁基底段 102 个,前壁中段 71 个,左心室心尖部 67 个,下壁基底段 45 个,侧壁基底段和中段各 15 个。可见 MRI 不但可以弥补超声心动图的不足,提高 HCM 的阳性诊断率,还可以准确评估心肌组织学的受累分布。

(六)心导管检查和心血管造影

右心导管检查可显示肺动脉压力升高或右心室流出道狭窄征象。HCM 病例约 1/4 有肺动脉高压,多数为轻度。左心导管检查显示,左心室舒张末期压力显著升高,左心室腔与流出道之间存在收缩期压力阶差;主动脉或周围动脉压力波形显示上升支快速升高,呈现双峰,然后缓慢下降。心血管造影可显示心室间隔与心室壁肥厚以及心室腔减小的程度,收缩期二尖瓣前瓣叶运动位移与左心室流出道的狭窄征象。左心室造影尚可判明有无二尖瓣关闭不全。

由于近年来无创性超声心动图的发展,侵入性心导管检查和心血管造影已较少应用。

(七)基因检查

最新发明的 DNA 测序技术使 HCM 的诊断金标准成为可能,其准确性达 99.9%,敏感性为 50%～70%。突变筛查,目前在美国已商品化,在我国刚刚起步,它可用来指导患者家系进行廉价、高效、精确的筛查。如果已找到先证者的基因突变,则其家系高危成员的筛查就很容易确认。

【诊断】

2007 年中华医学会心血管分会制定了成年人 HCM 临床诊断标准,包括

1.主要标准 ①超声心动图左心室壁和(或)室间隔厚度超过 15mm;②组织多普勒、磁共振发现心尖、近心尖室间隔部位肥厚,心肌致密或间质排列紊乱。

2.次要标准 ①35 岁以内患者,12 导联心电图 Ⅰ,aVL,$V_{4\sim6}$ 导联 ST 下移,深对称性倒置 T 波;②二维超声室间隔和左心室壁厚 11～14mm;③基因筛查发现已知基因突变,或新的突变位点,与 HCM 连锁。

3.排除标准 ①系统疾病,高血压病,风湿性心脏病二尖瓣病,先天性心脏病及代谢性疾病伴发心肌肥厚;②运动员心脏肥厚。临床确诊 HCM 的标准:符合以下任何一项者:1 项主要标准＋排除标准;1 项主要标准＋次要标准③(即阳性基因突变);1 项主要标准＋排除标准②;次要标准②和③;次要标准①和③。

关于儿童 HCM 的诊断,目前尚无明确标准。临床多是参照上述成年人诊断标准,并结合不同年龄儿童超声心动图左心室壁和室间隔厚度正常值范围确定。

【治疗】

依据患儿有无症状及其严重程度,采取不同的治疗措施,其目的主要是缓解症状、防止并发症和猝死。对于无症状的 HCM 患者,是否应给予药物治疗,因缺乏大量病例的对照研究,尚不能确定。

(一)一般治疗

左心室心肌显著肥厚者,平日应注意休息,不可情绪激动,不可参加剧烈运动,更不能参加竞赛性运动,应定期咨询、随访。

(二)预防猝死

左心室流出道狭窄、心肌生理不稳定性和缺乏冠状动脉血流储备是导致患儿猝死的主要原因,有晕厥史或运动诱发低血压者均为高危儿,必须使用药物治疗。β受体阻滞药如普萘洛尔、阿替洛尔、美托洛尔等是治疗 HCM 最常用的一线药物。β受体阻滞药可通过抑制交感神经减慢心率、降低心肌收缩力、减少心肌耗氧量、增加心肌顺应性、改善心室舒张功能,使左心室舒张末压和心肌灌注增加,从而减轻伴随运动而出现的流出道梗阻,缓解心绞痛、呼吸困难及先兆晕厥等症状。由于β受体阻滞药可预防猝死,延缓病情的发展,故有学者认为,一旦诊断成立,即应长期使用。如考虑中断该药的应用时,必须缓慢减量停药,以防出现反跳性肾上腺素能高敏反应。普萘洛尔是最常用药β受体阻滞药,开始剂量 0.2～0.5mg/(kg·d),分 2～3 次口服,以后每 3～5 天增加一次剂量,4 周内达最大耐受量,即 2～3mg/(kg·d),疗程不能短于 8 周。Ostman-Smith 等回顾性研究发现,应用普萘洛尔治疗的 66 例 HCM 患儿中,1/3～1/2 用药后症状缓解;大剂量普萘洛尔[(5～23mg/(kg·d)]疗效更优,可使患儿死亡危险降低 1/10～1/5。

钙通道阻滞药如维拉帕米和地尔硫革对 HCM 患儿同样有效,尤其适用于对β受体阻滞药治疗无效的病例。钙通道阻滞药可降低心肌细胞内 Ca^{2+} 浓度,通过负性传导和负性肌力作用,改善心室肌顺应性和舒张功能。维拉帕米可有效降低左心室流出道收缩压差、改善舒张期不同步指数、增加舒张充盈,服用数日后症状即可改善,甚至有效减少心肌肥厚程度。1989 年,Udelson 报道,由于 50%无症状的 HCM 患者运动时核素检查会发生可逆性血管灌注缺损,且大多数用维拉帕米而改善,因此,用维拉帕米可能是有益的。维拉帕米剂量为每次 2mg/kg,3/d;其不良反应是窦房结自律性受抑和房室传导阻滞,曾有发生完全性房

室传导阻滞或其他严重心律失常的报道,个别病例因此加重症状甚或猝死,临床应用时应仔细观察。地尔硫䓬剂量为每次 0.5mg/kg,每 8h 1 次,如无不良反应,2～4d 后用量可加倍。关于二氢吡啶类的钙通道阻滞药如硝苯地平等在 HCM 患者的应用,观点不完全一致。有报道认为,硝苯地平可减轻患儿胸痛,改善心室舒张功能,与普萘洛尔同用可减少流出道压力阶差,很少引起房室传导阻滞;但也有学者认为,硝苯地平强烈的扩血管作用可导致低血压,并使流出道压力阶差增大,诱发晕厥甚至猝死。

(三)改善舒张功能、缓解症状

首选血管紧张素转化酶抑制药,如卡托普利(开搏通)、贝那普利(洛汀新)、依那普利等。ACEI 类药物可使肌肉松弛,减少心肌耗氧量,减少钠、水潴留,减轻心脏前后负荷。卡托普利常用剂量为 2mg/(kg·d),分 2～3 次服用。此药可长期服用,但也有文献报道长期服用可产生耐药而降低疗效。近年有报道 HCM 患者使用心钠素、神经肽链内切酶抑制药、硝酸盐等,可使 cGMP 增加,减轻心脏后负荷。

(四)控制心力衰竭

一般禁用洋地黄制剂,因为增加收缩力可使左心室流出道梗阻加重。对确有心力衰竭或危及生命的快速心房颤动者,可同时使用小剂量地高辛(一般剂量的 2/3)和普萘洛尔;也可应用磷酸酯酶抑制药(PDEI)如氨力农、米力农、依诺昔农等,此类药物可激活钙通道,钙内流加速从而增加心肌细胞耦联作用,同时作用于血管平滑肌,使外周血管扩张。目前临床应用较多的是米力农,小儿口服量为 1mg/(kg·d),分 3～4 次服用;静脉注射应以小剂量开始,每次 25～50mg/kg,间隔 10min 重复 1 次,最多 3 次,以后静脉滴注 0.25～0.5mg/(kg·min),维持 24～48h,停药 16h 后改口服。不良反应主要为室性心律失常。此药不宜长期应用。

既往 HCM 控制心力衰竭不用利尿药,以防大量利尿引起容量不足和低血压;近来证明有明显容量负荷过重者给予中小剂量利尿药可有助于减轻肺淤血症状,如与 β 肾上腺素能受体阻滞药(如普萘洛尔)或钙拮抗药(如维拉帕米)同用,则效果更佳。

(五)抗心律失常

β 受体阻滞药是治疗 HCM 并发室性期前收缩、室性心动过速、阵发性室上性心动过速、心房颤动等快速心律失常的一线药物。上述心律失常亦可使用胺碘酮和普罗帕酮。胺碘酮能减轻症状,提高运动能力,并有可能改善预后,用量为 10～12mg/(kg·d),分 2～3 次服用。普罗帕酮则为每次 3～5mg/kg,1/(6～8)h。药物治疗无效者,应根据病情需要评估置入 ICD。

(六)置入起搏器

近年来主张对于 HCM 高危患者,即便无临床症状也应置入埋藏式心脏复律除颤器(ICD)。目前临床应用的 ICD 都能自动诊断和治疗快速室性心律失常,具有电击除颤和抗心动过速起搏 2 种功能,有些还具有抗心动过缓起搏功能,因此,ICD 被认为是控制恶性室性心律失常、减少心脏猝死的唯一有效措施。我国儿科应用 ICD 起步较晚,但随着对疾病认识的不断深入和临床诊疗技术的不断进步,相信应用 ICD 救治 HCM 重危患儿将会有较快发展并积累丰富经验。

(七)室间隔介入消融术

1995 年 Sigwart 首次经导管将无水乙醇注入室间隔动脉,通过形成局部心肌梗死达到减低室间隔厚度、降低流出道梗阻的目的,此即室间隔介入消融术。2003 年 Bhagwandeen 采用乙醇消融治疗 40 例梗阻性 HCM,其中 35 例(88%)手术成功,局部室间隔厚度从(20.8±3.9)mm 减至(13.2±3.3)mm,左心室流出道压差从(86±38)mmHg 降至(16±16)mmHg。2006 年 Alam 等综合已发表的经皮腔内室间隔消融术资料共 2959 例,大多数患者术后症状和左心室流出道梗阻持续缓解,约 11% 的患者术后症状缓解不理想,其中 7% 再次行化学消融术后症状缓解,最后约 2% 患者须转至外科手术治疗。有报道 1 例 14 岁儿童 HCM

成功进行经皮室间隔乙醇消融术,术中患儿在注射无水乙醇时诉有胸痛,但无其他不适;术后1个月HCM临床症状完全消失;随访1.5年以上,情况稳定无反复。化学消融术的并发症主要是传导阻滞,Alam综合报道中统计,一度房室传导阻滞发生率约53%,右束支传导阻滞46%,左束支传导阻滞6%,因完全性房室传导阻滞需要安装永久起搏器的患者大约占10%。化学消融术的另一潜在风险是室间隔坏死区及其周围可能存在心电不稳定,增加室性心律失常的发生机会。

(八)手术治疗

外科手术有2种方法,一是部分室间隔切除术,一是心脏移植;前者被认为是当前治疗HCM的金标准。手术方法是切除左心室流出道和室间隔肥厚的肌层,以缓解左心室流出道梗阻。手术适应证是左心室流出道压差超过50mmHg、室间隔厚度>15mm、存在严重的左心室流出道梗阻症状而药物治疗无效者。多数学者认为该手术治疗的优点是立竿见影,术后患者症状和血流动力学均立即改善,远期死亡率显著降低。Fowla曾报道本症155例,其中未治疗组47例,普萘洛尔治疗组77例,外科治疗组31例;平均随访5.5年,结果发现疗效是手术治疗组好于普萘洛尔组、普萘洛尔组好于未治疗组。手术本身死亡率为5%～10%。个别患者术后出现心肌受损和纤维化。近年来运用经主动脉行室间隔肌切开术—部分肌切除术和二尖瓣前叶皱襞术结合的外科治疗,可防止二尖瓣前叶的收缩期前向运动而消除其对流出道的梗阻,疗效较理想。随着对本病认识的深入和外科技术的提高,现HCM手术相关的总死亡率已降低至5%以下;而且HCM患者心肌切除术后心脏猝死的危险性降低,置入ICD患者放电次数明显减少,与介入消融术相比,心肌切除术致心律失常的概率减小,更适合有猝死高危风险的年轻患者。

心脏移植是根治疗法。自1980年发现用环孢素预防和治疗心脏移植后排异反应效果显著,心脏移植在全世界迅速发展。20世纪90年代以来心脏移植国际上每年超过3000例。1994年统计心脏移植5年存活率达84%,10年存活率为61%。目前等待心脏移植的成年人中以冠心病最多,小儿以心肌病最多。1991年斯坦福大学Bailey报道小儿心脏移植53例中36例为心肌病,效果良好。

(九)基因治疗

随着21世纪基因工程和医学科学技术的突破性发展,HCM有可能通过基因治疗控制心脏细胞的肥厚和分化,虽然这并非短时能研究成功,因此临床应用此治疗方法将不是遥远的。

【预后估计与预防】

HCM的预后与年龄、病情轻重及治疗措施是否恰当有关。有症状的婴儿特别是伴有心力衰竭和青紫的患儿,5年病死率达80%以上。2%/年,上海交通大学医学院附属上海儿童医学中心报道,1999年5月至2009年12月诊治的HCM 80例,失访23例,随访的57例中,1年生存率94.1%,2年生存率72.7%,5年生存率50%。HCM病变是进行性的,虽然发展缓慢,但是不可逆的,并且可能发生突变或猝死。<10岁猝死率可达每年6%～8%,只有极少数可减轻,50%死于强体力活动当时或活动后即刻,很多临床型患者虽然精力充沛但仍有猝死的可能。认识猝死的危险指标并进行危险性评估,对防止猝死、改善预后有着十分重要的意义。

目前认为猝死的危险指标包括:

1.有猝死家族史。

2.有无法解释的晕厥。

3.极度的左心室肥厚。

4.Holter监测出现非持续性室性心动过速。

5.运动后血压反应异常(直立运动低血压反应)。

6.肌钙蛋白T基因突变。同时存在2项及以上危险指标的患者,为猝死高危者。儿童仅有1项晕厥史者,即为高危患者。

对猝死高危患者的一级预防,须针对致严重心律失常的机制,采用药物或置入 ICD。对心脏停搏和(或)室性心动过速复苏成功者的二级预防,则是直接置入 ICD。目前认为,ICD 是预防高危 HCM 患者猝死的最有价值的措施。

（刘睿骞）

第三节 限制型心肌病

一、概述

1995 年,世界卫生组织和国际心脏病学会(WHO/ISFC)将限制型心肌病(RCM)定义为以心室充盈受限、单侧或双侧心室舒张容量减少、收缩功能和室壁厚度正常或接近正常、伴增生性间质纤维化为特征的一类心肌病。2006 年,美国心脏病学会(AHA)重新审视了心肌病的概念和分类,对既往观点做了众多修正,但唯独对上述 RCM 定义完全保留,提示 10 年间对 RCM 的认识并无实质性改变。AHA 把是否遗传作为心肌病分类依据,将 RCM 列为原发性心肌病的混合性(遗传性/非遗传性)类别,提示 RCM 病因的复杂性。2008 年,欧洲心脏病协会在心肌病分类中取消了原发性与继发性,首先依据心脏解剖将 RCM 与扩张型心肌病(DCM)、肥厚型心肌病(HCM)等并列为 5 大心肌病类型之一,使人对其解剖特点一目了然。RCM 可分为原发性和继发性。原发性是指病变局限于心肌;继发性是指继发于其他疾病。继发性 RCM 有心内膜纤维化(如 Davis 病、Loeffler 综合征),血色病(体内铁含量过多),淀粉样变性,Gaucher 病(部分患儿),草酸盐沉积病(部分患儿),治疗肿瘤药物毒性反应,转移肿瘤,放射病,白消安、汞制剂、麦角胺等药物毒性反应,硬皮症等。

二、流行病学

RCM 是一类较少见的心肌疾病,约占原发性心肌病的 5%,儿童期极少发病。2003 年,澳大利亚发表的一项国家儿童心肌病回顾性研究表明,1987~1996 年共有 314 例新发儿童原发性心肌病,其中确诊为 RCM 者仅 8 例(2.5%),年发病率为 0.03/10 万。同年美国也发表了一项儿童心肌病的流行病学调查报道,1996~1999 年 2 个地区共登记新确诊儿童心肌病 467 例,其中 RCM 及其他(非扩张型心肌病、非肥厚型心肌病)15 例(3%),年发病率为 0.04/10 万,与澳大利亚统计极为接近。近年来随着心脏检查技术的发展和应用,各地散发病例和儿童病例的报道,日渐增多。据最早报道小儿 RCM 11 例,6 岁以下发病者 9 例,其中 3 岁以内者 4 例。据报道山东省立医院接诊 6 例,年龄均在 2~12 岁。据统计 1999 年 5 月至 2009 年 12 月上海儿童医学中心 10 年间原发性心肌病 339 例,其中 RCM16 例,占 4.17%。

三、病因与发病机制

RCM 病因迄今未明,可能与下列因素相关。

1.遗传因素　有数据表明,约 30% 病例有家族发病倾向,提示遗传因素参与 RCM 的发病。家族性

RCM 与常染色体显性遗传有关。现已发现编码结蛋白的 DES 基因突变和编码肌钙蛋白 I 的 TNNI3 基因突变均可引致 RCM，前者还会同时引起心肌肥厚与限制性生理改变。美国的一项儿童心肌病流行病学调查表明，截至 2006 年 9 月共发现确诊的 RCM 患儿 139 例，其中 37 例（27%）被认为具有限制-肥厚型表型。

2.特发性　很多患者找不到任何原因，被称为特发性 RCM。

RCM 的病因分布似乎与年龄和地域有一定关系。成年人 RCM 中，特发性约占 35%，淀粉样变性约占 32%，心内膜心肌纤维化约占 30%；而在小儿，据 Denfield 报道，12 例儿童 RCM 中有肥厚型心肌病 3 例，心肌肥厚伴限制性生理 3 例，特发性与家族性者各 2 例，嗜酸细胞增多性与感染性者各 1 例。

四、病理改变

（一）病理组织学改变

1.肉眼观察　RCM 心脏多数正常或轻度增大，心室内膜被一层弥漫增厚的纤维组织所覆盖（最厚时可达正常人的 10 倍），从流入道到心尖部广泛延伸，几乎充满了整个心室腔，甚至累及房室瓣、乳头肌和腱索，致使心室腔变小，严重者几近闭塞。心室受累可为单侧，而多数病例（50% 以上）左右心室均被波及。心房一般都明显增大。患者常伴附壁血栓。

2.组织学改变　分为浸润性病变与非浸润性病变两大类。浸润性病变常为全身疾病造成的心肌局部组织学改变，见于淀粉样变性的心肌间质淀粉样物质堆积、类肉瘤的心肌内肉瘤样物质浸润、血色病的心肌内含铁血黄素沉积、糖原贮积症的心肌内糖原颗粒过度积聚等。非浸润性病变包括 Loffler 心内膜炎与心肌心内膜纤维化 2 种。Loffler 心内膜炎早期心内膜有大量嗜酸细胞炎性浸润，心肌细胞溶解、变性或空泡样改变，晚期则表现心内膜胶原纤维增生。特发性 RCM 的典型改变是心肌心内膜的间质纤维化，伴有代偿性心肌细胞肥大、变性或坏死，没有异常物质浸润性心肌疾病表现，亦少有心肌纤维排列紊乱。Hirota 对日本 23 例特发性 RCM 进行心肌组织学检查发现，22 例存在间质纤维化，13 例有心内膜增厚，10 例肌原纤维肥厚，4 例心肌纤维排列紊乱。通过对中国 25 例临床诊断为 RCM 的患者进行心内膜心肌活检显示，16 例淀粉样物质沉积，2 例嗜酸细胞浸润并心肌坏死变性，另有 7 例显示心肌病变，但无特异性病理形态改变。

（二）病理生理改变

由于心肌间质纤维化，RCM 的血流动力学特点表现为室壁僵硬，心室顺应性降低，舒张末压升高，肺循环和体循环淤血，房室瓣反流，心房扩大而心室腔缩小，最终造成心室舒张功能障碍，心室充盈不足，心排血量减少，心功能降低。

五、临床表现

RCM 通常在青少年期发病，婴儿期发病者罕见。若在儿童期发病，则年龄越小，病情越重。患儿大多起病隐缓，临床所见随受累心室及病变程度有所不同。早期可无症状，或仅有轻度头晕、乏力或活动后心悸。随病程发展，多数病例表现为右心病变，主要是静脉压升高，临床上酷似缩窄性心包炎，患儿可有呼吸困难，颈静脉怒张、肝大、腹水及下肢水肿；晚期出现舒张功能障碍表现，部分患儿可因低心排而发生晕厥、抽搐等心脑综合征症状。晕厥常是猝死的先兆，Sannon 等报道 5 例 RCM 猝死病例，其中 3 例有晕厥史。患者心率异常加快且伴心电图心肌缺血样改变，提示晕厥和猝死的危险性大为增加。

左心受累为主者，常有咳嗽、喘憋、胸痛，有时伴有肺动脉高压的表现，很像风湿性二尖瓣损害，严重者出现咳血性泡沫痰、端坐呼吸等左心衰竭症状。心脏检查可有心界扩大,心尖搏动减弱,心率加快,可出现奔马律,左房室瓣区闻及收缩期杂音或第3、第4心音。可有吸气期静脉压增高现象(Kussmaul 征)。少数病例可有栓塞表现。

六、辅助检查

(一)实验室检查

通常血清脑利钠肽(BNP)水平都升高。当有进行性心肌坏死时,肌酸激酶同工酶(CK-MB)和心肌肌钙蛋白(TnI)也可升高。田庄所测 25 例 RCM 患者 BNP 均升高,平均 BNP 水平达 577pg/ml(正常范围 0～100pg/ml);其中 7 例(14.8%)CK-MB 轻度增高,3 例 TnI 升高。

(二)胸部 X 线检查

早期心影轻至中度扩大。右心病变者多致心影呈球形或烧瓶状,右心房增大,肺血减少,偶见右心室内膜呈线形钙化阴影。左心病变者心影改变似风湿性二尖瓣病变,左心房增大明显,肺淤血或有不同程度肺动脉高压表现。双室病变为上述 X 线片的综合表现,常以右心室病变为主,两侧心房均增大但右心房大更明显,心脏搏动减弱,可有少量胸腔积液或心包积液。

(三)心电图

心电图最常见的是 P 波增高增宽,有切迹,显示左右心房均增大;可有右心室肥厚、右束支传导阻滞和左心室肥厚。有些病例表现心肌缺血如 ST-T 波改变及异常 Q 波。心律失常以窦性心动过速和心房扑动最为常见,其次为心房纤颤和房室传导阻滞,其他如房性心动过速、病态窦房结综合征以及预激综合征也有报道。北京儿童医院报道的 11 例患儿中,频发房性期前收缩 1 例,心房扑动、心房颤动各 1 例。山东省立医院报道的 6 例中,一度房室传导阻滞 1 例,心房颤动 2 例。

(四)多普勒超声心动图

超声心动图检查对诊断很有帮助。可见心内膜超声反射增强增厚,左心室壁增厚,心室腔狭小而左、右心房明显扩大,心尖可呈闭塞状。房室瓣、腱索、乳头肌及心尖部心内膜增厚,常有三尖瓣及二尖瓣关闭不全。多数病例有少至中量心包积液,少数可有附壁血栓。

多普勒超声显示房室瓣舒张早期充盈速度增加,而心房充盈速度降低,表现为二尖瓣和三尖瓣均有 E 峰减速时间缩短,A 峰明显升高,E/A 比值减小,吸气时肝静脉舒张期血流逆转增加,提示舒张功能降低。病程晚期心室收缩功能亦降低,表现为心室射血前期(PEP)/射血期(VET)比值增大,心搏指数(SI)和心脏指数(CI)下降。

多普勒心肌显像显示二尖瓣运动速度包括收缩期运动速度、舒张早期运动速度和舒张晚期运动速度均下降,尤其是舒张早期二尖瓣运动速度下降明显。Garcia 报道,舒张早期二尖瓣运动速度正常对照组为(14.5±4.7)cm/s,RCM 组仅(5.1±1.4)cm/s,两者差异显著。李桂梅研究发现,RCM 组二尖瓣舒张早期运动速度(2.90cm±1.15cm/s)仅为正常对照组(12.97cm±0.90cm/s)的 1/4。

(五)心导管与心血管造影

心导管检查的特点是呈现心室舒张末压升高的"平方根"样心室压力曲线,即舒张期一开始心室压力快速而陡峭地下降,但因心室充盈受限,故在舒张早期又快速回升至平台状。通过对 16 例患者进行右心漂浮导管检查,其中 9 例(56.25%)出现典型的"平方根"样右心室压力曲线。右心室平台舒张压与右心室收缩压间的差值减小,两者之比往往<1∶3,致使心排血量减低。受心室压力改变的影响,腔静脉、心房、肺动脉压力以及肺动脉阻力均可升高,通常肺动脉收缩压均在 50mmHg 以上。

心血管造影显示心室流入道和心尖部心腔狭小甚至闭塞,流出道反而扩张,心房扩大,可见房室瓣反流。右心病变者示右室心尖闭塞,右流入道收缩变形,三尖瓣关闭不全,右心房显著扩大;左心病变者示左心室轻度增大或不大,但有变形,二尖瓣关闭不全,左心房中度扩大。

七、诊断

小儿 RCM 临床表现多样,诊断较为困难,应根据病史、体征和辅助检查等综合分析才能提高临床检出率。确定诊断须考虑以下特点:①无相关感染病史;②临床表现为缓慢发生的右心衰竭征象,如颈静脉怒张、肝大、腹水、下肢水肿等;③心脏检查常可触及心尖搏动,有奔马律、房室瓣关闭不全杂音;④胸部 X 线、CT 和 MRI 检查无心包钙化或增厚;⑤心电图 P 波增高增宽及 ST-T 改变,常有房室传导阻滞或束支传导阻滞;⑥超声心动图示双侧心房扩大,心尖部心室腔闭塞,心室壁增厚;⑦心导管检查呈现心房、心室压力均升高,并呈现心室舒张末压升高的“平方根”样压力曲线;⑧心内膜心肌活检有助于确定诊断。

八、鉴别诊断

RCM 首先要区别为原发性和继发性。因此,对 RCM 首先要仔细检查是否有继发性 RCM 的原发病。原发性 RCM 主要应与缩窄性心包炎(CPC)相鉴别。CPC 是指心包炎症后心包增厚、粘连或瘢痕形成,以致心脏受压、回心血量减少、舒张期充盈受限而引起心排血量降低和静脉压升高的心血管疾病。其临床表现和血流动力学改变与 RCM 极为相似,但 CPC 可通过切除增厚的心包而有效治疗,手术简单、预后较好,因此鉴别诊断十分重要。

CPC 血流动力学特点主要有 3 个:①心腔压力不再受呼吸时胸腔压力变化的影响;②左、右心室间的相互依赖性增加;③心室舒张充盈障碍伴继发性心率加快。CPC 临床特点除具备低心排血量和右心衰竭症状外,还常有金黄色葡萄球菌或结核感染史,极少有心脏杂音,心尖搏动常消失。X 线检查心影增大不明显,心外缘僵直,包壳状,常见心包钙化阴影。心电图以低电压及 T 波改变为主,无 P 波高大增宽改变。最具鉴别诊断意义的是多普勒超声心动图,CPC 显示心包增厚,可有钙化,心室腔大小正常,不会出现心房异常增大和心内膜、心瓣膜的异常改变;多普勒超声 CPC 时显示二尖瓣血流 E 峰与 A 峰流速均下降,但 A/E 比值较正常无改变(RCM 的 A/E 比值明显增大),二尖瓣 E 峰速度随呼气变化>25%(RCM<10%),Rajagopalan 在经证实的 19 例 CPC 和 11 例 RCM 的对比研究中发现,以二尖瓣 E 峰流速随呼气变化≥10%诊断 CPC,其敏感性为 84%,特异性达 91%。彩色多普勒心肌显像对 CPC 和 RCM 的鉴别诊断也很有价值,根据笔者的研究,二尖瓣舒张早期运动速度在 CPC 组与正常对照组无差异(11.78±1.35cm/s,12.97±0.90cm/s),而在 RCM 组则显著下降(2.90±1.15cm/s),CPC 几乎是 RCM 的 4 倍,这是由于 CPC 病变在心包,心肌本身没有病变或病变轻微,因此,二尖瓣舒张期运动速度不会像 RCM-样受影响。我们建议以二尖瓣舒张期运动速度≥10cm/s 为 CPC 和 RCM 的鉴别点;Rajagopalan 则建议以≥8cm/s 鉴别 CPC 和 RCM,经验证其敏感性为 89%,特异性达 100%,心导管检查虽然 CPC 与 RCM 均有心室舒张压升高,但 CPC 有以下 3 点不同:①两侧心室的舒张压几乎相等,一般相差不超过 5mmHg;②肺动脉收缩压较低;③右心室平台舒张压与右心室收缩压峰值之比往往>1∶3。CPC 心血管造影及核素造影无异常。上述种种均有助于 RCM 与 CPC 的临床鉴别。

九、治疗

(一)内科治疗

目前对 RCM 尚缺乏经得起验证的有效内科治疗,临床主要采用利尿药、血管扩张药、钙拮抗药及营养心肌等综合疗法。因心内膜增厚并纤维化,心腔几近闭塞,心脏舒张功能障碍,故洋地黄类强心药物作用不大;若伴有心房颤动等快速心律失常时,可试用毛花苷 C 或地高辛治疗。利尿药须谨慎应用,因过分降低心脏前负荷有可能进一步降低心排血量;但小剂量使用可能有助于减轻肺淤血和右侧心力衰竭症状。当有腹水或水肿时,最好选用抗醛固酮类利尿药,并限制钠水摄入,谨防电解质紊乱。应用血管紧张素转化酶抑制药(ACEI)也应倍加小心,因为 RCM 患者几乎没有增加心搏的能力,急性血管扩张极有可能导致低心排和低血压。β受体阻滞药的作用尚不明确。当患儿心率很快、心电图有心肌缺血样改变时,有学者主张应用β受体阻滞药以期减慢心率、防止晕厥或猝死;但也有学者认为心率加快是患儿对相对固定的低心排血量的唯一代偿,不宜过分干预,而且适合每名患儿的最佳心率也难以确定。对嗜酸性粒细胞增多者,可试用肾上腺皮质激素和免疫抑制药,一般用泼尼松 $1\sim1.5mg/(kg \cdot d)$,分 $2\sim3$ 次口服。如发生血栓栓塞,应给予抗血小板或抗凝治疗。

(二)置入起搏器

对于有明显心脏缺血和(或)晕厥的 RCM 患者,可考虑置入埋藏式心脏复律除颤器(ICD)。ICD 具有电击除颤、抗心动过速起搏和抗心动过缓起搏等多种功能,因此尽管尚未获循证医学的证明,但置入 ICD 肯定有利于猝死高危病例。

(三)外科手术

晚期出现心内膜心肌纤维化时,内科治疗常难奏效,可试行外科姑息疗法,如心内膜剥离术,若有瓣膜病变也可同时做二尖瓣或三尖瓣置换术。1971 年,Dubost 报道 20 例手术治疗者,因手术而死亡 3 例,随访死亡 4 例,7 例需安装永久性心脏起搏器,存活者未见疾病复发。以后陆续有手术剥离心内膜的报道,对改善症状有一定效果。对已有心源性肝硬化者,不宜手术治疗。

心脏移植是目前公认的 RCM 根治疗法。随着医学科技的发展和对移植后排斥反应的控制,心脏移植术的成功率已大大提高。据 2007 年国际心肺移植协会统计,小儿心肌病心脏移植术后的 5 年存活率已达 80%。如此乐观的结局远远超出 RCM 的自然病史,以至于许多研究组织建议患儿一旦确定该病诊断,不管是否出现症状,都应采取心脏移植治疗。目前学术界一致的意见是,假如肺血管阻力进行性增高,即应考虑尽早移植手术,术后肺血管阻力通常都会降为正常。

十、预后

小儿 RCM 预后差。根据一项多中心研究报告,新诊断的 RCM 病例若不进行心脏移植,平均只能存活 $0.9\sim2.7$ 年;存活 5 年者仅为 39%;约 57% 的患儿诊断 1 年内或做心脏移植(占 2/3)或死亡(占 1/3)。当然,也有报道患儿未做移植而存活数年甚至 10 年的,但因报道的例数较少以及患儿异质性的关系,目前还难以做到预测具体患者是做心脏移植寿命长还是自然存活时间长。

多数学者认为影响预后的危险因素主要有 3 项:低心排、血栓栓塞和肺血管阻力增高。低心排是导致晕厥和猝死的主要因素,猝死在 RCM 的发生率为 28%,年死亡率为 7%。血栓栓塞包括肺栓塞、脑栓塞和大血管栓塞等,发生率为 31%~33%,是致残的主要原因。RCM 存在肺血管阻力增高的危险,据统计,肺

血管阻力超过 $6U \cdot m^2$ 者约占 56%,超过 $10U \cdot m^2$ 者约占 38%,是阻碍患者接受心脏移植、促进死亡的重要原因。如果 RCM 患儿不存在上述 3 项危险因素和其他并发症,则其自然寿命可能会稍长。

(刘睿骞)

第四节　急性心包炎

一、疾病概述

急性心包炎大致分为感染性与非感染性两类,且常为全身疾病的一部分。在新生儿期主要原发于败血症,在婴幼儿期多并发于肺炎、败血症,4～5 岁以上儿童多数为风湿热、结核病、化脓性或病毒性感染;有时并发于类风湿病或其他结缔组织病,也偶见于尿毒症或局部创伤等。由于急性心包炎常是全身性疾病的一部分,或邻近组织病变的扩展,临床往往以原发病的表现为主,有时甚至可掩盖心包炎的所见,导致漏诊。

二、病历书写要点

(一)临床特点

1.症状与体征

(1)心前区刺痛或压迫感:可随深吸气及仰位而加重,疼痛的性质及程度可有很大差别。

(2)呼吸困难:多数患儿所谓呼吸困难往往是为了减轻疼痛而采取表浅的快速呼吸。只有大量积液由于压迫肺组织才产生真正的呼吸困难。

(3)心包摩擦音:以胸骨左缘下端最明显,特点为声音粗糙,似在耳边摩擦皮革,和心音一致而与呼吸节律无关。摩擦音来去不定,且常出现于疾病早期,当心包积液增多时往往消失。

(4)颈静脉怒张及奇脉:心包积液较多,特别在发生迅速者,患儿常有呼吸困难、心动过速,烦躁,常采取坐位。依据对心脏压迫程度,脉搏可正常、微弱或为奇脉,以及颈静脉正常或怒张。

(5)心界扩大:向左右两侧扩大并随体位变动而改变,坐位时下界增宽,卧位时心底部增宽。心尖冲动不清楚,心音遥远。

(6)Ewart 征阳性:大量积液压迫肺及支气管,可在左肩胛角下出现浊音及支气管呼吸音,即 Ewart 征阳性。

2.症状加重及缓解因素

加重因素:活动可以引起症状的加重。

缓解因素:预防感染病毒、细菌,保持身心健康,避免过重,绝对卧床。

3.并发症　本病常并发心肌炎和心内膜炎。部分可遗留心肌损害和发展成缩窄性心包炎。

（二）急性心包炎鉴别（表 3-1）。

表 3-1　急性心包炎鉴别

误诊征象	疾病	病因或诱因	误诊征象特征	阵随症状与体征	相关检查
心包积液	化脓性心包炎	细菌感染	持续高热、畏寒、寒战等中毒症状，早期常被原发性感染症状所掩盖，可在短时间内形成心包缩窄	持续高热、畏寒、寒战等中毒症状	心包穿刺可见脓性心包积液，进一步血常规、细菌培养等检查可确定积液性质及病原种类
	病毒性心包炎	常见学龄儿童，与病毒性心肌炎同时存在	心包积液量较少，多为自限性疾病	可有心前区疼痛、呼吸困难时胸痛剧烈，少部分可并发胸膜炎，大多患儿可听到心包摩擦音	心影轮廓及大小改变迅速，心包积液为浆液血性，血沉增快可持续全程
	结核性心包炎	结核感染	常见学龄前后儿童，及结核接触史，心包穿刺多见草绿色或血性心包积液	可有低热、乏力、盗汗、纳差、消瘦等结核中毒症状	PPD 皮试阳性，PPD 抗体阳性，ESR 明显增快，心包穿刺多见草绿色或血性心包积液
	风湿性心包炎	多见于学龄儿童，必须有风湿热病史	多见于学龄儿童，心包积液常为少至中量，一般不需做心包穿刺放液	必须有风湿症状及全心肌炎表现，心脏杂音	ESR、ASO、CRP 增高
	心包切开术后综合征	多发于外科手术后 1～2 周，为机体对损伤的心包膜发生的免疫反应	心包积液为浆液血性，常并发胸腔积液	发热、有心前区疼痛，可听到心包摩擦音	
	寄生虫性心包炎	寄生虫感染，如肺吸虫感染；阿米巴感染；丝虫性感染	肺吸虫性感染可见心脏压塞或休克。阿米巴感染，心包穿刺为巧克力样脓液。丝虫性感染可见全身中毒症状和心前区疼痛，大量心包积液	肺吸虫性感染可出现咳嗽、气促、呼吸音降低、啰音、心包摩擦音等。阿米巴肝脓肿，感染中毒症状。丝虫性感染可见淋巴管炎、淋巴结增大、乳糜尿、象皮腿，全身中毒症状和心前区疼痛	嗜酸性粒细胞增多
	肿瘤性心包积液	为原发性心包或机体其他部位肿瘤转移所致	若肿瘤患者突然胸痛、心包摩擦音、既往无心脏病史，出现难以控制的心力衰竭、低血压、心律失常等可考虑诊断为此病	依肿瘤部位、大小、是否压痛及周围组织、上下腔静脉、积液生长速度及数量而异	短时间内出现心影增大，心律失常

续表

误诊征象	疾病	病因或诱因	误诊征象特征	阵随症状与体征	相关检查
	尿毒症性心包炎	多见于肾衰末期,长期透析患儿	症状轻微,可见胸痛、憋气、心包摩擦音	伴有水肿、少尿等肾病体征	某些药物和电解质紊乱可使心电图表现不典型,超声心动图可见心包积液
	自身免疫性心包炎	系统性红斑狼疮等自身免疫性疾病导致	心包积液为渗出液,积液迅速增加者可造成心脏压塞	发热、胸痛	心包壁或心包积液中可见狼疮细胞、免疫复合物、抗 DNA 抗体、抗核抗体等
	乳糜性心包积液	多由外科手术创伤或肿瘤转移造成胸导管破裂或阻塞淋巴管所致	心包积液富含胆固醇或三酰甘油、呈乳白色或棕黄色。极少见	原发病症状、体征	心包积液富含胆固醇或三酰甘油、呈乳白色或棕黄色。极少见

三、规范诊断

1.诊断标准

病因诊断:①结核性心包炎:起病慢,有结核中毒症状,如午后发热、盗汗等,血沉快,结核菌素试验强阳性,心包抽液查结核杆菌阳性率 40％左右,心包外(例如肺部)可能有结核病灶。②急性非特异性心包炎:前胸痛较突出,病前常有上呼吸道感染,体温可达 39℃ 以上,除外结核性。③化脓性心包炎:心包抽液呈脓性即可确诊。④风湿性与其他风湿性疾病所致的心包炎:一般有原发病的临床特征。

电诊断心电图检查:由于心包渗液可产生 QRS 低电压,心外膜下心肌损伤可引起 ST 段及 T 波改变。病初可见除 aVR、V_1 导联 ST 段下降外,其余各导联 ST 段均呈弓背向下型的上升,持续数日 ST 段恢复到基线,T 波呈普遍低平,继之由平坦变为倒置,可持续数周或更久。

影像诊断超声心动图检查:积液少时即可在左室后壁和心包间出现液性暗区,积液增多在右心室前壁心外膜前方也出现液性暗区。并可估测积液量及帮助心包穿刺的定位。

2.疗效判定　痊愈:症状、病理体征消失,X 线、心电图和(或)超声检查恢复正常或大致正常;好转:症状、病理体征好转,X 线和(或)心电图、超声心动图改善;未愈:症状无好转,心脏压塞体征加重。

四、医嘱处理

(一)接诊检查

1.实验室检查　化脓性心包炎有白细胞计数及中性粒细胞增多。血清谷草转氨酶,乳酸脱氢酶测定正常或稍高。血沉增快。

2.X 线检查　当心包腔内有 150～200ml 以上的积液,X 线可见心影增大,渗液更多时,心影可呈烧瓶形,心脏各弓消失,卧位心底增宽,上腔静脉明显扩张,右侧心膈角锐利,肺野清晰,无肺淤血征象。

3.心电图　急性心包炎开始时 Ⅰ、Ⅳ、aVL、aVF 和 V_2～V_6 导联 ST 段呈凹面向上的抬高,aVR 导联则压低,此改变可持续数日;继之 ST 段回到基线,T 波开始变平坦;而后在原有导联出现对称性 T 波倒置,程度可轻可重;至恢复阶段,T 波可正常,但时间可迁延很久,无异常 Q 波,大量心包积液者,肢体导联 QRS 波群可见低电压。

4.超声波检查 可发现少于 100ml 的心包积液,大量心包积液时,可见室间隔矛盾运动。Doppler 超声可以发现心室舒张充盈受阻的血动力学证据。

5.心包穿刺检查 可作为证实诊断或抽出渗液治疗手段。可采用胸骨左旁途径或斜突下左肋缘途径。穿刺抽出液体需进行细菌学检查,必要时可在心包腔内注入 100~200ml CO_2,立即进行 X 线检查,了解心包腔大小和厚度,有无块物突入心包腔。

6.周围静脉压测定 心脏压塞患儿,周围静脉压明显增高达 15~40cmH_2O。

(二)规范处理

1.一般治疗 急性期应卧床休息,呼吸困难者取半卧位,吸氧,胸痛明显者可给予镇痛药,必要时可使用可待因或哌替啶。加强支持疗法。

2.病因治疗

(1)急性心脓性心包炎:针对病原菌选择有效抗生素,足量、足疗程、联合用药。疗程应在感染被控制后维持 2 周,如果治疗仍不彻底,应尽早施行心包切开引流术,可以提高治愈率,减少心包缩窄的发生。

(2)结核性心包炎:尽早进行抗结核治疗,疗程 18~24 个月,皮质类固醇可同时使用 6~8 周。内科治疗无效者应考虑心包手术。

(3)非特异性心包炎:对症治疗多能自行痊愈,皮质类固醇能有效控制急性期症状,反复发作者,可考虑心包手术。

(4)风湿性心包炎:抗风湿治疗后,往往心包炎自行消退,不遗留缩窄,无需心包穿刺或手术治疗。

3.解除心脏压塞 大量渗液或有心脏压塞症状者,可施行心包穿刺术抽液减压。穿刺前应先作超声检查,了解进针途径及刺入心包处的积液层厚度,穿刺部位有:①常于左第 5 肋间,心浊音界内侧 1~2cm 处(或在尖搏动以外 1~2cm 处进针)穿刺针应向内、向后推进,指向脊柱,病人取坐位;②或于胸骨剑突与左肋缘形成的角度处刺入,针尖向上、略向后,紧贴胸骨后推进,病人取半坐位;③对疑有右侧或后侧包裹性积液者,可考虑选用右第 4 肋间胸骨缘处垂直刺入或于右背部第 7 或 8 肋间肩胛中线处穿刺,为避免刺入心肌,穿刺时可将心电图机的胸前导联连接在穿刺针上。在心电图示波器及心脏 B 超监测下穿刺,如针尖触及心室肌则 ST 段抬高但必须严密检查绝缘是否可靠,以免病人触电,另有使用"有孔超声探头",穿刺针经由探头孔刺入,在超声波监测下进行穿刺,可观察穿刺针尖在积液腔中的位置以及移动情况,使用完全可靠。

(三)注意事项

积极治疗原发病,如结核病、风湿热、败血症等,以防止本病的发生。加强锻炼,提高机体抵抗力。慎起居,节饮食,调理情志。

五、诊治进展

1.治疗原则 急性心包炎患者均应卧床休息,加强营养,维持水分及电解质平衡,使用镇痛药,一般无需使用强心药或利尿药。为了排除化脓性心包炎和肿瘤性心包炎,常须作心包穿刺抽取心包液作细菌学、细胞学及生物化学检查等。如出现心脏压塞的征象,应立即进行心包穿刺并留置导管引流。心包穿刺是否成功虽与施术者的经验和技术水平有关,但在很大程度上取决于心包积液量的多少。右室前壁液性暗区>10mm 者穿刺成功率为 93%,若仅左室后壁有小量渗液,穿刺成功率为 58%。心包积液量较少为了诊断而进行心包穿刺时应在心电图或超声心动图指引下,以策安全。心脏压塞患者抽液 100～200ml,即可明显减轻呼吸困难和改善血流动力学变化。第 1 次抽液一般不宜超过 1000ml,以免发生急性右室扩张等并发症。

2.病因治疗

(1)特发性心包炎:无特异治疗措施,有人试用免疫球蛋白、干扰素,疗效尚不肯定。个别患者胸痛剧烈,需使用麻醉性镇痛药。但应避免多次使用,以免成瘾。一般采用非甾体抗炎药(NSAIDs),如布洛芬 300～800mg,每 6～8h 1 次,吲哚美辛(消炎痛)50mg,每 6～8h 1 次;也可单用秋水仙碱 0.5mg,每日 2 次,或秋水仙碱与 NSAIDs 合用。据报道秋水仙碱有预防复发的作用。对症状十分严重、NSAIDs 无效或反复发作的病例可使用类固醇激素,开始用 60mg/d,1 周后逐渐减量。长时间使用类固醇激素减量后可加用布洛芬或秋水仙碱。秋水仙碱比 NSAIDs 更易耐受,但孕妇慎用。值得提出的是,中年以上的特发性心包炎有时被误诊为急性心梗。甚至误用了链激酶而引起心包内出血。根据胸膜性胸痛的特点和心电图改变不难将特发性心包炎与急性心梗区别开来。另外,特发性心包炎的心包摩擦音与胸痛同时出现,而急性心梗并发心包炎的心包摩擦音至少在胸痛发作 24h 后方出现。

(2)结核性心包炎:对确诊病例应立即开始抗结核药物治疗,目前主张三联甚至四联治疗。国内常用三联治疗的药物为异烟肼 300mg/d 1 次服用;利福平 450mg/d(体重<50kg)或 600mg/d(体重>50kg)1 次服用;乙胺丁醇 750～1000mg/d 1 次服用。乙胺丁醇可引起视神经炎,使用前应检查视力及视野。服用过程中如出现视力改变应停药去眼科检查。上述药物至少服用 9～12 个月。住院过程也可用异烟肼、利福平和链霉素(0.75g/d)三联治疗,出院后链霉素可换用乙胺丁醇。类固醇激素应与抗结核药物合用,开始用 1mg/kg,5～7d 后逐渐减量,直至 6～8 周停用。类固醇激素可减轻机体对细菌感染的反应,减少渗出和纤维素沉积,并能抑制结核病变增殖。类固醇激素除改变症状和体征外,还可能降低结核性心包炎的病死率。尽管采用上述治疗,有一些患者仍然会发生心包缩窄。对出现心包缩窄的患者,应及时与外科联系。早期手术效果比较理想,心功能可以保持,手术病死率低。术后抗结核治疗还须持续 6 个月。临床上常见到一些高度可疑的结核性心包炎,但缺乏确切的证据。对此类患者可进行试验治疗,试验治疗只用抗结核药物而不使用类固醇激素。如确定结核性心包炎,治疗 2～3 周后病情即可明显好转,此时可酌情加用类固醇激素。

(3)化脓性心包炎:一旦抽出脓性心包液。应做心包切开引流,冲洗心包腔,心包腔内可注入抗生素,如庆大霉素(儿童慎用)。心包液细菌培养结果未明确之前,可先使用抗葡萄球菌抗生素和氨基苷类抗生素。待细菌培养结果明确后,再根据培养结果调整抗生素的种类。有人主张对化脓性心包炎早期做心包切除,以防心包缩窄。也有人主张出现明显粘连、脓液黏稠呈包裹性再考虑心包切除。围术期病死率约为 8%,与化脓性心包炎总病死率相比还是相当低的。

(4)肿瘤性心包炎:治疗原则为全身应用抗肿瘤药物,心包穿刺引流以缓解症状和明确诊断,心包腔内注入抗肿瘤药物、硬化药控制恶性心包渗液。治疗根据肿瘤的类型及组织学改变而定,对肺癌(腺癌)和乳腺癌转移所致的心包炎。心包腔内注入顺铂有效率为 83%～93%,注入塞替派有效率为 83%～89%,均无明显不良反应。对淋巴瘤和白血病引起的恶性心包积液。放射治疗有效率高达 93%。心包腔内注入四环素、多西环素或米诺环素作为硬化药,控制心包渗液的有效率为 85%,但可引起一些严重不良反应,如发热(19%)、胸痛(20%)和房性心律失常(10%),而且在长期存活的患者还会引起缩窄性心包炎。有人使用经皮气囊心包开窗术使心包腔与胸膜腔直接相通。这样心包腔内大量液体可流入胸膜腔。可防止反复发作心脏压塞。但可能引起癌细胞扩散。对发生缩窄性心包炎者须行心包切除。

(5)尿毒症性心包炎:未经透析的尿毒症性心包炎经透析后 1～2 周内可明显好转。正在进行透析的患者出现较大量心包积液。可加强透析频度。加用 NSAIDs,如无效,可加用类固醇激素,以缓解症状和促进液体吸收。必要时在心包穿刺引流后可留置心包腔导管,引流 24~48h。反复放液后,仍发生心包积液或形成局限性心包积液。可考虑心包切开。

(6)急性心梗并发心包炎:布洛芬为首选药物,阿司匹林 650mg,每 4h 1 次亦可使用,一般疗程 2~5d。其他 NSAIDs 应避免使用,因其可影响冠状动脉血流使梗死区变薄甚至发生破裂。对顽固性病例可使用类固醇激素,但可能延缓梗死愈合。

(7)心包切开后综合征:NSAIDs 或秋水仙碱均可奏效。手术前服用秋水仙碱能否预防其发生尚不肯定。

(8)放射性心包炎:治疗与一般心包炎相同,对顽固性病例也可使用类固醇激素。

(张淑芹)

第五节　病毒性心肌炎

一、病毒性心肌炎的病原学

(一)概述

1.流行病学　病毒性心肌炎(VMC)较为常见。由于报道资料不一,因此,其发病率与流行病学无确切资料,其发病率大致为 1/10 万~10/10 万。1999 年芬兰报道 20 年间在男性、青年新兵中为 15/10 万(0.015%)。而在 1986 年日本一个大样本(37 万多例)尸体解剖资料,VMC 为 0.11%。在美国普遍认为近年来心肌炎显著下降。1996 年,一个转运中心心肌活检证实的 VMC 由 20% 降至 2%。婴幼儿易发生心肌炎,因易于感染肠道病毒和腺病毒。1992~1993 年意大利统计猝死 163 例,VMC 占 7.5%;1992~1999 年瑞典猝死 181 例 VMC 占 10.5%。1996 年吉林省东丰县报道 1 次 VMC 暴发流行,该院 7~8 月份儿科住院 317 例,VMC225 例,此 225 例经吉林省儿科研究所病毒学证实。2003 年陈灏珠总结 1948~1999 年上海地区住院的心肌病患者中急性、慢性心肌炎发病有逐年上升趋势。以上资料显示 VMC 是一个常见病。病毒侵入人体后,不但破坏心肌,同时肝、脾、胸腺、淋巴结等都可受累,有的甚至可同时侵入脑部,形成脑心肌炎。因此,VMC 是最常见的继发性心肌病。

2.病因学　VMC 的病因已明确是病毒。几乎所有病毒都可引起心肌炎,但不同病毒感染心肌炎的发生率却有很大差别。即使是引起心肌炎最多的柯萨奇病毒 B 组(CVB)和近年来发生心肌炎增多且已超过 CVB 的腺病毒(ADV)感染,发生心肌炎的概率也是很低的。很多研究证明只有病毒的某些病毒型中的某些病毒株才可以引起心肌炎,如 ADV 中的 C 型、CVB 中的 B 型(尤其是 B_2、B_3、B_4)。即使是同一种病毒、同一个病毒型、同一个病毒株对人体心肌是否受累、受累轻重也不相同。因此,引起 VMC 不但有病毒的不同,还有受累机体的因素。如我们每次做 CVB_3 小鼠 VMC 模型,虽都是用 CVB_3 Nancy 株,但都要做预实验,即找出一个适当病毒的量,使多数小鼠犯心肌炎同时只有少数小鼠死亡,此量每批动物实验都不同,说明每只小鼠对 CVB_3 Nancy 的耐受性是不同的。以上资料说明虽都是病毒感染,但人体是否发生心肌炎和心肌炎病情的轻重与病毒的种类、型别和株别有关,同时也和感染的人体的状况等因素有关。研究引起 VMC 病毒的特性,和感染人体的特性是 VMC 防治的重要措施。

3.发病机制和病理生理改变　病毒经过一定途径侵入人体(如 CVB 通过消化道,ADV 经过呼吸道)后在血液中停留 4～5d 后侵入心肌及其他脏器,病毒如何侵入心肌的称为发病机制,侵入心肌后,机体发生哪些变化称为病理生理改变,发病机制和病理生理又相互影响,两者很难完全区别。VMC 的发病机制和病理生理很复杂,主要包括

(1)细胞免疫与体液免疫异常。

(2)心肌细胞凋亡与坏死。

(3)细胞因子。

(4)基因调控。

(5)细胞外信号调节。

(6)氧自由基等。这些发病机制和病理生理改变又相互影响,不可能截然分开。因此,在介绍上述情况不可能放在一起介绍,分别介绍时又不可能完全没有重复。本书在下面分别介绍上述的发病机制与病理生理改变时尽量减少重复。

(二)VMC 常见致病病毒

差不多所有病毒都可引起心肌炎,但发生心肌炎的几率悬殊。近年来研究结果显示 ADV 是 VMC 最常见的致病病毒,CVB 占第 2 位,其他常见的致病病毒有巨细胞病毒(CMV)、流感 A、丙型肝炎鹦鹉热病毒,EB 病毒、单纯疱疹病毒、合胞病毒、人类免疫缺陷病毒(HIV)、肠炎病毒 H 型(EVH)、鼻病毒、水痘病毒、腮腺炎病毒、轮状病毒等。国内上海医科大学儿科医院总结 1995 年 1 月至 1998 年 12 月 4 年中 VMC566 例,其中 CVB 抗体阳性占 66.1%。2000 年重庆医科大学报道 116 例 VMC 中 CVB51 例(44%)、流感病毒 15 例(12.9%)、ADV8 例(6.9%),其他病毒 12 例(10.3%)。2001 年山东省立医院总结 VMC,同时检测血液中 CVBIgM 和 CVBRNA(PCR 方法),有 1 种以上阳性者 83 例(57.2%)。2005 年重庆医科大学报道 242 例轮状病毒肠炎,并发 VMC133 例(55%)。从国内报道看 VMC 的病毒病原差别悬殊,可能与检测方法不同有关。现分别介绍常见致心肌炎的病毒。

1.柯萨奇病毒(CV)　CV 是 1948 年 Delldorf 从纽约 Coxsckie 镇临床诊断为脊髓灰质炎患者分离出的一组病毒。CV 属于小 RNA 病毒科,肠病毒属。迄今为止 CV 有 30 个血清型。根据这组病毒对乳鼠致病特点不同及对细胞敏感不一,将病毒分为 A 组和 B 组。A 组病毒 24 个血清型(其中 23 型同 ECHO$_9$ 型),B 组病毒 6 个血清型。

自 1956 年 Javett 报道 CVB$_3$ 可引起婴儿心肌炎流行后,相继有不少报道 CVB 感染引起心肌炎。国内也有 CVB 引起婴儿心肌炎流行的报道。1964 年 Tiller 报道 CVA$_9$ 可引起成年鼠心肌炎。迄今为止已知 CVA 组病毒中 1 型、2 型、4 型、5 型、8 型、9 型、16 型、23 型可引起心肌炎,以 4 型、9 型和 16 型最常见,CVB 组病毒中 1～6 型都可引起心肌炎,以 3 型、4 型最常见。总结 1961 年 Johnson 至 1986 年 Mecartney15 篇论文心肌炎 1283 例,CV 检测阳性 285 例,阳性率 22.2%。总结国内自 1980 年苏诚钦至 1992 年胡开华 10 篇论文,心肌炎 332 例中病毒分离 CV 阳性 56 例,阳性率占 16.9%,CV 病毒抗体检测 463 例,CV 抗体阳性 215 例,阳性率占 46.4%。1979～1984 年首都儿科研究所报道 83 例 VMC 患者双份血清 CVB 抗体检测,35 例恢复期血清病毒抗体比急性期增长或降低 4 倍及以上,其中 1 型 1 例,2 型 7 例,3 型 6 例,4 型 18 例,5 型 1 例,6 型 2 例。

心肌炎病毒病原确定难度较大,因心肌标本不易取得,咽分泌物培养和粪便标本培养不能代表心肌,必须配合血液中同种病毒抗体 2 周内抗体有 4 倍或 4 倍以上增加或降低。由于正常小儿血液中也可有 CVB IgM 抗体,有学者检测 30 例健康儿童,血清 CVB IgM 阳性 2 例(6.6%)。心肌炎病例用病毒抗体确定病毒原的难点有 2 个:

(1)可引起心肌炎的病毒种类很多,因此要检测多种病毒抗体。

（2）要检测二次病毒抗体，家属不易接受。1985 年 Saiki 首先提出多聚酶链反应（PCR）技术。PCR 是一种体外基因扩增技术，PCR 技术是特异性、敏感性强能够检测出血中极微量的目的基因或其 DNA、RNA 片段。1989 年 Kwok 报道 VMC 患儿心肌 EV 检测与血清 EVRNA 结果一致。PCR 在开展早期假阳性率较高，经过检测方法改进，近年来假阳性已很少。有学者对 40 例心肌炎患儿用血清 PCR 检测 CVB 的 RNA 片段和 CVB IgM 抗体，并与 30 例健康儿童对照，结果 40 例心肌炎患儿 PCR 阳性的 17 例（42.5%），健康儿童为 0。$\chi^2=12.4$，$P<0.01$；40 例患儿 CVB IgM 阳性 14 例（35.0%），正常对照 30 例中阳性 2 例（6.6%），两者对比 $\chi^2=4.5$，$P<0.05$。PCR 法与 CVB IgM 两者对比，$\chi^2=0.21$，$P>0.05$。因此，对心肌炎患儿用 PCR 检测 CVBRNA 片段或 CVB IgM 都可能检测到病毒病原，两者同时检测可提高病毒检出率。

2.腺病毒（ADV）　1953 年 Rowe 首先从人腺样体细胞分离到 ADV 后，已从人呼吸道、眼、消化道分离出腺病毒。ADV 属 DNA 病毒，至今已有 47 个血清型。

1958 年 Chany 报道 27 例腺病毒感染有 2 例有心肌炎。从文献报道看 3 型、7 型、21 型可引起心肌炎，其中 3 型、7 型最多，ADV3 型、7 型也是引起腺病毒肺炎的最常见血清型。据报道 3 个月至 3 岁小儿肺炎 134 例，其中 ADV 肺炎 94 例（占 70.1%），126 例做心电图检查，不正常者 65 例，占轻症 7.4%，中症 48.5%，重症的 71.2%。1984 年，据报道 137 例心肌炎患者中分离出 16 株 ADV，7 型占 14 例。69 例双份血清检测 3 型、7 型、11 型 ADV 抗体，16 例抗体阳性（23.5%），其中 3 型 5 例，7 型 6 例，11 型 5 例。2000 年重庆医科大学报道 116 例 VMC 患儿 ADV 阳性 8 例，占 6.9%。

近年来由于分子检测技术，如原位杂交，PCR 技术检测病毒基因的发展，发现 ADV 是 VMC 最主要病毒病原，而 CV 居第 2 位。

3.肠道孤儿病毒（ECHO）　ECHO 病毒是 1950 年人类粪便中分离到的一组病毒。ECHO 病毒属肠道病毒，RNA 病毒。ECHO 病毒共有 34 个血清型，其中 $ECHO_9$ 型同 CVA_{23}、$ECHO_{10}$ 型属肠道呼吸道病毒，$ECHO_{28}$ 型归鼻病毒，$ECHO_9$ 型同 CVA_{24}。因此 ECHO 病毒实有 30 个血清型。

已有文献报道 ECHO 1 型、3 型、5~9 型、14 型、16 型、17 型、19~22 型、25 型、30 型等可引起心肌炎。赵锦铭报道 1979~1984 年北京地区 137 例心肌炎患者进行病毒分离，共分离出病毒 11 株，从心肌中分离出 1 株 $ECHO_{13}$ 型；另 10 株病毒来自咽、粪便标本，其中 $ECHO_{11}$ 型 1 株，$ECHO_{13}$ 型 1 株，$ECHO_{14}$ 型 3 株，$ECHO_{24}$ 型 4 株，$ECHO_{33}$ 型 1 株。56 例双份血清查 ECHO 11 型、13 型、33 型病毒抗体，其中阳性率为 19.6%。$ECHO_{11}$ 型抗体阳性率为 10.7%、$ECHO_{13}$ 型抗体阳性率为 7.1%，$ECHO_{13}$ 型抗体阳性率为 1.8%。

4.流感病毒　流感病毒是 1933 年 Smith 首先分离出甲型流感病毒，1940 年 Francis 发现乙型流感病毒，1947 年 Taylor 发现丙型流感病毒。流感病毒引起心肌炎也有许多报道。国外报道在流感流行期间，心肌炎患病率在 9%~75%。国内冯学敏报道流感流行期心肌炎患病率为 10%。据报道在北京地区 149 例心肌炎患者标本中未分离出流感病毒，48 例双份血清测新甲 1、甲 3、乙型流感抗体 17 例抗体阳性（35.4%），其中有新甲 1 型病毒抗体 7 例、甲 3 型 6 例，乙型 4 例。1992 年胡开华报道成都地区 114 例心肌炎患者咽拭子分离出 4 株流感病毒（甲 1 型 3 株，甲 3 型 1 株）。

（三）影响病毒侵入心肌有关的因素

1.CVB 和 ADV 共同受体（CAR）　CAR 属于免疫球蛋白超家族。CAR 与细胞内黏附分子工和神经细胞黏附分子类似。后两者已证实与心脏发育和心脏病有关。免疫球蛋白超家族包括许多细胞表面蛋白，可以介导细胞和细胞之间的识别在免疫系统中发挥抗原识别作用。被炎症递质诱导的 CAR 在心肌细胞之间的接触、黏附中起重要作用与 VMC 心肌损伤有关。CAR 是一种透膜蛋白，与 CVB 和 ADVC 型联接及使病毒 genome 内在化。CAR 也可使其他很多肠道病毒内在化。受体基因已被克隆以及定位在染色体 2q11.2。2000 年 Bowlers 推测 CAR 基因多形性和突变在特殊结合部与 ADV 和 CVB 对心肌毒性有关。

2.衰败加速因子(DAF)　DAF 是 CAR 的辅助受体,可增加 CAR 与病毒的联接效率,在病毒入侵细胞内的接触、协作、病毒脱壳和病毒基因的内在化中起到作用。DAF(CD55)是一种 CVB_3 结合受体。DAF 结合物哥触发酪氨酸激酶依赖性细胞信号,这对 CVB_3 进入心肌细胞有重要作用。

3.肠道病毒蛋白酶 2A　约有 35% 的扩张型心肌病(DCM)患者体内可检测到肠道病毒 RNA。持续存在的病毒 RNA 在 DCM 的发生和发展中起重要作用。1999 年 Baelroff 发现纯化的 CV 蛋白酶 2A 在被感染的心肌细胞中可分解抗肌萎缩蛋白复合物,进而损伤心肌细胞的骨架结构并导致心肌功能障碍。抗肌萎缩蛋白复合物对机械力从肌节传递至细胞外基质中起重要作用。CVB_3 感染心肌细胞后,肠道病毒蛋白酶 2A,分解抗肌萎缩蛋白复合物,触发了肌膜抗肌萎缩蛋白羧基末端和 β-肌糖原(SG)的丢失,SG 复合物也被裂解。Badroff 的研究还显示 ADV 虽在 VMC 中居重要地位,但野生型 ADV 感染的心肌抗肌萎缩结合蛋白却无改变。这表明 SG 在 CVB_3 感染后的分解是 CVB_3 诱导的特异性反应。严重联合免疫缺陷小鼠 CVB_3 感染后同样存在抗肌萎缩蛋白羧基末端和 β-SG 的丢失和 SG 复合物的裂解,这表明以上改变是病毒的直接作用,而不是免疫介导的影响。SG 复合物的裂解发生在肌膜受损之前。总之,CVB_3 感染后 SG 复合物在组成上、形态学上和功能上都有损害。肠道病毒蛋白酶 2A 分解抗肌萎缩蛋白在 VMC 的发生和发展中起重要作用。

4.基因表达的调节　Taylor 提出 169 个已知基因在 VMC 感染后的表达有明显升高或降低,这些基因与 VMC 的发病有重要关系。多聚腺苷酸 A 结合蛋白(PABP)在感染后明显上调。PABP 在介导真核细胞基因的翻译中有重要作用。存活的细胞需要高水平的 PABP 来提高蛋白质的翻译以促进心肌细胞的修复和正常心肌细胞的活性和完整性。杂核糖核蛋白(hnRNP)的基因在 VMC 后第 3 天上调,hnRNP 通过调节宿主易感性和(或)特定的 DNA/RNA 序列元素的转录活性因子相互作用影响基因的表达。还有一些基因(如 Bcl_2、Bad 基因,Fas、FasL 基因等)可以调节病毒的作用和宿主的反应,调控心肌细胞凋亡。病毒感染后氧自由基升高,N-甲基磷脂酸乙醇胺转移酶基因下调,这种蛋白对维持膜的通透性的完整有重要作用,它在氧自由基过量的心脏病细胞单位明显减少。此外,在心脏肥大和心力衰竭时,心肌主要能量来源于脂肪酸 β 氧化和糖酵解,在 VMC 时,线粒体脂肪酸氧化循环的酶明显下调,酰基辅酶 A 脱氢酶是脂肪酸氧化中重要的酶,已证实表达它的基因从心肌肥大发展至心功能障碍的过程中明显下调。基因表达在控制宿主细胞应答的调节机制中有重要作用,基因表达失调与 VMC 的发生与发展有重要关系。

5.骨桥蛋白(DPN)　DPN 是从骨基质中分离而得的一种含有特异性序列的磷酸化糖蛋白,是一种基质功能性非胶原蛋白,DPN 降低能减轻炎症的程度也能减轻免疫损伤。在正常心脏组织中 DPN 表达很少,心血管疾病时 DPN 表达主要在活化的心肌细胞中。2008 年印方颖报道通过 CVB_3 VMC 小鼠模型,发现心肌的 DPN 表达与单个核细胞的浸润呈明显的正相关。在 VMC 中病毒感染早期以单核细胞和巨噬细胞浸润为特征,当心肌细胞受到病毒感染后,出现大量单个核细胞浸润,使 DPN 的表达上调,而 DPN 表达的升高又进一步加重心肌细胞损伤。

6.血红蛋白酶 I(HOI)　CO 主要由血红蛋白在氧合酶催化下氧化所生成。CO 可抑制血小板凝集,抑制细胞凋亡。下调肿瘤坏死因子(TNF-a)、白介素-1β(IL-1β)等前炎症因子。上调抗炎因子白介素-10(11-10)表达来发挥抗炎作用。但这些作用低于病毒直接破坏。2007 年温州医学院附属医院报道 VMC 小鼠血 Hb-CO 先升高,15d 达高峰,以后下降。心肌 HO-1 和 HO-1mRNA 表达也是先升高后下降。研究结果显示 VMC 可诱导心肌组织 HO-1mRNA 及其蛋白表达。锌原卟啉区(ZnPP 区)可抑制 HO-1 蛋白及 mRNA 表达,抑制 CO 的产生,减少病毒直接侵入心肌而发挥保护作用,而后对 HO-1/CO 的短暂诱导也发挥一定保护作用。

(四)宿主对 CVB_3 感染的易感性

人类对 CVB_3 感染的易感性受遗传、免疫功能、年龄、性别、营养等因素的影响,其中最重要的是遗传、免疫功能和年龄。同样 CVB₃ 并不是每个人都受感染，不同品系的小鼠对 CVB₃ 易感性有较大差异，同一个品系的小鼠动物实验都发现同样病毒量时接种到同种小鼠，有的死亡、有的发病、有的不发病，发病的轻重也不一。如 C57BL/6J 小鼠不易患 CVB₃ 诱导的心肌炎，但可发生严重的肝炎；A/J(H-2)和 BALB/C 小鼠易患 CVB₃ 诱导的 VMC，但对发生肝炎的较少。除了宿主本身心肌对感染的反应不同，免疫系统在疾病的发生和发展过程中也起重要作用。小鼠不同 T 细胞亚群可以影响心肌炎的严重程度。有研究表明年龄也是影响宿主易感性的重要因素，随着年龄的增长对 CVB₃ 感染的易感性降低。大量的研究显示随宿主的成熟，有关心脏发育的基因表达有显著改变，也就是说年龄是基因表达成熟的关键。

（五）不同时期 VMC 病毒的作用

国际上把 VMC 分为 3 个时期：①病毒感染与增殖期；②自身免疫期；③进展至 DCM 期。这 3 个时期病毒所起的作用不同。现将这 3 个时期病毒所起的不同作用介绍于下。

1.病毒感染与复制期　病毒通过消化道（如 CVB）或呼吸道（如 ADV）后转移到淋巴组织，再侵入心肌，约需 4d。病毒在心肌细胞表面通过 CAR 和 DAF 辅助下，通过接触、协作和内在化病毒基因进入心肌细胞内、病毒基因复制、心肌细胞坏死与凋亡、心肌收缩单位减少、功能降低，免疫系统开始起作用。这一时期病毒感染与复制是 VMC 发生与发展主要机制。

2.自身免疫期　这一时期心肌改变的主要机制是淋巴细胞与巨噬细胞。通常病毒在心肌内的增殖已停止，但病毒 RNA 在心肌内仍存在，用 PCR 仍可测出，对心肌仍造成损害。这一时期心肌病变主要由自身免疫所引起，病毒仍引起心肌病损，但是次要的。

3.发展至 DCM 期　VMC 患者发展为 DCM 的证据有很多，DCM 患者中有 35% 可检测出肠道病毒 RNA，继续促进产生蛋白分解酶，直接造成心肌损害。持续存在间质炎症引起继发于生长因子导致的成纤维细胞增殖所致的心肌纤维化和细胞外间质异常和胶原形成。所以这一时间免疫异常起主要作用，但病毒仍对 DCM 的成起一定作用。

二、病毒性心肌炎与细胞免疫异常

（一）概述

病毒性心肌炎（VMC）是由嗜心肌病毒引起的心肌局限性或弥漫性炎症，目前认为其发病机制与病毒的直接侵犯作用和机体的免疫反应有关。感染后第 1 周以病毒对心肌的直接损伤为主，第 2 周则以病毒感染后引起机体自身的免疫反应所介导的心肌细胞损害为主，表现为更广泛的心肌坏死和间质单核细胞浸润。我们通过研究发现，病毒感染 7d 内小鼠均发病，此阶段系病毒的直接损伤心肌为主。有研究发现 VMC 起病 9d 后心肌内已不能检测到病毒，但心肌炎性病变仍继续，有些患者的心肌中可发现抗原抗体复合物，这些都提示免疫机制的存在。

在 VMC 发病过程中，有大量的单核炎性细胞浸润心肌组织。Deguchi 等发现，在急性 VMC 阶段，炎性细胞浸润可分为两个时相：第一时相即病毒感染后 3～9d，主要为自然杀伤细胞（NK 细胞）和巨噬细胞侵入心肌并达到高峰；第二时相即病毒感染后 7～14d，T 淋巴细胞替代 NK 细胞和巨噬细胞，成为主要心肌浸润细胞。NK 细胞是病毒性心肌炎早期最主要的炎性浸润细胞，因其不受主要组织相容复合物分子的限制，可直接作用于病毒感染的心肌细胞，主要通过释放穿孔素/颗粒酶途径溶解细胞，达到清除病毒的作用，并通过分泌 TNF-α 等细胞因子，进一步扩大反应。它的杀伤作用虽然参与了 VMC 的病理损害，但因其主要杀死病毒感染心肌细胞，所以对心肌的病理损害是有限的。

（二）病毒性心肌炎与 T 淋巴细胞免疫调控

T 细胞介导的细胞免疫是 VMC 致心肌损伤的重要因素之一，心肌炎病情的进展及严重程度均取决于

T 细胞介导的细胞免疫反应。Huber 等研究发现,CVB$_3$ 感染 Balb/c 小鼠后,其中 T 淋巴细胞缺失的小鼠未见明显的心肌炎性改变,并且将从感染 CVB$_3$ 的正常小鼠中分离得到的 T 淋巴细胞、NK 细胞及巨噬细胞分布转移至 T 淋巴细胞缺失的小鼠体内后,只有被转移 T 淋巴细胞组发生严重心肌炎,说明 T 淋巴细胞在 VMC 的发病机制中确实发挥重要的作用。

T 淋巴细胞按照功能和细胞表面标志物的不同,分为两个亚群:即 CD3$^+$CD4$^+$CD8$^-$ 和 CD3$^+$CD4$^-$CD8$^+$T 细胞,简称为 CD4$^+$T 细胞和 CD8$^+$T 细胞,其中 CD4$^+$T 细胞主要是辅助性 T 细胞(Th 细胞),CD8$^+$T 细胞主要是细胞毒性 T 细胞(CTL 细胞)。T 淋巴细胞介导的细胞免疫主要形式是 CD4$^+$Th 细胞介导的迟发型超敏反应及 CD8$^+$CTL 细胞介导的细胞毒性反应。

我们通过研究发现,CVB$_3$ 感染后的 Balb/c 小鼠心肌内可见 CD4$^+$T 细胞及 CD8$^+$T 细胞的表达,且与心肌组织病理积分呈显著正相关,不同时期 CD4$^+$T 细胞及 CD8$^+$T 细胞表达的强弱不同,以第 10～14 天最强。表明了在 VMC 病程中,不仅病毒的直接作用可以损伤心肌细胞,机体自身的过度免疫反应同样可以造成心肌组织损伤,其中 CD4$^+$T 细胞和 CD8$^+$淋巴细胞起了重要作用,其机制可能为 Th 细胞释放的多种细胞因子引起的炎症扩大化及 CTL 细胞引起的心肌细胞凋亡。

CD4$^+$Th 细胞是一类具有 CD4 表面标志、可与主要组织相容性复合体-Ⅱ类分子(MHC-Ⅱ)限制性结合的 T 细胞。根据产生细胞因子的不同,Th 细胞分为 Th1 和 Th2 亚群。生理情况下两者功能与数量保持动态平衡,维持机体免疫功能的正常发挥。在免疫反应的初始期,较弱的信号刺激促进 IFN-γ 产生,以 Th1 型反应为主;但随着刺激信号的不断增强 IL-4 分泌增加,Th2 型反应则占优势。机体接触抗原后 Th1 细胞分泌 IL-2、INF-γ 和 TNF,介导细胞免疫应答;Th2 细胞分泌 IL-4、IL-5、IL-6、IL-10 和 IL-13 等,促进抗体的产生,介导体液免疫应答。Fuse 等采用三色流式细胞仪检测 Th 细胞亚群,结果发现 VMC 早期 Th1 细胞占优势,而恢复期 Th2 细胞比例上升,因此推断 Th1 应答与 VMC 发病关系密切,而 Th2 应答有利于炎症反应减轻。Seko 等研究表明,在 VMC 小鼠体内与 Th1 相关细胞因子如 IL-2、IFN-γ、IFN-β 等的表达要比 Th2 相关细胞因子如 IL-4、IL-10 等的表达强得多,说明 VMC 发病过程中在由 Th 细胞介导的心肌损伤中 Th1 细胞占有重要地位。我们通过研究发现 VMC 小鼠急性期外周血 IFN-β 水平升高,IL-4 水平降低,心肌组织中 IFN-7mRNA 的表达上调,表明 VMC 小鼠急性期以 Th1 细胞反应为主,在小鼠 VMC 中存在 Th1/Th2 动态平衡的转换。

CD8$^+$CTL 是执行细胞免疫、排斥同种异体移植物、杀伤病毒感染细胞和肿瘤细胞的效应细胞。CTL 是一类受 MHC-Ⅰ类分子限制的具有杀伤功能的 T 细胞。其在清除病毒的同时也破坏了受病毒感染的细胞,从而导致脏器的损伤。随着研究的不断深入,人们发现 VMC 致心肌细胞损伤的主要效应细胞亦是细胞毒性 T 淋巴细胞。Lobenzarit(CCA)具有提升 CD8$^+$T 淋巴细胞数量及功效的作用,研究发现在给脑心肌炎病毒建立的小鼠病毒性心肌炎动物模型接种 CCA 后,治疗组较对照组心肌炎性改变明显加重($P<0.05$),说明 CD8$^+$T 淋巴细胞与心肌细胞炎性损伤密切相关。Wong 等亦发现感染 CVB$_3$ 的小鼠可通过 CTL 介导的细胞毒作用损伤病毒感染的组织。Kawai 利用 CTL 接种的方法通过调节 Th 和 CTL 细胞而控制细胞介导的免疫损害,可延长生存时间和改善 CVB$_3$ 动物的心肌病变,证明了 CTL 细胞可介导心肌损伤。

(三)T 淋巴细胞介导心肌损伤的途径

T 淋巴细胞介导心肌损伤的主要途径有 2 个:①穿孔素/颗粒酶介导的细胞毒作用:Seko 等通过免疫电镜发现心肌细胞膜上无数个具有穿孔素孔道特征的环状损害,首次证实 T 细胞通过释放穿孔素、颗粒酶损伤心肌。穿孔素在靶细胞膜表面形成孔,产生非选择性离子通道,使靶细胞溶解或凋亡。颗粒酶进入靶细胞后,激活内切酶系统,使靶细胞 DNA 断裂,使心肌细胞凋亡。②Fas/FasL 介导的细胞毒作用:Fas 是肿瘤坏死因子超家族成员之一,广泛存在于包括心脏在内的各器官中。FasL 是 Fas 的配体,其主要表达于激活的 CTL 和 NK 等杀伤性淋巴细胞表面,当 CTL 经 Fas/FasL 与靶细胞结合时,将凋亡信号转入靶细胞并诱导其凋亡。可溶性 FasL 是 FasL 从细胞表面脱落,游离于血清中的一种 II 型穿孔膜蛋白,属于肿瘤坏死因子家族,可快速诱导细胞凋亡。体外实验表明,CTL 可通过 Fas/FasL 途径导致心肌细胞凋亡。发现 CVB_3 心肌炎小鼠心肌中浸润淋巴细胞表面可表达 FasL;我们通过研究发现柯萨奇病毒性心肌炎小鼠心肌组织 Fas 分子和浸润淋巴细胞表面 FasL 表达均上调,且与心肌病变呈正相关,表明细胞毒 T 淋巴细胞通过 Fas/FasL 径路介导的心肌细胞凋亡参与 VMC 的发病过程。Fairw 等亦通过实验证实在 CVB_3 小鼠心肌炎中,Fas/FasL 在 CTL 介导心肌损伤过程中起重要作用。$CD4^+$ T 细胞主要通过 Fas/FasL 显示 CTL 活性,而 $CD8^+$ T 细胞往往通过 Fas/FasL 和穿孔素/颗粒酶 2 种方式显示其 CTL 活性。我们通过研究发现,VMC 患儿急性期外周血颗粒酶和 sFasL 均增高,并且与心肌酶和 CTnl 升高及心电图和心脏超声异常改变相一致,表明颗粒酶和 sFasL 与 VMC 病情轻重即心肌损伤程度密切相关,细胞毒 T 淋巴细胞被激活,并经穿孔素/颗粒酶和 Fas/FasL 途径参与了 VMC 的发生与发展,对临床诊断与治疗 VMC 有一定指导意义。

(四)T 细胞活化需要的活化信号

T 细胞活化需要 2 个活化信号:第 1 信号由 T 细胞抗原受体(TCR)与主要组织相容性复合体(MHC)-抗原肽复合物发生特异性结合后产生,此过程为抗原识别。第 2 信号即共刺激信号,由抗原提呈细胞(APC)或靶细胞表达的共刺激分子与 T 细胞表面的相应受体相互作用而产生;如果缺乏共刺激信号,则 T 细胞不能完全活化而处于无能状态。T 细胞上重要的共刺激分子包括 CD4、CD8、CD28、CD40L、CTLA-4。大量研究证实,在 T 细胞活化所需的共刺激活化信号通路中,CD40/CD40 配体(CD154,CD40L)通路及 CD28/CTLA4-B7 通路是重要的共刺激信号通路,参与机体的体液和细胞免疫反应。

CD40 属神经生长因子受体/肿瘤坏死因子受体超家族,主要表达于 B 细胞、活化的单核/巨噬细胞、树突状细胞等细胞和血小板上,在 $CD4^+$ T 细胞和 $CD8^+$ T 细胞上亦有表达。在正常生理情况下,CD40 表达量很低,只有在各种病理条件下其表达才会明显上调。CD40L 主要表达在活化的 $CD4^+$ T 细胞上,在 $CD8^+$ T 细胞和 B 细胞上也有表达。

在炎症反应早期,CD40 与 CD40L 结合可诱导单核-巨噬细胞和 B 细胞产生 IL-12,促进 Th1 功能的分化,并诱导单核-巨噬细胞产生 IL-1 和 TNF,导致血管内皮细胞损伤,引起局部和(或)全身严重的炎症反应;同时,还可抑制单核-巨噬细胞、DC 及 B 细胞的凋亡。损伤的或经 CD40-CD40L 结合的内皮细胞,自分泌大量 TNF 及其他炎症因子,表达 CD62-E、ICAM-1 和 VCAM 等趋化因子,趋化单核细胞、中性粒细胞和淋巴细胞到炎症局部。

此外,CD40/CD40L 信号通路在 APC 参与下的 T 细胞活化过程中也发挥着重要作用。当 T 细胞获得 CD40/CD40L 等协同刺激信号后,$CD8^+$ T 细胞分化成 CTL,直接促使感染细胞凋亡和杀灭病原体。在 CD40 和 CD40L 缺乏的小鼠中,CTL 发生自身免疫功能丧失。$CD4^+$ T 细胞上的 CD40 与 CD40L 结合后,诱导 $CD4^+$ T 细胞发生增殖、分泌相关细胞因子,可导致免疫耐受或激发自身免疫反应。

(五)B7-1、B7-2 和 CD40 在心肌炎心肌损伤中的作用

Seko 在急性心肌炎患者心肌组织中,用免疫组化的方法检测 B7-1、B7-2 和 CD40 的高表达,提示这些共刺激分子在心肌的损伤中发挥着重要的作用。在 VMC 小鼠和培养心肌细胞中也发现 CD40 高表达,提示细胞和体液免疫反应中共刺激分子表达增强、细胞因子产生增多,这可能是心肌损伤中的重要机制。进而 Seko 对经 CVB_3 诱导的急性和慢性 VMC 小鼠用 B7-1 单克隆抗体、B7-2 单克隆抗体、CD40L 单克隆抗体治疗,发现心肌炎症明显减轻。

CD40 1g 是一种重组融合蛋白,由已敲除信号结构域的小鼠 CD40 分子胞膜外区与人 IgG1 免疫球蛋白 Fc 段连接而成,可与 CD40L 结合并竞争性抑制 CD40/CD40L 结合。使用 CD40 1g 阻断 CD40/CD40L 共刺激信号通路,不但可继而影响 APC 中 MAPK、P38、ERK 等 CD40 信号转导途径,减少相应转录因子特别是核因子 KB(NF-KB)的表达,下调细胞黏附分子、细胞因子、趋化因子、生长因子等表达,最终使 T 细胞活化减少,而且还将影响到 T 细胞的增殖及分化。

通过实验应用免疫组化技术检测小鼠心肌组织,结果显示,在 CVB_3 诱导的急性心肌炎小鼠的心肌细胞胞膜/胞质中可见大量 CD40 蛋白表达,表明 CD40/CD40L 信号通路在 VMC 发展过程中起重要作用。同时研究结果表明,CD40 1g 可以降低 VMC 小鼠的死亡率,抑制 CVB_3 mRNA 的转录,使 VMC 小鼠心肌组织病理积分降低,减轻心肌炎症损伤。因此,CD40 1g 可为临床 VMC 的治疗提供新的思路。其可能的机制为①CD40 1g 阻断 CD40/CD40L 共刺激信号通路,阻碍 APC 对 T 细胞的活化,下调免疫功能;②表达在活化 T 细胞表面的 CD40L 可以增强 B 细胞的活化、减少 B 细胞凋亡。使用 CD40 1g 可以竞争性与 CD40L 结合,阻断共刺激信号通路,从而影响 CD40L/FasL 的共同作用,使 B 细胞表面 Fas 蛋白及表面膜免疫球蛋白的表达增加,进而诱导 B 细胞的凋亡和无能。

CD28 表达于 90% 的 $CD4^+$ T 细胞和 50% 的 $CD8^+$ T 细胞表面,为组成性表达,CD28 与 B7 分子结合后才能产生共刺激反应,而 CTLA-4 在 T 细胞活化之后,其表达才迅速上调。CTLA-4 同 B7 的亲和力比 CD28 强 10~100 倍,但其表达量只有 CD28 的 2%~3%。CTLA-4 与 B7 结合,传递活化信号,CTLA-4 通过与 CD28 竞争性结合 B7 分子或干扰 CD28 信号,促进抑制性信号复合物的聚集,来抑制免疫反应,已发生的特异性免疫应答的强度反馈性下调,防止应答过强,诱导外周 T 细胞的免疫耐受。

我们通过研究发现,CD28 单克隆抗体(CD28mAb)可使 VMC 小鼠 CVB_3 复制减少,降低心肌病毒滴度,减轻心肌炎症,降低 VMC 小鼠死亡率,其可能的机制为①CD28mAb 竞争性结合 CD28,阻断 CD28/B7 共刺激途径,则 T 细胞出现反应无能。这种 T 细胞再次接受相同抗原刺激时,即使存在第 2 信号,也不能被再次激活,故 T 细胞活化减少,诱导 T 细胞的免疫无反应性;②CD28 能调节 Fas/FasL 介导的活化 T 细胞的凋亡。T 细胞接受双信号刺激后,Fas 和 bcl-X1 的表达均迅速上调,且 bcl-X1 与 bal 形成二聚体,阻断 Fas/FasL 介导的凋亡,CD28mAb 阻断 T 细胞活化的共刺激途径,T 细胞凋亡增加,从而减轻 VMC 中 T 细胞介导的细胞免疫反应,减轻心肌炎症。

CTLA4-Ig 是 CTLA4 分子的胞外功能区与人免疫球蛋白 IgG1 恒定区(Fc 段)相结合的融合蛋白,与 CD28 的配体 B7 有高度的亲和力,它可以竞争性拮抗 CD28 与其配体 B7 间的结合,因此可以诱导 T 细胞的免疫无反应性。我们通过研究表明,CTLA4-Ig 注射治疗可使 VMC 小鼠心肌病理积分降低、CVB_3 mRNA 复制减少、死亡率明显降低,故 CTLA4-Ig 可减轻 VMC 小鼠心肌炎症,降低心肌病毒滴度及死亡率,可起到一定的治疗作用,其作用机制可能为与竞争性结合 B7,阻断了 CD28 与 B7 结合的同刺激通路,使 T 细胞活化适度,同时使 Th2 反应增强,纠正 VMC 早期 Th1/Th2 细胞因子失衡有关。

三、病毒性心肌炎与抗心肌抗体

(一)概述

在进行性病毒性心肌炎(VMC)患者的血清中常可检测到~类对心脏组织有反应性的抗体,称为心脏反应性抗体(HRA)。HRA 的多少与 VMC 的严重程度有密切相关性。由此推断 HRA 可能导致未感染的心肌细胞无选择性溶解。当病毒颗粒不能从心肌中检出后,此反应仍继续进行,构成自身免疫损伤。这个推断用来解释 VMC 在病毒停止复制后,心肌病变继续进行的机制受到广泛的重视。1984 年 Huber 报道抗心肌抗体时 VMC 的发病中起重要作用,并有诊断价值。1982 年 Maish 在 VMC 患者的血清中检测到一种抗肌纤维膜抗体(AMLA)。AMLA 有导致心肌损伤的作用。Maish 认为根据临床所见证据,VMC 早期病变是病毒诱导的心肌损伤,后期心肌病变是由于病毒抗原有交叉反应的 AMLA 自身抗原引起的自身免疫损伤。

VMC 自身免疫抗体产生的机制已做了很多研究,但至今仍无统一的认识,目前主要有以下几方面的理解。①共同抗原的交叉反应:病毒抗原与细胞膜表面抗原决定簇之间有相同的抗原成分,如某一段氨基酸序列。②新抗原的形成:病毒与心肌细胞膜上的相应病毒受体结合后形成病毒受体复合物。当有些复合物从细胞膜上解离时或病毒与受体结合时,均可能改变原有的结构形成新抗原。③"非己"自身抗原的暴露:病毒破坏细胞后,细胞内容物溢出,这些内容物的成分过去从未暴露过,因此,免疫系统将其视为"非己"抗原而与其反应,产生针对性自身抗体。④抗独特型抗体:病毒中和抗体的抗体是一类抗独特型抗体性质的自身抗体。病毒中和抗体与抗原决定簇结合区的结构很像受体与病毒结合区的结构。因此,抗病毒中和抗体的抗独特型抗体就类似病毒,可以与病毒受体结合而启动自身免疫损伤。⑤缺乏免疫调节机制以阻断自身免疫反应。VMC 抗自身免疫抗体产生机制很复杂。VMC 抗自身免疫反应产生可能由于上述 1 种或多种因素作用的结果。VMC 抗自身免疫抗体产生的确切机制尚须继续深入研究。

VMC 患儿的抗心肌线粒体抗体(ACMA)和抗心肌磷脂抗体(ACA)的改变及其在 VMC 的病情了解和诊断的价值,国内外很少研究和报道。1996~2000 年马沛然对 VMC 患儿的 ACMA 和 ACA 改变做了系列研究。下面介绍 VMC 患儿 ACMA 和 ACA 的变化及其临床应用研究。

(二)VMC 患儿的 ACMA 检测及其临床意义

VMC 患儿的 ACMA 检测及其临床意义国内外文献尚未见报道。1996 年马沛然报道 112 例 VMC 患儿血化验检测 ACMA 阳性率,肌酸激酶心肌同工酶(CK-MB)及超声心动图检测左心房(LA)、左心室(LV)、右心室(RV)、心搏指数(SI)、心脏指数(CI)、射血分数(EF)、二尖瓣 E 峰值流速(PFVME)/＝尖瓣 A 峰峰值流速(PFVMA)。此 112 例 VMA 均经化验检测血中 CVB_3 中和抗体 $IgM > 1:128$ 确诊为 CVB_3 所致 VMC。

1.112 例 VMC 患儿和 60 例健康儿童血清中 ACMA 阳性率对比(表 3-2)。

表 3-2 VMC 患儿血清中 ACMA 阳性率

	N	阳性例数	阳性率(%)	P
(1)VMC	112	63	52.7	(1):(2)<0.05
(2)DCM	25	7	28.0	(2):(3)<0.05

2.VMCACMA 阳性与阴性患儿血清 CKMB 对比(表 3-3)。

表 3-3 VMCACMA 阳性与阴性患儿 CKMB 对比

	ACMA 阳性(63 例)	ACMA 阴性(49 例)	P
	增高例数(%)	增高例数(%)	
CKMB	49 (77.7)	26 (53.1)	<0.01

3.VMC 患儿 ACMA 阳性与阴性患儿心腔大小对比(表 3-4)。

表 3-4　VMCACMA 阳性与阴性患儿心腔大小对比

	ACMA 阳性(63 例)	ACMA 阴性(49 例)	P
	扩大例数(%)	扩大例数(%)	
LA	14　(22.2)	13　(26.5)	＞0.05
LV	10　(15.9)	8　(16.3)	＞0.05
RV	7　(11.1)	6　(12.2)	＞0.05

4.VMC 患儿 ACMA 阳性与阴性心功能对比(表 3-5)。

表 3-5　VMCACMA 阳性与阴性患儿心功能对比

	ACMA 阳性(63 例)	ACMA 阴性(49 例)	P
	降低例数(%)	降低例数(%)	
SI	14　(22.2)	12　(24.5)	＞0.05
CI 13	(20.6)	11　(22.4)	＞0.05
EF	8　(12.7)	6　(12.2)	＞0.05
PFVME/PFVMA	5　(7.9)	4　(8.2)	＞0.05

5.总结　VMC 患儿 ACMA 阳性率高达 52.7%,而健康儿童为 0,因此 ACMA 阳性有助于 VMC 的诊断,但 DCMACMA 也可阳性,必须注意鉴别。VMCAC-MA 阳性者 CK-MB 增高的多于 ACMA 阴性的;VMCACMA 阳性和阴性与心腔是否增大及心功能是否降低无关。

(三)VMC 患儿的 ACA 监测及其临床意义

心磷脂是从牛心肌中分离出来的一种具有抗原性磷脂,在哺乳动物的心肌和骨骼肌中含量最高。1986 年 Asherson 发现 ACA 可出现在多种自身免疫性疾病中如系统性红斑狼疮、类风湿关节炎、硬皮病等。有些心肌疾病 ACA 也可阳性。1988 年 Klemp 报道 86 例缺血性心肌病 ACA 阳性率 80.2%。1996 年王继征报道 35 例成年人 VMC 患者,ACA IgG 阳性率 40%、ACA IgM 阳性率为 74%,均显著高于正常对照。现将笔者研究的结果介绍于下。

1.VMCACA 阳性率及与 DCM 和健康儿童对比,见表 3-6。

表 3-6　VMC 患儿 ACA 阳性率及与 DCM 和健康儿童对比

	N	ACA IgG	ACA IgA	ACA IgM	总阳性率
		阳性例数(%)	阳性例数(%)	阳性例数(%)	阳性例数(%)
VMC	62	28(45.2)	19(30.6)	21(33.9)	48(77.4)
DCM	30	14(53.3)	10(33.3)	14(46.7)	24(80)
健康儿童	40	1(2.5)	0(0)	0(0)	1(2.5)

上表中 VMCC VB$_3$ IgM 抗体均＞1:128,总阳性率指 ACA IgG、IgM、IgA 3 项中至少有 1 项阳性。ACA 总阳性率 VMC 与 DCM 均显著高于健康儿童(P＜0.01),VMC 与 DCM 无差别(P＞0.05)。

2.VMC 患儿 ACA 阳性与阴性患儿的 CK-MB 对比（表 3-7）。

表 3-7　VMC 患儿 ACA 阳性与阴性患儿的 CK-MB 对比

	CK-MB(IU/L)		P
	例数	x±s	
ACA 总阳性	48	33.81±8.53	<0.05
ACA 总阴性	14	27.38±7.11	<0.05

3.VMC 患儿 ACA 阳性与阴性 ECG 改变对比，见表 3-8。

表 3-8　VMC 患儿 ACA 阳性与阴性 ECG 显著改变对比

	ACA 阳性(48 例)	ACA 阴性(14 例)	P
异常例数（%）	异常例数（%）	ECG 显著改变	
ST-T 改变	21　（43.8）	2　（14.3）	<0.05
房室传导阻滞	10　（20.8）	2　（14.3）	>0.05
频发室性期前收缩	9　（18.8）	1　（7.1）	>0.05
室性心动过速	4　（8.3）	0(0)	>0.05
低电压	4　（8.3）	0(0)	>0.05

表 3-8 中 ECG 显著改变是指我国小儿 VMC 诊断标准中 ECG 的显著改变。

4.VMC 患儿 ACA 阳性与阴性过氧化物歧化酶（SOD）对比（表 3-9）。

表 3-9　VMC 患儿 ACA 阳性与阴性 SOD 活力对比

	例数	SOD 活力(Nu)	
		x±ts	P
(1)ACA 阳性	48	70.3±11.8	(1)∶(2)<0.05
(2)ACA 阴性	14	83.5±12.1	(1)∶(3)<0.05
(3)健康儿童	40	102.7±14.3	(2)∶(3)<0.05

5.VMC 患儿 ACA 阳性与阴性心腔大小对比（表 3-10）。

表 3-10　VMC 患儿 ACA 阳性与阴性心腔大小对比

	ACA 阳性(48 例)	ACA 阴性(14 例)	P
	扩大例数（%）	扩大例数（%）	
LA	14　（29.2）	2　（14.3）	>0.05
LV	8　（16.7）	1　（7.1）	>0.05
RV	4　（8.3）	1　（7.1）	>0.05

6.VMC 患儿 ACA 阳性与阴性心功能对比（表 3-11）。

表 3-11　VMC 患儿 ACA 阳性与阴性心功能对比

心功能	ACA 阳性（48 例）	ACA 阴性（14 例）	P
	降低例数（%）	降低例数（%）	
SI	8　（16.7）	0　（0）	＞0.05
CI	7　（14.6）	1　（7.1）	＞0.05
EF	4　（8.3）	1　（7.1）	＞0.05
PFVME/PFVMA	4　（8.3）	1　（7.1）	＞0.05

7.总结　由以上研究结果可得出以下结论：①VMC 患儿 ACA 总阳性率（ACAIgG、IgA、IgM 3 项中有 1 项或 1 项以上阳性的）达 77.4%。②VMC 患儿 ACA 阳性的 CK-MB 显著高于阴性的。③VMC 患儿 ACA 阳性的 SOD 活力显著低于阴性的。SOD 活力低氧自由基就高。因此，VMC 患儿 ACA 阳性的氧自由基显著高于阴性的。④VMC 患儿 ACA 阳性的 ECGST-T 改变多于阴性的。⑤VMC 患儿阳性的与阴性的心腔大小和功能没有差别。

（四）VMC 患儿检测 ACMA 与 ACA 的临床意义

1.对 VMC 诊断的价值　VMC 临床诊断缺少特异诊断指标。目前我国 VMC 诊断标准中的 4 项指标的阳性率为心腔扩大 20%～30%，心功能降低为 15%～20%，ECG 显著改变为 30%～40%，CK-MB 或 CTNI 升高 60%～70%。笔者研究结果 ACMA 阳性的约占 52.7%，ACA 阳性的约占 77.4%。可见 ACMA 和 ACA 对 VMC 诊断有重要价值，尤其是 ACA。ACA 是目前 VMC 诊断最敏感的指标。ACA 对 VMC 诊断的特异性较差，尤其 DCM 患儿 ACA 的阳性率也很高。但必须指出，VMC 诊断的其他指标也缺少特异性。因此，今后应把 ACA 阳性列入 VMC 的诊断指标，同时必须排除 DCM 和其他自身免疫疾病。

2.对 VMC 病情轻重的评估　ACMA 阳性的 VMC 患儿 CK-MB 增高的多于阴性的，但在心腔大小和心功能方面没有差别。ACA 阳性的 VMC 患儿，CK-MB 增高、SOD 降低、ECGST-T 改变增多的多于 ACA 阴性，但在心腔大小和心功能方面没有差别。结果显示 VMC 患儿检测 ACMA 和 ACA 对估计病情轻重有一定价值，但也有局限性。

四、病毒性心肌炎与基因调控

（一）概述

深刻了解病毒性心肌炎（VMC）的发病机制和病理生理改变对于 VMC 的治疗起到重要作用。VMC 的病因虽明确为病毒感染，但其发病机制和发病后病理生理改变极其复杂。虽然近年来人们做了很多深入细致的研究，研究已达到分子水平，但很多问题仍未彻底解决。

心肌细胞凋亡、坏死和病理改变是反映心肌病变轻重的重要指标。根据目前的研究结果有以下几方面影响心肌病变：①病毒对心肌损害早期是病毒本身，晚期是自身免疫损害；②过高的氧自由基；③心肌细胞凋亡的基因调控；④毒素性 T 淋巴细胞（TCL）对心肌病变的作用；⑤炎症细胞因子对 VMC 的作用；⑥心肌细胞受体对 VMC 的影响等。以上几方面相互影响，使得 VMC 的发病机制和病理生理改变更为复杂。

基因调控如 Bcl$_2$-Bax 基因、Fas/FasL 基因、c-Fos 和 cFos mRNA 基因对心肌细胞凋亡和心肌病理变化的轻重起重要作用。笔者在这方面做了很多研究工作,但这些基因之间是否互相有影响,至今还缺少研究。对是否有药物可影响这些基因的表达,也缺少研究。这都是今后需要深入研究的。

(二)心肌细胞凋亡与坏死

VMC发病过程中有心肌细胞坏死,这点久为大家所熟知。1972年Kerr发现了细胞死亡的另一种形式,即细胞凋亡。细胞凋亡亦称细胞程序性死亡,是一种有遗传基因调控的细胞自主性死亡过程,是主动的细胞死亡过程,又称为细胞自杀。近年来发现心肌炎中心肌细胞死亡不仅仅有心肌细胞坏死,还有心肌细胞凋亡。1994年Kawano首先报道用组织化学方法在6例心肌炎患者中有1例的心肌组织中有许多凋亡的心肌细胞。心肌细胞凋亡是心肌炎中功能性心肌单位进行性缺失的机制之一。1997年钱素娟用CMB_3引起的小鼠VMC模型中,用电镜与核酸末端标记法(TUNEL)均检测到凋亡细胞。凋亡细胞多分布于血管内皮、心外膜及心内膜下心肌和病灶周围,而正常对照组未见凋亡细胞。

细胞坏死与凋亡是两个截然不同的过程,细胞坏死是细胞遭受致死性损伤后发生的细胞死亡,其形态学特点为细胞肿胀、细胞膜破裂、细胞浆内容物外泄,引发组织器官发生一系列的炎症反应。细胞凋亡常在有害信号的温和刺激下或个体发育中发生,形态学特点是细胞体积小、核染色质浓缩、核仁裂解、DNA碎片化、出现凋亡小体,但不诱发炎症。诱导细胞凋亡的因素很多,凋亡和坏死的病因方面并无严格的界限,同一种因素既能诱导细胞凋亡,也能产生坏死,而细胞死亡的类型取决于其所损害的严重程度而不是损害本身的性质。病毒感染是调控细胞凋亡的重要因素之一。病毒感染后,一方面机体运用细胞凋亡的手段,通过牺牲个别细胞来消除外物;另一方面,病毒为维持自身的存活与繁殖,调控宿主细胞凋亡,引起宿主病理损伤。不论是细胞凋亡或坏死,都使心肌细胞减少,使心肌产生病变和降低心肌功能。

2002年笔者通过40只小鼠用CVB_3制成病毒性心肌炎模型,分别于第3、第7、第10、第14天处死小鼠,Rezkalla法计算小鼠心肌病理积分以了解心肌病变轻重,同时用AnnexinV/PI法定量检测心肌细胞凋亡和坏死。研究结果显示:①正常小鼠心肌细胞有极少量凋亡,但无坏死;②VMC小鼠心肌细胞凋亡与坏死显著增加($P<0.01$),心肌细胞凋亡与坏死两者呈直线正相关($r=0.73,P<0.01$);③心肌细胞凋亡与心肌病理积分之间呈直线正相关($r=0.70,P<0.01$);④心肌细胞坏死也与心肌病理积分呈直线正相关($r=0.93,P<0.01$)。研究结果显示VMC小鼠心肌中有细胞凋亡与坏死,两者呈直线正相关。心肌细胞凋亡与坏死程度可代表心肌病变轻重。

(三)VMC与外周血淋巴细胞凋亡

近年来研究证明,有些病毒感染如流感病毒、获得性免疫缺陷病病毒、巨细胞病毒等可促使T淋巴细胞凋亡。2001年笔者报道20例VMC患儿与健康儿童对比,发现健康儿童外周血有少量淋巴细胞凋亡,但无坏死。VMC患儿外周血淋巴细胞凋亡与坏死显著增加。VMC存在继发性细胞免疫功能低下,主要表现在急性期$CD3^+$、$CD4^+$、$CD8^+$各亚群均下降,CD4/CD8比值升高。T细胞亚群的下降可能与淋巴细胞凋亡有关。2003年笔者报道40只4周龄雄性小鼠制成VMC小鼠模型,用Rezkalla法计算小鼠心肌病理积分,用AnnexinV/PI法定量检测小鼠心肌细胞和外周血淋巴细胞。研究结果显示VMC小鼠心肌细胞凋亡显著增加,外周血淋巴细胞凋亡也显著增加。心肌细胞凋亡百分率与外周血淋巴细胞凋亡百分率两者呈直线正相关($r=0.80,P<0.01$)。上述2项研究结果显示,CVB_3感染可使在心肌细胞凋亡的同时也可使外周血淋巴细胞凋亡增加,导致继发性免疫功能低下,使心肌病变加重、病程延长。心肌炎外周血淋巴细胞凋亡检测可反映心肌细胞凋亡情况,并可间接反映心肌病理损害。

(四)Bcl_2和Bax基因的表达与心肌细胞凋亡

细胞凋亡在VMC的发生与发展中起重要作用。已证实一些基因可调控细胞凋亡过程,其中Bcl_2原癌基因家族起关键作用。

Bcl_2 是 1984 年 Tsujimoto 在人类 B 细胞的滤泡性淋巴细胞分离出来的一种原癌基因。该基因主要表达于淋巴系统和神经系统,其生理作用是抑制细胞凋亡。1991 年 Hockenbery 报道 Bcl_2 在正常心脏不表达,在某些疾病时表达。Bax 基因是 1995 年 Oltavai 发现的 Bcl_2 相关蛋白 X。Bax 广泛表达于包括心脏在内的多种组织细胞。Bax 的过度表达可加速细胞凋亡。Bax 不但有拮抗 Bcl_2 抑制凋亡作用,而且有直接促进细胞凋亡的功能。

2003 年笔者报道对 125 只小鼠用 CVB_3 制成 VMC 小鼠模型,分别接种 CVB_3,第 10、第 14、第 21、第 28 天各处死 25 只。用 Rezkalla 法计算心肌病理积分,用 TUNEL 法检测心肌细胞凋亡,用免疫组化方法检测 Bcl_2 和 Bax 基因表达。研究结果显示 VMC 小鼠心肌中 Bclz 基因和 Bax 基因表达增加。Bcl_2 基因表达增加程度与心肌病理积分呈直线正相关($r=0.93, P<0.01$)。心肌细胞中 Bcl_2 基因伴炎症产生和发展而上调,可能间接地由于炎症递质中 Bcl_2 同系化合物 A1 作为信号传递所致,也可直接由感染病毒或持续存在于心肌组织中的病毒基因物质所致。此外,病毒感染后,心肌组织氧自由基大量生成,而 Bcl_2 有抗氧化作用,Bcl_2 持续表达增加可能与氧自由基刺激有关。总之,CVB_3 感染诱发心肌细胞 Bcl_2 表达增加,可降低心肌细胞凋亡,对心肌有保护作用。CVB_3 感染心肌后,可促使心肌过量表达 Bax,诱发心肌凋亡。总之,在 CVB_3 VMC 小鼠心肌中存在 Bcl_2 和 Bax 基因表达上调,Bcl_2 和 Bax 基因参与心肌炎心肌细胞和浸润细胞凋亡调控,此将为 VMC 治疗开辟新途径。

(五)Fas/FasL 基因在 VMC 发病中的作用

细胞毒 T 淋巴细胞(CTL)介导的细胞毒作用是导致 VMC 心肌细胞损伤的主要原因。Fas/FasL 通路是 CTL 致靶细胞损伤的主要途径之一。目前研究表明,VMC 中心肌细胞浸润的 CTL 包括 $CD4^+$ 和 $CD8^+$。而 $CD4^+$ 细胞往往通过 Fas/FasL 显示其 CTL 的杀伤活性。$CD8^+$ T 细胞则通过 Fas/FasL 和穿孔素、颗粒酶 2 种方式显示其活性。

Fas 是细胞膜蛋白受体蛋白,属于肿瘤坏死因子(TNF)及神经生长因子受体(NGFR)超家族成员。Fas 主要表达于成熟的淋巴细胞、心脏等;FasL 是 Fas 的配体,为 TNF 同源性的 Ⅱ 型穿膜蛋白,主要表达于活化的 T 淋巴细胞。细胞膜表面的 FasL,可与靶细胞表面的 Fas 受体结合,向细胞内传导死亡信号,使靶细胞在数小时内发生凋亡。体外实验已证实,CTL 可以通过 Fas/FasL 路径导致心肌细胞凋亡。1998 年,Toyosaki 的研究表明外周血血清可溶性 FasL 升高的 VMC 患者 TUNEL 阳性心肌细胞显著增加,显示 Fas/FasL 诱导的细胞凋亡参与了 VMC 的发病机制。

2000 年,笔者报道 125 只 4~6 周龄雄性小鼠制成 VMC 小鼠模型,接种 CVB_3 病毒后第 7、第 10、第 14、第 21、第 28 天处死小鼠,用 Rezkalla 法检测心肌病理积分,用 TUNEL 法检测心肌细胞凋亡,用免疫组化方法检测 Fas/FasL 抗原。结果显示细胞凋亡是 VMC 造成心肌损伤原因之一,Fas/FasL 系统参与其分子调控,经 Fas/FasL 介导的细胞凋亡可能是 CTL 导致 VMC 心肌损伤的作用机制之一。

(六)c-Fos 基因在 VMC 发病中的作用

c-Fos 原癌基因编译出的 c-Fos 蛋白可通过抗增殖而参与对细胞损伤的反应与多种疾病发生发展有关。2002 年笔者报道用 200 只小鼠制成 VMC 小鼠模型。用 Rezkalla 法检测小鼠心肌病理积分,用链霉亲和素过氧化物酶连接法(SABC 法)检测 c-Fos 蛋白,原位核酸分子杂交检测 c-FosmRNA。研究结果显示,CVB_3 VMC 小鼠心肌病理积分增加,c-Fos 及 c-FosmRNA 表达增加。VMC 小鼠早期(3d)和中期(10d)使用皮质激素可使 c-Fos 水平明显下调,减轻心肌炎症和病理变化。

五、病毒性心肌炎与细胞因子及细胞外信号调节酶

(一)概述

病毒感染后发展为心肌炎(VMC)的发生发展的机制和病理生理改变极为复杂。其中细胞因子和细胞外信号调节酶起重要作用。

细胞因子是由造血系统、免疫系统或炎症反应中的活化细胞产生,能调节细胞分化增殖和诱导细胞发挥功能,是高活性多功能的多肽、蛋白质或糖蛋白,不包括免疫球蛋白、补体和一般生理性细胞产物。目前发现的细胞因子有几十种,它们大多数含有其独特的主要生物学功能和广泛的其他生物学活性。

VMC的发病与细胞因子有复杂关系。VMC患儿,免疫功能失调、细胞因子网络失控,分泌异常。1994年,Matsumori报道认为VMC患者急性期血中白细胞介素-6(IL-6)、白细胞介素-1(IL-1)、肿瘤坏死因子-α(TNF-α)等均升高。细胞因子在心肌炎的心肌损伤和修复中起重要作用。细胞因子种类很多,不同细胞因子对VMC的作用不同。同一种细胞因子在VMC不同时期作用也不相同。因此,必须详细了解上述情况,才能在VMC时正确应用细胞因子。

丝裂原活化的蛋白激酶(MAPK)是哺乳动物细胞内一组进化保的酶。目前已至少确定36条MAPK级联反应通路,而细胞外信号调节激酶(ERK)通路是其中最具特征的通路之一。ERK蛋白有丝氨酸和酪氨酸双重磷酸化能力,ERK激活后发生核移位,磷酸化转录因子并激活Fos、Jun、Myc等基因,从而参与细胞增殖和调控。ERK在不同细胞中的作用并不相同,甚至完全相反。

多种病毒通过激活细胞内信号通路从而促进病毒复制、调节机体炎症反应及诱导病毒致癌基因的转化。体外细胞培养实验证实,ERK信号通路和柯萨奇病毒B3(CVB₃)复制有关。

(二)VMC与细胞因子

1.与VMC相关的细胞因子　细胞因子种类很多并且还在不断发现。在不同的研究阶段,学者从不同的角度对细胞因子进行了不同分类方案,不同学者提出的分类方法也不完全相同。1993年,Oppenheim将目前结构和功能区别比较明确,与免疫学相关的细胞因子分为4类,现将这4类中与VMC有关的分述如下。

(1)有抗病毒活性的细胞因子:有抗病毒活性的细胞因子主要有干扰素(IFN)。根据其来源和结构不同,IFN分为IFN-α、IFN-β、IFN-γ、IFN-ω4种。根据IFN受体作用不同可分为Ⅰ型和Ⅱ型。与Ⅰ型受体结合的IFN包括IFN-α、IFN-β和IFN-ω,与Ⅱ型受体相结合有IFN-γ。1987年,Godeny发现小鼠对CVB₃病毒的抵抗力不依赖T细胞功能并与NK细胞活性有一定关系。说明机体防御病毒感染,NK细胞是不可缺少的,而干扰素是NK细胞的强大激活剂。两者在体内有效形成IFN-NK系统,对于病毒感染通过直接增加病毒的清除而起到保护机体作用。2000年,Schmidtke发现VMC小鼠在病毒感染后IFN-γ含量增高。

Ⅰ型IFN可通过干扰病毒RNA或DNA复制而抑制病毒生长,并在主要通过旁分泌机制使邻近细胞在病毒感染细胞分泌的Ⅰ型IFN作用下建立抗病毒状态。此外,Ⅰ型IFN可显著增强NK细胞杀伤活性并通过促使MHCⅠ类分子表达而增强细胞毒性T淋巴细胞(CTL)对病毒感染的识别和杀伤作用。由此可见,Ⅰ型IFN有显著抗病毒活性,对VMC有治疗作用。

Ⅱ型IFN即IFN-γ,主要有T细胞和NK细胞产生,其抗病毒活性弱于IFN-α和IFN-β,但其免疫调节作用显著强于IFN-α和IFN-β。IFN-γ可显著地增强MHCⅠ类和Ⅱ类分子表达、促进T细胞和B细胞分化,增强NK细胞杀伤活性,充分激活单核巨噬细胞。1992年,Smith在研究自身免疫性心肌炎时,发现早期

IFN-γ 降低时,心肌病变加重。这说明在疾病无病毒抗原时 IFN-γ 也起到重要免疫调节作用。

(2)具有免疫调节活性的细胞因子:具有免疫调节活性的细胞因子很多,包括 IL-2、IL-4、IL-5、IL-7、IL-9、IL-10、IL-12、IL-13、IL-14、IL-15、IL-16、转化生长因子-β(TGF-β)等,其中与 VMC 关系最密切的是 IL-2。

IL-2 是目前所知的促进 T 细胞由细胞周期 Gl 期进入 S 期的最重要的细胞因子。此外 IL-2 还能促进 B 细胞的增殖、分化和产生抗体,诱导多种其他细胞因子产生和受体表达,刺激 NK 细胞增殖,增强 NK 细胞杀伤功能并诱导产生新型淋巴细胞激活的杀伤细胞(LAK 细胞)。

在 VMC 急性期,外周血活化 T 淋巴细胞产生的 IL-2 水平下降。1994 年,Kishimoto 报道在急性 VMC 的早期(病毒血症期),IL-2 通过提高 NK 细胞活性限制 CVB_3 的复制,但增加心肌的 T 细胞数目而加速疾病的进展和严重程度,所以 IL-2 对急性 CVB_3 VMC 是一把双刃剑,同时有利和弊两方面的作用。

(3)具有炎症介质活性的细胞因子:具有炎症介质活性的细胞因子很多,如肿瘤坏死因子-α(TNF-α)、IL-1、ILP6 以及 IL-8 为代表的一类结构相似的小分子量(8～10kb)的趋化因子。其中与 VMC 关系最密切的是 TNF-α 和 IL-6。

1)TNF-α:根据其细胞来源和分子结构的不同,TNF 分为 α 和 β。TNF-α 主要由细菌脂多糖激活的单核巨噬细胞产生。TNF-β 即以往的淋巴毒素,主要由激活的 T 细胞产生。TNF-α 除了有抗肿瘤作用外,对免疫反应、机体代谢、炎症反应等均有重要的调节作用。

TNF-α 通过激活淋巴细胞、NK 细胞或通过产生其他细胞因子来提高抗病毒免疫反应,也可抑制病毒复制和特异性杀伤病毒感染细胞。在病毒感染时,TNF-α 并不都起保护作用,起作用与浓度高低有关。低浓度 TNF-α(10～19mol/L)主要通过自分泌或旁分泌方式在局部激活白细胞和内皮细胞功能,激发炎症反应,对机体有利;当大量释放时可引起组织的免疫病理损伤。

体外研究表明,当心肌细胞暴露于 TNF-α 时,其表面细胞黏附分子Ⅰ(CAM-Ⅰ)表达与激发的中性粒细胞表现 CD11/CD18 成分互相作用,导致中性粒细胞介导的毒性损伤,引起心肌细胞的变性、收缩。VMC 患者病毒感染早期,病毒激活单核巨噬细胞,释放 TNF-α,从而抑制导致心肌炎的病毒,保护心肌。过量 TNF-α 诱导病毒在宿主细胞内的复制,促进心肌细胞的坏死和炎症细胞浸润使心肌炎加重。TNF-α 对心功能还有负性作用,能导致心肌的收缩和舒张低下,心肌炎症加剧。TNF-α 还可导致异常基因调控,通过坏死或凋亡引起心肌细胞死亡。2003 年笔者报道病毒学证实的 50 例 VMC 患儿血液中 TNF-α 升高的 37 例。TNF-α 升高的患儿 CKMB 升高的和 ECG 显著异常的多于 TNF-α 正常的。

2)IL-6:IL-6 由多种细胞产生,其生物活性广泛,主要包括调节免疫应答;调节造血系统;调节肿瘤生长;调节神经内分泌系统等。

1992 年 Youker 报道 IL-6 可激活心肌细胞表面 CD54 表达,促进活化的淋巴细胞的黏附和氧自由基介导的损伤。1996 年 Kanda 报道 IL-6 可提高 VMC 的存活率,降低心肌病毒滴度,减轻心肌坏死和淋巴细胞浸润。实验显示,脑心肌炎病毒(EMCV)诱发的病毒性心肌炎急性期内 IL-6 mRNA 表达明显升高,而抗 IL-6 抗体投入后导致 VMC 小鼠的心肌组织内病毒滴度升高,炎症细胞浸润与坏死扩大,生存率下降。表明在急性 VMC 的发病过程中,IL-6 有防御炎症作用。IL-6 不像 TNF 那样直接杀死病毒,而是通过促进 B 细胞分化成浆细胞和分泌免疫球蛋白特别是 IgM、IgG。IL-6 还有增强 T 细胞、NK 细胞及吞噬细胞的活性作用,使机体能减轻病毒导致的损害。IL-6 还能抑制 TNF、IL-1 的分泌,诱导淋巴细胞产生 IFN-γ。

(4)有造血生长活性的细胞因子:有造血生长活性的因子包括 IL-3、集落刺激因子(CSF)、促红细胞生成素(EPO)、促血小板生成素(TPO)、干细胞因子(SCF)、白细胞抑制因子(LIF)、IL-11 等,其中巨噬细胞

CSF(M-CSF)与 VMC 有关。

M-CSF 对急性 CVB$_3$ 所致的 VMC 有降低心肌病毒滴度和减轻心肌病变的能力。这种能力与升高的 IFN-α 水平有关。M-CSF 抑制病毒复制的作用是由于诱导了内源性干扰素所致。

2.VMC 细胞因子及其相关因素的变化 VMC 患者细胞因子的变化文献报道很多。1994 年，Matsumori 报道急性 VMCIFN-γ 显著增加。1996 年，Satoh 报道急性 VMC 患者 TNF-α、IL-1、IL-6、IL-8、IL-10 显著增加。2000 年，Schmidtke 发现 VMC 小鼠在病毒感染后 IFN-7 含量升高。2004 年笔者报道 VMC 患儿急性期 IFN-γ、TGF-α 浓度显著增高。IFN-γ、TGF-α 参与 VMC 发病与发展，并且检测其水平能协助诊断及反映病情轻重和预后。

这些细胞因子不但加强免疫反应和 T 细胞增殖，并且引起细胞凋亡和造成心室功能下降。此外，细胞因子巨噬细胞集落趋化因子释放细胞毒性因素如蛋白酶和细胞因子（如改变生长因子-β、血小板衍化生长因子、TNF-α、IL-1）。这些可溶性因子可引起可逆性心肌功能下降。相反，IL-12 可通过减少病毒复制和心肌细胞炎症、坏死而改善存活率。

VMC 的发生过程中细胞黏附因子（ICAM-1）也起重要作用。ICAM-1 可促进白细胞粘连、并且通过内膜移动。IL-1 和 TNF-α 可使 ICAM-1 上调。VMC 患儿给予 IFN-γ 后，心肌细胞间 ICAM-1 表达明显增加。细胞因子活动导致一氧化氮合成酶表达。CVB 小鼠 VMC 模型在接种病毒后第 4 天一氧化氮合成酶活力增加，第 8 天到高峰。一氧化氮产物是患者对病毒感染的保护反应的一部分，但也可由于抑制肾上腺素刺激而对心肌产生毒性。T 细胞增加其总效果是细胞因子激活和一氧化氮合成使已感染和未感染的心肌细胞破坏导致总收缩单位减少，且建立心室重构并向 DCM 发展。

信号转导和转录激活因子 3（STAT3）在细胞因子信号转导中起关键性作用，STAT3 与炎症因子 IFN-γ、IL-1、IL-6、IL-10、IL-4 关系密切。STAT3 在小鼠 VMC 的发病中对心肌组织有保护作用。

（三）VMC 与细胞外信号调节酶

影响心肌炎易感性的重要因素是细胞外信号调节酶 1 和 2（ERK1/2）。ERK 信号通路是主要的细胞信号调节酶抑制，多种病毒通过激活细胞内信号通路从而促进病毒复制、调节机体炎症反应及诱导病毒致癌基因的转化。体外细胞培养实验证实，ERK 信号通路和 CVB$_3$ 复制有关。

CVB。感染机体后触发了 ERK1/2 信号级联反应的激活，ERK1/2 的激活促进了病毒的大量复制，ERK1/2 的激活则依赖于 p56-lck(lck)的存在。在体内免疫细胞和心肌细胞中，ERK1/2 可以被 lck 下游和其他 Src 家族蛋白酪氨酸激酶激活，lck 控制宿主对 CVB。易感性是通过 ERK1/2 信号途径实现的，在敲除了 lck 的小鼠心肌不易被 CVB$_3$ 感染。Src 抑制剂 PP2 和 ERK1/2 抑制剂 U0126 可以使组织 ERK1/2 激活，并降低 CVB$_3$ 的滴度，抑制病毒的复制。CVB$_3$ 感染宿主后，心肌中的 ERK1/2 活性增强，并发生严重的心肌炎和很高的病毒滴度，而心肌炎耐受的 C57BL/6 小鼠则 ERK1/2 活性显著降低，心肌炎病情较轻。病毒可通过参与宿主细胞的 ERK1/2 信号传导途径来扩大自身的复制。研究表明，Src 依赖 ERK1/2 的激活对感染的免疫应答有重要作用。由于病毒的持续刺激，ERK1/2 的激活持续存在于炎症阶段，对 CVB$_3$ 诱导的细胞毒性或细胞凋亡有促进作用。因此，在 VMC 治疗中，如果阻断 ERK1/2 的激活可降低宿主对 CVB$_3$ 的易感性，并可抑制病毒的复制。

六、病毒性心肌炎与心肌细胞受体

（一）概述

病毒性心肌炎（VMC）是由病毒感染所致的、以心肌细胞变性坏死和间质炎性细胞浸润及纤维渗出为主要病理变化的一种疾病。VMC造成心脏损伤的发病机制早期主要是病毒感染和复制直接导致心肌损伤以及随后继发的自身免疫反应。心肌细胞受体在其中起着重要作用。参与VMC发生发展过程的心肌细胞受体主要包括病毒受体、肾上腺素能受体和乙酰胆碱能受体、细胞因子受体、细胞间黏附分子受体、固有免疫模式识别受体(PRR)等。

(二)病毒受体

VMC最常见的病原体为柯萨奇B组病毒(CVB),其次为腺病毒(ADV),近年来ADV所致VMC已超过CVB。CVB和ADV可能通过多种受体感染心肌细胞,但主要是通过柯萨奇病毒和腺病毒受体(CAR)来完成与心肌细胞的结合及随后的病毒内在化。最近报道,其他病毒也可能通过CAR完成病毒内在化。CAR又称之为Hela细胞膜结合蛋白,1997年由Bergelson等首先报道。

CAR是相对分子质量46000、由365个氨基酸组成的跨膜糖蛋白,分胞内、跨膜、胞外3个结构域,CVB和ADV与靶细胞的结合通过胞外结构域即可完成。CAR的表达具有高度的组织特异性、物种特异性。RNA印迹分析表明,人CAR的RNA在胰腺、脑、心脏、小肠、睾丸以及前列腺中含量最高,在肝和肺中有少量表达,而小鼠CAR在肝中含量最高,在其他器官如心脏、肺、脑中亦有较高程度的表达。心脏中CAR的表达水平呈现动态变化,在小鼠胚胎期和出生期,心肌CAR表达丰富,此后随着生长发育,表达逐渐降低,成年期则检测不到;在新生大鼠心脏中CAR表达丰富,而在正常成年大鼠心脏中只有少量的CAR表达。这一现象可以解释CVB往往容易感染新生儿和儿童,并且表现为急性重症VMC。于小华等研究发现CVB$_3$心肌炎小鼠心肌中CAR表达水平明显高于对照组,心肌CAR抗原免疫反应明显增强,且与心肌病变积分呈显著正相关,提示CAR表达水平增加可能是VMC发生发展的重要因素。

CAR存在基因的多态性。968G/A多态性位于CAR基因的启动子部位,该变异可从转录水平影响基因表达调控酶蛋白合成的数量,其机制可能是由于该突变位点正好位于该基因与其转录抑制蛋白结合的区域内,当A突变为G后该结合区域的构型发生了变化,使基因与转录抑制蛋白结合的能力下降,从而转录抑制作用减弱,最终表现为启动子的活性增强,基因转录增强,蛋白质的表达量增加。T等位基因的携带者在心肌炎患者中比率升高。国内有研究表明,心肌炎患者CAR基因GG基因型和等位基因频率明显高于对照组,且携带G等位基因(GG+GA)者血清CAR水平明显高于非G等位基因(AA)携带者。并且进行CAR基因型分析发现,VMC患儿中携带G等位基因(GG+GA)者CVB感染率显著高于非G等位基因(AA)携带者,提示CAR基因T等位基因可能是CVBVMC的遗传易感基因。968G/A基因突变可能通过上调CAR表达,使心肌细胞对CVB的易感性增加,从而导致柯萨奇VMC的发生。

(三)肾上腺素能受体和乙酰胆碱能受体

肾上腺素能和乙酰胆碱能受体同属于心脏-蛋白耦联膜受体家族,其共同点是要靠G蛋白调节蛋白的连接,把细胞外信息转变为细胞内效应。G蛋白实际上是对一大类信号传导功能蛋白质的总称。根据它们对效应器作用的不同,又可分为刺激性和抑制性受体,分别称之为Gs和Gi,肾上腺素能受体属于Gs型,乙酰胆碱能受体属于Gi型。正常时2种受体保持动态平衡,共同调节心脏的活动。病理情况下,抗β$_1$肾上腺素能受体和M$_2$乙酰胆碱能受体的自身抗体都可通过与自身受体的免疫作用损伤心肌功能,而且对各自受体均有激动样的刺激作用,但刺激强度不同,抗心脏β$_1$受体的自身抗体长期过度刺激受体的作用要强于抗心脏M$_2$受体的自身抗体对受体的刺激作用,并且抗心脏β$_1$受体的自身抗体长期过度刺激可能是引起心肌损害的原因之一,因而主张对心肌炎晚期自身抗体阳性患者采用β受体阻滞药治疗。Ryosuke Nishio研究发现,应用carvediol(选择性β$_2$受体阻滞药)、metoprolol(选择性β$_1$受体阻滞药)和propranolol(非选择性β受体阻滞药)3种药物对有脑心肌炎病毒(EMCV)所致心肌炎DBA/2鼠进行干预治疗,结果表明EMCV模型对照组血浆中肾上腺素和去甲肾上腺素明显高于正常对照组;carvediol可明显延长患病动物的生存时间,且对体内干扰素(IFN-γ)表现出剂量依赖性,具有量效关系;propranolol 具有一定作用,metoprolol 则基本无作用。该研究亦发现 carvediol 通过阻断 $β_2$ 肾上腺素受体的激动作用,增加 IL-12、IFN-γ 的表达,从而达到治疗 VMC 的作用。

(四)细胞因子及其受体

细胞因子是一类重要的免疫活性递质。根据其分子结构可分为 3 大家族。①IFN 家族:所有已知细胞防御外来基因入侵时均可产生;②白介素家族:其受体均有免疫球蛋白功能区;③生长因子:主要协调对损伤的反应。几乎所有组织均有细胞因子受体(包括心脏),细胞因子通过结合受体发挥其生物学作用。CVB 等病毒感染心肌后,可诱导数种细胞因子产生。在病毒感染初期,细胞因子主要由心肌细胞和(或)心肌成纤维细胞、血管内皮细胞等合成释放,大量的炎症细胞浸润后,主要由它们表达释放细胞因子。这些细胞因子如 IL-1、TNF-α、干扰素等诱导细胞产生黏附分子,促进免疫细胞有选择性地向损害心肌组织黏附和浸润。

1.干扰素(IFN)　IFN-γ 主要由浸润的 NK 细胞在急性心肌炎早期阶段合成。NK 细胞可通过杀死病毒感染细胞及合成 IFN-γ 在限制病毒复制中发挥主要作用。而 IFN-γ 除直接抑制病毒复制外,同时还可进一步激活 NK 细胞,两者在体内有效形成 IFN-NK 系统,对病毒感染起直接抑制作用。IFN-γ 的免疫调节功能亦包括激活巨噬细胞。目前细胞生物学的进展已显示,IFN-γ 是最强的巨噬细胞激活因子,它能促使巨噬细胞杀伤病毒感染细胞,并产生蛋白质以破坏病原。黄磊等报道 VMC 组患儿血清 IFN-γ 含量显著高于健康正常儿童,考虑病毒感染后浸润的 NK 细胞和巨噬细胞被入侵的病毒激活导致 IFN 水平升高,提示 IFN-γ 与 VMC 发病有关。IFN-7 介导的 NO 生成在控制病毒感染上也很重要。Blair 等在 CVB_3 致 VMC 的动物实验中研究表明,IFN-γ 可诱导产生诱导型 NO 合成酶并生成 NO,且死亡小鼠 NO 水平明显高于正常组;NO 在体内或体外可抑制 CVB_3 复制,但是 NO 对动物本身也可形成负面影响,表达过强时可损伤自身细胞,形成细胞毒作用;还可通过影响细胞表面 β 受体产生负性肌力作用。此外,IFN 可能通过降低 VMC 小鼠血清 TNF-α 水平,调节免疫反应,减轻心肌病理损害程度达到治疗心肌炎的作用。

2.白细胞介素家族　白细胞介素类细胞因子由各种不同的血细胞和免疫反应细胞产生,种类繁多,且生物学作用也极为多,与心肌炎有关的白细胞介素家族成员主要有 IL-2、IL-6、IL-12 等。

(1)IL-2:T 淋巴细胞经抗原刺激产生 IL-2 同时其表面可表达 IL-2 受体(IL-2R),以及释放至血中的可溶性 IL-2 受体(SIL-2R)。动物实验发现,IL-2 随病程的发展呈现出一定的变化趋势,即接种 CVB。后 4d,IL-2 水平明显低于正常均值,随着病程的发展 IL-2 水平呈升高趋势,第 9~14 天 IL-2 水平明显高于正常值,第 10 天 IL-2 水平达高峰,第 18 天 IL-2 水平接近正常,研究结果提示:心肌病变严重程度与 IL-2 水平关系密切。临床研究结果也证实,VMC 患者急性期 IL-2 明显高于恢复期及正常对照组,病情越重,血清 IL-2 水平越高,并与心肌型肌酸激酶同工酶(CK-MB),乳酸脱氢酶同工酶(LDH1)呈明显的正相关。在心肌炎的病毒血症阶段,应用 IL-2 可限制病毒复制而带来有益的效果。然而,如果在病毒血症后使用,对机体可能不利。其原因可能有:在急性期,IL-2 通过提高 NK 细胞活性限制 CVB_3 诱导的 VMC 的发生,使心脏病变减轻,但在亚急性期,IL-2 增加浸润心脏 T 细胞数目而加速疾病的进程。sIL-2R 水平与病情的轻重、活动性及预后有关,其水平愈高,病情愈重,病程转归愈差。VMC、扩张型心肌病(DCM)患者血清 sIL-2R 水平显著高于对照组,证实在 VMC、DCM 患者中存在由 IL-2 介导的免疫调节功能障碍。同时 sIL-2R 可与 mIL-2R 竞争结合 IL-2 而影响 IL-2 的生物学效应,从而改变机体免疫状态。

(2)IL-6:IL-6 具有多种生物学效应,如刺激 B 细胞分化,激活胸腺细胞与刺激 T 细胞分化,激活巨噬细胞及 NK 细胞等。近年研究发现,IL-6 和可溶性白细胞介素-6 受体(sIL-6R)与 VMC 的发病密切相关。在 VMC 的发病过程中,IL-6 作为一种多效性因子,是参与免疫调节和炎症反应的重要细胞因子之一,被认为是宿主对感染和组织损伤所引起反应的主要介质。动物实验和流行病学调查均表明,在病毒感染的急性期,特别是病毒血症期,由于病毒成分的刺激和诱导,造成以单核巨噬细胞为主的免疫活性细胞产生大量 IL-6,并释放到血液循环中,致血清中 IL-6 含量显著升高。作为机体的保护机制,血清中 IL-6 的水平升高对机体感染病毒的清除起重要作用。IL-6R 不仅能介导和增强 IL-6 的生物学作用,而且其可溶形式能扩大 IL-6 的作用范围。由于 IL-6 的特异性受体部分 IL-6RA 的可溶形式为 IL-6 的激动剂,故增加外源性 sIL-6RA,可增强 IL-6 在 VM 中的心肌保护作用。VMC 急性期应用抗 IL-6 抗体,可导致患病小鼠的心肌组织内病毒滴定度明显增加,炎症细胞浸润与坏死扩大,生存率有所下降。但在 CVB 感染亚急性期,当炎症刺激过强或持续时间过长时,过高水平的 IL-6 则明显表现出其两面性作用,参与心肌免疫损伤的过程。

(3)IL-12:IL-12 对免疫系统有广泛的作用,包括增加细胞毒活性、诱导 NK 细胞和 T 淋巴细胞产生 IFN-γ 以及诱导特异 Th 细胞的免疫应答。研究表明,小鼠感染 CMV 嗜心肌株后,心肌组织中 IL-12 mRNA 表达水平增高,血浆和心肌 IL-12 的蛋白含量也明显增高。在感染小鼠体内投入外源性基因重组 IL-12 后,心肌组织中的病毒滴度降低,心肌损害减轻,患病小鼠的生存率提高;而在感染小鼠体内投入抗 IL-12 抗体,小鼠死亡率明显增加。表明 IL-12 参与了 VMC 的发病过程,并能起到保护性的作用。其机制可能是①IL-12 通过诱生 IFN-γ,从而发挥抗病毒作用;②IL-12 增强 NK 细胞活性;③细胞毒性 T 淋巴细胞(CTL)在杀灭病毒中起重要作用。

3.生长因子家族

(1)肿瘤坏死因子-α:与心肌炎相关的生长因子主要是肿瘤坏死因子-α(TNF-α)。Satoh 等在心肌炎患者心内膜心肌标本中,发现 TNF-α 及 TNF-α 转化酶的表达显著增加,可能进一步影响心肌炎患者的心功能。Calabrese 等研究证实,TNF-α 在小鼠心肌炎的发生机制及加重心脏功能失调方面均起重要作用。Gluck 等检测感染 CVB$_3$ 的 VMC 小鼠 TNF-α mRNA 的表达,结果发现在接种病毒后 1d,4d,7dTNF-α mRNA 表达增强,且持续到接种病毒后 98d。Wada 等则认为 TNF-α 在 VMC 早期可抗病毒,提高存活率。但 TNF-α 过高又可直接破坏心肌细胞,参与 VMC 形成。所以 TNF-α 在 VMC 的形成中起双重作用,其机制可能是高浓度的 TNF-α 直接破坏心肌细胞,诱导 VMC 的形成。此外,研究亦发现,TNF 水平在 VMC 的急性期和亚急性期明显高于正常对照组和 VMC 的恢复期。其可能的机制为:在病毒感染的早期(急性期)病毒作为一种抗原被提呈给免疫系统,激活单核巨噬细胞释放 TNF-α,通过溶解病毒感染的心肌细胞,从而抑制病毒复制,保护心肌。当病毒被清除后,持续高浓度的 TNF-α 可以改变肌膜蛋白、破坏心肌细胞从而损害心肌。

(2)转化生长因子-β(TGF-β)和结缔组织生长因子(CTGF)。TGF-β 具有多种生物学功能:促进细胞肥大、促进多种 ECM 成分和多种蛋白多糖的合成;抑制 ECM 降解,并促进诸如纤溶酶原激活物抑制因子和金属蛋白酶组织抑制因子等表达;促进 integrin 表达而增强细胞基质相互作用,以及促进损伤修复、胚胎发育、免疫调节及肿瘤发生等。其中 TGF-β$_1$ 主要参与炎性反应和组织修复,也对细胞的生长、分化和免疫功能有重要调节作用。CTGF 是一种新发现的促成纤维细胞分裂和胶原沉积生长因子,广泛存在于人体多个组织器官中,在组织器官损伤、纤维化过程中起着重要作用。生理情况下,机体组织细胞可有基础量 CTGF 分泌;病理情况下,与皮肤瘢痕、动脉粥样硬化、器官纤维化、创伤修复等疾病密切相关。有研究发现,TGF-β 促纤维化作用可能主要通过 CTGF 表达完成。TGF-β 是 CTGF 重要的上游因子之一,可通过多种信号途径诱导 CTGF 表达:①Smads 途径。研究证明 TGF-β 主要在转录水平调节 CTGF 表达,Smads 途径在其中起重要作用。②cAMP/PKA 途径也参与 TGF-β 诱导的 CTGF 的表达。研究发现,cAMP/PKA 通路对 TGF-β 诱导的 CTGF 表达起负向调控作用。③其他如丝裂原激活蛋白激酶途径等。

心肌间质纤维化是 VMC 慢性期的主要病理变化,也是 VMC 患者心功能下降的主要原因之一。近年研究证实 TGF-β 和 CTGF 参与 VMC 心肌纤维化的发生发展过程。国内曾有报道,VMC 小鼠第 7 天 CTGF 的表达开始上调,第 14 天达高峰,第 28 天仍高于对照组,TGF-β$_1$ 的表达与 CTGF 基本相同,两者 呈正相关。进一步分析发现,胶原增生与 CTGF 和 TGF-β$_1$ 表达随病程发展大致呈上升趋势,且两者呈正 相关。提示 VM 急性期即存在组织修复性病变,心肌 CTGF、TGF-β$_1$ 阳性表达与胶原增生为主的组织修 复密切相关;而 VMC 的恢复期出现反应性纤维化,从而降低心肌顺应性,引起心功能障碍,该过程同样与 CTGF、TGF-β$_1$ 密切相关。

(3)胰岛素样生长因子-1(IGF-1):IGF-1 由 70 个氨基酸残基组成,分子量约 7.5KD,含 A、B、C、D 4 个 结构域,具有类似胰岛素的代谢作用和促有丝分裂作用,尤其是能促进细胞增殖和肥大。它通过与相关蛋 白 IGFBPs(主要是 IGFBP3)结合运送到靶器官后,lGFBPs 就在蛋白水解酶的作用下与之分解,IGF-1 即 可与特异性的 IGF-1R 结合发挥作用。心肌组织的 IGF-1 除来自血液循环外,其本身也具有分泌 IGF-1 的 能力。通过 IGF-1/IGF-1R 系统,以自分泌和(或)旁分泌对心脏起生理和病理调节作用。

IGF-1 已证实参与小鼠 CVB$_3$ 所致 VMC 的病理生理过程。何春枝等研究发现,VMC 小鼠血浆和心 肌组织 IGF-1 及相关蛋白表达均较高于正常小鼠,且在感染病毒后表达渐增高,15d 达最高峰,30d 表达降 低,但仍维持一较高水平。可能原因是心肌受损时机体在生长激素释放激素-生长激素-IGF-1-IGFBPs 轴 的调节下,IGF-1 的释放增加,而 IGF-1 能促进心肌细胞增生及抗心肌细胞凋亡,减少心肌损害;在第 30 天 其表达降低,但仍维持在一个较高水平,则可能与 IGF-1 减轻心肌组织重构,改善心功能有关。2007 年王 作军等在不同时期应用外源性 IGF-1 治疗心肌炎小鼠,发现患病小鼠心肌细胞凋亡蛋白 Bcl$_2$ 表达增加、 BAX 表达减少,且在感染早期治疗疗效优于急性期。说明 IGF-1 对 VMC 的疗效有时间依赖性,对 IGF-1 的临床应用有一定的指导意义。

4.巨噬细胞移动抑制因子(MIF)　MIF 是 1966 年 Bloom 和 Bennett 等研究迟发性超敏反应时发现的 一种细胞因子。MIF 是一种分子量为 12.5KD 的蛋白质,含有 115 个氨基酸,不属于目前已发现的任何细 胞因子家族。MIF 广泛表达于多种系统、组织的细胞中,腺垂体细胞、活化的 T 淋巴细胞、单核/巨噬细胞 等细胞是体内 MIF 的主要来源,而心、肝、肾、脾等器官组织的实质细胞也能组成性表达 MIF,并将其储藏 于胞质内。MIF 是一种多功能细胞因子,广泛参与了机体的炎症反应、脂肪发生、肾脏病变、肿瘤生成和皮 肤创伤修复等。MIF 通过刺激一系列细胞因子表达、NO 释放和纤维母细胞基质金属蛋白酶的表达起到 促进炎症的作用。同时对单核巨噬细胞随机游走移动产生抑制作用,使它们在炎症部位聚集、增殖并分泌 一些细胞因子。它亦可以促进巨噬细胞分泌多种细胞因子,如 IL-1β、IL-6、IL-8、TNF-α 和 IFN-γ,从而间 接地发挥其炎症调节功能。MIF 与各种细胞、致炎因子和致炎物质相互作用,使炎症反应加剧。

心肌炎是以心肌炎性反应病变为主的疾病,最近,MIF 在心肌炎中的作用受到广泛关注。Matsui 等在 实验性自身免疫性心肌炎中发现,心肌组织中 MIF mRNA 和蛋白水平明显增加,此外,血清 MIF 水平也 显著升高。而通过 MIF 中和抗体阻断 MIF 的表达则可明显减轻心肌的病变程度,降低心肌中血管细胞间 黏附分子(VCAM-1)、IL-1β、TNF-α 的表达。同样,Shioji 等在研究自身免疫性巨细胞性心肌炎时发现,当 注射 MIF 中和抗体后,心肌炎性反应病变也显著减轻。上述研究表明,MIF 与 VMC 的形成有密切关系。 2007 年郭富强研究发现,与正常小鼠心肌组织相比,VMC 小鼠心肌细胞表达 MIF 明显增多,在小鼠腹腔 注射 CVB$_3$ 后的第 3 天和第 7 天,随着炎症的加重及疾病的活动进展,MIF 的表达显著增多,而在第 15 天 和第 30 天,随着炎症逐渐减轻和纤维组织的增生,MIF 表达有所减少,提示 MIF 表达主要与 VMC 的炎症 活动期病变有关。同时实验结果还显示,在心肌炎症性病变严重部位,MIF 呈明显上调表达,而在心肌组 织损害轻微部位,MIF 表达较弱,并且 MIF 表达水平与心肌病变积分呈正相关,表明心肌组织 MIF 表达与 VMC 心肌炎症性病变的严重程度、心肌局部病理损害有关。目前关于 MIF 介导 VMC 发生、发展的机制尚未明了,初步推测其机制可能为当亲心肌性病毒感染心肌后,MIF 表达增加,MIF 不仅有抑制巨噬细胞游走、黏附、吞噬和聚集的功能,还能促进其在炎症局部浸润、增生、激活及通过调节细胞信号转导,促进某些细胞因子的分泌,如 IL-1β、IL-6、IL-8、TNF-α 和 IFN-γ,同时激活 T 淋巴细胞,并使 NO 释放增加和磷脂酶 A2 的表达增加,从而加剧心肌炎症和免疫反应,但其确切机制有待进一步研究。

(五)细胞间黏附分子-1(ICAM-1)及其受体

ICAM-1 属细胞黏附分子中免疫球蛋白超家族成员,是最早发现的黏附分子之一。ICAM-1 广泛分布于各组织细胞表面,如中性粒细胞、巨噬细胞、淋巴细胞、血管内皮细胞以及心肌细胞等多种细胞表面,并以配体一受体相对应形式发挥作用。目前发现的 ICAM-1 受体有 3 个,即淋巴细胞功能相关抗原-1(LFA-1)(CD11a/CD18)、Mac-1(CD11b/CD18)和 CD43。其中,LFA-1 与 ICAM-1 近 N 端的 Ig 样功能 1、2 区结合,Mac-1 与 ICAM-1 的 Ig 样功能 3 区结合。LFA-1 是 ICAM-1 的主要配体,主要分布中性粒细胞、自然杀伤细胞(NK 细胞)、T 细胞等细胞表面。当 ICAM-1 与 LFA-1 粘连后,两者相互作用可介导中性粒细胞、巨噬细胞等效应细胞与靶细胞如血管内皮细胞、心肌细胞的黏附,导致靶细胞的损伤与破坏。

在正常情况下心肌细胞内不表达 ICAM-1 或表达量极少,病理状态下在心肌细胞内有中、重度表达,其表达增多对浸润杀伤细胞激活和发挥细胞毒性起重要作用。Seko 等发现 CVB₃ 型心肌炎小鼠注射病毒后心肌组织和炎性细胞中 ICAM-1 表达显著增加,一直持续 4 周。使用抗 ICAM-1 抗体可有效地控制心肌炎症,心肌细胞坏死明显减轻。Toyozaki 等发现活动性心肌炎患者心肌细胞和血管内皮细胞 ICAM-1 表达均增加,治疗后炎症消退者心肌组织未检出 ICAM-1 表达,而炎症持续存在者心肌组织仍表达 ICAM-1。张建军等研究发现,病毒感染后第 7 天,VMC 小鼠心肌组织 ICAM-1 表达即已增加,第 14 天时达高峰,此后又下降,其动态变化与心肌病理改变的轻重在时间上相一致。以上结果表明 ICAM-1 与 VMC 的发病与转归有关。其机制有可能是:病理状态下心肌细胞膜 ICAM-1 的表达增加,自然杀伤细胞和细胞毒性 T 淋巴细胞通过 ICAM-1/LFA-1 途径与心肌细胞和血管内皮细胞黏附加强,从而导致 CTL 细胞对心肌细胞的攻击;在 TNF-α、LPS、IL-1 等炎性细胞因子作用下,ICAM-1 在心肌细胞的表达迅速上调,增加了炎症细胞的聚集、活化和炎症递质的释放,导致心肌组织的炎性病变。

(六)固有免疫模式识别受体(PRR)

天然免疫系统存在于所有多细胞动物中,是抵抗外来入侵病原体的天然的、原始的、广泛的免疫屏障。固有免疫模式识别受体(PRR)能够识别病原相关分子模式(PAMP),引发受体配体反应,然后向细胞内传递微生物感染信号,激发机体的免疫应答,从而清除病原微生物。Toll 样受体(TLR)是膜结合受体类型的一种,其在 VMC 中的作用相当重要,是天然抗病毒的第一道防线。TLRs 由胞外区、跨膜区和胞内区组成,属于 N 型跨膜受体蛋白。TLRs 不仅在免疫和血管细胞表达,也存在于心肌细胞,尤其是 TLR2 和 TLR4 在心肌细胞高表达。TLRs 配体包括外源性和内源性配体。TLRs 识别、激活内源性配体,在免疫系统激活与心血管疾病发生之间起重要联系作用。

近来研究表明,在心肌炎的发病过程中,TLR4 与肠道病毒的复制核心功能障碍有关。柯萨奇 B 病毒诱导的 VMC,其慢性炎症反应是 MyD88 依赖的 TLR8 介导。自身免疫性心肌炎的发生也依赖于自身抗原提呈细胞内的 MyD88 信号通路。Hardarson 等给敲除了 TLR3 基因的小鼠接种 EMCV 后,小鼠的死亡率、病毒的复制及心脏的损伤均加重;同时发现心肌的损伤及病毒的高复制发生在感染病毒后 3~5d,TNF、IL-1β 和 IL-6 的表达均降低,而"IFN-β"的表达量却明显增加。因此 TLR3 在介导 EMCV 致心肌损伤中的作用非常明显。转基因表达 TLR3 能够显著降低 CVB 病毒的复制水平,即使在 N 型干扰素基因敲除的条件下,也可以延长小鼠的生存时间。该研究表明 TLR3 信号转导通路通过介导 O 型 IFN 的表达而起到抗病毒作用,而不是 N 型 IFN 的作用;同时提示 RIG21/MDA25 信号转导可能参与了该过程。TLRs

是先天免疫系统的重要受体,在心血管疾病与免疫系统之间起重要联系作用,提示抑制 TLRs 信号通路可能是 VMC 新的治疗靶点。

七、病毒性心肌炎与氧自由基

(一)概述

在 20 世纪 60 年代我国克山病在病区流行,有些急性克山病患者表现为心源性休克,无意中使用大剂量维生素 C 治疗,得到了意想不到的疗效,患者在静脉推注维生素 C 6～10g 以后在 15min 内血压即缓慢的显著地上升,生命得到挽救,使用一次无效或使用后血压上升但以后又下降,可再给一次。笔者曾遇到几例这种患儿,有的立竿见影,大剂量维生素 C 才静脉推完,血压即显著、缓慢地上升。以后对大剂量维生素 C 治疗急性克山病成为一种常规,并且有固定的使用方法与剂量。当时虽肯定了大剂量维生素 C 的疗效,但未对其疗效的机制进行深入研究。

20 世纪 80 年代以后随着诊断水平的提高,我国病毒性心肌炎(VMC)病例日益增多,但其病因和发病机制的研究很少。1985 年西安儿童医院苏祖佑用大剂量维生素 C 治疗 24 例 VMC 患儿,发现患儿外周血红细胞内超氧化物歧化酶(SOD)治疗前下降,治疗后恢复正常,提示超氧离子自由基与 VMC 发病有一定关系。苏祖佑还观察到 VMC 患儿血清脂质过氧化物(LPO)含量明显高于健康儿童。Lehmann 测定心肌炎患者心肌活检组织中的 LPO 的活性较非心脏病患者的高。李家宜在 VMC 小鼠模型上观察到,病毒感染小鼠心肌细胞溶解过程中,细胞内外 LPO 的含量均明显增多,在培养液中加入适量浓度的维生素 C 液清除 LPO 后,心肌细胞的死亡百分比明显下降。1990 年苏祖佑报道 50 例 VMC 患儿 LPO 治疗前为(3.80±1.93)mmol/ml,健康儿童为(2.88±0.26)mmol/ml,VMC 患儿 LPO 显著高于健康儿童,治疗后 VMC 患儿 LPO 下降为(2.81±0.47)mmol/ml,与健康儿童比无显著差异。首都儿科研究所崔小岱等在 CVB$_3$ 感染小鼠心肌细胞模型上观察到病毒感染小鼠心肌细胞溶解的过程中,细胞内外 LPO 含量明显增多,在培养中加入适量浓度的维生素 C 液清除后,心肌细胞溶解的百分比明显下降,进一步说明 LPO 在心肌损伤中所起的作用。崔小岱在研究维生素 C 对 VMC 治疗机制中发现 CVB$_3$ 感染小鼠心肌细胞后,在细胞内大量复制,此时细胞的 LPO 含量比正常心肌细胞中的显著增高,这表明病毒进入细胞后,使细胞产生大量的自由基,从而加重了心肌细胞损伤。其实验结果还证明病毒感染后,心肌细胞内 LPO 含量高于培养液中的含量,说明心肌细胞在感染病毒后细胞内首先有大量的 LPO,产生大量的自由基,从而也间接证明了病毒在细胞内复制,导致心肌细胞凋亡,另外组织缺氧、缺血及炎症等反应病理过程中,LPO 产生增加,机体清除 OFR 能力下降,LPO 反应增强。VMC 患儿由于心肌间质水肿,炎性细胞聚集,导致管腔狭窄、闭塞,心肌细胞缺血、缺氧,可有 OFR 增加,LPO 增加。1990 年 Leuawn 测定 14 例 VMC 患儿,也证明了 LPO 在 VMC 发病过程中起重要作用。1990 年 Rezkalla 用抗氧化剂治疗 CVB$_3$ VMC 小鼠有疗效,也证明了这一点。2002 年马沛然先对小鼠离体心肌细胞培养液中加入 H$_2$O$_2$,测定心肌细胞存活率(CMV),心肌细胞内 MDA 和心肌细胞凋亡率(CMAR)。研究结果显示,H$_2$O$_2$ 可使培养液中 MDA 升高,心肌内 MDA 升高 CMV 下降,CMAR 增高,进一步证明了过氧化物对心肌的损害。动物实验、离体心肌细胞与人体研究观察都证明了 VMC 的病理变化,为病毒感染后心肌细胞中产生大量的 OFR 和 LPO 有关。

在 1990 年在南京召开的全国小儿心血管学术会议上虽一致同意 LPO 对 VMC 发病中的作用,但对其作用有 2 种不同的认识。有的学者认为 LPO 增高是 VMC 发病的病因;有的学者认为 LPO 增高是 VMC 发病机制之一,是 VMC 发病过程中的病理生理改变,不是病因,其理由有 2 个:①VMC 患儿的 LPO 在用大剂量维生素 C30d 内即恢复正常,但 VMC 此时并未痊愈,一般 VMC 的痊愈要 2～3 个月或以上。②很多疾病发展过程中都可有 LPO 增高如缺氧缺血性脑病、血小板减少性紫癜等,这些患者只有少数有心肌改变。上述 2 种不同的说法经过激烈争论,当时未得出一致的结论。随着时间的推移,更多研究结果证明 LPO 增高是 VMC 发生过程中的病理生理改变,用大剂量还原剂虽对 VMC 的恢复有一定疗效,但对治疗效果不起主要作用,大剂量维生素 C 对 VMC 的疗效远不及对克山病的疗效。

(二)自由基的生成和平衡

凡是原子或分子外层轨道上含有未配对的奇数电子都可能为自由基。其特点是活性强、结构不稳定,存在的时间短暂常呈链式反应。在生物体内,很多物质自动氧化可以提供电子给分子氧(O_2),氧化不饱和脂肪酸,可以形成脂质过氧化物(LPO),即自由基与过氧化物是一个自由基链式反应。

细胞内许多细胞器如线粒体、内质网、质膜、膜间隙及间质液中含有许多酶,其中呼吸链就是由许多酶和辅酶组成,辅酶在进行电子传递时就可以产生自由基,黄嘌呤氧化物、醛氧化酶也是常见能产生自由基的酶。黄嘌呤脱氧酶催化的反应不产生自由基。但是,在组织局部缺血缺氧时,黄嘌呤脱氧酶可以转变成黄嘌呤氧化酶,并可发生超氧阴离子自由基,如环氧化酶和脂氧合酶等。线粒体呼吸链中的一些成分发生自动氧化时,可以产生超氧化物阴离子自由基。蛋白质、脂类和低分子化合物的自动氧化,亦可产生超氧化物阴离子自由基。

正常生物体内有少量 OFR 产生,并经清除系统不断清除,从而维持动态平衡,使机体免遭伤害。当 OFR 产生过多或清除系统受到抑制,大量自由基储存体内,对机体可造成持续性损害。过氧化物歧化酶(SOD)是 OFR 的主要清除剂,是所有氧化代谢的细胞生存所必需的一种酶,其反应式为

$$2O_2 + 2H_2 \xrightarrow{SOD} H_2O_2 + O_2$$

当体内 OFR 的浓度高于正常水平时,SOD 合成能力相对增强,但增强程度有限。谷胱甘肽过氧化物酶(GSH-Px)是清除 H_2O_2 与许多脂类过氧化物(ROOH)的酶,可使 H_2O_2 与 ROOH 转变为无毒的水和醇类,在此催化反应中需要 GSH 作为供体,反应式为

$$H_2O_2 + 2GSH \xrightarrow{GSH\text{-}Px} GSSG + 2H_2O$$

$$ROOH + 2GSH \xrightarrow{GSH\text{-}Px} ROH + GSSG + H_2O$$

脂质过氧化物(LPO)是 OFR 引发的细胞组织损害的最终产物,是直接反映体内 OFR 损伤的指标。在生物体内很多物质自动氧化可以提供电子给分子氧。氧与很多不饱和脂肪酸反应形成 LPO,即 OFR 与过氧化物是一个自由基链式反应。

目前反应 LPO 的最常用和可靠的指标是丙二醛(MDA)。

(三)VMC 的 LPO 的变化及其意义

心肌细胞的脂类,特别是质膜,其主要成分是极性脂,在受到 OFR 的作用时.磷脂中的不饱和脂肪酸很容易产生 LPO。LPO 使心肌细胞受损的机制很复杂,至今尚未完全明了。其基本的损害机制有以下 3 个方面:①脂质过氧化物对心肌细胞脂质的破坏;②脂质过氧化产生自由基;③脂质过氧化反应过程中可以产生一些对细胞有毒性的物质,如 MDA。

笔者对 145 只小鼠制成 CVB$_3$ VMC 小鼠模型。于 CVB$_3$ 接种后第 7、第 10、第 14、第 21、第 28、第 35 天分别测定 SOD、GSH-Px 和 MDA。结果显示 CVB$_3$ VMA 小鼠 SOD 10d 后下降,35d 后恢复正常;GSH-Px 10d 后下降,28d 恢复正常;MDA 7d 升高,35d 恢复正常。以上结果显示 SOD、GSH-Px 与 MDA 呈直线负相关。小鼠心肌病变与 MDA 呈正相关,与 SOD、GSH-Px 呈负相关。笔者同时研究病毒学证实的 VMC 患儿 62 例,健康对照组 30 例测定 SOD、MDA、肌酸激酶心肌同工酶(CK-MB)、射血分数(EF)进行对比,结果显示 VMC 患儿①SOD 1 周即下降,4 周对恢复正常;②MDA 1 周即升高,4 周时恢复;③VMC

患儿 SOD 与 CK-MB 呈直线负相关（$r=-0.27,P<0.05$），MDA 与 CK-MB 呈直线正相关（$r=0.38$，$P<0.01$）；④VMC 患儿 SOD 与 EF 呈直线正相关（$r=-0.49,P<0.01$）；⑤VMC 患儿 MDA 与 EF 呈直线负相关（$r=0.38,P<0.01$）。

由以上 CVB_3 VMC 小鼠模型和 CVB_3 VMC 患儿的 SOD、GSH-Px、MDA 与小鼠病理和患儿 CK-MB 和 EF 对比研究发现 VMC 患儿和小鼠模型：①病程 1～4 周 SOD、GSH-Px 下降，MDA 增高，SOD、GSH-Px 和 MDA 成反比；②VMC 小鼠 SOD、GSH-Px 下降程度和 MDA 升高程度密切负相关；③VMC 患儿 1～4 周 SOD 下降，MDA 升高，两者呈直线负相关；④VMC 患儿 SOD 降低与 CKMB 呈直线负相关；⑤VMC 患儿 SOD 降低与 EF 降低呈直线正相关，MDA 升高与 EF 降低呈直线负相关。可见 VMC 患儿或小鼠 LPO 升高，且与心肌病变和心功能相关，LPO 和 VMC 病情密切相关。

（四）氧自由基与心肌细胞凋亡

急性与慢性 VMC 存在心肌细胞凋亡和外周血淋巴细胞凋亡，VMC 患儿心肌细胞凋亡有关的因素很多如 Bcl_2 与 Bax 基因，Fas 与 FasL 基因，CFos 和 CFos-mRNA 基因，炎症细胞因子等，但 VMC 患儿氧自由基与细胞凋亡的关系还缺少研究。

韩波于 2000 年报道了 VMC 小鼠细胞凋亡与氧自由基的关系。韩波用 CVB_3 Nancy 株对 125 只 4～6 周龄小鼠制 VMC 模型，对照组用正常小鼠 20 只，用 Rez-kalla 计算小鼠心肌病理积分，用 TUNEL 法检测心肌细胞凋亡，用硫代苯巴比妥法测定 MDA。研究结果发现 VMC 小鼠，接种病毒后 7dMDA 增高，21d 开始下降。心肌细胞凋亡率 7d 开始增高，14d 到高峰，21d 开始下降，28d 仍高于对照组。由此可见，氧自由基可能是 VMC 小鼠细胞凋亡诱发因子之一，作用持续时间为 4 周。此项研究成果为 VMC 发病机制和防治提供了新的方向，为 VMC 的维生素 C 疗法和疗程提供了新的依据。

（五）抗心磷脂抗体与 SOD 活力关系

笔者研究了抗心磷脂抗体（ACPA）与 SOD 活力的关系。研究通过 48 例 VMC 患儿测定 ACPA 和 SOD，ACPA 阳性的 SOD 活力为（70.3 ± 11.8）Nu/ml；ACPA 阴性者 14 例 SOD 活力为（83.5 ± 12.1）Nu/ml；两者对比，$P<0.05$。研究结果显示，VMC 患儿自身免疫现象严重的 ACPA 阳性、SOD 活力低；VMC 患儿自身免疫现象轻的，ACPA 阴性、SOD 活力高。结果显示，VMC 患儿自身免疫现象影响氧自由基。

八、病毒性心肌炎的病史、症状和体征

（一）概述

病毒性心肌炎是一种危害儿童生命和健康的常见病，容易表现为呼吸道或胃肠道疾病的症状，常被医务人员忽视。临床表现多样，预后大多良好，少数患儿迁延不愈，可并发心力衰竭、心源性休克或严重心律失常。极少数患儿以暴发性心肌炎起病，暴发性心肌炎是指病毒性心肌炎患儿在发病 1～2d 病情急剧进展恶化、出现心源性休克、急性充血性心力衰竭、严重心律失常、阿-斯综合征，预后严重，如不及时抢救，病死率高。病毒性心肌炎症状轻重悬殊，轻的可无任何症状，重者可发生心源性休克，甚至猝死。由于患儿年龄小，不能正确反映自己的症状，因此，询问病史和症状必须耐心、细致，以免遗漏。

（二）病史

多数患儿发病前 1～3 周有呼吸道病毒感染所致的发热、咳嗽、咽痛、全身不适、倦怠、酸痛、头痛、头晕等所谓的"感冒"样症状，或消化道病毒感染所致的恶心、呕吐、腹痛、腹泻等症状，也有部分患儿症状轻微而不被注意，仔细追问方能回忆起来。某些患儿也可在肝炎、腮腺炎、水痘等感染之后发病。但无前驱症状者不能除外有前驱病毒感染史。

（三）症状

1.急性病毒性心肌炎

（1）轻型：最常见，可无明显自觉症状，感冒时或感冒后偶然发现心律失常或一过性心电图有多个导联的 ST 段及 T 波改变，有症状者表现为疲乏无力、精神差、食欲缺乏等，或有轻微的心悸、胸闷、憋气、气短。病情较轻，经过休息，综合治疗数月后多数可痊愈。

（2）中型：较轻型者少，除有轻型心肌炎所表现的临床症状外，多有充血性心力衰竭。起病较急，疲劳无力较突出，头晕、心悸、胸闷及气短、多汗、面色苍白明显，年长儿可诉胸骨后痛，类似成年人的心肌梗死样疼痛，少数有腹痛、腹泻。患儿可有烦躁不安，有时呼吸急促，手足发凉，面色发绀。患儿如能得到及时诊断治疗，多数病例经过积极治疗后可痊愈，部分病例可迁延不愈转为慢性心肌炎，或死于充血性心力衰竭。

（3）重型：更少见，多呈暴发型，起病急骤，数小时至 1～2d 出现心功能不全的表现，或很快发生心源性休克，患儿极度疲乏无力、头晕、腹痛、呕吐，年长儿诉心前区痛或压迫感，有的有烦躁不安、气喘、咳嗽或咳血性泡沫样痰，呼吸急促或端坐呼吸。2007 年黄敏报道上海地区小儿暴发性心肌炎 50 例，有前驱症状 49 例，主要有发热 31 例，上呼吸道症状 18 例，消化道症状 29 例，胸闷 20 例，乏力 16 例，其他尚有抽搐、头晕、大汗、面色苍白、心悸、呻吟等。病情发展迅速，可在数小时至数日内死于急性心力衰竭，心源性休克或严重心律失常。经及时正确的综合治疗，多数预后良好，数日至数十日后痊愈，部分患儿治疗不及时可能危及生命或演变为慢性心肌炎或扩张型心肌病。

2.慢性活动性心肌炎 进行性心脏增大或反复的心力衰竭，病程在 1 年以上。部分是急性心肌炎后经过多次反复而转为慢性心肌炎，部分隐匿起病，发现时已经呈慢性心肌炎。临床以慢性充血性心力衰竭为主，其表现类似扩张型心肌病。临床症状主要有明显乏力、多汗、心悸、胸闷、气短、头晕，可有心前区不适或心前区痛，有的出现晕厥。

3.慢性迁延性心肌炎 部分患儿病程拖长 1 年以上，常在感冒后出现症状及体征反复或心电图改变，或超声心动图或 X 线检查心脏长期不缩小，或实验室检查心肌酶升高等疾病活动表现，病情迁延不愈，但临床心功能尚正常。慢性心肌炎常因感冒或过度劳累导致病情反复或加重，致使心脏进行性增大，迁延数年，最后因心力衰竭难于控制或并发感染而死亡。有的可因严重心律失常经常发作而猝死，亦可因心室附壁血栓脱落发生栓塞或猝死。

（四）体征

1.心脏扩大 轻者心脏不扩大，一般有暂时性扩大，不久即恢复。心脏扩大显著反映心肌炎广泛而严重。

2.心率改变 心率增速与体温不相当，或心率异常缓慢，均为心肌炎的可疑征象。

3.心音改变 心尖区第 1 心音可减低或分裂，心音可呈胎心样，部分有奔马律，有心包炎者可闻及心包摩擦音。

4.杂音 心尖区可能有收缩期吹风样杂音或舒张期杂音，前者为发热、贫血、心腔扩大所致，后者因左心室扩大造成的相对性二尖瓣狭窄，杂音响度都不超过Ⅲ级，心肌炎好转后即消失。

5.心律失常 极常见，各种心律失常都可出现，以房性与室性期前收缩最常见，其次为房室传导阻滞、心房颤动、病态窦房结综合征均可出现。心律失常是造成猝死的原因之一。

6.心力衰竭 重症弥漫性心肌炎患者可出现急性心力衰竭，属于心肌泵血功能衰竭，左、右心同时发生衰竭，引起心排血量过低，表现为皮肤发花、四肢湿冷、呼吸急促和发绀，心界明显扩大，肺部出现湿啰音，肝大，下肢凹陷性水肿。重症患者可突然发生心源性休克，脉搏细弱，血压下降。

（五）新生儿心肌炎

为 VMC 的一个特殊类型,母亲患病毒感染尤其是柯萨奇 B 组病毒感染可传播给胎儿。新生儿出生后数小时即可发病,大多在出生后 2 周内出现症状,且累及多个脏器,表现为心肌炎、肝炎、脑炎。病初可先有腹泻,食欲缺乏或骤然呕吐、烦躁、拒食,迅速出现面色灰白、嗜睡、气急、发绀,有时伴黄疸,进而出现昏迷、惊厥或休克。体格检查可有颈项强直、心脏增大、心动过速、心音低钝、奔马律,一般无杂音,肝脾可增大,脑脊液细胞数及蛋白增多。病情进展迅速,可于数小时内死亡。

（六）几个必须注意的症状、体征

1.腹痛　腹痛是心肌炎常见症状,有报道 300 例病毒性心肌炎,上腹部痛 67 例,占 22.3%,暴发性心肌炎腹痛更为常见,有报道暴发性心肌炎 50 例,有腹痛 26 例,占 52%。这可能由于内脏感觉较迟钝,小儿年龄小不能正确说明疼痛的部位,因而把心口痛说是腹痛,并误诊为消化道疾病,从而延误了心肌炎的诊断。临床医师必须提高警惕,腹痛(尤其是上腹部痛)应想到心肌炎的可能,及早检查心肌酶和心电图。

2.4 个非特异性症状　暴发性心肌炎在出现心脏特异性症状前常有非特异性症状,主要有 4 个,面色苍白、大汗淋漓、精神萎靡、四肢发凉,在年长儿尤为显著,很多患儿是老师上课时发现患儿有上述表现送到医院来的,这个时候查体除心率快外无其他阳性体征,因而临床医师可能想不到是暴发性心肌炎延误了正确诊断和治疗时期。临床医师必须高度警惕,想到暴发性心肌炎的可能,立即测血压、做心电图抽血查肌红蛋白。心肌炎患儿肌红蛋白首先升高(以后是肌钙蛋白和 CK-MB)。在上述症状出现后 4～24h,才出现典型心肌炎的症状与体征。

3.听诊注意奔马律　心肌炎患儿出现奔马律的不多,1993 年李家宜总结急性心肌炎 1445 例有奔马律的占 4.4%。2000 年汪翼报道 300 例病毒性心肌炎,有奔马律 31 例,占 10.3%。2007 年黄敏报道暴发性心肌炎 50 例,有奔马律 13 例,占 26%。虽然奔马律阳性率不高,但有奔马律是重症病毒性心肌炎的表现,是患儿心功能不全、心室充盈压增加、心脏前负荷加重使第 3 心音加强,第 3 心音由低频(50 周/s)转为中频(200 周/s)所致,有奔马律是心肌损害严重、心功能不全的表现。对心肌炎的诊断与治疗有重要价值,对此必须高度重视。

4.脉搏短绌　正常情况下,心率等于脉搏,在严重心功能不全时,有些心脏收缩搏血量显著下降,因而冲动不能传到腕部,使脉搏少于心率,称为脉搏短绌,这是心功能不全的表现,对此必须注意。

九、病毒性心肌炎的实验室检查及评估

（一）概述

VMC 的实验室检查指标很多,概括起来包括:①病因,病原的检查;②发病机制的检测;③病情轻重的检测。

虽 VMC 的病原是病毒,但临床上确诊是否病毒感染以及是哪种病毒感染较困难。了解 VMC 的发病机制,对指导治疗措施有很大帮助。掌握病情轻重指标对 VMC 患儿所应采取的治疗措施和预后的估计有重要作用。对 VMC 的病情估计和预后估计有关的化验指标很多,有些指标需一定设备条件,并且有些指标也不是每位患者都需要检测。因此,下面介绍的指标并非每位 VMC 患儿都需要检测,应根据患儿的病情和医院的设备条件做必要的化验检测。根据化验结果和患儿具体情况,对患儿的诊断、病情、治疗措施和预后的估计作出正确的决定。

(二)有助于明确病原的化验指标

1.血常规　在 VMC 患儿检查血常规可起到 3 个作用:

(1)注意是否有合并其他疾病,如贫血。

(2)对有些疾病的鉴别起辅助作用,如血小板显著升高,对与川崎病鉴别有帮助。

(3)对是否是病毒感染的判断起辅助作用,第 3 条最重要,但价值最小。虽很多医生认为白细胞总数增高是细菌感染,白细胞计数正常或降低是病毒感染,实际上并非完全如此,有些病毒感染白细胞是增高的,如传染性单核细胞增多症,传染性淋巴细胞增多症等;有些病毒感染严重时白细胞总数增高,如肠道病毒 71 型所引起的手足口病,白细胞高于 $12 \times 10^9/L$,表示疾病严重;有些病毒感染白细胞总数变化不一,1978 年马沛然报道上呼吸道感染 256 例咽拭子病毒分离阳性的患儿,白细胞高于 $12 \times 10^9/L$ 的占 20%。因此,根据血常规来判断是否病毒感染可靠性差。

2.碱性磷酸酶积分　用外周血涂片以碱性磷酸酶染色,根据其碱性磷酸酶颗粒多少评分,数 100 个多形核细胞,计算其阳性率和积分。在化脓性细菌感染则碱性磷酸酶百分数>50%,积分>100 分;对病毒或结核杆菌感染则碱性磷酸酶百分数<50%,积分<100 分。这检查方法,敏感性与特异性均不是很高。

3.血沉(ESR)　在 VMC 为正常或轻微增高,在结缔组织病如风湿性心肌炎、川崎病等血沉显著加快,多数>40cm/h。ESR 检测对 VMC 鉴别诊断有帮助。

4.丙种反应蛋白(CRP)　VMC 患儿 CRP 正常或轻度增高。在风湿性心肌炎和川崎病显著增高。CRP 有助于 VMC 和结缔组织病所致继发性心肌病的鉴别。2000 年 Kancako 报道在 VMC 患儿 CRP 增高且有助于判断预后。2007 年在全国儿科心血管学术会议上,梁芳芳报道 114 例 VMC 患儿诊断敏感度对比 CTNI(81.3%)、CK-MB(71.2%)、hsCRP(43.6%);特异性对比为 hsCRP(81.8%)、CT-NT(50.9%)、CK-MB(43.6%),3 项指标检测特异度为 85.5%。

5.心内膜心肌活检(EMB)　1984 年制定的 VMC 病理诊断标准一直认为是金标准,近年来发现与临床诊断符合率不高,2000 年 Hufnagel 认为 EMB 检测中包含免疫组化和 PCR 技术可增加病毒基因的检出率。2002 年 Calalmese 报道 26 例 VMC 患者,EMB 加 PCR 技术检测到病毒基因者 12 例占 46%。

6.气管插管吸取物检测病毒　由于 EMB 设备和技术要求较高且有一定危险性,因而一直在研究是否有替代方法。近年来发现气管插管吸出物与 EMB 标本 PCR 检测病毒结果有高度一致性。因此,可通过检测气管插管吸出物的病毒病原代替 EMB。

7.外周血检测病毒病原　有文献报道,VMC 患儿外周血用 PCR 可检测出病毒的 RNA 片段,但阳性率和特异性均不高,因此较少使用。

8.抗病毒抗体检测　这是目前多数医疗单位最常用的检测 VMC 病毒病原的方法。虽然可引起 VMC 的病毒很多,但最常见的是 CVB 和 ADV。因此通常检测 CVB 和 ADV 的 IgM 抗体即可。

9.多肽代替 CVB 以检测患儿病毒抗体　近年来用多肽以代替 CVBIgM 抗体取得成功。这样可避免应用活病毒。

(三)有助于了解发病机制的化验指标

1.超氧化物歧化酶(SOD),丙二醛(MDA)　VMC 患儿 SOD 下降,MDA 上升,有学者研究结果显示射血分数(EF)与 SOD 呈正相关,与 MDA 呈负相关。VMC 患儿检测 SOD 与 MDA,可反映氧自由基(LPO)多少,指导治疗,同时对判断 VMC 轻重也有帮助。

2.外周血 T 淋巴细胞凋亡率　VMC 患儿心肌细胞有凋亡,心肌细胞凋亡率与病情轻重有关。由于 EMB 广泛开展有困难,有报道 VMC 小鼠与外周血淋巴细胞凋亡率可以反映心肌细胞凋亡情况,两者均与心肌病理损害程度密切相关。因此,检测外周血淋巴细胞凋亡率有助于对病情的了解,并且显示心肌细胞与外周血淋巴细胞凋亡是 VMC 发病的重要机制。

3.外周血抗心磷脂抗体(ACPA) 检测 2000 年有学者报道 62 例病毒学证实的 VMC 患儿,ACPA 阳性的 48 例;而健康小儿 30 例,ACPA 阳性 1 例。两者对比,$P<0.01$。VMC 患儿 ACPA 阳性的 48 例,CK-MB 为(33.81±8.53)U/L;APCA 阴性的 14 例 CK-MB 为 27.38±7.11,两者对比,$P<0.05$。结果显示:VMC 的发病与自身免疫有关,ACPA 参与了 VMC 的发病机制。

4.外周血抗心肌线粒体抗体(ACMA)检测 1996 年有学者报道 112 例病毒学证实的 VMC 患儿 ACMA 阳性 63 例,阳性率有 56.25%,健康儿童 60 名 ACMA 为阴性,两者对比,$P<0.01$。ACMA 阳性的 63 例中,CK-MB 增高的为 49 例,增高率为 77.7%;ACMA 阴性的 49 例,CK-MB 增高的 26 例,增高率为53.1%,两者对比,$P<0.01$。结果显示 ACMA 参与 VMC 的发生生发展。

5.外周血抗肌球蛋白 自身抗体及腺苷核苷酸异位蛋白 2000 年 Lauer 报道 VMC 患儿抗肌球蛋白抗体和腺苷核苷异位蛋白在慢性 VMC 患儿升高且与左心室功能进行性恶化相关。此研究结果显示,慢性 VMC 患儿发病与自

(四)与心肌损害轻重有关的指标

1.心肌酶 心肌酶通常包括磷酸肌酸物酶(CK),CK-MB,乳酸脱氢酶(LDH),d 羟丁酸脱氢酶(αHBDH),谷草转氨酶(GOT)5 项,有的单位同时检测 LDH 同工酶(LDHl)。国内外目前都以 CK-MB 增高作为诊断指标。国内 1999 年 VMC 诊断标准中已完全把 CK,LDH,aHBDH,GOT 排除在心肌炎诊断标准之外。但 1987 年我国成年人 VMC 诊断参考指标中仍把 CK,LDH,CK-MB,GOT 作为 VMC 诊断条件,尤其是 LDH1,αHBDH 对心肌损害有一定特异性,是否应把上述指标完全排除于 VMC 诊断参考指标,尚需进一步研究才能下结论。近年来有些单位检测 CK-MB 质量(CK-MB Mass),认为其特异性高于 CK-MB 活力单位,因此不再检测 CK-MB 活力单位。有学者认为虽 CK-MB Mass 对 VMC 诊断的特异性高于 CK-MB 活力单位,但 CK-MB 活力单位升高对 VMC 的敏感性远高于 CK-MB Mass,因此,目前还没有科研资料足以证明对 VMC 患儿应检测 CK-MB Mass 而废弃 CK-MB 活力单位。

2.肌钙蛋白 T 或肌钙蛋白 I(CTNT 或 CTNI) CTNT 或 CTNI 时对 VMC 诊断特异性较高。2005 年 Soongswang 对 30 例 CTNT 增高病例进行 EMB,发现 24 例为 VMC,并制订以 CTNI 诊断 VMC 的阈值为 >52pg/L,敏感性为 71%,特异性为 86%。有的学者提出现在对疑似 VMC 患儿只要检测 CTNT 或 CTNI 即可,不必再检测 CK-MB。有学者认为实际上 CTNT 或 CTNI 对诊断 VMC 虽特异性较高,但敏感性远低于 CK-MB。并且国际上仍使用 CK-MB 作为 VMC 诊断标准。因此,目前还不应废弃 CK-MB 的检测。

3.脑钠肽(BNP) BNP 是 1 项诊断心力衰竭的敏感且特异的指标。心力衰竭是 VMC 常见并发症,因此对 VMC 并发心力衰竭时检测 BNP 有重要意义。杜军保报道川崎病患儿检测 BNP 升高,这些患儿无心力衰竭症状,但 CTNI 均显著升高,认为心肌严重损害,心功能开始降低时,虽尚未出现心力衰竭症状,BNP 即开始增高。因此,对 VMC 患儿检测 BNP,可估计 VMC 病情轻重。2005 年马沛然报道小儿 BNP 判断心力衰竭的阈值为 55pg/ml。

4.肌红蛋白(Myo) 近年来把 CTNT 或 CTNI,CK-MB Mass,Myo 同时检测称为心肌梗死 3 项,对早期诊断心肌梗死有重要价值。已有些临床医师对 VMC 患儿检测心肌梗死 3 项。结果发现 VMC 患儿很少有 Myo 升高的,只有少数暴发性心肌炎患儿 Myo 升高,这是由于心肌损害后早期 Myo 升高,但升高时间持续不到 72h 即恢复正常。VMC 患儿心肌病变发展缓慢,早期症状轻微,到症状较明显时已在 5d 以后,此时已过了 Myo 升高阶段。因此,除了暴发性心肌炎以外,一般 VMC 患儿不必检测 Myo。

十、病毒性心肌炎的器械检查及评估

(一)概述

VMC 是一个全身性疾病,患儿不但心肌有炎症、纤维化、凋亡与坏死,并且全身其他部位,如淋巴系统、胸腺、脾、肝等脏器也有病变。器械检查是发现心肌病变,并且对 VMC 的诊断与鉴别诊断起关键作用的重要手段。器械检查种类繁多,发展很快,不断有新技术、新方法的出现。这里主要介绍对心肌炎诊断和功能了解有重要价值的器械检查。有的新技术,新方法虽有很大创新,但尚处于研究阶段,临床上尚未应用的则不做介绍。也有文献报道磁共振成像(MRI)时 VMC 诊断也有价值。但此项工作国内开展得很少,无特殊的优点并且检查价格昂贵,因此,本文不做详细介绍。

(二)胸部 X 线检查

VMC 主要是心肌炎症引起心脏解剖与功能改变。胸部 X 线片可显示心腔大小,有助于心肌炎的诊断。胸部摄摄片对心脏大小和功能有以下弱点:①心脏大小受心脏位置,即吸气与呼气的影响。吸气时膈肌向下,心脏位置变直,心胸比例减小,呼气时膈肌向上,心脏位置变横,心胸比例增大;②不能精确区分心脏部位,即区分左心室,左心房,右心房,右心室。因而也就不能精确区分哪个心房、心室腔增大;③不能区分心室肌肉与心包积液;④不能精确定量诊断心功能。虽然 1999 年标准把 X 线检查心脏扩大列为 VMC 诊断指标,但由于近年来超声心动图的迅速发展与普及,能很好避免上述胸部 X 线摄片的弱点。因而近年来已不把胸部 X 线摄片作为 VMC 诊断的检查措施。

(三)心电图(ECG)检查

1.概述　VMC 患儿心电图有很多改变,ECG 是 VMC 诊断的重要指标。国外对 VMC 心电图改变有很多研究;国内 1999 年 VMC 诊断标准中 4 个诊断依据的第 3 个依据就是 ECG 改变。因此,ECG 检查对诊断 VMC 了解病情,指导治疗措施有重要价值。

小儿不是成年人的缩影,小儿 ECG 与成年人有显著不同,这种不同随年龄而变化。因此,掌握小儿心电图的变化规律,对判断是否为 VMC 有重要作用。对于 VMC 诊断标准中,P-R 间期,ST-T 改变和异常 Q 波受年龄影响较显著。因此,掌握不同年龄小儿 P-R 间期,ST-T 改变,低电压和 Q 波变化规律尤为重要。

2.小儿 ECG 特点　小儿 ECG 与成年人不同的影响因素主要有:①小儿心脏比成年人小,并且随年龄增长而增大。年龄愈小增长愈快,1 岁以内增长最快,1～7 岁增长减慢,7～14 岁以后增长缓慢,14 岁以后与成年人相似;②心脏受自主神经控制,小儿时期交感神经占优势,因而小儿心率与成年人有显著不同;③小儿肺脏在发育过程中,没有遮盖住心脏前面,而肺脏中的气体是不良导电体,因而影响胸前导联(V_1,V_3,V_5)的 QRS 波电压;④在胎儿时期血液循环主要由右心负担,因而右心占优势,出生后血液循环主要由左心负担,因而小儿时期血液循环由右心占优势转化为左心占优势,心电图也受这个转化的影响。

1981 年马沛然组织 13 个省、自治区的 18 个省级以上的医疗、教学、科研单位检查了 18144 名健康儿童的 ECG。经过分析研究,发现了小儿 ECG 的 5 个特点:①由于小儿心脏发育快慢个体差异很大,因此小儿 ECG 所有指标正常与异常有交叉,对确定小儿 ECG 是否异常有一定困难;②所有反映小儿心脏时间的指标都比成年人短,如 P 波时间,QRS 波时间,P-R 间期,Q-T 间期;③所有反映小儿右心电压的指标都比成年人高,如 RV_1,SV_5,$RaVR$,V_1 的 R/S,RV_1+SV_5 等;④小儿肢导联电压除 RaVR 外,都低于成年人;⑤小儿在 5～14 岁胸前导联电压可比成年人高,如 V_3,V_5 导联 R 波,因而 RV_5+SV_1 可高于成年人。

3.1999 年标准的心电图诊断指标及与国外描述 VMC 的 ECG 改变　ECG 表现:以 R 波为主的 2 个或

2个以上主要导联(Ⅰ,Ⅱ,aVF,V₅)的ST-T改变持续4d以上伴动态变化,窦房阻滞,完全右束支或左束支传导阻滞,成联律,多形,多源,成对或并行性期前收缩,非房室结及房室折返引起的异位性心动过速,低电压(新生儿除外)及异常Q波。

由于国外只有诊断依据没有心肌炎诊断标准。因此,这里介绍国外对心肌炎时ECG的变化状况,供读者参阅和对比。心肌炎时患儿ECG变化常见的有休息时窦性心动过速,低电压,ST-T段改变,T波低平或倒置。Q波增宽,完全性右束支或左束支传导阻滞,一~三度房室传导阻滞(在VMC患者有20%出现,其中67%在1周内恢复),室上性心动过速包括异位房性心动过速,心房扑动和心房颤动在心肌炎容易出现,因此,必须注意P波形态。室性异位心律包括二联律,三联律,持续性或非持续性室性心动过速可能是猝死的不祥预兆。一名以往没有心律失常历史的小儿突然发生心律失常(尤其是室性的)必须怀疑是心肌炎。

4.1999年标准的解读和评议

(1)1999年标准剖析:对比1999年标准与国外对心肌炎ECG改变对比,两者基本相似。1999年标准比较具体,而国外比较模糊。如国外提出安静时心动过速是最常见的ECG改变,但1999年标准未列入诊断依据,这是由于可引起窦性心动过速的情况很多,对VMC诊断无特异性。笔者分析未列入ECG诊断依据常见异常的有窦性心动过速,窦性心动过缓,不完全右束支传导阻滞,偶发期前收缩。

1999年标准中的ECG依据中所列入的实际上是5个方面:①ST-T改变;②传导阻滞;③心律失常;④低电压;⑤异常Q波。因此1999年标准中应标明5种改变,这样既便于理解也便于记忆。

(2)ST-T改变的剖析:VMCECG异常以ST-T改变最常见。由于ST-T改变随年龄影响较大,各个导联ST-T也不相同,因此,判断ST-T异常需要对不同年龄正常ST-T的变化有深刻了解。ST-T改变包括ST段移位和T波低平或高尖。QRS波代表心室除极,T波代表心室复极,ST段代表心室除极转化为复极。正常情况下除极电位变化等于复极电位变化即QRS的面积等于T波的面积。心肌有病变时T波低平,倒置或高尖。R波电压低时T波即低,因此,判断ST-T改变以R波为主的(即R波>S波的)导联才有意义,笔者认为,以R波>0.6mV时,ST-T改变才有意义。小儿ECGR波为主的导联有Ⅰ,Ⅱ,Ⅲ,aVF,Vs₅个导联。V₃,V₄导联也以R波为主,但正常小儿T波也可倒置。V₆导联多数也以R波为主,但多数医院不常规检查V₆导联。上述导联中Ⅲ导联12岁以前可平坦或倒置,不作为判断的依据。因此,1999年标准中只列出Ⅰ,Ⅱ,aVF,Vs₄个导联,但aVF导联部分正常小儿也可低平。根据笔者研究,R波>0.6mV时,Ⅰ导联的T波小于R波的1/7,Ⅱ导联的6个月以后T波小于R波的1/10,aVF导联T波小于R波的1/20,V₅导联6个月以后T波小于R波的1/10,为T波平坦,上述导联中T波大于R波的70%为T波高尖。

ST段移位分为平行移位和楔形移位,以平行移位临床意义较大。根据我们研究ST段移位,ST段上移Ⅰ和aVF超过0.1mV,Ⅱ,Ⅲ,aVF,V₁,V₃R,V₅最大不超过0.15mV,V₃最大不超过0.3mV,ST段下移aVL不超过0.1mV,Ⅰ,Ⅱ,aVF,aVR导联均不超过0.125mV,Ⅲ,V₅,V₃R,V₁导联1个月以后,均不超过0.15mV,V₃不超过0.2mV。

(3)传导阻滞的剖析:传导阻滞作为VMC诊断依据需注意以下4点:①国内外都把完全性左束支传导阻滞(CLBBB)和完全性右束支传导阻滞(CRBBB)作为诊断VMC的诊断依据;②CRBBB也可见于部分房间隔缺损患者;③CRBBB是永久性病变,绝大部分患者即便是VMC治愈了,CRBBB也不能恢复;④房室传导阻滞(AVB)部分患儿可恢复,亦有终身不恢复的。

一度房室传导阻滞的诊断标准受年龄和心率影响很大。根据笔者对18144名正常儿童P-R间期的测定如表3-12。超过表中最大值即可诊断为一度房室传导阻滞。

表 3-12　健康儿童 P-R 间期和年龄的关系（次/min）

N	60~80	80~100	100~120	120~140	140~160
1 个月以内	323	0.08~0.14s	0.07~0.13s	0.07~0.13s	
1 个月~	121	0.09~0.15s	0.08~0.14s	0.07~0.14s	
7 个月~	118	0.10~0.16s	0.09~0.15s	0.09~0.14s	0.08~014s
1 岁~	191	0.11~0.17s	0.11~0.16s	0.10~0.15s	0.10~0.14s
3 岁~	444	0.11~0.	17s	0.11~0.16s	0.10~0.16s
7 岁~	479	0.12~0.17s	0.11~0.17s	0.11~0.16s	
12~16 岁	359	0.12~0.17s	0.12~0.17s		

(4)心律失常的剖析:心律失常中作为 VMC 诊断依据有争议的是期前收缩。2001 年 Theleman 认为室性期前收缩呈二联律。三联律即可作为 VMC 的诊断依据,并且应警惕引起猝死的可能。1995 年 Ino 提出以前无心律失常的患儿突然发生心律失常,尤其是室性的应考虑 VMC 的可能。国内有些临床医师认为期前收缩患儿都是心肌炎,这当然是错误的。但有些专家认为所有期前收缩都与心肌炎无关,同样是错误的。由于期前收缩很常见,因而进一步研究期前收缩与 VMC 的关系以指导治疗很有必要。在没有得到更科学的结论以前,1999 年标准中把成联律,多形,多源,成对或并行心率的期前收缩作为 VMC 诊断依据是可取的,如果能加上有 RonT 现象的期前收缩那就更完全了。

(5)低电压的评估:1999 年标准中首次把低电压列入 VMC 诊断标准这是正确的。由于低电压的标准受年龄影响较大,对此必须注意。低电压的判定方法很多,常用的有 I,II,III 3 个导联每个导联 R＋S 均<0.5mV,还有吉林医科大学克山病研究所提出的以 V_1,V_3,V_5 导联 R＋S 都<1mV。这两个方法中的前一个方法特异性高,敏感性低;后一个方法敏感性高,特异性低。1999 年标准中低电压所指的标准就是 I,II,III 3 个导联每个导联 R＋S 均<0.5mV。根据笔者研究结果显示,正常新生儿 R＋S<0.05mV 占8.71%,因此,1999 年标准中指明低电压(新生儿除外)作为 ECG 的诊断标准。笔者提出低电压以 1 岁以内 I,II,III 导联 R＋S<0.4mV,1 岁以后<0.5mV 作为 VMC 诊断依据。

(6)异常 Q 波的评估:1999 年标准中的异常 Q 波很模糊,异常 Q 波的标准,哪些导联的 Q 波异常有诊断价值,不同年龄 Q 波的正常值都没有说明。因此,要正确应用 1999 年标准,必须了解上述的问题。首先 aVR 导联正常都有深大的 Q 波,V_3R,V_1 导联 Q 波表示右心室肥大,因此,异常 Q 波不包括 aVR,V_1,V_3R 导联。通常异常 Q 波,是指 I,II,III,aVR,V_5,V_6 导联的 Q 波深大。上述导联中 Q 波超过 3 个"4",即时间>0.04s,Q 波>0.4mV,Q 波大于 R 波的 1/4,3 条中以时间>0.04s 最为可靠,即上述导联中任何年龄 Q 波>0.04s 即为异常 Q 波。

(四)彩色多普勒心脏血流显像

1.彩色多普勒血流显像(CDFI)检查对 VMC 的诊断价值　CDFI 对 VMC 的诊断和病情估计有重要价值。1999 年标准中诊断依据的第 1 条心功能不全,第 2 条心脏扩大均与 CDFI 有关。国外资料对 VMC 的 CDFI 改变有详细描述。提出 CDFI 是最有用的 VMC 诊断手段。VMC 患者有心室扩大,即使心室不扩大也可有射血分数(EF),心轴缩短率(SF)下降。有的 VMC 患儿只有心室异位节律。心肌节段性运动不良也很常见。由于左心室扩大,二尖瓣反流常能见到,有些患儿可有心包积液。如左心室扩大和功能不良,必须细致检查心内膜,寻找是否有附壁血栓。最后对婴幼儿必须仔细检查左、右冠状动脉的起源,有助于 VMC 与冠状动脉起源于肺动脉鉴别,对冠状动脉的内径必须仔细检查,有助于与川崎病鉴别。

2.VMC 患儿检测 CDFI 的意义　1999 年标准对 VMC 患儿超声心动图变化描写的很简略,不能满足临床应用的需要。近年来 CDFI 进展很快,发现了较多的有助于 VMC 诊断的检查指标,现分别介绍于下。

(1)心腔扩大：笔者研究了病毒学证实的 VMC 患儿 112 例，与健康儿童 274 名对比，结果 CDFI 检查 VMC 患儿左心房扩大的占 24.1％，左心室扩大的占 16.1％，右心室扩大的占 11.6％。结果显示 VMC 患儿心腔扩大以左心房扩大最常见。这可能一方面由于左心房壁较薄易于扩大，另一方面 VMC 患儿心功能有所下降，前负荷加大，使左心房扩大。

(2)左心室功能下降：部分 VMC 患儿左心功能下降。2004 年 Katz 提出用超声心动图测定的 EF 是反映左心室收缩功能的金标准，但有时 EF 下降程度与临床表现并不完全平行。左心室舒张功能下降完全时超声心动图测定的二尖瓣早期峰值流速(PFVME)下降和晚期峰值流速(PFVMA)升高，两者之比<1(正常值为 1.1～1.4)为左心室舒张功能不全。由于此项指标影响因素太多，因此，不是一个测定左心室功能可靠的指标。笔者对 152 例病毒学证实的 VMC 患儿用超声心动图测量 EF，SF，SI(心搏指数)，CI(心脏指数)，PFVME/PFVMA，并与 274 名健康儿童对比，结果显示 SI 降低者 35 例(23％)，EF 降低者 30 例(19.7％)，SF 降低者 28 例(18.4％)，PFVME/PFVMA 降低者 16 例(10.5％)。

(3)超声心动图图像改变：多年来大量 VMC 病例的 CDFI 检查显示左心室后壁和室间隔肌肉显示异常图像有：颗粒变粗，反光增强，局部变薄，搏动变弱，左心室肌收缩不协调。这与心肌纤维化有关。

(4)背向散光积分诊断 VMC：2003 年沙红报道 30 例 VMC 病例用超声心动图背向散光积分检查发现室壁运动异常的节段组织声学密度(AD)异常，AⅡ值显著升高，且认为此技术对 VMC 有诊断价值。

(5)新的心功能测定指标：心功能不全是 VMC 诊断的 4 个临床诊断依据之一。因此，心功能测定时对 VMC 的诊断和对病情了解有重要作用，以往心功能测定的指标不能满足临床需要。左心室舒张功能和右心室功能的测定更是薄弱环节。近年来有一些从 CDFI 衍化的新指标开始应用于临床，现简要介绍于下。

1)应力-缩短速度指标：心脏收缩时，心肌纤维缩短。心功能下降时，心肌缩短率降低，心肌缩短速度慢。由于 Vcf 受心率影响，因此 Vcf 须校正心率的影响。应用 M 型 CDFI 可测量 LV 心肌纤维缩短率(LV 周径变化率)。LV 平均心肌纤维周径缩短速度(Vcf)=SF/LV 射血时间(LVET)。为了校正心率的影响，以 R-R 间期的平方根(R-R)除 LVET-心率校正的 Vcl。即 Vcfc。Vcfc 正常范围新生儿为 1.28 周径/s±0.22 周径/s；儿童为 1.08 周径/s±0.14 周径/s。LV 收缩功能降低时 Vcfc 也显著减低。

2)心肌工作指标(MPI)：MPI 也称 Tei 指数，是一个多普勒超声衍化的，反映心室整体功能指标。MPI 为心室等容收缩及舒张时间与射血时间(ET)的比值，能综合反映心室收缩及舒张功能，心功能不全时等容时间延长，ET 缩短，因此 MPI 增加，MPI 可更敏感地反映心功能不全状况，不仅可定量检测左心功能，也可用于检测右心室功能。

MPI 计算方法为：MPI=[等容收缩期(ICT)＋等容舒张期(IRT)]/ET，或(a－b)/b。上述 a 为二尖瓣血流 E 波的起点，b 为射血时间。成年人左心室 MPI 正常值为 0.39±0.05，儿童左心室 MPI 正常值为 0.35±0.03，心功能不全时 MPI 升高。

(五)彩色多普勒组织显像在 VMC 的应用

1.概述　多年来用的 CDFI，只能检查速度快(>20cm/s)，回声小(<70dB)的超声波，因此，只能显示心脏血流的运动速度和方向，不能显示心肌运动速度与方向。1992 年 McDicken 首先报道一种新型的超声波——彩色多普勒组织显像(DTI)。其特点是把流速>20cm/s，强度<70dB 的超声波过滤掉，只留下速度<20cm/s，强度>70dB 的超声波显示出来，心肌与瓣膜的运动具备这些特点。因此，DTI 不能显示心脏的血流，只能显示心肌和瓣膜，因而更能显示心肌和瓣膜疾病。1995 年 Miyatake 报道用 DTI 检查 10 名正常人，18 例心肌梗死，9 例 DCM 的 DTI 检查结果，2000 年马沛然报道 173 名不同年龄小儿 DTI，检查心脏 4 个部位，25 个指标的正常值。1998 年笔者报道 DTI 对病毒性心肌炎诊断的价值。

2.VMC 检测 DTI 的意义和价值　笔者于 1998 年报道 40 例 CVB 所致的 VMC。年龄均>2 岁，男性 22 例，女性 18 例。用 DTI 检查二尖瓣(MVR)，左心室后壁肌肉(LVPW)，心尖部肌肉(AP)，心室间隔肌肉(IVS)4个部位。9项指标,同时与142名年龄7个月以后的健康儿童对比结果见表3-13。

表3-13　7个月以后143名儿童DTI正常值(cm/s)

		X±S	95%下限
MVR	收缩期速度(SV)	7.41±0.68	6.29
	舒张早期速度(DeV)	12.97±0.96	11.49
	舒张晚期速度(DaV)	6.87±0.77	5.60
LVPW	肌肉收缩期速度(MSV)	6.40±0.71	5.23
	肌肉舒张期速度(MDV)	13.81±1.07	12.05
IVS	肌肉收缩期速度(MSV)	4.36±0.32	3.83
	肌肉舒张期速度(MDV)	7.07±0.63	6.08
AP	肌肉收缩期速度(MSV)	5.05±0.51	4.21
	肌肉舒张期速度(MDV)	8.53±0.40	7.87

40例VMC患儿中MVR DeV降低者29例(72.5%),MVR SV降低的13例(32.5%),LVPW MSV下降者11例(27.5%),LVPW MDV、IVS MDV、AP MDV下降者各10例(25%),IVS MDV降低者5例(12.5%),MVR DaV、AP MSV降低者各4例(10%)。心肌运动速度降低检出率高于其他心肌器械检查。

(六)单光子断层扫描在VMC的应用

1.概述　心脏核素检查可同时检测心脏解剖与功能改变。单光子发射型计算机断层扫描(SPECT)是心脏核素检查结合计算机断层扫描的检查技术,对检测心脏解剖和功能有重要价值。SPECT可测定心脏局部如左心室侧壁,右心室壁,心尖部,室间隔局部的心功能,尤其是左心室和右心室的舒张功能,是其他心脏检查方法不容易正确得到的。还有些指标如心房心室肌肉收缩协调性,心脏传导兴奋时间更是其他检查方法所不能测定的。SPECT有2种检查方法:①心血池显像:主要检测左、右心功能,时相分析,传导兴奋时间;②心肌灌注显像:是一种半定量分析,制成多个切面的靶心图,以显示不同部位的不同程度的心肌病变。1994年全国小儿VMC诊断标准中主要改变的第5项是心脏SPECT的异常。在1999年标准中由于SPECT设备要求较高,价格较昂贵,基层医院不能开展,因此取消了这项检查,但不能因此否定SPECT对VMC的诊断价值。

2.VMC小儿SPECT检查　病毒学证实的VMC患儿20例用SPECT检查心血池显像,46例用SPECT检查心肌血流灌注显像(靶心图)与24名健康儿童对比,结果如下。

(1)左心室功能:不同指标左心室功能下降的百分数,IVEF 35%,LLVEF 40%,SLVEF 55%,LPER55%,LPFR 20.1%。以上结果显示VMC左心室收缩功能损害重于舒张功能,SLVEF下降的病例较多。

(2)右心室功能:不同指标右心室功能下降的百分数:RVEF 10%,RPFR 15%,RPER 15%。可见VMC右心室功能受累轻于左心室功能。

(3)时相分析异常:不同指标异常的百分数为LAPO,LVP 25%,LAP～LVP 10%,LVW 50%,结果显示VMC LVW%增宽较为显著。说明左心室收缩不协调。

(4)兴奋传导时间:不同指标异常的百分数为AATO,JDT15%,VAT 10%,VAATI0。可见VMC患儿心肌兴奋传导时间延长的较少。

(5)46例VMC心肌血流灌注显像左心室不同部位指标受损的百分数为:前壁41.3%,间壁26.1%,侧壁19.6%,下壁26.1%,后壁17.4%。以上结果显示VMC以左心室前壁受损最多。

(许书翠)

第四章　消化系统疾病

第一节　胃炎

胃炎是由多种病因引起的胃黏膜炎症,根据病程分为急性和慢性两类,前者多为继发性,后者以原发性多见。近几年随着胃镜在儿科的普及应用,儿童胃炎的检出率明显增高。

一、急性胃炎

急性胃炎系由不同病因引起的胃黏膜急性炎症。病变严重者可累及黏膜下层与肌层,甚至深达浆膜层。临床上按病因及病理变化的不同,分为急性单纯性胃炎、急性糜烂性胃炎、急性腐蚀性胃炎及急性化脓性胃炎,其中临床上以急性单纯性胃炎最为常见,而由于抗生素广泛应用,急性化脓性胃炎已罕见。儿童中以单纯性与糜烂性多见。

【病因】

(一)微生物感染或细菌感染

进食污染微生物和细菌毒素的食物后引起的急性胃炎中,多见沙门菌属、嗜盐杆菌及某些病毒等。细菌毒素以金黄色葡萄球菌为多见,偶为肉毒杆菌毒素。近年发现幽门螺杆菌也是引起急性胃炎的一种病原菌。

(二)化学因素

1.药物:水杨酸盐类药物如阿司匹林及吲哚美辛等。

2.误食强酸(如硫酸、盐酸和硝酸)及强碱(如氢氧化钠和氢氧化钾)引起胃壁腐蚀性损伤。

3.误食毒蕈、砷、灭虫药及杀鼠剂等化学毒物,均可刺激胃黏膜引起炎症。

(三)物理因素

进食过冷、过热的食品或粗糙食物均可损伤胃黏膜,引起炎症。

(四)应激状态

某些危重疾病如新生儿窒息、颅内出血、败血症、休克及大面积灼伤等使患儿处于严重的应激状态是导致急性糜烂性胃炎的主要原因。

【发病机制】

1.外源性病因可严重破坏胃黏液屏障,导致氢离子及胃蛋白酶的逆向弥散,引起胃黏膜的损伤而发生糜烂、出血。

2.应激状态使去甲肾上腺素和肾上腺素大量分泌,内脏血管收缩,胃血流量减少,缺血、缺氧进一步使黏膜上皮的线粒体功能降低,影响氧化磷酸化过程,使胃黏膜的糖原贮存减少。而胃黏膜缺血时,不能清除逆向弥散的氢离子;缺氧和去甲肾上腺素又使碳酸氢根离子分泌减少,前列腺素合成减少,削弱胃黏膜屏障功能,导致胃黏膜急性糜烂性炎症。

【临床表现及分型】

(一)急性单纯性胃炎

起病较急,多在进食污染食物数小时后或 24 小时发病,症状轻重不一,表现上腹部不适、疼痛,甚至剧烈的腹部绞痛。厌食、恶心、呕吐,若伴有肠炎,可有腹泻。若为药物或刺激性食物所致,症状则较轻,局限上腹部,体格检查有上腹部或脐周压痛,肠鸣音可亢进。

(二)急性糜烂性胃炎

多在机体处在严重疾病应激状态下诱发,起病急骤,常以呕血或黑粪为突出症状,大量出血可引起晕厥或休克,伴重度贫血。

(三)急性腐蚀性胃炎

误服强酸、强碱史,除口腔黏膜糜烂、水肿外,中上腹剧痛、绞窄感、恶心、呕吐、呕血和黑粪,并发胃功能紊乱,急性期过后可遗留贲门或幽门狭窄,出现呕吐等梗阻症状。

【实验室检查】

感染因素引起者其末梢血白细胞计数一般增高,中性粒细胞比例增大。腹泻者,粪便常规检查有少量黏液及红、白细胞。

【影像学检查】

(一)内镜检查

胃黏膜明显充血、水肿,黏膜表面覆盖厚的黏稠炎性渗出物,糜烂性胃炎则在上述病变上见到点、圆、片、线状或不规则形糜烂,中心为红色新鲜出血或棕红色陈旧性出血,伴白苔或黄苔,常为多发亦可为单个。做胃镜时应同时取胃黏膜做幽门螺杆菌检测。

(二)X 线检查

胃肠钡餐检查病变黏膜粗糙,局部压痛,但不能发现糜烂性病变,且不能用于急性或活动性出血患者。

【诊断与鉴别诊断】

急性胃炎无特征性临床表现,诊断主要依靠病史及内镜检查,以上腹痛为主要症状者应与下列疾病鉴别。

(一)急性胰腺炎

有突然发作的上腹部剧烈疼痛,放射至背部及腰部,血清淀粉酶升高,B 超或 CT 显示胰腺肿大,严重患者腹腔穿刺可抽出血性液体且淀粉酶增高。

(二)胆道蛔虫症

骤然发生上腹部剧烈绞痛,可放射至左、右肩部及背部,发作时辗转不安,剑突下偏右压痛明显,可伴呕吐,有时吐出蛔虫,B 超见胆总管内有虫体异物。

【治疗】

1.单纯性胃炎　以对症治疗为主,去除病因,解痉止吐,口服黏膜保护剂,对细菌感染尤其伴有腹泻者可选用小檗碱、卡那霉素及氨苄西林等抗生素。有幽门螺杆菌者,则应做清除治疗。

2.糜烂性胃炎　应控制出血,去除应激因素,可用 H_2 受体拮抗剂:西咪替丁 $20\sim40mg/(kg \cdot d)$,法莫替丁 $0.4\sim0.8mg/(kg \cdot d)$,或质子泵阻滞剂奥美拉唑 $0.6\sim0.8mg/(kg \cdot d)$,以及应用止血药如立止血注射,凝血酶口服等。

3.腐蚀性胃炎 应根据腐蚀剂性质给予相应中和药物,如口服镁乳氢氧化铝、牛奶和鸡蛋清等治疗强酸剂腐蚀。

二、慢性胃炎

慢性胃炎是指各种原因持续反复作用于胃黏膜所引起的慢性炎症。慢性胃炎发病原因尚未明了,各种饮食、药物、微生物、毒素以及胆汁反流,均可能与慢性胃炎的发病有关。近年的研究认为幽门螺杆菌的胃内感染是引起慢性胃炎最重要的因素,其产生的机制与黏膜的破坏和保护因素之间失去平衡有关。

【病因及发病机制】

(一)幽门螺杆菌

自从 1983 年澳大利亚学者 Warren 和 Marshall 首次从慢性胃炎患者的胃黏液中分离出幽门螺杆菌以来,大量的研究表明,幽门螺杆菌与慢性胃炎密切相关。在儿童中原发性胃炎幽门螺杆菌感染率高达40%,慢性活动性胃炎高达 90%以上,而正常胃黏膜几乎很难检出幽门螺杆菌。感染幽门螺杆菌后,胃部病理形态改变主要是胃窦黏膜小结节,小颗粒隆起,组织学显示淋巴细胞增多,淋巴滤泡形成,用药物将幽门螺杆菌清除后胃黏膜炎症明显改善。此外成人健康志愿者口服幽门螺杆菌证实可引发胃黏膜的慢性炎症,并出现上腹部痛、恶心及呕吐等症状;用幽门螺杆菌感染动物的动物模型也获得了成功,因此幽门螺杆菌是慢性胃炎的一个重要病因。

(二)化学性药物

小儿时期经常感冒和发热,反复使用非甾体类药物如阿司匹林和吲哚美辛等,使胃黏膜内源性保护物质前列腺素 E_2 减少,胃黏膜屏障功能降低,而致胃黏膜损伤。

(三)不合理的饮食习惯

食物过冷、过热、过酸、过辣、过咸,或经常暴饮暴食、饮食无规律等均可引起胃黏膜慢性炎症,食物中缺乏蛋白质及 B 族维生素也使慢性胃炎的易患性增加。

(四)细菌、病毒和(或)其毒素

鼻腔、口咽部的慢性感染病灶,如扁桃腺炎、鼻旁窦炎等细菌或其毒素吞入胃内,长期慢性刺激可引起慢性胃黏膜炎症。有报道 40%的慢性扁桃腺炎患者其胃内有卡他性改变。急性胃炎之后胃黏膜损伤经久不愈,反复发作亦可发展为慢性胃炎。

(五)十二指肠液反流

幽门括约肌功能失调时,使十二指肠液反流入胃增加。十二指肠液中含有胆汁、肠液和胰液。胆盐可减低胃黏膜屏障对氢离子的通透性,并使胃窦部 G 细胞释放胃泌素,增加胃酸分泌,氢离子通过损伤的黏膜屏障并弥散进入胃黏膜引起炎症变化、血管扩张及炎性渗出增多,使慢性胃炎持续存在。

【临床表现】

小儿慢性胃炎的症状无特异性,多数有不同程度的消化不良症状,临床表现的轻重与胃黏膜的病变程度并非一致,且病程迁延。主要表现是反复腹痛,无明显规律性,通常在进食后加重。疼痛部位不确切,多在脐周。幼儿腹痛可仅表现不安和正常进食行为改变,年长儿症状似成人,常诉上腹痛,其次有暖气、早饱、恶心、上腹部不适及泛酸。进食硬、冷、辛辣等食物或受凉、气温下降时可引发或加重症状。部分患儿可有食欲缺乏、乏力、消瘦及头晕,伴有胃糜烂者可出现黑便。体征多不明显,压痛部位可在中上腹或脐周,范围较广泛。

【实验室检查】

（一）胃酸测定

浅表性胃炎胃酸正常或偏低,萎缩性胃炎则明显降低,甚至缺酸。

（二）幽门螺杆菌检测

包括胃镜下取胃黏液直接涂片染色,组织切片染色找幽门螺杆菌,幽门螺杆菌培养,尿素酶检测。其次是非侵袭法利用细菌的生物特性,特别是幽门螺杆菌的尿素酶水解尿素的能力而形成的呼气试验（^{13}C-尿素呼气）检测幽门螺杆菌。血清学幽门螺杆菌 IgG 抗体的测定,因不能提供细菌当前是否存在的依据,故不能用于目前感染的诊断,主要用于筛选或流行病学调查。以上方法中,以尿素酶法最为简便、快速,常一步完成。^{13}C-尿素呼气试验,因此法价格昂贵,临床普及受到限制。

（三）其他检查

在 A 型萎缩性胃炎（胃体胃炎）血清中可出现壁细胞抗体、胃泌素抗体和内因子抗体等。多数萎缩性胃炎的血、尿胃蛋白酶原分泌减少,而浅表性胃炎多属正常。恶性贫血时血清维生素 B_{12} 水平明显减少。

【X 线钡餐检查】

X 线钡餐检查对慢性胃炎的诊断无多大帮助。依据国外资料,胃镜确诊为慢性胃炎者 X 线检查显示有胃黏膜炎症者仅 20%～25%。虽然过去多数放射学者认为,胃紧张度的障碍、蠕动的改变及空腹胃内的胃液,可作为诊断胃炎的依据,但近年胃镜检查发现,这种现象系胃动力异常而并非胃炎所致。

【胃镜检查】

胃镜检查是慢性胃炎最主要的诊断方法,并可取黏膜活体组织做病理学检查。慢性胃炎在胃镜下表现为充血、水肿,反光增强,胃小凹明显,黏膜质脆易出血;黏液增多,微小结节形成,局限或大片状伴有新鲜或陈旧性出血点及糜烂。当胃黏膜有萎缩改变时,黏膜失去正常的橘红色,色泽呈灰色,皱襞变细,黏膜变薄,黏膜下血管显露。病理组织学改变,上皮细胞变性,小凹上皮细胞增生,固有膜炎症细胞浸润,腺体萎缩,炎症细胞主要是淋巴细胞及浆细胞。

【诊断与鉴别诊断】

慢性胃炎无特殊性表现,单凭临床症状诊断较为困难,对反复腹痛与消化不良症状的患儿确诊主要依靠胃镜检查与病理组织活体检查。根据有无腺体萎缩诊断为慢性浅表性胃炎或慢性萎缩性胃炎。根据炎症程度分为轻度（炎症浸润仅限于黏液的浅表 1/3）、中度（炎症累及黏膜的浅层 1/3～2/3）及重度（炎症超过黏膜浅层 2/3 以上）;若固有层内有中性粒细胞浸润则说明"活动性"。此外,常规在胃窦大弯或后壁距幽门 5cm 内取组织切片染色,快速尿素酶试验或细菌培养,或 ^{13}C$^-$ 尿素呼气试验检查幽门螺杆菌,如阳性则诊断为"幽门螺杆菌相关性胃炎"。发现幽门口收缩不良,反流增多,胆汁滞留胃内,病理切片示纤维组织增生,常提示胃炎与胆汁反流有关。

鉴别诊断:在慢性胃炎发作期时,可通过胃镜、B 超、24 小时 pH 监测综合检查,排除肝、胆、胰、消化性溃疡及反流性食管炎。在胃炎发作期,应注意与胃穿孔或阑尾炎早期鉴别。

【预防】

早期去除各种诱发或加重胃炎的原因,避免精神过度紧张、疲劳与各种刺激性饮食,注意气候变化,防止受凉,积极治疗口腔及鼻咽部慢性感染灶,少用对胃黏膜有刺激的药物。

慢性胃炎尚无特殊疗法,无症状者无需治疗。

1.饮食宜选择易消化无刺激性食物,少吃冷饮与调味品。

2.根除幽门螺杆菌对幽门螺杆菌引起的胃炎,尤为活动性胃炎,应给予抗幽门螺杆菌治疗。

3.有腹胀、恶心、呕吐者,给予胃动力药物,如多潘立酮及西沙比利等。

4.高酸或胃炎活动期者,可给予 H_2 受体阻滞剂:西咪替丁、雷尼替丁和法莫替丁。

5.有胆汁反流者,给予胃达喜、熊去氧胆酸与胆汁酸结合及促进胆汁排空的药。

（佘　悦）

第二节　消化道出血

消化道出血是指由消化道及其他系统疾病致呕血和（或）便血。临床表现视其出血量的不同而定,出血量大、速度快,可致出血性休克;若少量慢性出血,则无明显的临床症状,仅有粪隐血阳性,部分患儿可出现慢性贫血的表现。根据出血部位的不同分为上消化道出血和下消化道出血。

一、病因

1.消化道局部病变

（1）食管:胃食管反流和各种病因所致食管炎,门脉高压所致食管下段静脉曲张破裂,食管贲门黏膜撕裂症,食管裂孔疝等。

（2）胃和十二指肠:是消化道出血最常见的部位。各种原因所致胃溃疡或胃炎、十二指肠球炎或溃疡（大多由过量的胃酸和幽门螺杆菌感染所致）、胃肿瘤等。

（3）肠:多发性息肉、肠管畸形、梅克尔憩室、肠套叠,各种肠病,如急性肠炎、克罗恩病（克隆病）、溃疡性结肠炎、急性坏死性小肠结肠炎、直肠息肉、痔、肛裂及脱肛等。

2.感染性因素　各种病原微生物引起的肠道感染（如痢疾、肠伤寒、阿米巴痢疾等）。

3.全身性疾病

（1）血液系统疾病:血管异常,如过敏性紫癜、遗传性出血性毛细血管扩张症;血小板异常,如原发性或继发性血小板减少、血小板功能障碍;凝血因子异常,如先天性或获得性凝血因子缺乏等。

（2）结缔组织病:系统性红斑狼疮,结节性多动脉炎,贝赫切特综合征（白塞病）等。

（3）其他:食物过敏、严重肝病、尿毒症等。

不同年龄小儿便血的原因见表 4-1。

表 4-1　不同年龄小儿便血的原因

	新生儿	婴儿至 2 岁	2 岁至学龄前期	学龄前期至青春期
常见原因	维生素 K 缺乏症、咽下母亲的血液、牛奶/豆奶性小肠结肠炎、感染性腹泻、坏死性小肠结肠炎、先天性巨结肠	肛裂、牛奶性结肠炎、感染性腹泻、肠套叠、息肉、梅克尔憩室	感染性腹泻、息肉、肛裂、梅克尔憩室、肠套叠、溶血尿毒综合征	炎症性肠病、感染性腹泻、消化性溃疡、食管静脉曲张、息肉、过敏性紫癜
少见原因	肠扭转、溶血尿毒综合征、肠重复症、血管畸形、应激性溃疡	食管炎、肠重复症、消化性溃疡、血管畸形	消化性溃疡、食管静脉曲张、炎症性肠病、食管炎	肛裂、溶血尿毒综合征、食管炎

二、分类

1.假性胃肠道出血　可由咽下来自鼻咽部的血液(如鼻出血时)引起。新生儿吞咽的来自母亲的血液也是假性胃肠道出血的原因。进食红色食物(如甜菜根、红凝胶)或某些药物后的呕吐物可类似呕血;进食铁剂、铋剂、黑霉或菠菜后排出的大便可类似黑粪。

2.真性上消化道出血　出血发生于屈氏韧带近端。常见病因包括食管炎、胃部腐蚀性病变、消化性溃疡、Mallory-Weiss综合征(严重呕吐导致食管胃连接处或略低部位一处或多处黏膜撕裂,表现为呕血或黑粪)或食管静脉曲张。

3.真性下消化道出血　出血发生于屈氏韧带远端。轻微出血表现为大便带血丝或排便后出几滴血,多由肛裂或息肉引起。炎症性疾病,如炎症性肠病、感染性结肠炎表现腹泻,粪便中混有血液。严重出血(便血或粪便中有血凝块)的病因包括炎症性肠病、梅克尔憩室、溶血尿毒综合征、过敏性紫癜和感染性结肠炎。

三、临床表现

1.慢性出血　慢性、反复小量出血,可无明显临床表现,但久之可导致患儿贫血、营养不良。粪便外观正常或颜色稍深,隐血试验为阳性。

2.急性出血

(1)呕血:为上消化道出血的主要表现,呕出血为鲜红或咖啡样,主要取决于血在胃内停留时间,时间短则为鲜红,反之则为咖啡样。

(2)便血:可为鲜红色、暗红色、果酱样和柏油样,主要取决于出血部位及血液在胃肠腔内停留的时间,上消化道出血或血液在肠腔停留时间长者表现为暗红色或柏油样,下消化道出血或血液在肠腔停留时间短者为红色,越近肛门出血颜色越鲜红。

(3)发热:根据原发病和出血量多少可出现不同程度发热,感染性疾病所致出血常伴高热,大量出血由于血红蛋白分解吸收常导致低热,少量出血一般不导致发热。

(4)腹痛:肠腔内积血刺激导致肠蠕动增强,引起痉挛性疼痛和腹泻。

(5)氮质血症:大量出血时,血红蛋白分解吸收引起血尿素氮增高;出血导致休克,肾血流减少,肾小球滤过率下降,休克时间过长,导致肾小管坏死等均可导致氮质血症。

(6)失血性休克:出血量<10%时,无明显的症状和体征;出血量达10%～20%以内时,出现脸色苍白,脉搏增快,肢端发凉,血压下降;20%～25%以内时,出现口渴、尿少,脉搏明显增快,肢端凉,血压下降,脉压差减小;25%～40%时,除上述症状外,出现明显休克症状;＞40%时,除一般休克表现外,还有神志不清,昏迷,无尿,血压测不出,脉压差为零。

四、实验室检查

1.血常规检查　血红蛋白、红细胞计数、血细胞比容均下降,网织红细胞增高。

2.粪常规　粪便呈黑色、暗红或鲜红色,隐血试验阳性。

3.肝、肾功能检查　除原发肝病外,消化道出血时肝功能大多正常。

五、特殊检查

1.内镜检查

(1)胃镜检查:对食管、胃和十二指肠出血的部位、原因和严重程度均有较准确的判断。一般在消化道出血12～48h内进行检查,其阳性率较高,但应掌握适应证。原则上患儿休克得到纠正,生命体征稳定而诊断不确定,需要决定是否手术治疗时应尽早进行胃镜检查,以利做出正确诊断,给予及时合理的治疗,并可预防出血的复发。

(2)小肠镜检查:由于设备的限制,现在小儿小肠镜只能到达屈氏韧带,在一个较有限的范围内检查,真正意义上的小儿全小肠镜检目前尚未开展。胶囊式的电子内镜对全消化道检查,尤其是对小肠的检查填补了传统内镜的不足,有待于普及开展。

(3)肠镜检查:对以便血为主的下消化道出血,采用结肠镜检查可较准确诊断结肠病变,并可针对病变的种类采取相应的内镜下止血治疗,如电凝、激光、微波等。

2.X线检查 必须在患儿病情稳定、出血停止后1～2天进行,钡餐可诊断食管及胃底静脉曲张,胃、十二指肠和小肠疾病。钡灌肠可对直肠及结肠息肉、炎性病变、肠套叠、肿瘤和畸形做出诊断。但诊断的准确率不如内镜,而对消化道畸形的诊断价值较高。空气灌肠对肠套叠有诊断和复位作用。

3.造影 通过选择性血管造影可显示出血的血管,根据情况可栓塞治疗。

4.核素扫描 用放射性^{99m}Tc扫描,可诊断出梅克尔憩室和肠重复畸形;当活动性出血速度<0.1ml/min者,用硫酸胶体Tc静脉注射能显示出血部位;对活动性出血速度≥0.5ml/min者,^{99m}Tc标记红细胞扫描,能较准确标记出消化道出血的部位。

六、判断出血是否停止

如有以下情况要考虑有活动性出血:①反复呕血或鼻胃管洗出血性液体,反复排血便(红色、暗红色、黑色或柏油样便或粪隐血试验阳性);②循环衰竭经有效治疗后未得到明显改善,或好转后又恶化,中心静脉压波动稳定后又下降(<5cmH$_2$O);③红细胞计数、血红蛋白、红细胞压积下降,网织红细胞升高;④补液扩容后,尿量正常,但血尿素氮持续增高;⑤内镜、核素扫描、血管造影等检查提示有活动性出血。

七、鉴别诊断

1.诊断中应注意的问题

(1)认定:首先认定是否真正消化道出血;排除食物或药物引起血红色及黑粪,如动物血和其他能使粪便变红的食物、炭粉、含铁剂药物、铋剂。

(2)排除消化道以外的出血原因:①鉴别是呕血还是咯血;②排除口、鼻、咽部出血。

(3)估计出血量:根据上述临床表现进行判断(15min内完成生命体征鉴定)。

（4）鉴别出血部位：见表 4-2。

表 4-2　上、下消化道出血的鉴别

	既往史	出血先兆	出血方式	便血特点
上消化道出血	可有溃疡病、肝胆病或呕血史	上腹闷胀、疼痛或绞痛，恶心、反胃	呕血伴柏油样便	柏油样便，稠或成形，无血块
下消化道出血	可有下腹疼痛、包块及排便异常或便血史	中下腹不适或下坠、排便感	便血无呕血	暗红或鲜红、稀多不成形，大量出血时可有血块

2.询问下列关键病史

（1）有关疾病史：胃食管反流病、慢性肝病、炎症性肠病、肾功能不全、先天性心脏病、免疫缺陷、凝血障碍等。

（2）近期用药史及目前用药：阿司匹林或其他非甾体类抗炎药、类固醇激素、肝毒性药物、能引起食管腐蚀性损伤药物。

（3）有关症状：剧烈呕吐或咳嗽、腹痛、发热或皮疹；出血的颜色、稠度、出血部位及出血时伴随症状。

（4）有关家族史：遗传性凝血障碍病、消化性溃疡病、炎症性肠病、毛细血管扩张病等。

3.体格检查应判断以下项目

（1）生命体征：心率加快是严重失血的敏感指征，低血压和毛细血管充盈时间延长是严重低血容量和休克的表现。

（2）皮肤：有无苍白、黄疸、淤点、紫癜、皮疹，皮肤血管损伤，肛周皮肤乳头状瘤等。

（3）鼻和咽部：有无溃疡和活动性出血。

（4）腹部：腹壁血管、脐部颜色、腹水、肝大、脾大。

（5）其他：肛裂、痔等。

八、治疗

1.一般抢救措施　对严重出血或存在低血容量的患儿，要保持呼吸道通畅、维持呼吸和循环功能，给予面罩给氧，建立两条通畅的静脉通道；取血查全血细胞计数、血小板计数、交叉配血、凝血酶原时间（PT）、部分凝血活酶时间（PTT）、肝功能检查，并测定电解质、尿素氮和肌酐。一次血红蛋白或血细胞比容正常不能排除严重出血。治疗可给生理盐水或乳酸盐林格液每次 10ml/kg，静脉输入，至患儿情况稳定。如持续出血应输全血。

置留胃管，可判断出血情况、胃减压、温盐水灌洗，给凝血药物，抽出胃酸和反流入胃的物质。选择胃管时直径要尽可能大，距末端 5cm 处需留置侧孔，以温生理盐水 5ml/kg 洗胃，至少 3 次。勿使用冷盐水，可导致低体温。洗胃时胃内液体不能排空多是胃管阻塞引起，可更换胃管。严密观察生命体征和病情变化，心电、呼吸、血压监测、血气分析、出入量记录（注意尿比重）。

补充血容量，纠正酸碱平衡失调：输液速度和种类应根据中心静脉压和每小时尿量来决定。如已出现低血容量休克，应立即输血。成人一般须维持 PCV＞30%，Hb＞70g/L，儿科应高于此标准，并根据病情进行成分输血。

2.饮食管理　休克、胃胀满、恶心患儿禁食；非大量出血者，应尽快进食；有呕血者，一旦呕血停止 12～24h，就可进流食；食管静脉曲张破裂者应禁食，在出血停止 2～3 天后，仅给低蛋白流食为宜。

3.药物治疗　药物治疗目的是为减少黏膜损伤，提供细胞保护或选择性减少内脏流血。

（1）减少内脏流血

1）垂体后叶加压素：主要用于食管、胃底静脉曲张破裂所致出血。静脉滴注垂体后叶素，能有选择地减少 60%～70% 的内脏血流（主要使肠系膜动脉和肝动脉收缩，减少门静脉和肝动脉的血流量，从而使门脉压降低）。应用剂量为 0.002～0.005U/(kg·min)，20min 后如未止血，可增加到 0.01U/(kg·min)。体表面积 1.73m^2 时，剂量为 20U 加入 5% 葡萄糖溶液中 10min 内注入，然后按 0.2U/min 加入 5% 葡萄糖溶液维持静脉滴注。如出血持续，可每 1～2h 将剂量加倍，最大量 0.8U/min，维持 12～24h 递减。有些专家推荐成人剂量为 0.1U/(min·1.73m^2) 增加到 0.4U/(min·1.73m^2)。加压素的不良反应包括液体潴留、低钠血症、高血压、心律失常、心肌和末梢缺血。在成人中加用硝酸甘油可减少心肌缺血的不良反应，儿童患者可参照上述情况使用。

2）生长抑素及其衍生物：生长抑素能选择性的作用于血管平滑肌，使内脏血流量降低 25%～35%，使门脉血流乃至门脉压力下降。使内脏血管强力收缩而不影响其他系统的血流动力学参数，也不影响循环血压和冠脉张力；对门脉高压患者，生长抑素可以抑制其胰高血糖素的分泌，间接的阻断血管扩张，使内脏血管收缩，血流下降。生长抑素还有其他如抑酸、抑制胃动力及黏膜保护作用。成人临床应用显示合并症明显低于垂体后叶素。

（2）止血药

1）肾上腺素：肾上腺素 4～8mg＋生理盐水 100ml 分次口服，去甲肾上腺素 8mg＋100ml 冷盐水经胃管注入胃内，保留 0.5h 后抽出，可重复多次；将 16mg 去甲肾上腺素加 5% 葡萄糖溶液 500ml 于 5h 内由胃管滴入。

2）凝血酶：将凝血酶 200U 加生理盐水 10ml 注入胃内保留，每 6～8h 可重复 1 次，此溶液不宜超过 37℃，同时给予制酸药，效果会更好。其他如云南白药、三七糊等均可用于灌注达到止血效果。

3）巴曲酶（立止血）：本品有凝血酶样作用及类凝血酶样作用，可用 1kU，静脉注射或肌内注射，重症 6h 后可再肌内注射 1kU，后每日 1kU，共 2～3d。

4）酚磺乙胺（止血敏）：本品能增加血液中血小板数量、聚积性和黏附性，促使血小板释放凝血活性物质，缩短凝血时间，加快血块收缩，增强毛细血管抵抗力，降低毛细血管通透性，减少血液渗出。

（3）抗酸药和胃黏膜保护剂：体液和血小板诱导的止血作用只有在 pH 值＞6 时才能发挥，故 H$_2$ 受体拮抗药的应用对控制消化性溃疡出血有效。可用雷尼替丁（静脉内应用推荐剂量 1mg/kg，6～8h 1 次）；重症消化性溃疡出血应考虑用奥美拉唑，剂量 0.3～0.7mg/(kg·d)，静脉滴注；硫糖铝可保护胃黏膜，剂量 1～4g/d，分 4 次。

（4）内镜止血：上消化道出血可用胃镜直视止血。食管和胃底静脉曲张破裂出血，可在胃镜直视下注入硬化剂，使曲张静脉栓塞机化，达到止血和预防再出血；亦可行曲张静脉环扎术以达到上述目的，但技术要求高。胃和十二指肠糜烂、溃疡出血，可根据病情的不同，选择不同的止血方法，如直接喷洒药物、电凝、激光、微波和钳夹止血等方法。结肠、直肠和肛管出血，可用结肠镜止血，有电凝、激光、微波和钳夹止血等方法；如息肉出血，可进行息肉切除。

4.手术治疗

（1）手术适应证

1）大量出血，经内科治疗仍不能止血，并严重威胁患儿生命。

2）复发性慢性消化道出血引起的贫血不能控制。

3）一次出血控制后且诊断明确，有潜在大出血的危险者。

（2）手术方式：主要根据不同的病因、出血的部位，选择不同的手术方式。

（3）腹腔镜治疗：国外开展腹腔镜进行腹部探察、止血成功，进行小肠重复畸形的治疗。

（赵雪姣）

第三节　小儿腹泻

一、小儿腹泻基本概念

(一)定义

腹泻病是一组由多病原、多因素引起的以腹泻为主要症状并常伴有呕吐的综合征。腹泻病所包括的范畴很广泛。既往对诊断与治疗没有统一的方案。1992 年 4 月全国腹泻病专家经过认真研讨,总结了国内意见并结合国情,吸收了世界卫生组织(WHO)腹泻病诊断、治疗方案的内容,制订了《中国腹泻病诊断治疗方案》(以下简称《方案》),这对我国腹泻病的管理起到了重要的作用。《方案》规定腹泻病分为感染性与非感染性两大类。

感染性腹泻病除霍乱、痢疾外,尚有细菌、病毒、真菌及寄生虫引起的多种肠炎。感染性腹泻病都具有传染性,霍乱属甲类传染病,痢疾属乙类传染病,各种肠炎属丙类传染病。感染性腹泻病占到腹泻病的80%,就发病数量来说,感染性腹泻病是发病数最多的传染病,也是对人类健康威胁最大的疾病之一。

非感染性腹泻病仍然是种类繁多的疾病,除饮食性、症状性、过敏性腹泻病外尚有许多种,包括:先天性失氯性腹泻、先天性失钠性腹泻、原发性胆酸吸收不良、短肠综合征、先天吸收障碍、免疫缺陷、先天性微绒毛萎缩病等;另外尚有神经内分泌肿瘤引起的腹泻;医源性用药不当引起的药物性腹泻;营养素不耐受腹泻,如双糖不耐受、牛奶蛋白不耐受;炎症性肠病;自身免疫性肠病;肠炎后综合征(难治性腹泻);儿童肠易激综合征;小儿吸收不良综合征,如乳糜泻、热带脂肪泻、Whipple 病、糖类吸收缺陷、氨基酸转运缺陷、脂质吸收不良、电解质吸收不良、维生素及矿物质吸收不良等。

(二)分类

1.病程分类

(1)急性腹泻病:病程在 2 周以内。

(2)迁延性腹泻病:病程在 2 周至 2 个月。

(3)慢性腹泻病:病程在 2 个月以上。

2.病情分类

(1)轻型:无脱水,无中毒症状。

(2)中型:轻至中度脱水或有轻度中毒症状。

(3)重型:重度脱水或有明显中毒症状(烦躁、精神萎靡、嗜睡、面色苍白、体温不升,白细胞计数明显增高等)。

3.病因分类

(1)感染性:①霍乱;②痢疾;③肠炎(即其他感染性腹泻病)。

(2)非感染性:①饮食性腹泻;②症状性腹泻;③过敏性腹泻;④其他腹泻。

感染性腹泻病在未明确病因之前,统称为肠炎,这与我国传染病法相一致,肠炎属丙类传染病。病原明确后应按病因学进行诊断,如细菌性痢疾、阿米巴痢疾、霍乱、鼠伤寒沙门菌肠炎、致泻大肠埃希菌肠炎、空肠弯曲菌肠炎、轮状病毒肠炎、蓝氏贾弟鞭毛虫肠炎、隐孢子虫肠炎、真菌性肠炎等。

二、腹泻的病理生理学

(一)水、电解质代谢功能紊乱

腹泻病是消化功能紊乱的表现,首先表现为水和电解质的紊乱。正常成年人每日对水的最低需要量为1500ml,而消化道每日除接受来自饮料和食物的水分外,还有来自消化液的分泌,共约9L。其中包括:摄入水2L、唾液1.5L、胃液2.5L、胆汁0.5L、胰液1.5L和肠液1L。这些消化道内的水只有少量(约150ml)随粪便排出,其余绝大部分都被消化道吸收,这是水在胃肠道分泌和吸收过程中发生动态平衡的结果。正常小儿每日排便1次,少数每日2~3次,性质正常。每日排便平均重量为150~200g,含水分60%~75%。患腹泻病时,首先是大便性质异常,呈稀便、水样便或黏液脓血便,粪便含水量增多,多数腹泻时每日排出水分>200ml或更多。腹泻的发病基础是胃肠道的分泌、消化、吸收和运动等功能发生障碍或紊乱以致分泌量增加,消化不完全,吸收量减少和(或)动力加速等,最终导致粪便稀薄,可含渗液,大便次数增加而形成腹泻。

正常情况下水和电解质的运转主要在小肠中进行。

1.绒毛上皮细胞　绒毛上皮细胞可通过下述三种机制完成其运转。

(1)水和钠通过上皮细胞刷状缘细胞膜上的"孔穴"及细胞间紧密结合部被动吸收。

(2)通过刷状缘的共同载体蛋白,经葡萄糖、氨基酸等将钠离子逆梯度差带入细胞。

(3)通过双离子交换过程。H^+与Na^+交换。HCO_3^-与Cl^-交换进出,使偶联的钠和氯同时被吸收。进入细胞内的钠,通过Na^+-K^+-ATP酶系统主动泵入细胞间隙。

2.隐窝细胞　有主动分泌Cl^-的作用。细胞间隙中的Na^+和Cl^-,沿着Na^+的渗透压梯度主动进入隐窝细胞底部,Na^+被重新泵入细胞间隙,由于细胞内Cl^-的浓度高于肠腔,从而通过刷状缘向肠腔内弥散即主动分泌氯。

3.肠上皮细胞对电解质的运转受细胞内介质的控制

(1)cAMP是调节肠道分泌的重要介质,是第二信使为细胞内激酶的激活剂,可促进细胞内蛋白质磷酸化,从而引起细胞功能改变。cAMP可刺激陷窝细胞主动引起钠依赖性氯离子的分泌增加,抑制绒毛细胞对钠和氯的正常吸收。

(2)cGMP在多数情况下其作用与cAMP相反,但在肠上皮细胞内具有与cAMP类同的作用可减少钠的吸收,刺激氯的分泌。

(3)钙离子:最近研究发现,钙在肠上皮细胞电解质的运转中,也是重要的细胞内调节物。钙离子的增加可刺激细胞分泌Na^+和Cl^-,反之则促进细胞吸收。这些均可能是通过联结与激活钙调节蛋白来进行调节。

(二)肠道正常的防御机制

1.一般防御机制

(1)胃酸:在pH为2.0的条件下,多数微生物均被杀死在胃中。临床上,在胃酸减少或缺如者极易发生细菌性腹泻。

(2)肠蠕动可以促进对病原体的清除:事实上腹泻本身可能是机体的保护机制之一。实验表明,如使用抑制肠蠕动的鸦片类制剂,结果抑制病原体的清除,可使感染性腹泻病发生率增加或病情加重。

(3)卫生条件:讲究卫生可减少暴露者接触病原因子的数量,管理好水和食品的卫生可减少发病。

2.肠黏膜表面有三道保护层

(1)黏液保护层:胃肠道上皮被一层厚的黏液毯所覆盖,它由水、盐、免疫球蛋白、分泌的蛋白质以及最重要的黏蛋白所组成。黏蛋白是大分子量的糖蛋白,作为重要的结构性成分起作用。它可提高黏液凝胶的聚合、伸延和保护的特性,黏液胶层是胃肠道和所有黏膜面最重要的保护因素,因为其能维持上皮屏障功能。

胃肠道上皮表面持续地暴露在大量的微生物之中,包括化学性刺激剂,消化的食物、毒素、常驻细菌和小肠病原体以及它们的产物。黏蛋白胶的网样结构使攻击性大分子物质很难通过,如果单层细胞上皮没有黏液屏障提供非特异性保护,衬在小肠内的敏感单细胞上皮层会受到酸和腔道内容物的损害。凝胶能减少撕裂性损伤,保护胃肠道上皮免受机械性损伤,也起润滑作用以及帮助上皮修复。凝胶不仅保护上皮抵抗化学性攻击,也提供物理性的屏障抵抗病原体,这种作用体现在病原体和定植菌结合位点处能维持高浓度的sIgA。膜相关性黏蛋白在细胞与细胞结合信号传导及可能在分化时期起双向作用,并影响细胞形态、生长、肿瘤转移以及免疫系统对其的识别等。许多侵入的病原菌分泌酶和可能的黏蛋白促泌素,以削弱黏蛋白的屏障,有利于细菌穿过上皮。与之对应的黏蛋白通过物理性捕获防止病原体入侵到黏膜,并帮助排除病原菌,杯状细胞和胃肠道其他保护因素协同作用,冲洗来犯的细菌,杯状细胞高分泌黏蛋白的能力与脂细胞分泌液体共同作用有助于快速排出病原体,结合黏蛋白细菌的命运取决于其在肠道定植的能力,许多微生物不能定植到黏蛋白屏障,当排便时随着肠蠕动脱落驱除出体外,而非致病性的肠道菌群(共生菌)则可通过占据可供微生物附着的部位,在预防病原体定植中起着重要的拮抗作用。

(2)免疫保护层:黏膜表面是宿主和环境接触的主要界面,因此,众多致病原会侵袭或感染黏膜表面便不足为奇。宿主体内存在针对微生物和致病原的一般性和特异性防御机制。黏膜表面有一免疫保护层。这部分免疫系统在数量上最为庞大,其特征决定了它们的特殊作用,其中之一是所有黏膜表面优先产生、输送和分泌的sIgA,它是固有层中的浆细胞分泌的,它与血液中的IgA不同,血液中的IgA不能反映黏膜表面的sIgA水平及功能。sIgA通过与微生物表面结合,干扰病原微生物的动力、与上皮细胞结合的能力和穿透上皮的能力,起到保护作用。限制蛋白抗原的吸收,抑制细菌黏附并可以中和多种病毒及细菌的毒素。它不仅在腔内分泌液中起保护性屏障作用,还在肠上皮内和黏膜固有层中发挥保护作用。口服疫苗能刺激特异性sIgA的产生。

(3)微生态保护层:肠腔内寄生着大量共生菌,它们平铺在肠上皮表面,构成微生态环境,形成一个微生态保护层,其中最主要的是双歧杆菌。肠内共生菌对外来病菌具有很强的生物拮抗作用,使外来病原难以在肠道定植。在与外来微生物病原争夺营养中处于绝对优势。此外,厌氧菌在代谢过程中产生的脂肪酸和乳酸能有效抑制外来病原菌的生长。肠道正常菌群还可作为与宿主终生相伴的抗原库,刺激免疫系统产生免疫应答,使机体保持一定水平的免疫力;另外还可促进宿主免疫器官的发育成熟,产生免疫功能。

在病理条件下,如胃肠道手术,免疫功能低下,感染或长期使用大量激素、抗生素时,诱发肠道发生菌群紊乱,微生态系统失衡,从而诱发感染性腹泻。

三、腹泻的发病机制

(一)感染性腹泻的发病机制

1.产肠毒素的作用　肠毒素引起腹泻的机制,以霍乱研究得最为充分。这些肠毒素是通常激活腺苷酸环化酶(AC)来启动一系列病理机制的。AC可使细胞内的三磷酸腺苷(ATP)转变为环磷酸腺苷(cAMP),进而促进细胞内一系列酶反应,导致肠细胞分泌功能增强,大量水和电解质排出,临床上表现为大量肠液丢失和剧烈腹泻。

2.病原体的侵袭作用 病原体直接侵入上皮细胞,并在上皮细胞繁殖、破坏,进而进入固有层继续繁殖,并引起肠的炎症反应,导致肠黏膜弥漫性水肿、充血,肠腔内含黏液血性渗出物,黏膜坏死,形成浅表溃疡。临床表现以腹痛、腹泻、里急后重、黏液脓血便为特征。以细菌性痢疾为代表。属于这类腹泻的还有:沙门菌肠炎,弯曲杆菌肠炎,耶氏菌肠炎,侵袭性大肠埃希菌肠炎(EIEC),出血性大肠埃希菌(EHEC)肠炎及阿米巴痢疾等。

3.病原体黏附作用 病原体以破坏肠黏膜绒毛上皮细胞为主要机制的腹泻。这类病原体主要侵犯小肠绒毛上皮细胞,使肠上皮细胞变性,形成绒毛空泡,上皮细胞脱落,新生之肠上皮细胞功能不健全,消化吸收功能障碍,出现吸收不良现象。

4.病毒性腹泻的发病机制 轮状病毒肠炎患儿十二指肠黏膜活检显示小肠绒毛变性;柱状上皮细胞脱落,由隐窝中上移的立方形上皮细胞所代替;刷状缘不规则;上皮细胞间和固有膜有淋巴细胞和中性多核细胞浸润。由于病变细胞的双糖酶,特别是乳糖酶活性降低,数量减少,使肠腔内糖类分解和吸收障碍,实验证明轮状病毒肠炎患儿粪便中糖含量较正常儿童增高,随病情好转而逐渐恢复正常。糖类物质积聚在肠腔可使肠腔渗透压升高,导致间质液渗入肠腔形成渗透性腹泻。

5.肠道真菌病发病机制 白色念珠菌是本病的病原,寄生在正常人口腔、胃肠道、阴道和皮肤等部位。当机体因疾病或药物而致免疫力降低,特别是细胞免疫功能低下时,或因抗生素、激素、免疫抑制药、抗肿瘤药物、放射治疗等的广泛应用,使局部菌群受到抑制时,念珠菌即大量增殖,产生局部病变,甚至引起全身播散。肠道念珠菌病的重要表现为腹泻和腹绞痛。

6.寄生虫性腹泻的发病机制

(1)梨形鞭毛虫:滋养体的吸盘主要贴附在十二指肠与空肠黏膜上,并产生机械性刺激,引起小肠黏膜上皮细胞微绒毛变短和增厚,固有膜炎症细胞浸润,呈局灶性充血、水肿等急性炎症反应,尤以隐窝部更为明显。大量鞭毛虫寄生(每克粪便5000个虫卵以上)可引起结肠黏膜坏死,形成浅表溃疡。当机体防御功能减退,丙种球蛋白减少,尤其肠道SIgA缺乏时,病情常加重,且易转为慢性。梨形鞭毛虫偶尔可侵入胆管与胆囊,引起胆道感染。

(2)阿米巴原虫:阿米巴侵袭大肠引起的病变主要在右侧结肠,表现为肠炎或痢疾,易复发而变为慢性,或成为无症状的带包囊者。原虫可由肠壁经血液-淋巴侵袭其他器官组织,引起肠外阿米巴感染,其中以阿米巴肝病最为常见。

包囊有抗胃酸作用,在胃及小肠上段不起变化。至小肠下段,回盲部粪便壅积,有利于阿米巴生存,经胰蛋白酶的作用,脱囊而成小滋养体。当机体抵抗力强时,变为包囊排出体外;若人体抵抗力降低,则小滋养体变为大滋养体侵入肠壁而致病。

大滋养体侵入黏膜后,借其伪足运动和分泌溶组织酶破坏黏膜细胞,形成糜烂及浅表溃疡。此时,临床上可能仅有一般肠炎表现。溃疡间黏膜大多正常,原虫易在较疏松的黏膜下层侵袭扩展,形成黏膜下脓肿,脓肿破裂后形成特有的底大口小的烧瓶状溃疡。溃疡腔内所含的坏死组织碎片、黏液和大滋养体排至肠腔时,即产生痢疾样便,由于血管破裂,大便中含很多红细胞,呈猪肝色血性便。

(二)非感染性腹泻的发病机制

1.渗透性腹泻 是指对一种可吸收的溶质发生吸收障碍,小肠远端和结肠的渗透压增高,导致液体由血浆向肠腔反流增加,使肠内容体积增大,肠管扩张,肠蠕动加速而引起的腹泻。这种情况常见于糖类吸收不良。正常情况下,如果摄入食物是高渗性的,在食糜到达屈氏韧带时,液体即快速跨过十二指肠上皮细胞反流入肠腔,使之成为等渗性的。这部分液体必须在小肠远端再吸收。小肠近端对水和各种离子的通透性较高,Na^+、Cl^-顺浓度梯度不断地分泌而在小肠远端和结肠,由于通透性降低,且未吸收的糖类所形成的渗透压又可以抵制正常情况下由 Na^+、Cl^- 主动运转驱动的水分再吸收,使大量液体向肠腔反流。到小肠远端时,Na^+、Cl^- 被主动再吸收,而未吸收的糖类未被再吸收,这就导致肠腔内的 Na^+ 浓度远低于血浆浓度。未吸收的糖类还可进一步代谢为短链脂肪酸,形成附加的渗透负荷,进一步加重了腹泻。渗透性腹泻的另一个特点是具有相当大的渗透间隙,一般＞50。渗透间隙可以用下列公式计算。

$[Na^+(mmol/L)+K^+(mmol/L)]\times 2=$测得的粪便重量渗透浓度 mmol/L。如食物中没有吸收不良的溶质,则测得的 Na^+,K^+浓度之和乘以 2 等于 290,渗透性腹泻时,如粪便中电解质浓度降低,提示从结肠排出的等渗粪液中有其他渗透性物质在起渗透作用。渗透性腹泻的另一特点是婴儿粪便的 pH 降低,一般 pH＜5.5。综上所述,渗透性腹泻具有以下共同特点:①禁食后腹泻即停止;②粪便中含有大量未消化和分解的食物或药物成分;③肠腔内的渗透压超过血浆渗透压;④粪便中的电解质含量不高;⑤粪便的酸碱度降低(pH＜5.5)。

渗透性腹泻大多是由于对食物的消化和分解不完全所引起的。食物中的脂肪、蛋白质和糖类在肠中必须经酶的作用才能消化吸收,如先天性酶缺乏、胰腺分泌不足或肝胆汁分泌减少或排泄受阻时,不完全消化的食糜成为不吸收的溶质,使肠腔内的渗透压高于血浆,从而导致渗透性腹泻。

2.分泌性腹泻　肠道对水和电解质的吸收是肠道吸收与分泌的净差。但总的说来正常人吸收大于分泌。如胃肠分泌量增加超过正常的吸收能力,肠内过多的水分与电解质就造成腹泻。这类腹泻被称为分泌性腹泻。当上皮细胞的绒毛遭到大量破坏时,吸收减少,分泌增加则导致分泌性腹泻。但许多分泌性腹泻可以发生在小肠形态完全正常的患者。先天性失氯性腹泻也属于分泌性腹泻。分泌性腹泻具有如下特点:①排出大量水样或米汤样粪便,每日可达 5L 左右;②粪便含大量电解质与血浆渗透压相同;③粪便中无脓血和脂肪;④一般无腹痛;⑤肠黏膜组织学检查基本正常;⑥禁食后腹泻仍不停止。单纯性分泌性腹泻少见,多数腹泻病常表现为分泌性、炎症性、渗透性腹泻与肠道功能紊乱等几种机制并存。

3.吸收不良性腹泻　小肠吸收不良是腹泻的重要发病机制之一。在正常情况下,消化道内的液体,约 98％被重吸收,这就要求消化道要有足够的面积与健全的吸收功能。凡能损害消化道内吸收面积,影响消化道吸收功能的疾病,均可影响肠内液体重吸收而导致腹泻。吸收不良性腹泻大致分为以下几种情况:①黏膜透过性异常;②吸收面积减少;③肠黏膜充血;④细菌繁殖过多;⑤吸收抑制;⑥淋巴梗阻。

4.肠道运动紊乱所致腹泻　肠道运动减弱和停滞可因细菌过度生长而导致腹泻。肠蠕动亢进,则减少食物通过时间,影响水分的吸收,也可以引起腹泻。结肠运动异常引起的腹泻见于婴儿结肠易激综合征。此外,迷走神经切除术后、胃切除术后,患甲状腺功能亢进症等病时亦可见到。腹膜、腹腔和盆腔炎症亦可反射性地引起肠蠕动增加而致腹泻。肠蠕动增加性腹泻的特点为:①粪便稀烂或水样;②便常规检查少见炎性细胞;③肠鸣音明显亢进;④常伴有腹痛。肠道运动紊乱所致的腹泻一般无特异性临床表现,在排除其他腹泻后考虑这种病机。

四、临床表现

(一)轻型腹泻

多为饮食因素或肠道外感染所致,或由肠道内病毒或非侵袭性细菌感染引起。主要表现为胃肠道症状。可表现为食欲缺乏,偶有溢乳或呕吐。大便次数增多,每日 5～10 次。但每次大便量不多,稀薄或带水,呈黄色或黄绿色,有酸味,常可见白色或黄白色奶瓣和泡沫。可混有少量黏液。无明显全身症状,精神尚好。体温大多正常,偶有低热,体重不增或稍降,无脱水症状。大便镜检可见大量脂肪球。多在数日内痊愈。

(二)重型腹泻

多由肠道内感染所致。常表现为急性起病,也可由轻型逐渐加重转变而来。除有较重的胃肠道症状以外,伴有脱水、电解质紊乱及全身中毒症状。

1.胃肠道症状与全身中毒症状 腹泻频繁,每日10余次至数十次。每次大便量多,呈黄绿色、黄色或微黄色水样便或蛋花汤样,可有少量黏液。大便镜检可见脂肪球及少量白细胞。食欲缺乏,常有呕吐,严重者吐咖啡样液体,腹胀,不规则发热,有时高热。烦躁不安,精神萎靡,重者意识障碍,甚至昏迷、惊厥。

2.水、电解质及酸碱平衡紊乱症状

(1)脱水:由于吐泻丢失体液和摄入量不足使体液总量尤其是细胞外液量减少,导致不同程度的脱水。临床表现为患儿迅速消瘦,体重减轻,精神萎靡,皮肤苍白或发灰,弹性减退,前囟和眼窝下陷,黏膜干燥,腹部凹陷,脉搏增快,血压降低,尿量减少。

1)脱水程度:一般可根据病史和临床表现如前囟紧张度、眼窝凹陷情况及尿量等估计脱水程度。一般分为轻、中、重三度。

轻度脱水:体液丢失约占体重的5%以下(约50ml/kg)。患儿精神稍差,面色略苍白,皮肤稍干但弹性尚好,眼窝稍凹陷,尿量较平日略减少。

中度脱水:体液丢失占体重的5%~10%(50~100ml/kg)。患儿精神萎靡,阵阵烦躁。皮肤苍白、发灰、干燥松弛、弹性差、捏起后不能立即展平、前囟和眼窝明显下陷。口周发青,唇及黏膜干燥。双眼闭不紧。心音低钝,四肢发凉。尿量明显减少。

重度脱水:体液丢失占体重的10%~15%(100~150ml/kg)。患儿精神极度萎靡,表情淡漠,对周围环境无反应。皮肤苍灰或有花纹、干燥、弹性极差。眼窝和前囟深陷,眼闭不合,两眼凝视,哭时无泪,口唇黏膜极干燥。因血容量明显减少可出现休克症状如心音低钝、脉细数、血压下降、四肢厥冷、尿量极少或无尿。

2)脱水的性质:在腹泻时水和电解质(主要是钠)成比例的丢失,但二者丧失的比例不同,可导致体液渗透压的改变,可以发生等渗性、低渗性或高渗性脱水。临床上以等渗性脱水为最多见,其次为低渗性脱水,高渗性脱水少见。钠是构成细胞外液渗透压的主要成分,所以常用血清钠来判定细胞外液的渗透压。

等渗性脱水:指水和电解质(主要是钠)成比例地损失,血浆渗透压在正常范围内,血清钠为130~150mmol/L。等渗性脱水常由于呕吐、腹泻、胃肠引流、进食不足或急性感染伴高热所引起。体液的主要变化为细胞外液容量及循环血容量减少,但细胞内液量无明显改变。临床上出现一般的脱水症状如口渴、皮肤弹性差、前囟及眼窝凹陷、口唇黏膜干燥、四肢冷、血压下降,尿量少。除重度脱水出现嗜睡外,神经系统的其他症状不明显。

低渗性脱水:指丧失电解质(主要是钠)的比例大于失水。血浆渗透压降低,血清钠<130mmol/L。常由于严重或长期的腹泻、过多补充非电解质成分的溶液、大量利尿、营养不良并发脱水等。血液呈低渗状态,细胞外液水渗入细胞内,造成血容量进一步减少,同时出现细胞内水肿(包括神经细胞水肿),因此,脱水症状比等渗性脱水更明显。此外,因神经细胞水肿,出现头痛、嗜睡、抽搐、昏迷等。

高渗性脱水:指电解质(主要是钠)的损失比水分少,血液渗透压较正常高,血清钠>150mmol/L。多见于腹泻伴有高热及补充含钠液过多的患儿。细胞外液呈高渗状态,细胞内液进入细胞外液,循环血容量得到部分补充。因此,虽有脱水,但脱水的症状不如等渗性及低渗性脱水明显。由于细胞内脱水而出现烦渴、发热、皮肤干燥、昏迷、抽搐等症状。

(2)代谢性酸中毒:中、重度脱水的患儿多有程度不同的代谢性酸中毒。导致代谢性酸中毒的原因主要是:腹泻丢失大量碱性物质;进食少和肠吸收不良,摄入热量不足,体内脂肪的氧化增加,酮体生成增多(酮血症);血容量减少,血液浓缩,组织灌注不良和缺氧,乳酸堆积(乳酸血症);以及肾血流量不足,肾功能减低,尿量减少,酸性代谢产物潴留等。患儿表现为呼吸深快、厌食、恶心、呕吐、精神萎靡,嗜睡,严重者意识不清,口唇樱红,呼气可有丙酮味。新生儿和小婴儿的呼吸代偿功能较差,酸中毒时其呼吸改变可不典型,往往仅有精神萎靡、拒食和面色苍白等。根据血浆中测得的 CO_2-CP 值可将酸中毒分为轻度($20\sim15mmol/L$)、中度($15\sim10mmol/L$)及重度($<10mmol/L$)。

(3)低钾血症:由于胃肠道分泌液中含钾较多(腹泻大便的含钾量为 $17.9\pm11.8mmol/L$),呕吐和腹泻可大量失钾;进食少,钾的摄入量不足;肾脏保钾的功能比保留钠差,在缺钾时,仍有一定量的钾继续排出。腹泻患儿都有不同程度的缺钾,尤其是久泻和营养不良的患儿。一般在脱水未纠正前因血液浓缩、尿少,血钾浓度多可维持正常。当输入不含钾的液体后,随着脱水的纠正,血钾被稀释、酸中毒被纠正和输入葡萄糖合成糖原使钾由细胞外向细胞内转移、利尿后钾排出增加、大便继续失钾。当血钾 $<3.5mmol/L$ 时,即可出现缺钾症状,主要表现为神经肌肉、循环、泌尿和消化系统症状。神经肌肉的兴奋性减低,精神萎靡、反应低下,四肢无力、肌腱反射减弱、腹胀、肠鸣音减弱、心音低钝。重者出现肠及膀胱麻痹、呼吸肌麻痹、肌腱反射消失、心脏扩大、心律不齐,可危及生命。心电图出现 U 波(高于$0.1mV$),T 波低平或倒置,ST 段下降。在同一导联中 U 波高于 T 波。缺钾还可使肾小管上皮细胞空泡变性,对抗利尿激素反应低下,浓缩功能降低,尿量增加。根据血钾浓度不同,可分为轻度低钾(血钾$<3mmol/L$),中度缺钾(血钾 $2\sim3mmol/L$)和重度缺钾($<2mmol/L$)。

(4)低钙和低镁血症:由于腹泻患儿进食少,吸收不良,从大便中丢失钙、镁,可使体内钙、镁减少,但一般多不严重。在营养不良和活动性佝偻病患儿,当脱水与酸中毒纠正后,血清钙降低至 $1.74\sim1.87mmol/L$($7\sim7.5mg/dl$),离子钙减少至$<1mmol/L$($4mg/dl$)易出现低钙症状,表现为神经兴奋性增高,面部肌肉抽动或惊厥,手足搐搦。极少数久泻和营养不良的患儿可出现低镁性手足搐搦症:表现为手足震颤,舞蹈病样不随意运动,烦躁不安。有些患儿出现心动过速及室性期前收缩。

(5)低磷血症:由于进食少,吸收不良,腹泻失磷(腹泻大便含磷量为$11.3mmol/L$),腹泻患儿多有缺磷,尤其是久泻、营养不良或活动性佝偻病的患儿,轻、中度低磷血症多无症状,严重者低至$<0.5mmol/L$($1.5mg/dl$)可出现嗜睡、精神错乱或昏迷、乏力、心音低钝、呼吸变浅、溶血和糖尿等。由于一般缺磷不重,进食后可恢复,无需另外补充磷盐。

(三)迁延性腹泻

腹泻持续 2 周至 2 个月者称为迁延性腹泻。多与营养不良和在急性期未彻底治疗有关,人工喂养儿多见。其机制如下。

1.营养不良时,胃酸及消化酶分泌减少,酶活性降低,消化功能障碍,肠道下部的细菌易于上移和繁殖,分解食物使其发酵和腐败而致腹泻。

2.感染性腹泻时,肠黏膜上皮细胞的损害使双糖酶尤其是乳糖酶缺乏,有时恢复较迟,甚至达 1 个月以上。

3.全身或消化道局部免疫功能低下,肠道内原有感染不易清除,小肠内细菌易于繁殖。常伴有皮肤、泌尿道、呼吸道等的继发感染。病程久者,消化、营养状态及免疫功能更为降低,形成恶性循环。

4.长期滥用抗生素引起肠道菌群失调,有时继发白色念珠菌、梨形鞭毛虫等感染。故凡迁延性腹泻,均应注意查大便中有无真菌孢子和菌丝以及梨形鞭毛虫的滋养体和包囊。

(四)慢性腹泻

腹泻持续 2 个月以上称为慢性腹泻。其病因繁杂,有时通称为难治性腹泻,包括一组具有不同程度、不同性质的慢性腹泻。可由下述密切相关的发病机制引起。

1.正常细胞对水、电解质、营养物质的转运机制障碍。

2.由于肠变短或黏膜疾病,可利用的吸收面积减少。

3.肠运动加强。

4.肠腔内未被吸收的活性分子使渗透压增加。

5.肠通透性增加使得水分和电解质丢失。

五、诊断

(一)病史

详细询问病史是诊断腹泻病的关键,也是治疗的依据。常由于询问病史不详,妨碍了正确诊断而给予不必要的药物,尤其对非感染性婴儿腹泻,一般只要改善喂养方法、调整饮食即可达到制止腹泻的目的。询问病史应包括以下几方面。

1.流行病学史　年龄、性别、居住环境、个别或集体发病、散发性或流行性、季节、最近有无腹泻病接触史等。如细菌性腹泻多发生在夏季、病毒性腹泻常在秋冬季节流行。霍乱更有流行病学病史。

2.过去用药情况　长期接受广谱抗生素治疗的患儿,突然发生严重腹泻,须考虑金黄色葡萄球菌肠炎。长期接受广谱抗生素、激素或免疫抑制剂治疗的体弱患儿,出现难治性腹泻,粪便为黄色水样,有时呈豆腐渣状或有较多泡沫、带黏液、色绿者,应注意白色念珠菌性肠炎。

3.粪便的性质　了解粪便的性质对诊断很有帮助。水样便应考虑病毒性肠炎、大肠埃希菌肠炎、金黄色葡萄球菌及某些中毒性肠炎等;黏液便多见于各种细菌性肠炎;脓血便则见于菌痢、鼠伤寒沙门菌肠炎及溃疡性结肠炎等病。淡黄色或绿色泡沫便见于糖及淀粉样食物进食过多、真菌感染(发酵)、胰酶缺乏及各种糖不耐受症。脂肪便为淡黄色油性,腐臭味。量多、发亮,在便盆内可滑动,在尿布上不易洗掉,表现脂肪消化不良。

4.其他胃肠道症状

(1)腹痛:分泌性腹泻可无或只有轻度腹痛。严重腹痛以渗出性腹泻和侵袭性腹泻多见。腹痛的部位可能提示病变部位。小肠病变的疼痛位于脐周或右下腹(回肠);结肠病变的疼痛多位于下腹部;痢疾的直肠受累则多有里急后重。腹泻而无腹痛,提示非炎症性肠功能紊乱。

(2)呕吐:吐出物多为不消化物,严重时吃什么吐什么。严重酸中毒时可呕吐咖啡水样物。轮状病毒性肠炎患儿呕吐常发生在腹泻之前。腹泻出现后呕吐持续1～2天停止。

5.发热　各种肠炎可有不同程度发热。结肠炎发热尤为明显,可高达39～40℃。

(二)体检

全面详细的体检对做出正确诊断有重要意义。

1.脱水、酸中毒　一般腹泻患者可有不同程度脱水、酸中毒。体检可发现:表情烦躁或淡漠、昏睡,呼吸正常或深快、带果酸味口唇湿润或干燥、前囟和眼眶正常或凹陷,皮肤弹性正常或减低,脉搏正常或快弱,四肢温暖或厥冷,根据上述表现并结合腹泻次数和大便量、呕吐及尿量的多少来判断脱水、酸中毒的程度。

轻度脱水体重丢失5%以下、中度脱水5%～10%、重度脱水10%以上。严重脱水者可出现低血容量性休克征。

2.腹部检查　腹部呈舟状或膨隆,肠鸣音低或亢进,腹部压痛部位,有无包块及包块大小、部位、压痛、形状和移动性。

3.腹泻伴全身性感染者 如肺炎、中耳炎、脑膜炎、肾盂肾炎、败血症者应全面查体,以发现相应体征。

(三)辅助检查

实验室检查对腹泻的病因诊断有决定性的意义。

1.粪便检查 应检查患者首次或初期所排新鲜粪便,包括肉眼检查、排便量和气味。粪便的显微镜检查,包括涂片和痛原体染色。粪便常规检查见红细胞、白细胞、脓球、吞噬细胞者多属杆菌痢疾或侵袭性肠炎;查见寄生虫卵或原虫者如梨形鞭毛虫病或阿米巴痢疾;查见大量霉菌孢子及菌丝者为真菌性肠炎。

2.粪便培养 腹泻应进行细菌培养。各种肠炎可培养分离出相关的病原。

3.粪便的电子显微镜(电镜)检查 轮状病毒、诺瓦克病毒可用电镜检查粪便,明确诊断。

4.血清学检查 用免疫血清学方法,形成抗原-抗体复合物,可以检测未知抗原或抗体。已采用的有免疫荧光测定(IFT),反相词接血凝试验(RIHAT)、乳胶凝集试验(LTA)、固相放射免疫试验(RIA)、对流免疫电泳试验(CIE)和酶联免疫吸附试验(ELISA)等多种方法,酶联免疫吸附试验敏感性较强特异性较高、方法简便,可在一般医院检验室应用,为轮状病毒肠炎的临床诊治和流行病学研究提供了较为可靠快速的方法。

5.分子生物学检测 如聚丙稀酰胺凝胶电泳(PAGE)、多聚酶链反应(PCR)等检测法,可对核酸进行分析,以确定病原。PAGE法准确、快速,价廉,特别适合临床检验室。

6.病毒分离 人类轮状病毒的组织培养,长期以来未获成功。Wyatt 将人轮状病毒接种乳猪,反复在乳猪体内传代,经 11 代后,转种非洲绿猴原代肾细胞获得了生长。Sato 和 Urasawa 用来源于胎猴肾的MA-104 细胞,成功地从粪便标本中直接培养出人类轮状病毒。1982 年 Hasegwa 又介绍了用原代猴肾(PMK)细胞成功地分离出人类轮状病毒,为轮状病毒疫苗的制造提供了条件。

7.特殊检查 较少用于小儿急性腹泻病,对慢性腹泻的诊断有重要意义。

(1)十二指肠、空肠液检查有无寄生虫(梨形鞭形虫),作细菌分类和菌落计数,可了解肠道微生态有无变化。十二指肠黏膜活检,可观察组织学变化及测定双糖酶数量及活性。

(2)纤维结肠镜检查对慢性细菌性痢疾、阿米巴痢疾或慢性血吸虫病有鉴别诊断价值。

(3)X 线钡剂灌肠可鉴别局限性肠炎、溃疡性结肠炎、肠吸收不良综合征等慢性腹泻病例。

(4)超声波检查:腹部 B 超对胃肠、肝胆的形态,占位性病变等提供形态学诊断依据。

(5)磁共振成像(MRI):MRI 对肝脏肿瘤,特别是肝脏恶性肿瘤与囊性病变的鉴别诊断很有意义。还可以用于炎性肠病及坏死性小肠结肠炎,淋巴瘤和外伤后肠壁血肿的诊断。MRI 具有无放射损伤,检查无不适,无并发症等优点,但检查时间长,价格贵,临床只能选择使用。

(6)CT 检查:在小儿腹部疾病的鉴别诊断中起重要作用,主要用于腹部包块、腹腔脓肿、外伤、肝、胰等疾病的诊断和鉴别诊断。

(7)病理检查:活体组织病理检查对腹泻的确诊具有决定意义。各种内窥镜的检查,使活检成为可能,为病理检查提供了材料,使病理与临床密切配合从而得出正确诊断。近年来通过胃肠道黏膜的组织学检查,对以下疾病的诊断取得了很大成绩。非热带性脂肪泻、炎症后肠病、牛奶及大豆蛋白不耐受、嗜酸粒细胞性肠炎、Crohn 病、微绒毛包涵体病、急性出血性坏死性肠炎、先天性巨结肠等,通过组织学检查,为疾病的确诊提供了病理诊断。

六、鉴别诊断

(一)内科相关性疾病的鉴别诊断

1.轮状病毒性肠炎 又称秋季腹泻,是婴幼儿秋冬季节常见腹泻病。

流行季节9月至次年3月,但以10～12月为流行高峰,在流行季节80%以上为轮状病毒肠炎。以6个月至2岁婴幼儿发病率最高。主要是粪-口传播途径感染。临床表现发热、咳嗽等呼吸道症状占1/3病例,常误诊为上感。继而出现恶心、呕吐、水样便,亦可呈黄稀便,糊状便。每日10～20次不等,常伴尿少、脱水,酸中毒,少数并发心肌炎,病死率1%～2%。粪便中有大量轮状病毒排出,最长可达1周。粪便检查可见少许白细胞。在感染者的粪便中,轮状病毒颗粒可达每克粪便109或更高的浓度。电镜可直接观察到轮状病毒,血清学酶联免疫吸附试验(ELISA)法可查到特异IgM抗体(感染后5日出现);病毒RNA电泳(PAGE法),核酸斑点杂交试验等,都有助于病原学确诊。

2.致病大肠埃希菌(EPEC)肠炎　其致病机制主要通过对肠黏膜的黏附作用,使细菌与肠黏膜紧密相连,在电镜下可见黏附处的刷状缘及微绒毛脱落,有关细胞结构遭到破坏,从而影响肠黏膜消化吸收的正常功能,导致腹泻。其临床表现起病较缓,不发热,大便多为蛋花汤或带奶瓣样,有时有黏液,有腥臭味,重者可有脱水和电解质紊乱,大便分离出该致病菌,并经血清学证实,即可确诊。

3.产肠毒素性大肠埃希菌(ETEC)肠炎　该菌发病机制与霍乱相似,ETEC进入肠道。借助于定居因子(CF)定居于近端小肠黏膜,并产生肠毒素,引起肠黏膜分泌亢进,导致分泌性腹泻,丢失大量水分与电解质。临床表现恶心、呕吐、寒战、水样便,很少有发热,也无血便。病程4～7日。镜检大便无红、白细胞,容易引起脱水及电解质紊乱。它与霍乱相似,但无典型的米泔样大便。

4.侵袭性大肠埃希菌(EIEC)肠炎　EIEC不同于EPEC及ETEC,其致病机制与志贺菌相似,主要侵犯大肠黏膜上皮细胞,并在上皮细胞内大量繁殖,引起细胞破坏,导致肠黏膜溃疡。临床表现腹泻、里急后重、黏液脓血便,与细菌性痢疾难以鉴别。确诊主要靠细菌培养及血清学证实。

5.沙门菌属肠炎　沙门菌属感染在我国小儿腹泻病病因中占重要地位。鼠伤寒沙门菌肠炎占沙门菌属肠炎中半数以上。鼠伤寒沙门菌肠炎以婴幼儿最多见,6个月到2岁发病率最高。该病以三种形式流行:①散发流行常与细菌性痢疾混淆;②食物叶毒型:症状与散发相似,常发生在共同进餐的集体食堂,多在学校及托儿所集体进餐时发生;③医院感染的形式:常在产科婴儿室或儿科病房发生,短时间大量病例发生,最为严重。临床表现分胃肠类型和败血症型。胃肠炎型表现发热,热程7～14日,发热高达38～39.5℃,腹泻多难治,每日6～15次不等。便呈黄色或墨绿色。粪便可呈黏液便、脓血便,有腥臭味。败血症型呈高热、热度高、热程长,可有皮疹,严重者可发生休克,DIC等。发热时血培养及粪培养可阳性,有助于确诊。

6.耶尔森菌小肠结肠炎　本病近年来发病率逐渐增多,多发生在冬春季,各年龄组均可发病,以婴幼儿多见。潜伏期10日,临床表现婴幼儿以急性胃肠炎为主要特征。急性起病,水样泻或带黏液便,部分为血便。每日腹泻3～10次不等,持续3～14日,偶可长达3个月。肠道病变严重者有肠穿孔和腹膜炎。较大儿童及青少年多见为回肠末端炎,肠系膜淋巴结炎,阑尾炎型。临床除发热、腹泻外,主要以腹痛症状为突出,以右下腹痛最常见,临床酷似阑尾炎,容易误诊。其次为明显的弥漫性或上腹部疼痛,需与急腹症鉴别。成年人则在发热性胃肠道症状期间或其后出现结节性红斑,反应性关节炎,败血症等类型,需与风湿热、关节炎鉴别。本病确诊应病原学检测阳性或抗体效价前后增高4倍或4倍以上。

7.空肠弯曲菌肠炎　空肠弯曲菌为小儿腹泻常见病原之一。发病率2%～5%,2岁以下婴幼儿发病率高。该病为人畜共患疾病,牛、羊、鸡、鸭均是重要传染源。进食带菌鸡、鸭及污染的水、牛奶均可感染。夏季多见。潜伏期3～5日。起病急骤,常有发热、全身不适、畏寒、腹痛、腹泻、血便、呕吐等。腹泻早期为水样便,继而黏液、脓血或血便。60%～90%患儿有血便。易被误诊为肠套叠。腹痛以右下腹痛明显,易误诊为阑尾炎。大便镜检可见多量红、白细胞,易与细菌性痢疾混淆。病程1周左右。有报告病后5～15日引起格林-巴利综合征。症状消失后大便排菌可长达7周。确诊有赖于细菌培养。

8.梨形鞭毛虫病 蓝氏贾第鞭毛虫寄生于人体十二指肠及空肠,可引起腹泻。世界各地报道,发病率为 $1\%\sim30\%$。我国为全国性分布,感染率 $5\%\sim15\%$。小儿比成年人多见,婴儿亦可发病,但最常见于 $2\sim10$ 岁儿童。营养不良和免疫功能低下小儿更易患病,是慢性腹泻的重要原因之一。本病多在夏秋季发病,主要通过疫水传播,也可与包囊携带者接触后经手口传染,尤其是在家庭和集体居住区内。临床大多为无症状感染。潜伏期 $1\sim2$ 周。急性感染者常呈暴发性腹泻,水样便、恶臭,血便及黏液便少见,可与阿米巴和杆菌痢疾鉴别。大便每日 $3\sim10$ 次或更多,伴上腹或脐周疼痛、厌食、恶心、呕吐、腹胀,急性期仅数日。

亚急性或慢性感染者,表现为间歇性稀便,症状持续数月或数年。由于长期腹泻与吸收障碍,可致营养不良、缺铁性贫血,发育迟缓。

有时虫体侵入胆道系统,引起胆道感染,则出现发热、黄疸及胃肠道症状、肝脏肿大、右上腹压痛等。

梨形鞭毛虫也是旅游者腹泻的病原,健康人到感染流行地区后 2 周之内发生急性腹泻,$1\sim5$ 日后,腹泻常能自愈,患儿可成为带虫者。

患慢性腹泻的小儿上腹部隐痛,难以彻底治疗者,应考虑本病。取新鲜粪便检查寻找梨形鞭毛虫滋养体(成形大便中只能找到包囊)。多次未查到病原体者,可取十二指肠引流液找滋养体。

9.阿米巴病 阿米巴病分布遍及全世界,我国许多省市的部分地区均有阿米巴病的报告,感染率为 $0.5\%\sim20\%$。许多地区报告,在阿米巴脓肿的病例中,粪便检查常不易发现阿米巴滋养体或包囊。本病通过污染的水源、食物和接触传染。

肠感染阿米巴原虫后,可在 2 周内或数周发病。起病缓慢、腹绞痛、大便每日 $6\sim8$ 次,有坠胀感。粪便血多似猪肝色,带少许黏液,可无全身症状和体征。急性阿米巴痢疾可持续数日到数周,未治者常反复发作。急性发作时有发热、寒战和严重腹泻,可致脱水和电解质紊乱。1% 患者患阿米巴肝脓肿,有关阿米巴肠病的历史常不清楚,易造成误诊或漏诊。

儿童患阿米巴脓肿时,有高热,为弛张热型,中毒症状不明显,伴腹痛、腹胀、肝大,压痛明显,可使膈肌升高,活动受限,50% 患者粪便中查找阿米巴阴性。用超声波及核素扫描可确定脓肿位置,多属单个脓肿,位于肝右叶。由于诊断困难或误诊,延误治疗可发生严重并发症,婴儿及新生儿更易出现并发症。常见者为肝脓肿破裂引起腹膜炎,或脓胸、肺脓肿,或穿入皮肤形成成皮肤脓肿;其他如阿米巴性心包炎、关节炎、脑脓肿等。从病灶的脓液中可找到阿米巴滋养体和包囊。早期诊断阿米巴病有一定困难,血清免疫学诊断方法有其实用价值。疑诊患者从粪便中未找到阿米巴原虫时应结合血清学或分子生物学检测,以作早期诊断。

10.白色念珠菌肠炎 本病常发生在婴幼儿,特别是营养不良,身体衰弱的幼儿。广谱抗生素,肾上腺皮质激素,抗肿瘤药物,免疫抑制剂的长期应用,常导致肠道菌群失调。在真菌感染中,白色念珠菌引起的肠炎发病率占首位。人工喂养儿比母乳喂养发病率高,夏秋季比冬春季发病率高。

临床多表现为顽固性腹泻。初期呈泡沫样水样便,或带黏液,豆腐渣或鸡蛋清样大便,有时带血丝。后期呈脓血便。出血多时为暗红色糊状。大便数次至十余次不等,腹痛和压痛多不明显。伴有低热、厌食、烦躁、精神萎靡等全身症状。常有鹅口疮,肛周真菌性皮炎或其他部位念珠菌感染。诊断可根据:①患儿为真菌易感者,发生不易控制的腹泻;②连续多次粪便培养有众多的真菌菌落,而无其他致病菌;③新鲜粪便镜检发现酵母样芽生孢子及假菌丝;④抗真菌药物治疗奏效。

11.肠道外感染性腹泻 当小儿患肺炎、中耳炎、肾炎、脑膜炎、败血症或病毒感染如麻疹、流感等时,由于细菌毒素或病毒的影响,可发生轻到中度腹泻,大便稀薄或水样,但无脓血,不伴腹痛。疾病早期如胃肠症状较重,而原发疾病的特征尚不明显时,可被误诊为细菌性食物中毒或急性胃肠炎,大便培养阴性,镜检无特殊。详细询问病史及体检即可鉴别。腹泻随原发疾病被控制而停止,如腹泻持久,特别是大便带黏液、脓血,提示并发有肠道感染,如致病性大肠埃希菌肠炎或细菌性痢疾,应进一步检查以明确诊断。

12.饮食护理不当 这是引起婴幼儿腹泻原因之一,多见于人工喂养儿。喂养不定时、过多、过少,以淀粉食品为主食,饮食脂肪过多,断奶后突然改变食物品种,均能引起轻到中度腹泻(消化不良)。气候突然变化,腹部受凉使肠蠕动增加;天气过热,消化液分泌减少,由于口渴,吸乳过多,增加消化道负担,亦可诱发腹泻。大便为稀糊状或蛋花汤样而无脓血及酸臭味,如不及时控制,易并发肠道感染。

13.牛乳过敏 牛乳过敏是肠黏膜被牛乳蛋白质致敏引起的过敏反应性腹泻,也称为牛乳不耐受症。本病多有家族发病倾向,但尚未肯定确切遗传机制。发病率在 0.3%~7.5%。多在生后 6 个月内出现临床症状。除腹泻和各种胃肠道症状外,其他常见症状有哮喘、鼻炎、异位性皮炎、荨麻疹等。症状在 2 岁左右常自行消失或有好转趋势。婴儿摄入牛乳后 48 小时内出现症状(腹泻、伴有或不伴有呕吐或腹痛),停止牛乳摄入,症状好转。避免牛乳制品的摄入,采用母乳喂养是最好的防治方法。

14.低(或无)丙种球蛋白血症 先天性或获得性低(或无)丙种球蛋白血症的患儿,容易发生各种感染性疾病。20%并发脂肪泻,有时反复发生严重腹泻。粪便稀薄、油腻多脂,发病机制未明,可能与肠道内反复感染使消化吸收功能减退有关。广谱抗生素的疗效不显著。定期注射(每隔 2~4 周)丙种球蛋白可使病情改善。

15.结肠过敏(刺激性结肠综合征) 本病为一种反复发作的稀便样腹泻,好发年龄为 6 个月至 3 岁。原因不明,多为家族性,父母兄弟姐妹之间常有同时发病者。几乎不影响小儿健康。精神紧张或经常哭闹可为诱发因素,属功能性腹泻或精神性腹泻。腹泻发作常在饭后 1 小时左右,情绪紧张时更易引起反射性结肠蠕动增加而产生腹泻。开始大便成形,继后解稀便,每日可 3~10 次,多属黏液样,镜检正常。这种腹泻无论用药物还是饮食治疗郁很难奏效。如果改变小儿环境,父母患儿都解除紧张过敏情绪,腹泻往往可自愈。

16.先天性失氯性腹泻 为一罕见的家族性疾患。小肠(也可包括结肠)氯及重碳酸盐的吸收和运转发生障碍,影响氯的主动吸收。肠道中积存大量的氯离子,渗透压增加,水分潴留,产生大量水样便为其特征。生后即可发病。由于持续水泻引起严重脱水和电解质紊乱,出现低钾血症、低氯血症以及代谢性碱中毒。肠的吸收功能正常。治疗时应补充钾盐,限制氯的摄入。若电解质紊乱得以纠正,婴儿可以维持正常生活。

17.细菌性菌痢 细菌性痢疾本病为痢疾杆菌引起,为我国急、慢性腹泻的主要病因之一。急性痢疾多在夏秋季发病,有不洁饮食史。急性痢疾又分为典型、非典型、中毒型三种。典型痢疾又称普通型,起病急,先有发热、纳差,继而出现腹痛、腹泻。腹泻初为水样稀便,继而为黏胨脓血便,每次量少次数多,里急后重,重患儿可有大便失禁及脱肛。严重者可伴脱水,酸中毒,电解质紊乱。病程 1~2 周。

非典型痢疾较典型为轻,常无肉眼可见之脓血便,大便 1 日数次为稀便或黏液便。体温正常,此型以婴幼儿多见。

中毒型痢疾多见于 2~5 岁小儿,突然高热、反复惊厥,迅速出现昏迷或休克,肠道症状初期多不明显,有时在高热、惊厥出现后 6~12 小时才出现黏液便。

慢性细菌性痢疾指病程超过 2 个月以上者,多由急性细菌性痢疾治疗不彻底演变而来,病程迁延不愈者称为慢性迁延型;还有在慢性经过的基础上急性发作,称为慢性急性发作型;部分患者肠道有病变存在(直肠乙状结肠镜证实),但临床无症状,粪便细菌培养阳性称为慢性隐匿型。

细菌性痢疾的诊断:①临床典型症状;②粪便常规检查,显微镜高倍(400 倍)视野下 WBC>15,RBC 少量,结合临床表现,即可作出细菌性痢疾的临床诊断;③粪便细菌学培养阳性结合临床症状可确诊细菌性痢疾;④慢性细菌性痢疾不易确诊时,作乙状结肠或纤维内镜检查、取标本培养或活检做病理检查,有助于诊断和鉴别诊断。

18.新生儿坏死性小肠结肠炎(NEC) 是一种原因不明,威胁新生儿健康的严重疾病,多见于早产儿及足月小于胎龄儿,两者占患儿的70%～80%,男婴多于女婴,多发生于生后3～10日。与缺氧、营养不良、感染等多种因素有关,感染因素有大肠埃希菌,金葡萄球菌,沙门菌,产气菌等,近年来表皮葡萄球菌,梭状芽胞杆菌,轮状病毒等均可导致本病。总之由多种因素导致肠壁缺血及黏膜损伤而致肠道弥漫性坏死、出血。病死率高。临床表现:全身中毒症状明显,反应差,进行性腹胀,半数有呕吐。腹泻每日10余次先为水样,以后血便,果酱便,肠鸣音消失,迅速出现四肢冰凉,体温不升,呼吸循环衰竭,亦可并发DIC,肠穿孔死亡。X线检查有极大诊断价值,可见肠壁积气。肠管积气,肠管弥漫性扩张,肠腔有阶梯状细小液平面等特征性改变。B型超声波检查,小肠黏膜病理组织学检查均有助于确定诊断。

19.难治性腹泻 多见于婴儿,一般指生后3个月以内,腹泻持续2周以上,临床排除了特异性肠道感染,常伴有消化吸收障碍,营养不良,生长发育落后等全身症状,腹泻迁延不愈,谓之难治性腹泻。导致难治性腹泻的原因,不能完全排除某些感染因素,如大肠埃希菌,金黄色葡萄球菌感染等,同时也有吸收营养物质不良,先天性遗传代谢缺陷及免疫功能缺陷等。目前倾向于视为综合征。大多数患儿肠道黏膜损害严重,可有绒毛萎缩,肠上皮细胞增生和分化障碍,导致渗透性腹泻和(或)分泌性腹泻,久久不愈。诊断需认真仔细,首先排除某些特异性感染因素,进行粪便细菌培养及有关病原学检查及血清免疫学检查,生化检查除外丙种球蛋白缺乏症,糖代谢试验除外某些代谢疾患。大便糖质测定,尿糖定性分析对于筛选单糖吸收不良,半乳糖血症等有参考意义。右旋木糖排泄试验。对小肠吸收功能有鉴别诊断价值。粪便中脂肪苏丹染色阳性对脂肪泻的诊断有很大意义。总之,由于本病病因未明,在诊断本病时应仔细筛查,通过临床及一系列实验室检查最后作出正确诊断。

20.放射性肠炎 直接或间接暴露于放射性物质中能够引起人体损伤。放射性肠炎是指因为放射治疗盆腔、腹腔或腹膜后肿瘤而引起的小肠、结肠和直肠损伤,又称为肠道放射性损伤,最常见的为放射性结肠炎。儿童发病率不高,但近年来放射治疗日益广泛,小儿肿瘤发病时有所闻,所以小儿放射性肠炎也不容忽视。能够引起小儿放射损伤的原因有:①因战争利用核能可能产生的核辐射;②母体在孕期接受超剂量放射物质照射;③小儿由于某种疾病如神经母细胞瘤,肾母细胞瘤,精原细胞瘤,淋巴瘤,白血病等进行放射治疗期间;④小儿在生活中偶尔大剂量或长期接触放射性物质等。其中放射治疗是引起本病的主要病因。放射性肠炎的发生与照射剂量、时间、照射部位以及个人耐受性不同等因素有关。放射性肠炎早期症状以恶心、呕吐最为多见,肠道不同部位的放射损伤均有腹泻表现。十二指肠病变多在第二段,有难愈性溃疡,上腹痛,消化道出血或穿孔、狭窄。小肠病变多见于回肠末端,以恶心、厌食、腹泻为主,有时粘连,狭窄,引起中段或远段回肠的梗阻或不全梗阻。小肠病变可引起脂肪、糖、蛋白质吸收不良性腹泻。结肠病变以直肠及乙状结肠最常见,表现腹痛、腹泻、里急后重,鲜红色血便等,肠黏膜有大小不等散在溃疡。放射性肠炎应与细菌性痢疾,各种小肠炎、结肠炎鉴别。本病有放射性物质接触史,这对诊断至关重要,结合临床症状,不难做出诊断。

(二)与外科相关性疾病的鉴别诊断

小儿腹泻多属于内科疾病,采用内科疗法,但是有些腹泻是由外科相关性疾病引起的,需要采取外科方法治疗。对于这方面的问题需要掌握好相关性疾病的知识,问清病史,做好检查,及时作出诊断与鉴别诊断非常重要,以免把外科性腹泻误诊为内科性腹泻,耽误治疗。

1.短肠综合征 是先天或后天原因引起空肠、回肠损失70%以上,小肠只剩余75cm或剩余小肠50cm加回盲瓣,即形成短肠综合征。

(1)临床表现:主要症状为严重腹泻和营养吸收不良,产生水电解质代谢紊乱,糖、脂肪、蛋白质各种维生素与重要微量元素缺乏,使其生长发育受到严重影响。

临床过程可发生:①腹泻期:腹泻症状可持续 1~3 个月,脂肪痢为主,伴严重水电解质紊乱,应给予肠道外静脉营养;②适应期:可持续 1~2 年,主要是腹泻、脂肪痢、营养不良、贫血、低蛋白血症和维生素缺乏等;③恢复期(代偿期):大便次数稍减,糖、蛋白质吸收好转,脂肪仍吸收障碍。

另有先天性短小肠症较罕见,多因胎儿期肠管血运障碍引起小肠坏死短缩,若仅剩余正常小肠的20%~30%(正常新生儿小肠长度为 250~400cm),即可产生短肠综合征症状,该病患儿多合并肠闭锁、腹裂、脐膨出等畸形。

(2)诊断依据:①临床表现:腹泻、脂肪痢、水电解紊乱、营养不良、贫血等;②消化道排空时间检查:口服钡剂或炭末,观察其排出时间,明显缩短;③大便常规检查:镜下脂肪酸形成针状结品脂肪球较多。

2.先天性肛门直肠畸形　非常多见,其发病率在新生儿中为 1:1500~1:5000,占消化道畸形第一位,其病理改变复杂,不仅肛门直肠本身发育异常,盆腔周围的肌肉如耻骨直肠肌、肛门内、外括约肌均有不同程度的发育不良,肛门直肠畸形位置愈高,病理改变愈严重,手术治疗效果愈差,大便失禁的发生率愈高。究其原因与畸形伴有的神经反射、感觉及运动组织结构的缺陷以及手术干扰有关。先天性肛门直肠畸形常伴有其他器官的发育异常,特别是泌尿生殖系和脊柱畸形发生率最高。

(1)术后临床表现:先天性肛门直肠畸形多伴有肛门内、外括约肌发育不良或不发育,术后大便失禁的发生率较高,临床表现大便次数增多、腹泻、肛周糜烂等症状。

先天性短结肠、长段型巨结肠、家族性结肠息肉等,手术切除部分或全部结肠后,影响了水分的再吸收,即产生腹泻、大便次数增多。

(2)术前诊断依据:①临床表现:肛门直肠畸形种类不同,其临床症状、出现症状的时间亦不同,如肛门闭锁、直肠尿道瘘、直肠前庭瘘的患儿,生后无胎便排出,可发生急性完全性或部分性肠梗阻,排便困难,尿中有大便等。会阴部检查无正常肛门开口或开口位置不在肛门隐窝。②X 线检查:腹部立位平片,观察有无肠梗阻,倒置侧位平片(Wangensten and Rice 设计)观察直肠末端的位置。③B 型超声检查:会阴部超声扫描显示直肠盲端与肛门皮肤之间的距离,若有瘘可自瘘口注入含造影剂的生理盐水,显示瘘管的走向、长度、宽度。④CT 盆腔断层扫描:观察肛门直肠周围肌肉的发育情况是否对称等。⑤MRI 盆腔矢状安然冠状和横断面断层扫描:以观察肌肉的发育及对称性的改变。⑥大便失禁的检查:了解畸形对周围组织解剖的影响,检查肛门括约肌的功能;钡灌肠可了解其排钡功能。观察肛门直肠内压力及控便能力,以判断大便失禁的程度。

3.先天性脊柱脊髓发育畸形　胚胎初期,背侧的外胚层逐渐形成神经管,与外胚层平行的中胚层形成脊索,脊索逐渐发育成脊柱,围绕神经管。如果中胚层发育障碍,可使脊柱椎管不闭合(棘突及椎板发育缺陷),形成脊柱裂,若有外胚层发育障碍,可使脊髓与神经根在脊柱畸形部位发生粘连与压迫,并可使脊髓终丝末端产生脂肪瘤等异常。

在以上发育障碍引起的组织解剖异常的基础上,可产生不同的脊柱脊髓先天性疾病,其中以腰骶部疾病多见。

(1)常见的先天性脊柱脊髓疾病及其临床表现

1)隐性脊柱裂:是胚胎期中胚层发育障碍引起。多发生于腰$_5$~骶$_1$平面,椎弓闭合不全,椎弓间有不正常的裂隙,骨质有缺损,缺损处软组织正常。脊膜及神经组织发育亦正常无膨出,发生率占人群的5%~10%,通常无临床症状。有些患儿在裂开处神经根有纤维带粘连或压迫,随年龄增长,脊柱发育快,神经受牵拉,可出现下肢无力、大小便失禁等症状。

隐性脊柱裂的皮肤表面常有毛发增生、色素沉着、皮肤凹陷或合并有皮样囊肿、脂肪瘤等异常。

2)腰骶部脊髓脊膜膨出:有腰骶椎裂,神经管已闭合,脊膜脊髓组织或神经根自脊柱裂处膨出,形成囊肿,内有脑脊液,表面有皮肤覆盖,患儿多伴有神经功能障碍,随年龄增长可引起松弛性大小便失禁,双下肢麻痹等。

3)脊髓栓系综合征:是临床常见畸形之一,几乎均伴有腰骶部脊柱裂。胎儿 3 个月时椎管和神经管等长,正常情况下,随着胎儿发育,脊柱椎管生长较脊髓快,脊髓末端相对位置逐渐升高。新生儿期脊髓末端终止于腰$_3$下缘,成年人在腰$_1$~腰$_2$,脊髓末端与硬脊膜无粘连和压迫,故可在一定范围内上下移动。如发育过程发生障碍,腰骶椎发生脊柱裂,脊髓终丝埋藏在脂肪组织中,结果使脊髓和神经根与畸形部位发生粘连压迫,脊髓不能随脊柱的延长而上升,脊髓受到牵拉,年龄愈大牵拉愈紧,临床即出现了神经症状,如下肢无力、肛门括约肌松弛、大便失禁、神经性膀胱尿失禁等。

(2)诊断依据:①临床表现。②X 线检查:腰骶椎正侧位 X 线平片,可显示椎板棘突缺如椎弓根间隙增宽。③磁共振成像(MRI):此项检查是目前神经系统疾患最直观的方法,MRI 可发现脊髓、脊神经及脊膜的膨出。清晰显示脊髓脊椎的位置,终丝的形态,有无粘连及肿瘤。④直肠肛管测压及膀胱尿道造影,可判断患儿尿便失控的程度和术后恢复的客观依据。

4.获得性短结肠　结肠没有重要的消化功能,但肠内的细菌能利用肠内较简单的物质合成维生素 B 复合物和维生素 K,在肠内吸收后对人体有营养作用。结肠分泌液中的黏液蛋白能保护肠黏膜和润滑粪便,使其容易排出。但结肠的主要功能是吸收水分和暂时贮存消化后的残余物质。

如因某种原因使结肠发生病变,部分或全部结肠被切除或丧失功能,临床上即可产生频繁稀便,随时间的延长,回肠可代偿吸收水分,稀便次数可稍减。

(1)病因及临床表现:①创伤:多发生在 4~10 岁儿童,活动力强,无经验,受损伤的发生率高,如从高处坠落骑跨伤,伤及会阴及肛门,导致肛门及直肠撕裂,或意外交通事故,会阴部大块组织撕脱缺损等,均可引起肛门失禁,排便失控;②结肠非特异性炎症:如重型溃疡性结肠炎,自身免疫性非新生儿期小肠结肠炎,内科方法治疗无效,反复发作出血、穿孔、并怀疑癌变者应考虑早期行次全或全结肠切除,术后会发生频繁稀便;③多发性结肠息肉和肿瘤:如家族性结肠多发性息肉病,为一种常染色体显性遗传性疾患,癌变率高,临床主要表现为腹泻血便,随年龄增长,症状加重,癌变率上升,故应早期行全结肠切除。结肠腺癌在小儿罕见,结肠壁节段性或全结肠血管瘤,经常便血,均应行结肠切除术。

(2)诊断依据:①病史:明确术前病史,临床表现、手术方式及组织的病理检查结果。②腹部 B 超:观察息肉的分布、大小、血管瘤的范围。③排便控制功能的检查:可作钡灌肠观察其排钡功能。肛门直肠测压,了解直肠内压力的阈值及括约肌功能。

5.其他外科原因

(1)感染:盆腔感染、阑尾脓肿产生刺激性腹泻。

(2)便秘引起充盈性大便失禁:干便在直肠内淤积,刺激直肠收缩,括约肌放松,干便排不出而挤出稀便。

6.外科性大便失禁或腹泻的分类

(1)分类:小儿大便失禁可分两种。

1)功能性大便失禁:又称假性失禁,常是便秘引起的充溢性失禁,随着便秘的治愈和清除潴留于直肠内的粪块,便失禁症状即可消失。也可因情绪或心理障碍不自觉地排便污染内裤。此种大便失禁患儿,其神经功能及解剖结构均正常。

2)器质性大便失禁:又称真性失禁,是儿童时期常见的类型,其中又分为先天性和外伤性。先天性大便失禁中部分是神经源性,见于神经系统发育异常,如先天性腰骶部脊膜膨出、脊髓栓系等;另一部分见于先天性肛门括约肌缺失、薄弱,引起括约功能丧失,大便随时流出,如先天性肛门直肠畸形。外伤性包括会阴部创伤以及手术后形成。

(2)临床表现:患儿失去排便控制能力,对直肠内容物的排出失去自主控制,,在任何时间、地点不自主地排出,根据其失控的程度,一般临床将其分为四级。

一级:轻度或偶尔出现污粪,稀便溢出污染内裤。

二级:污粪、排便能控制,但常有少量粪便或粪液污染被褥或内裤。

三级:部分失禁,对固体、半固体大便可控制,但便次增多,液念粪便无法控制。

四级:完全失控,不能区别固体、半固体、液态内容,此类多见于先天性高位无肛术后及腰骶部脊膜膨出术后。

(3)治疗:根据大便失禁的原因及程度选择不同的治疗方法。

1)饮食管理和药物的使用

①对大便完全失控,腹泻严重者应注意矫正水电解质的失调,必要时给静脉营养或口服要素饮食,补充身体需要的营养物质。对失控不严重的患儿,应用低渣饮食。

②药物的使用:只能在必要时临时应用,降低肠蠕动及延长食物停留时间的药物如复方樟脑酊、鞣酸蛋白等,调节肠道菌群药物如双歧杆菌三联活菌散、金双歧、乳酶生片等。

③维持结肠空瘪:每天定时洗肠一次,将结肠内粪便洗出,结肠空瘪后,可防止大便不自觉地流出,污染内裤。

2)排便训练:需每日定时使直肠产生一次压力反射,直肠壁受压,引起直肠收缩及肛门括约肌放松而诱发排便,需长期定时训练,才能养成条件反射性排便习惯,可用以下方法进行,每天1次。

①自排:每天定时坐便盆排便,约10分钟,排净或排不净均终止自排。

②诱排:注入开塞露、甘油栓或肥皂条诱发排便,10分钟排完后擦净肛门休息5分钟。

③验排:再坐便盆并插肥皂条5分钟,如无粪便只排出肥皂条,说明已排空,如仍排大便则为未排空,但也不再诱排,次日按

3)手术治疗:为治疗大便失禁的最后环节,因一些便失禁患儿经过严格排便训练,若干年后往往会形成良好的控制,说明患儿随着年龄增长,自己对饮食调节,各种有关排便残余肌肉的协调会不断建立自控的过程。任何手术均很难使其排便功能恢复到正常水平,因此,是否手术、采用哪一种手术应根据患儿实际情况选择。

①小肠延长术、小肠肠段倒置术间置反蠕动肠段、小肠移植术:适用于短肠综合征。

②肛门成形术、肛门外括约肌修补术:适用于肛门口狭窄、过大、外括约肌断裂等。

③肛门内、外括约肌重建术:外括约肌替代术如股薄肌转位肛门括约肌成形术、臀大肌转位术、自体掌长肌游离移植术等。内括约肌替代是应用直肠远端平滑肌翻转术。

以上各种肌肉移植手术后排便训练都是很重要的。

7.先天性巨结肠并发小肠结肠炎　先天性巨结肠又称先天性无神经节细胞症或赫氏朋病(HD),由于结肠的远端肠壁内缺乏神经节细胞,该段肠管处于痉挛状态,丧失蠕动及排便功能,致使近端结肠内大便淤积,部分梗阻,继发扩张肠壁肥厚,逐渐形成了巨结肠改变,引起以上病理生理改变的原发病变在痉挛段。HD的发病率较高,且有逐渐增加的趋势,国内资料统计在正常活产婴中为1:(4000~5000),早产婴儿占7%,男:女=(3.4~5):1,死亡率为1%~3%。

（1）HD 的临床症状及诊断依据

1）临床症状：新生儿期以部分性肠梗阻为主，婴幼儿和儿童时期慢性便秘是最常见的疾病。患儿多自新生儿期即有肠梗阻、腹胀、便秘史，便秘腹胀程度与无神经节肠段的长短有关，越长发病越早，便秘腹胀程度越重。根据痉挛段的长短，将 HD 分为以下几种类型：

短段型：痉挛段在肛门上 4～6cm，占 3％～5％。

常见型：病变范围在乙状结肠以下发病率为 78％～80％。

长段型：病变范围超过乙状结肠发病率为 10％。

全结肠及次全结肠型：发病率为 3％～4％。

跳跃式：为节段性无神经节细胞症，极罕见，因其不符合神经母细胞向消化道移行及发育理论，故该型可能属于 HD 类源病。

HD 有家庭史者占 1.5％～7％，长段型及全结肠型受家族遗传基因影响较大。

2）诊断依据

①体检：患儿腹胀，可触及宽大结肠，并可见肠蠕动波，肛门指检直肠内空虚。

②X 线检查：能提供有价值的诊断依据。腹部立位平片：显示低位完全或部分性肠梗阻，结肠扩张充气，直肠内无气。钡灌肠：可显示结肠痉挛段、移行区、扩张段，痉挛段肠管僵直，无正常蠕动，24 小时后复查腹部仍见有大量钡剂残留在结肠内，表明排钡功能差。

③直肠肛门测压：正常情况，直肠内给以压力刺激，可引起直肠及内括约肌协调活动，内括约肌松弛，直肠内压力下降，HD 患儿无松弛反射。

④直肠活体组织检查：痉挛段黏膜下组织内无神经节细胞。

⑤酶学检查：取痉挛段黏膜组织进行乙酰胆碱酶检查阳性，表明直肠黏膜固有层出现异常情况增生的胆碱能神经纤维。

（2）HD 的治疗：确诊后即应争取早期手术治疗，目前由于手术技术和护理水平的提高，及医疗器械的改进，HD 术后可获得满意的效果。然而新生儿 HD 抵抗力低，解剖组织发育不成熟薄弱，如能应用扩肛、洗肠、开塞露解决便秘问题，可考虑 3～6 个月后再手术，以便提高其对手术的耐受能力，解剖组织发育便于手术操作。

先天性巨结肠亦可并有其他先天性畸形，如 Down 综合征最常见，占 0.6％～9.5％，其他畸形如食管闭锁、先天性心脏病、脊膜膨出、巨输尿管等。

HD 亦可因其病理生理的变化，以及手术操作的损伤，引起多种并发症，如小肠结肠炎、肠穿孔、营养不良、术后便失禁、肛门狭窄等，其中以小肠结肠炎发生率最高，对 HD 的愈后影响最大，以下对其进行论述。

（3）巨结肠相关性小肠结肠炎（HAEC）：发病率为 20％～58％，最早由 Bill 和 Chapman 于 1962 年报道，该病可发生在新生儿及儿童之间的任何时期，其病死率已从 30 年前的 30％降至 5％～10％。

1）病理：根据炎症病理变化可分两型。

①普通炎症型：亚急性病程临床症状轻、缓和，主要病理变化为结肠黏膜充血水肿，局限性小溃疡，有时破溃出血，病变仅限于黏膜层，有隐窝脓肿，炎性细胞浸润。

②缺血坏死型：急性病程，临床症状重、急，主要病理变化为病变向肌层发展，出现肠壁全层肥厚水肿、充血、溃疡较深，当肠内压力增大时，病变严重处可发生穿孔。

2）临床症状

①普通炎症型。轻度：体温低热、经常哭闹不安，偶有恶心呕吐、轻度腹胀、水样便每日 5～10 次。中度：轻度脱水，体温 38℃左右，食欲差，腹胀加重，水样泻每日约 10 次，肛门指检可引出大量水样便，味臭。

②缺血坏死型。急性病容,重度脱水,高热无神,呕吐频繁,腹胀、水样泻,每日＞10次,味腥臭,有时发生肠穿孔,可引起休克,病死率较高,可达20％～30％。

3)治疗。HD并发小肠结肠炎为多种因素引起,但机械性部分梗阻、肠壁黏膜防御屏障受损及细菌感染,三者公认是其主要因素,故治疗时应重点针对此三点进行。

①矫正脱水酸中毒,增强免疫力,可行禁食、胃肠减压、静脉营养。结肠灌洗,药物保留灌肠,减低肠内压力,利于黏膜屏障的恢复。

②口服或静脉滴注抗生素。

③解除急性梗阻:行回肠末端或结肠造瘘术,必要时行内括约肌部分切除术。

④巨结肠根治术:当营养改善、脱水矫正、体温正常、腹胀减轻后,即应考虑行巨结肠根治术,彻底清除引起肠炎的原因。

七、小儿腹泻的治疗

(一)治疗原则

小儿腹泻病的治疗包括有液体疗法、营养疗法、补锌疗法、抗菌疗法、中药疗法、肠黏膜保护剂疗法及微生态疗法等。

1.急性腹泻病的治疗　对于急性腹泻病的治疗,在过去的历史中,产生了新旧不同的治疗观念,并随着对腹泻病的认识不断深入,逐渐发展和完善了腹泻病的治疗方法。旧观念认为治疗方法包括:①禁食;②过多应用静脉输液;③滥用抗生素。现在认为旧的观念与方法是不科学、不合理的,应予废弃。新观念是1992年《中国腹泻病诊断治疗方案》确立,主要有以下几点:①腹泻患儿急需营养支持,认为禁食是有害的,要继续进食;②认识到我国小儿腹泻发生脱水约90％是属于轻度或中度,采用ORS口服补液既经济又快捷,不需要过多静脉输液;③抗生素仅对约30％侵袭性细菌感染(脓血便)有效,而对约70％(水样便腹泻)病毒性或产毒素性细菌感染无效,且有多种不良反应,滥用抗生素有害患儿健康。

新的治疗原则包括:①继续饮食;②预防脱水;③纠正脱水;④合理用药。

(1)液体疗法:脱水对患儿有危险,应及时评估,发现脱水及时纠正。

1)治疗方案一:适用于有腹泻而无脱水的患者,可在家庭治疗。家庭治疗四原则如下。

①腹泻一开始就要给患儿口服比平时更多的液体以预防脱水。建议选用以下液体任何一种。

米汤加盐溶液:非常适合边远困难农村家属,可就地取材,采用大米或小米自己制作。配制方法:米汤500ml＋细盐1.75g(1/2啤酒盖),随时口服。本液体为1/3张,不会出现高钠血症。预防脱水:20～40ml/kg;也可治疗轻至中度脱水60～80ml/kg,4～6小时分次饮完,以后可以继续服用,能喝多少给多少。不禁食,继续喂养。据观察,预防脱水成功率可达91.3％;治疗轻、中度脱水成功率可达97.3％。

口服标准补液盐(ORS)溶液:每腹泻一次给服ORS液50～100ml。标准ORS为2/3张液体,对预防脱水张力太高,应注意适当补充白开水,有时容易出现高钠血症。

2002年WHO推荐低渗口服补液盐(RO-ORS)溶液:每腹泻一次给服RO-ORS液50～100ml。RO-ORS为1/2张液液体,不易产生高钠血症。

②给患儿足够的饮食以预防营养不良:原来吃过的东西都能吃,只要能吃,鼓励多吃。腹泻患儿禁食是有害的。不用担心饮食不能被消化吸收。实验证明吃进去的饮食大部分可以被吸收。

③补锌:2002年WHO推荐补锌(无论急或慢性腹泻),年龄＜6个月者,葡萄糖酸锌每日10mg,连服10～14日;年龄＞6个月者,葡萄糖酸锌每日20mg,连服10～14日。

补锌作用：a.有利于缩短病程；b.能减轻疾病严重程度；c.能增强免疫功能；d.有助于防止愈后再复发；e.能改善食欲、促进生长发育。

④密切观察病情：如果患儿在治疗3天内临床症状不见好转或出现下列任何一种症状，即应该去看医生。a.腹泻次数和量增加；b.频繁呕吐；c.明显口渴；d.不能正常饮食；e.发热；f.大便带血。

2)治疗方案二：适用于有些脱水的患儿（即轻、中度脱水），此类脱水约占90%，完全可用RO-ORS纠正脱水。既经济又方便，效果也很好。

纠正累积损失最初4小时RO-ORS液的用量：

75ml×体重(kg)＝RO-ORS用量(ml)

4小时后再评估一下脱水症状，如脱水已纠正，即可回家采用家庭口服补液，如方案一；如仍然有些脱水，则按方案二，再给一份RO-ORS液纠正脱水。

WHO1978年推荐标准ORS，后因碳酸氢钠ORS容易潮解、变质且味道苦涩，故1984年世界卫生组织与联合国儿童基金会联合通知，建议改用枸橼酸钠ORS，后者性质稳定不易变质，且味道酸甜，便于小儿服用。以后又发现原ORS为2/3张，由于张力太高用于预防和治疗轻、中度脱水，有时会造成高钠血症。于2002年WHO建议采用低渗RO-ORS(为1/2张)，不仅治疗效果好，可减少大便量、缩短病程，并可防止出现高钠血症。我国已有商品供应。

3)治疗方案三：适用于重度脱水（约占10%），因有低血容量休克，需用静脉输液尽快纠正低血容量，恢复肾脏调节功能。纠正重度脱水的累积损失需液量按100ml/kg计算。

①等张液。2∶1液＝0.9%氯化钠：1.4%碳酸氢钠（或1/6M乳酸钠）

②2/3张液。4∶3∶2液＝0.9%氯化钠：10%葡萄糖：1.4%碳酸氢钠（或1/6M乳酸钠）

1∶1加碱液＝0.9%氯化钠液100ml＋10%葡萄糖100ml＋5%碳酸氢钠10ml(2/3张，相当于4∶3∶2溶液便于配制)

③1/2张液。2∶3∶1液＝0.9%氯化钠液：10%葡萄糖：1.4%碳酸氢钠（或1/6M乳酸钠）

④补钾：重度脱水患儿一般需采用氯化钾，每日200～300mg/kg，分3～4次口服，或配成0.15%～0.3%浓度由静脉均匀输入，速度切忌过快，并见尿给钾。

⑤补钙：维生素D缺乏症患儿在输液同时即给口服钙片或钙粉，每次0.5g，每日3次，若出现手足搐搦症，立即给10%葡萄糖酸钙1～2ml/kg体重，最大量≤10ml，稀释后缓慢静脉滴注。

一旦患儿能饮水，应尽量改用RO-ORS口服液，补液6～7小时后重新评估病情，选择合适的方案一、二或三继续治疗。

鼻饲管补液：如无静脉输液条件，可用鼻胃管点滴RO-ORS液20ml/(kg·h)，连续6小时(120ml/kg)。

(2)药物治疗：急性水样便腹泻患儿（约占70%）多为病毒或产肠毒素性细菌感染，一般不用抗生素，只要做好液体疗法，患儿可自愈。采用中药或肠黏膜保护剂治疗可加快痊愈。对中毒症状较重的患儿，可先选用抗菌药物治疗。如疑似霍乱采用诺氟沙星（氟哌酸或多西环素（强力霉素）治疗。

黏液、脓血便患儿（约占30%）多为侵袭性细菌感染，选用一种当地有效的抗菌药，如用药48～72小时，病情未见好转估计有耐药，再考虑更换另外一种抗菌药物。

1)细菌性痢疾：①诺氟沙星，每天10～15mg/kg，分3次口服，疗程5～7天；②环丙沙星，每天10～15mg/kg，分3次口服，疗程5～7天；③磷霉素，每天100～150mg/kg，分3次口服。疗程5～7天；④小檗碱，每天10～20mg/kg，分3次口服，疗程7天；⑤复方新诺明，每天50mg/kg，分2次口服，疗程7天。

喹诺酮类药对痢疾菌较敏感故列为首选药，近年来发现对诺氟沙星有耐药，可换用环丙沙星。

关于喹诺酮类药不良反应：曾有报道在动物实验中，发现对小动物骨骼发育有障碍，但近年来国内外许多文献报道认为多年的临床经验总结，在小儿应用并未发现类似小动物的骨骼发育障碍，认为这与种族差异、剂量差异有关，实验动物所用剂量比小儿大得多。现今国内外专家一致认为喹诺酮类药在儿科应用是安全的，但是由于说明书上喹诺酮类药儿科禁用尚未改正，因此应用前最好给家长说明，以免引起纠纷。

小檗碱多年来一直保持中度敏感，故可选用；磺胺类药如复方新诺明，早年效果很好，但近年来在城市耐药率高达 60%～80%，很少应用。

2）致泻性大肠埃希菌肠炎：引起水样便的产毒素大肠埃希菌（ETEC）不需要用抗生素，其他致泻大肠埃希菌采用：①庆大霉素，1 万～2 万 U/(kg·d)，分 3 次口服；②多黏菌素 E，5 万～10 万 U/(kg·d)，分 3 次口服；③新霉素：因多年未用近来敏感率明显升高可选用，50～100mg/(kg·d)，分 3 次口服；④磷霉素，100～150mg/(kg·d)，分 3 次口服，疗程 5～7 天。上述 4 种药对 2 岁以下婴幼儿黏液脓血便患儿（多属致泻大肠埃希菌感染，并非痢疾）选用比较合适。

关于氨基糖苷类药的不良反应：庆大霉素、多黏菌素、新霉素等氨基糖苷类药静脉或肌内注射耳、肾毒性大，在儿科禁止应用。但是庆大霉素、多黏菌素、新霉素均为大分子药，口服只在消化道发挥作用，不被吸收，因而没有毒副反应，故口服可以应用，但应用前最好给家长说明，以免引起纠纷。

第三代头孢菌素：对肠道细菌感染有较好效果，常用品种：①头孢噻肟（头孢氨噻肟）：静脉滴注，50～100mg/(kg·d)；②头孢曲松（头孢三嗪）：静脉滴注 20～100mg/(kg·d)。

磷霉素：抑制细菌细胞壁合成。作用：广谱。体内效果比体外效果好。剂量：100～150mg/(kg·d)，分 3 次口服。100～300mg/(kg·d)，分 2 次，静脉注射。

3）鼠伤寒（婴儿）沙门菌肠炎：对常用抗生素耐药率高，可选用环丙沙星，磷霉素。重症选用三代头孢霉素如头孢噻肟，每天 100～150mg/kg，静脉滴注。

4）空肠弯曲菌肠炎：对红霉素、磺胺药、诺氟沙星、庆大霉素等都敏感有效。

5）耶氏菌肠炎：对磺胺药、庆大霉素、诺氟沙星等均有效。

6）艰难梭菌肠炎：既往称假膜性肠炎，为艰难梭菌感染，应立即停用一般抗生素，选用甲硝唑每天 25～40mg/kg，分 3 次口服。或万古霉素治疗，每天 40mg/kg，分 3 次口服，或每天 16～24mg/kg，分 2～3 次静脉滴注。

7）真菌性肠炎：首先停用抗生素，采用制霉菌素，5 万～10 万 U/(kg·d)，分 3 次口服；氟康唑（大扶康）每天 1～2mg/kg，顿服，或克霉唑每天 20～30mg/kg，分 3 次口服。后两者有一定不良反应，需慎用。

8）阿米巴痢疾及蓝氏贾弟鞭毛虫肠炎：采用甲硝唑，每日 25～40mg/kg，分 3 次口服。

9）隐孢子虫肠炎：采用大蒜素治疗，每次 1～1.5mg/kg，每日 3 次，饭后服。日 3 次，饭后服。

10）轮状病毒肠炎：抗生素无效，采用中药或黏膜保护剂治疗可缩短病程。

2.迁延性、慢性与难治性腹泻　因迁延性、慢性腹泻常伴有营养不良和其他并发症，病情较为复杂，必须采取综合治疗措施。

(1)液体疗法：积极做好液体疗法，预防脱水，纠正水、电解质酸碱平衡紊乱。

1）无脱水患者服用方案所推荐的液体，预防脱水。

2）有条件的医院应做血生化或血气测定。若有脱水分别按等渗、低渗或高渗作仔细治疗，纠正酸中毒与钾、钠、钙、镁的失衡。

①等渗脱水：用 2/3 张～1/2 张液（4∶3∶2 液或 2∶3∶1 液）。

②低渗脱水：用等张～2/3 张液（2∶1 液或 4∶3∶2 液）。

③高渗脱水：用 1/5 张～1/3 张液（1∶4 液或含钾维持液）。

3）补钾、补钙、补锌：同急性腹泻。

4）补镁：迁延与难治性腹泻病容易出现低镁血症，采用 25％硫酸镁，每次0.2ml/kg，每日 1 次，必要时每日可给 2 次，深部肌内注射。

（2）营养治疗：此类患儿多有营养障碍，继续喂养对促进疾病恢复，如肠黏膜损伤的修复、胰腺功能的恢复、微绒毛上皮细胞双糖酶的产生等，因此继续饮食是必要的治疗措施。

1）继续母乳喂养。

2）人工喂养者应调整饮食，6 个月以下婴幼儿，用牛奶加等量米汤或水稀释，喂 2 天后恢复正常饮食，或用酸奶，也可用奶-谷类混合物，每天喂 6 次，以保证足够的热量。6 个月以上的幼儿可用已习惯的日常饮食，选用稠粥、面条，并加些熟植物油、蔬菜、肉末或鱼肉等，但需由少到多。

3）去乳糖饮食：该类患儿因肠黏膜未修复，多伴有双糖酶尤其是乳糖酶缺乏，对人乳、牛乳均不耐受，应给予去乳糖饮食如去乳糖牛奶粉或去乳糖豆奶粉，困难地区也可采用豆浆喂养（100ml 豆浆加 5～10g 葡萄糖）。

4）静脉营养：少数严重病例口服营养物质不能耐受，应加支持疗法。有条件的单位可采用静脉营养。方案 10％脂肪乳 2～3g/(kg·d)，复方结晶氨基酸 2～2.5g/(kg·d)，葡萄糖 12～15g/(kg·d)，电解质及多种维生素适量，液体 120～150ml/(kg·d)，热卡每 209～376J/(kg·d)[50～90kcal/(kg·d)]。通过外周静脉输入，总液量在 24 小时内均匀输入（最好用电脑输液泵控制速度），好转后改用口服。

（3）药物治疗

1）抗菌药物：应慎用，仅用于分离出有特异病原的患儿，并要依据药物敏感试验结果选用敏感抗生素。谨防加重微生态失衡。

2）补充微量元素与维生素：锌、维生素 A、维生素 C、维生素 B、维生素 B_{12} 和叶酸。同时给予微生态疗法。

3）肠黏膜保护剂：为双八面体蒙脱石粉。适用于急性水样便腹泻（病毒性或产毒素细菌性）及迁延性腹泻。该药能吸附病原，固定毒素，然后随大便排出体外，并能加强胃肠黏膜屏障功能，促进肠黏膜的修复。常用有十六角蒙脱石（俗称思密达），现今已有国产双八面体蒙脱石粉，也可应用。每袋 0.3g，剂量：<1 岁者，1/3 袋，每日 3 次。1～2 岁者，每次半袋，每日 3 次。2～3 岁者，每次半袋，每日 4 次。>3 岁者，每次 1 袋，每日 3 次。

4）微生态疗法：腹泻时肠道内微生态系统严重失去平衡。肠道失去了厌氧菌的屏障与保护作用，从而有利于外来病原的侵袭与定植，促进腹泻病的发生。滥用抗生素则会加重菌群紊乱及微生态失衡。由此提出了腹泻病的"微生态疗法"。

微生态制剂：目的在于补充肠道益生菌群，恢复微生态平衡，重建肠道天然生物屏障保护作用。

常用有双歧杆菌、乳酸杆菌、粪链球菌、腊样芽胞杆菌、地衣芽胞杆菌等。有效品种有：培菲康（双歧三联活菌）、丽珠肠乐、金双歧、促菌生、整肠生、乳酶生、妈咪爱等。其中培菲康、丽珠肠乐、金双歧等为双歧杆菌（肠道微生态的主要菌种），列为优选。这些制剂一定要保持有足够数量的活菌，没有活菌的制剂是无效的。微生态制剂即时止泻效果并不好，急性腹泻不要作为常规应用，适用于迁延与慢性腹泻伴有明显肠道菌群紊乱的患儿。

（二）腹泻病的体液平衡及液体疗法

人体大部分由体液组成，年龄越小身体所含体液量相对越多，新生儿体液约占其体重78％，至 1 岁降至占 65％，成年人占 60％左右。体液不但含有蛋白质、葡萄糖、尿素等有机物质，更含有钠、钾、钙、镁及碳酸根、磷酸根等电解质。体液不断与外环境进行物质交换、代谢，即新陈代谢，但又通过机体各种生理调节,始终保持体液的相对稳定,即体液平衡,主要包括体液容量、渗透压、酸碱度及各种溶质成分的稳定,以保证组织细胞的各种生命活动得以正常进行。人体的渴感,肾脏、肺及内分泌(抗利尿激素、醛固酮、心钠素)的自动调节对体液平衡起着关键作用。外环境变化或多种疾病均可影响机体的体液平衡,当体液紊乱超过机体调节能力时,即可引起体液平衡失调,进而危及各组织器官的功能,此时常需进行液体疗法以纠正体液紊乱。在儿童胃肠道疾病尤其腹泻病是引起体液紊乱最常见原因。小儿尤其婴幼儿新陈代谢旺盛,机体调节能力差,更易引起较重的体液平衡失调。

1.腹泻所致的体液平衡失调　由于每一个腹泻患儿的具体情况不同,所致的水、电解质紊乱并不完全相同,例如腹泻次数,粪便量及性状,是否伴有呕吐,是急性腹泻还是慢性腹泻,腹泻病的不同病原,患儿的年龄及营养状况,病后饮水或补液状况等均可影响患儿体液平衡情况,因此在补液前,首先需通过询问病史,全面体格检查及必要的实验室检查,对水、电解质紊乱作出正确的诊断,据此制定液体疗法的初步方案,并根据病情变化随时调整液体疗法的计划。液体疗法不当,有时反可加重或增加新的体液紊乱,甚至引起严重后果。

对腹泻所致的体液紊乱需作以下方面诊断。

(1)脱水及脱水程度:首先判定病人是否有脱水,如有脱水进一步判断病人脱水程度。脱水程度可根据发病前、后体重之差来估计,但由于不易获得病前精确体重数据及易受体重称及操作误差的影响,实际难以实现。临床主要依据患儿病后出入量病史及体征来诊断。脱水首先引起细胞外液脱水,某些情况也可同时有细胞内液脱水。细胞外液脱水可分为组织间液及血液循环脱水。组织间液显著减少时,临床可表现为前囟、眼窝下陷,皮肤弹力差(捏起皮肤再松开手,正常时皮肤立即展平,脱水时展平时间稍延迟);血液循环不足时,组织灌注不良,表现为脉搏增快、细弱,肢端凉,血压降低,尿量减少,精神萎靡,嗜睡等;细胞内液脱水表现为口腔黏膜干燥、泪液减少,烦躁,严重时引起肌张力增高,高热。

可将脱水程度分为轻、中、重三度,这些数据虽不十分精确,但已能满足临床基本需要,必要时可根据情况作适当调整,如消瘦的患儿脱水程度容易估计偏重,肥胖儿易估计不足;另外,脱水性质,即高或低渗脱水可对脱水表现产生一定影响。

(2)脱水的性质:由于患儿摄入及丢失的液体的钠、水不都等于正常体液的钠、水的比例,正常机体通过内分泌及肾的调节仍可维持体液的渗透压稳定,但如摄入、丢失液体的钠水之比过于悬殊,超过肾调节能力,尤其脱水较重,肾循环不良、少尿时,肾失去了调节能力,在脱水同时可引起体液渗透压的平衡失调。当失水与失钠按正常体液的比例丢失所致的脱水,体液渗透压仍维持不变时,称为等渗性脱水;脱水时失钠多于失水,使体液渗透压低于正常,称为低渗性脱水;失水多于失钠,使体液渗透压高于正常时,称为高渗性脱水。

体液钠离子浓度[Na^+]及其相应的阴离子浓度所产生的渗透压,相当于细胞外液电解质总渗透压的95%,故血钠的测定有助于推断体液渗透压的浓度。

细胞外液渗透压=[Na^+]×2+10。血钠的正常值为:130～150mmol/L,可用作估计体液渗透压的高低的参考,但不能完全取代病史及临床观察。机体细胞内、外液始终能保持动态平衡,所以以测定细胞外液的渗透压一般也能间接反映细胞内液及总体液的渗透压。

1)等渗脱水:即脱水时体液渗透压仍保持在正常范围,血 Na^+=130～150mmol/L。因脱水时机体能通过肾、渴感及抗利尿激素等的调节,尽量使体液保持在等渗状态,所以临床绝大多数脱水都属等渗脱水,尤其脱水程度不十分严重时。等渗脱水在临床上又可细分为等渗偏高至等渗偏低不同范围。等渗脱水主要是细胞外液丢失,由于外液保持等渗,使细胞内液容量基本无明显改变,临床主要表现为细胞外液(组织间液及血液循环)减少的症状和体征。

2)低渗性脱水:脱水时体液渗透压低于正常,称为低渗性脱水。其血[Na$^+$]<130mmol/L。无论通过呕吐或腹泻丢失的液体,一般均为低渗液,至多接近于等渗,如霍乱,理论上不会引起低渗脱水。如果患儿通过饮水或输液使水的缺失得到部分补充,钠等电解质的缺失经多日未被补充,就有可能引起低渗性脱水。故低渗脱水多发生在粪便含电解质较高(如霍乱、痢疾),病程又迁延的患儿;腹泻日久,能饮水而又不吐的患儿,尤其是营养不良或3个月以下的婴儿。重症病例常因脱水时输入非电解质液或渗透压过低的溶液过多、过快所致。

低渗脱水时细胞外液的渗透压比细胞内液低,使细胞外液水渗入细胞内,引起外液进一步减少及细胞内水肿,因此,低渗脱水时的临床表现具有以下特点。

①细胞内水肿:以脑细胞水肿最突出,表现为精神萎靡、嗜睡,面色苍白,体温低于正常,严重时可昏迷,惊厥,甚至发生脑疝,表现为呼吸节律紊乱,瞳孔双侧大小不等,最终呼吸衰竭死亡。患儿脱水虽然严重,但口唇黏膜却湿润,常无口渴症状。早期多尿,严重时变为无尿,此时,机体已不能自行纠正低渗状态。

②细胞外液脱水症状相对较严重:在细胞外液脱水的基础上,部分外液渗入细胞内,所以,同样脱水程度的脱水,低渗脱水时循环不良及组织间液脱水的体征更加突出。

③神经肌肉应激性低下:钠离子有保持神经、肌肉应激性的生理功能。血钠降低明显时,患儿可表现为肌张力低下,腱反射消失,心音低钝及腹胀,症状类似低钾血症。

3)高渗性脱水:指脱水时体液渗透压高于正常,血[Na$^+$]>150mmol/L。血钠虽高,患儿体内仍存在钠的丢失,只是失水相对多于失钠。下述情况较易引起高渗性脱水:①急性腹泻所致的较重脱水,尤其伴呕吐不能进水者,如急性腹泻1~2天即引起较重脱水时;②丢失较多含电解质浓度较低的粪便,如渗透性腹泻、病毒性肠炎;③发热、环境温度较高或肺通气过度(如酸中毒时)等不显性丢失增多,又不能及时补充水分者;④忽略给患儿喂水或因呕吐频繁不能摄入水者;⑤治疗时给含钠液过多、过浓。

高渗性脱水时细胞外液渗透压高于细胞内液,细胞内的水分渗至细胞外,引起细胞内脱水,细胞外液脱水被外渗的细胞内液有所纠正,使患儿循环不良及组织间液脱水的体征相对较轻,容易引起对脱水程度估计不足。细胞内脱水表现为高热、烦躁、烦渴、口黏膜明显干燥、无泪、尿少、肌张力增高、腱反射亢进,严重时意识障碍、惊厥及角弓反张。脑组织中毛细血管内皮细胞与脑细胞紧密相连,无间质,脑细胞脱水时,水直接进入血循环,可引起颅内压降低,脑血管扩张,严重时发生脑出血或脑血栓形成,可危及生命或引起后遗症。近年有报告认为高渗脱水可引起脑脱髓鞘病,病人脑脊液中髓鞘基础蛋白浓度极度增高。

(3)酸碱失衡:腹泻患儿一般均伴有代谢性酸中毒,原因是:①肠内容含HCO$_3^-$较多,腹泻时可从粪便丢失,引起代谢性酸中毒;②脱水时尿少或无尿,可致体内酸性代谢产物不能排出;③腹泻时可因不能进食,饥饿引起酮症;④脱水严重循环不良时,组织缺氧,体内经无氧酵解途径代谢葡萄糖,产生乳酸增多。腹泻所致的代谢性酸中毒常可由上述一或多种因素共同引起。

轻症酸中毒无特异临床表现,较重时机体进行呼吸代偿,表现为呼吸加深、加快,尤其呼气深长。病人常表现为频繁呕吐,机体试图通过排出胃酸以减轻酸中毒。严重代谢性酸中毒可致精冲萎靡、嗜睡,甚至昏迷、惊厥等神经症状,可致心肌收缩力及周围血管阻力降低而引起低血压。

血气分析显示:pH正常偏低(酸中毒)或低于正常(酸血症),PaCO$_2$降低,HCO$_3^-$降低,二氧化碳结合力降低。

(4)电解质缺乏:腹泻可引起某些电解质缺乏而出现临床症状,其中以低钾血症最常见,偶见低钙、低镁血症。

1)低钾血症:体内钾的98%以上存在于细胞内,细胞外液钾只占体内钾的不足2%,血钾正常值为3.5~5mmol/L,低于此值即为低钾血症。腹泻时引起的低钾主要是由于腹泻时粪便及呕吐物中丢失大量钾,饥饿、少食时,钾摄入减少也可是原因之一。一般发生在 3 天以上的腹泻病人。虽然病人缺钾,但在脱水、酸中毒时,血钾往往在正常范围,这是因为脱水时尿少,钾不能通过肾排出,酸中毒及细胞受损时细胞内钾外流至细胞外液所致。当病人脱水、酸中毒被纠正过程中,反显示低钾血症及低钾症状,重症可危及生命。这是因为脱水、酸中毒被纠正时,细胞受损及酸中毒恢复,葡萄糖回到细胞内合成糖原及 H^+ 外流,均伴随 K^+ 进入细胞内,加上尿量恢复,钾从尿中丢失增加。

低钾血症临床主要表现如下。

①神经、肌肉功能障碍:低血钾时,细胞内外液钾浓度之比增高,使神经及肌细胞静息电位的负值增加,影响细胞的正常除极,从而使神经、肌肉的应激,传导性及肌肉收缩发生障碍,可累及全身骨骼肌、心肌及平滑肌。骨骼肌受累轻症表现为四肢无力,腱反射减弱,严重时引起肢体瘫痪,腱反射消失,进一步可累及肋间肌等躯干肌肉,引起呼吸肌麻痹而危及生命;平滑肌受累表现为肠肌麻痹,腹胀,功能性肠梗阻,肠鸣音消失,膀胱肌受累引起尿潴留;心肌受累时,心肌收缩力减弱,心音低钝,可致低血压。

②心电图改变及心律失常:由于低血钾时心肌复极也异常,心电图典型改变是:ST 段下降,T 波低平、增宽,甚至双向或倒置;U 波明显,QT 间期延长。低血钾时,心肌细胞阈电位降低,自律性增高,易于发生心律失常,如期前收缩、异位心动过速。

2)其他电解质缺乏:临床罕见。腹泻合并活动性维生素 D 缺乏症的患儿,在纠正脱水及酸中毒过程中,可因游离钙降低而发生惊厥,需补充钙剂预防其发生。

迁延或慢性腹泻,营养不良患儿,在纠正脱水过程中发生惊厥,用钙剂治疗无效时,应考虑有低镁血症可能,此时查血镁常低于 0.8mmol/L。

2.补液常用的液体种类及其功能　补液常用液体可分为 3 类。

(1)非电解质溶液:包括饮用水及 5%～10% 葡萄糖液。其药理效应是:①补充由呼吸、皮肤所蒸发的水分(不显性丢失)及排尿丢失的水分;②可纠正体液的高渗状态;③不能用其补充体液丢失。

5% 葡萄糖液渗透压为 278mOsm/L,接近血浆渗透压,不会像蒸馏水那样破坏红细胞,可安全地由静脉输入。葡萄糖在体内迅速被代谢而产生热卡及 CO_2,或转变为糖原储存于肝、肌细胞内,其实际效果同白水,可视为是无张力的液体。10% 葡萄糖液比 5% 溶液供给更多热卡,虽其渗透压较高,如由静脉缓慢滴入,葡萄糖可迅速被血液稀释,并被代谢,其效果基本与 5% 葡萄糖溶液类同。葡萄糖静脉输入速度应保持在每小时 0.5～0.85g/kg,即每分钟 8～14mg/kg,输入过快或溶液浓度过高,可引起高血糖及渗透性利尿。

(2)等渗电解质溶液:此类溶液的电解质渗透压在 300mOsm/L 左右,接近体液的渗透浓度,其药理效应有:①补充体液损失;②纠正体液低渗状态及酸碱失衡,其含钾溶液可纠正低血钾;③不能用其补充皮肤、呼吸所挥发的不显性丢失及排稀释尿时所需的水。

1)氯化钠注射液及葡萄糖氯化钠注射液:0.9% 氯化钠溶液,即生理盐水,每升含 Na^+、Cl^- 各 154mmol/L,渗透浓度为 308mOsm/L。含 5%～10% 葡萄糖的生理盐水,即葡萄糖氯化钠注射液,除葡萄糖能提供热卡外,该溶液的效用与生理盐水基本相同。

生理盐水的渗透浓度量与体液相近,但其 Cl^- 浓度远比正常血浆 Cl^- 浓度(103mmol/L)高,不利于代谢性酸中毒的纠正,故临床常用等渗碱性液取代 1/3 量的生理盐水,即构成儿科常用的 2∶1 液(2 份生理盐水,1 份 1.4% $NaHCO_3$),比较适用于纠正腹泻所引起脱水酸中毒。生理盐水则比较适用于补充呕吐所引起的脱水,因其有利于补充呕吐液中所丢失的 Cl^-。

2)复方氯化钠注射液:即林格(Ringer)液,每 100ml 含氯化钠 0.85g,氯化钾 0.03g,氯化钙(结晶)0.033g,为含钠、钾、钙的等渗溶液,渗透浓度同生理盐水,其 Na^+、K^+、Ca^{2+} 的浓度与血浆相近,Cl^- 的浓度同生理盐水,也明显高于血浆,同样存在不利纠正代谢性酸中毒的缺点。

目前市售乳酸钠林格注射液(有含 5% 葡萄糖及不含糖两种)作了改进,各种电解质浓度均较接近血浆,且含有 28mmol/L 乳酸根,有利于酸中毒的纠正。

此类含钙溶液能与血液制品中的抗凝药作用,使血液凝固,不适于输血时采用。

3)氯化钠、乳酸钠注射液(2:1 溶液):由 2 份生理盐水及 1 份 1/6mol 乳酸钠或 1.4% 碳酸氢钠临时配制而成。溶液的渗透浓度同生理盐水均为 316mOsm/L,但所含 Cl^- 浓度为 105mOsm/L,与血浆一致,且含 HCO_3^-,其渗透浓度为 530mOsm/L,显著高于血浆,可提供碱储备,纠正酸中毒。

4)达罗(Darrow)液及改良达罗液(简称 MD):均为含钾、钠的等渗液,渗透浓度为 314mOsm/L。没有现成制剂时可临时配制,达罗液配方是:生理盐水 450ml,15% 氯化钾 17.5ml,1M 乳酸钠溶液 54ml(或 5% 碳酸氢钠 90ml),加 5%～10% 葡萄糖液至 1L;改良达罗液的配方是:生理盐水 415ml,15% 氯化钾 20ml,1M 乳酸钠溶液 54ml(或 5% 碳酸氢钠 90ml),加葡萄糖液至 1L。将达罗液中 5mOsm/L 的 Na^+ 改为 K^+ 即为改良达罗液,两者功能基本相同,后者含钾略高,临床常用。这两种液体除能补充累积损失纠正脱水外,主要用于纠正或防止发生低钾血症。为避免输液时引起高血钾,心脏骤停,脱水患儿首先应采用不含钾的电解质溶液,扩充血容量,待肾循环恢复有尿后,再输达罗液或改良达罗液,继续纠正脱水,且输液速度不宜过快。

5)1.4% 碳酸氢钠及 1/6M 乳酸钠注射液:均为等渗碱性含钠液,能增加体液的碱储备,中和 H^+,纠正代谢性酸中毒。市售碳酸氢钠针剂一般为 5% 溶液,使用时需稀释为 1.4% 等渗溶液,为便于计算,临床常粗略将此 5% 溶液 1 份加 5% 葡萄糖液 2 份配制而成。

乳酸钠针剂为 11.2% 溶液,相当 1mol(M)溶液,使用时需稀释 6 倍,使其成 1/6M 等渗溶液。乳酸钠进入人体内需在有氧条件下,经肝脏代谢转变为 HCO_3^- 后才具有纠酸作用。当病人缺氧、休克、心力衰竭、肝功能异常及未成熟儿时均不宜使用,可用碳酸氢钠液替代。

(3)等渗电解质液不同比例的稀释液

1)1/2～2/3 张含钠注射液:除严重脱水、休克或低渗性脱水患儿宜首先用等渗含钠液快速静脉输入,以迅速补充血容量、恢复肾循环外,一般脱水临床常用等渗电解质液的稀释液进行补液,如用 5%～10% 葡萄糖液将等渗含钠液稀释成 1/2～2/3 张溶液,这类溶液既能补充体液的累积损失,又可补充不显性丢失及肾排水的需要,有利于肾对水、电解质平衡的调节及排出体内堆积的酸性代谢产物,又可防止发生高钠血症。儿科常用的有以下几种。

①4:3:2 溶液:由 4 份生理盐水,3 份 5%～10% 葡萄糖液及 2 份 1.4% 碳酸氢钠溶液或 1/6mol 乳酸钠组成,此液为 2/3 张溶液,实际是 2:1 溶液稀释半倍的液。每配制 100ml 4:3:2 溶液,也可用 100ml 葡萄糖液加 10% 氯化钠注射液 4ml、5% 碳酸氢钠溶液 6ml 配制而成。

②2:3:1 溶液:由 2 份生理盐水,3 份葡萄糖液,1 份 1.4% 碳酸氢钠或 1/6mol 乳酸钠溶液组成,为 1/2 张溶液,是 2:1 溶液用葡萄糖液稀释 1 倍的溶液。每配制 2:3:1 溶液 100ml,也可用 100ml 葡萄糖液加 10% 氯化钠注射液 3ml 及 5% 碳酸氢钠 4.5ml 配制而成。

③其他稀释液:生理盐水、改良达罗液、林格液等均可根据病情需要用葡萄糖液稀释成 1/2～2/3 张液。目前商品有复方电解质葡萄糖 M.A、M3R2A 等,此 3 种液体均含钾,M3A、M.B 为 1/2 张含钠液,其中 M3B 相当于半张改良达罗液;R2A 为近 2/3 张含钠液,且含有 2mEq/L 的 Mg^{2+} 及 13mEq/LHPO^{2-}。

2)口服补液盐(ORS):是世界卫生组织(WHO)推荐的配方,其成分是:氯化钠 3.5g,碳酸氢钠 2.5g,氯化钾 1.5g,无水葡萄糖 20g,用饮用水稀释至 1L,少量多次口服。此液为 2/3 张电解质溶液。本品已有商品供应,价格低廉。1984 年 WHO 又推荐一种新的 ORS 配方,用枸橼酸钠 2.9g 取代原配方中的碳酸氢钠,枸橼酸钠不易潮解,便于保存,且口味较好,患儿易接受,目前市场也有成品供应,称为"口服补液盐Ⅱ

号"。近年也有用 50～80g 谷物(如米粉)代替葡萄糖,制成谷物 ORS。由于谷物来源充足、价廉,有利于补充营养,适用于我国边缘农村地区。近年有人对照观察米粉 ORS 与葡萄糖 ORS 对霍乱病人的疗效,结果两者效果相同。

20 世纪 90 年代后,有多篇采用减低渗透压的 ORS 即减渗 ORS(RO-ORS)治疗小儿腹泻脱水报告,将 ORS 中 Na^+ 从 90mmol/L 降至 60～75mmol/L,葡萄糖从 1mmol/L 降至 75mmol/L。通过多中心、随机、双盲临床研究认为与经典 ORS 比较,RO-ORS 可使患儿头 24 小时便量减少,腹泻病程缩短,明显减少计划外静脉输液,减少高钠血症。但 2001 年多中心双盲随机研究 675 例 1～24 个月腹泻患儿,结果两组在减少便量及缩短病程方面,疗效相近,并无统计学差异,但确可减少计划外静脉输液及高钠的发生。WHO 确认了这些成果,于 2002 年推出 RO-ORS 配方:氯化钠 2.6g,氯化钾 1.5g,枸橼酸钠 2.9g,无水葡萄糖 13.5g,加饮用水至 1L。目前我国已有此配方的商品供应。我们采用将标准 ORS 多加半倍水,即将 ORS 原配方加水 1.5L,其电解质渗透浓度相当于 1/2 张,临床效果满意,文献也有类似报道。

3)生理维持液及其他维持液:虽也属等渗含钠液的稀释溶液,但渗透浓度一般≤1/3 张。主要能满足人体水及钠、钾的生理需要,适用于无脱水或脱水已纠正而尚不能正常进饮食的病人。生理维持液(也叫含钾 1：4 液)配方是:5％～10％葡萄糖溶液 800ml,生理盐水 200ml,10％氯化钾 15ml。目前市售的糖盐钾溶液,每 100ml 含葡萄糖 8g,氯化钠 0.18g,氯化钾 0.15g 即为此维持液,使用方便。如果患儿只需维持生理需要 1～2 天,尤其较大儿童或能部分进食者,也可用复方电解质 R4A 液或 1/4～1/3 张生理盐水作为维持液。

3.腹泻患儿脱水、电解质紊乱的治疗　脱水、电解质紊乱防治的要点是:①及早恢复血容量及组织灌注,尤其是肾循环;②补充累积损失,即补充体液所失水及电解质,纠正酸碱失衡;③密切观察、记录患儿恢复情况,及时分析病情,随时调整补液方案。

(1)恢复血容量及组织灌注:有严重血容量及组织灌注不足症状、体征,如面色苍白,脉搏细弱、尿显著减少时,可立即静脉输入等渗含钠液,如 2：1 溶液,林格乳酸钠液或生理盐水(呕吐所致脱水)20ml/kg,在 0.5～1 小时内快速输入,必要时可重复一次。在补液过程中,恢复肾循环及尿量具有十分重要意义,因为只有肾恢复功能后,才能对体液平衡进行调节,此时只要所补充液体大致符合机体需要,肾能保留所需,排出所余,保持体液平衡,使补液更为容易;肾循环未恢复前,过早给低渗溶液,尤其速度较快时,容易引起低钠血症。高渗脱水很少发生循环不良,一般不需补充等渗含钠液扩容。

如果病人脱水不十分严重,如中至轻度脱水,循环不良症状、体征不太严重,可直接采用 2/3 张,甚至 1/2 张含钠液扩充血容量并补充累积损失,如可根据病情采用静脉或口服补液有助于防止发生高钠血症。

(2)补充累积损失:即纠正现已存在的脱水、电解质紊乱,需根据患儿的脱水程度、张度、有无酸碱失衡及低钾等情况,有计划地进行。

1)补充累积损失的液量:主要根据患儿脱水程度及年龄。≤2 岁婴幼儿轻度脱水补充 30～50ml/kg,中度缺水补充 50～90ml/kg,重度缺水补充 100～120ml/kg;2 岁以上儿童轻、中、重度脱水分别补充＜30ml/kg、30～60ml/kg、90ml/kg。上节所述恢复血容量的输液量均包括在此累积损失液量内计算。低渗脱水细胞外液脱水相对较重,临床容易将脱水程度估计过高,补充累积损失的液量可略减少,如估计为重度脱水时,可按中度脱水补充;反之,高渗性脱水时,易将脱水程度估计过低,补充累积损火的量可略增加。

2)补充累积损失液体的张度及速度:上述累积损失补液总量常可分批输入,每批 20～30ml/kg,开始时液体张度宜高一些,速度快一些,以后张度及速度均适当降低,即所谓:"先浓后淡,先快后慢",但补充累积损失液体的总张度:等渗脱水按 1/2～2/3 张液补充;低渗脱水按 2/3 张～等张液补充;高渗性脱水按

1/3~1/2 张液补充。等渗及低渗性脱水累积损失宜在 8~12 小时内补足,输液速度相当于每小时 8~10ml/kg。高渗性脱水体内仍缺钠,只是失水多于失钠,故仍应补充低渗含钠液,如所补充液体张度过低(如仅输葡萄糖液),速度过快,血钠下降过快,会引起急性脑水肿而发生惊厥等症状。血钠下降速度以每小时不超过 1~2mmol/L,每天不超过 10~15mmol/L 为宜。高渗性脱水患儿有尿后,在所输液体中,加入适量钾盐,既可提高所输液体的渗透压,又不增加过多的钠负荷。例如对无血容量及组织灌注明显不足的病人,可先输 1/2 张含钠液,如 2∶3∶1 液,病人有尿后,再用 1/4~1/6 张含钠液内加氯化钾,使氯化钾浓度达 0.15%(0.1%~0.3%)继续补充累积损失,这种液体总的渗透浓度相当于 1/3~1/2 张液(渗透浓度为110~135mOsm/L)。也可用生理维持液或复方电解质葡萄糖液 M3B 补充。高渗脱水补充累积损失的速度不宜过快,每小时 5~7ml/kg 为宜,有人主张累积损失在 48 小时内补足,这样每日输液量为 1/2 累积损失+每日生理需要。

3)酸碱失衡的纠正:临床上以代谢性酸中毒最常见,应在补充累积损失的过程中,同时纠正酸中毒。多数患儿酸中毒在输入 2∶1 液或稀释液补充累积损失过程中可被纠正。因这类液体含 HCO_3^- 有助于酸中毒的纠正,另外,补充累积损失时随着组织灌注及肾循环的恢复,葡萄糖的供给,体内酸性代谢产物经尿排出,酮酸及乳酸被代谢为 CO_2,酸中毒可自行纠正。如片面按血 HCO_3^- 缺少程度,用公式计算出所需补充 $NaHCO_3^-$ 来纠正,往往可引起高钠血症或代谢性碱中毒。对代谢性酸中毒很严重的病例可加用 1.4% 碳酸氢钠液或 1/6mol 乳酸钠溶液或其稀释液提高血 HCO_3^- 5mmol/L,必要时重复一次。

4)钾及其他电解质的补充:腹泻日久(如≥3 天)的患儿可因饮食不足及腹泻丢失钾引起体内钾缺少,如不补充钾,患儿可在补液过程中出现低钾血症症状,严重时甚至可危及生命,这类患儿可在补充累积损失有尿后,进行补钾。静脉输入氯化钾溶液其浓度不宜超过 0.3%,必须待患儿有尿后缓慢滴入,否则易引起高血钾症,快速从静脉注射钾盐,可致心跳骤停,必须绝对禁忌。一般可在患儿有尿后用改良达罗溶液的稀释液或复方电解质葡萄糖 RzA 或复方电解质葡萄糖 M3B 液继续补充累积损失;也可口服 10% 氯化钾溶液,每日 200~250m/kg,分 6 次,每 4 小时 1 次,口服钾盐较静脉补钾安全,适用于缺钾不十分严重的病例。钾是细胞内电解质,缺钾完全纠正常需数日,待患儿进食热卡达基础热卡时,即可停止补充钾盐。合并有活动性维生素 D 缺乏症的患儿,需口服维生素 D 及碳酸钙治疗,如在补液过程中发生手足搐搦,可静脉输注 10% 葡萄糖酸钙 1~2ml/kg,一次量最多不超过 10ml,可稀释 1 倍或 1 倍以上或加入小壶内缓慢滴注,切忌直接快速推注。

腹泻引起低镁血症极为少见,一般发生在慢性腹泻,如补液过程中发生惊厥,用钙剂治疗无效,应考虑有低镁可能。低镁患儿可深部肌内注射 25% 硫酸镁,每次 0.2~0.4ml/kg,每日 2~3 次,共 2~3 天。有肾功能不全的病人应慎用。

5)补液途径:口服补液是最简便、经济、安全,又符合生理的补液途径,ORS 在我国经多年临床应用,已证明对绝大多数腹泻轻至中度脱水有良好效果。20 世纪 90 年代多个国家报道用减渗 ORS(RO-ORS)治疗腹泻脱水,疗效与标准 ORS 相同。2002 年 WHO 也已采纳此方案,并推荐临床应用。我国于 2007 年报道采用减渗 ORS 对照观察对脱水的疗效,结果与国外报道相同。2006 年国外报道用 RO-ORS 治疗 5328 例腹泻脱水病人,只有 0.05% 病人发生低钠血症,并不比以往采用标准 ORS(0.1%)高。

用 ORS 或 RO-ORS 补充累积损失液量,同样需根据脱水程度,少量多次喂服,轻度脱水约按 50ml/kg,在 4 小时内喂入,中度脱水按 60~90ml/kg 在 6 小时左右喂入。有人采用鼻胃管滴入胃内,认为安全有效适用于经口喂服有困难的患儿。重度脱水、呕吐频繁、意识障碍、新生儿一般不宜采用口服补液。但近年有人用 RO-ORS 治疗新生儿及 2 个月以下的腹泻脱水患儿也取得较满意效果。

胃肠外输液,以静脉输液效率最高,临床最常采用。其缺点足输入液量及电解质不能受病人渴感调节,因此输入液体必须经严格计算,无计划的输液,常会造成新的水、电解质紊乱,有一定危险性。灌肠输液、皮下输液效率低,已被淘汰。骨髓腔或腹膜腔输液虽能较快被吸收,但操作复杂,易于引起感染,不宜常规采用。

(3)密切观察、记录病情:输液过程中应密切观察、记录患儿恢复情况,包括每天测体重,随时记录出入量,观察各种症状、体征恢复情况及有无合并症发生,如腹胀等低钾表现。必要时测尿比重,血钾、钠、氯及尿素氮、肌酐等。每数小时应评估一次病情,以便必要时随时调整输液计划。

4.防止再发生新的脱水及电解质紊乱

(1)体液继续丢失的补充:患儿开始补液后,大多数仍继续有不同程度的体液异常丢失,如腹泻、呕吐,这部分丢失如不给予及时补充,又会发生新的脱水、电解质紊乱。补充继续丢失的原则是异常丢失多少及时补充多少。但腹泻丢失量实际不易收集测量,一般可按每天 $10\sim40$ ml/kg 估计,用 $1/3\sim1/2$ 张电解质液补充,可及时加入补充累积损失的液体或生理维持液中补给,也可用口服补液盐补充。

(2)体液生理需要的维持:正常人体不断通过皮肤蒸发、出汗、呼吸、排尿及正常粪便丢失一定量的水及电解质。这些丢失需及时补充,称为体液的生理需要。机体的生理需要与代谢热卡相关。

机体每代谢 100kcal(418.4kJ)热卡约需水 150ml。由于食物代谢或组织消耗内生水约 20ml/100kcal,故实际需外源补充水可按 $120\sim150$ ml/100kcal 估计,最低也不能低于 $100\sim120$ ml/100kcal。环境温度、湿度、对流条件改变或机体情况变化,如体温升高、呼吸增快等均可影响上述生理需要量。例如体温高于 37℃,每超过 1℃需增加生理需要液量 12%,多汗增加 $10\sim25$ ml/100kcal。

每日电解质的生理需要:Na^+ 为 3mmol/100kcal,K^+ 为 2mmol/100kcal,Cl^- 5mmol/100kcal;生理维持液即按此设计,每升含 Na^+ 30mmol,K^+ 20mmol,Cl^- 50mmol。用此液体只要满足生理液量需要,即可满足电解质的生理需要。

患儿饮食不足需进行液体疗法时,所需热卡可按基础代谢计算,即每日 1000kcal/m² 体表面积计算(1kcal=4.18kJ),按上述每消耗 100kcal 热卡需水 $120\sim150$ ml 计算,则每日需生理维持液 $1200\sim1500$ ml/m²,至少 $1000\sim1200$ ml/m²。儿科习惯用体重 kg 来计算液量,生理维持液量可按婴儿每日 $70\sim90$ ml/kg,幼儿 $60\sim70$ ml/kg,儿童 $50\sim60$ ml/kg 计算。静脉输入液量也可通过调整输液速度加以控制,每小时输入速度婴儿为 3ml/kg,幼儿为 2.5ml/kg,儿童2ml/kg左右为宜。

患儿如能部分进饮食,进食液量需从生理需要量中扣除。如已能基本正常进饮食,则无需再补充生理需要。

(三)腹泻病的营养疗法

腹泻病是一种多病因、多因素引起的儿科常见病。病程不超 12 周者为急性腹泻,持续 2 周以上为迁延性腹泻,2 个月以上则为慢性腹泻。国外将腹泻持续 2 周以上称为慢性腹泻。慢性腹泻病多由急性腹泻迁延不愈而引起吸收不良、营养不良、反复继发感染的临床综合征,多见于 5 岁以下儿童。因腹泻易引起消化吸收不良而导致营养不良、免疫功能低下。营养不良反过来又加重腹泻,而形成恶性循环状态,严重影响患儿体格与智力发育,是小儿腹泻病致死的重要原因。研究表明,小肠黏膜结构和功能持续损害及正常修复机制受损是小儿腹泻迁延不愈的重要原因。肠道营养有利于肠黏膜损伤的修复和肠功能的恢复,而禁食和长期肠道外营养对机体不利。因此,如何采取有效的营养支持疗法对于缩短腹泻病程、避免患儿营养不良及生长发育障碍、降低腹泻患儿的病死率具有重要意义。

1.肠道消化与营养物质吸收

(1)小肠解剖和生理因素:小肠是消化和吸收的主要部位。小肠黏膜刷状缘上具有许多消化物质不可缺少的酶类,使营养物质能充分地被消化;同时,食糜在小肠内停留时间较长($3\sim8$ 小时),小肠吸收面积巨大,加上小肠的蠕动和绒毛的运动,都使营养物质能与黏膜面保持密切的接触,为小肠黏膜充分吸收各种营养物质创造有利条件。

(2)消化和吸收的三个时期

1)腔内期:营养物质经肠腔内消化酶的作用,使其理化性状变为准备吸收的状态。即指释放入十二指肠的胰酶对脂肪和蛋白质的水解以及脂肪被胆盐溶解。

2)黏膜期:被部分消化的营养物质进一步在上皮细胞刷状缘水解、吸收到肠上皮细胞和准备运送出固有膜。包括:①刷状缘双糖酶对糖的水解;②单糖、脂肪酸、单酰甘油、小肽和氨基酸的上皮细胞转运;③三酰甘油和胆固醇在上皮细胞内形成乳糜微粒。

3)运送期:已吸收的营养物质从固有膜经淋巴或门静脉血流运送到体循环。

这三个时期中任何一个环节受干扰都可引起一种或多种营养物质的消化和吸收不良。

(3)三种主要营养物质的消化和吸收过程

1)脂肪的消化和吸收:食物中的脂肪主要为长链三酰甘油,吸收部位主要在小肠上段,其消化吸收必须有胆盐、胰酶的协同作用。胆盐使食物中的脂肪乳化成微胶粒,使其与小肠黏膜的接触面大大增加,同时促进胰脂肪酶的分泌。胰脂肪酶将长链三酰某油分解为脂肪酸和单酰甘油,其产物少量直接经门静脉吸收,大部分进入肠黏膜细胞再酯化成三酰甘油。再酯化的三酰甘油与胆固醇、磷脂、β脂蛋白结合,形成乳糜微粒经由肠淋巴管吸收。中链三酰甘油水解速度快,不需要再酯化,而且在缺乏胆盐和胰酶时也能吸收。

2)糖的消化与吸收:食物中的糖,在成年人主要为淀粉,在婴儿主要为乳糖。淀粉为多糖,需先经淀粉酶分解为寡糖或双糖。乳糖为双糖,需经位于肠黏膜上的双糖酶将其分解为单糖而转运吸收。正常情况下,摄入的糖几乎全部在小肠内吸收。

3)蛋白质的消化与吸收:胃蛋白酶可使食物中的蛋白质分解为胨,但蛋白质的消化吸收主要在小肠内进行。小肠中的肠激酶能使胰蛋白酶原激活为胰蛋白酶,后者与糜蛋白酶、弹力蛋白酶一起使胨分解为短链的肽类,然后在胰羟肽酶作用下进一步水解为小肽(二肽、三肽)和中性氨基酸,再经肠黏膜刷状缘肽酶水解为游离氨基酸经门静脉吸收。

正常情况下,当食糜到达小肠末端时,氨基酸一般都已被吸收。

2.腹泻时肠道病理生理改变 腹泻引起消化吸收不良的原因可简单分成两类:①肠腔内因素,如胰腺分泌和胆汁分泌;②黏膜因素,如黏膜转运和分泌功能、黏膜完整性、黏膜面积和结构。前者主要与消化过程有关,而后者与消化和营养物质的跨膜转运有关。许多情况下两种因素常同时并存。其病理生理机制有以下几点。

(1)肠黏膜结构受损:腹泻可引起肠黏膜结构受损,如肠细胞溢出、脱落增加、隐窝上皮细胞更新加速,黏膜再生时间不足,使绒毛萎缩。慢性腹泻的病理变化有:电镜显示绒毛萎缩呈嵴状、脑回状,严重者为扁平状,表面坏死或微小溃疡;小肠细胞浆溢出增加,呈胞状或囊泡状;由于胞质溢出,失去与邻近细胞的联系而被排出,使细胞脱落增加;上皮细胞表面微绒毛改变及糖萼的丢失,使微绒毛暴露、缩短、破损、稀疏及排列紊乱;未成熟上皮细胞增加,呈柱状,微绒毛稀少及糖萼减少,胞质内大量游离核糖体,内质网减少、发育不全,细胞核相对减少;细胞器的病变有溶酶体(多管体、自噬体)和线粒体增多、肿胀,以及内质网肿胀,游离糖体增加,有的可见空泡变性。

(2)肠黏膜功能受损:由于绒毛萎缩,酶活性降低、肠道有效吸收面积减少、黏膜转运能力下降,营养物质消化吸收、分泌能力受损而导致吸收不良;同时肠道黏膜屏障功能受损、免疫力低下,使病情迁延;各种胃肠激素(如促胃液素、胰多肽、胆囊收缩素等)产生减少,致黏膜营养作用降低;腹泻导致大量蛋白质及其他营养物质丢失,使营养不良状态持续,黏膜生长恢复不良;蛋白质不足引起继发性胰腺功能不良;细菌过度生长,尤其十二指肠内厌氧菌和酵母菌过度繁殖,大量细菌对胆酸的降解,使游离胆酸浓度大为增加,损害小肠细胞,同时也阻碍脂肪微粒形成。

(3)免疫系统改变:细胞免疫功能低下,分泌型抗体、吞噬细胞功能和补体水平均降低,因此增加了对病原和食物蛋白抗原的敏感性。另外,由于肠吸收不良可降低微量元素铁、锌、硒的吸收和生物活性,而使 T 淋巴细胞功能受抑制,同时导致维生素 A 和维生素 D 摄入不足及吸收障碍,进一步使免疫功能减弱,造成病情迁延不愈或反复感染。

(4)腹泻与营养不良互为因果形成恶性循环:腹泻常因为呕吐、厌食,使营养素摄入不足,同时吸收减少、丢失增加。由于营养素缺乏,使胃黏膜萎缩,胃液酸度降低,使胃杀菌屏障作用明显减弱;胃液和十二指肠液中的细菌和酵母菌大量繁殖,十二指肠和空肠黏膜变薄,肠绒毛萎缩、变性,细胞脱落增加,双糖酶尤其是乳糖酶活性及刷状缘肽酶活性降低,以致对糖不耐受,加上小肠吸收面积减少,引起各种营养物质的消化吸收不良。

肠腔内营养物质可通过直接和(或)间接的效应而发挥作用。①维持肠黏膜结构和功能完整性;②增加肠道血流量;③促进肠道吸收功能;④增强肠黏膜屏障功能;⑤改善肠道运动功能;⑥引起多种胃肠激素释放;⑦减少细菌及内毒素易位。这对于肠黏膜的修复和肠功能的恢复具有重要的作用。

3.营养治疗　营养治疗的首要原则是继续摄取合适的营养素以维持正常的生长与发育,其主要内容:①在饮食中暂时减少动物奶(或乳糖)的量,少量多餐;②为促使受损肠黏膜修复和改善营养状况,供给足够能量、蛋白质、维生素和矿物质;③避免给予加重腹泻的食物或饮料;④在恢复期保证小儿食物的摄入足以纠正营养不良;⑤监测体重、身高变化,及时评估营养状况。营养治疗可分为饮食治疗、肠道内营养和肠道外营养三大类。

(1)饮食治疗:继续喂养对肠黏膜损伤的修复、肠功能和胰腺功能的恢复等是必要的治疗措施。尽早给予胃肠道喂哺,有助于小肠绒毛形态学改善、双糖酶活力的恢复。对慢性腹泻患儿,适当增加膳食中的脂肪,有利于病情的改善,因为脂肪能供给充足的能量,而且通过胃肠道激素的作用,抑制了肠的蠕动和排空。要是患儿的脂肪摄入受到严格限制,不妨把脂肪摄入量提升到占每天总热量的 40%。

1)继续母乳喂养。

2)人工喂养儿应调整饮食,小于 6 个月婴幼儿用牛奶加等量米汤或水稀释,或用发酵奶(酸奶),也可用奶—谷类混合物,每日 6 次,以保证足够热量。大于 6 个月婴儿可用已习惯的平常饮食,如选用加有少量熟植物油、蔬菜、鱼末或肉末的稠粥,面条等,由少到多,由稀到稠。

3)双糖不耐受:由于有原发性或继发性双糖酶缺乏,食用含双糖(包括蔗糖、乳糖、麦芽糖)的饮食可使腹泻加重,其中以乳糖小耐受最多见,治疗宜采用去双糖饮食,可采用豆浆(每 100ml 鲜豆浆加 5～10g 葡萄糖)、酸奶或去乳糖配方奶粉。

4)过敏性腹泻:在应用无双糖饮食后腹泻仍不改善时,需考虑对蛋白质过敏(如对牛奶或大豆蛋白过敏)的可能性,应改用其他种类含蛋白饮食,或要素饮食。

(2)肠道内营养:肠道内营养(EN)疗法是经胃肠道采用口服或管饲来提供营养基质及其他各种营养素的临床营养支持方法。EN 必须经过肠道来完成,营养液中的各种营养成分,只有经小肠吸收后才能被机体利用,产生营养效果。对肠道具有明显保护作用的营养素主要有谷氨酰胺、精氨酸、ω-3 多聚不饱和脂肪酸、核糖核酸、食物纤维及短链脂肪酸等,这些物质对维持胃肠道黏膜的正常功能、防止细菌易位、提高机体免疫功能及调节机体代谢反应具有重要意义。

1)要素饮食(ED):是由氨基酸或水解蛋白葡萄糖、中链三酰甘油、多种维生素和微量元素组合而成,即使在严重肠黏膜损害和胰消化酶、胆盐缺乏情况下仍能吸收与耐受因此是最理想的肠内营养饮食。EN 简单易行,价格便宜,符合人体生理状态,是肠黏膜损伤者最理想的食物。要素饮食有多种,根据蛋白质、糖、脂肪来源,结合患儿的状况不同而选用。应用浓度与用量均就患儿临床状态而定,宜少量多次摄入或连续滴注,以防止发生胃潴留。当腹泻停止,体重增加,可逐步恢复普通饮食。也可鼻胃管滴喂要素饮食 3～4 周。

无条件的地方,可自制要素饮食(MD)。以鸡肉为蛋白质来源,玉米面与蔗糖(约 1∶1)为糖来源,以50%葵花油为脂肪来源。玉米面加水 700ml,搅拌煮沸混匀后再煮 5min。1 份葵花油加 1 份水加乳化剂混匀制成 50%葵花油。煮烂的鸡肉糜加蔗糖、50%葵花油、玉米面,加水至 1000ml,再搅拌煮沸 5min。再加入各种电解质、矿物质,灭菌后分装冰箱保存。100ml 中各种物质的量相应为:10g 鸡肉、7ml 50%葵花油、5g 蔗糖、6g 玉米面。开始服用时适当稀释(1/2～2/3),耐受后慢慢提高浓度。

2)EN 疗法的禁忌证:①严重的应激状态,如麻痹性肠梗阻、上消化道出血、难治性呕吐、水电解质紊乱、腹膜炎;②空肠瘘患者;③小肠广泛切除后,严重吸收不良综合征及体质衰弱患者。

3)EN 疗法的并发症:①液体入量过多,特别是同时使用静脉输液时;②高血糖症;③氮质血症,由于蛋白质摄入过多;④给生素 K 缺乏症;⑤呕吐和腹泻引起电解质紊乱;⑥喂养管误入呼吸道而造成气胸、纵隔气肿、肺炎、肺脓肿,喂养管移位引起肠穿孔、腹膜炎等;⑦配方饮食的营养素不足导致体质量不增和营养缺乏症。多数并发症是可避免的,关键是正确选择喂养途径和配方膳食。

(3)肠道外营养:少数严重腹泻病例口服营养物质不能耐受,可采用静脉营养,又称为肠道外营养(PN)。PN 也适用于坏死性小肠结肠炎、假膜性肠炎、严重的难治性腹泻等。静脉营养对提高危重患儿救治成功率和小儿生存质量确有显著作用。

1)常用的静脉用营养制剂

①氨基酸:是蛋白质基本单位,小儿用氨基酸制剂增加了支链氨基酸、酪氨酸、半胱氨酸、牛磺酸和精氨酸,减少了蛋氨酸和笨丙氨酸;高氨基酸血症和高氮质血症时禁用。复方结晶氨基酸用量:新生儿及婴儿从 0.5g/(kg·d),小剂量开始,递增至 2.5～3g/(kg·d),年长儿 1.5～2g/(kg·d)。

②10%脂肪乳剂:是具有较少容积的等张液,可供给人体所需要的大量能源;脂肪代谢严重障碍和脂肪运输失常者禁用,血小板减少、肝肾功能不全及严重感染时慎用。用量:1～2g/(kg·d),第 3 天起可增至 2～4g/(kg·d),最大量不超过 4g/(kg·d)。

③糖:葡萄糖是非脂肪热能的主要来源,也是引起渗透作用的主要因素;从周围静脉输注浓度超过10%能引起静脉炎。用量:葡萄糖 12～15g/(kg·d),一般占总能量 45%～50%。

④维生素和微量元素:微量元素铁、锌、硒及维生素 A、D 和 B 族等是必需的。

液体量 120～150ml/(kg·d),热量 209.3～376.8J/(kg·d)。通过外周静脉 24 小时均匀输入,症状好转后改口服。配制方法是先将电解质(不包括磷制剂)、维生素、微量元素加入葡萄糖溶液后装入营养袋,然后加入氨基酸,最后加入脂肪乳,边加边混匀。

2)PN 的并发症:小儿 PN 的并发症较成年人更为严重和广泛,特别是未成熟儿和新生儿,主要是与插管和代谢有关。①感染,如败血症、液气胸、血栓形成、静脉炎、灶性心内膜炎;②周围水肿和肺水肿;③大量葡萄糖引起肝脏脂肪浸润、糖尿、渗透性利尿、脱水、电解质失衡;④过量氨基酸导致氮质血症;⑤严重感染患儿及未成熟儿滴注脂肪乳后,易发生脂肪超载综合征;⑥可发生叶酸缺乏、血小板减少、中性粒细胞减少。随着静脉营养技术的更新和营养液配制的改进,静脉营养的并发症必将进一步减少。

(4)EN 和 PN 疗法的联合应用:长期 PN 患者予小量 EN,可提供必要的肠内刺激、保护肠屏障功能、减少细胞因子释放、维持肌肉体积、改善氮平衡。PN 期间辅以少量 EN,能使 PN 更加完善,减少许多并发症,EN 的量即使很少也是非常有益的。EN 同时加用 PN,以补充 EN 所不能提供的营养素量。一般利用周围静脉 PN 即可,待 EN 能提供足够营养素时,停用 PN。对于危重患者,EN 和 PN 一样可提供足够营养素,使患者获得正氮平衡。

(李　娟)

第四节　急性肝功能衰竭

急性肝功能衰竭(AHF)是由多种原因引起的急性、大量肝细胞坏死,或肝细胞内细胞器严重功能障碍,致短期内进展至肝性脑病的一种综合征。AHF 不仅是肝脏本身器官的严重病变,同时机体可发生肝性脑病、微循环障碍、内毒素血症、凝血功能障碍、肾功能衰竭等多方面的病理生理变化,具有病情危重、发展迅速、病死率高等特点,对本病加强监护、早期诊治、控制病情变化、积极防治并发症,是提高存活率的关键。

一、诊断

1.病史　小儿 AHF 常见的病因有:①病毒感染,如甲型、乙型、丙型、丁型和戊型肝炎病毒引起的重症肝炎。其他病毒有单纯疱疹病毒、巨细胞病毒、柯萨奇病毒等。②中毒,包括对乙酰氨基酚(扑热息痛)、异烟肼、利福平、四环素等药物,毒蕈等食物,以及四氯化碳等化学物质中毒。③代谢异常,如肝豆状核变性、半乳糖血症、酪氨酸血症、Ⅳ型糖原贮积症等。④肝缺血缺氧,如急性循环衰竭、败血症引起休克等。⑤其他,如 Reye 综合征等。

2.临床表现

(1)黄疸:黄疸出现后于短期内进行性加深是一特点。但 AHF 发生于 Reye 综合征时,则大多无黄疸存在。

(2)消化道症状:如食欲低下,频繁恶心、呃逆或呕吐,明显腹胀和腹水。

(3)精神神经症状:即肝性脑病征象。早期有性格行为异常,短期内可进展为嗜睡、烦躁和谵妄,重者昏迷、抽搐及出现锥体束损害体征。扑翼样震颤是肝性脑病具有的特征性表现之一,但在儿童中不常见到。成人肝性脑病症状分为 4 级,而小儿 AHF 进展极快,故一般根据昏迷出现的情况分为早期肝性脑病、肝性脑病(肝昏迷)及晚期肝性脑病。

(4)肝臭与肝脏缩小:肝臭是体内由于含硫氨基酸在肠道经细菌分解生成硫醇,不能被肝脏代谢而从呼气中排出所致。肝脏进行性缩小提示肝细胞已呈广泛溶解坏死。

(5)并发症:可有脑水肿、出血,肝肾综合征,低血压、心律失常,低氧血症,肺水肿,低血糖,水、电解质和酸碱紊乱,以及继发性感染等。AHF 时肝外并发症可促进 AHF 的进展,并成为 AHF 的主要致死因素。

3.辅助检查

(1)肝功能检查:血清总胆红素一般在 $171.0\mu mol/L$ 以上,以直接胆红素升高为主。血清转氨酶活性随总胆红素明显升高,病情加重,反而降低,呈现"胆酶分离"现象。

(2)血清白蛋白及血胆固醇下降,血尿素氮及肌酐增高,血糖降低或正常,可出现代谢性酸中毒、碱中毒以及低钾、低钠血症等。

(3)凝血功能检查:凝血酶原时间延长,凝血酶原活动度<40%,血浆纤维蛋白原降低等。

(4)血氨增高,但较成人少见。

(5)病原学检查:如检测血清病毒性肝炎相关抗原或抗体,有助于病毒性肝炎的病因诊断。

(6)B型超声检查:可监测肝、脾、胆囊、胆管等器官大小及有无腹水等。

(7)CT检查:可观察肝脏的大小改变。

二、治疗

治疗原则:维持重要器官功能直至肝再生;维持营养,抑制肝细胞坏死和促进肝细胞再生;防治脑水肿、出血等各种并发症。

1.支持疗法 注意绝对卧床休息。AHF患儿必须限制脂肪摄入、减少蛋白质供给,但又得提供足够的热量,一般为每日提供热量为125.5～167.4kJ/kg(30～40kcal/kg)。饮食可给予米汤或藕粉等碳水化合物。昏迷者鼻饲高渗葡萄糖液,或静脉滴注10%～15%葡萄糖液。对于难以通过胃肠道提供足够热量者,可采取全胃肠外营养。同时适量给予维生素,如维生素B族、维生素C、维生素K等。酌情每日或隔日静脉滴注新鲜血、血浆及白蛋白,不仅可补充白蛋白,促进肝细胞再生,还可提高免疫功能,防止继发感染的发生。

2.促进肝细胞再生

(1)促肝细胞生长素:本品是从新鲜乳猪肝脏中提取的一种小分子量多肽物质,其作用机制为:刺激肝细胞DNA合成,促进肝细胞再生;保护肝细胞膜;增强肝脏枯否细胞功能,提高清除内毒素的能力;抑制肿瘤坏死因子(TNF)活性的诱生;对T细胞及自然杀伤细胞有免疫促进作用;抗肝纤维化。目前国内已广泛推广应用,用法:20～100μg加入10%葡萄糖液100～200ml静脉滴注,每日1次,疗程视病情而定,一般为1个月。

(2)胰高血糖素-胰岛素:两者共同作用是防止肝细胞继续坏死和促进肝细胞再生,并有改善高血氨症和降低芳香氨基酸的作用。用法:胰高血糖素0.2～0.8mg,胰岛素2～8U,加入10%葡萄糖液100～200ml中静脉滴注,每日1～2次(亦可按4g葡萄糖给予1U胰岛素,0.1mg胰高血糖素计算),疗程一般为10～14天。

(3)人血白蛋白或血浆:AHF肝脏合成白蛋白的功能发生障碍,输入白蛋白,能促进肝细胞再生,并能提高血浆胶体渗透压,纠正低蛋白血症,防止或减轻腹水与脑水肿,还可结合未结合的胆红素,减轻高胆红素血症。输入新鲜血浆能提高血清调理素水平,调节微循环,补充凝血因子,促进肝细胞再生。用法:白蛋白每次0.5～1.0g/kg,血浆每次50～100ml,两者交替输入,每日或隔日1次。

3.改善微循环

(1)前列腺素:可抑制血栓素合成,扩张血管,抑制血小板聚集,改善微循环,增加肝血流量;还可抑制TNF释放,保护肝细胞膜及细胞器,防止肝细胞坏死。用法:50～150μg溶于10%葡萄糖液100～200ml中缓慢静脉滴注,每日1次,疗程2周。

(2)山莨菪碱(654-2):能阻滞α、M受体,兴奋β受体,调节cAMP/cGMP比值而调整免疫功能,解除平滑肌痉挛,扩张微血管,改善微循环,从而减轻肝缺血及免疫损伤,阻滞肝细胞坏死。用法:每次0.5～1.0mg/kg,静脉注射,每日2次,7～21天为1个疗程。

4.并发症的处理

(1)防治肝性脑病

1)饮食:食物中的蛋白质是肠道细菌产氨及其他含氮毒物的主要来源,蛋白质在肠道中经细菌分解产生氨和其他含氮毒物,从而诱发和加重肝性脑病,故宜限制饮食中蛋白质摄入量。

2)清洁肠道以减少氨的产生和吸收:①口服新霉素、头孢菌素类抗生素或甲硝唑抑制肠道内细菌,以减少氨的产生;②应用生理盐水做清洁灌肠,然后用食醋 15~20ml 加生理盐水 50~100ml 保留灌肠,使肠道保持酸性环境,从而减少氨的吸入;③应用乳果糖 1~1.5g/(kg·d),分 3 次日服或鼻饲,也可配成液体保留灌肠,乳果糖在小肠内不吸收,至结肠经细菌作用分解为乳酸和醋酸,使肠道酸化以阻碍氨的吸收,并能抑制肠道某些细菌,而减少蛋白质分解。

3)降低血氨:过去常用谷氨酸钠、谷氨酸钾、精氨酸等去氨药物,但精氨酸对严重肝功能障碍者效果并不明显,已较少应用。目前常用 10% 的门冬氨酸钾镁溶液 10~20ml,加入葡萄糖液中静脉滴注,每日 1~2 次。该药在鸟氨酸循环中与氨结合形成天冬酰胺,转运至肾脏进行脱氨,此降氨作用较谷氨酸等为优。

4)调整氨基酸代谢失衡:血浆和脑脊液中支链氨基酸减少与芳香族氨基酸增加,是肝性脑病的发病因素之一。现今临床常用六合氨基酸 50~100ml/d,可用 10% 葡萄糖液 50~100ml 稀释后缓慢静脉滴注,每日 1~2 次,疗程 14~21d。

5)恢复正常神经传导介质:在肝性脑病时,可能是因神经系统的神经传导介质多巴胺的缺少所致,而应用左旋多巴可通过血脑屏障进入脑内,经多巴胺脱羧作用形成多巴胺,可取代羟苯乙醇胺等假性神经传导介质,对肝昏迷有较好疗效。用法:左旋多巴口服或鼻饲剂量为每次 0.125~0.5g,每日 3~4 次;静脉剂量为每次 5~10mg/kg,每日 1~2 次,加入葡萄糖液中滴注。

6)其他:近有氟马西尼、苯甲酸钠、苯乙酸钠、醋酸锌等应用于肝性脑病的治疗,需待进一步积累临床经验。

(2)防治脑水肿:应严格限制输入液量,维持体内水的负平衡。有脑水肿时,应及时采用高渗脱水剂降低颅内压,如 20% 甘露醇静脉推注,每次 1~2g/kg,4~6h 1 次。

(3)防治出血

1)补充凝血物质,可输入新鲜血及血浆,应用维生素 K_1 10mg 肌内注射或静脉滴注,每日 1~2 次。

2)DIC 的治疗:有 DIC 时应及早予以肝素抗凝治疗,每次采用 125U/kg,每日 1~2 次,直至出血被控制。近年来认识到肝素的抗凝作用需要血浆辅助因子抗凝血酶Ⅲ(AT-Ⅲ)的参与。AHF 时,AT-Ⅲ往往缺乏,因此应用肝素时,主张同时应用 AT-Ⅲ,剂量为 30U/(kg·d)静脉输入。

3)对症止血:如消化道出血者可应用奥美拉唑、凝血酶、奥曲肽等针对性治疗。

(4)防治肾功能衰竭:应去除低血钾、出血、感染等诱因,防止血容量不足,避免应用肾毒性药物。一旦发生急性肾功能衰竭,则应严格控制液体入量,酌情考虑血液透析或腹膜透析治疗。

(5)控制感染:AHF 患儿由于免疫功能低下,极易继发各种感染,除严密隔离、室内定时消毒外,发现感染征象时,应早期选用抗生素治疗,应避免使用损害肝、肾的抗生素,一般多采用青霉素类、头孢菌素类、氟喹诺酮类。但头孢哌酮可干扰肝脏凝血酶原合成,可加重出血倾向,故不宜采用。真菌感染可因霉菌种类和感染部位不同,选用制霉菌素、氟胞嘧啶和氟康唑等。

(6)纠正水、电解质及酸碱失衡:AHF 患儿每日进液量以体表面积计算应控制在 1200ml/m²。有脑水肿时,最好使患儿处于轻度脱水状态,并根据肾功能和周围循环状况予以调整,患儿体内血醛固酮由于不能补肝脏代谢而升高,有时抗利尿激素也增高,加上患儿伴低蛋白血症,因此常有水潴留、低钠血症。低钠血症的治疗主要采取限制水的摄入,如每日给水限制在 800~1000ml/m²,直至血钠维持在 130mmol/L 以上。如血钠低于 120mmol/L,出现神志障碍、惊厥时,可用 3% 氯化钠 6~12ml/kg 静脉注射 1 次,以提高血钠 5~10mmol/L。开始治疗时还应补钾,因为 AHF 时,体内产生醛固酮增加,且肝细胞坏死,钾丢失较多,但要注意肾功能情况,当并发肾功能衰竭时,反而会形成高钾血症。

　　AHF 早期,常因呼吸中枢受刺激而发生通气过度,引起呼吸性碱中毒,一般不需特殊处理。低氯、低钾等亦可致代谢性碱中毒,此时体内产氨增多,并使氨易于进入脑内,使肝昏迷加重,治疗时除注意钾、氯的补充,可采用精氨酸治疗。AHF 晚期亦可发生代谢性酸中毒,主要由于糖代谢紊乱引起高乳酸血症所致。治疗上可给予小量胰岛素,每次 2～4U,同输入 5%～10% 葡萄糖液;常可收效。

　　5.其他治疗

　　(1)人工肝支持系统(ALSS):应用 ALSS,旨在清除血中毒性物质,争取延长其生存时间,让残存的肝细胞迅速再生,逐渐代偿丧失的肝功能,最终达到恢复。目前 ALSS 有血液透析、血液灌流、离体肝灌流、血浆分离、全身清洗疗法等几种方法,但由于 AHF 的发病机制很复杂,ALSS 与理想的人工肝还存在很大的差距,并且其方法和设备复杂,国内目前尚难开展。

　　(2)肝脏移植:适应证为:①年龄<11 岁;②重症的乙型肝炎、非甲非乙型肝炎,或药物性肝炎;③肝性脑病深度昏迷>7 天;④血清总胆红素>300μmol/L;⑤凝血酶原时间>50s。有以上 5 项中的 3 项者,或凝血酶原时间>100s 者,无论其肝昏迷程度如何,均适应做肝移植。我国因经济和技术等方面限制,小儿肝移植应积极创造条件开展。

(赵雪姣)

第五节　急性胰腺炎

　　急性胰腺炎可发生在任何年龄,在小儿为相对少见病,其相关诱因、临床表现、诊断与治疗与成人不尽相同,发生原因也多种多样,病程最初常易被忽视或误诊。但除发生严重的多脏器功能衰竭外,绝大多数儿童急性胰腺炎预后十分良好。

一、临床表现

　　儿童急性胰腺炎的临床表现往往不典型。腹痛是最主要症状,常突然发生,剧痛局限于上腹部向腰、背部放射,呈束带状。进一步可发展到中上腹,脐周以致全腹。持续几小时至几天,进食加重。体检腹部膨隆、腹肌紧张、中上腹压痛反跳痛、可触及痛性包块、腹部体征常与严重症状不相称。个别患儿亦可无腹痛,仅以休克、抽搐症状为主,大部分患儿有肠麻痹,少数有发热,腹水及 Grey-turner 征(腰部瘀斑)。症状不典型给诊断造成一定困难,因此可利用特殊检查以明确诊断。

二、诊断与鉴别诊断

　　小儿突然发生的上腹剧烈疼痛,排除胆道系统疾病和其他急腹症,应考虑急性胰腺炎。

　　1.实验室检查

　　(1)淀粉酶测定:血清淀粉酶一直为诊断胰腺炎筛选指标,小儿正常血清淀粉酶值为 40～150U,血清淀粉酶在急性胰腺炎发病 1～2h 后上升,24～48h 达高峰,48h 左右开始下降,持续 3～5 天。如上升至达 300～500U(正常 40～150U)以上对诊断有价值。淀粉酶的测定值愈高,诊断愈准确。尿淀粉酶升高较晚,一般在急性胰腺炎发作 12～24h 开始上升,如超过 250～300U,持续时间较长,有诊断意义。尿、腹水淀粉酶升高。血钙降至 1.75mmol/L(7mg/dl)预后差。

(2)淀粉酶与肌酐廓清率比值的测定:正常情况下肾脏对淀粉酶和肌酐廓清的速度是相互平行的,而急性胰腺炎时肾脏对血清淀粉酶廓清率增加,而肌酐廓清率不变,比值>5提示急性胰腺炎。其他急腹症一般不升高,对鉴别诊断有实际临床价值。

(3)胰脂肪酶测定:约80%急性胰腺炎患儿胰脂肪酶可升高,用标准氢氧化钠溶液滴定脂肪酸得出活力单位,正常值为0.2～1.5U。无特异性,但胰脂肪酶增高时间持续较长。当尿淀粉酶已恢复正常时该测定对急性胰腺炎仍有一定价值。

(4)放射免疫测定离子胰蛋白酶:对早期诊断起决定作用。正常人血清中胰蛋白酶在50～100pg/ml。一般在发病第1天血清胰蛋白酶就升高,第5天达到高峰,此法比传统测定淀粉酶的方法要准确且敏感性高。同时配合凝胶过滤法测定激活胰蛋白酶的抑制因子(灭活因子)、α_2抗胰蛋白酶、α_2巨球蛋白对于估计病情的严重程度亦有很大意义。

(5)血钙:在急性出血坏死性胰腺炎时可以降低,如低于1.87mmol/L,预示病情严重。

(6)急性胰腺炎患儿还应检查血常规、尿常规、血清电解质、血糖、肝功能、肾功能、血气分析等。以上指标对判断病情轻重有重要意义。

2.特殊检查　诊断胰腺疾病是个难题,直至CT、B型超声和MRI的应用,才使诊断有了突破性进展,能直接显示胰腺本身的和邻近器官的解剖结构,因此成为胰腺病变定位和定性诊断准确而安全的检查方法,应该广为应用。

(1)X线检查:横膈抬高,胸腔积液,胰腺钙化,肠管积气;以往仅能通过X线征象间接地显示胰腺病变,并无特殊性。随着数字减影血管造影和经内镜作胰胆管造影(ERCP)的应用,提高了诊断水平。ERCP能全面直接地显示胰腺的整体解剖结构,但方法是侵入性的。

(2)B超:显示胰腺肿大;逆行胰管造影,了解胰管病变。胰腺的超声检查探查胰腺的大小及与肝脏回声密度的比较对于诊断胰腺炎有很大意义,而回声密度的比较意义更大。超声检查同时还可以发现假性胰腺囊肿、胰腺脓肿、胆总管囊肿、结石等。

(3)CT及MRI:CT为急性胰腺炎确诊及分型的重要依据。增强CT检查能发现胰腺坏死、胰管有无狭窄、有无胰腺感染。MRI是目前损伤较小能确定十二指肠乳头交汇部位病变较好的诊断方法。主要了解胰、胆管和乳头病变,对胰腺有无坏死、感染等判断不如增强CT检查。

3.鉴别诊断　临床上需鉴别诊断的疾病主要是胃十二指肠溃疡穿孔、急性胆囊炎、急性肠梗阻等急腹症,经仔细的体检和实验室检查一般不难作出鉴别诊断。

此外应考虑与小儿外科有关的胰腺疾病,如环状胰腺、异位胰腺等。但亦有因遗传、外伤、感染等因素引起的疾病,还有肿瘤问题,虽然发生率较低,均应引起注意,加以鉴别和早期准确诊断。

三、治疗

治疗急性胰腺炎有两大原则。第一,尽量消除任何导致胰腺炎发作的因素,如去除梗阻、中止不必要的药物等。第二,提供支持、严密监护,根据病情选择治疗方案。

1.非手术治疗　在急性胰腺炎发作期绝对禁食,胃肠减压,纠正水、电解质失衡,并需静脉营养支持。抑制胰液分泌药(阿托品、抑肽酶、奥美拉唑),止痛(山莨菪碱、阿托品,哌替啶>2岁可用),抗生素宜早期应用,预防和治疗导致胰腺炎发生的感染因素及对急性胰腺炎合并周围组织感染的治疗。对急性胰腺炎的尽早诊断,早期正确治疗可大大减少病死率和手术需要。

2.手术治疗　手术指征为:①诊断不肯定,特别与外科急腹症(如肠梗阻和胃穿孔等)鉴别有困难者,需剖腹探查;②有腹腔内渗出和肠麻痹,内科治疗无好转者可做腹膜后或腹腔引流;③有胰腺脓肿形成应及时做引流排脓;④黄疸加深,合并胆总管结石梗阻和胆道化脓性感染者;⑤重症胰腺炎患儿,病情严重,内科治疗效果差,病死率颇高,所以亦有主张一旦确诊为急性出血坏死性胰腺炎时,即应做手术治疗。手术原则是清除坏死组织,腹腔冲洗,经小网膜囊等处引流,合并有畸形或发育缺陷,应予矫治。

(赵雪姣)

第六节　急性阑尾炎

急性阑尾炎发病率虽较成人低,但仍是小儿外科急腹症中最常见的疾病。新生儿罕见,5岁以后随年龄增长为发病高峰。小儿急性阑尾炎病情发展快,症状不典型,容易误诊和发生穿孔,文献报道高达 40%,因而早期诊断和治疗极为重要。

一、临床表现

1.全身反应

(1)精神异常:病变初期多表现为烦躁和哭闹,继而由于炎症和疼痛的刺激引起大脑皮质的抑制可出现精神不振、无力、活动减少、嗜睡等。

(2)发热:婴幼儿一般均有发热,体温可高达 39～40℃,少数营养差并发阑尾穿孔腹膜炎的患儿可能出现体温下降,提示病情危重。

2.腹部及消化道症状

(1)腹痛:较大儿童的典型病例,可与成人一样诉说有转移性右下腹痛的病史。初期上腹部有轻度疼痛,逐渐阵发性加重,数小时后炎症累及阑尾壁浆膜时,疼痛由上腹、脐周、转入右下腹阑尾部位。年龄越小,症状愈不典型。婴幼儿仅表现为阵发性哭闹、呻吟、拒食或静卧不动,触摸腹部时哭闹明显,易被误诊。

(2)恶心、呕吐:早期呕吐多是胃肠反射性反应,呕吐物多为食物。较晚期患儿出现呕吐为腹膜炎所致,呕吐物可含胆汁、胃肠液,呕吐量多。婴幼儿阑尾炎时,呕吐往往出现于腹痛前。

(3)腹泻、便秘:小儿阑尾炎常发生稀便或腹泻,这可能与盆腔阑尾炎或盆腔内积脓刺激肠道及直肠,或合并肠炎等因素有关。个别患儿可因发热、呕吐及体液丢失而出现便秘。

3.体征

(1)固定的体位:由于盲肠转动或下垂可加剧疼痛,因此患儿选择某一疼痛最轻的体位很少改变,如侧屈髋位。

(2)腹部体征:①腹部压痛,小儿由于盲肠移动性较大,阑尾位置不固定,有时压痛可在右中腹、脐部附近、下腹中部,穿孔腹膜炎时全腹压痛。②反跳痛,炎症刺激腹膜后可出现反跳痛。③腹肌紧张,阑尾炎症弥漫形成周围炎及腹膜炎时,腹肌反射性收缩引起肌紧张。婴幼儿腹肌发育不完善肌紧张不如年长儿明显。阑尾穿孔腹膜炎可出现全腹性肌紧张。小儿不合作、哭闹可干扰腹肌紧张的检查,因此需分散小儿注意力,反复检查,必要时可使用适量镇静剂待小儿安静后进行检查,以确定腹肌紧张程度。④皮肤过敏,有些阑尾炎早期患儿合并阑尾腔梗阻,右下腹皮肤可出现感觉过敏,蛲虫性阑尾炎患儿更明显,这是内脏、躯干神经相互反射的表现。⑤多数患儿可有腹胀,听诊肠鸣音减弱,年龄越小越明显。⑥阑尾周围出现脓肿时右下腹可扪及包块,较大包块可触及波动感。

（3）其他体征：①直肠指诊可有右前方触痛，甚至可触及肿胀的条索状阑尾；②腰大肌试验，患儿左侧卧位，右髋过伸，腰大肌受到刺激疼痛，盲肠后位阑尾更明显；③闭孔肌试验，患儿仰卧，屈曲并内旋右髋关节后出现右下腹疼痛，是由于较长阑尾尖端刺激闭孔内肌所引起的疼痛；④Rovsing征在小儿诊断上帮助不大。

4.实验室及其他检查

（1）血常规：白细胞数往往>$10×10^9$/L，中性粒细胞可高达 0.80 以上。

（2）尿常规：一般无特殊，但有时阑尾炎刺激输尿管或膀胱后尿常规可见少量红细胞和白细胞。

（3）X 线检查：有利于排除肠穿孔、肠梗阻。

（4）B 超：可发现肿大变形的阑尾及阑尾脓肿。

（5）血清 C 反应蛋白（CRP）：CRP 增高有助于坏疽及穿孔性阑尾炎的诊断。

二、诊断

根据典型的转移性右下腹痛史及压痛、反跳痛、腹肌紧张体征，结合实验室检查白细胞升高等情况，一般可以做出诊断。婴幼儿或临床表现体征不典型者需反复、耐心、多次检查，有时需根据动态观察结果才能诊断。

在检查时需注意：能说话的患儿要在家属的配合下尽量争取合作，正面回答医生的询问，了解发病的时间，疼痛的性质。检查时注意手和听诊器都不要太凉。观察患儿的精神状态，如精神愉快，嬉笑自然，活动多而灵巧，触诊腹部时压痛位置不固定或不能肯定有肌紧张时不急于手术。

采用对比检查腹部方法：①检查者两手分别按压左、右下腹，并交替加重用力，观察患儿哭闹反应，如重压哭闹明显加剧，则以同样方法按压右上或右下腹进行对比；②患儿母亲握住患儿一手（一般握右手），允许另一手自由活动，同上述方法交替按左、右下腹，如患儿用自由手抵抗检查右侧按压说明右侧有压痛；③检查者一手重压右下腹痛点，患儿全力抵抗右侧按压之手，检查者另一手乘机按压全腹其他各处，如患儿均置之不理，则可知除右下腹外它处无压痛。为了明确压痛紧张的固定性，检查至少反复三次，第一次常选择在就诊时，第二次在血常规检查后，第三次在初步处理后（处方或收入院）。三次检查中最好有一次检查是在安静或安睡时，必要时可在使用镇静剂后进行检查。睡眠后皮肤痛觉过敏消失，对深压痛与肿块检查较重要。小儿骨盆小，直肠触诊与检查下腹比成人便利，可了解阑尾肿胀浸润的程度与范围。

诊断仍困难时，可考虑腹腔穿刺检查与 X 线检查。右下腹抽出液为血性、臭脓性或涂片有大量的细菌者为坏疽性阑尾炎。脓稀无臭味，有脓球而无细菌者无须急诊手术。穿刺未得渗液时，可注入 50ml 生理盐水再吸出检查。X 线检查对鉴别诊断肠梗阻、坏死性肠炎、胃肠穿孔有帮助。

三、鉴别诊断

1.肠痉挛症性腹痛　病因不明，好发于学龄儿，常突然发生腹痛，呈剧烈绞痛，持续时间不长，多为 10～20min，很少超过 2h。体检腹软，偶有压痛但不固定，也无发热或白细胞数升高。此症发生率比阑尾炎高，不需手术，无须特殊治疗，一般均可自愈，但可反复发作。

2.肠系膜淋巴结炎　多与上呼吸道感染同时存在，腹痛较阑尾炎轻，多无阵发性加重，病程发展较慢，压痛不固定，主要在脐周，无明显腹肌紧张，反复腹部检查可确诊。本症不需手术，因此对鉴别困难、体征较轻的患儿，可暂用抗生素观察治疗数小时。

3.急性胃肠炎　常有不洁生凉饮食史,腹痛呈阵发性、痉挛性,多位于脐周、上腹或下腹,无固定压痛点及腹肌紧张,有腹泻。

4.梅克尔憩室炎　症状体征与阑尾炎相似,如病情允许,可作放射性核素扫描,如显示有异位黏膜的梅克尔憩室影可确诊。鉴别确有困难需手术时应作探查切口,术中如发现阑尾正常,应常规探查末端回肠100cm范围,找到憩室后予以切除。

四、治疗

1.治疗原则　阑尾炎诊断明确,尽可能早期手术。但就诊3天以上症状无恶化以及家属拒绝手术或其他特殊原因时,可用药物治疗。阑尾脓肿以药物治疗为主。在药物治疗中需密切观察发热、疼痛、压痛范围等是否趋向好转,病情加重应手术引流,并发肠梗阻者引流脓肿后可得到缓解。患儿观察3天以上症状稳定好转,显示腹膜炎已局限,双合诊又能摸到浸润块,应避免手术,以免感染扩散。待自然吸收或脓肿形成后再酌情引流或延期进行阑尾切除术。

2.抗生素治疗　常选针对球菌和革兰阴性杆菌及厌氧菌的药物。临床上目前小儿多用青霉素及氨苄西林、头孢类和甲硝唑静脉滴注。如有药敏试验结果则根据药敏情况选用抗生素。

3.手术方法

(1)尽量选麦氏切口:切除阑尾后应清除腹腔脓液,阑尾病变不明显者需探查回肠末端100cm(防止梅克尔憩室炎被遗漏)及盆腔器官。

(2)放置腹腔引流适应证:①阑尾穿孔、腹腔积脓、坏疽性阑尾炎;②阑尾残端处理不满意而影响愈合者;③切除阑尾或分离阑尾粘连后渗血不止可放置香烟引流或纱布填压引流;④已局限的阑尾脓肿。

4.腹腔镜阑尾切除　小儿腹腔镜阑尾切除术在国内、国外均有大宗病例报道,目前大多医院腹腔镜阑尾切除术已成常规手术。腹腔镜阑尾切除具有创伤小、患儿痛苦少、术后肠功能恢复快、住院时间短、腹部创口瘢痕小等优点。小儿腹腔镜多选用穿刺Trocar,直径5～10mm,手术操作时气腹内压保持在1.07～1.33kPa(8～10mmHg),手术时间在30min左右。

(赵雪姣)

第七节　胆道蛔虫病

胆道蛔虫病是肠蛔虫病的并发症。肠蛔虫病是最常见的寄生虫病,尤其是儿童多患此症。在肠道的蛔虫窜入胆道,引起胆道的阻塞等系列症状。

一、临床表现

突发性阵发性剧烈右上腹绞痛,呈“钻顶”感。疼痛时患儿面色苍白,辗转不安,屈体捧腹,全身冷汗,疼痛可骤然停止,患儿立即安静,活动自如,数十分钟后再发。疼痛时可放射至右肩。呕吐胃和十二指肠内容物,含胆汁,可吐蛔虫。合并胆道感染时可出现寒战、高热,有时出现黄疸。腹部体检仅有右上腹深压痛,无腹肌紧张,仅合并胆道感染时,上腹部压痛明显。剧烈的腹痛与轻度压痛呈鲜明对比。

二、诊断与鉴别诊断

根据间歇发作的上腹部剧烈疼痛、腹痛程度与腹部体征不相符以及有便蛔虫和呕吐蛔虫病史可作出诊断。

实验室检查：血常规中白细胞计数轻度升高，嗜酸粒细胞多增高，有时达 10% 以上。粪便可检出蛔虫卵。胆道 B 超见虫体影像可确诊。静脉胆道造影如显示胆总管有蛔虫阴影亦可确诊。十二指肠引流液镜检有蛔虫卵可以诊断。

需与急性阑尾炎、胃痉挛、胆石症、肠梗阻等小儿常见急腹症相鉴别。

三、治疗

绝大多数可经非手术解痉、驱虫、抗感染治疗痊愈。非手术治疗包括禁食、补液、解痉。解痉使用阿托品 0.01mg/kg 肌内注射、维生素 K_3 及山莨菪碱肌内注射，镇痛使用哌替啶 0.5mg/kg 或氯丙嗪 1mg/kg、异丙嗪 1mg/kg 肌内注射。为防止胆道感染，加用抗生素。还可以配合中药治疗。并补充适量液体及电解质，腹痛缓解不再发作时，予左旋咪唑、哌嗪（驱蛔灵）或阿苯达唑（肠虫清）等驱虫药治疗。

纤维胃十二指肠镜既可检查与诊断，又可夹取蛔虫，但操作困难。

有以下指征者应考虑手术治疗：①经非手术治疗一周后仍不能缓解；②体温升高，白细胞增多，有明显感染或其他合并症，如并发化脓性胆管炎、肝脓肿；③胆道内有死虫而不能排出者。手术方法：切开胆总管取出蛔虫检查胆道是否通畅，后置"T"形管引流。胆囊除有明显病变或已被蛔虫侵入外，一般不需切除。

（赵雪姣）

第八节　急性肠梗阻

肠套叠是指部分肠管及其肠系膜套入邻近肠腔所致的一种绞窄性肠梗阻，是婴幼儿时期最常见的急腹症之一，也是 3 个月至 6 岁期间引起肠梗阻的最常见原因。60% 本病患儿的年龄在 1 岁以内，但新生儿罕见。80% 患儿年龄在 2 岁以内，男孩发病率多于女孩，约为 4:1。健康肥胖儿多见，发病季节与胃肠道病毒感染流行相一致，以春秋季多见。常伴发于胃肠炎和上呼吸道感染。

一、临床表现

1.腹痛　既往健康的孩子突然发作剧烈的阵发性肠绞痛，哭闹不安，屈膝缩腹、面色苍白、拒食、出汗，持续数分钟或更长时间后，腹痛缓解，安静或入睡，间歇 10～20min 又反复发作。阵发性腹痛系由于肠系膜受牵拉和套叠鞘部强烈收缩所致。

2.呕吐　初为乳汁、乳块和食物残渣，后可含胆汁，晚期可吐粪便样液体，说明有肠管梗阻。

3.血便　为重要症状。出现症状的最初几小时大便可正常，以后大便少或无便。约 85% 病例在发病后 6～12h 排出果酱样黏液血便，或作直肠指检时发现血便。

4.腹部包块　多数病例在右上腹季肋下可触及有轻微触痛的套叠肿块，呈腊肠样，光滑不太软，稍可移动。晚期发生肠坏死或腹膜炎时,出现腹胀、腹水、腹肌紧张和压痛,不易扪及肿块,有时腹部扪诊和直肠指检双合检查可触及肿块。

5.全身情况　患儿在早期一般情况尚好,体温正常,无全身中毒症状。随着病程延长,病情加重,并发肠坏死或腹膜炎时,全身情况恶化,常有严重脱水、高热、嗜睡、昏迷及休克等中毒症状。

二、诊断和鉴别诊断

凡健康婴幼儿突然发生阵发性腹痛或阵发性哭闹、呕吐、便血和腹部扪及腊肠样肿块时可确诊。肠套叠早期在未排出血便前应做直肠指检。本病应与下列疾病鉴别。

1.细菌性痢疾　夏季发病多,大便含黏液、脓血,里急后重,多伴有高热等感染中毒症状。粪便检查可见成堆脓细胞,细菌培养阳性。但必须注意细菌性痢疾偶尔亦可引起肠套叠,两种疾病可同时存在或肠套叠继发于细菌性痢疾后。

2.梅克尔憩室出血　大量血便,常为无痛性,亦可并发肠套叠。

3.过敏性紫癜　有阵发性腹痛,呕吐、便血,由于肠管有水肿、出血、增厚,有时左右下腹可触及肿块,但绝大多数患儿有出血性皮疹、关节肿痛,部分病例有肾脏病变。该病由于肠蠕动功能紊乱和肠壁血肿,也可并发肠套叠。

三、治疗

急性肠套叠是一种危及生命的急症,其复位是一个紧急的治疗过程,一旦确诊需立即进行。

1.非手术疗法

(1)灌肠疗法的适应证:肠套叠在48h内,全身情况良好,腹部不胀,无明显脱水及电解质紊乱。

(2)禁忌证:①病程已超过48h,全身情况差,有脱水、精神萎靡、高热、休克等症状者,对3个月以下婴儿更应注意;②高度腹胀,腹部有腹膜刺激征者;③X线腹部平片可见多数液平面者;④套叠头部已达结肠右曲(脾曲),肿物硬而且张力大者;⑤多次复发疑有器质性病变者;⑥小肠型肠套叠。

(3)方法:①B超监视下水压灌肠;②空气灌肠;③钡剂灌肠复位三种。

(4)灌肠复位成功的表现:①拔出肛管后排出大量带臭味的黏液血便和黄色粪水;②患儿很快入睡,不再哭闹及呕吐;③腹部平软,触不到原有的包块;④灌肠复位后给予0.5~1g药用炭(活性炭)口服,6~8h后应有炭末排出,表示复位成功。

2.手术治疗　肠套叠超过48~72h,或虽时间不长但病情严重疑有肠坏死或穿孔者以及小肠型肠套叠均需手术治疗。根据患儿全身情况及套叠肠管的病理变化程度选择进行肠套叠手法复位、肠切除吻合术或肠造口术等。5%~8%患儿可有肠套叠复发,灌肠复位比手术复位的复发率高。

(赵雪姣)

第五章　泌尿系统疾病

第一节　感染后肾小球肾炎

急性肾小球肾炎是不同病因所致的感染后免疫反应引起的一种急性弥漫性肾小球炎性病变。感染介导的循环中抗原抗体免疫复合物沉积在肾小球基膜上,进而激活补体产生免疫病理损伤而致病。因此,急性肾小球肾炎称作感染后肾小球肾炎更为合适。急性肾小球肾炎是小儿时期最常见的一种肾脏疾病,任何年龄均可发病,5～14 岁多发,2 岁以下较少,男女比例 2∶1。急性起病,以水肿、血尿、高血压为主症。常伴肾小球滤过率降低,重症表现少尿,甚至无尿。目前临床上所指的感染后肾小球肾炎多指链球菌感染后急性肾小球肾炎,而其他细菌、病毒及寄生虫感染亦可引起肾炎的发生,且越来越引起人们的关注。

一、病因

(一)细菌感染

1.链球菌感染　近年国内外流行病学资料表明其发病有下降趋势,但急性链球菌感染后肾小球肾炎仍然是小儿最常见的肾小球肾炎类型。已明确 APSGN 与 A 组乙型溶血性链球菌感染有关,包括 M 型 1、2、4、12、18、25、49、55、57 和 60。致肾炎菌株感染致肾炎的危险性取决于感染的部位,如 1、4、18、25、49、60 型与呼吸道感染后急性肾炎有关;而 2、49、55、57、60 型则与脓皮病后急性肾炎关系密切,特别是 12 及 49 型最为多见。前驱感染常见为猩红热、上呼吸道感染、脓皮病等皮肤感染。呼吸道及皮肤链球菌感染均可引起肾炎,但两者在细菌型别、发病季节、年龄、性别、间歇期长短及机体免疫反应等方面均有所不同。如我国北方地区呼吸道感染引发者占 70%,脓皮病引发者占 14.9%,而南方地区分别为 61.2% 和 23%～29.9%,多数报告以呼吸道感染为最多见。上感后发病者,约 90% 患者的抗链球菌溶血素"O"滴定度(ASO)升高,而在皮肤感染后仅约半数升高。7～14 天前 β 溶血性链球菌 A 组前驱感染史支持肾炎的诊断。链球菌感染可通过抗链球菌溶血素"O"滴度升高及链球菌酶抗体滴度增加来证实。另外,也曾有 C 组和 G 组链球菌感染引起肾炎的报道。

2.其他细菌感染　其他细菌感染也可引起与链球菌感染相似的肾小球损伤。感染性心内膜炎在抗生素被大量使用以前,有 50%～80% 的患者会并发肾小球肾炎。随着预防性抗生素的使用及静脉用药的增加,其发病率已明显下降。目前金葡菌已替代草绿色链球菌成为首要致病原,尚有凝固酶阴性的葡萄球菌、革兰阴性杆菌;分流性肾炎如脑室分流术、LeVeen 等分流术后可并发肾小球肾炎;内脏感染如腹腔、肺、后腹膜感染,麻风、结核等都可并发肾小球肾炎。

(二)支原体感染

儿童肺炎支原体感染日益增多,可造成多系统器官受累,部分报道显示急性肺炎支原体相关性肾炎占同期住院急性肾小球肾炎的20％～30％,超过同期链球菌感染后肾小球肾炎。

(三)病毒感染

1.肝炎病毒相关性肾小球肾炎　近年来,肝炎病毒感染在肾小球肾炎发病机制中的地位受到人们普遍关注。目前认为,HBV 或 HCV 感染可与多种病理类型的肾小球肾炎相关。

2.HIV 相关性肾病　随着 HIV 并发机会感染的治疗措施的改进,HIV 患者的生存期得以延长,而HIV 相关肾病的地位则日益突出。据美国1999年的统计发现,有14％的黑人和6％的白人 HIV 患者伴肾脏病变。

3.其他病毒　如腺病毒、EB 病毒、流感病毒、疱疹病毒等都有报道。

(四)寄生虫感染

疟疾如间日疟、恶性疟、三日疟和卵形疟,其中引起肾脏病变的主要为三日疟和恶性疟,前者以蛋白尿为主要表现,后者可表现为血尿、蛋白尿、脓尿等。血吸虫病病原体如曼森血吸虫及黑热病病原体如利什曼原虫均可引起肾脏病变;其他如锥虫病、丝虫病、旋毛虫病、弓形虫病、棘虫病等都可累及肾脏。因其发生率不高,报道很少。

二、发病机制

目前认为,链球菌致肾炎菌株在急性链球菌感染后肾小球肾炎发病中起关键作用,特殊抗原刺激机体产生相应抗体,形成抗原抗体免疫复合物,沉积在肾小球基膜,并激活补体,引起一系列免疫损伤和炎症。致肾炎链球菌抗原也可先植入肾小球毛细血管壁,尤其是内链球菌素为阳离子物质,可通过电荷反应与肾小球结构相结合而形成"种植抗原",与抗体作用而形成原位免疫复合物。所有致肾炎菌株均有共同的致肾炎抗原性,至于链球菌的哪些部分作为抗原引起机体的反应,目前尚无定论。

由于链球菌抗原与肾小球基膜糖蛋白之间有交叉抗原性,有作者认为少数病例可能属抗肾抗体型肾炎。另外,自身免疫及细胞介导免疫机制,可能在急性肾炎发病过程中起一定作用。即链球菌产生的神经氨酸酶影响于机体 IgG 的涎酸成分,这种改变后的 IgG 具有了抗原性,诱发机体产生抗 IgG 抗体,再进一步形成免疫复合物而致病。

其他感染支原体感染主要有三种假说:①肺炎支原体直接侵害肾脏导致肾实质的损害;②肺炎支原体抗原与肾小球存在着部分共同抗原,感染后产生的抗体与肾小球的自身抗原形成原位免疫复合物而导致肾损害,或者是由于支原体的毒素损害肾脏而使肾脏的一些隐蔽的抗原暴露或产生一些新的抗原引发自身免疫反应;③循环免疫复合物对肾脏的损害。还有人认为与细胞免疫功能紊乱有关。关于 TB 诱发 NS曾有少量报道,其病理类型亦多种多样。

病毒感染后肾小球肾炎发生的可能机制包括:病毒对细胞的直接作用、触发自身免疫反应及免疫复合物的沉积等。

关于 HBV 感染对肾损害的致病作用已进行了不少研究,但其发病机制仍然不清。一般认为是由于血循环中的 HBV 抗原抗体复合物沉积于肾小球而致。近年来,随着分子生物学技术的应用,有学者发现肾组织内存在 HBV 直接感染及复制的证据,因而对 HBV 在肾损害中的致病作用提出了新的观点①HBV 循环免疫复合物沉积:众所周知,HBV 所表达的蛋白包括 HBsAg,HBeAg 和 HBcAg 等,这些抗原的致病作用和机体免疫状态密切相关。在慢性无症状携带者肾炎肾组织中已观察到乙型肝炎病毒抗原(HBAg)。HBcAg 是循环免疫复合物的主要成分。HBV 抗原在肾组织中的沉积部位除肾小球外,还常见于肾小管,主要位于肾小管上皮细胞的胞膜、基膜及 Mil 状缘等处。近年来研究发现 HBeAg 分子量小且带正电荷,即使与 IgG 结合,其相对分子质量也不超过 $3×10^5$,恰恰符合引起膜性肾病的条件。通过单克隆抗体技术检测也证实 HBeAg 免疫复合物是 HBV-GN 肾小球内免疫复合物的主要成分,在 HBV-GN 发病中起的作用更大。目前认为沉积在肾组织的 HBV 抗原抗体免疫复合物主要来源于血循环,其循环免疫复合物被动滞留在肾小球,通过激活补体及细胞因子导致肾脏损害为 HBV-GN 的主要发病机制。②HBV 直接感染肾脏细胞:HBV 嗜肝性不十分严格,除肝脏外也可感染身体其他部位如肾、胰、皮肤、骨髓以及外周单核细胞(PBMC)等,在这些器官、组织和细胞中均存在 HBVDNA 用 PCR 技术能检出 HBV-GN 患者肾脏中存在表达 HBAg 的基因片段。原位杂交检测发现 HBVDNA 存在于肾小球上皮细胞和系膜细胞的细胞浆及细胞核内,同时也存在于肾小管上皮细胞的胞浆中,一些病例的肾间质中也同时存在,但主要存在于肾小管上皮细胞的胞浆中。目前发现 HBVDNA 在肾组织存在整合型及游离型两种形式。HBV 与逆转录病毒一样,在整合人细胞染色体以前,首先以游离型形式出现,游离型 HBVDNA 具有完整的 HBV 全基因组,可表达包括 HBsAg,HBcAg 在内的各种抗原,但整合型 HBVDNA 中部分基因可能保留或残缺,因而它可同时表达 HBsAg 和 HBcAg,或仅表达一种 HBAg,甚至不表达。肾组织中 HBcAg 阳性率与 HBVDNA 呈正相关,说明 HBcAg 可能为局部 HIVDNA 表达后的产物。HBcAg 阳性的肾组织中局部有 T 细胞浸润,提示 HBcAg 在 HBV-GN 中激发细胞免疫并参与肾脏病变。研究提示 HBV 在肾组织细胞内存在感染及原位复制,肾脏的损伤与其复制程度或表达的 HBAg 相关。③HBV 感染导致免疫功能失调:HBV 感染细胞后因宿主的免疫应答而引起病变,促使疾病发展,但不是所有的 HBV 感染都能引起相关性肾炎。研究提示 HBV-MGN 的发生可能与某些个体存在对乙型肝炎病毒的细胞免疫应答异常或其他因素有关。

三、病理

链球菌感染后肾炎急性期病理表现为弥漫性毛细血管内增生性肾小球肾炎。肉眼观察见:肾脏肿胀,较正常明显增大,被膜下组织光滑。

光镜下肾小球增大,细胞成分增多、血管襻肥大,内皮细胞肿胀,系膜细胞及系膜基质增生,毛细血管有不同程度的阻塞,此外常伴有渗出性炎症,可见中性粒细胞浸润。增生、渗出的程度不同:轻者仅有部分系膜细胞增生;重者内皮细胞也增生,并可部分甚至全部阻塞毛细血管襻;更重者形成新月体。

电镜检查于上皮细胞下见本病典型的驼峰改变(即上皮下有细颗粒的电子致密物沉积):驼峰一般于病后 6～8 周消失。此电子致密物也可沉积在系膜区,4～8 周后逐渐淡化而成为一透明区。如驼峰样沉积物多而不规则弥漫分布,并有中性粒细胞附于其上,称为"不典型驼峰",临床上常表现有大量持续性蛋白尿,预后不佳。

免疫荧光检查可见弥漫的呈颗粒状的沿毛细血管襻及系膜区的 IgG、C_3、备解素及纤维蛋白相关抗原沉着,C_3 沉着强度大于 IgG。偶见 IgM、IgA、C_{1q}、C4 等轻微沉积。按免疫沉积物的分布,分为 3 种类型:星天型、系膜型、花环型。

上述急性期的增生和渗出性病变一般持续 1～2 个月,然后进入吸收期,电镜下的驼峰状电子致密物一般于发病后 8 周吸收。从连续肾活检的材料看毛细血管内增生可经过系膜增生、局灶增生、轻微病变等几个阶段才完全恢复正常。此期长短不一,个别于 10 年后仍有系膜增生的变化。少数迁延病例可发生肾小球硬化的改变。

其他如分流性肾炎病理上多表现为系膜增生性或膜增生性肾小球肾炎。腹腔、肺,后腹膜等内脏感染病理多表现为弥漫增生性或新月体性肾小球肾炎。麻风、结核等都可并发肾小球肾炎,其病理表现多种多样,包括微小病变、膜性、膜增生性、系膜增生性、新月体性、淀粉样变等。曼森血吸虫引起的肾脏病变可表现为系膜增生性、膜增生性、新月体性,FSGS、淀粉样变等。黑热病是由利什曼原虫所引起的病变,肾脏病理常表现为系膜增生性或局灶增生性肾小球肾炎。目前国内外学者认为 HBV 或 HCV 感染可与多种病理类型的肾小球肾炎相关,除原发性肾小球肾炎中的膜性肾病、膜增生性肾小球肾炎、系膜增生性肾小球肾炎、系膜毛细血管性肾炎外,IgA 肾病、狼疮性肾炎也被认为可能与肝炎病毒感染有关。儿童绝大多数为 MGN,较重的病变是 MPGN,病理组织学上,各类型的 HBV-GN 与相应类型的原发性肾小球肾炎表现十分相似。并有如下特征:①肾小球基膜增厚但钉突不明显;②PASM 染色示增厚的基膜呈链环状;③伴有轻度系膜增生;④不但有 C_3,IgG 沉积,还有 IgA 沉积。此外,免疫组织化学显示 HBV-GN 组 IgA、IgG 和 IgM 沉积明显多于 NHBV-GN 组。

电镜检查可见 HBV-GN 患者肾小球基膜不规则增厚、部分断裂,上皮细胞稍肿大,空泡变性、足突可融合,肾小球、上皮下、内皮下和肾小球系膜处可见颗粒状电子致密物沉积。

HIV-AV 最常见的病理改变为 FSGS,其他如微小病变、膜增生性、系膜增生性等也有报道。

病理生理 AGN 的病理改变使肾小球毛细血管管腔变窄,甚至闭塞,导致肾小球滤过面积减少,肾小球滤过率下降,因而对水和各种溶质的排泄减少。发生水、钠滞留,导致细胞外液容量扩张。临床上表现为少尿、水肿,循环充血、高血压,严重者可出现肺水肿、心力衰竭、氮质血症等。免疫损伤可致肾小球基膜断裂,血浆蛋白及红细胞、白细胞可通过肾小球毛细血管壁渗出到肾小囊内。临床上可出现血尿、蛋白尿、白细胞尿和管型尿。由于免疫反应激活补体产生过敏毒素,使全身毛细血管通透性增加,血浆蛋白渗出到组织间隙,使间质蛋白含量增高,故急性肾炎多为非凹陷性水肿。

肾小管无明显损害,肾小球滤过受损程度超过肾小管受损程度,引起球管失衡,也是水钠滞留、尿少的原因。

四、临床表现

APSGN 可发生于各年龄组,但以学龄儿为主,1 岁内罕见。肾炎发病前多有链球菌感染史。感染以呼吸道及皮肤感染为主,经 1～3 周无症状间歇期后肾炎发病。上感后 7～14 天发病,而皮肤感染后 3～4 周发病。本病临床表现轻重差异较大,轻者仅有镜下血尿或艾迪斯计数异常。重者可在短期内出现循环充血、心力衰竭、高血压脑病或急性肾功能不全而危及生命。

1.典型病例　大多数人发病前 1～3 周有上呼吸道(包括中耳)或皮肤有链球菌感染史。轻者可无临床表现,仅有抗链球菌溶血素"O"滴度增高。感染后存在无症状间歇期。间歇期的长短与感染部位有关,咽部感染引起者 6～12 天(平均 10 天);皮肤感染引起者 14～28 天(平均 20 天)。肾炎的严重程度与感染的严重程度无相关性。多为急性起病,病初可有发热、头晕、恶心、呕吐等症状。体检可在咽部所属淋巴结、颈部淋巴结,皮肤等处发现前驱感染未彻底治愈的残迹。主要症状表现为:

(1)水肿、少尿:常为最早出现的症状,初晨间眼睑水肿,而后逐渐波及全身,多为非凹陷性,双下肢有硬性张力感。体重较前增加,严重者可出现胸水、腹水,同时伴有排尿次数及尿量减少。大部分病人于 2～4 周可自行利尿消肿。

(2)血尿:几乎全部病人均有镜下血尿,有 30%～50% 的病人发生肉眼血尿。在酸性尿时,血尿呈浓茶色、酱油色或烟灰水样。在弱碱性或中性尿时,则呈鲜红色或洗肉水样,但无凝血块。一般在 1～2 周肉眼血尿消失。严重血尿者,排尿时可有尿道不适或尿频,但无膀胱刺激症。

(3)高血压:有 30%～80% 的患儿在起病 2 周内可有轻至中度高血压,常为 120～150/80～110mmHg(16.0～20.0/10.7～14.4kPa)。高血压与水肿的程度常呈平行关系,且随着尿量的增多,水肿减轻,血压下降至恢复正常。如血压持续升高 2 周以上无下降趋势者,表明肾脏病变较严重。

2.非典型病例 除上述典型病例外,还可有多种非典型病例。常需根据有链球菌感染,血清 C_3 降低来明确诊断:

(1)亚临床型或轻型:可全无症状及体征,仅在链球菌感染流行时或与 AGN 病人密切接触者的筛查时,发现有镜下血尿,并可有抗链球菌溶血素"O"滴度增高及血清补体里规律性动态变化。

(2)肾外症状性肾炎:患儿可有水肿、高血压明显、严重者甚至出现循环充血、心力衰竭或高血压脑病,此时尿改变轻微或尿常规正常,但其仍可有抗链球菌溶血素"O"的升高及血清 C_3 水平的降低。

(3)肾病型:以肾病综合征的表现,少数患儿以急性肾炎起病,伴有明显或严重水肿及大量蛋白尿,同时有低蛋白血症和轻度高胆固醇血症,表现与肾病综合征相似,仅以临床表现,不易与肾炎性肾病鉴别。症状持续时间长,预后较差。

3.严重病例 部分病例在急性期(2 周内)可出现以下严重症状,如不能及时诊断,早期处理,可危及生命,应引起警惕。

(1)循环充血:常发生在起病后第一周内,表现为呼吸急促和肺部干湿性啰音,严重者可出现呼吸困难、频咳、吐粉红色泡沫痰、颈静脉曲张、端坐呼吸、两肺布满湿啰音、心脏扩大、有时可出现奔马律。肝脏肿大,水肿明显,伴有胸腹水。胸片显示心脏扩大,两侧肺门阴影扩大,肪纹理增加并有胸膜反应。上述症状以往易误认为肺炎伴心力衰竭,近年认识到这类患儿心搏出量正常或增高,循环时间正常,动静脉血氧差不增大,仅静脉压增高,提示上述表现为循环充血,而非心肌泵功能衰竭。早期诊断应注意患儿在尿量显著减少和水肿加重的基础上出现呼吸急促,心率加快以及烦躁不安等表现,年长儿可述腹痛或胸闷不适,少数可突然发生病情急剧恶化,如不及时抢救,可于数小时内死亡。

(2)高血压脑病:是指血压急剧增高时,伴发头痛呕吐、惊厥等神经症状,称之为高血压脑病。本病在儿童较成人多见(0.5%~0.6%),目前认为脑病是由于血压急剧增高,脑血管高度充血致脑水肿而引起;也有人认为是在全身性高血压基础上,脑内阻力性小血管痉挛,导致脑缺氧、水肿所致;AGN 时水钠滞留,在发病中起一定作用。本病起病急,常有剧烈头痛,频繁恶心呕吐,视力障碍(如视物模糊,暂时性黑矇,复视),烦躁或嗜睡,如不及时处理可突然出现惊厥,甚至呈癫痫持续状态,个别病例出现脑疝、昏迷。惊厥发作后可有久暂不一的意识障碍,暂时性偏瘫失语。如有高血压伴视力障碍、惊厥、昏迷三项之一者即可诊断。高血压脑病一般预后良好。血压控制后,随利尿而使症状迅速缓解,不留后遗症。但有癫痫持续状态者,可因脑缺氧过久而留有后遗症。

(3)急性肾功能衰竭:急性期多数病人有程度不同、持续时间长短不一的少尿性氮质血症,但只有少数病例真正发展为肾功能不全。少尿及尿闭的原因是肾小球内皮和系膜细胞增殖,肾小球毛细血管腔变窄,甚至阻塞,肾小球血流量减少,滤过率减低所致,引起暂时性氮质血症,电解质紊乱和代谢性酸中毒等急性肾功能衰竭表现。通常持续一周左右,随尿量的增加,病情好转。若少尿持续数周仍不恢复,则预后严重,也是急性肾炎急性期死亡的主要原因。

HBV-GN HBV-GN 的临床表现与相同病理类型的原发性肾小球肾炎无明显区别,前者常在慢性乙型肝炎发病后出现,但许多症状很轻的慢性乙型肝炎患者或无症状乙型肝炎毒携带者只是在肾病出现后才被发现。HBV 感染和肾炎都较常见,可以是分别独立的疾病。HBsAg 阳性的肾小球肾炎,未必都是 HBV-GN,有些 HBV 感染和肾炎并存的患者难以确定两者独立或相关,而且病毒或其抗原引起这些肾损害的确切机制并不十分清楚。

EB 病毒感染主要引起传染性单核细胞增多症,临床主要表现为发热,咽峡炎,颈部浅表淋巴结肿大,肝脾肿大,肝功损害,可累及多系统,如血液、神经、心脏等。也可累及肾脏(此类报道不多),临床表现似一般肾炎,症状较轻,感染控制后肾炎症状能很快好转,一般无后遗症。肾病综合征患儿水肿、尿蛋白、尿少。

肺炎支原体相关性肾炎血尿恢复至正常的时间较链球菌感染后肾炎和其他原因所致的急性肾炎短。肺炎支原体相关性肾炎在临床表现上虽然没有特异性,但它较链球菌感染后肾炎的潜伏期短,血尿恢复较快,可表现为多种多样的肾脏病理损害,而链球菌感染后肾炎则以毛细血管内增殖性肾小球肾炎为主。

4.并发症　少数患儿在急性期,由肾炎本身的病理生理改变而导致危急情况。

(1)循环充血:由于水钠滞留,血容量增大,循环负荷过重而表现循环充血、心力衰竭、肺水肿。有报告20%～60%病儿有程度不等的心血管系统的症状。典型表现有气急、肺底啰音、肝大压痛、心率快、奔马律、X线显示心界扩大、肺水肿。此种改变与心肌泵衰竭不同,洋地黄类强心剂无效,而利尿剂有助于治疗。

(2)高血压脑病:发生率各家报告不一。表现为短期内血压急剧升高,同时伴头痛、呕吐、视力改变(复视或暂时黑矇),如未能及时控制可发生惊厥、昏迷。

(3)急性肾功能衰竭:表现为少尿或无尿,血尿素氮、肌酐增高,高血钾,代谢性酸中毒等尿毒症改变。病死率高,预后严重。

五、实验室检查

(一)尿常规检查

尿沉渣镜检可见,红细胞增多,并可见白细胞、上皮细胞。此外还可见透明颗粒管型及白细胞管型,尤其早期白细胞增多时,可能多于红细胞,一般数日后即转为红细胞为主。白细胞及管型的增多不表明有尿路感染。尿蛋白定性多为2+,多属非选择性蛋白尿。轻型者可无尿常规异常,尿常规改变较临床症状恢复缓慢,少数患儿尿中镜下红细胞可持续6个月至1年,或更久。

(二)血液检查

1.血常规检查　水肿时常见轻度贫血,与血容量增加、血液稀释有关,待利尿消肿后即可恢复。白细胞是否增加与是否存在原发感染灶有关。血沉多轻度增快,极少数可明显增快,急性期后即可恢复。

2.肾功能与生化检查　肾小球滤过率及内生肌酐清除率均降低,但一般<50%。多伴有不同程度短暂的肾功能障碍,并发急性肾功能衰竭时,可出现明显氮质血症,并伴有代谢性酸中毒及其他电解质紊乱。

3.血清补体的测定　如90%的病例在2周内血清总补体CH50和C_3均明显降低,C_3常可降至50%以下,6～8周多恢复正常。C_4、C_2、C_{1q}也可下降,但较C_3下降的程度轻,且时间短。补体下降的程度与病变的严重程度及预后无关,但持续下降时间超过8周,则提示肾炎仍处在活动期,此种肾炎综合征可能是非链球菌感染后肾小球肾炎(如膜增殖性肾小球肾炎)。补体的测定对急性肾炎的鉴别诊断和非典型的APSGN的诊断具有重要意义,是AGN病例不可缺少的检查项目。

4.有关链球菌感染的免疫学检查

(1)抗链球菌溶血素"O"(ASO)测定:溶血素"O"为链球菌产生的毒素之一,具有很强的抗原性,AGN时阳性率为50%～80%,于链球菌感染后2～3周滴度上升,3～5周达高峰,以后逐渐下降。6个月内恢复正常者约50%,一年内者约75%,少数人需两年。ASO滴度上升,只表明近期有链球菌感染,不能确定目前是否存在链球菌感染,ASO滴定度高低与链球菌感染的严重性相关,但与肾炎的严重性及预后无关。

以下因素可以影响ASO的产生:①链球菌感染早期使用青霉素治疗者,ASO阳性者仅10%～15%。②链球菌所致的皮肤感染,因皮脂与溶血素相结合,而使抗链球菌溶血素"O"反应呈阴性。③患者有明显高胆固醇血症时,因胆固醇可干扰链球菌溶血素与红细胞之间的反应而影响结果(假阴性)。④某些致肾炎菌株(A组12型)不产生溶血素,故机体不产生抗链球菌溶血素"O"抗体。

（2）抗脱氧核糖核酸酶抗体（AD-NaseB）：脓皮病引起的 AGN 患者中，AD-NaseB 阳性率较 ASO 高，可达 90％，且年龄越小者阳性率越高。

（3）抗透明质酸酶（AHase）：在脓皮病后 APSGN 者，抗体滴度升高。

链球菌感染后，如同时测定 ASO、AD-NaseB、Ahase，几乎 100％阳性率，故比单测一种阳性率要高。

5.其他病原学检查　乙肝病毒抗体、EB 病毒抗体、支原体抗体、血吸虫等血清学检测。

6.肾活检　以下情况，建议早行肾穿刺检查，以明确诊断，指导治疗。

（1）持续低补体血症，8～10 周仍不恢复者。

（2）肾病型肾炎者。

（3）高血压或肉眼血尿持续不消失者。

（4）肾功能不全进行性加重者。

六、诊断和鉴别诊断

（一）诊断

APSGN 的诊断一般不难，根据发病前 1～3 周有呼吸道或皮肤前驱感染病史，临床出现水肿、血尿、少尿，高血压，尿常规检查有红细胞和（或）蛋白尿，血清补体下降，伴或不伴 ASO 升高，即可做出诊断。

HBV-GN 的界定尚未统一，目前诊断 HBV-GN 的标准为：①血清 HBV 感染标志物阳性；②并发肾小球肾炎，并除外 LN 等继发性肾小球疾病；③肾组织中存在 HBV 抗原。

MP 感染并发的急性肾小球肾炎，目前尚无公认的统一标准，我们将具有肾小球性血尿（必备），同时有水肿、少尿、蛋白尿、高血压、低补体血症 5 项中 1 项者，加之血清 MPg-IM 抗体阳性并除外遗传性肾脏疾患、全身系统疾病继发引起的血尿者诊断为 MP 感染并发急性肾小球肾炎。也有学者认为，血清支原体 IgM 抗体阳性并发下述表现中两项者为肺炎支原体相关性肾炎：①水肿；②高血压；③血尿；④低补体血症。

其他病原的感染后肾炎的诊断在排除其他原因的肾炎后，应有其相应的病原学依据。

（二）鉴别诊断

1.APSGN 与其他病原体引起的急性感染后肾炎　可根据前驱感染病史，前驱期长短及各自的临床特点进行鉴别。如病毒性肾炎的发病急，前驱期短，在感染的急性期（一般 3～5 天）出现血尿为主的症状，常无明显水肿及高血压，血清补体不降低，ASO 不升高，预后好。其他病原体引起的急性感染后肾炎之间的鉴别主要靠病原学的检查和其相应的临床特点。

2.某些原发性或继发性肾小球肾炎　这些疾病均在初起时与 AGN 相似，都表现为急性肾炎综合征。如急进性肾炎，往往病情进展迅速，发生进行性肾功能减退，持续少尿或无尿，高血压，数周或数月内发展为尿毒症，预后极差。原发性膜增生性肾炎常有明显的蛋白尿、高血压，血清补体持续降低（＞8 周），病程呈慢性经过。IgA 肾病常有与呼吸道感染有关，反复出现发作性肉眼血尿。家族性遗传性肾炎除血尿外常有家族史，伴有神经性耳聋，视力异常，晚期多有肾功能不全。继发过敏性紫癜、乙型肝炎病毒、系统性红斑狼疮、溶血尿毒综合征则多有其原发病各自的特点，不难与急性肾炎相鉴别。

3.慢性肾炎急性发作　既往肾炎史往往不详，无明显前驱感染史，急性发作常于感染后 1～2 天内出现，除有急性肾炎外，常有中或重度贫血、高血压及肾功能不全。尿改变以蛋白增多为主，且常呈固定低比重尿。

4.乙肝相关性肾炎　在 HBV-MGN 患者中，血清 HBVDNA 阳性的患者血清 C_3 水平较 HBVD-NA 阴性的患者要高;有 91% 的 HBV-MGN 患者肾小球中有 IgG 和 C_3 沉积,但在血清 HBVDNA 阳性患者的肾小球中还有大量的 IgM 沉积物。上述特点有利于 HBV-MGN 与 INS 的鉴别 HBV-MGN 与 LN 的临床表现和肾脏的病理改变都很相似,若临床上无系统性红斑狼疮的表现,病理活检很难加以鉴别,使用特异性的乙型肝炎单克隆抗体检测肾组织中乙型肝炎病毒的抗原成分,有助于两者的鉴别。

七、治疗

APSGN 为自限性疾病,且缺乏特异性治疗,目前主要是对症处理,纠正病理生理及生化异常,防止严重病例的发生,保护肾功能,促进自然恢复。

(一)一般治疗

1.休息　急性期(2 周内)应强调卧床休息,直至肉眼血尿消失,水肿消退,血压降至正常,方可下床轻微活动或户外散步。卧床休息能改善肾血流及减少并发症,需 2～3 周。血沉正常后方可恢复上学,但应避免剧烈运动。至尿液 Addis 计数恢复正常后才能正常活动。

2.饮食　急性水肿、高血压时,应限制水、纳摄入,食盐每日 1～2g,或依 1mmol/(kg·d)计算,直至利尿开始。对水肿重且少尿者,宜控制液体入量、以尿量加不显性失水量计算。儿童不显性失水量因病人体温及气温不同而异,可根据以下会式估计:

不显性失水量=摄入液体量−排出液体量−体重增减数。也可按 $400ml/m^2$ 或婴儿 $20ml/(kg·d)$,幼儿 $15ml/(kg·d)$;儿童 $10ml/(kg·d)$ 计算。体温每升高 $1℃$,不显性失水增加 $75ml/(m^2·d)$。有氮质血症时应给予优质蛋白,并限量摄入以 $0.5g/(kg·d)$ 为宜,同时给予高糖饮食以补足热量。优质蛋白质(含必需氨基酸的蛋白质如牛奶、鸡蛋等)可达到既减轻肾脏排泄氮的负担,又保证一定营养的目的,还可能促进非蛋白氮的利用,以减轻氮质血症。

(二)抗感染治疗

多数学者认为,在肾炎起病后,抗生素治疗对于肾炎的病情及预后没有作用。但在初期或病灶细菌培养阳性者,应积极应用抗生素。为彻底清除病灶中残存细菌,消除抗原,可给予青霉素治疗 7～10 天。对青霉素过敏者,可改用大环内酯类抗生素。AGN 病程迁延 2～6 个月以上者,病情常有反复。而且扁桃体病灶明显者,可于病情稳定后考虑行扁桃体切除术。其他细菌如金黄色葡萄球菌、麻风和结核杆菌,支原体,寄生虫如利什曼原虫,其肾炎的转归取决于抗感染的及时、有效性。若治疗及时,可完全恢复;反之则可发展为慢性肾功能衰竭。红霉素是治疗肺炎支原体相关性肾炎的有效药物,但应用抗生素时间较长(2～3 周);另外,不能以 MP 抗体滴度判定 MP 感染的病情程度,抗体滴度可能与检测时间及机体反应能力有关,治疗的疗程应以临床表现来判断。而血吸虫病曼毒血吸虫,疟疾三日疟和恶性疟,抗感染治疗并不能改变肾脏病的最终转归。

HBV-GN 的发病机制未完全阐明,对其治疗尚处于探索阶段。有资料表明,HBV-GN 患者对激素的治疗反应差,复发率高,而且用激素治疗后患者血中 HBV 复制程度明显提高,HBVDNA 存在的时间也明显延长,并可导致肝功能恶化。此外,激素可降低机体的免疫功能,停药后能诱发肾组织新月体的产生,而使肾脏损害进一步加重。鉴于激素对 HBV-GN 的治疗效果差,不良反应或并发症多,因而不主张使用激素治疗 HBV-GN。自从乙型肝炎抗病毒药物问世之后,对 HBVGN 的治疗取得了明显进展。目前常用的 IFN-α、各种核苷类似药、免疫调节剂,以及某些中药提取物如氧化苦参碱等,在有效清除体内 HBV 的同时,可以明显改善肾脏损害。期望通过抗病毒治疗达到对 HBV-GN 的 100% 有效是不现实的,但除前述针对肾损害采取的免疫治疗外,抗病毒治疗应成为常规治疗手段。

IFN-α 对 HBV 肾炎疗效各有不一,有报道发现干扰素治疗患者均有不同程度的蛋白尿减少、水肿消退、血清白蛋白升高,但血清 HBV 标志均未转阴。因此关于干扰素对 HBV-GN 的疗效判断有待进一步大规模的随机、对照研究,以获得更为客观的结论。激素对蛋白尿无明显疗效,且因其可能诱发 HBV 活跃复制而不推荐用于 HBV-GN 的治疗。新的抗病毒药物的出现,如拉米夫定、BMS200,475 等,临床证实对 HBV 感染有效,但对于 HBV-GN 的疗效尚未明确。丙型肝炎相关性肾炎的治疗,大多数研究都认为 IFN-α 确有疗效,包括病毒滴度的下降或是蛋白尿的减少、血肌酐的下降等,但停药后往往引起反跳。最近的研究提示以利巴韦林与干扰素联合治疗,既增强疗效,又防止了反跳的出现。鉴于 HCV 感染与冷球蛋白血症的密切关系,最近有学者提出一种冷球蛋白滤过装置(改良的二重滤过),与干扰素联合应用治疗 HCV-GN。

HIV-AN 的病程进展迅速,很快发展至肾功能衰竭。大多数的研究显示 ×～4 个月即可进展为终末期肾衰,即使经过透析治疗,HIV-AN 患者多数也很快死亡,这主要与其本身病程有关。目前尚无很好的治疗方法。在一些回顾性的研究中,提示抗病毒治疗、免疫抑制剂和非特异性的减少蛋白尿的治疗可能有效。有不少病例报告认为齐多夫定(AZT)与阿昔洛韦可延长病程。在一项对 50 例患者的回顾研究中显示 AZT 治疗可使蛋白尿减少,GRF 改善,其预后较不用药者为好,尤其是对于早期病例。另一些报告也有相似的结果,并发现在停止 AZT 治疗后病程很快进展。然而这些抗病毒药物本身具有的毒性作用往往限制了其应用,如电解质紊乱、急性肾功能衰竭、间质性肾炎、肾结石等。

虽然免疫抑制剂如激素、环孢素 A 也被用于 HIV-AN 的治疗,但其疗效并不令人满意。在一些病例报道中认为激素治疗可使肾病综合征得以改善,但最近在 HIV-AN 儿童中做的 2 个大规模临床研究显示激素治疗并不能改善肾脏病变。对于 CsA 的疗效也报道不一,这可能与疾病的病程、病理类型、个体差异等有关。值得重视的是,很多报道都提到了长期随访后发现机会感染增加而最终不得不停药的问题。在不少病例中发现,应用 ACEI 类药物可减少蛋白尿,延缓其发展为 ESRD 的进程,机制可能为血流动力学效应、调节基质产生、系膜细胞增殖或影响 HIV 蛋白酶活性。虽然这些研究并非是真正的随机、对照,但其结果是令人鼓舞的。总之,对于治疗,抗病毒是首要的,ACEI 或 ARB 类药物的疗效值得期待,而免疫抑制剂的应用必须权衡利弊。

(三)对症治疗

1.利尿　经控制水钠摄入后,仍有明显水肿、少尿者,应给予利尿剂,一般可口服噻嗪类(如氢氯噻嗪),作用于远端肾小管,可排出 3%～5% 经肾小球滤过的钠,但当肾小球滤过率重度降低时效差。氢氯噻嗪(双氢克尿噻)1～2mg/(kg·d),分 2～3 次服用。少尿及明显循环充血者或对噻嗪类无效者,可使用速效强力襻利尿剂,如呋塞米(速尿)或利尿酸,可使滤过钠的 25% 排出。速尿口服 1～2mg/(kg·d),注射时每次 1mg/kg,必要时 4～8 小时可重复使用。禁用保钾利尿剂及渗透性利尿剂。

2.降压　轻度高血压只需限制水盐摄入和卧床休息,血压多能自行下降。血压持续升高,仅舒张压＞90mmHg(12.0kPa)时应给予降压药,首选硝苯地平(心痛定)口服或舌下含化 0.25～0.5mg/(kg·d),最大不超过 1mg/(kg·d),分 3～4 次服,20 分钟起效,1～2 小时达高峰,维持 4～8 小时。巯甲丙脯酸(开博通)0.3mg/(kg·d),分 2～3 次服用。口服 15 分钟即见效。儿童常用利血平,首次剂量 0.07mg/kg,最大一次量不超过 2mg,肌肉注射,如血压未降,8～12 小时后可重复一次,然后按 0.02～0.03mg/(kg·d)口服给药,分 2～3 次服用。肼苯达嗪 1～2mg/(kg·d),分 3 次口服,或每次 0.1～0.15mg/kg 肌肉注射。

(四)重症病例的治疗

1.高血压脑病的治疗　高血压脑病,应使用强力速效的降压药物。首选二氮嗪,每次 3～5mg/kg,30 秒至 1 分钟内快速静脉推注,用药后血压迅速下降,抽搐停止,降压作用可维持 4～12 小时。必要时可 30

分钟后同量重复1次。因本药有水钠潴留副作用,故每次使用时,同时静注速尿2mg/kg以对抗水钠潴留。因药液呈碱性,可致皮下坏死,注射时应避免药液漏出血管。对同时伴有明显水肿的病人,更适宜选用硝普钠,静脉滴注,5～10mg溶于10％葡萄糖溶液100ml中(相当于50～100μg/ml),开始可按每分钟1μg/kg速度滴注,严密检测血压,随时调节药物滴速,每分钟不超过8μg/kg,以防发生低血压,1～5分钟内可使血压降至正常,注意输液使用的针筒、输液管等须用黑纸覆盖,以免药物遇光分解,药液应随用随配,存放4～8小时的药液应弃去。同时应给予镇静剂和脱水利辅助治疗。

2.严重循环充血的治疗　首先应严格限制水、钠摄入量,尽快利尿降压,可给予强效利尿剂,明显水肿时可选用硝普钠。因产生循环充血的机理,主要是水钠潴留,而不是心力衰竭,故洋地黄类药物疗效多不明显,而且易致中毒,故不宜使用。严重水肿经上述处理仍不能控制者,可采用腹膜透析、血液超滤或血液透析。

3.急性肾功能不全的治疗　一旦确诊,内科治疗的原则是保持水、电解质和酸碱平衡,供给足够热量,防止并发症,等待肾功能的恢复。但如并发高钾血症或经利尿等措施治疗效果不佳的严重水钠滞留者,应积极采用透析治疗。通过超滤脱水,可使病情迅速缓解。

八、预后

急性镕球菌感染后肾小球肾炎在小儿时期预后好。急性期症状大多于10～20天内显著减轻。罕见死亡,死亡者主要是由于急性肾功能衰竭,严重循环充血等并发症者。恢复期少量尿蛋白及镜下血尿也多于6个月内消失,少数迁延1～3年,但大多数仍可完全恢复。儿科患者进入侵性肾炎过程者为极少数。一般经2～3周,尿量增加,水肿消退,血压降至正常。4～6周尿常规接近正常,4～8月尿液Addis计数恢复正常。少数患儿镜下血尿或浴血可持续6个月至1年或更久。影响预后的因素有:散发者、组织形态学上呈系膜显著增生者、40％以上肾小球有新月体形成者、"驼峰"不典型(如过大或融合)者预后差。

有学者对52例儿童HBV-MGN的自然病程进行随访,1年和7年的完全缓解率分别为64％和92％,只有1例发生轻度肾功能损害,说明儿童HBV-MGN预后良好,多能自行缓解。

其他病原体感染后肾炎与原发感染的严重程度及抗感染的疗效有关,还需进一步积累临床资料。

九、预防

根本的是预防感染,尤其是链球菌感染。因之锻炼身体增强体质,注意清洁卫生,避免或减少呼吸道及皮肤感染有可能大大降低AGN的发病率。如一旦发生感染应及时并彻底治疗。在感染后2～3周内应检尿常规以期早期及时发现。对于其他病原的感染要积极治疗原发病。

(谭国军)

第二节　急进性肾炎

急进性肾小球肾炎(RPGN)简称急进性肾炎,是一组临床表现和病理改变相似,而病因各异的肾小球肾炎。除具有肾小球肾炎的通常表现外,肾功能快速、进行性损害,不经治疗多于几周或几个月内出现终末期肾功能衰竭。其主要病理改变是在肾小球囊内有广泛新月体形成。一些有急进性肾小球肾炎临床征象的患者可以在肾活检中出现弥漫性毛细血管外增殖或坏死性肾小球肾炎的表现,伴有局限性新月体形成。因此,有称之为新月体肾炎或毛细血管外肾炎。

一、病因及分类

(一)按病因分类

急进性肾炎是由多种不同病因引起,而且有共同临床表现和病理变化的综合征。目前将发病原因不明,而其他组织无特异病理变化的称为原发性。病因明确或属于全身性疾病的局部表现者称为继发性(表5-1)。

表 5-1　急进性肾小球肾炎的病因分类

原发性弥漫性新月体性肾小球肾炎
Ⅰ型:抗肾小球基膜抗体型,不伴肺出血(有抗 GBM 抗体)
Ⅱ型:免疫复合物型
Ⅲ型:微弱免疫球蛋白沉积或免疫缺少型(有 ANCA)
Ⅳ型:混合型(有抗 GBM 抗体和 ANCA)
Ⅴ型:免疫缺少型(没有抗 GBM 抗体或 ANCA)
继发于其他原发性肾小球疾病过程中
膜增生性肾小球肾炎(MPGN,尤其是Ⅱ型)
膜性肾小球肾炎
IgA 肾病
继发于感染性疾病
链球菌感染后肾小球肾炎
感染性心内膜炎
内脏脓毒症
乙型肝炎和丙型肝炎
支原体感染
继发于多系统疾病
系统性红斑狼疮
Goodpasture 综合征
过敏性紫癜
系统性血管炎
显微镜下多动脉炎(有 ANCA)
Wegener 肉芽肿(有 ANCA)
冷球蛋白血症
恶性肿瘤
与药物应用有关
别嘌醇
利福平
D-青霉胺
肼苯哒嗪

(二)新五型分类

由于近年来抗中性粒细胞胞浆抗体(ANCA)检测在临床上广泛应用,原发性急进性肾炎传统地分为Ⅰ、Ⅱ、Ⅲ型的分类方法(Couser分类法)受到冲击,最近多数学者主张依据ANCA及抗肾小球基膜(GBM)结果,更详尽地根据免疫荧光技术分为以下五种类型:

1.抗肾小球基膜抗体型肾炎(Ⅰ型)　血中或肾脏洗脱液中可检出抗肾小球基膜抗体,并与基膜结合直接使其损伤、断裂。免疫荧光检查发现沿基膜内皮细胞侧有线状沉积。主要是IgG,有时也可有IgA及备解素沉积。也可有补体C_3沉积。在一般情况下,血中抗肾小球基膜抗体检出率较低。

2.免疫复合物型肾炎(Ⅱ型)　血中可测出免疫复合物。免疫荧光检查沿肾小球基膜上皮细胞侧呈颗粒状沉积,抗体多为IgG,IgM,亦可见C_3沉积。

3.微弱免疫球蛋白沉积或免疫缺少型(Ⅲ型)　病人血中查不出抗肾小球基膜抗体及免疫复合物。肾组织免疫荧光检查抗体阴性或仅有微弱沉积。而病人血中抗中性粒细胞胞浆抗体(ANCA)阳性。

4.混合型肾炎(Ⅳ型)　病人血中既可检出抗肾小球基膜抗体又可检出血ANCA阳性。免疫荧光检查发现沿基膜内皮细胞侧有线状沉积。

5.免疫缺少型肾炎(Ⅴ型)　病人血中既查不出抗肾小球基膜抗体及免疫复合物,也查不出血ANCA。免疫荧光检查抗体阴性。

二、病理

(一)光镜

急进性肾炎患者的肾脏肿大、表面光滑、苍白、可见多数出血点。光镜下肾脏的特征性改变是大多数肾小球的肾小囊内出现壁层上皮细胞增生和其他有形成分充填,即新月体形成。环形新月体的形成是本征的重要特征。此外,常有肾小球毛细血管的节段性或弥漫性坏死性损伤。肾小球受新月体累及的范围常常在50%以上。我国制定的新月体性肾小球肾炎的标准为必须50%以上的肾小球有大新月体形成。新月体可以分成三种类型:①细胞性新月体;②纤维细胞性新月体;③纤维性新月体。细胞性新月体是新月体形成的起始阶段,当肾小球周围成纤维细胞通过肾小囊壁的破损处进入肾小囊腔后,就逐渐演变为纤维细胞性和纤维性新月体。

肾小球毛细血管襻呈现严重的结构破坏甚至断裂,毛细血管襻因受新月体挤压而皱缩于肾小球血管极的一侧。免疫复合物介导的急进性肾炎比抗肾小球基膜抗体或ANCA相关性急进性肾炎中的肾小球有更多的细胞增生(包括白细胞浸润)和毛细血管壁增厚;另一方面,抗肾小球基膜抗体介导的肾小球肾炎及ANCA相关性肾小球肾炎比免疫复合物性肾小球肾炎中的肾小球有更多的坏死性病变。在Ⅰ型原发性新月体性肾炎中银染色可显示肾小球和肾小囊基膜节段性和广泛性损伤;在Ⅱ型原发性新月体性肾炎中,尤其在感染相关性疾病中,毛细血管内增生性损伤和毛细血管丛纤维蛋白样坏死更为常见。如果沉积物主要位于上皮下并出现广泛的毛细血管内增生伴单核细胞或多形核粒细胞浸润,就应怀疑继发于感染性疾病(链球菌感染后肾小球肾炎或感染性心内膜炎)。如果沉积物范围广泛,主要位于内皮下,并伴广泛的系膜插入,应怀疑系统性红斑狼疮,冷球蛋白血症或膜增生性肾小球肾炎Ⅰ型所致的可能。

肾小管间质病变:病程早期,肾小管上皮细胞呈现混浊肿胀,颗粒变性及空泡变性,肾间质水肿,有中性多形核粒细胞浸润;后期肾小管萎缩,间质纤维化。

(二)电镜

电镜下,新月体在早期阶段可见较多的巨噬细胞、中性多形核粒细胞,并有纤维素沉积;后期可见上皮细胞增生,基膜样物质形成,伴有成纤维细胞增生,胶原纤维形成。

肾小球毛细血管基膜和系膜区依病因不同可在不同的部位出现电子致密物或无电子致密物。在Ⅲ型原发性新月体性肾炎中,系膜区或毛细血管壁无电子致密物。Ⅱ型原发性新月体性肾炎可见电子致密物分布于整个系膜区并不规则分布于内皮下,肾小球毛细血管壁增宽和毛细血管内皮下区内皮细胞与基膜节段性分离,毛细血管腔内有纤维蛋白,并直接附于基膜及肾小囊内与细胞混杂。毛细血管丛部分或全部塌陷,基膜可出现裂隙,局部或广泛分离。这些损害可见于各型原发性新月体性肾炎,但以第1型多见。沉积物的范围和定位对原发性和继发性新月体性肾炎的鉴别诊断有帮助。大量电子致密物沉积于上皮下和(或)内皮下常常提示继发性新月体性肾小球肾炎;如果沉积物主要在上皮下,并有驼峰状结构,则提示了有感染后的致病因素存在;上皮下致密物伴基膜样物质"钉突状"改变是潜在的膜性肾病的指征。

(三)免疫荧光

免疫荧光对于鉴别原发性新月体性肾炎的致病机制有很大价值。在Ⅰ型原发性新月体性肾炎中,多数显示光滑的线状 IgG(少数为 IgA)沿肾小球毛细血管壁沉积,偶尔伴有 C_3 以同样方式沉积。Ⅱ型原发性新月体性肾炎免疫荧光下显示散在的系膜区和周围毛细血管壁的 IgG 或 IgM 沉积物,常常伴有 C_3 沉积。若有广泛的 IgG,IgM 和 IgA 沉积物,特别是伴有 C_{1q},C_4 和 C_3 则应高度怀疑系统性红斑狼疮;若沉积物以 IgA 为主则应考虑 IgA 肾病或过敏性紫癜病例;系膜区或周围毛细血管的孤立的 C_3 沉积物应怀疑膜增生性肾小球肾炎的存在。Ⅲ型原发性新月体肾炎荧光下没有或仅有微量免疫球蛋白沉积物。

三、发病机制

急进性肾炎的免疫病理类型亦即反映了有多种潜在的发病机制。在一些患者中,直接免疫荧光显微镜检查证明肾小球内有颗粒状免疫球蛋白和补体沉积,这提示其发病机制是免疫复合物介导所致。而另一些患者中,IgG 呈线状沉积。提示通过抗肾小球基膜抗体介导,导致了人类白细胞炎症介质的激活,如补体、细胞毒、细胞黏附分子和中性粒细胞的激活,从而引起炎症损伤。还有一些患者在炎症肾小球中没有或有微弱的免疫球蛋白沉积,此类急进性肾炎和 ANCA 有密切关系。

造成毛细血管毁坏的肾小球内白细胞的激活,炎症因子释放进入肾小囊腔,以及新月体形成是引起各种类型新月体性肾小球肾炎中新月体形成的共同途径。新月体形成时的起始病变在毛细血管壁,在那里抗体沉积和免疫复合物形成或沉积激活了细胞间的黏附分子(例如细胞间黏附分子-1,ICAM-1),随后激活的单核细胞和白细胞表达配体,沉积于毛细血管壁,并释放溶酶体和反应性氧化代谢产物,导致毛细血管壁破坏,纤维蛋白原通过毛细血管壁上大的缺损进入肾小囊腔。局部合成的透明质酸盐通过其表面的透明质酸盐受体(CD44)激活 T 细胞 IL-1,IL-2,TNF-α 和转化生长因子-β(TGF-β)。TGF-β 可以刺激胶原产生和抑制纤溶酶原激活,因此延缓局部纤维蛋白溶解。激活的单核细胞可以表达膜结合的促凝血因子,如促凝血酶原酶,促进纤维蛋白聚合。纤维蛋白多聚体可在细胞间和肾小囊内出现,以后可见胶原和成纤维细胞。成纤维细胞来自肾小球周围间质,并通过肾小囊壁的缺损处进入肾小囊腔。纤维蛋白原的漏出以及它通过凝血酶依赖性和非依赖性机制引起的与纤维蛋白的聚合对毛细血管外单核细胞的增生和转化可能很重要。新月体机化成纤维瘢痕可能依赖于成纤维细胞从间质进入肾小囊腔。单核细胞也可能通过单核因子的分泌影响成纤维细胞而参与此过程。

关于抗肾小球基膜抗体产生机制不明,可能有以下几种:①与自身抗肾小球基膜抗体形成有关。正常人或动物尿内存在基膜样物质,如提取浓缩注射给动物,可引起抗肾小球基膜抗体肾炎。这种基膜样物质,可能在某些条件下暴露了其抗原性,机体对其产生抗体,引起自身免疫;②与某些内源性非肾性抗原有关。如肺泡基膜与肾基膜有交叉抗原性,当肺泡基膜受某些因素影响,抗原性发生改变时,刺激机体产生抗肺泡基膜抗体。由于交叉抗原性,此抗体也可损害肾基膜;③某些微生物(如链球菌)与肾基膜有交叉抗原性;④某些因素使正常基膜化学结构改变,产生抗原性。临床上分为伴肺出血抗基膜肾炎即 Goodpasture 综合征及不伴肺出血抗肾小球基膜抗体肾炎两种。

ANCA 是一种主要对中性粒细胞胞浆成分有特异性的自身抗体,它有三种主要类型,即 C-ANCA(胞浆型 ANCA)、P-ANCA(核周型 ANCA)和非典型型 ANCA。C-ANCA 主要针对蛋白酶-3(PR-3ANCA 或抗 PR-3 抗体);P-ANCA 主要针对髓过氧化酶(MPO-ANCA 或抗 MPO 抗体),其他靶抗原还有乳铁蛋白及弹性蛋白酶等;非典型 ANCA 弥漫分布于胞浆,呈细小斑点,其靶抗原不明确,有弹性蛋白酶、组织蛋白酶 G、溶菌酶等。常见于以下三种疾病:①结节性多动脉炎,其 ANCA 多为 P-ANCA;②Wegerner 肉芽肿,其 ANCA 多为 C-ANCA;③原发性急进性肾炎(坏死性新月体形成),其 ANCA 与结节性多动脉炎相同,多为 P-ANCA,且认为其可能为结节性多动脉炎的肾局限性改变。这些与 ANCA 相关肾炎均具有相同特点:即临床上均表现为急进过程,肾组织有新月体形成,血管坏死性病变明显,且肾组织免疫荧光检查均无免疫球蛋白沉积。

尽管 ANCA 的潜在发病机制尚未被证实,但是实验研究提示了 ANCA 能通过激活中性粒细胞和单核细胞引起血管炎症,有人认为循环中的 ANCA 与细胞因子激活的中性粒细胞和单核细胞表面表达的 ANCA 抗原(如 PR-3,MPO)相互作用,导致白细胞黏附分子的表达,活化白细胞的黏附特性,使其黏附到内皮细胞上,释放溶酶体和毒性氧代谢产物。从而在体内,如体外实验中证实的那样,ANCA 诱导的白细胞活化可能导致血管壁的坏死损伤。

细胞性新月体时,肾小囊内主要是细胞积聚,没有或很少有胶原沉积。目前对于细胞性新月体的组成仍有争议,一些研究显示了其主要成分是上皮细胞,而另一些实验则证明了其主要成分是巨噬细胞,这说明细胞性新月体是高度异源性的。细胞性新月体有时可以自发溶解,尤其是当肾小囊结构完整,囊腔内以上皮细胞积聚为主时,自发溶解的机会更大。但是如果肾小囊内的巨噬细胞持续积聚,那么细胞性新月体就进一步发展,以后肾小球周围的成纤维细胞和 T 细胞也进入肾小囊腔,导致胶原沉积,此时即成为纤维细胞性新月体。随着胶原沉积的进一步增加,囊腔内的细胞逐渐减少,消失,成为纤维性新月体。

四、临床表现

本病常见于较大儿童,或青春期,年龄最小者 5 岁。男多于女。多数患者起病隐匿,初诊时即可见氮质血症,常有疲乏、无力和发热为最显著的症状,恶心、食欲不振、关节痛、腹痛也常见。半数患者在发病前1 个月内可有流感样或病毒感染的前驱症状。起病多与急性肾小球肾炎相似,急进性肾小球肾炎的临床标志是急进性肾功能衰竭。肾功能恶化非常迅速以至于在几周到几月内就需要透析治疗。

(一)尿液改变

一般多在起病数天至 2～3 个月内发生患者尿量显著减少,出现少尿(即尿量少于每日 300ml)或无尿(每日少于 50ml)及肾功能不全表现。少尿多发生在疾病的早期,有时亦可较晚才出现。持续少尿、无尿或反复加重,多表明肾实质损害严重,病情进展迅速,预后不好。多数病人均有血尿,约 1/3 病人表现为肉眼血尿。血尿持续多为本病特点。患者最终常出现蛋白尿,蛋白尿多中度,少数病人表现为大量蛋白尿,甚至肾病综合征表现。

(二)水肿

约半数患者起病时即出现水肿。水肿部位以面部及双下肢为主,有 25%～30% 的患者出现高度水肿,大量蛋白尿,表现为肾病综合征。水肿出现后常持续存在,并逐渐加重,且多较顽固,可有胸水及(或)腹水。

(三)高血压

部分患者可出现高血压,血压初期可不高,随着病程进展逐渐升高,但不少病人病初即有明显高血压。血压持续升高,在短期内即可出现心和脑的并发症。

(四)肾功能损害

进行性持续性肾功能损害是本病的特点。肾小球滤过率在短期内显著下降。尿浓缩功能障碍,血清肌酐、尿素氮持续增高,最后出现肾功能衰竭。

(五)全身症状

依据不同的病因可以出现一些不同的全身表现,对继发性者,除肾脏症状外,应注意全身性疾病所特有的症状,如系统性红斑狼疮,紫癜性肾炎、肺出血肾炎综合征等可出现相应症状,如紫癜、咯血、粪便隐血、皮损等,有助于临床鉴别诊断。多数病人早期就有明显贫血,且与肾功能衰竭程度不平衡。血沉多较快,血小板可减少。

(六)急进型和缓进型

根据病因、起病过程及肾功能损害程度不同,临床上又可将急进性肾小球肾炎分为急进型和缓进型两型:

急进型往往以原发性为主,起病迅速,病程进展较快,肾功能损害多较严重,贫血和心脏损害明显,新月体形成百分率往往70%以上,以纤维性新月体为主,预后较差。

缓进型以继发性为主,病程缓慢,肾功能损害较轻,贫血不明显,新月体形成百分率低,以细胞性新月体多见,预后相对较好。

五、实验室及其他检查

(一)尿常规检查

蛋白尿多中度,部分病人可有大量蛋白尿,甚至达肾病水平。血尿较常见,可见肉眼血尿。尿沉渣检查可见大量红细胞、白细胞、各种管型及(或)肾小管上皮细胞。

(二)肾功能检查

多有肾功能损害,突出表现是血尿素氮及肌酐呈持续性增高,内生肌酐清除率明显降低,不同程度的代谢性酸中毒及高血钾。尿比重恒定。病程中应注意肾功能动态变化。近年经对照研究发现血 Cystain C 与菊粉清除率的线性关系显著优于血肌酐,因而能更精确反映 GFR,特别是在肾功能减退早期,血 Cystain C 的敏感性优于血肌酐。所以检测血 Cystain C 能较早反映肾功能损害。

(三)血液免疫学检查

Ⅰ型原发性新月体性肾炎患者可检出抗肾小球基膜抗体;Ⅱ型患者由链球菌感染后肾炎、狼疮肾炎及膜增生性肾炎所致者可有补体 C_3 降低,对明确病因有帮助。如为狼疮肾炎抗核抗体,抗 DNA 抗体多阳性。如考虑有特发性混合性冷球蛋白血症时,应注意查血冷球蛋白。Ⅲ型患者上述检查均无特殊变化。但对特发性者应注意查血 ANCA,有助病因诊断。尿纤维蛋白裂解产物多高于正常可持续阳性。

(四)B 型超声波检查

双肾大小正常或弥漫性日益增大(B超对比动态观察),病变弥漫,皮髓质界限不清,显示肾实质病变。

(五)肾活检

对病因不明,病人情况又许可应争取早期肾活检,但出血的危险性较一般病人为多,应严格选择适应证。

六、诊断与鉴别诊断

（一）诊断

目前较公认的诊断标准是：①发病 3 个月以内肾功能急剧恶化；②少尿或无尿；③肾实质受累，表现为蛋白尿和血尿；④既往无肾脏病病史；⑤肾脏大小正常或弥漫性日益增大；⑥肾活检显示 50% 以上肾小球有新月体形成。有的作者认为 90% 肾小球呈新月体病变即可考虑诊断。因此，在有条件单位对诊断有困难者，应尽早争取作肾活组织检查，以期早期明确诊断，估计病情及指导治疗。

（二）鉴别诊断

1.急性链球菌感染后肾炎 多见于学龄儿童，起病和临床表现与急进性肾炎相似，但前者病初多有链球菌感染史，抗"O"升高，少尿持续时间较短，很少超过两周，肾功能不全多较轻，预后多良好，有助于鉴别。此外急性链球菌感染后肾炎极期补体 C_3 多下降，且随病情好转逐渐恢复，而急进性肾炎 C_3 多不降低。B 超显示前者肾脏正常或轻度肿大，而急进性肾炎肾脏弥漫性日益增大。病理改变前者主要为弥漫内皮和系膜细胞的增生，而急进性肾炎主要为毛细血管外上皮细胞增生，新月体形成。

2.溶血尿毒综合征 多见于幼儿或儿童，临床特点有：急性肾功能衰竭，微血管性溶血性贫血和血小板减少症。患儿典型表现尚可有胃肠道症状及体征（腹痛及腹泻）和高血压。由于存在急性溶血，患者贫血多较严重，面色苍白，肝脾肿大，网织红细胞增多，周围血红细胞形态异常，可见大量的破碎红细胞、盔状红细胞等异常红细胞。血小板及凝血因子减少，皮肤有瘀点、瘀斑，鼻出血及其他出血现象。尿检除蛋白质，红、白细胞及管型外，还有血红蛋白尿。肾脏病变主要是弥漫增生性病变，肾脏毛细血管及小动脉内有微血栓形成。肾功能损害进展迅速，常常需要透析。

3.系统性红斑狼疮 多见于女性。常伴有发热、皮疹、关节疼、面部红斑、多脏器损害表现，血清 C_3 浓度降低，抗核抗体阳性，抗双链 DNA 及抗 Sm 抗体阳性；可找到狼疮细胞，血中白细胞减少，血清蛋白电泳 α_2 及 γ 球蛋白增高，免疫球蛋白检查主要为 IgG 增高。系统性红斑狼疮或狼疮性肾炎不一定都呈迅速进行性过程，只有弥漫性增生性狼疮肾炎伴广泛新月体形成或坏死性血管炎时，才呈现急进性肾小球肾炎的临床过程，病情进展迅速，肾功能急剧恶化。在肾活检免疫荧光可见 IgG、IgA、IgM、C_3 及 CI。均阳性，呈现所谓"满堂红"；电镜下可见电子致密物分布范围广，数量多，可在上皮下、内皮下及系膜区均有大量电子致密物沉积。

4.Good-pasture 综合征 多见于青年人。临床特点是咯血、呼吸困难、血尿及蛋白尿，有时可出现水肿及高血压，迅速出现肾功能衰竭。多数病人先出现咳嗽、咯血及呼吸困难等肺部症状，数日到数周后出现肾炎症状；部分病人肺部症状和肾炎症状同时出现；少数病人先有肾炎症状，继之出现肺部症状，多数病人在 6 个月内死于咯血所致的窒息或尿毒症。胸片可见散在斑片状或粟粒状阴影，痰内有含铁血黄素细胞有助鉴别。肺及肾组织活检可证实基膜内皮侧有线状免疫沉积物，并可见局灶坏死性血管炎，肾小球有大量纤维上皮新月体形成，血清 C_3 浓度正常。胸片可见到肺部有散在性斑片状或粟粒状阴影。在部分患者由于肺部症状轻微、短暂，易与 I 型原发性急进性肾炎混淆，仔细观察高质量的胸部 X 片，检查肺泡氧梯度检查以及静脉注射用 59Fe 标记的红细胞进行肺扫描有助于鉴别诊断。

5.过敏性紫癜 多见于学龄儿童，是儿童全身疾病中最多见的继发性肾小球肾炎。主要表现为紫癜、关节痛、腹痛及便血等。过敏性紫癜基本病变是弥漫性血管炎，肾损害为其基本症状之一，并发肾脏损害者占 50%～92%，其中少数病例可表现为急进性肾功能减退，有血尿、蛋白尿、高血压及水肿等肾小球肾炎的特征。疾病早期往往有血清 IgA 增高,皮损处作皮肤活检可见毛细血管壁有 IgA 沉积。在肾活检的病理类型中,只有弥漫增生性肾炎伴广泛新月体形成者表现为急进性过程,免疫荧光含有 IgA、IgG 或 C_3,多数呈颗粒状分布。

七、治疗

本病无特异治疗。近年由于皮质激素及细胞毒药物的广泛应用,疗效已明显提高,更由于早期透析治疗,预后已大为改善。

(一)一般治疗

绝对卧床休息、无盐或低盐、低蛋白饮食。保护残存肾功能。注意维持和调整水与电解质紊乱,纠正代谢性酸中毒。少尿早期可考虑使用利尿剂及血管扩张剂。有高血压者,应积极控制高血压。避免应用对肾脏有害药物,积极防治感染。

(二)肾上腺皮质激素与免疫抑制剂的应用

泼尼松 $1\sim1.5\text{mg}/(\text{kg}\cdot\text{d})$,与环磷酰胺 $2.5\sim3\text{mg}/(\text{kg}\cdot\text{d})$ 联合应用持续至病情缓解,再减量维持治疗。

(三)甲泼尼龙冲击疗法

对病情进展迅速或较重者多采用此疗法。甲泼尼龙剂量为 $15\sim30\text{mg}/(\text{kg}\cdot\text{d})$(最大剂量不超过 $1\text{g}/\text{d}$)溶于 5%葡萄糖 $100\sim200\text{ml}$ 内,$1\sim2$ 小时静脉滴注。连用 3 天为一疗程,或隔日 1 次,3 次为一疗程。最多可用 3 个疗程,以后改为口服泼尼松维持。该法对 Ⅱ、Ⅲ 型患者疗效尚可,部分病例取得较明显效果。但在冲击治疗前,必须积极治疗感染及控制高血压。少数病例冲击治疗后,可发生严重感染或高血压脑病,应引起注意。

近年又提出在甲泼尼龙冲击基础上,加环磷酰胺(CTX)静脉冲击治疗,治疗剂量为 $8\sim12\text{mg}/(\text{kg}\cdot\text{次})$,每月 2 次,2 次为一疗程,连用 6 次,其后维持治疗为每 $2\sim3$ 个月 1 次,剂量同前。维持治疗时间也无定论,但一般整个疗程(初期治疗和维持治疗)至少不应短于一年。环磷酰胺(CTX)静脉冲击累积总剂量少于 $150\text{mg}/\text{kg}$。相对而言 CTX 冲击治疗在同一时间内总剂量约为口服治疗的 1/3,故不少作者认为可减少 CTX 出血性膀胱炎、性腺损伤等副作用的发生。继用泼尼松口服维持治疗,取得较好疗效。

(四)抗凝治疗

采用抗凝治疗可用肝素、潘生丁、并与泼尼松及免疫抑制联合应用,称四联疗法,可取得一定疗效。由于低分子肝素出血危险性明显小于普通肝素,临床上广泛应用低分子肝素,剂量 $0.01\text{ml}/\text{kg}\cdot\text{d}$($0.1\text{ml}$ 含 1025 AXaIU),皮下注射 qd,疗程 $1\sim2$ 周。内生肌酐清除率$\leqslant20\text{ml}/\text{min}$ 剂量减半。病情好转可改口服华法林,持续较长时间。潘生丁 $5\sim10\text{mg}/(\text{kg}\cdot\text{d})$,分 3 次口服。

(五)免疫球蛋白

静脉滴注入免疫球蛋白疗法[$0.4\text{g}/(\text{kg}\cdot\text{d})$,5 天一疗程]在治疗部分 Ⅲ 型患者有一定疗效、临床得到缓解。主要治疗机制可能与混合健康人 γ-球蛋白含有抗 MPO 和 PR3 ANCA 独特型抗体,封闭和抑制 ANCA 的结合力相关。其他可能的机制还包括控制 T 细胞的功能、干涉细胞因子反应和阻断 Fc 受体等。

(六)血浆置换疗法

在抗肾小球基膜抗体介导 Ⅰ 型原发性新月体性肾炎中,由于病情进展迅速,仅口服激素或免疫抑制剂难以防止肾功能损害及肺出血。血浆置换治疗通过血浆分离装置(经大孔径纤维膜超滤),将血浆与血球分离,去除血浆,然后补回等量健康人新鲜血浆或 4%人体白蛋白林格液。以此达到清除血循环中抗原、抗体、免疫复合物及炎症性介导物质,从而稳定病情,改善肾功能。应用该疗法常需伴用皮质激素及细胞毒类免疫抑制剂。如泼尼松 1.5mg/(kg·d),环磷酰胺 3mg/(kg·d),对Ⅰ、Ⅱ型患者血浆置换是首选治疗方法。置换方法是每次置换 1.5~2 个血浆容量,每日或隔日一次,3~5 次后改为每周 2 次,直至血浆中抗肾小球基膜抗体测不出,需用 7~14 次。有报道若治疗在血清肌酐浓度<704μmol/L 前开始,则近 90% 的患者预期能恢复肾功能,否则仅 10% 的患者能恢复肾功能。然而,即使发生进行性肾硬化,最终仍发生终末期肾衰竭,血浆置换也延缓了这一进展速度。由于血浆置换治疗费用昂贵,因此在Ⅰ、Ⅱ型急进性肾炎中通常只对肾功能急剧恶化者可作为一种治疗的选择,以提高疗效。

(七)透析和肾移植疗法

肾组织学检查新月体以纤维性为主伴明显肾小球硬化和纤维化者,在应用激素冲击和免疫抑制剂治疗同时,应尽早透析治疗。对于那些组织学检查虽为可逆性改变,但有严重肾功能衰竭的患者,也应进行透析治疗以改善患者全身条件,创造应用皮质激素和免疫抑制剂的机会。血浆置换治疗患者若有明显肾功能不全,可合用透析治疗。对于肾功能不可逆者,在透析后可以考虑进行肾移植。在移植肾中Ⅰ型原发性急进性肾炎抗肾小球基膜抗体阳性者,须等待抗肾小球基膜抗体阴性后再进行,否则可使移植肾再发生病变。一般认为Ⅰ型原发性急进性肾炎中移植肾复发率在 10%~30%。若移植在疾病发生后不久,抗肾小球基膜抗体浓度很高时进行则复发率更高;如果延迟到 6 个月后,当抗肾小球基膜抗体浓度不能检出,并应用免疫抑制剂治疗时进行肾移植,则复发的危险性就相当低。急进性肾炎复发时间可能发生在几个月或几年后。Ⅰ型及Ⅲ型原发性急进性肾炎中移植肾复发率甚低。有资料显示,在未用免疫抑制剂的同卵双生移植肾中复发率更高。

目前认为肾移植前急进性肾炎的透析治疗至少需 6 个月。关于 ANCA 的血浓度对指导透析治疗的持续时间和强度的问题还有争议。透析指征:①水血症伴心功能不全,肺水肿或高血压;②血尿素氮>29.5mmol/L;③血钾>6.5mmol/L;④严重酸中毒、血 HCO_3^- 在 12mmol/L 以下者。

八、预后

本病的预后受其病因及疾病阶段的影响。如果病因是链球菌感染后肾小球肾炎、系统性红斑狼疮或结节性多动脉炎,经治疗肾功能可望改善;如果急进性肾小球肾炎是特发的,自发缓解的可能性很小。预后与肾组织学表现关系密切,肾小球毛细血管严重断裂者预后极差。当下列情况中任何一种出现即提示预后差:①广泛的肾小球受环状新月体累及占 70% 以上者预后较差;②伴或不伴动脉性肾硬化引起的严重肾小管萎缩和间质纤维化;③广泛的肾小球纤维化或硬化性新月体;④以坏死性肾小球肾炎为病理特点的或免疫荧光检查免疫沉积物呈线型者,预后较差。其他与预后有关因素:①持续少尿超过 3~4 周以上;②血清肌酐超过 707.2μmol/L,内生肌酐清除率低于 5ml/min,预后较差。

(谭国军)

第三节　肾病综合征

肾病综合征(NS)是由于肾小球滤过膜对血浆蛋白通透性增高,致使大量血浆蛋白从尿中丢失,导致一系列病理生理改变的一种临床综合征。国外报道 16 岁以下人群中每年有 2~7 例/10 万新病例发生。美国报道 16 岁以下人群新发病率为 2 例/10 万,累计结果为每 10 万小儿中有 15.7 例患者,相当于每 6000 儿童有 1 名患者。

我国缺乏有关小儿肾病综合征的权威统计数据。1982 年我国 20 省市 105 所医院住院病儿统计分析中,在 6947 例泌尿内科疾病患儿中肾病综合征为 1462 例(占 21%),其中初发者为 58.9%,说明每年有相当多的新病例发生。1992 年 24 省市的类似分析,在 11531 例泌尿内科病人中肾病综合征占 3593 例(占 31%)。

一、病因

肾病综合征是多种病因及病理形态学改变引起的各种肾脏疾病的共同临床表现。根据病因将肾病综合征分为原发性和继发性。儿童肾病综合征约 90% 为原发性,病因不明。而继发性肾病综合征病因如下。

(一)药物

1.有机、无机、元素汞、有机金、锂、铋、银等。

2.青霉胺、海洛因、卡托普利、非固醇类抗炎药、α-干扰素、华法林、利福平、造影剂等。

(二)过敏、毒物、免疫

1.蜂螯、花粉。

2.蛇毒、白喉、百日咳、破伤风类毒素。

3.血清病、疫苗。

(三)感染

1.细菌感染

链球菌感染后肾炎、细菌性心内膜炎、分流肾炎、麻风、梅毒、支原体、结核、慢性肾盂肾炎、反流性肾病。

2.病毒感染

乙型肝炎、丙型肝炎、巨细胞病毒感染、单核细胞增多症、带状疱疹、人类免疫缺陷病毒。

(1)原虫感染:疟原虫、弓型虫。

(2)蠕虫感染:血吸虫、丝虫等。

(四)新生物

1.实体瘤:肺、结肠、胃、子宫颈、肾、甲状腺、嗜铬细胞瘤,Willm 瘤、间皮瘤。

2.白血病及淋巴瘤、多发性骨髓瘤。

(五)系统性疾病

系统性红斑狼疮、皮肌炎、类风湿关节炎、Wenger 肉芽肿、肺出血-肾炎综合征、过敏性紫癜、系统性血管炎、干燥综合征、结节病。

(六)遗传、代谢性疾病

1.遗传性肾炎、Fabry 病、指甲-髌骨综合征、家属性肾病综合征、先天性肾病综合征。

2.糖尿病、甲状腺功能亢进、α_1 抗胰蛋白酶缺乏、脂蛋白肾小球病。

(七)其他

恶性肾硬化、移植肾慢性排异、单侧肾动脉高血压、肾动脉狭窄、先天性心脏病、严重充血性心力衰竭、缩窄性心包炎、三尖瓣关闭不全、肥胖性肾病、肾乳头坏死、膀胱输尿管反流。

二、病理生理

(一)大量白蛋白尿

此为本征最基本的病理生理改变,也是本征其他临床特点的根本原因。大量蛋白尿,主要成分为白蛋白,亦有其他血浆蛋白成分,与尿蛋白的选择性相关。大量蛋白尿的产生是由于肾小球基膜通透性增加,包括电荷屏障、孔径屏障。在微小病变时,主要是电荷屏障减弱,使生理 pH 时带负电荷的低分子量(MW=70000-150000)的蛋白质(主要为白蛋白)由尿中丢失;在非微小病变时,孔径屏障也多受累故大分子(MW>150000)的蛋白质如 IgM、α_2 巨球蛋白、纤维蛋白原、高密度脂蛋白等同时漏出而形成非选择性蛋白尿。

肾小管重吸收原尿中的蛋白质,其分解代谢的能力对蛋白尿的形成也有一定的影响。肾病综合征对蛋白质的排泄变化大,且受肾小球的滤过率、肾小球的血浆流量、跨肾小球静水压的梯度、肾素-血管紧张素系统的活性、白蛋白的产生、血浆浓度以及蛋白质的摄入的影响。

大量蛋白尿还能通过下列机制损伤肾脏,加速肾脏病变进展:①增加肾小球高滤过、高灌注,刺激系膜细胞和系膜基质的增殖,同时在血小板源生长因子、转化生长因子-β 等生长因子参与及介导下,促进肾小球硬化形成;②肾小管将滤过的蛋白质、补体、脂质及铁重吸收入肾间质,导致肾间质炎症及纤维化。上述被吸收入肾间质的成分中,蛋白质在酸性环境中能代谢产氨,通过旁路途径活化补体,并能刺激肾脏生长,损伤肾脏;③补体成分能被氨激活,产生趋化因子 C_{3a} 及 C_{5a},并形成膜攻击复合体 $C_{5b\sim9}$,损伤肾脏;生物活性脂能趋化单核-巨噬细胞损伤肾脏;④滤过的转移铁蛋白在肾小管中释放铁,二价铁离子被重吸收入肾间质后能还原 H_2O_2,生成羟自由基(OH)损伤肾脏。

蛋白尿的直接后果是低白蛋白血症。此外近年还注意到,除血浆白蛋白丢失外,其他蛋白成分的丢失也造成相应的后果。如微量元素载体蛋白的丢失(转铁蛋白的丢失致小细胞低色素性贫血;铜蓝蛋白的丢失致铜不足,虽一般无明显症状,但有报告可引起发扭结、肌痛性痉挛等;锌结合蛋白丢失致伤口愈合能力差、味觉障碍、食欲低下、并影响胸腺素合成和淋巴细胞增生致细胞免疫异常),多种激素的结合蛋白的丢失(如 25-羟骨化醇结合蛋白的丢失致钙代谢紊乱、肠道钙吸收不良、血钙下降;甲状腺素结合蛋白的丢失致 T_3、T_4 下降,甲状腺功能检查结果异常;皮质醇结合蛋白下降则血中游离皮质醇升高,皮质醇代谢改变,并影响其药代动力学),免疫球蛋白的丢失(致抗感染能力下降,尤其是对带荚膜细菌的抗病力下降),补体 B 因子的丢失(影响其对细菌的调理作用,对感染敏感性增加),前列腺素结合蛋白的丢失时使前列腺素代谢改变甚至影响到血栓形成,抗凝血酶Ⅲ的丢失易促发高凝状态,脂蛋白酶的丢失会影响极低密度脂蛋白(VLDP)和低密度脂蛋白(LDP)的代谢,发生高脂血症。

(二)低白蛋白血症

是 NS 的四大临床特点之一,是本征病理生理改变的中心环节,与大量蛋白尿为诊断本征的必具的二个条件。但大量蛋白尿和低蛋白血症并不完全一致,因血浆白蛋白值是清蛋白合成与分解代谢平衡的结果。

低白蛋白血症是血浆蛋白自尿中大量丢失的直接结果,但其低下程度与尿蛋白量有时不完全平行,因此近年人们注意到本征中白蛋白合成、分解代谢或肾外丢失等问题。多数学者注意到本征中伴尿中蛋白丢失而肝合成白蛋白增加,正常人每日肝合成白蛋白 130～200mg/kg,并可代偿增至 500mg/kg,其合成率除与肝功有关外,还受蛋白摄入和热量摄入的影响,当有适量摄入(每日蛋白 1.2～2.0g/kg,热量每日>146.5kJ/kg,即>35cal/kg)时可合成较好。在 NS 中常未能显示出这一代偿效果,或可能与患儿摄入不足有关。本症中白蛋白分解代谢的研究表明有分解代谢的异常增加。正常血管内白蛋白池中 $5\%\sim12\%$ 在肾、肠、肝、周围组织等处进行分解代谢,肾局部只占总分解的 10% 。肾病综会征患者中白蛋白池的分解代谢增高,甚至达 50% 。其中肾局部所占比率也相加,在实验动物中观察到肾病鼠行肾切除后其白蛋白分解代谢可较术前下降 50% ,似可反证本征中有白蛋白分解代谢之异常。此外虽有报告以 ^{51}Cr 标记白蛋白的方法观察到本症中有胃肠道白蛋白的丢失,但另外一些学者的研究未能证实。

血清 α_2 和 β 球蛋白增加,α_1 球蛋白正常或下降,γ 球蛋白水平取决于原发病。IgG 水平可以显著下降,IgA、IgM 和 IgE 通常正常甚至增加,免疫球蛋白水平的改变似乎依赖于原发病变的性质。微小病变肾病中 IgG 可以下降,而尿中没有丢失 IgG。在其他的原发性肾小球疾病状态,IgG 的下降为尿中丢失的反映。$C_{1q}C_2$、C_8 和 C_9 可以下降,不依赖于原发病。C_3 的下降与基础病有关,尿中有时也丢失 C_3,但不足以影响血清水平的降低。C_{1s}、C_4 和 C_1 的抑制物水平是正常的。C_3 和 $C_{4b}p$ 可以增加。

与凝血、溶纤有关的蛋白质变化:纤维蛋白原、第 V、Ⅶ、Ⅷ 及 Ⅸ 因子可以增加,与肝内合成增高有关,伴血小板计数轻度增加。抗凝血酶Ⅲ正常或显著下降,特别是在严重低清蛋白血症时($<20g/L$),可能因尿中丢失过多。蛋白 C 及蛋白 S 正常或增高,但活性降低。常导致高凝状态。β-血栓球蛋白增加及血小板聚集的增加是发生血栓的标记。尿中纤维蛋白降解产物(FDP)主要反映肾小球的通透性,不一定能表明肾小球缺血。第 Ⅸ、Ⅺ、Ⅻ 因子下降,抗纤溶酶、α_1 抗胰蛋白酶、纤溶酶原激活物减少。总之,促聚集的和促凝的因子是增加的,抗聚集、抗凝和纤溶机制受损,当血管内皮有损伤、血流淤滞和高脂血症时,肾病综合征患者易并发血栓形成。

转运蛋白质的变化:与重要金属离子(铁、铜、锌)相结合的蛋白质下降,与重要内分泌激素(甲状腺素、皮质素、前列腺素)相结合的蛋白质降低,与骨化醇结合的球蛋白下降可以导致获得性维生素 D 的缺乏。

(三)高脂血症

高脂血症虽非诊断肾病综合征的必需条件,却是重要的病理生理改变。高脂血症之程度常与蛋白尿程度及血中白蛋白水平相关,此外还与患者年龄、膳食、肾功能状态、皮质激素应用否等多种因素有关。

低密度脂蛋白(LDL)和极低密度脂蛋白(VLDL)常升高,三酰甘油和 VLDL 常规的升高仅见于血清中清蛋白的浓度低于 $10\sim20g/L$ 时,当血浆胶体渗透压很低时,VLDL 在外周转换为 LDL 受抑制,因而富于三酰甘油的 VLDL 快速升高,富于胆固醇的 LDL 则有所下降。高密度脂蛋白(HDL)可以增加、正常或减少,依赖于蛋白尿的程度、原发病的性质和肾小球滤过膜受损的程度。HDL_2 的下降多于 HDL_3,尿中载脂蛋白也增加。

脂代谢紊乱机制:①低白蛋白血症时导致肝脏产生脂蛋白增加($VLDL_2$、载脂蛋白 B),并干扰外周对脂蛋白的利用或分解。②由于尿中丢失白蛋白及其他调节蛋白致胆固醇紊乱。③血将渗透压降低是导致肾病综合征高脂血症的一个重要决定因素。

高脂血症对机体的不利影响有以下几方面。①是肾小球滤出的脂蛋白对系膜细胞具有毒性作用,有可能导致肾小球硬化。②是增加血小板的聚集,可促发高凝及血栓栓塞并发症。③是产生动脉粥样硬化性冠心病(ACHD)的可能性。一般而言持续的高脂血症,且 HDL 与总胆固醇之比值减少时才发生ACHD。虽有人认为小儿肾病综合征时也可见早期粥样硬化改变,但鉴于微小病变时自尿中丢失 HDL 比其他具器质性肾小球损伤的非微小病变肾病者为少,故血中 HDL 相对较高,因之粥样硬化性心血管并发症并不多见。

(四)水肿

为 NS 中常见的临床表现。其发生机制:①血容量紊乱,肾病综合征时尿排出大量的蛋白,引起血浆白蛋白的降低而使血浆胶体渗透压下降,血管内的水分向组织间液移动,发生水肿。②有效血容量下降及心搏量下降,可以激活神经、内分泌的调节反射,表现为交感神经张力升高,儿茶酚胺分泌增加、肾素-血管紧张素Ⅱ-醛固酮活性增高,抗利尿激素分泌增加。结果导致肾小球的血容量和滤过率下降,远端小管对钠的回吸收增加,导致继发性水、钠潴留。③原发性肾性钠潴留:无论是肾小球组织病变严重者或微小病变,在肾病综合征时存在超滤系数下降。肾内多巴胺生成减少可通过近曲小管钠重吸收导致钠潴留,远曲小管对血浆房钠肽的反应能力下降,使钠排泄率降低。

三、治疗

(一)一般治疗

1.休息 肾病综合征伴有严重水肿和高血压时需卧床休息,有利于增加肾血流量而利尿,并减少与外界接触,避免交叉感染。一般情况下不主张严格限制活动,以防止肢体血管血栓形成以及激素引起的肌肉萎缩,注意预防感染,但不宜常规预防使用抗生素。病程中一般不宜疫苗接种。

2.饮食 患儿仅有严重水肿和高血压时先予短期禁盐饮食,并控制水的摄入量。一般病例宜低盐(1~2g/d)饮食,以保证患儿生长发育的需要。当大量利尿或腹泻、呕吐失盐时,则应适当补充钠盐和水分。肾病患儿由于持续大量尿蛋白,蛋白质呈负氮平衡。然而,给予高蛋白饮食并不能提高血浆蛋白水平,只是增加尿蛋白的排泄量,加速肾脏进行性损害,故不宜给予高蛋白饮食。目前推荐,小儿每日蛋白质摄入量以1.2~1.8g/kg为宜,既可以补充患儿生长所需的蛋白质,又能减少尿蛋白排泄量。应供给优质蛋白如乳、蛋、鱼、瘦肉等。在应用激素过程中,还应当限制热量的摄入,避免食欲大增引起过度肥胖、脂肪肝等。

肾病综合征患者的低脂饮食有利于减轻高脂血症。目前推荐饮食中,脂肪含量<总热量的30%;胆固醇含量<200mg/d;饱和脂肪酸含量<总热量的7%,单体及多聚不饱和脂肪酸含量分别为总热量的10%~15%和10%。故宜多食富含亚油酸(η-6或ω-6类)如红花油(70%)、葵花子油(66.2%)、豆油(52.2%)、玉米胚油(47.8%)、芝麻油(43.7%)及亚麻酸(η-3ω-3类)如深海鱼油的食物。要有效地降低血脂还应多食富含植物纤维的食物如燕麦、豆类、谷类、玉米外皮、琼脂及果胶等,刺激肠蠕动,减少胆固醇吸收,促进胆固醇排泄。

大剂量激素治疗期间应补充足够的钙剂和维生素D,防止骨质疏松。适量补充微量元素,如从尿中丢失的铜、钾、铁等元素,可从正常饮食中摄取。

3.利尿 轻度水肿病例在限制盐和激素治疗7~10天后可出现利尿,一般不必应用利尿剂。但重度水肿病例,或因感染暂不能服用激素者,或对激素耐药者,可用利尿剂缓解症状。常用氢氯噻嗪1~2mg/(kg·d)与螺旋内酯1mg/(kg·d)合用,分次口服。如疗效不满意,可用呋塞米或利尿酸钠等强力利尿剂。为避免发生低血容量性休克,加速高凝状态诱发血栓形成,应先予扩容,继之利尿。右旋糖酐40每次5~10ml/kg快速静脉滴入,30~60分钟后静脉推注呋塞米每次1~2mg/kg,常产生良好的利尿效果。用血浆或人体白蛋白有延迟肾病缓解的副作用,以及日益关注的血制品污染问题,故使用时应权衡利弊。

4.顽固性水肿的处理 水肿是肾病综合征四大特征之一。水肿形成的机制传统解释是低蛋白血症造成血浆胶体渗透压降低,导致毛细血管内外压力Starling平衡失调。随着血浆胶体渗透压降低毛细血管动脉端渗出增加,静脉端回吸收减少,液体在组织间质潴留而发生水肿。但近年认为水潴留更与肾素-血管紧张素-醛固酮(RAS)系统,交感神经兴奋去甲肾上腺素-肾上腺素分泌增加,近端小管多巴胺生成减少等多种因素参与有关。顽固性水肿是难治性肾病的突出症状之一,处理棘手。首先应停用拮抗利尿剂的药物,如非甾醇类抗炎药物等。治疗上除限制钠摄入、提高血浆胶体渗透压(如输入白蛋白、低分子右旋糖酐),近年来对襻利尿剂呋塞米(速尿)、丁苯氧酸应用剂量和方法上有新的认识。呋塞米进入血循环95%以上与白蛋白结合。结合型呋塞米经血循环到近端肾小管上皮细胞,被有机酸转运泵解离,游离型呋塞米未分泌进入肾小管腔随尿液流到髓襻升支,抑制细胞膜上的 $Na^+/K^+/Cl$ 耦联转运系统,阻止 Na^+/Cl 再吸收而起到利尿作用。肾病时血浆白蛋白下降可使呋塞米血浓度下降,从肾小球滤出的大量白蛋白在肾小管腔中再次与呋塞米结合,使游离呋塞米减少从而降低利尿效果。因此有作者认为必须提高呋塞米剂量,增加尿中排出量。常规剂量呋塞米 $1\sim2mg/(kg\cdot次)$,口服或静注,无效时可提高 $2\sim3$ 倍剂量。近年有作者报告呋塞米持续静脉滴注利尿效果优于分次静脉推注。如在婴幼儿使用呋塞米 $4mg/(kg\cdot d)$ 持续静脉点滴比用 $1mg/(kg\cdot次)$ 每 6 小时 1 次静脉注射利尿效果好。

在使用利尿剂同时加用提升血浆胶体渗透压的药物如静滴白蛋白,国内使用无盐低分子右旋糖酐每次 $10ml/kg$,加多巴胺 $2\sim3\mu g/(kg\cdot min)$,静脉滴注,同时加用呋塞米,疗程 $7\sim10$ 天,可取得理想的利尿退肿效果。近年有报道使用白蛋白能延迟肾病缓解,增加复发机会,故使用时应斟酌。对药物治疗无效者,可采用持续静脉血液滤过(CCVH),可取得相当满意的效果,但需注意发生低血容量休克。也有报告可用浸浴疗法,腹水环注法,视单位条件采纳使用,

5.降脂　由于高脂可促进肾小球硬化及肾脏病进展,而且增加心血管并发症的危险性。近年对儿童肾病综合征,尤其是难治性肾病综合征持续性高脂血症的治疗日益重视。3-羟基-3-甲基戊二酰单酰辅酶 A (HMG-CoA)还原酶抑制剂(他汀类)是临床首选的一类治疗肾病综合征高脂血症最有效、最安全的降脂药物。它通过抑制胆固醇合成酶而降低胆固醇,并能有效地降低低密度脂蛋白(LDL)水平。此类药物可直接作用于肾小球系膜细胞,阻止系膜细胞增生所必须异戊二烯酸的合成,减缓肾脏损伤。常用药物有洛伐他汀、辛伐他汀、普伐他汀、氟伐他汀等。虽然降脂治疗不能推荐给儿童,但有报道儿童难治性肾病应用洛伐他汀(<40mg/d)和辛伐他汀(<20mg/d)治疗高脂血症,虽不能减少尿蛋白,增加血清白蛋白水平,但血清总胆固醇(TC)、低密度脂蛋白(LDL)和三酰甘油(TG)水平明显下降,而无明显的副作用。儿童肾病综合征持续性高脂血症是否应常规使用降脂药物治疗,还需进一步根据长期大样本的对照研究以评价其对肾脏的保护作用。

此外,应用血浆 LDL 吸附治疗激素耐药型肾病综合征特别是局灶节段性肾小球硬化患者,不仅能明显的降低血脂,而且能使尿蛋白明显下降,肾小球滤过率增加,并可改善对激素治疗的敏感性。目前认为 LDL 吸附对控制肾病综合征高脂血症是一种安全有效的方法。

6.抗凝　肾病时由于某些蛋白质由尿中排出,肝脏代偿性合成蛋白及脂肪增加,可引起机体凝血、抗凝及纤溶系统成分紊乱、血小板功能异常、血液黏稠度增加而出现高凝。类固醇激素的使用加重了高凝状态,导致肾病不易缓解,蛋白尿持续,故抗凝治疗日益受到重视。

凡肾病患儿出现高凝状态,均有使用抗凝剂指征。高凝状态诊断标准如下:①凝血酶原时间(PT)较正常值(11~14s)缩短>3s;②部分凝血活酶时间(APTT)较正常值(35~45s)缩短>10s;③抗凝血酶-Ⅲ(AT-Ⅲ)活性≤0.70;④D-二聚体(D-D)浓度>0.5mg/L。

(1)肝素:常用普通肝素 $100\sim200u/(kg\cdot d)$,溶于 5% 葡萄糖溶液或生理盐水 $50\sim100ml$ 内缓慢静滴。监测凝血酶原时间,控制在正常值的 2 倍以内,4 周后改华法林(苄丙酮香豆素)口服,$1\sim2mg/d$,维持 6 个月。

(2)除普通肝素外,近年多使用低分子肝素,优点是出血副作用小,使用次数少,无需特殊监护。上海交通大学附属儿童医院报告使用低分子肝素(那屈肝素钙)治疗 15 例难治性肾病伴高凝状态患儿,与另 15 例使用潘生丁患儿作为对照。剂量为以抗因子 Xa 活性单位(AXaIU)计,$60\sim100AXaIU/kg/d$,每天上午皮下注射,疗程 $2\sim4$ 周,配合激素及免疫抑制剂,治疗组在尿蛋白定量、血清白蛋白及总胆固醇三项指标的恢复均优于对照组。

（3）尿激酶：尿激酶可直接将纤溶酶原转化为纤溶酶溶解血栓。常用剂量为2万～6万U/d，用5%葡萄糖100～200ml稀释，缓慢静滴，疗程1～2周。

（4）丹参注射液：常用剂量0.4～0.5ml/(kg·d)，以5%葡萄糖液250～500ml稀释，静脉滴注2～3个月，继以活血化瘀中药口服。

（5）双嘧达莫（潘生丁）：具有抑制血小板聚集，防止血栓形成的作用。常用剂量为5～10mg/(kg·d)，分3次口服，疗程3～6个月。

7.调节肾功能　血管紧张素转换酶抑制剂（ACEI）和血管紧张素-Ⅱ受体拮抗剂（ARB）。ACEI治疗后肾内缓激肽释放酶（mRNA）表达增加，可被特异性B_2型缓激肽受体拮抗剂拮抗，用抑肽酶减少激肽降解可使尿蛋白减少。同时，ACEI阻断肾素血管紧张素系统（RAS）可以降低肾小球灌注压而减少蛋白尿。

ACEI剂型众多，目前常用苯那普利，商品名洛丁新；福辛普利，商品名蒙诺，每天10mg口服，不但降低蛋白，尚可延缓多种病因引起的肾功能不全的肾损害进展。

由于ACEI抑制了缓激肽的灭活，使其浓度上升，会诱发夜间刺激性干咳及神经血管性水肿。近年出现的血管紧张素受体拮抗剂（ARB）可避免此种副作用，如科素亚等，因无咳嗽、水肿、心率下降等副作用，故优于ACEI，但对肾脏保护作用有的报告所需剂量较大且出现效果迟于ACEI。

8.调节免疫功能　激素治疗效应的肾病及肾组织轻微损伤的肾病，常伴有多种免疫系统异常。左旋咪唑近年在国外受到重视。左旋咪唑能调节吞噬细胞和淋巴细胞功能，用于诱导和维持微小病变肾病的缓解。剂量为2.5mg/kg隔日顿服，疗程6～30个月。治疗后肾病复发率明显下降。左旋咪唑的主要副作用是粒细胞减少，但为可逆性，故使用时外周血检查是必要的。此外，胸腺素、静脉丙种球蛋白、中药黄芪等均有一定疗效。

（二）激素及免疫抑制剂治疗

激素（泼尼松）治疗：

1.疗程　疗程6个月者为中疗程，适用于初治患者。疗程9个月者为长疗程，适用于复发者。

2.剂量

（1）诱导缓解阶段：足量泼尼松1.5～2mg/(kg·d)（按身高的标准体重），最大剂量60mg/d，分次口服，尿蛋白阴转后巩固2周，一般足量不少于4周，最长8周。

（2）巩固维持阶段：以原足量两天量的2/3量，隔日晨顿服4周，如尿蛋白持续阴性，然后每2～4周减量2.5～5mg维持；至0.5～1mg/kg时维持3个月，以后每2周减量2.5～3mg至停药。

说明：

（1）对于使用足量激素≥8周者。可于诱导缓解后采用移行减量方法，再进入巩固维持阶段。移行减量方法如下：维持两天量的2/3量隔日晨顿服，另将其余两天量的1/3量于次日晨顿服，并逐渐于2～4周内减完。每日最大一般不超过60mg。

（2）拖尾疗法：对于频复发者可酌情在泼尼松0.5～0.25mg/kg水平选定一能维持缓解的剂量，较长时间维持不减。

（3）肾病综合征时甲泼尼龙冲击治疗，宜在肾病理基础上选择适应证。

激素仍为诱导肾病缓解的首选药物。虽然大部分患儿得以治疗缓解，但临床上仍因复发、频复发、激素依赖、激素耐药等问题，存在治疗上的困难。免疫抑制剂单独使用疗效不如激素，与激素联合治疗，常常能增加肾病缓解率。使用激素治疗肾病综合征，首先应遵循以下原则：①以选择生物半衰期12～36小时的中效制剂为宜，如泼尼松（强的松）或氢化泼尼松（强的松），不仅能较快诱导缓解，并适用于减量时的隔日疗法。②初始应用激素治疗时必须足量，分次服用，尽快诱导尿蛋白转阴。③尿蛋白转阴后的维持治疗阶段应以隔日晨顿服为宜,减少长期服用激素对下丘脑-垂体-肾上腺轴(HPA)抑制的副作用。④维持治疗时间不宜过短,应待病情完全稳定后再停药,以减少复发。⑤规范使用激素治疗方案,正确指导患儿进行药物剂量的调整,避免激素治疗的随意性。⑥地塞米松为激素长效制剂,抑制下丘脑-垂体-肾上腺轴的作用较强,其他副作用也较泼尼松为大,故不推荐作为常用激素。

3.初发病例的治疗

(1)治疗方案诊断后应立即开始治疗。我国目前激素治疗多采用中长疗法。泼尼松 2mg/(kg·d),最大剂量 60mg/d,分 3~4 次口服 4 周(或尿蛋白转阴后继用 2 周,足量用药最长不应超过 12 周),即改为原足量 2 天量的 2/3 量,隔日晨顿服 4 周,以后每 2~4 周减去 5~10mg,疗程 6 个月(中程疗法)或每 2~4 周减去 2.5~5mg,疗程 9~12 个月(长程疗法)。

(2)对激素疗效的判断:

1)激素敏感:应用泼尼松 4 周内尿蛋白转阴为高度敏感;4~8 周尿蛋白转阴为敏感。

2)激素部分敏感:应用泼尼松 8 周,尿蛋白定性(+)~(++)。

3)激素耐药:应用泼尼松 8 周,尿蛋白定性(+++)。

4)迟缓反应:应用泼尼松 8 周,尿蛋白始终不转阴,呈耐药或部分耐药,但持续用药后尿蛋白转阴。

5)激素依赖:对激素敏感,用药后缓解,但减量或停药 2 周内复发,恢复用药或再次用药仍有效,并重复 3 次以上。

6)复发:①复发指完全缓解后于 7 天内至少不同日连续三次尿蛋白定性>(++)或定量>40mg。②反复指治疗过程中尿蛋白转阴后又出现与复发同样的尿蛋白变化。③频繁复发指标准疗程(短疗程)结束后 6 个月内复发 2 次,或一年内复发 3 次,或中长疗程治疗后再发,重复 3 次以上者。

4.复发病例的治疗

(1)激素治疗过程中复发,特别是激素剂量较大时,不必急于增加剂量,应仔细寻找引起复发的原因。如感染是常见诱因,控制感染后往往使尿蛋白转阴,故不需调整药物剂量。但激素减量的速度要慢。

(2)停药后复发者继续原方案重新治疗,延长隔日用药时间。

5.频繁复发病例的治疗 调整激素的剂量和疗程:①患儿复发后其激素剂量的调整原则上再次恢复到初始疗效剂量或上一个疗效剂量,可改每日疗法或隔日疗法。②当泼尼松剂量减至隔日 25~15(0.5~1mg/kg)时,应延长用药时间,平均 3 个月以上或更长时间后再继续减量,缓解后改为隔日顿服 4 周,以后缓慢减至 6 个月至 1 年以上,对肾上腺皮质抑制作用小。③去除感染及其他影响激素疗效的因素。

转归判定

(1)基本痊愈:尿蛋白持续阴性,停药达 3 年以上。

(2)完全缓解:尿蛋白持续阴性,停药未足 3 年。

(3)部分缓解:尿蛋白持续(+)~(++)。

(4)未缓解:尿蛋白持续(+++)或以上。

(5)肾功能减退。

(6)死亡。

糖皮质激素长期使用副作用甚多,许多病人不能耐受。近年市场上出现曲安西龙片(商品名阿塞松),该药在皮质激素药物的化学结构第 16 位引入 α-羟基,使其大大减少盐皮质激素样活性,从而使其区别于醋酸泼尼松片等皮质激素类药物,服用后,很少造成钠潴留而产生的水肿、高血压、排钾等副作用。其剂量为每片 4mg,与每片 5mg 泼尼松相当,可以互为换用。

对激素耐药的局灶节段硬化病人,近年国外采用甲泼尼龙长程疗法,取得一定的疗效。

6.联合应用免疫抑制剂

(1)环磷酰胺(CTX):主要用于治疗肾病综合征频繁复发病例,能明显延长缓解期,减少频繁复发率。常用计量 $2\sim2.5mg/(kg\cdot d)$,分 3 次日服,疗程 12 周。总剂量不超过 $200\sim250mg/kg$。主要副作用有胃肠道反应、肝功能损害、脱发、骨髓抑制、出血性膀胱炎和对细菌、病毒的易感性增高。超剂量使用可引起远期性腺损害,影响睾丸生精功能。近年环磷酰胺冲击疗法用于治疗原发性肾病综合征,常用剂量 $8\sim12mg/(kg\cdot d)$,加入 10% 葡萄糖液 250ml 中,$1\sim2$ 小时内滴完,每月 2 次,疗程 $9\sim12$ 次。治疗日给予水化治疗,以 20ml/kg 输液量保持足够尿量。冲击疗法副作用少,治疗方便,累积总剂量少于 150mg/kg,推测对性腺影响较小。由于环磷酰胺有诸多副作用,选用时应严格掌握适应证及剂量。一年内严禁反复使用;不宜在激素足量用药期间使用,以免加重感染。对青春前期及青春期的患者用药需慎重考虑,尽量不用。

(2)苯丁酸氮芥(CB):又名瘤可宁,与环磷酰胺的效果相似,能减少激素敏感者的复发。常用剂量为 $0.2mg/(kg\cdot d)$,分次口服,疗程 8 周,总剂量不超过 10mg/kg,副作用与环磷酰胺相似。

7.激素依赖病例的治疗

(1)通过参考既往维持缓解的最低有效剂量,实行激素治疗剂量的个体化。最好摸索每个患儿能维持缓解的隔日剂量,长期维持,至少半年,以后再试减量。泼尼松隔日 1.4mg/kg,无激素副作用。

(2)联合应用环磷酰胺,$2mg/(kg\cdot d)$,疗程 12 周。但还磷酰胺对激素依赖病例的疗效不如频繁复发者。

(3)环孢霉素 A 首先于 1976 年由日本从土壤真菌代谢产物中提取的 11 个氨基酸环多肽,通过与淋巴细胞内亲环素结合后再与钙神经调素结合,阻滞激活 T 细胞核因子的去磷酸化及其核内转位。环孢霉素 A 可抑制 T 细胞产生和释放 IL-2、IL-3、IL-7 及干扰素-γ,并影响 IL-2 受体生成而发挥免疫抑制作用。

环孢霉素 A 对于复发性微小病变、膜性肾病以及局灶节段肾小球硬化具有一定疗效,可诱导缓解并控制复发,从而有利于激素撤出。上海市儿童医院报告 11 例局灶节段肾小球硬化,用环孢霉素 A 治疗,结果完全缓解 7 例,部分缓解 3 例,无效 1 例。具体治疗方案如下:开始剂量 $3mg/(kg\cdot d)$,1 周后监测血清肌酐、如血清肌酐不超过基础肌酐 30%,则加量至 $5mg/(kg\cdot d)$,以后根据环孢霉素 A 浓度调整剂量,维持环孢霉素 A 血浓度在 $100\sim200\mu g/L$,用药 $6\sim9$ 个月逐渐减量,总疗程 12 个月。主要毒副作用为肾损害,如肾功能减退、间质和小管病变,此外,还可有高血压、高血钾、多毛、牙龈增生及低血镁等。

(4)左旋咪唑合并氢化泼尼松治疗,左旋咪唑 2.5g/kg,隔日口服,在氢化泼尼松 $2mg/(kg\cdot d)$ 治疗 2 周,然后隔日顿服 4 周末给予。以后氢化泼尼松每 4 周减去 $2.5\sim5mg$,直至隔日 0.5g/kg。左旋咪唑剂量不减,$4\sim6$ 个月后停用氢化泼尼松。可明显减少激素依赖病例的复发率。

8.激素耐药病例的治疗

(1)激素耐药病例多属非微小病变型,故应争取做肾活检,明确病理类型,决定治疗方案。此外,还应积极寻找影响激素耐药的各种因素,如感染、肾小管间质病变、肾静脉血栓形成、肾上腺皮质功能低下,以及是否同时应用了影响激素疗效的药物等,并采取相应的对策,这对取得治疗的成功有至关重要的作用。

(2)激素中、长程疗法足量应用至 12 周,即使尿蛋白不转阴,也应改隔日口服,缓慢减量,延长隔日用药时间,可使部分病例达到缓解或部分缓解。

(3)联合应用环磷酰胺,$2mg/(kg\cdot d)$,疗程 12 周,或用环磷酰胺冲击疗法,用法同前,有时能改善患儿对激素的敏感性。

(4)环胞素 A(CsA):也可用于激素耐药病例,儿童 $6mg/(kg\cdot d)$,疗程 $6\sim12$ 个月。有报道激素耐药患儿应用 CsA $2.5\sim5mg/(kg\cdot d)$,维持血药浓度为 $50\sim120ng/ml$,疗程 12 个月以上,同时配合氢化可的松 0.5～1mg/kg,隔日服用,以后逐渐减量。如果上述治疗 3～4 个月尿蛋白不减少,则为无效,停用 CsA。长期中等剂量的 CsA 不但能使部分激素耐药病例达到完全或部分缓解,还能改善部分病例对激素的敏感性,而且肾毒性的发生率很小。

(5)甲泼尼龙:静脉冲击治疗可发挥其强大的免疫抑制作用和抗炎效果,尽快诱导尿蛋白转阴。在我国主要用于治疗原发性肾病综合征激素耐药病例,尤其是其他免疫抑制剂治疗无效者,或者需较大剂量维持,且激素副作用明显的病例。剂量为每次 15～30mg/kg(最大量不超过 1.0g),以 5%～10%葡萄糖溶液 100～200ml 稀释后静脉滴注 1～2h。每日或隔日 1 次,3 次为 1 个疗程。必要时 1～2 周后重复使用 1～2 个疗程。冲击后 48 小时继以泼尼松 2mg/kg 隔日顿服,根据病情逐渐减量。该药副作用有用药过程中面红、震颤、恶心、味觉改变、一时性的高凝状态、高血压、心律紊乱及消化道出血等。激素冲击治疗不宜以地塞米松取代甲泼尼龙。

(6)霉酚酸脂(麦考酚酸脂,MMF):商品名骁悉,MMF 是霉酚酸的 1-吗啉基乙酯化产物,是美国 Srntex 实验室和 Wisconsm 大学的研究者人工合成的一种新型免疫抑制剂,可高效、非竞争性、可逆性抑制次黄嘌呤核苷单磷酸脱氢酶的活性。MMF 对淋巴细胞有高度选择性,而其他脏器如肝、肾、骨髓等则可通过补救途径合成鸟嘌呤核苷酸而不受 MMF 的影响,因此无肝、肾及骨髓毒性。

MMF 可用于坏死性血管炎、狼疮性肾炎、膜性肾病、复发性微小病变以及局灶节段性肾小球肾炎治疗,取得满意疗效,减少复发。MMF 剂量为 20～25mg/(kg·d),疗程尚无统一方案。国内已有多篇治疗肾病的报告,联合小剂量激素治疗,疗程 3～6 月。但尚缺大样本双盲对照前瞻性研究。主要副作用有胃肠道反应、白细胞减少,偶见血尿酸升高、高血钾、肌痛或嗜睡。

(7)普乐可复(Prograf,FK506):普乐可复在 20 世纪 80 年代由日本发明并研制。它的分子结构为在 23 元环中嵌入有 α,β-二酮酰胺外罩的半缩醛的大环内酯。分子量 882.05 道尔顿。溶于甲醇、乙醇、丙酮、氯纺和乙醚,几乎不溶于水和乙烷。与羟丙甲基纤维素(一种水溶性多聚体)结合制成的固体扩散剂型适合于口服吸收,具有较好的稳定性。

普乐可复进入细胞后与胞浆内 FK506 结合蛋白(FKBP-12)结合,在与钙神经调素结合从而抑制活化 T 细胞核因子(NFATC)的去磷酸化及其核内转位来发挥抑制 T 细胞激活、增殖及免疫放大效应的作用。体外实验显示它抑制 T 淋巴细胞增殖的能力是环孢素的 100 倍以上。对实验性肾病、系膜增殖性肾炎、肾小球硬化模型有较好的治疗作用,可显著降低蛋白尿,逆转新月体形成等肾组织病变,国内已有用于肾病治疗的零星报告。

普乐可复有口服胶囊和静脉针剂二种。胶囊有 0.5mg,1mg 和 5mg 三种,静脉用针剂每毫升含 5mg 普乐可复和少量聚乙烯氢化蓖麻油和无水乙醇。儿童使用剂口服 0.15～0.3mg/(kg·d),静脉用 0.025～0.05mg/(kg·d)。毒副作用较多,有肾毒性、胃肠反应,代谢障碍、感染易感性增加及肿瘤等。但无肝和骨髓毒性。使用时与环孢霉素一样需监测血药浓度,以控制在 6～10ng/ml 为宜。

(谭国军)

第四节　儿童狼疮性肾炎

系统性红斑狼疮(SLE)是一种未知病因的自身免疫性疾病,患者体内存在多种自身抗体,与自身抗原结合形成免疫复合物并沉积于器官和组织。西方 SLE 的患病率为 14.6～122/10 万人,据估计我国至少有 100 万以上的 SLE 患者,被雅称为"狼疮王国"。本病可见于小儿的各个年龄时期,但 5 岁以前较少,发病高峰为青春期。男女之比 1：4～5,高于成年人。年龄越小,男性与女性之比越高,性成熟后女性明显增多。近年来发病率有上升趋势,且临床表现不典型,发病年龄较小,男性儿童发病增多。

SLE 可以累及全身各组织和器官,首发症状往往以某系统脏器损害为主要临床表现,狼疮性肾炎(LN)是 SLE 的重要并发症。据上海市儿童收治 160 例 SLE 分析,首发症状以肾损害如肾病综合征为首位,其次为血液系统,其中以溶血性贫血或血小板减少性紫癜多见,或 Evan 综合征、白细胞减少、再生障碍性贫血等。

McCluskey 统计 SLE 肾脏损害率可达 100％,可累及肾小球、肾小管和肾间质,从单纯的尿液检查异常到典型的肾炎或肾病综合征,甚至终末期肾病(ESRD)。1992 年中华儿科学会肾脏学组对国内 167 所医院儿科泌尿系统疾病住院病例进行调查,共诊断狼疮性肾炎 87 例,占 0.75％。狼疮性肾炎已成为仅次于过敏性紫癜性肾炎的儿童继发性肾小球疾病常见类型之一。

一、病因

本病的病因和发病机制尚不完全明了。近年来的研究证明,包括易感基因、环境因素、性别,以及机体对刺激作出应答时产生的免疫反应和炎症介质的数量等多因素参与发病的过程。这些因素的相互作用导致两种主要的免疫异常:①B 细胞在 T 细胞的辅助下产生致病性自身抗体和免疫复合物。②免疫应答调节紊乱导致致病性抗体及免疫复合物大量生成而不能得到适当下调,进而使暴露在高水平致病因素下的组织产生损伤。

(一)遗传缺陷

国外报道 12％的 SLE 患儿近亲患有同类疾病,同卵双生子发病高达 69％。儿童和青少年这些早发病的患者被认为有更强的发展为 SLE 和狼疮性肾炎的遗传倾向。SLE 鼠模型的连锁分析已经鉴别出至少 16 个染色体区域含有导致产生抗核抗体和肾小球肾炎的基因。近年来分子遗传学的研究发现经典激活途径早期补体的基因,免疫球蛋白 Fc 段受体基因,白细胞介素(IL)基因、凋亡相关基因,脱氧核糖核酸酶Ⅰ(DNASE1)基因、血管紧张素转换酶(ACE)基因、主要组织相容性复合体(MHC)Ⅱ类基因、雌激素受体基因等与人类 SLE 或狼疮性肾炎相关。其中某些基因的作用已通过在小鼠模型中破坏特异的候选基因而得到进一步的证实。

1.补体基因　补体成分通过和细胞表面的补体受体结合而调节免疫应答,级联反应是以靶细胞的损伤和裂解而告终的。激活得到的大片段通常停留在病原体和细胞表面,最终使后者裂解或加速其清除;小片段离开细胞表面,介导炎症反应。在机体的免疫应答和自身稳定过程中,补体的这一活性起着反馈调节的作用。因此补体活化的级联反应必须受到精确的调控,级联反应早期成分的缺陷可以导致自身抗体过量地产生。

补体基因缺陷包括 C1q、C1r、C1s、C2 和 C4 缺陷,在 SLE 群体频率明显增高。C1q、C1r 和 C1a 缺失纯合子分别与 SLE、狼疮性肾炎、抗双链 DNA(dsDNA)抗体相关。C1q 由 1p36.3-34.1 区 C1QA、C1QB、C1QG3 个基因编码,C1q 纯合子缺失小鼠模型的表型与人 SLE 临床表现相似,约 50％的小鼠自发产生高滴度抗核抗体(ANA),25％出现有免疫沉积的肾小球肾炎。

编码 C4 的基因多发性异常也是 SLE 的危险因素。C4 无效等位基因包括 C4A * Q0 和 C4B * Q0,研究发现狼疮肾炎患者 C4A * Q0 频率高于无肾损害表现者,提示 C4A 基因产物缺乏易于发生肾脏受累。

作用机制包括：

（1）经典途径的早期补体成分缺失或功能异常，机体对免疫复合物的清除明显减低。

（2）补体调节淋巴器官内抗原的正确分布、递呈和滞留，降低 B 细胞激活的阈值，产生大量自身抗体。

（3）C1q 能直接结合至角朊细胞的凋亡小泡表面，阻止机体对隔离于凋亡小泡中的抗原产生免疫反应。

2.免疫球蛋白 Fc 段受体基因 抗体本身对特异性免疫应答具有反馈调节功能，除了因为抗体量增加后能加速抗原的清除、更有效地启动了抗原的调节作用外，主要的机制是大量出现的抗体分子可借助其 Fc 段和 B 细胞表面的 Fc 受体结合，引发 Fc 受体启动的抑制性信号转导，终止 B 细胞的分化，使其不能分泌抗体。细胞表面能和 IgG 的 Fc 段结合的受体称为 FcγR，编码基因排列在 1q23 部位，长度在 100bp 之间。FcγR 家族包括 FcγRI、FcγRⅡ和 FcγRⅢ，在不同类型细胞表达水平有差异，其中 FcγRⅡ主要表达在 B 细胞表面，由识别 Fc 段的 a 链和负责信号转导的 γ 链共同组成。在 IgG 的各种亚类中，该受体对 IgG1 的亲和力最高，对 IgG2 最低。FcγRⅡa 是存在于大多数白细胞和血小板的低亲和力受体，可增强对 IgG2 包被颗粒的吞噬。在总人群中两种等位基因共显性表达，低亲和力等位基因在狼疮性肾炎病人中的表达显著增高，高亲和力等位基因低表达。

FcγRⅢa 分子表达于自然杀伤细胞（NK 细胞）和单核细胞，携带低亲和力等位基因者患 SLE（尤其是狼疮性肾炎）风险较大。研究显示，携带编码 FcγRⅡa 和 FcγRⅢa 两种受体等位基因的个体，固定和吞噬免疫复合物中免疫球蛋白（Ig）分子的能力较弱，不能有效地清除免疫复合物，导致免疫复合物在血循环中长期滞留并沉积于组织，该个体易于发生 SLE、尤其易感肾炎。对 Fc 受体缺陷小鼠进行的研究表明，FcγRⅢ缺失的狼疮易感鼠未发展为狼疮性肾炎。

3.白介素基因 目前已知的与 SLE 和狼疮肾炎有关的白介素基因主要是 IL-6 和 IL-10 基因。IL-6 基因定位于 7p21，其蛋白与 B 细胞分化成熟及免疫球蛋白产生有关，SLE 患者 B 淋巴母细胞中 IL-6 具有一二个 SLE 相关等位基因，使其出现高表达，且 IL-6 mRNA 稳定性提高。狼疮肾炎患者肾小管间质有 IL-6 mRNA 表达，小管间质病变愈严重，其表达量愈高。

IL-10 基因位于 1q31-32，其特定等位基因型与 SLE 关联。中国汉族人群 IL-10 基因启动子区域一个单倍型 G-138-SNP-1082 * A-SNP-819 * T-SNP-592 * A 在 SLE 家系中有显著的传递不平衡，与疾病关联的 SNPs 位于转录顺式调控元件区域，不同等位基因可能影响顺式调控元件与反式作用因子的亲和力，从而调控 IL-10mRNA 表达水平。IL-10 基因-592 位点多态性不仅与疾病活动性相关，还对临床和免疫病理损害产生影响，携带 IL-10 高表达相关 C 等位基因的患者肾小球弥漫增殖损害的发生率明显增高。

4.凋亡相关基因 程序性细胞死亡（PCD）是细胞在基因控制下一种温和有序的死亡形式，其在形态学上又称"凋亡"。细胞凋亡是机体控制免疫应答强度、避免免疫应答过强造成损伤的一种重要的反馈调节机制，凋亡介导的自身反应性 T、B 细胞的清除是免疫耐受形成和维持的主要机制。细胞凋亡在 SLE 的发病中存在两种可能：一方面，一些细胞的凋亡加速，释放更多的抗原物质，刺激自身抗体的产生；另一方面，凋亡调节功能障碍，自身反应性 B 细胞存活延长，使抗体达到致病水平。

抗原激活的 T 细胞可以自行发生凋亡，即激活诱导的细胞死亡（AICD），这一现象主要由 Fas 和 Fas 的配体这一对分子介导。人 Fas 基因是定位于 10q23、全长 25kb 的单拷贝基因，由 8 个内含子和 9 个外显子组成。Fas 抗原（即 CD95 或 APO-1）为 Ⅰ 型跨膜蛋白，胞内区为 145 个氨基酸，其中有一段 80 个氨基酸的保守序列与细胞凋亡信号的传递密切相关，被称之为"死亡结构域"。Fas 抗原广泛表达于外周血单核细胞（PBMC）、中性粒细胞、胸腺、上皮细胞等。人类 FasL 基因定位于 1q23、全长 8kb 的单拷贝基因，可分为 4 个外显子。在 ATG 起始密码子上游有一 300bp 的高度保守序列，这一区域含有 SP-1、NF-KB 和 RF-1 调控因子的结合序列。FasL 主要表达于激活的 T 细胞上，休止 T 细胞不表达 FasL。Fas 与 FasL 结合后激活鞘磷脂酶并使细胞内钙离子浓度升高,从而诱导细胞凋亡过程。T 细胞被激活大量发生克隆增生并发挥效应后,可以借助自身 FasL 和 Fas 的配接而发生凋亡(自杀),也可杀死其他的 T 细胞(自相残杀),还可以导致有 Fas 抗原表达的其他细胞如 B 细胞和抗原递呈细胞(APC)的凋亡(他杀),结果使抗原诱导的细胞免疫和体液免疫都受到遏制。

1pr/1pr 小鼠由于一种鼠内源性逆转录病毒的早期转座子(ENT)插入鼠 Fas 基因的第二个内含子中,该 ENT 在长末端重复序列里携有 poly A 尾信号,导致 Fas mRNA 异常剪切,使 Fas 膜蛋白的合成很少或完全终止,Fas/FasL 不能介导凋亡,而出现血清中高浓度的 Ig、大量自身抗体、关节炎、肾炎等 SLE 表现。g1d/g1d 小鼠的 FasL 基因细胞外段区有一亮氨酸→苯丙氨酸(T→C)的点突变,使 FasL 基因功能丧失,凋亡途径受阻,使自身反应性细胞不能被清除。Fisher 等对 5 例患自身免疫淋巴增殖综合征儿童的研究发现,每一个患儿都存在 Fas 基因的突变,如单碱基缺失、碱基改变或剪切异常,影响到 Fas 的功能,表现为类似 SLE 的自身免疫现象。Cheng 等在分析 SLE 病人 PBMC 得到的 Fas cDNA 时发现其核苷酸序列第700~762 位缺失,导致整个跨膜区的丢失,由此产生可溶性的 Fas 分子。酶联免疫吸附试验(ELISA)检测 SLE 病人外周血 sFas 的浓度,发现明显升高。由于 sFas 与 FasL 有高亲和力,剥夺或减少了表达 Fas 和 FasL 的活化 T 细胞之间结合后所诱导的淋巴细胞的凋亡,从而抑制了 Fas 介导的自身反应性淋巴细胞的清除。

此外,近年来有学者对 PDCDl(或 PD-1)基因多态性与狼疮肾炎的关系进行了研究,发现缺乏 PDCD1 的鼠在 C57BL/6 背景下发生肾小球肾炎和关节炎。该基因内含子 6867C/G 单核苷酸多态性(SNP)与狼疮肾炎明显相关,其可能的机制为、6867C/GSNP 位于转录抑制子 ZEB 的结合位点,该 SNP 的相关等位基因改变了 PD-1 基因的转录调控。

5.DNASE1 基因　DNASE1 是存在于血清、尿液、分泌物中的主要核酸酶,可在细胞更新快的场所及时去除凋亡细胞产生的裸露 DNA 和核小体,阻止疾病发生。DNASE1 基因定位于人 16p13.3 区,全长4592bp,含 9 个外显子。通过基因打靶技术产生 DNASE1 缺陷鼠,发现这些小鼠可出现抗核抗体、肾小球免疫复合物沉积、肾小球肾炎等类似 SLE 的表现。

部分 SLE 患者在该基因外显子 2 中存在单个核苷酸突变,酶活性明显降低并且伴有高滴度的抗核小体 IgG,DNASE1 基因 3′端单核苷酸多态性(SNP)3398 与 3737 的 C-G 单倍型和 3398、3737、4184 的单倍型 C-G-G 优先传递给患病子代。与正常人不同,DNASE1 mRNA 以 735bp、730bp、665bp、380bp、304bp的替代剪接形式为主,提示 SLE 发病与 DNASE1 mRNA 的异常剪接有关。

6.血管紧张素转换酶基因　ACE(定位于 17q23)可将血管紧张素 I 转换为血管紧张素 II,从而在调节血压和电解质平衡方面起重要作用,已证实 ACE16 号基因内含子的一个 Alu 插入(I)或缺失(D)多态性与SLE 和/或狼疮性肾炎相关。对 644 个 SLE 家族用传递不平衡方法进行的研究表明包括 A1u I/D 等位基因和 2 倍复制的 CT 危险等位基因在非白种人中与 SLE 和狼疮肾炎都相关。III 型和 IV 型狼疮肾炎患者有DD 基因型频率明显增高。

7.MHC II 类基因　HLA 基因系统是人类主要组织相容性复合体,定位于人类 6 号染色体短臂上,拥有约 400 万个核苷酸,是由一系列紧密连锁的基因座位组成,多态性极为复杂。根据编码分子的分布和功能不同分为 3 个区,即 I 类基因区、II 类基因区和 III 类基因区。HLA 与免疫功能密切相关,至今已发现 53个微卫星标记,SLE 相关基因主要分布在 HLA II 类分子区域,尤其是与 DR 亚区位点多态性相关。

在许多人群中,HLA-DR2 和 HLA-DR3 阳性者易患狼疮,而且与狼疮性肾炎相关。DR3 可以以扩展单倍型的方式与 HLA-B8、C4A 缺失和低水平表达的 TNF-α 等位基因共同被遗传。HLA-DR4 是保护性等位基因,带有此类基因的个体狼疮性肾炎发生率显著降低。SLE 患儿 HLA-DRB1＊15 来自父亲者较对照组多。

8.雌激素受体基因　不同基因型的女性狼疮肾炎患者有不同的临床病理特征。ppxx型患者中高血压和血液系统受损的发生率均显著高于PpXx型患者,并且肾小球襻内血栓形成、肾小球硬化、新月体形成等肾脏病理改变也最为严重,而Ppxx型患者的肾间质血管炎、间质纤维化在3种基因型携带者中最为严重。ppXx基因型在儿童狼疮中多于成人组,提示雌激素受体基因多态性与SLE发病年龄有关。

(二)环境因素

1.紫外线(UV)　光敏感主要是由波长290～320nm的紫外线B(UVB)所致,UVB可使皮肤角朊细胞的DNA分子形成较多胸腺嘧啶二聚体,这种被修饰过的DNA免疫原性明显增强,诱导角质细胞产生白细胞介素(IL)-1、IL-3、IL-6、粒细胞—巨噬细胞集落刺激因子(GMCSF)和TNF-α等细胞因子,并且影响巨噬细胞处理抗原的能力和抑制性T细胞(Ts细胞)的活化。

紫外线还能诱导人表皮细胞凋亡,在凋亡过程中膜包裹的小泡会出现在损伤细胞的表面,小泡中的核小体和RNA/蛋白质颗粒抗原可以刺激SLE特征性抗体应答。

2.感染　一些学者从SLE肾活检标本中发现黏病毒样结构(电镜下),最近在人类免疫缺陷病毒(HIV)感染的病人中发现有自身免疫的现象,提示自身免疫性疾病可能涉及逆转录病毒的作用。此外,不少感染因子可以通过诱导或改变宿主抗原、外源性抗原与自身抗原表位交叉反应、多克隆激活和旁路刺激等机制导致大量淋巴细胞活化。

超抗原是可以同时与几株具有特殊β链TCR的T细胞克隆起反应的抗原,来源于特殊的细菌产物,也可由病毒(特别是逆转录病毒)产生。超抗原激活表达特定TCR Vβ的T细胞而产生大量的细胞因子,诱发狼疮活动。研究表明狼疮肾炎患者肾组织内带有选择性TCR Vβ基因家族的淋巴细胞寡克隆扩增,提示T细胞通过TCR V(基因针对特异性肾内抗原发生应答。

3.药物　普鲁卡因胺、肼苯哒嗪、异烟肼和一些结构中含有芳香胺基团的药物可以诱导少数人狼疮发作。某些药物的代谢产物具有免疫原性,如果滞留体内的时间太长,可以激发自身免疫应答。有的药物(如普鲁卡因胺)会影响DNA修复,活化自身免疫性淋巴细胞,进而在具有遗传倾向的个体介导SLE。

4.饮食　含有补骨脂的食物(如芹菜、无花果等)具有增强SLE病人光敏感的潜在作用,蘑菇等真菌食品、苜蓿类种子、豆荚等可诱发红斑狼疮活动。

(三)免疫应答异常

1.致病性自身抗体　SLE时B细胞被激活产生针对自身抗原的抗体,这些天然自身抗体被T细胞等修饰后,转变为高亲和力的IgG自身抗体,可以启动组织炎症反应。在SLE中发现多种自身抗体,被抗体识别的抗原主要包括核蛋白、细胞表面或细胞膜内的抗原、影响凝血以及作用于内皮表面的糖蛋白,如抗单链DNA抗体(ssDNA)、dsDNA、RNA、组蛋白、Sm、SSA、SSB及RNP抗体等。某些自身抗体直接参与疾病的发生和发展,尤其是抗DNA抗体。

抗DNA抗体产生的过程如下:发生凋亡的淋巴细胞数量增加,具有异常免疫原性的细胞核成分表达增强,当吞噬细胞不能迅速吞噬凋亡小体时,凋亡小体膜破裂,释放核小体。核小体(或其他蛋白质-DNA复合物)与呈现抗DNA抗体独特型的B细胞结合,B细胞对蛋白进行加工并递呈给Th细胞,后者表达共刺激分子并分泌细胞因子,促使B细胞分化成分泌抗DNA抗体的浆细胞。免疫电镜结果显示抗DNA抗体首先结合在肾小球细胞膜表面,然后很快地穿过细胞质并聚集在核孔上,最后进入细胞核,部分进入细胞内的抗体还参与重循环并再次出现在细胞膜表面。病理性抗DNA抗体能与DNA酶Ⅰ产生交叉反应,并抑制后者的功能,使DNA酶Ⅰ不再对诱导细胞凋亡的信号反应,从而造成以肾小球细胞增生为主的病理改变。

　　将 SLE 病人的抗 DNA 单克隆抗体引入重症联合免疫缺陷(SCID)小鼠后,会引起肾小球肾炎。导入鼠抗 DNA 单克隆抗体基因的转基因鼠也会发展为肾炎。与肾小球抗原相结合的抗体带正电荷,在其 VH 高变区富含带电氨基酸,能激活补体,具有对 DNA 或核小体的高亲和力,比不具有这些特征的 DNA 抗体更可能导致肾炎。

　　当 SLE 病人肾脏受累加重时,可观察到抗 dsDNA 抗体水平突然下降,表明抗体正在沉积于肾脏。从 SLE 病人肾小球中洗脱出抗 dsDNA 抗体和抗 ssDNA 抗体,加入 dsDNA 抗原后洗脱液的抗核抗体活性部分受抑,表明这些抗体选择性富集于肾脏,并在炎症反应中起重要的作用。用抗特异性 DNA 抗体的独特型抗体染色肾小球,发现肾脏沉积物主要是一些抗 DNA 独特型抗体。

　　2.T 细胞和 B 细胞过度活化过度活化和/或免疫调节机制受损　　CD4$^+$T 辅助细胞(Th 细胞)可分为 Th1 细胞和 Th2 细胞两个亚型,正常免疫应答的发生、调节和保持需要 T 细胞亚群的功能处于一种平衡状态。通过对 SLE 患儿外周血 T 淋巴细胞内细胞因子的检测,发现 SLE 患儿存在由 Th1 细胞产生的 IL-2、IFN-γ 和 Th2 细胞产生的 IL-4、5、10 等细胞因子网络调控异常。无论是活动期还是缓解期,SLE 患儿 CD4$^+$T 细胞/CD8$^+$T 细胞比值低于正常儿。活动期 SLE 的 CD8$^+$T 细胞几乎全部被反抑制性 T 细胞 (CD8$^+$VV$^+$)取代,不能发挥对 CD4$^+$T 细胞的抑制作用,反而能辅助 B 细胞合成 ANA。活动期 SLE 患儿 Th2 细胞百分率高于健康对照组,缓解期恢复至正常水平。因此 SLE 的发生不仅是 CD4$^+$ 和 CD8$^+$T 细胞比例失调,更是 Th2 细胞优势活化,影响了体内 Th1/Th2 正常平衡的结果。Th1/Th2 应答失平衡导致细胞免疫受损、不能清除免疫复合物。另一方面,Th2 细胞增高导致 B 细胞功能亢进,B 细胞内钙离子流对非特异性激活信号的反应增高,产生多种自身抗体。

　　SLE 中的自身反应性细胞如果在疾病启动之前或启动之时出现,可以逃脱某些耐受机制,有可能这些自身反应性细胞原先针对的是与自身抗原有交叉反应的外源性抗原,或者免疫应答未受到调节。用外源性小核糖核蛋白(snRNP)免疫小鼠,会启动对该外源性 RNP 的应答,但随后却发展成针对自身 RNP 的反应。用 Ro 抗原中的一种蛋白质免疫家兔,最终可以得到抗 DNA 抗体,而且抗体会沉积于肾小球。这种现象称为"表位扩展",提示 SLE 病人中出现的异常可能并不代表最初的耐受机制有缺陷,而可能是 T 细胞和 B 细胞成熟过程中调节出现错误。

　　用抗独特型抗体对独特型进行调节时也会发生异常。抗体的可变区具有免疫原性,可用来产生一系列能识别该可变区的自身抗体。抗体分子可变区具有抗原性的结构称为独特型,能诱导产生抗该区段的抗体即抗独特型抗体。一些抗独特型抗体可下调表达该抗独特型的 B 细胞活性,降低抗体数量。沉积在狼疮性肾炎肾脏损伤处的抗体往往富含某些特定的独特型。疾病活动期病人血浆中只含有少量具有调节功能的抗独特型抗体,不能有效地抑制致病性抗体的活性,而缓解期抗独特型抗体水平升高。在狼疮鼠模型中采用从抗 DNA 抗体分子制备的独特型成分免疫小鼠,或直接输注某些抗独特型抗体,疾病可获遏制或被延缓。

　　3.单核/巨噬细胞的异常　　在正常个体的免疫反应过程中,外来抗原与抗体形成的免疫复合物很快被单核/巨噬细胞系统清除。SLE 病人单核/巨噬细胞清除包裹 Ig 颗粒和一些可溶性免疫复合物的功能受损,循环中免疫复合物水平增高,增加了在肾小球沉积的机会。

　　单核/巨噬细胞的活化导致细胞因子 TNF-α、IL-1、IL-6 和 IL-10 的释放,TNF-α、IL-1 和 IL-6 可以激活血管内皮细胞、淋巴细胞,增加血管壁通透性,加强局部免疫应答及炎症反应,是引起血管炎的主要介质。IL-10 支持 B 细胞的成熟并对抗转化生长因子 β(TGF-β)的免疫抑制效应、促进自身抗体的合成。

二、发病机制

大多数狼疮性肾炎是一种免疫复合物介导的肾小球疾病。由于外来抗原(如逆转录病毒)和内源性抗原(如 DNA,免疫球蛋白)作用于有遗传性免疫缺陷的易感人群,使自身抗原特别是 DNA 抗原发生变异,这些变异的自身抗原刺激 B 淋巴细胞产生大量抗自身组织的抗体,形成抗原抗体免疫复合物(主要由 DNA-抗 DNA 抗体构成),沉积于肾小球,激活补体并产生多种细胞因子,引起肾脏病变。

抗原和抗体特征影响免疫复合物形成的部位,肾小球损伤类型与免疫复合物形成的部位有关。大的、完整的免疫复合物或带有负电荷的抗原(不能通过肾小球毛细血管壁的阴离子电荷屏障)沉积于系膜和内皮下区。免疫沉积的程度与随后发生轻度的、限于系膜的病变还是更严重的、与局灶或弥漫增生性肾小球肾炎有关。上皮下沉积可以通过两种机制形成:一种是阳离子抗原通过肾小球基膜;另一种是自身抗体直接对抗上皮细胞抗原,即循环抗体与沉积在上皮下的抗原("种植"的抗原)结合。当沉积在系膜和内皮下邻近肾小球基膜时,因免疫复合物可以进入血管区域,激活补体产生趋化物 C_{3a} 和 C_{5a},引起中性粒细胞和单核细胞流入,在组织学上表现为系膜局灶及弥漫增生性肾小球肾炎。临床上可见红细胞尿、白细胞尿、管型、蛋白尿,常伴肾功能急剧下降。上皮下沉积也能激活补体,但由于基膜的隔离作用,无炎性细胞进入,因此损伤仅限于肾小球上皮细胞。临床上主要表现蛋白尿,组织学上表现为膜性肾病。

已有研究表明,IgG 亚型可能对免疫复合物沉积诱导的炎症反应也起重要作用。IgG1、IgG3 与补体结合程度较高,而 IgG2、IgG4 与补体结合较弱,因此后两种亚型导致炎症较轻。弥漫增生型肾小球肾炎的抗 dsDNA 抗体多为 IgG1 和 IgG3,而在膜型肾病的免疫沉积更多的是 IgG2 和 IgG4。

免疫复合物的沉积还能上调及激活内皮黏附分子,引起白细胞附壁和穿越血管内皮细胞,向炎症部位渗出,启动自身免疫损伤。激活及损伤的肾小球细胞和浸润的巨噬细胞、T 细胞产生炎症细胞因子如 TNF-α、IL-1、IL-6、TGF-β、IFN-γ 等,进一步扩展肾损伤。此外,毛细血管内皮损伤可启动凝血机制,造成血管内凝血,加重肾小球缺血,使肾单位功能受损。

间质免疫复合物沉积和肾小球病变、缺血可引起肾小管损伤、间质炎症细胞浸润及间质纤维化。肾小管损周围毛细血管壁、小动脉免疫复合物沉积引起血管炎症。

三、肾脏病理

狼疮性肾炎肾活检病理多样化,特征性的肾脏组织病理学改变是免疫荧光检查见多种 Ig、C3、C4、C1q 沉积,电镜显示在系膜区、上皮下、内皮下指纹状改变,在内皮胞浆中存在管网状结构、小管内透明血栓和管壁纤维素样坏死等。病理改变程度可与临床表现不完全一致,如活检中轻度或局灶性病变者尿常规可正常。即使同一病人的不同肾小球也可有不同的肾脏病理表现。肾组织病理对预测病情经过有重要的参考价值,如患者仅有系膜细胞增生或膜性肾炎可长时间维持良好的肾功能,弥漫增生性肾小球肾炎容易出现肾功能不全。电镜下电子致密沉积物的位置与临床也有密切关系,如肾小球内皮下沉积与蛋白尿的程度和肾功能情况有关。

(一)肾小球的基本病变

1.系膜增多及细胞增生　系膜基质增多及细胞增生是系膜区免疫复合物沉积的最初反应。狼疮性肾炎中细胞分布不规则,轻度增生时可仅累及某些肾小球的某个节段,即使在病变较重时也保持这种不规则分布的现象。除系膜细胞外,内皮细胞和上皮细胞也常发生增生。

2.坏死　坏死常累及肾小球的某些部分,如某个小叶,银染色切片中可见该处毛细血管基膜溶解,典型病变呈纤维素样坏死。坏死节段中可见固缩的核碎屑及中性多形核粒细胞,有时在坏死或炎症病变中见到苏木素小体。超微结构表现为电子致密核块伴中央密度减低,四周有变性的胞质围绕。

3.毛细血管内透明血栓　多见于弥漫增生性病变,透明血栓充塞于毛细血管腔内,紧贴毛细血管壁。血栓中的纤维蛋白原在免疫荧光中为阳性。有透明血栓形成者易演变为肾小球硬化。显著的内皮下沉积物可以向毛细血管腔内突出形成透明血栓样改变。

4.免疫沉积物　肾小球中出现免疫沉积物是狼疮性肾炎的标志性改变,免疫沉积物的多少和部位随病变程度及类型而异。系膜区的免疫复合物沉积常伴有系膜基质增多及系膜细胞增生。沉积物若沿基膜排列,可位于一侧或两侧,多为不规则沉积。免疫复合物沉积于内皮下使毛细血管的管壁僵硬、发生折光,临近的毛细血管可无明显改变。某些病例基膜外侧免疫复合物沉积引起基膜均匀增厚、钉突形成、横切面呈小圆圈状结构。上皮下沉积物的体积及分布一般不均匀。免疫荧光下以 1gG 阳性最常见,其次为 IgM、IgA。各种补体均可出现,最常见的是 C3、C1q 和 C4。狼疮性肾炎时在免疫荧光下上述免疫复合物呈阳性的"满堂"现象,对诊断有高度的特征性。

电镜下免疫沉积物表现为电子致密沉积物,部分可见到指纹状结构。尚可见到管泡状包涵体,主要位于肾小球内皮细胞的胞质、间质毛细血管及小动脉中,可能是一种变性细胞的产物。

5.肾小球瘢痕化　狼疮性肾炎进展期肾小球严重及广泛损伤,表现为 1~2 个小叶的节段性瘢痕化或累及整个肾小球。血管球与包氏囊粘连,终末期可见大部分肾小球球性硬化。

(二)肾小管及间质的基本病变

1.近曲小管透明小滴形成　肾近曲小管上皮细胞的胞质内出现许多圆形红染小滴,是血浆蛋白质经肾小球滤过、又被肾小管上皮细胞吞饮的结果。多见于大量蛋白尿的病人。

2.肾小管萎缩、间质炎症细胞浸润及间质纤维化　主要炎症细胞是 T 细胞和单核细胞,少数为 B 细胞、浆细胞和 NK 细胞。有明显炎症细胞浸润及肾小管受损多见于活动性狼疮肾炎,病程长者间质不同程度胶原形成,肾小管萎缩和间质纤维化。

肾小管间质累及是一种重要的提示预后的征象,与高血压、血肌酐升高和临床病程进展呈正相关。

3.血管炎　动脉炎及小动脉炎可见于有严重肾小球病变时,表现为坏死性动脉炎及小动脉炎或动脉内膜纤维性增生。血管免疫沉积通常位于完整的内皮下,有透明变性和非炎症性坏死性损害,严重者可有血管狭窄、中到重度高血压,血管壁淋巴和单核细胞浸润,提示预后较差。

有报道 SLE 患儿表现急剧恶化的肾功能衰竭、严重高血压,CTX 和甲泼尼龙联合冲击治疗未能缓解,经血浆置换后改善。肾活检病理显示免疫复合物沉积在小球毛细血管和入球动脉管腔处。

(三)狼疮性肾炎病理改变的分类

1982 年 WHO 接受了国际小儿肾脏病研究组织(ISKDC)巴黎病理顾问小组提出的狼疮性肾炎分型方案,将狼疮性肾炎分成 6 种不同组织学类别,见表5-2。

表 5-2　1982 年 ISKDC/WHO 狼疮肾炎分型

Ⅰ型　正常肾小球

　a.光镜、免疫荧光和电镜均正常

　b.光镜正常,免疫荧光和(或)电镜有少量沉积物

Ⅱ型　单纯系膜病

　a.系膜区增宽和(或)轻度细胞增多

　b.系膜细胞明显

Ⅲ型　局灶节段增生性肾小球肾炎

　a.活动性坏死性病变

　b.活动性和硬化性病变

　c.硬化性病变

Ⅳ型　弥漫增生性肾小球肾炎

　a.不伴节段性坏死性病变

　b.伴节段性坏死性病变

　c.伴节段性活动性和硬化性病变

　d.伴硬化性比病变

Ⅴ型　弥漫膜性肾小球肾炎

　a.单纯膜性肾小球肾炎

　b.伴Ⅱ型病变(a 或 b)

　c.伴Ⅲ型病变(a、b 或 c)

　d.伴Ⅳ型病变(a、b、c 或 d)

Ⅵ型进行性硬化性肾小球肾炎

　　1995 年 WHO 对狼疮性肾炎分类方案进行了修订,病理分型虽仍然基于肾小球的病变,但更注重了急慢性病变的区分(在Ⅲ型及Ⅳ型的亚类中采用),并在急慢性病变分析中顾及了间质小管及血管病变的作用,对过去较易混淆的Ⅲ型及Ⅴ型病变作了更为清晰的界定,见表 5-3 和表 5-4。其病理表现与临床的关系如下。

表 5-3　1995 年狼疮肾炎的 WHO 分型

Ⅰ型　正常肾小球

　a.光镜、免疫荧光和电镜均正常

　b.光镜正常

Ⅱ型　单纯系膜改变

　a.系膜增宽和(或)系膜细胞轻度增生

　b.系膜细胞增生

Ⅲ型　局灶节段性肾小球肾炎[合并轻、中度系膜改变和(或)节段性膜上沉积]

　a.活动性坏死性损害

　b.活动性和硬化性损害

　c.硬化性损害

Ⅳ型　弥漫性肾小球肾炎(重度系膜/系膜毛细血管伴广泛内皮下沉积,系膜沉积,上皮下也常见沉积)

　a.节段性损害

　b.活动性坏死性损害

　c.活动性和硬化性损害

　d.硬化性损害

Ⅴ型 弥漫性膜性肾小球肾炎

    a.单纯性膜性肾小球肾炎

    b.伴Ⅱ型损害病变(Ⅱa或Ⅱb)

Ⅵ型 晚期硬化性肾小球肾炎

表 5-4 1995 年狼疮肾炎的 WHO 分型(续)

活动性病变	硬化性病变
A.肾小球	A.肾小球硬化
细胞增生	节段性
毛细血管壁破坏	系膜
多形核白细胞浸润/核碎裂	球性
苏木素小体	B.纤维性新月体
新月体(细胞性或纤维细胞性)	C.肾小管萎缩
"铁丝圈"(光镜)	D.间质纤维化
透明血栓	E.血管硬化
纤维蛋白血栓	
节段性纤维蛋白沉积	
B.血管	
玻璃样(免疫复合物)沉积	
活动性病变	硬化性病变
坏死性动脉炎	
C.肾小管变性和坏死	
D.间质炎症,活动性	

Ⅰ型:肾活检光镜检查正常,免疫荧光偶见系膜区沉积,临床上常无肾脏表现。

Ⅱ型:系膜性肾炎。免疫荧光及电镜检查见系膜区明显 IgG、1gM 和 C3 沉积。根据光镜有无异常又分为:ⅡA 型,光镜检查正常;ⅡB 型,光镜检查示系膜细胞增生。临床上常有镜下血尿,25%～50%有中度蛋白尿。

Ⅲ型:局灶增生型。坏死与硬化的小球不足 50%,1/3 左右有肾病综合征,15%～25%肾小球滤过率降低。

Ⅳ型:弥漫增生型。大多数肾小球有细胞增生,常有新月体形成。光镜可见纤维样坏死或"铁丝圈"形成,是基膜增厚和基膜与内皮之间系膜插入所形成。免疫荧光检查有明显 IgG 沉积,也可见 IgA、IgM、C3、C4、C1q 沉积。新月体纤维蛋白染色阳性。电镜检查在系膜区、上皮下、内皮下有免疫沉积,内皮细胞中见管网状结构。50%以上患者临床上存在肾病综合征和肾功能不全,部分会进展到 ESRD。

Ⅴ型:膜型。光镜检查见肾小球基膜增厚,电镜检查见上皮下、内皮下、系膜区免疫沉积,主要是膜的改变。大多数临床表现为肾病综合征。

Ⅵ型:晚期硬化型。是增生性狼疮肾炎终末期,特征是弥漫性肾小球硬化和晚期肾小管间质病变。临床上常有高血压和肾功能损害,不可逆地进展成慢性肾功能不全。

儿童狼疮性肾炎患儿中Ⅳ型居多(43%),其次是Ⅴ型(30%)和Ⅲ型(23%)。Ⅳ型和Ⅴ型多表现为肾病综合征,Ⅱ型和Ⅲ型多表现为肾炎综合征。Ⅳ型狼疮性肾炎的高血压、肾功能不全发生率最高。一般情况下,肾脏病理类型可以通过疾病初期蛋白尿、血尿、低白蛋白血症和高血压的严重程度得到反应。

2003 年国际肾脏病和肾脏病理协会(ISN-RPS)对狼疮肾炎病理分型进行修正,对不同病变和分型进行了更为清楚的描述。

(四)特殊类型病理改变

1.间质性肾炎　多数狼疮性肾炎均可见不同程度的肾小管损害、间质炎症,其中部分病例在肾小管基膜、间质、肾小管周围毛细血管和小动脉壁上有以 IgG、C3 为主的免疫沉积物。一般间质病变的程度与肾小球病变的严重情况一致。在某些病例,肾小管间质病变是狼疮性肾炎的唯一表现。

2.新月体性肾小球肾炎　狼疮肾炎Ⅲ型和Ⅳ型病理改变中出现局灶性分布的新月体并不少见,但偶尔可以表现为弥漫性新月体性肾炎,免疫荧光的"满座"结果提示狼疮性新月体性肾炎。

3.硬化性肾炎　狼疮肾炎中肾小球硬化性改变可见于不同类型中,但在硬化性肾炎中节段性及局灶性硬化十分突出,并有显著的间质纤维化和肾小管萎缩。

4.坏死性免疫缺乏性狼疮肾炎　偶尔狼疮肾炎表现为坏死性肾炎伴显著细胞增生,但缺乏免疫沉积物,其发病可能主要是通过细胞免疫机制。

5.非炎症性坏死性血管病　病变累及小动脉和小叶间动脉,表现为血管内皮层破坏及大量 IgG、C3、纤维蛋白沉积在内膜。有的坏死性病变累及血管中层,病变缺乏炎症反应。上述变化主要见于少数弥漫增生性狼疮肾炎中。少数病例可出现血栓性微血管病,容易引起肾功能不全。

(五)狼疮性肾炎的活动指数和慢性指数

除确定病理类型外,肾组织病理学参数特别是活动指数(AI)和慢性指数(CI)对疾病可逆性及预后判断有重要价值。目前大多采用的方法为美国国立卫生院(NIH)风湿病与肾脏病分部所颁布的活动性指数及慢性化指数的评分标准,根据肾活检不同的组织学特征对肾脏病变的活动性及慢性程度采用半定量方法进行判断。临床血清免疫学指标明显异常、肾小球滤过功能明显减退者,AI 均较高,提示与疾病活动有关。AI、CI 分值越高,预后越差。通常 AI≥7 分,CI≥4 分,提示预后不良。活动指数≥12 是进展为肾功能衰竭的危险因素,慢性指数≥4 多数将进入终末期肾衰。

(六)病理类型的转变

肾组织病理改变不是一成不变的,40%左右的患者病理类型可以转变为另一种类型。类型的转变多数由较轻的组织学类型向较重的类型转变,如一些系膜或轻度局灶增生性损害患者,临床症状加重,蛋白尿增加、血压增高,可能转变为Ⅳ型。但有些狼疮肾炎经治疗后系膜增生和硬化可以减轻,膜性狼疮肾炎也可转化为Ⅲ型或Ⅳ型。

四、临床表现

狼疮肾炎表现可以首发,也可出现于其他症状后数月,但多数在 2 年以内。狼疮患儿有下列任一项肾受累表现者即可诊断为狼疮性肾炎:尿蛋白定量>0.15g/24h 或>0.4mg/(kg·h);尿 RBC>5 个/HPF(离心尿);肾功能异常,包括肾小球和(或)肾小管功能;肾活检异常。

儿童狼疮性肾炎的临床表现包括肾脏及肾外表现,在病程早期 30%～70%即有尿检异常或肾功能减退,约 1/2 患者表现为肾病综合征,近半数患者有高血压和肾功能减退。男性病情常较女性重,初发患儿肾功能不全比例较高。

肾外表现与肾脏器官受累可不平衡。肾外症状可呈隐匿、急性甚至暴发起病,可有发热、皮损、关节表现和心脏、消化道、肺部、血液等系统受累。表现为肾脏系统、心血管系统、神经系统、血液系统损害明显多于成人,无症状蛋白尿、血尿、关节炎和雷诺现象明显低于成人。女孩浆膜炎、血小板减少、关节炎发生率比男孩高。

(一)肾脏受累表现

可有不同程度的蛋白尿、血尿,常伴管型尿及肾功能损害,SLE活动期和肾脏病变恶化前尿蛋白量增加。由于病理改变的多样化,临床表现可轻可重,从轻度尿常规异常到肾病综合征,甚至是急进性肾炎起病,在短期内发生少尿和肾功能衰竭。

1.肾病综合征型　约40%的病儿以肾病综合征起病,可表现为单纯性肾病或肾炎性肾病,有水肿、大量蛋白尿、低蛋白血症和肾功能损害,数月后逐渐出现全身系统受累。病理多为膜型或弥漫增生型,少数系膜增生型。膜型病程进展缓慢,全身狼疮表现不活跃;弥漫增生型伴肾炎综合征,全身狼疮活动较显著,未经治疗较易发展成肾功能衰竭。与原发性肾病综合征不同,血免疫球蛋白含量可不下降或升高,蛋白电泳γ球蛋白的比例可升高,血胆固醇及三酰甘油水平升高不如原发性肾病综合征显著。

2.急性肾炎型　起病类似急性肾炎,有水肿、高血压、血尿、蛋白尿和全身性病变活动表现。部分可伴肾功能损害,出现氮质血症。

3.急进性肾炎型　部分病例起病急骤,肾功能急剧恶化,短期内发展为急性肾功能衰竭,临床上呈急进性肾炎经过,病理改变为新月体肾炎、严重弥漫增生伴血管病变及肾小管间质炎症。

4.慢性肾炎型　约30%患儿有高血压,不同程度蛋白尿,尿沉渣见大量红细胞及管型,明显肾功能损害甚至肾功能衰竭。病理改变以弥漫增生型为主。

5.孤立性血尿和(或)蛋白尿型　患儿不伴水肿和高血压,仅有轻-中度血尿和(或)蛋白尿。在相当长的病程中无其他全身表现,血清学检查缺乏特征性表现,往往误诊为原发性肾炎。在出现肾脏病临床表现后数月到数年才有肾外表现及自身抗体阳性,病理改变多为膜性。不出现肾外表现可能与低亲和力、低浓度的抗DNA抗体有关。

6.肾小管间质损害型　大约半数患者病理证实有不同程度的间质和小管病变,以远端肾小管损害多见。因浓缩功能障碍,临床上可有多饮、多尿、低分子蛋白尿、低比重尿、糖尿,甚至高钾性肾小管酸中毒伴肾钙化、结石,尿镁排泄增加。此型多与其他类型合并存在。

7.亚临床型　约占30%～50%,无症状,仅尿检异常,也可以正常。尿蛋白(－)或<＋＋,或<1g/d,常有镜下血尿及红细胞管型,肾功能正常。病理改变多为系膜增生或局灶节段增生,预后良好。但少数也可能转为更严重类型,如Ⅳ型狼疮肾炎。往往发生于疾病的早期,随着病程延长肾脏组织学损害加重,逐渐出现肾脏病的临床表现及实验室异常。

(二)肾外表现

1.发热　大多数患儿有发热,是狼疮活动常见的临床表现。可作为单一的症状存在,也可伴有疲乏、纳差、精神不振、肌肉疼痛等全身不适症状。可表现为不同热型,持续或间歇,没有特征性。非甾体类抗炎药(NSAID)常疗效欠佳,激素治疗可以得到缓解。

由于在长期应用激素和免疫抑制剂情况下极易感染,因此需与感染性发热鉴别。

2.关节痛或关节炎　关节痛及关节肿胀是关节累及的主要临床特征,发生率较高,以四肢关节最常见,如肩、肘、腕、手指关节、膝、踝等关节。可为游走性或持续性关节疼痛,很少引起关节破坏和畸形。关节症状常反复发作,与狼疮活动相关。

关节病变以滑膜炎症为主,可见滑膜细胞增生、滑膜表面有一层纤维蛋白样沉积物、血管周围有炎症细胞浸润,骨与关节影响较轻。X线检查主要是关节周围软组织肿胀,很少关节破坏。

3.皮损　皮肤损害好发于暴露部位,引起皮肤病损的主要原因是皮肤黏膜内的小血管炎。皮损形态呈多形性,多见于面部。最特异的皮损为:脸部发生横跨鼻梁、累及两侧面颊区的蝴蝶形红斑皮疹,伴有水肿。红斑的颜色活动期多为淡红或鲜红色,消退后常遗留色素沉着。用直接免疫荧光检查可见表皮基膜下与真皮交接处有免疫球蛋白沉积,主要为IgG、IgM和补体,表现为串珠状和线状的阳性免疫荧光染色,此现象被称为"狼疮带",有诊断意义。但临床上典型的蝶形红斑少见。

真皮层血管炎累及真皮上层的小动脉和后微静脉,皮肤表现有丘疹、手指、足底红斑和紫癜损害。血管炎的损害可同时累及小的真皮血管和大的皮下血管,故而同一个病人既可出现丘疹、紫癜损害(小血管受累),又可出现末梢性的坏疽、疼痛性的皮下结节和慢性复发性的溃疡(大血管受累)。由于内皮细胞或血小板功能的异常导致血小板聚集和微血栓形成、血管闭塞,可引起浅表或深部复发性血栓性静脉炎。

脱发是一种非特异性的皮肤表现,头发由前额向后逐渐减少,并且脆性增加容易折断(称为狼疮发)。

4.血液系统症状　多数患儿有不同程度的贫血,贫血的原因包括促红细胞生成素(EPO)不足、缺铁、自身免疫性溶血性贫血(包括Evan's综合征)等。Coomb试验常阳性。并发自身免疫性溶血性贫血的原因是由于体内自身抗体和(或)补体吸附于红细胞表面,导致红细胞破坏加速。当发生急性溶血时可有恶心、呕吐、腰痛及血红蛋白尿。慢性肾功能不全时部分患者可伴发出血,表现为瘀点、瘀斑和消化道出血。贫血在慢性肾功能衰竭(CRF)临床症状中占有重要地位。美国全国肾脏病基金会(NKF)在早期DOQI的临床实践指南中将慢性肾脏病(CKD)贫血诊治列为重要部分之一。

可伴白细胞减少。如发生粒细胞缺乏常合并感染、甚至败血症,原因可能与应用免疫抑制剂和抗粒细胞抗体导致粒细胞破坏有关。淋巴细胞减少可能与抗淋巴细胞抗体、淋巴细胞亚群比例异常和淋巴细胞功能异常有关,提示疾病活动。

血小板减少可表现为皮肤紫癜、出血倾向,一旦合并颅内出血,往往危及生命。抗血小板抗体(主要是IgG型、少数为IgM型)作用于血小板上多种特异性靶抗原,主要为血小板膜糖Ⅱb/Ⅲa、Ⅰb/Ⅰx等,是引起免疫性血小板减少的原因。

此外,由于体内存在抗磷脂抗体、循环免疫复合物及抗DNA抗体而出现高凝状态,易形成血栓。以下肢静脉血栓多见,可引起血栓性静脉炎、皮肤坏死性血管炎等表现。

5.神经精神性狼疮　临床症状可表现为认知功能障碍、头痛、抽搐、意识改变、无菌性脑膜炎、脑出血、脑梗塞、周围神经病、运动障碍、行为改变等。中枢神经系统的累及,特别是重症弥漫性神经精神狼疮,导致较高病死率和致残率。目前认为中枢神经系统的表现是一些自身抗体介导所致,包括神经元组织抗体、心磷脂抗体、淋巴细胞毒性抗体,以及免疫复合物或碎片沉积在脉络丛。其中抗神经元抗体能直接产生局灶性脱神经髓鞘作用,抗神经胶质细胞抗体可含有淋巴细胞毒性抗体,能对神经胶质细胞起反应。脑脊液检查蛋白质和细胞数轻度增高,脑脊液中抗神经节苷抗体的测定有诊断价值。脑电图可见异常波形。颅脑磁共振成像(MRI)检查可以见到局灶病变、梗塞、萎缩、颅内出血等异常改变。

有学者认为SLE病人中枢神经系统均受到不同程度的损害,且病情呈进行性加重,其中脑萎缩和慢性器质性脑功能不全可发生于无任何中枢神经系统损害表现者。曾报道一例狼疮性肾炎患儿先有右脑中动脉梗塞,随后继发反复发作右侧偏身舞蹈病,头颅MRI、CT检查未发现脑损伤,考虑可能由于脑梗塞增加了基底神经节对抗磷脂抗体(aPLs)的易感性所致。

6.心血管损害　心肌、心包、心内膜、瓣膜均可受累,其中以心包炎最常见。心包炎可呈局灶性或弥漫性,严重者可有大量心包积液。病理改变为纤维素性或纤维蛋白性,心包有炎症浸润,主要为单核细胞、少量多形核细胞或组织细胞,发展为缩窄性心包炎少见。当出现胸痛、呼吸困难,心电图呈低电压和T波异常时应怀疑心包炎。心肌炎也是较常见的心脏损害,病变部位主要由受累的冠状血管所支配,显微镜下可见小灶性或弥散性血管周围性心肌炎、心肌小血管壁和附近结缔组织间隔内有局限性纤维蛋白样改变,可表现心脏增大、心动过速、奔马律,甚至并发心肌梗死。心内膜炎常与心包炎同时存在,二尖瓣受损多于主动脉瓣。少数心内膜炎可发生纤维化、局部钙化,使二尖瓣增厚、畸形及键索缩短导致瓣膜关闭不全或狭窄,严重者需行瓣膜置换手术。如果血管病变累及心脏传导系统,则可引起心律失常和传导异常。此外,不少病人处于亚临床病变,仅在心脏超声检查时发现心脏损害。

高血压多数与狼疮肾损害和激素治疗有关,包括血管壁炎症、水钠潴留、对儿茶酚胺敏感性增加和血管紧张素产生增多等因素。系膜增殖者多无高血压,局灶性增殖及弥漫性增生者常伴有血压升高,尤其以弥漫性增生者多见,且血压升高也较显著。高血压可加速肾功能恶化并危及心、脑等重要器官,是发展到ESRD的独立危险因素。

7.呼吸系统症状　病变可以是急性肺泡炎,肺泡出血,肺泡壁水肿、坏死,透明膜间质性肺炎,间质性纤维化,纤维性肺泡炎,血管炎,胸膜炎和胸腔积液。病理可见肺泡的广泛破坏、肺泡毛细血管功能单位的丢失及瘢痕形成,在肺泡间质和肺泡中可见颗粒型IgG、IgM、C1q的沉积。

最常见的肺部表现为胸膜炎伴积液,胸腔积液可为单侧或双侧,一般少量至中等量,胸腔积液中ANA(＋)。近年来随着诊治水平的提高,越来越多患儿在疾病早期得以确诊,使胸膜的累及率下降。

临床上狼疮肺炎往往无急性感染症状,若为急性发病时,表现急性发热、呼吸困难、咳嗽和胸痛,X线检查可见双肺弥漫性斑状浸润,对抗生素治疗无效而对激素治疗敏感。当肺泡毛细血管受到严重损伤,红细胞可进入肺泡引起出血性肺泡炎,临床上表现为急性咯血、呼吸困难、心率加快和高热等症状。两者都有广泛的肺实质炎症导致呼吸衰竭。广泛间质性肺炎及间质纤维化少见。

8.消化系统症状　可有腹痛,恶心,呕吐,肝、脾肿大,肝功能异常。主要由小动脉炎引起,也可伴有小静脉炎。狼疮肝炎的病理表现为肝周炎、局灶性坏死和门静脉血栓形成等。胰腺的血管炎可导致胰腺炎。肠血管炎可引起局限性缺血,随后发生黏膜溃疡、水肿、出血、穿孔等一系列病变,病变的深度和广度与受累血管的大小有关。

(三)临床过程和预后

儿童狼疮性肾炎损害较成人严重,进展快,重型狼疮常见。几乎每个儿童狼疮性肾炎患者都会发生蛋白尿,有严重肾炎者高血压也多。肾脏病变是影响远期生命质量的关键,蛋白尿和血尿程度越严重,预后越差。内生肌酐清除率下降、大量蛋白尿、红细胞管型和蜡样管型或有持续性高血压均提示肾脏损害严重,预后不良。

肾功能衰竭是狼疮肾炎主要致死原因。心脏损害、浆膜炎、抗dsDNA(＋)、LE细胞(＋)、合并感染是小儿重症狼疮性肾炎的危险因素。严重感染(细菌、病毒、真菌、结核等)能诱发狼疮活动和狼疮危象,使病情加重,甚至死亡。

初次肾活检的病理类型对预后的估计有一定意义,Ⅰ型、Ⅱ型多数预后良好,94%的肾功能衰竭患儿为Ⅳ型病理改变。肾病型转归较肾炎型差。

国外资料显示,平均22个月的随访55.6%的儿童狼疮性肾炎完全缓解,无肾脏损害的SLE患儿缓解率85.7%。确诊5年后约25%儿童狼疮性肾炎发生ESRD,影响因素包括症状是否完全缓解、治疗初期血Cr升高水平、有无应用环磷酰胺(CTX)治疗等。

五、实验室检查

(一)血常规

贫血多为轻度,少数表现为重度贫血。有非免疫性贫血和免疫性贫血两类,后者为自身免疫性溶血性贫血,伴有网织红细胞增多、间接胆红素升高、Coomb 试验(+)。溶血严重时,血涂片可见有核红细胞。如有缺铁,可表现为小细胞低色素性贫血。若发生再障,则表现全血细胞减少。

白细胞常低于<4.1×10^9/L,粒细胞低于 1.5×10^9/L 为粒细胞缺乏,淋巴细胞计数减少与疾病活动性相关。

血小板常低于<100×10^9/L,可作为疾病活动的标志。

多数患儿活动期血沉增快,缓解期可降至正常。

(二)尿液检查

1.尿常规可有蛋白尿,血尿和细胞、颗粒管型 蛋白尿程度与狼疮性肾炎病变程度大致平行,发生 ESRD 者病程中常有长期持续性蛋白尿。因尿蛋白重吸收使肾小管上皮细胞对溶酶体活性增加,激活补体,血管活性因子产生增多,细胞骨架发生改变,加重纤维化,故蛋白尿是引起 CRF 的决定因素。

血尿也是狼疮性肾炎活动的指标。管型的出现表示蛋白在肾小管内凝固,上皮细胞管型可见于肾小管急性炎症或坏死。尿 pH 值升高见于肾小管酸中毒。

2.尿微量系列蛋白 有助于了解狼疮性肾炎的肾小管、小球损害程度,其中尿视黄醇结合蛋白(RBP)可反映近端小管损害程度,尿白蛋白反映肾小球滤过膜通透性改变。

上海市儿童医院应用 ELISA 方法检测患儿尿 RBP 含量,发现 76.92% 的狼疮性肾炎患儿尿 RBP 明显高于正常对照组,65% 有尿 N-乙酰-β-氨基葡萄糖苷酶(NAG)增高。无狼疮性肾炎的 SLE 患儿肾小管受损先于蛋白尿之前发生。

3.尿中性肽链内切酶(NEP) NEP 参与哺乳动物的炎症和多种肽类代谢调节过程,当急性肾小管损伤时从近端肾小管刷状缘大量脱落,排入尿液,尿中 NEP 明显增高。而进入慢性病变时肾小管已不能再提供 NEP 释放入尿,尿 NEP 水平降低,故对诊断急、慢性肾小管损伤有参考价值。

4.尿单核细胞(UMC) UMC 明显占优势,与蛋白尿程度相关,病情改善后降低。

5.尿细胞因子 IL-6 活动期患者尿 IL-6/肌酐比值增高程度与尿 β_2 微球蛋白(β_2-m)及 NAG 水平正相关。

(三)血生化检查

血清蛋白电泳提示低白蛋白血症,免疫球蛋白水平升高,尤其是 β 球蛋白。但大量蛋白尿者免疫球蛋白可正常。

当狼疮肾炎儿童发生肾功能不全时,可有肾小球滤过率降低,血清尿素氮(BUN)和 Cr 可升高。若为活动性Ⅳ型狼疮肾炎 Scr 可明显增高,是早期生存率下降的重要原因。肾功能突然恶化时,不仅应考虑病理的转型、病变活动等因素,还应考虑本病发展及治疗过程中引起急性肾小管坏死或急性间质性肾炎的可能。

血清胱蛋白酶抑制剂 C 是一种非糖基化的碱性蛋白产物,是细胞溶酶体半胱氨酸蛋白酶的抑制剂。由肾小球自由滤过,全部在近端肾小管分解代谢,肾小管不分泌,具有稳定的生产率,是目前反映 GFR 理想的标记物,对早期肾功能损害的评价优于 Scr。

(四)自身抗体

SLE 患者产生各种各样的自身抗体,其中大部分是针对细胞内抗原、特别是核抗原的。但是自身抗体阴性的肾病患者不能否定狼疮性肾炎。

1.抗核抗体(ANA) 抗核抗体泛指针对细胞核(浆)内蛋白质(组蛋白、非组蛋白)、脱氧核糖核酸、核糖核酸(DNA、RNA)或由其组成的大分子复合物等多种抗原物质的各种自身抗体,迄今为止已发现几十种。ANA 所作用的抗原在生物进化上高度保守,一般无种系和器官特异性,主要为 IgG 型,也可为 IgM 及

IgA 型。

间接免疫荧光法(IF)是目前国际上应用最广泛的 ANA 筛选方法,敏感性高。ANA 荧光核型是以肿瘤细胞 HEp-2 细胞株为基质在荧光显微镜下观察到的核荧光染色的类型,主要取决于相应的抗原成分及其在细胞核中的位置。不同荧光核型只能提示某种抗体存在的可能,不能确定抗体的性质,还需要通过其他特异检测方法(如免疫扩散、免疫印迹、放射免疫、免疫沉淀等)明确 ANA 的特性。常见荧光核型有:周边型、均质型、颗粒型、核仁型、着丝点型及增殖细胞核抗原(PCNA)型等。

(1)周边型:细胞核周边荧光增强如环状,分裂相细胞的染色体区出现明亮均匀的荧光。周边型核荧光是抗 dsDNA 抗体或抗脱氧核糖核蛋白(dsDNA+组蛋白,DNP)的形态学反应,高滴度见于疾病活动期。

(2)均质型:整个核呈均匀弥漫的荧光,有时核仁区荧光可略淡,分裂相细胞的染色体区也表现为明亮均匀的荧光。与颗粒型核荧光的鉴别主要在分裂相细胞,均质型表现为染色体区明亮均匀的荧光,而颗粒型荧光阴性。

(3)颗粒型:荧光分散在细胞核质中,根据荧光颗粒的大小又可以分为粗颗粒型和细颗粒型两种。粗颗粒型荧光颗粒粗大,核仁区无荧光,分裂期细胞的染色体区无荧光;细颗粒型荧光颗粒细小,核内有模糊浅荧光,细胞质内也可出现相似的荧光表现,分裂期细胞无荧光染色。粗颗粒型多由抗 RNP 抗体和抗 Sm 抗体组成,细颗粒型主要见于抗 SSA/Ro 抗体、抗 SSB/La 抗体、抗 Scl-70 抗体及其他抗体,这些抗体总称为抗 ENA 抗体。颗粒型荧光阳性需进一步进行抗体的特异性检测。

在颗粒型荧光中还存在另一种特殊的荧光型,即抗增殖细胞核抗原抗体(PC-NA)。其特征是在同一视野中荧光阳性的细胞三三两两地分散在核荧光阴性细胞中,且颗粒粗细、疏密不一,这是由于培养在同一玻片上的细胞所处的细胞周期不同所致。

(4)核仁型:核仁区出现团块状或颗粒状荧光,一般 3～8 块荧光,状如梅花,分裂期细胞染色体区无荧光。

(5)着丝点型:分裂间期核内出现稀疏的细颗粒荧光,不超过 46 点。分裂期细胞染色体区出现密集的颗粒状荧光,排列呈线状,可与细颗粒型核荧光相鉴别。

通常认为 IFANA>1∶80 为阳性。ANA 阳性对 SLE 有重要的诊断意义,儿童狼疮性肾炎患者抗核抗体阳性率 90% 以上,治疗后持续阳性。但特异性差,可见于多种自身免疫性疾病。尚有 5% 的 SLE 患者 ANA 始终阴性。

2.抗 ENA 抗体　可抽提核抗原(ENA)是指用等渗溶液从哺乳动物细胞核中抽提出来的酸性核蛋白抗原系统,包括十余种已知成分。能够与 ENA 抗原特异结合的抗体称抗 ENA 抗体,是 ANA 的重要组成部分。不同的抗 ENA 抗体在各种风湿性疾病中的阳性率有明显差异,有些有很高的特异性,有助于诊断和鉴别诊断。SLE 中的抗 ENA 抗体有多种类型,与临床关系密切的主要包括抗 Sm 抗体、抗 UIRNP 抗体、抗 SSA/Ro 抗体、抗 SSB/La、抗核糖体抗体等。

经典的抗 ENA 抗体检测方法有免疫双扩散法、对流免疫电泳(CIE)等,近年来应用免疫印迹技术(IBT)检测各种自身抗体所作用的抗原多肽表位,标志着进入蛋白质多肽水平。以兔胸腺 ENA 为抗原,建立在一条硝酸纤维薄膜上,检测包括抗 Sm、抗 RNP、抗 SSA、抗 SSB、抗 Scl-70、抗 Jo-1 及抗核糖体等 7 种自身抗体,可提高抗 Sm 抗体的检出率。

(1)抗 Sm 抗体:Sm 抗原属于小核糖核蛋白,是蛋白质与 RNA 分子的复合物,即富含尿嘧啶核苷的多种小分子细胞核 RNAs(U1、U2、U4/U5、U6snRNA)分别与"Sm 核心蛋白"结合而成。"Sm 核心蛋白"是指分子量从 11～29kD,标记为 B′、B、D、E、F、G 的一组蛋白多肽。U-snRNPs 在细胞内通过形成剪接小体参与信使 RNA(mRNA)成熟这一细胞内重要生物学过程。抗 Sm 抗体的免疫反应性主要存在于 Sm 抗原的蛋白质成分,且包括多种多肽抗原成分,故又称 Sm 系统。在抗 ENA 抗体免疫印迹检测中,抗 Sm 抗体与"Sm 核心蛋白"中的多肽表位起反应,表现为 B′、B、D 等多肽相应位置的显色区带,是 SLE 标记抗体。

儿童狼疮性肾炎抗 Sm 抗体阳性率约为 15%～50%。

(2)抗 RNP 抗体(抗 UIRNP 抗体):Ul-snRNP 颗粒除了含有 Sm 蛋白外,还含有三种特殊的蛋白,称为 Ul-70kD、Ul-A 蛋白(32kD)和 Ul-C 蛋白(22kD)。与 UIRNP 蛋白反应的抗体分为两类:第一类含有抗 Sm 抗体,直接与 Sm 蛋白反应;第二类为抗 RNP 抗体,其抗原表位主要存于 70kD 和 A、C 三种蛋白多肽组分上。抗 RNP 抗体非 SLE 特异,在儿童狼疮肾炎中少见。

(3)抗 SSA/Ro 抗体　SSA/Ro 抗原是由 60kD 和 52kD 的蛋白质分别与 hY 族 hY1、hY3、hY4、hY5 小分子 RNAs 形成的复合物,与 Sm 和 RNP 相似,其抗原表位主要存在于蛋白质组分上。35% 的 SLE 患者抗 SSA/Ro 抗体阳性。

(4)抗 SSB/La 抗体:SSB/La 抗原是由一个 48kD 的磷酸化蛋白与 RNA 聚合酶Ⅲ转录产物形成的复合物,抗 SSB/La 抗体主要作用于 48kD 蛋白多肽上的抗原表位,该抗体阳性几乎总是伴有抗 SSA/Ro 抗体。

(5)抗核糖体 P 蛋白抗体:该抗体所针对的抗原是位于核糖体大亚基上的 P0(38kD)、P1(16.5kD)和 P2(15kD)三种磷酸化蛋白,在 IBT 检测中常呈现 38kD、16.5kD 和 15kD 三条显色带。主要见于 SLE(10%),一般认为是 SLE 又一血清标记抗体,可能与中枢神经系统病变有关。

3.抗 dsDNA 抗体　抗 dsDNA 抗体既直接参与 SLE 的发生、发展,又可作为疾病的标志物。包括只与 dsDNA 反应的和既与 dsDNA 也与 ssDNA 反应的两种抗 dsDNA 抗体,前者的反应位点为 dsDNA 特异的高级结构,后者反应位点为 DNA 的糖-磷酸骨架。最具特异性的是仅与 dsDNA 反应的抗 dsDNA 抗体,抗体升高尤其是高滴度者,对于 SLE 特异性较高,特别是对狼疮性肾炎患者。但出现频率低,故而临床上被用来测定的均指与 dsDNA 及 ssDNA 都能反应的抗 dsDNA 抗体,因此在其他结缔组织疾病中也可以见到抗 dsDNA 抗体滴度升高。

临床上常用的血清抗 dsDNA 抗体检测方法有放射分析 Farr 法(包括 ^{14}C 标记 dsDNA 和 ^{125}I 标记 dsDNA)、短膜虫间接免疫荧光法(CL-IFA)和 ELISA,Farr 法最为常用、有较高的敏感性,间接免疫荧光法特异性强,ELISA 可检测抗体的亲和力。目前国内采用的放射分析 Farr 法又可分为半定量法和定量法两种,两法均以 ^{125}I 标记 dsDNA 抗原,在与样品反应后,应用饱和硫酸胺将反应后的 ^{125}I-dsD-NA 和抗 dsDNA 抗体复合物沉淀下来进行反射性计数。半定量法以结合百分率(%)表达,＞20% 为阳性。缺点是结合百分率的检测范围较窄,^{125}I-dsDNA 试剂稳定性不够而导致结合百分率波动较大。定量法应用了较为优良的 dsDNA 重组技术和放射性标记技术,其 dsDNA 的纯度和 ^{125}I 标记 dsDNA 的稳定使试剂盒的灵敏度、特异性和稳定性均有所提高,且提供了国际标准活性单位的参考标准,正常上限为 6U/ml,大于 20U/ml 提示为活动性 SLE。

儿童 SLE 患者抗-dsDNA 抗体阳性率较成人为高,可达 90%。其水平与肾脏受累及肾炎的严重程度有着密切的关系,常被作为狼疮活动指标。临床缓解后浓度降低甚至转阴,每 4～6 周检测一次可用于监视病情变化、药物治疗效果等。

4.抗核小体抗体(ANuA)　核小体是染色质的基本结构单位,由组蛋白和双链 DNA 组成,核心是 8 个带正电荷的组蛋白分子,带负电荷的双链 DNA 盘绕其上约 1.75 圈(长约 146bp)。两个核小体之间由 50～60bp DNA 链(连接 DNA)与组蛋白 H1 相连,呈串珠状排列。抗核小体抗体在狼疮性肾炎的发病机制中起重要作用,与狼疮性肾炎表现密切相关。抗核小体抗体对于 SLE 的诊断敏感性较高、特异性强,抗体滴度疾病的活动性正相关,是诊断、病情监测的一个新的重要辅助指标。

5.抗磷脂抗体(APL) 抗磷脂抗体是一组能与多种含有磷脂结构的抗原物质起反应的自身抗体,包括狼疮抗凝物(LAC)、抗心磷脂抗体(ACL)、抗磷脂酸抗体、抗磷脂酰丝氨酸抗体、抗 β_2 糖蛋白 1(β_2-GP1)抗体等。

抗心磷脂抗体是抗磷脂抗体的重要组成部分,抗心磷脂抗体与心磷脂的结合需要血清和辅助因子 β_2-GP1 的参与,与磷脂结合后 β_2-GPl 分子暴露出来的表位可能是自身免疫疾病相关的抗磷脂抗体针对的真实抗原。抗心磷脂抗体由于阳性率高、相对易于检测而且重复性好,因此是目前临床上最普遍开展的检测项目。通常需定量测定 IgG、IgM、IgA 型抗心磷脂抗体,中、高水平的 IgG 型抗心磷脂抗体最为特异。

近 2/3 儿童狼疮性肾炎患者在疾病过程中抗心磷脂抗体阳性,主要是 IgG 和 IgM 型,与血栓形成、血小板减少和狼疮性神经系统损害有密切关系。

6.抗嗜中性粒细胞胞浆抗体(AN-CA) ANCA 是指一组与嗜中性粒细胞或单核细胞胞浆溶酶体酶中的一些特异性抗原发生反应的自身抗体,其抗原成分包括:丝氨酸蛋白酶 3(PR-3)、髓过氧化酶(MPO)、杀菌/通透性增高蛋白、人白细胞弹性蛋白酶(HLE)、乳铁蛋白(LF)、组织蛋白酶 G(CG)等。临床上常用的 ANCA 检测方法有间接免疫荧光法(HF)和 ELISA。IIF 多用乙醇固定的中性粒细胞作为底物,在荧光显微镜下根据荧光分布可将 ANCA 主要分为胞浆型 ANCA(c-ANCA)和核周型 ANCA(p-ANCA),前者的主要靶抗原成分是 PR-3,后者是 MPO。因免疫荧光法检测 p-ANCA 与其他核抗原如 ANA 可以有交叉反应,故推荐采用特异性高的 ELISA 法,可以准确的检测出血清中两种 ANCA:抗 MPO 抗体和抗 PR-3 抗体。

ANCA 主要与一些血管炎相关。25% SLE 患者 ANCA 阳性,主要是抗 MPO 抗体,临床病情严重,肾脏病理显示肾小球新月体和狼疮血管病变发生率高,代表一种特殊类型的狼疮性肾炎。

7.抗 C1q 抗体 是针对补体成分 C1q 的自身抗体,抗 C1q 抗体与狼疮肾炎活动有关,敏感性和特异性分别为 87% 和 92%。患者症状缓解后,其升高的抗 C1q 抗体可恢复至正常水平。可用于评估疾病的活动性。

(五)补体和免疫复合物

补体是正常新鲜血清中存在的一组具有酶活性的球蛋白,在免疫反应和炎症反应中具有重要功能。目前已知的补体组分共有 20 余种,占血清球蛋白总量的 10%。由于抗原抗体免疫复合物形成、补体消耗增多引起补体水平下降,导致血清补体降低,以 C_3 和 CH50(50%溶血活性)最为敏感,随病情控制可逐步恢复到正常。

儿童狼疮性肾炎患者低补体血症较成人明显,约 75%~90%,有明显肾炎者更为多见,C4、C1q 下降比 C3 更多,提示通过经典途径激活补体。由于继发激活了旁路途径,备解素和 B 因子也会降低。是判断狼疮活动性的一个敏感而可靠的指标。

免疫复合物的形成是正常个体免疫反应的一部分,它的形成可以有效地清除外来抗原。在狼疮性肾炎病人中,IgG 抗体和 DNA 结合后保护 DNA 小片段不受核酸酶消化,使循环中持续存在着小分子 DNA-抗 DNA 复合物。由于低补体血症和遗传性补体成分缺乏,使患者清除循环免疫复合物的能力下降,因此活动期免疫复合物水平升高,当疾病活动性下降时免疫复合物水平随之降低。

(六)其他

据报道狼疮性肾炎儿童外周血中 IgE 低亲和力受体 CD23$^+$ 细胞明显增高。细胞因子 IL-6 mRNA 表达异常增高,血清白介素-6 增高可提示处于活动期。肾小管黏附分子 ICAM-1 的表达增加,可以预测疾病预后。

六、诊断和鉴别诊断

由于 SLE 临床表现复杂多样,容易误诊,国内报告误诊率为 54.5%,我院误诊率为 38.3%,值得重视。儿童、男性及年幼者临床表现不典型,易于误诊或漏诊。对以肾损害为主要表现者,尤其某些激素耐药型或疗效不佳的所谓"难治性"肾病,若存在低补体血症、高免疫球蛋白血症、血沉明显增快、或伴有肾功能不全者应与狼疮性肾炎鉴别。未明诊断前,不宜盲目使用大量激素及其他免疫抑制剂,以免掩盖 SLE 症状、导致误诊,或出现亚临床型,延误诊断。

(一)狼疮性肾炎的诊断

SLE 的诊断多年来一直参照美国风湿病学会(ARA)1982 年提出的分类标准,11 项指标中符合 4 项或 4 项以上者即可诊断。随着抗磷脂抗体的发现和临床上对抗磷脂抗体综合征的重视,1997 年 ARA 对此标准重新进行了修订,剔除第 10 条中的 LE 细胞阳性,增加了抗磷脂抗体的内容,从而使 SLE 诊断的特异性达到 95%,敏感性达到 85%。

除符合 SLE 诊断标准外,尚应具有肾脏损害的表现,包括肾组织学异常或肾损伤的标识如血液、尿液检查异常或影像学检查异常。肾活检是一项非常重要的诊断手段。

(二)病情评估

1.疾病活动性 常结合以下几方面进行评估:①临床表现,如关节炎、面部红斑、脱发、间质性肺炎、肾炎等血管炎的表现。②实验室检查,如补体降低、血沉增快、蛋白尿等。③疾病的活动性评分指数,如 SLEDAI、SLAM 及 LAI 等,常被用于临床药物疗效的监测和评估。

SLEDAI 积分表是由多伦多大学医学院建立的,由 14 位风湿病学医生对 39 名病人的 37 个变量进行观察、实验室检测并进行多元回归分析后,确立了其中 24 个变量及其权数对于评判 SLE 活动的价值。这 24 个变量分别代表 SLE 病人的各种临床表现或异常实验室指标,每存在一项即记录相应的积分,SLEDAI 变化范围自 0~105 分。

2.急性活动期 是指以下 7 项中存在 2 项者:

(1)关节炎

(2)新鲜皮疹或口腔溃疡

(3)胸膜炎或心包炎

(4)抽搐或精神异常

(5)血管炎

(6)血尿或蛋白尿

(7)白细胞 $<4\times10^9$/L 或补体降低或抗 dsDNA 抗体阳性

3.暴发型 是指合并急性狼疮脑病、急性自身免疫性溶血和 Evans 综合征等表现的狼疮肾炎,如果未能及时处理,死亡率极高。

(三)鉴别诊断

以肾损害为首发症状的狼疮肾炎,需与各种原发性肾小球疾病和紫癜性肾炎、乙肝病毒相关性肾炎、幼年特发性关节炎(JIA)肾损害、川崎病肾损害、药物性肾损害等继发性肾脏疾病相鉴别。而以肾外表现起病的狼疮肾炎应与各种感染,血液系统疾病如白血病、溶血性贫血、血小板减少性紫癜,心血管系统疾病如心肌炎、心包积液,神经系统疾病如癫痫、脑血管意外,呼吸系统疾病如胸膜炎和其他结缔组织疾病等相鉴别。

1.原发性肾小球疾病

(1)急性肾小球肾炎:学龄儿童多见,起病前 1～3 周有咽炎、扁桃体炎、脓疱疮等前驱感染史。临床以血尿、少尿、水肿和高血压为主要表现,严重病例可出现循环充血、高血压脑病、急性肾功能不全。系链球菌感染后刺激机体产生抗体,抗原、抗体结合形成免疫复合物,随血流沉积于肾小球而致病。尿检有红细胞、管型及蛋白,血常规白细胞计数正常或轻度增高,ASO 效价增高,血清总补体及 C3 下降。严重少尿者可出现氮质血症、代谢性酸中毒及电解质紊乱。B超检查双肾增大。肾活检光镜下可见弥漫性肾小球、毛细血管内皮细胞及系膜细胞肿胀增生,电镜可见肾小球上皮细胞下电子致密物呈驼峰样沉积。

(2)慢性肾小球肾炎:是由不同原因、不同病理所构成的一组原发性肾小球疾病,病程长、发展慢、症状可轻可重。部分为急性链球菌感染后病情迁延所致,大部分则与急性肾炎无关,而是由其病理类型确定的,起病即为慢性肾炎。临床表现水肿、高血压、蛋白尿、血尿及不同程度的肾功能损害,一般无浆膜炎。血常规变化不明显,肾功能不全者可有贫血,白细胞多正常。尿蛋白轻～中度增高,可见红细胞和管型。肾功能慢性进行性损害,进展速度与病理类型有关,也与治疗情况和有无感染、血压增高等因素有关。主要病理类型有系膜增生性、系膜毛细血管性、膜性、局灶节段性肾小球硬化和增生硬化性肾小球肾炎。

(3)原发肾病综合征:基本特征是大量蛋白尿、低白蛋白血症、水肿、高脂血症,若为肾炎型肾病则有血尿、高血压、氮质血症等表现。尿蛋白＋＋＋或＋＋＋＋,定量＞0.1g/(kg・d),伴或不伴镜下血尿。血浆总蛋白降低、白蛋白低于 25g/L,白球比例倒置,蛋白电泳 α_2 球蛋白增高。血胆固醇明显增高,IgG 降低,补体多正常。常见病理类型有微小病变型、系膜增生性、局灶节段性肾小球硬化、膜性肾病、膜增生性肾小球肾炎。无皮肤损害、关节症状、多器官受累等表现。

(4)C1q 肾病:是一种少见的免疫复合物介导的肾小球疾病,1982 年 Jones 和 Magil 首先报道。主要症状为中、重度蛋白尿和肾病综合征,偶见肾炎综合征和血尿,可有肾功能损害。血清补体正常,IFANA(－)。特征性表现为肾活检免疫荧光检查时见到着色较强的 C1q,C3 及 Ig 染色较弱或阴性,呈颗粒状沉积在系膜区,也可见于肾小球毛细血管壁。

2.继发性肾小球疾病

(1)过敏性紫癜性肾炎:过敏性紫癜以全身小血管变态反应性炎症为基本病理改变,临床上可以有皮肤紫癜、关节炎、胃肠道症状和肾损害等表现,其肾脏受累者称为紫癜性肾炎(HSPN)。以 10 岁以下儿童常见,多在发病前 1～3 周有上呼吸道感染史,皮肤紫癜主要对称性分布在四肢远端伸侧。肾损害多在紫癜出现后 3～6 月内,表现镜下血尿或肉眼血尿及蛋白尿,少数病情较重者可出现少尿、氮质血症、急性肾功能不全。上海市儿童医院对尿常规多次阴性的过敏性紫癜患儿进行肾活体组织检查,证实有病理改变,仅为轻重不同而已。免疫学检查 IgA 升高为主,补体多正常,自身抗体(－)。肾活检见以 IgA 沉着为主的系膜增殖性病理改变。

(2)乙肝病毒相关性肾炎:乙型肝炎病毒感染可以引起多种多样的肝外病变,肾小球肾炎是其中之一。由于乙肝病毒抗原与机体产生的抗体形成免疫复合物,沉积在肾组织,激活补体、血凝系统、纤溶系统等共同介导肾小球的免疫损伤。起病多隐匿,临床可表现肾病综合征或肾炎综合征,症状较轻且不典型。病理改变主要是膜性肾病,其次是膜增生性肾炎、系膜增生性肾炎,免疫组化可见肾组织 HBV 抗原(HbsAg、HbeAg、HBcAg)沿毛细血管襻及系膜区沉积。根据乙肝病史,肝功能异常,乙肝标志物(＋)和肾活检发现可确诊。近年有直接由尿中检测 HBV-DNA 的报告,可以作为辅助诊断。

(3)幼年特发性关节炎(JIA)肾损害:幼年特发性关节炎是儿科常见的慢性自身免疫性疾病,临床表现为以小关节为主的对称性多关节肿痛、晨僵、关节畸形,伴发热,皮疹和虹膜睫状体炎,可引起血管炎及心、肺、神经、眼部等病变。自 Foster 等报道肾功能衰竭为 JIA 的常见死因后,JIA 肾损害逐步引起国内外学者的重视。肾损害主要包括原发性肾损害、血管炎、继发性肾淀粉样变性和药物性肾损害等,以原发性肾损害多见,其肾组织病理改变以系膜增殖性肾炎、膜性肾病、膜增生性肾炎和新月体肾炎以及肾小球基膜(GBM)变薄为主。据统计28.3%的JIA患儿病程中出现肾损害表现。表现为镜下血尿和(或)蛋白尿,或同时存在尿 RBP 和 NAG 的增高,肾功能异常。血清补体正常,少数病人抗核抗体阳性,抗环瓜氨酸肽抗体(+)。

(4)川崎病肾损害:川崎病是一种原因未明的全身血管炎,以 4 岁以下小儿多见。主要特点为急性发热,多形红斑皮疹,四肢末端硬性水肿、脱皮,眼结膜和口腔黏膜充血,舌乳头增生,颈淋巴结肿大,肛周潮红、脱皮及冠状动脉受累表现。由于肾脏广泛的小血管炎症及免疫复合物沉积,造成肾小球、肾小管间质的损害,表现镜下血尿、轻度蛋白尿、无菌性脓尿等。血常规白细胞计数多升高、且以中性粒细胞为主,IFANA(-),心脏超声检查可见冠状动脉扩张。典型病例诊断并不难。

3.肾小管-间质性疾病　急性间质性肾炎是多种原因引起的临床病理综合征,常因全身或局部感染的致病微生物在肾实质内繁殖所致,或者药物直接对肾小管的毒性损害或过敏。近年来由于各类药物尤其是抗生素的广泛使用或不合理使用药物,使药物引起肾损害较前增多。临床上以急性肾功能衰竭为主要表现,可伴发热、皮疹、淋巴结肿大、肝损害。尿检有肉眼或镜下血尿、蛋白尿、白细胞尿,血 BUN、Cr 升高,可测得抗 TBM 抗体。病理可见双侧肾脏弥漫性病变,肾间质炎性细胞浸润,伴有不同程度的肾小管损害,缺乏肾小球及肾血管的损伤,少或无间质纤维化。免疫荧光检查部分患儿可见 IgG 和 C3 沉积。

七、治疗进展

随着对本病发病机制认识的不断深化和诊治方法的不断提高,特别是免疫抑制和免疫调节疗法的发展,本病的预后有了明显的改善。狼疮性肾炎患儿的预后与病理及有无间质累及等因素有关。若能争取及早肾活检,了解病理类型,制定相应的治疗方案,保护肾功能,将有助于降低病死率、提高生存质量。

狼疮性肾炎治疗三个关键:控制狼疮活动、预防复发、防治并发症。主要分为两个阶段,即诱导缓解和巩固治疗。前者目的在于迅速控制病情,阻止或逆转内脏损害,力求疾病完全缓解。此期需要半年或更长时间,不可急于求成。由于狼疮性肾炎每次发作和加重都会导致肾组织瘢痕形成、萎缩及纤维化堆积,因此在完全缓解后需维持治疗。

由于患者病理类型可转变为另一种类型,因此对治疗效果不显著或病程迁延,出现严重的蛋白尿、血尿、高血压和肾功能不全者,应考虑重复肾活检,以调整治疗方案。

(一)一般治疗

1.饮食　患儿需摄取足够的营养,应包括碳水化合物、蛋白质、脂肪等在内的均衡饮食。避免某些可诱发狼疮的食物。

由于狼疮性肾炎患儿大量的蛋白质从尿中丢失,会引起低白蛋白血症,不仅影响生长发育,而且对感染抵抗力差,因此要及时补充优质蛋白,如牛奶、鸡蛋、瘦肉、鱼类等食物。但过多高蛋白质饮食加重肾脏排泄的负担,尿蛋白从肾小球滤过时加重肾小球的硬化,故要适当限制蛋白质的量。

由于肾脏缺血,可使肾脏分泌肾素,激活血管紧张素而产生高血压,同时由于排钠功能的减退,更加重了高血压,所以应限制每日钠盐的摄入量。同时宜适度限制水分,以免加重肾脏的负担造成水肿。因钾离子从尿中排泄增多,宜多食含钾丰富的水果蔬菜。但是如果肾脏持续恶化,出现肾功能不全时,要注意体内钾离子的蓄积,含钾太多的食物应该避免。

糖皮质激素能分解蛋白质并引起高脂血症、糖尿病和骨质疏松及库欣综合征,因此长期大剂量应用糖皮质激素应注意避免高脂、高糖食物。补充钙质,防止糖皮质激素造成的骨质疏松,同时要补充一些活化的维生素 D 来帮助钙的吸收。

2.休息　注意劳逸结合,根据病情和体力状况适当锻炼。病情严重活动时,要卧床休息。病情稳定期可以复学。

3.积极预防和控制各种感染　感染,特别是肺部感染已成为 SLE 的主要致死原因,与大量应用糖皮质激素和(或)免疫抑制剂有关。因感染能诱发狼疮活动或使原有病情加重,防治感染是进一步提高病人生存率的重要目标。

4.其他　紫外线会激发狼疮活动,患儿应避免长时间暴露于强烈的日光照射之下。避免使用和接触诱发狼疮的药物,如肼曲嗪和含胺类药物等。流感疫苗和肺炎疫苗的接种是安全的,但不宜接种活疫苗。乙肝疫苗的安全性尚待证实。避免非必要的手术。

定期专科随访,遵从医嘱,不随意停药,及时发现发作的可能性并采取相应措施。

5.几种情况的处理

(1)面部红斑:保持面部清洁,经常用清水洗脸,用 30℃左右的温水湿敷红斑处。忌用碱性肥皂。

(2)口腔溃疡:保持口腔卫生,饭后漱口,用软牙刷刷牙。避免刺激性食物。

(3)脱发:用温水洗头,边洗边按摩头皮。

(4)关节疼痛:尽量让关节处于功能位置,适当的热敷或理疗,必要时给予止痛剂。

(5)水肿:轻度水肿者应限制活动,重度水肿者应卧床休息。下肢水肿应抬高下肢。控制水分和钠盐的摄入量。应用利尿剂期间,需观察尿量、体重的变化,注意有无电解质紊乱及脱水现象。

(6)高血压:监测一天中血压的变化,控制钠盐和水的摄入总量。若出现剧烈头痛、恶心、呕吐等症状,要及时就医。对由于激素治疗引起的高血压,当血压难以控制时需减少激素用量。

(二)药物治疗

应根据临床表现参照肾病理类型制定治疗方案。在无肾脏组织活检的情况下,临床表现为孤立性血尿和(或)蛋白尿者可参照病理Ⅱ型或Ⅲa 型给予治疗;表现为急性肾炎、肾病综合征者参照Ⅲ型、Ⅳ型或Ⅴ型治疗;表现为急进性肾炎的首先给予甲泼尼龙冲击,而后参照病理Ⅳ型治疗。

Ⅰ型和Ⅱ型病理改变的患儿按照 SLE 的常规治疗,当 24 小时尿蛋白>1g 时给予小或中等剂量的泼尼松口服,并根据临床活动程度调整剂量和疗程。对局灶节段增生型(Ⅲ型)、弥漫增生型(Ⅳ型)及同时并发增生性病变和膜性病变者,目前主张予肾上腺皮质激素与细胞毒药物联合、序贯应用,以降低激素副作用,增强疗效。单纯膜性病变(Ⅴa 型)患者预后较好,但是单独使用泼尼松的用法值得商榷。增生明显者按照病理Ⅲ型、Ⅳ型治疗。

1.肾上腺皮质激素　糖皮质激素是临床最常提及的皮质激素,是肾上腺皮质分泌的三类激素中的一类,由束状带合成和分泌,其分泌和生成受促肾上腺皮质激素(ACTH)调节。具有强大的抗炎作用,能对抗各种原因引起的炎症。但在抑制炎症、减轻症状的同时也降低机体的防御功能,易于发生各种感染。血浆中 90%以上糖皮质激素与白蛋白结合,在严重的低蛋白血症病人中,非结合的糖皮质激素浓度高,引起的副作用更大。

对免疫细胞的许多功能及免疫反应的多个环节均有抑制作用,可以抑制巨噬细胞对抗原的吞噬和处理,对细胞免疫的抑制最为突出。动物实验指出,大剂量糖皮质激素选择性作用于 T 细胞亚群,特别是增强了 Ts 细胞的抑制作用,能够抑制由 B 细胞转化为浆细胞的过程,使抗体产生减少。超大剂量时则可以直接使淋巴细胞溶解,是治疗本病的首选药物。一般认为激素的主要作用机制为:给药后进入靶细胞,与细胞质的激素受体结合,被激活的激素-受体复合物进入细胞核,与靶器官 DNA 分子上特殊的激素调节分子相结合,启动或抑制基因转录。激素能诱导 I-κBα 的合成,后者结合转录因子 NK-κB 并使其失活,从而抑制各种细胞因子的产生、抑制炎症。因此可以迅速有效地控制发热、关节炎等肾外症状,改善预后。

泼尼松是最常用的口服激素,1.5~2mg/(kg·d),6~8 周,至 10~15mg/(kg·d) 或 20~30mg/kg qod 时维持至少 2 年。长期使用应注意副作用,特别是高血压、消化性溃疡、库欣综合征、感染、无菌性骨坏死、发育迟缓等。

甲泼尼龙不需肝脏的代谢而具活性作用,在初发或疾病爆发时给予甲泼尼龙冲击(MP),15~30mg/(kg·d),连用 3 天,必要时间隔 3~5 天重复 1~3 个疗程。适用于弥漫增殖性狼疮性肾炎、明显神经精神症状、重症溶血性贫血及 Evans 综合征等,不但能减少副作用,而且增加有效反应率,加快起效速度。NIH 在 1992 年的随机对照研究中表明,甲泼尼龙冲击治疗狼疮肾炎在短期内对肾功能恶化或严重的活动性肾组织学变化有效,但 3 年以上长期随访显示对肾功能无保护作用,不如大剂量环磷酰胺冲击治疗有效。

糖皮质激素能增加肾小球滤过率、拮抗抗利尿激素,故有利尿作用。对肾脏的影响在于:大剂量应用能使肾小球灌注压增加,低密度脂蛋白水平上升导致系膜细胞摄取氧化低密度脂蛋白增加,使细胞老化,从而加重肾小球瘢痕形成。

2.免疫抑制剂 与泼尼松联合治疗可提高疗效。常用的免疫抑制剂包括环磷酰胺(CTX)、硫唑嘌呤(Aza)、环孢素 A(CsA)、霉酚酸酯(MMF,商品名骁悉)、他克莫司(FK506)等。

(1)环磷酰胺静脉冲击疗法(CTX-PT):环磷酰胺是主要作用于细胞周期 S 期的特异性烷化剂,是目前应用的各种免疫抑制剂中作用最强的药物之一。CTX 在体内经肝脏线粒体细胞色素酶 P450 代谢生成 4-羟-CTX、磷酰胺氮芥和丙烯醛及其他产物,通过其烷基可将 DNA、RNA 和蛋白质中的亲核基团烷化,其中主要烷化部位在 DNA。DNA 残基上的所有氮和氧原子都可以不同程度的被烷化最终导致 DNA 链断裂,引起细胞死亡,非特异性杀伤致敏淋巴细胞,制止其转化为淋巴母细胞。对体液免疫的抑制较强,能抑制 B 细胞增殖和抗体生成且作用持久。还可以制止炎症反应,抑制巨噬细胞产生 IL-1 和 TNF,增强前列腺素 E2 生成及改变基因转录等。环磷酰胺衍生物 4-氢过氧环磷酰胺可明显促进狼疮肾炎患者肾活检组织的成纤维细胞的凋亡,从而减轻纤维化病变。

静脉给药可使 CD4+ 和 CD8+ T 细胞水平下降,停用后 CD4+ T 细胞持续偏低,从而通过 Th/Ts 细胞水平的调整达到免疫调节的效果。主要应用于 IV 型狼疮性肾炎、中枢神经系统损害和肺损害的患者,尤其是狼疮性肾炎。可以明显减少血中抗 DNA 抗体、免疫复合物及其在肾脏的沉积,还可以减轻间质病变,防止肾组织纤维化,改善狼疮性肾炎的预后。早期与激素联合使用可降低死亡率、提高生命质量。

剂量 8~12mg/(kg·d),每两周连用两天,总量达到 150mg/kg 后减为每 3 个月连用 2 天,至完全缓解,再巩固 1 年。Lehman 等报道环磷酰胺冲击治疗 16 例儿童狼疮肾炎患者,36 个月后 24 小时尿蛋白定量从 2.0±2.4g 下降至 0.5±0.7g,活动指数明显减低。甲泼尼龙和 CTX 联合冲击治疗(双冲疗法)更易于狼疮肾炎的缓解。冲击时注意水化。对肾功能明显下降(Ccr<20ml/min)、血 WBC<4.0×10⁹/L、近 2 周内有过严重感染或用过其他免疫抑制剂、重症肾病综合征表现者慎用。

副作用主要为感染、骨髓抑制、胃肠道反应、脱发、性腺抑制、膀胱毒性、引发肿瘤等。

(2)硫唑嘌呤:为嘌呤类拮抗剂,能干扰嘌呤代谢,抑制 DNA、RNA 和蛋白质合成,从而抑制淋巴细胞的增殖,阻止抗原敏感淋巴细胞转化成免疫细胞,对增殖细胞 S 期作用最明显。Aza 被摄入核酸后,绝大部分代谢成 6-巯基嘌呤(6-MP),后者经次黄嘌呤磷酸核糖转换酶作用而形成 6-巯次黄嘌呤核苷酸,抑制了 DNA 及蛋白质的合成,染色体破裂,细胞分裂和增殖受阻。能减少循环淋巴细胞数,抑制抗体产生、抑制单核细胞产生和 NK 细胞活性。与泼尼松联合应用具有协同作用,可干扰免疫反应的不同阶段。

剂量 2mg/(kg·d),口服给药,长期服用时间可以 1/2~4 年,适用于病情相对较轻的狼疮性肾炎,早期应用可有效地保护肾功能。NIH 对照研究表明口服硫唑嘌呤加小剂量泼尼松治疗狼疮肾炎优于单纯泼尼松口服。有学者主张对 Ⅳ 型狼疮性肾炎先予甲泼尼龙冲击 3 次，继以泼尼松口服，每月 CTX 静脉冲击，待病情稳定、蛋白尿消失后以硫唑嘌呤维持、减少激素用量，减少狼疮肾炎复发和因应用 CTX 致肿瘤的危险性。

主要副作用为骨髓抑制(白细胞减少)、肝脏毒性和消化道反应。尤其是骨髓抑制发生率大于 CTX，必须定期复查外周血和肝功能。

(3)环孢素 A：是含有 11 个氨基酸的环多肽，由真菌中提取，通过抑制 IL-2 和其他细胞因子的转录降低 T 淋巴细胞活化和增生，还能抑制抗原递呈细胞的再循环和抗原呈递作用。可以降低狼疮活动性、减低抗体滴度、提高补体水平。通过收缩肾小球入球小动脉、降低肾小球滤过率而减少尿蛋白排泄。但因能上调 TGF-β 的表达，长期使用可导致肾组织纤维化。

与泼尼松合用，主要适用于其他药物治疗无效的活动性狼疮肾炎，尤其是蛋白尿、关节炎与血细胞数减少的患者和 Ⅴ 型狼疮肾炎。剂量 15mg/(kg·d)，分两次口服。CsA 治疗后复发率高，需长期维持用药。

肾毒性是最主要的副作用，与剂量呈正相关，故应定期监测血浆浓度。伴有肾小管-间质严重损害者应用要慎重。氨基糖苷类抗生素、喹诺酮类抗生素、血管紧张素转换酶抑制剂(ACEI)和非甾体消炎药(NSAIDs)等能增强 CsA 肾毒性。由于可使血管平滑肌及肾脏血流动力学发生改变，高血压的发生率也明显增加.持续用药一年以上，肾毒性和高血压的发生率可以超过 20%。其他副作用包括肝损害、神经系统毒性、毛发增生、牙龈肿胀、电解质紊乱和溶血尿毒综合征(HUS)。

甲泼尼龙冲击、CTX 静脉冲击及 CsA 三种免疫抑制剂对淋巴细胞亚群有不同影响，通常在治疗前检测患儿外周血 T、B 淋巴细胞亚群，甲泼尼龙冲击适用于 CD4$^+$、CD8$^+$ 细胞数较高病例，CTX-PT 适用于 CD8$^+$ 细胞升高、CD4/CD8$^+$ 比值下降病例，环孢素 A 适用于 CD4$^+$ 细胞数较高病例。

(4)霉酚酸酯：为真菌 Penicillin Glaucum 酵解物中分离的霉酚酸(MPA)半合成衍生物。霉酚酸酯在体内迅速水解代谢活化为 MPA，可竞争性、可逆性抑制鸟嘌呤核苷酸经典合成途经中的一种限速酶次黄嘌呤核苷单磷酸脱氢酶(IMPDH)，而对由次黄嘌呤鸟嘌呤转磷酸核糖基酶(HGPRT)催化的嘌呤补救途径无影响。对淋巴细胞有高度选择性，可降低 DNA 合成，减少淋巴细胞增殖，减少抗体产生，但无骨髓抑制毒性。与环孢素 A 相比，不抑制 IL-2 的基因转录。

适用于传统疗法无效伴有血管炎者，复发及其他免疫抑制剂治疗无效的弥漫性增生性狼疮性肾炎，特别是对 CTX 拮抗的难治性狼疮性肾炎不仅改善临床症状，SLEDAI 积分明显下降，还可以使血沉、免疫球蛋白、自身抗体下降，补体恢复。重复肾活检可见肾脏活动指数降低，血管炎病变大都被逆转。

口服剂量 15~30mg/(kg·d)，分两次口服。或与激素联合治疗，可以减少激素用量。多在使用后 6~12 月起效。主要为副作用是胃肠道症状如腹泻、恶心、腹痛和呕吐，极少出现白细胞减少和转氨酶升高。

(5)他克莫司：商品名普乐可复，是通过真菌微生物 Streptomyces tsukubaensis 发酵获得的，其分子结构是一在 23 元环中嵌入有 α、β 二酮酰胺外罩的半缩醛的大环内酯，与 CsA 有相似作用途径。最早用于防治器官移植后的排斥反应。体外实验显示它抑制 T 淋巴细胞增殖能力是 CsA 的 100 倍以上，又因通过竞争性结合干扰 TGF-β$_1$ 信号传导，干扰肾组织纤维化的过程，临床应用优于 CsA。该药品血浆蛋白结合率＞98%，它主要是和白蛋白、α$_1$-酸糖蛋白结合，大部分在肝脏中通过细胞色素 P450-3A 酶系统进行脱甲基作用或羟化作用而代谢。

治疗后尿蛋白、尿 RBC 及血清自身抗体显著下降，肾小球内免疫复合物沉积减少。可和激素联合应用，能有效、迅速控制 Ⅳ 型狼疮性肾炎的活动。成人病例完全缓解平均需 3.7 个月。儿童推荐口服剂量为 0.1mg/(kg·d)，分两次给药。过量应用有肾毒性、神经毒性、糖尿病、高血压和电解质紊乱等，应严密检测血浓度。

总之,当免疫抑制剂治疗有效,狼疮肾炎表现及活动性减轻、肾外症状控制时,血浆补体水平及抗dsDNA抗体滴度趋于正常,血肌酐水平降低,尿红细胞、白细胞及管型减少,尿蛋白排泄明显减少。

3.血管紧张素转换酶抑制剂(ACEI)和血管紧张素Ⅱ受体1拮抗剂(ATIRa)　在全部降压药中ACEI和ATIRa是保护肾脏最有效的药物,对大量蛋白尿患者,其延缓肾损害进展疗效明显。能阻断血管紧张素Ⅱ的生成,阻断醛固酮形成、减少水钠潴留,故而从减少血管阻力及血容量两方面降低系统高血压,间接改善肾小球内"三高"。ACEI还能直接扩张肾小球出、入球小动脉,且扩张出球小动脉的作用强于扩张入球小动脉,直接使肾小球内"三高"降低,减慢残存肾单位的肾小球硬化,延缓肾损害进展。ACEI常用者为苯那普利(洛顶新),每日口服5～10mg。ATIRa常用者为氯沙坦(科素压),每日口服25～50mg。

(三)静脉用丙种球蛋白(IVIG)

可以溶解肾小球沉积的免疫复合物,抑制巨噬细胞合成和释放细胞因子及炎性介质,结合免疫复合物、使之易于被网状内皮系统清除循环,可以封闭B细胞和单核巨噬细胞的Fc受体、抑制抗体产生,但作用时间短且价格昂贵。

治疗指征包括常规大剂量激素或免疫抑制剂无效,与激素和CTX联合应用增强疗效或治疗过程中患者免疫功能极度低下并发全身感染,出现抗磷脂抗体综合征(APS),救治严重危及生命的SLE。每日400mg/kg,连续静滴5天,一月后可重复。有学者应用IVIG 200～400mg/(kg·d),连续3～5天,发现可以较为明显改善LN,患儿水肿消退、尿蛋白和红细胞减少、皮疹消退及肾功能等指标,认为对急性期狼疮性肾炎有明显的辅助治疗作用。

但也有报道提示经治疗后狼疮性肾炎活动性增加,是否由于注入IgG介导了免疫复合物形成所致尚有待于进一步对照观察。

(四)血浆置换

通过血浆置换使自身抗体、可溶性免疫复合物及其他免疫活性物质排除体外,减少其在内脏沉积产生炎症性损伤,并能改善单核吞噬细胞系统清除循环免疫复合物的能力,能较快地改善病情。

适用于严重SLE患者,以及SLE并发血栓性血小板减少性紫癜、狼疮脑。不列为常规治疗,应视患者具体情况选择应用。

主要并发症为感染、凝血障碍、水和电解质失衡等副作用。

(五)造血干细胞移植

造血干细胞是一组有很多亚群的细胞,在干细胞因子(SCF)、IL-1、IL-6、GM-CSF及EPO等不同组合细胞因子刺激下可增殖分化为各种血细胞。由于T、B淋巴细胞来源于共同的淋巴系干细胞,造血干细胞移植可起到免疫摧毁和重建作用,从而阻止免疫性炎症的进展,达到治疗的目的。

干细胞移植包括骨髓移植和外周血造血干细胞移植,以自体造血干细胞移植为主,相对来说比较安全。通过CTX和G-CSF进行干细胞动员,分选纯化CD34+细胞、去除淋巴细胞(防止SLE造血干细胞移植后复发),预处理后回输CD34+细胞。在免疫重建过程中,病人的免疫系统发生变化,如血清学检查恢复正常、淋巴细胞亚群表型及分布改变等,有可能排除自身反应性淋巴细胞,或者诱导产生对自身抗原的免疫耐受,因此为一些难治型重症狼疮病人提供了新的治疗途径。

SLE动物模型(NEW/BXSB)F1(W/BF1)鼠接受造血干细胞移植后,白细胞和血小板技数恢复正常,抗DNA抗体和抗血小板抗体下降,肾功能改善,肾组织病理学改变明显好转,生存期明显延长。采用异基因骨髓移植治疗狼疮鼠,发现狼疮肾炎的肾小球损害得以恢复,正常T细胞在免疫复合物介导的肾小球损伤修复中起了关键的作用。造血干细胞移植治疗SLE的例数较少,随访的时间也短,目前还处于临床试验阶段。

造血干细胞移植首要问题是狼疮病情的复发,其次是移植相关的死亡。

(六)抗凝治疗

未治疗病例发生血栓形成的危险极高。肝素可以防止血管内凝血及肾小球内凝血,具有抗炎活性。目前临床应用的低分子肝素抗凝作用强,出血危险性小,每日 0.3～0.6ml 皮下注射,疗程 2 周。内生肌酐清除率(Ccr)<20ml/min 者剂量减半。

(七)狼疮危象的处理

目的在于挽救生命、保护受累脏器、防止后遗症,通常需要予甲泼尼龙冲击及对症、支持治疗,以帮助患者度过危象。常见的狼疮危象及对策如下:

1.急进性肾炎　B超检查见肾脏体积增大。肾活检病理为新月体肾炎,并符合弥漫增殖性肾炎。为保护重要脏器,必要时行透析治疗,抓住时机肾活检,使用甲泼尼龙冲击并加用 CTX 等。

2.神经精神狼疮　有全身血管炎表现明显活动证据,应用大剂量甲泼尼龙治疗。并发高凝及栓塞者加用抗凝、抗血小板聚集药物。

3.重症血小板减少性紫癜　IVIG 或泼尼松 2mg/(kg·d)及静脉滴注长春新碱(VCR)1mg/(kg·周)×3～6 次。无骨髓增生低下的重症血小板减少性紫癜可试用其他免疫抑制剂。

4.弥漫性出血性肺泡炎和急性重症间质病变　处理包括氧疗(必要时机械通气)、控制感染和支持疗法。药物治疗包括甲泼尼龙冲击、IVIG 以及血浆置换。

(八)透析疗法和肾移植

晚期肾损害病例伴肾衰竭,如一般情况允许,可进行血液透析或腹膜透析,除去血中尿素氮及其他有害物质,改善氮质血症。经透析治疗后,SLE 的表现可减轻,激素及 CTX 的剂量较前减少。透析过程中应注意并发症,早期主要是感染,晚期则与心脏情况有关。

肾移植需在肾外损害静止时进行,适用于肾功能损害不可逆者。狼疮肾炎所致肾功能衰竭,肾移植后人/肾存活率与非 SLE 病人无明显差异。有些移植后病变又活动,但用药控制后极少有移植肾受累现象。移植后死亡原因主要是感染和心血管疾病,移植肾失败原因主要是急、慢性排斥反应。

(九)其他

动物模型和临床试验中正在进行如抗 CD40L 单抗、CTLA-41g、抗 B7 单抗、抗 B 细胞刺激剂以及细胞因子调节剂等生物制剂的靶向性治疗研究,可能为今后狼疮性肾炎的治疗开辟一条新途径。

(陈　媛)

第五节　过敏性紫癜肾炎

过敏性紫癜肾炎是指过敏性紫癜时肾实质受累者。本症是全身性疾患累及肾脏的常见原因之一,紫癜肾炎病程有迁延倾向,也是小儿慢性肾衰竭主要病因之一。

一、临床表现

过敏性紫癜可见于各年龄组,但婴儿少见。起病前 30％～50％病儿有上呼吸道感染史。

1.肾外主要症状

(1)皮肤:绝大多数患者以紫癜为首发症状,也是诊断的主要根据。典型表现为大小不等,微突于皮表的紫癜,对称分布于下肢伸侧、踝关节处,并可累及臀部,偶及全身。皮损初起可为荨麻疹样或多形红斑样后转呈出血性紫癜。年幼儿还常见手、足背、眼周、阴囊、头皮血管神经性水肿。皮损可分批出现,少数患儿多次发作,持续3~30d,10%小儿可多次反复发生,甚至1年后仍可再发。

(2)胃肠道表现:小儿患者中2/3有胃肠症状以腹痛多见,常为脐周或下腹疼痛,可反复发生,虽疼痛较剧,但阳性体征不多。其次为程度不等的胃肠出血,轻者仅粪便潜血阳性,也可有黑便或血便。偶有发生肠套叠、穿孔、肠坏死者,个别报道有蛋白丢失性胃肠病,并导致低白蛋白血症。

(3)关节症状:1/2~2/3小儿患者有关节痛,常累及膝、踝、腕、肘关节。主要因关节周围水肿所致,多为一过性症状,消退后不留后遗症。若关节症状作为首发症状,即发生于皮损前时,易误诊为风湿性关节炎。

2.紫癜肾 过敏性紫癜时肾受累之发生率报道不一,此与患者年龄、检查方法、诊断标准、随访长短等因素有关。急性期可因急进性肾炎致死,或转入慢性肾功能不全;或发病后缓慢进展至肾功能减退;在小儿终末期肾衰竭病因分析中5%~28%可能系本病所致。

紫癜肾炎表现为血尿(包括肉眼血尿),往往伴程度不等的蛋白尿,水肿一般不重,20%~40%患儿起病时有高血压。临床上因肾受累程度不一而表现亦不同。轻者仅镜下血尿,无水肿、高血压;部分患者呈急性肾炎样改变,即血尿、水肿、高血压,其后水肿高血压逐渐减退但尿异常可持续较久;还有表现为肾病综合征者;极少数呈急进性肾炎样改变,度过急期后部分病儿逐渐进入慢性肾功能减退状态。临床表现与病理类型有一定相关(表5-5)。

表5-5 紫癜肾炎临床表现与病理改变

临床表现	病理所见	肾衰的危险
肉眼或镜下血尿,无或仅轻蛋白尿	Ⅰ～Ⅱ很少Ⅲ	<50%
血尿伴持续蛋白尿	Ⅰ～Ⅳ	15%
急性肾炎综合征	Ⅱ～Ⅳ	15%
肾病综合征	Ⅱ～Ⅳ很少Ⅰ或Ⅴ	40%
血尿及肾病综合征	Ⅱ～Ⅴ多属Ⅴ	>50%
急进性肾炎	Ⅴ～Ⅵ	>50%

3.其他组织器官受累 中枢神经可因血管炎或高血压脑病而有一过性偏瘫、抽搐;呼吸系统可见肺出血、胸膜炎;心血管受累可有心律紊乱、心包炎;此外还偶有累及腮腺、胰、胆囊、肾上腺、睾丸、骨骼肌和周围神经者。

二、实验室检查

末梢血象可有中性粒细胞增加,血小板计数及出、凝血时间正常。

尿化验有程度不等的血尿、蛋白尿。尿中红细胞为肾小球源性严重变形,但有明显肉眼血尿者可以正常形态者为主。蛋白尿多为中度或低选择性蛋白尿。肾功能则视肾受累轻重而异。

血中IgA水平可增高、IgG、IgM一般正常,血中补体C3、C1q、C4正常,但备解素及其转化酶可下降。此外还可检出冷球蛋白血症、IgA免疫复合物。皮肤及肾活检改变见前述病理改变部分。

三、诊断

根据典型皮肤紫癜、胃肠、关节症状及肾实质受累的尿改变(血尿、蛋白尿)可作出临床诊断。至于极少数以肾受累为首发症状,其后才出现皮肤改变者,在皮肤紫癜出现前作出诊断有一定困难。

在皮疹等肾外症状表现不明显时应注意与急性链球菌感染后肾炎鉴别。一般而言,后者水肿、高血压、血尿表现比较明显;而且血中补体 C_3 于起病 6～8 周内下降可资鉴别。此外还应与兼有皮疹及肾炎性尿改变的疾病鉴别,前者如结节性多动脉炎、Wegener 肉芽肿,后者如狼疮肾炎、冷球蛋白血症等。根据各自临床特点,必要时辅以肾穿刺、皮肤活检可以鉴别。

四、治疗

本病目前尚无特异治疗方法。由于不同患儿轻重不一,故在无严格对照情况下,一些文献中报道的各种疗法其效果难予评价。

紫癜肾炎急性期应注意休息,有利于皮肤及关节症状。尽可能筛查出可疑的过敏原并去除之,如感染的清除、可疑食物或药物停用,胃肠症状可对症给予解痉药,必要时禁食输液,警惕可能的外科合并症(如肠套叠)并及时诊断治疗。

肾上腺皮质激素对缓解关节及胃肠症状有助,可短期应用。一般认为皮质激素对皮肤紫癜及防止肾受累似无效。对重症紫癜肾炎尤其是呈急进性肾炎或肾炎型肾病综合征者目前多主张采用皮质激素(包括甲基强的松等冲击治疗)、免疫抑制及抗凝、抗血小板聚集综合治疗。有急性肾衰竭者还可采用血浆置换及透析治疗。

近年有报道 H_2 受体阻滞剂西咪替丁可控制皮疹及减轻肾损伤。此类药物竞争性拮抗组胺、改善血管通透性从而减少皮肤黏膜及内脏器官水肿出血。

(赵雪姣)

第六节 溶血尿毒综合征

溶血尿毒综合征(HUS)是以溶血性贫血、血小板减少及急性肾衰竭为特征的一种综合征。主要见于婴幼儿及学龄儿童。本症是小儿急性肾衰竭常见的原因之一,曾在阿根廷、北美、南美洲有过小流行。本病尚无特殊疗法,死亡率曾高达 50％以上,近年来由于综合疗法特别是早期透析的普遍应用,病死率已下降至 5％以下。

一、临床表现

前驱症状多为胃肠炎,表现为腹痛、呕吐及腹泻,腹泻可为血性,极似溃疡性结肠炎,有报道似急腹症者。少数前驱症状为呼吸道感染症状,占 10％～15％。前驱期持续数天至 2 周(平均 7d)。无胃肠炎前驱症状者死亡率明显增高。

前驱期后经过数日或数周间歇期,随即急性起病,数小时内即出现溶血性贫血、急性肾衰竭及出血倾向等严重表现。最常见的主诉是黑便、呕血、无尿、少尿或血尿。患儿面色苍白、虚弱。30%～60%的患者出现高血压，近25%患者有充血性心力衰竭及水肿，30%～50%患者肝脾大，约1/3患者有皮肤淤斑及皮下血肿，15%～30%小儿有黄疸。

有些症状因地区而异，如在印度，本病常于痢疾后起病，60%有发热；在阿根廷及澳大利亚则中枢神经系统症状较常见，占28%～52%，表现为嗜睡、性格异常、抽搐、昏迷、偏瘫、共济失调等。

决定预后的主要因素是肾脏损害的程度。偶可由于神经系统严重损害或因少尿、严重贫血、电解质紊乱、高血压诱发心力衰竭、心脏骤停而致死。大多数患者肾功能可完全恢复。仅有5%左右患儿发展为终末性肾衰竭。本病可有复发，复发者预后差。

二、辅助检查

1.血液学改变　由于急性溶血，血红蛋白下降明显，可降至30～50g/L，网织红细胞明显增高，血清胆红素增高。周围血象特征性改变是红细胞形态异常，表现为大小不等、嗜多染、三角形、芒刺状及红细胞碎片等。白细胞升高可见于85%的患者。90%病例病初即有血小板减少，平均值为$75×10^9$/L，大多在2周内恢复正常。

2.凝血因子检查　其结果与病期关系密切。早期可有凝血酶原时间延长、纤维蛋白原降低、纤维蛋白降解产物增高及凝血Ⅱ、Ⅷ、Ⅸ及Ⅹ因子减少，但数日后即恢复正常。

3.尿常规　可见不同程度的血尿、红细胞碎片，10%的患儿有肉眼血尿，严重溶血者可有血红蛋白尿。此外，尚有程度不等的蛋白尿、白细胞及管型。

4.肾功能检查　可见不同程度的代谢性酸中毒、高钾血症及氮质血症。

三、诊断

根据先驱症状与突然出现的溶血性贫血、血小板减少及急性肾衰竭三大特征不难作出诊断，但应与其他原因引起的急性肾衰竭、肾小球肾炎、血小板减少及溶血性贫血等鉴别。

四、治疗

维持水、电解质平衡，营养支持，纠正贫血，积极处理少尿、高血压，急性肾衰竭患者应及早透析等综合治疗。

1.一般治疗　维持机体水、电解质平衡，补充累积损失及继续损失，记录24h出入量。血钾高者要控制钾入量，一旦血钾＞6mmol/L应紧急处理。

2.对症治疗

（1）贫血的治疗：当红细胞压积下降到15%，或Hb＜60g/L可输注新鲜红细胞悬液（5～10ml/kg），于2～4h内缓慢输入，间隔6～12h可重复1次，使血红蛋白维持于70g/L左右。一般应避免输血小板，因其可能加重微血栓形成。

（2）血栓性微血管病的治疗：输注新鲜冰冻血浆起始剂量为每次30～40ml/kg，以后减为15～20ml/（kg·d），直至血小板＞$150×10^9$/L时为止。由肺炎球菌所致者禁输血浆。新鲜冰冻血浆置换疗法可以补充、刺激PGI_2生成所需的血浆因子或去除血浆中抑制PGI^2的物质，每次置换血浆2～4L，开始1次/d，3～

4d 后改为隔日 1 次或每周 2 次。由肺炎链球菌所致者不能行血浆置换疗法。

(3)高血压的治疗:控制高血压一般用硝基苯吡啶,口服,每次 0.25～0.5mg/kg,惊厥发作可用地西泮每次 0.1～0.3mg/kg,缓慢静脉注射。

3.药物治疗

(1)抗感染治疗:腹泻后 HUS 常有大肠杆菌 O_{157}：H_7 和志贺痢疾杆菌残余感染,应选用敏感抗生素以抑制病情加重。常用药物有第三代头孢菌素,年长儿可用氟喹诺酮类药物口服。

(2)甲泼尼龙冲击疗法:剂量 20mg/(kg·d)静脉滴注,3d 为 1 个疗程,可用1～2 个疗程。对 D-HUS 疗效好,可控制溶血,抑制免疫反应。

(3)前列腺素 I_2:早期静脉滴注有效,起始剂量为 2～3ng/(kg·min),逐渐增加至 5～10mg/(kg·min)或出现心动过速、低血压或腹部不适时为止。

4.其他治疗

(1)抗凝与纤溶治疗:包括肝素、尿激酶、链激酶、双嘧达莫、阿司匹林。

(2)透析疗法:凡无尿超过 24h,BUN>53.4mmol/L(150mg/dl),血钾>6mmol/L 和(或)伴有心衰、肺水肿及顽固高血压者都应早期透析治疗。

(3)肾移植部分患者对上述治疗反应不佳,而逐渐出现慢性肾衰竭,此时可考虑行肾脏移植手术。

(赵雪姣)

第七节　急性肾功能衰竭

急性肾衰竭是指肾脏排出水分及清除新陈代谢废物的能力突然下降以致不能维持机体的内环境稳定。少尿或无尿以及氮质血症是急性肾衰竭的两个主要特征。正常婴幼儿平均每小时每千克体重尿不少于 0.5ml,儿童不应少于 1ml,若以体表面积算平均每日每平方米不少于 300ml。少尿、无尿时机体的新陈代谢产物不能排出体外,积聚体内而产生尿毒症。由于代谢废物种类复杂,一般以血中尿素氮(BUN)的浓度作为代谢产物浓度的反映。当患儿尿量<0.5ml/(kg·h)或血中尿素氮显著高于正常值时,即可认为有肾衰竭。但少数患儿,尤其是慢性肾衰竭患儿尿量并不显著减少,但有尿素氮明显增加也是肾衰竭。广义而言,肾衰竭可分为肾前性、肾性、肾后性三类。肾前性主要由于各种原因引起的有效循环血量不足,导致肾血流量急剧降低所致肾损害,肾脏本身无器质性病变。若及时地纠正有效血容量的不足,使肾血流灌注改善,则可使肾功能得以改善。但若休克严重或持续时间较长,则可以导致肾脏的器质性损害——急性肾小管坏死。故肾前性肾衰竭的处理应着眼于迅速改善循环衰竭。肾后性肾衰竭是指各种原因引起的急性尿路梗阻所致的肾损害,若及时解除梗阻,则肾功能可能很快恢复。肾性肾衰竭是肾实质病变所致的肾功能损害,如急进性肾小球肾炎、急性肾小球肾炎、肾血管性疾病、重症肾盂肾炎、严重的急性间质性肾炎、慢性肾脏疾病的急性发作和急性肾小管坏死等,其中以急性肾小管坏死最常见,也最具特征性。

一、病　因

1.肾前性　常见原因有呕吐、腹泻所致严重脱水、大出血、大面积烧伤、大手术、低血容量休克和肾病综合征,起病或复发时低血容量等。

2.肾实质性　如表5-6。

表5-6　小儿肾实质性肾衰竭的原因

疾病性质	常见疾病
急性肾小管坏死	低血容量脱水、失血、休克、药物和毒物（氨基糖苷类、磺胺类、汞、磷、砷、四氯化碳、放射造影剂、蛇毒、蜂毒）
肾小球肾炎	急性肾炎、急进性肾炎、紫癜性肾炎、狼疮性肾炎
血管内凝血溶血	尿毒综合征、弥漫性血管内凝血
肾间质炎症	急性间质性肾炎、急性肾盂肾炎
肾血管疾病	过敏性血管炎、肾动脉栓塞、肾静脉栓塞、多动脉炎
血管内溶血	各种急性溶血性疾病
肌球蛋白病	挤压伤、日射病
代谢性疾病	糖尿病、尿酸性肾病

3.肾后性　常见原因有先天性输尿管-肾盂连接部阻塞（狭窄、束带和异常血管）、先天性输尿管-膀胱阻塞、输尿管囊肿、结石、血块、后尿道瓣膜、尿道囊肿、尿道损伤和异物、尿道或尿道口狭窄。

二、临床表现

急性肾衰竭是一组综合征，可由许多不同疾病引起。休克、心跳骤停、严重感染、严重创伤、溶血、中毒、烧伤、大手术等是最常见的引起肾衰竭的原发病。因此，急性肾衰竭的最突出的表现也就是其原发病本身的表现。少尿或无尿是肾衰竭最具有特征性的表现之一。在上述疾病过程中，应精确地记录每小时的出入量，一旦尿量突然减少而未发现其他原因时，就应想到可能是肾衰竭的最早表现。当肾衰竭持续一段时间以后，就会出现一系列的代谢紊乱。

1.氮质血症　氮质血症是急性肾衰竭的主要表现之一。肾衰竭时，代谢产物排泄障碍，特别是蛋白质的代谢产物不能排出体外，存留在体内引发氮质血症。表现为恶心、厌食、呕吐、乏力等非特异性症状及血尿素氮及肌酐升高，慢性肾衰所致的氮质血症常伴有骨髓抑制，引起贫血。

2.电解质紊乱　也是急性肾衰竭的主要表现。低钠血症、高钾血症、酸中毒是急性肾衰竭的最危险的临床表现，也是致死的主要原因。

(1)肾衰竭时的低钠血症是由于水潴留所造成的稀释性低血钠。正常血清钠在$135\sim145mmol/L$之间，血钠$<130mmol/L$时，就可出现恶心、呕吐、乏力、厌食等症状，当血钠$<120mmol/L$时就可出现头痛、嗜睡、反应迟钝甚至惊厥。

(2)肾衰时最为危险的电解质紊乱是高钾血症。正常血清钾在$4.5\sim5.5mmol/L$范围，当血钾$>5.5mmol/L$时即为高钾血症。细胞外液的钾离子浓度平均为$4.4mmol/L$，而细胞内钾离子浓度平均为$135mmol/L$。细胞内外的钾离子浓度梯度对维持心脏的传导功能及心肌细胞的电势差的产生有着极其重要的作用。正常心肌细胞有$90mV$的膜电位，该电位取决于心肌细胞内外的钾离子浓度梯度，细胞外钾离子浓度升高时，心肌细胞的膜静息电位就会降低，从而影响了心肌的收缩及传导功能。显著的高血钾可致心律失常，甚至心室停搏。

3.酸中毒　正常儿童动脉血 pH 值为$7.35\sim7.45$，碳酸氢盐浓度为$22\sim26mmol/L$。当代谢性酸中毒发生时，机体通过加深加快呼吸排出更多的 CO_2 以保持 HCO_3^-/H_2CO_3 比例不变。当酸中毒严重到机体不能代偿时,动脉血 pH、碳酸氢盐浓度、$PaCO_2$ 都下降。

4.水潴留　急性肾衰竭时必定会发生水潴留。急性肾衰通常不像慢性肾衰那样导致疏松部位组织水肿。急性肾衰竭所致的水潴留的主要表现为血容量急剧增加,血压升高。严重时可表现为急性肺水肿,肺水肿的最早表现常常是呼吸频率增加,平卧时加重。进一步发展时,出现呼吸急促、口周紫绀、肺底出现细小水泡音,心动过速甚至奔马律。X 线片上可见到两肺纹理显著增加、两肺门阴影对称性增浓,典型的可呈现蝴蝶样阴影。

5.贫血及出血倾向　急性肾衰竭患儿常常发生贫血及出血倾向,有时甚至可见于疾病早期,它的确切发生机制尚未十分清楚,常与肾衰竭有关而与 DIC 无关。皮肤可出现淤斑,与血管脆性增加、血小板减少或功能障碍有关。20%～40%的肾衰竭患儿伴有胃肠出血,其原因除与凝血障碍有关外,糜烂性胃炎及溃疡也是常见原因。引起急性肾衰竭的原发病如大手术、严重外伤、颅脑损伤、大面积烧伤等都处于应激状态之下,胃酸分泌明显增多,胃黏膜出现应激性溃疡,这也是常见的消化道出血的原因。

6.感染　35%～40%的急性肾衰竭患儿可能发生感染。感染的常见部位多在肺、尿路、腹膜腔、静脉导管或其他部位的伤口,易感因素包括皮肤黏膜的完整性受损,创伤性检查、导管留置及预防性使用抗生素等。

无合并症的急性肾衰竭一般可分为少尿期、多尿期、恢复期三个阶段。少尿期一般经历 1～2 周,极少数历时 3～4 周转为多尿期。多尿期临床上有两种类型,一种为利尿逐渐出现,尿量逐日增加;另一种为利尿现象突然出现。多尿期尿量有时可达 1000～2000ml,甚至 3000～4000ml,这是肾小管上皮再生、肾皮质水肿消退的表现。此期内肾小管的浓缩、分泌功能尚未完全恢复、血内 BUN 及肌酐甚至血钾都未能迅速下降,故仍需仔细监测水电解质平衡,预防水电解质紊乱。

三、诊断

1.少尿是确诊急性肾衰竭的关键。对于有上述严重疾病的患儿,应系统地监测动脉血压、中心静脉压(或肺动脉楔压)并精确地记录出入量。若患儿循环已经稳定而尿量仍低于 0.5ml/(kg·h),则提示患儿可能已经发生急性肾衰竭。

2.血尿素氮及肌酐值对确诊肾衰竭、估计其严重程度及预后极有价值,不过尿素氮及肌酐常在少尿或无尿持续一段时间以后才升高,因此对于早期诊断并无很大帮助。

3.高血钾是急性肾衰竭的主要表现之一,与尿素氮一样,常在少尿或无尿持续一段时间之后才出现,而且它常受很多治疗药物如葡萄糖、胰岛素、阳离子交换树脂等的影响。因此,如有高血钾存在,对诊断肾衰竭、判断其严重程度、预后以及指导治疗都有重要意义。但如血钾正常,并不能除外肾衰竭。

4.对于有少尿及氮质血症的患儿,要进一步确定少尿及氮质血症的原因,确定是肾前性、肾性或肾后性肾衰竭。这一点十分重要,因为三者的处理方针是各不相同的。

5.对疑有肾衰竭而一时又未能肯定为肾前性或肾性肾衰竭的患儿,如有条件应插入中心静脉导管以测定中心静脉压。如无条件测中心静脉压而患者又无容量负荷过重的表现时,应先给予 20ml/kg 的生理盐水以观察患儿反应。如对液体治疗无反应,尿量不增加则可给予一次呋塞米静脉滴注,剂量为 1mg/kg。半小时后如仍无尿,则可将呋塞米剂量增加至 10mg/kg。但要密切观察呋塞米的耳毒性。呋塞米可直接作用或通过前列腺素中介作用而扩张肾皮质血管;抑制近端肾小管对钠的再吸收而使尿量增加。与此同时,它又可减轻肾小管的阻塞。在肾衰时氯的再吸收减少,导致在致密斑处氯浓度升高,可通过肾素-血管紧张素系统的作用而使入球动脉收缩。高浓度的呋塞米作用于致密斑时,可抑制这些反馈机制而扩张血管。这就是在急性肾衰竭时需要使用大剂量呋塞米的原因。肾实质病变导致肾衰时,大剂量呋塞米可缩短少尿期,减少透析次数。肾衰时需给予大剂量呋塞米的其他原因包括:①在肾血管收缩、肾小球滤过率降低时,呋塞米流经肾小管量非常少;②呋塞米的结合部位为有机酸的竞争性结合,因而抑制了呋塞米与肾小管的作用部位的结合。

在给予大剂量呋塞米治疗的同时,可按 $0.5\sim3\mu g/(kg\cdot min)$ 静脉滴注多巴胺。多巴胺是一种内源性儿茶酚胺,当给药速度为 $0.5\sim3\mu g/(kg\cdot min)$ 时,它主要作用于多巴胺受体,扩张肾血管,增加肾血流量及肾小球滤过率,同时增加尿钠的排出,而对全身血管无影响,此剂量称为肾剂量,广泛用于增加急性肾衰患儿的尿量或减少少尿患儿向无尿性肾衰进展。在急性肾衰竭的处理中,除肾剂量多巴胺外,任何血管收缩药都可能有损于肾脏的血流供应,因而避免使用。

如患儿对液体治疗无反应可给予一剂 20％的甘露醇(0.5g/kg)以鉴别肾前性或肾性无尿。如为肾前性无尿,则患儿至少应在 1h 内有 0.5ml/kg 的尿排出。不过,如果患儿有早期心力衰竭或未发现的容量负荷过重,其危险是非常大的。

因此,临床上应对患儿的症状和体征进行仔细的评估后再决定是否作甘露醇试验。

如果经上述处理后尿量仍不增加或尿量虽然增加但 BUN 及肌酐仍不断增加,就可以确定患儿已有实质性肾衰竭而按照急性肾衰竭进行系统的治疗。在无脱水和失血病例不应使用补液或甘露醇试验,否则可致血容量急剧扩张,引起高血压、肺水肿、心力衰竭、脑水肿。

四、肾衰竭的诊断标准

国内儿科制订小儿急性肾衰竭的诊断标准。

1.诊断依据

(1)尿量显著减少:出现少尿(每天尿量＜250ml/m²)或无尿(每天尿量＜50ml/m²)。

(2)氮质血症:血清肌酐(Scr)＞176μmol/L、血尿素氮(BUN)＞15mmol//L,或每日 Scr 增加＞44μmol/L 或 BUN 增加＞3.57mmol/L,有条件时测肾小球滤过率(如内生性肌酐清除率)Scr 常＜30ml/(min·1.73m²)。

(3)其他:常有酸中毒、水电解质紊乱等表现,无尿量减少者为非少尿型急性肾衰。

2.临床分期

(1)少尿期:少尿或无尿,伴氮质血症,水过多(体重增加、水肿、高血压、肺水肿、脑水肿),电解质紊乱(如高钾血症、低钠血症、高磷血症、低钙血症,少数呈现低钾血症),代谢性酸中毒,并可出现循环系统、神经系统、呼吸系统和血液系统等多系统受累的表现。

(2)利尿期:尿量逐渐或阶段性急剧增多(每天超过 250ml/m²),水肿有所减轻,但早期氮质血症未消失,甚至可能继续轻度升高,可伴有水电解质紊乱等表现。

(3)恢复期:氮质血症基本恢复,贫血改善,而肾小管的浓缩功能恢复缓慢,约需数月之久。

3.新生儿急性肾衰竭诊断依据

(1)出生后 48h 无排尿或出生后少尿(每小时＜1ml/kg)或无尿(每小时＜0.5ml/kg)。

(2)氮质血症,Scr 88～142μmol/L,BUN≥7.5mmol/L,或 Scr 每日增加＞44μmol/L,BUN 增 3 加＞.57mmol/L。

(3)伴有酸中毒、水电解质紊乱、心力衰竭、惊厥、拒奶、吐奶等表现;若无尿量减少者,则诊断为非少尿性急性肾衰竭。

原发病症状有时可以相当突出,如休克、中毒、外伤或败血症等,遮盖了急性肾衰竭症状。新生儿和婴幼儿,由于观察尿量困难,易致漏诊或误诊。故临床上对凡有可能发生急性肾衰竭的疾病必须密切观察尿量和监测血、尿液生化指标。一般儿科少尿标准为每日尿量小于 250ml＜m^2,无尿,少于 50ml/m^2。但在一些紧急情况,如大出血、大手术后、短期内体液大量丢失等,在 ICU 抢救、观察过程中,尿量应以每小时计,尿量每小时少于 0.5ml/kg,就要按急性肾衰竭处理。

五、治疗

可先试用呋塞米 2mg/kg,4mg/min 静滴,无效改用 10mg/kg,若仍无效则不用。扩张血管药,如小剂量多巴胺每分钟 1～3μg/kg,持续静滴,加呋塞米 1～5mg/kg 每 6～8h 静脉滴注 1 次,可使部分肾衰由少尿性转变为非少尿性,但必须早期使用。近年来认为呋塞米持续静脉滴注利尿效果优于大剂量一次静脉注射。

1.液体量的处理　液体容量负荷过重是急性肾衰竭患儿最危险的问题之一,因此,维持液体的出入平衡也就是处理少尿或无尿患儿的最关键的环节。如果患儿每日液体入量超过显性及不显性失水的总和,将会导致容量负荷过重甚至发生心力衰竭和肺水肿。无发热病儿的不显性失水量约为 15ml/(kg·d),或300ml/(m^2·d)。处于高分解状态的患儿由于内生水量增加,因而所需补给液体量应相应减少,发热所需的液体量则应相应增加。正确的补液量应是:补液量＝尿量＋显性失水＋不显性失水－内生水。

对于血压稳定、血容量充足的患儿的输液量应为前 1d 的尿量、大便量、呕吐量、引流量、出血量的总和加上不显性失水量。在无胃肠道损失的情况下所补液体应当是无钠的。胃肠引流液应补以 1/2 的生理盐水,尿液应补以 1/4 的生理盐水,其余补充无盐溶液。应根据出入量、电解质浓度的变化及体重不断调整液体进入量及输液速度。每日体重减轻 0.5％～1％ 表示液体控制满意,体重不减甚或增加,表示有液体潴留。

2.低钠血症　在低钠血症发生时,首先应严格限制水的进入量。液体应在 15ml/(kg·d) 或 300ml/(m^2·d)以下。当血钠＜130mmol/L,而无容量负荷过重时,应给 3％盐水或 5％的碳酸氢钠溶液。其剂量为:

补充钠(mmol)＝(130－血钠值)×0.3×体重,补充时应以 10％的氯化钠溶液,通过中心静脉补给。当血钠＜120mmol/L 或患儿发生惊厥时,就应立即进行透析。

3.高血钾　高血钾的处理可以从四个方面进行:①使用拮抗钾离子电生理效应的药物;②促使钾离子向细胞内转移;③减少钾负荷;④将钾离子排出体外。

(1)离子交换树脂(硫酸多聚乙烯钠):离子交换树脂是在缺乏透析条件下将钾离子排出体外的唯一药物。离子交换树脂在肠道通过时,其分子中的离子可与血中的钾离子进行交换,使钾离子从肠道排出。山梨醇可引起缓泻,当其与离子交换树脂联合口服时,可因其致泻作用而排出更多的钾离子。而且,山梨醇的致泻作用还可防止离子交换树脂在肠道浓缩造成的肠梗阻。根据患儿体重按 1g/kg 给予离子交换树脂溶于 70％山梨醇溶液中口服可使血清钾浓度降低大约 1mmol/L。临床上用 1g/kg 加入 70％的山梨醇溶液 20ml 口服,每 6h 口服 1 次直至血钾下降至正常或尿量开始增多为止。离子交换树脂通过钠-钾交换而起作用,当重复进行钠-钾交换时可导致钠潴留及血容量增加。

(2)葡萄糖酸钙或氯化钙:钙离子可拮抗钾离子的生理效应,直接地稳定心肌的传导功能,从而减少了高血钾引起的心律紊乱。10％葡萄糖酸钙 0.5ml/kg 或 3％氯化钙 0.5ml/kg 缓慢静脉推注或加入到输入液体中滴注可暂时地、部分地对抗钾离子所致的传导阻滞及心律失常。

(3)碳酸氢钠:钠离子和钙离子有相似的拮抗钾离子的电生理作用。碳酸氢钠可使血 pH 提高,从而使钾离子向细胞内转移。按患儿体重每次 1～2mmol/kg 碳酸氢钠溶液(相当于 5％碳酸氢钠 1.67～3.4ml/kg),加入输液内滴入也可暂时地对抗钾离子所致的心律失常。

(4)胰岛素-葡萄糖溶液:胰岛素加葡萄糖可使葡萄糖转化为糖原而贮存于细胞内,这个过程能将一部分钾带进细胞内从而降低血清钾;一般以每 4g 葡萄糖加入 1U 的胰岛素。

在急性肾衰竭时,和高血钾相伴随的电解质紊乱还有低血钠和低血钙。高钾血症的处理也需要钠离子和钙离子。这往往需要同时使用多种溶液从而有可能导致液体负荷过重。为了有效地、稳妥地处理高血钾、低血钠、低血钙及酸中毒而又不增加液体负荷,可将 25％葡萄糖溶液 400ml＋胰岛素 25U＋10％葡萄糖酸钙 10ml＋5％碳酸氢钠溶液 50ml 作为钾中毒的保守治疗措施。

由于葡萄糖酸钙与碳酸氢钠溶液混合后可发生沉淀,故应将钙盐单独输入。

上述这些治疗措施都是暂时性的,因为它们并未将钾离子从体内清除,只是争得了宝贵的时间,等待肾小管的再生和肾功能的恢复,或者采取其他更有效的治疗措施。

4.代谢性酸中毒　尽早恢复组织的血液灌注,改善患儿的营养状态从而降低组织代谢,清除感染病灶及正确合理地使用抗菌药物都是纠正代谢性酸中毒的重要措施。

碱性药物是纠正代谢性酸中毒的重要手段之一,但在无尿情况下所能供给的液体量非常有限,因此很难依靠碱性药物来充分纠正代谢性酸中毒。理论上补充碱性药物的剂量可按如下公式计算:所需的碳酸氢钠(mmol)＝BE×0.3×体重,或所需的碳酸氢钠(mmol)＝[22－标准碳酸氢盐(mmol)]×0.3×体重。

将上述计算值乘以 1.67,即是 5％的碳酸氢钠的毫升数。将其缓慢静脉滴注,然后复查血气再作决定看是否进一步补充。迅速纠正酸中毒可使血中游离钙下降而诱发惊厥;纠正酸中毒过度还可造成氧合血红蛋白离解曲线左移,加剧低氧血症。此外,血及脑组织的 pH 变化过快也可能诱发惊厥及其他脑功能障碍。

当动脉血 pH<7.20 或血标准碳酸氢盐浓度<12mmol/L 时,无尿病儿就很难依靠补充碳酸氢盐来纠正酸中毒,此时最好的办法是考虑诱析疗法。

5.高血压　急性肾衰竭时,常由于血容量负荷过重及肾素-血管紧张素分泌过多而产生高血压。当血压超过脑血流自动调节的极限时,将会发生脑水肿及高血压脑病。

(1)限制水分的摄入:在急性肾衰竭时可通过严格控制水分摄入而控制血压。呋塞米有助于减轻水负荷而有助于控制血压。如患儿已进入实质性肾衰阶段,应避免使用甘露醇以免血容量进一步增加。

(2)硝普钠:硝普钠是最强力、迅速的降血压药,它直接扩张小动脉、小静脉平滑肌而使血压下降。静脉滴注时几乎立即起作用,而滴注停止时其作用即终止。虽然硝普钠的血管扩张作用能使血管阻力及血压降低、心动过速,但对于有心力衰竭的患者,减轻前负荷所带来的心搏出量增加几乎可以完全代偿其血管扩张作用,而不致影响组织供血。一般使用量为 0.5～8μg/(kg·min),可将 12.5mg 硝普钠加入 250ml 葡萄糖或生理盐水中配成 50μg/ml 的溶液。输注时最初阶段应每 5～10min 测血压 1 次,并根据血压情况调整输液速度,待血压稳定在满意的数值时,可每 15～20min 测血压 1 次。并维持该输液速度不变。最好用输液泵精确地输入。肾衰竭时使用剂量并不需要减少,硝普钠的毒性作用除了血压过度下降外,尚有恶心、嗜睡、皮肤紫色花斑、耳鸣及易激动。

(3)巯甲丙脯酸:巯甲丙脯酸是一种新型、口服抗高血压制剂,对儿童甚至新生儿都是安全的。它是血管紧张素酶抑制剂,通过抑制血管紧张素转化酶而减少血管紧张素Ⅰ向血管紧张素Ⅱ转变;从而使肾血管及全身血管扩张,肾血流改善。它还可以间接的抑制醛固酮的分泌而使水钠潴留减轻,血管内容量减少。其血管扩张作用可使心脏的前后负荷减轻;心搏出量增加从而改善肾血流。剂量为 0.5～1mg/kg,对肌酐清除率正常的儿童,其最大剂量可达 6mg/(kg·d)。常见的不良反应包括:①白细胞减少(8%):常见于使用免疫抑制剂及自身免疫性疾病患儿;②高钾血症:可能是由于醛固酮分泌减少所致,同时使用利尿剂可减轻其保钾作用;③蛋白尿(1.2%):但很少因此而停药;④味觉障碍:约见于 6% 的成人而少见于儿童;⑤皮疹:可多达 10%;⑥其他在原有血流受损的患者(如肾动脉狭窄)可使肾功能恶化。

(4)人工透析:如果经过多种药物治疗仍未能控制血压,就应考虑人工透析。血透或血液滤过对清除液体效果确切而迅速,但对于血液动力学不稳定的患儿,则以腹膜透析较为安全。

6.贫血及消化道出血　不管什么原因引起的贫血都必须纠正,有凝血障碍的患儿可输少量全血、血小板并给予维生素 K 纠正,同时还要寻找引起贫血的原因如感染、肝功能障碍、DIC 等。对于有胃肠出血的患者应给非镁抗酸剂如氢氧化铝以中和胃酸使胃内容物 pH>5,同时每 8h 给予 5mg/kg 西咪替丁或质子泵抑制剂奥美拉唑静脉注射。

7.感染的处理　对无感染迹象的急性肾衰竭患儿不应预防性使用抗生素,否则易导致双重感染及耐药感染。然而,当患儿有发热,白细胞升高,血、尿、腹腔积液或其他引流液细菌培养阳性时,应及时给予抗生素。抗生素应根据临床表现及血培养结果作选择依据,尽可能选用肾毒性小的药物以免造成或加重肾脏损害。在肾衰时应调整抗生素的剂量或给药间隔,给药间隔可用血肌酐浓度(mg/dl)乘以 8 或 9(h)。或给药剂量等于正常剂量除以肌酐毫克数。

8.肾衰时营养供给　肾衰竭最重要的合并症之一是严重的分解代谢造成的负氮平衡。然而由于肾衰患儿的液体进入量受到极大的限制,绝大多数患儿得不到足够的热卡及蛋白质,甚至很难向患儿提供基础代谢所需要的能量。因此,肾衰竭时的营养处理是控制肾衰的一个重要组成部分。其基本目标是如下。

(1)控制水电解质的摄入量以防容量负荷过重及电解质紊乱。

(2)提供足够的热卡,以便在限制蛋白质的前提下防止蛋白消耗及因而产生的氮质血症、酸中毒及高血钾。按以往的观念,在肾衰竭时应严格限制蛋白摄入量,但目前越来越多的资料表明,用糖、蛋白质、脂肪提供充分的热卡以节约内源性蛋白质的崩解可有效地减轻尿素氮、肌酐、钾的血浓度,从而减少透析的频度和必要性。

肾衰患儿常因厌食、恶心、呕吐而难以进食;腹膜透析时患儿也因腹压增加而不能耐受饮食,周围静脉供给营养只能以 10% 葡萄糖、6%～8% 的氨基酸及 10%～20% 的乳化脂肪来提供。如前所述,由于液体量的限制,常不能向肾衰患儿提供足够的热卡以防蛋白分解。如果估计病情能在较短时间内恢复,而患儿又无发热、严重创伤等高分解代谢状况,则在短期内(例如 1 周内)可行周围静脉营养以提供必要的热卡、必需氨基酸和维生素。周围静脉营养可避免中心静脉营养带来的导管相关败血症。但如患儿有高热、严重创伤、大面积烧伤等高分解状态而需增加热卡时,则可插入中心静脉导管给予高浓度的葡萄糖(50%)、必需氨基酸、乳化脂肪、无机盐及维生素。对输高渗葡萄糖后血糖过高者可根据血糖及尿糖加入胰岛素,其用量变动于每 4～8g 葡萄糖加入 1U 胰岛素。正常儿童对葡萄糖的利用速度为 6～8mg/(kg·min)或 0.4～0.5g/(kg·h),最大不超过 12mg/(kg·min)或 0.7g/(kg·h)。输高渗葡萄糖时应考虑儿童对葡萄糖的耐受性,严重感染、严重创伤、大面积烧伤等应激状态下糖耐量下降,需提高热卡时应酌情给予胰岛素。

对无严重分解代谢的患儿,每日可给予 0.5g/kg 的蛋白质,对于有严重分解代谢的患儿,每日蛋白质量可提高到 1.5～2g/kg。所给蛋白质必须全部以必需氨基酸来补充以免加重患儿的氮负荷。每克脂肪可提供 9kcal 热量,若以 20% 的乳化脂肪滴入则每 100ml 可提供约 200kcal 热量,并减少液体负荷。而且乳化脂肪可通过周围静脉输入,对无条件作中心静脉营养的患儿是一种有效提供热卡的途径。脂肪乳剂的剂量为 1～4g/(kg·d)或不多于总热量的 40%。

9.透析疗法　是治疗急性肾衰竭的极其重要的手段。临床上有血液透析疗法、腹膜透析疗法及血液滤过疗法三种。儿童腹膜面积与其体重之比大大高于成人,腹透的效率可达血透的50%,而成人仅为20%。但在儿童期,中心静脉及动脉插管较为困难,同时血透在婴儿期易引起血容量及血液动力学的较大波动。因此,儿童,尤其是在婴幼儿期,急性肾衰首先考虑腹膜透析,有凝血功能障碍的患儿也首先考虑腹膜透析。反之,严重创伤、严重感染、大面积烧伤、大手术后所致的急性肾衰,由于分解代谢旺盛,氮代谢废物积聚迅速,易于早期发生尿毒症综合征,故应首先考虑血液透析。结缔组织病、糖尿病、恶性高血压等病时,腹膜清除率常受损,亦应首先考虑血透。

早期透析,是预防或治疗尿毒症的合并症(如神经系统合并症、胃肠出血、心包炎、高血钾、肺水肿)的主要手段。

(1)透析疗法的指征:①容量负荷过重,包括经药物处理后仍无法控制的高血压、心力衰竭及急性肺水肿;②在高代谢状态下血钾>6.0mmol/L 或经保守疗法后血钾仍>6.5mmol/L;③严重的代谢性酸中毒,pH<7.2 或 HCO_3^-<12mmol/L;④BUN 急剧上升或>40mmol/L(120mg/dl);⑤继发于电解质紊乱或尿毒症的神经症状如昏迷、惊厥等。

(2)透析疗法的合并症:①腹膜透析的主要危险在于腹膜腔感染,国外腹膜透析的感染率在3%～48%;②血透的主要危险在于血液动力学改变,其感染率在4%～12%,主要是静脉插管感染。

六、预后

急性肾衰竭总的病死率为9%～72%。外科手术后及严重创伤合并肾衰竭的病死率较高。然而,即使在同一种病,也因患儿的年龄、伴随疾病、肾损害的严重程度以及营养支持的努力程度而有很大差异。

(赵雪姣)

第八节　慢性肾功能衰竭

小儿慢性肾功能衰竭(CRF)是由多种病因引起的慢性持久性的肾功能减退,导致含氮代谢产物在体内潴留,水、电解质及酸碱平衡失调,呈现全身多系统症状的一个临床综合征。当进展到需肾透析或移植方可维持生命时称为终末期肾病(ESRD)。ESRD 小儿中的发生率国内尚无确切数据,国外报道为16岁以下每百万人口中有4～5人。

一、病因

儿童慢性肾功能衰竭的病因与成人不同,以各种泌尿系统先天畸形(如肾发育不良,先天性多囊肾,膀胱输尿管反流等)为主,其中反流性肾病是终末期肾衰的重要原因。原发性及继发性肾小球肾炎,特别是局灶节段性肾小球硬化也占有相当比例,还有遗传性疾病(如遗传性肾炎,肾髓质囊性病,Fanconi 综合征等)等。我院的资料表明在小儿慢性肾功能不全的病因中,虽然后天性肾小球疾病仍占重要地位(占45.9%),但已与先天性和遗传性肾脏疾病已平分秋色(占45.9%)。与10年前我院资料相比,病因结构发生了显著的变化,后天性肾小球疾病比例下降(66.7%～45.9%),先天性和遗传性肾脏疾病比例明显增加(33.3%～45.9%)。结合20世纪70年代中期起的国外统计资料,也发现由后天性肾小球疾病引起的慢性肾功能不全逐渐减少,取而代之占主导地位的是先天性和遗传性肾脏疾病。后者在发达国家所占的比例更高。

二、发生机制

有关慢性肾功能衰竭的发病机制,历年来先后提出过"尿毒症毒素学说"、"矫枉失衡学说"、"肾小球高滤过学说"、"脂肪代谢紊乱学说"、"肾小管高代谢学说"等等,晚近又有人提出"蛋白尿学说"、"慢性酸中毒学说"以及高蛋白饮食、肾内低氧对肾功能的影响等。加强 CRF 的发病机制、重视延缓 CRF 病程进展的研究,已成为重要课题。

(一)健存肾单位的血液动力学改变

肾单位受损或废用后,剩余健全的肾单位一系列适应性改变即负担起全肾功能性代偿及小球、小管各部分间的适应,部分健存肾单位功能高于正常,引起单个肾单位的肾小球滤过率增高,肾小球毛细血管压力增加,内皮细胞增生,系膜区基质增多,小球体积增大,逐步出现肾小球硬化。

(二)矫枉失衡学说

20 世纪 60 年代末、70 年代初,Bricker 等根据 CRF 的一系列临床和实验研究结果,提出了矫枉失衡学说。这一学说认为,CRF 时体内某些物质的积聚,并非全部由于肾清除减少所致,而是机体为了纠正代谢失调的一种平衡适应,其结果又导致新的不平衡,如此周而复始,造成了进行性损害,成为 CRF 患者病情进展的重要原因之一。CRF 时甲状旁腺素(PTH)升高造成的危害是本学说最好的证据。随着 GRF 降低,尿磷排泄量减少,引起高磷血症。由于血清中钙磷乘积的升高,一方面使无机盐在各器官(包括肾脏)沉积,出现软组织钙化;另一方面,低钙血症又刺激了 PTH 的合成和分泌,代偿性促进尿磷排泄并升高血钙。但对甲状旁腺的持续性刺激则又导致甲状旁腺的增生及继发性甲状旁腺功能亢进(SHP),从而累及骨骼、心血管及造血系统等。矫枉失衡学说对于进一步解释各种慢性肾脏疾病进展的原因,加深人们对 CRF 时钙磷代谢紊乱及 SHP 发病机制的认识具有重要意义,因此一直为各国学者所推崇。近 30 年来,这一领域的研究取得了重大进展和新的提高。首先,磷的潴留并非产生 SHP 的始动因素,只有当肾功能衰竭进入晚期(GFR<20ml/min)时,患者才出现磷的潴留。高磷血症不仅可以通过低钙血症,还可以通过其他途径直接或间接促进 PTH 的分泌。磷对甲状旁腺还可能具有直接作用,因为低磷饮食可在血清中钙和 1,25-$(OH)_2D_3$ 浓度无变化的情况下,降低 PTH 及其前体 PTHmRNA 的水平。其次,低钙血症也并非引起 SHP 的唯一直接原因。除了低钙血症外,还有其他重要因素参与了 SHP 的形成。现已证实 SHP 的发生和发展最重要的机制是:①1,25-$(OH)_2D_3$ 的缺乏和甲状旁腺对 1,25-$(OH)_2D_3$ 的抵抗;②血钙水平对 PTH 分泌的调控作用减弱,即所谓调控点(指降低血清 PTH 水平至 50% 所需的钙离子浓度)上移,骨骼对 PTH 提高血钙的调节作用具有抵抗,加重了低钙血症;③肾脏对 PTH 的降解作用障碍,使血循环中残留的 PTH 片段增加等。最近的研究表明口服补充生理剂量的 1,25-$(OH)_2D_3$ 并不能完全抑制 PTH 的分泌,而仅仅在应用 1,25-$(OH)_2D_3$ 冲击治疗导致体内超生理浓度时才能完全抑制 PTH 分泌,因此有学者提出甲状旁腺对 1,25-$(OH)_2D_3$ 存在抵抗。现已知甲状旁腺的主细胞中存在维生素 D 特异性受体(VDR),CRF 时这种受体的密度和结合力均降低,使 1,25-$(OH)_2D_3$ 作用下降。

(三)尿毒症毒素

目前已知的尿素,多胺类、胍类,中分子量物质,甲状旁腺素在尿毒症期血浓度都增高。它们对心脏,促红细胞生成素,Na-K-ATP 酶,神经、肌肉,血小板聚集代谢等均有一定毒性。

(四)肾小管间质损伤

肾小管间质病变与肾小球疾病进展的关系已受到重视。这种肾小管间质的形态学上的变化如肾小管萎缩,肾间质细胞浸润及间质纤维化一旦发生后,则进一步通过小管内阻力增加、正常的管球反馈功能丧失、不能维持正常的渗透梯度等功能改变,加剧肾功能恶化。

(五)饮食影响

膳食中高蛋白摄入可使入球小动脉扩张,加剧肾小球的高灌注损伤、并可加剧蛋白尿。膳食中盐过高除影响全身血压外,观察到还可致肾小球容积加大和硬化,磷的摄入亦应限制,低磷饮食可防止钙磷盐沉积于血管壁和组织、抑制甲状旁腺的分泌。高脂血症除影响内皮细胞外还刺激肾小球系膜的增生及细胞外基质的积聚而易发生肾小球硬化。

(六)肾素-血管紧张素系统(RAS)

在肾脏病进展中,血管紧张素Ⅱ(AⅡ)的作用也受到重视。AⅡ可通过以下机制导致或加重肾脏病的进展:①作为一种血管活性物质,优先收缩肾小球出球小动脉,引起肾小球高滤过损伤;②可使系膜细胞收缩影响肾小球超滤系数;③促进水盐重吸收和兴奋肾交感神经;④作为促进生长因子,除使系膜细胞增生肥大外,还能刺激其他血管活性物及细胞因子产生(如 TGFβ),导致细胞外基质进行性积聚;⑤抑制细胞外基质的降解;⑥因引起肾小球高滤过而加重蛋白尿;⑦促进肾小管上皮细胞氨的产生,后者又通过激活补体引起肾损伤;⑧促进肾小管上皮细胞钠的重吸收,增加肾组织氧耗引起肾组织氧供相对不足,加重肾损害。

三、临床表现

(一)电解质、酸碱代谢失常

1.水代谢　早期由于浓缩功能减退,尿量不减少或反而增多,晚期尿量才有减少,终末期可发展到无尿。患者对水代谢调节能力减退,当水分摄入过多时,易在体内潴留并形成稀释性低钠血症,摄入过少时也易引起体内水分不足。

2.钾代谢　有高钾血症趋势,细胞内钾的积聚与 Na-K-ATP 酶活力下降有关。高钾血症可随外伤、手术、麻醉、输血、酸中毒、突然更改饮食等而加剧,慢性肾衰时血钾升高是一方面,但总体钾的存储量仍降低,所以保持钾的正常平衡仍是重要。

3.钠代谢　CRF 时可以维持钠正常平衡状态相当长时间,这与健存肾单位及利钠激素等体液因子有关。

(1)钠消耗型:盐分丢失型肾病因细胞外液的减少、低血压等均有钠的丢失。可引起盐分丢失的疾病如肾盂肾炎、肾髓质囊性病、肾积水、间质性肾炎等,这类病人的集合管往往不能吸收运输过来足够量的钠盐而出现低钠。

(2)钠潴留型:当摄入钠过多时,不能正常排泄以致钠潴留,体内细胞外容量增加,发生高血压、肺充血与心脏扩大甚至心力衰竭。

4.酸碱平衡　慢性肾衰病人早期肾小管合成氨的代偿能力未全丧失,可动员体内其他缓冲系统来代偿代谢性酸中毒,如呼吸系统,组织代偿如骨盐的丢失等。当病情进展,健存肾单位进一步减少,当 GFR<20ml/min 时肾脏排泄有机酸能力下降,排氨能力减低,引起酸中毒。当血 pH<7.25 时要警惕并发酮症酸中毒。

5.其他电解质　慢性肾衰病人不能充分排泄氯离子,高氯血症与钠浓度成正比;血钙浓度往往降低,慢性肾衰患者常能忍受低血钙而不致搐搦,这些患者的肠道钙的吸收能力下降,口服活性维生素 D 可提高血钙浓度;当 GFR<20ml/min 时血镁可升高,尿排泄镁减少。病人多数无症状,不需处理。当血镁较高

（＞2mmol/L）有临床症状时则可应用排钠利尿剂，促镁排出，纠正脱水，必要时给透析疗法。GFR＜20ml/min时血磷升高较明显，病情进展后肾脏排磷进一步减少。

（二）血管系统

1.高血压　常见原因有①GFR下降、一氧化氮分泌减少，髓脂质成分下降，引起细胞外容量增加，心搏出量增加，继而外周阻力增加，血管壁增厚。②肾素-血管紧张素、醛固酮系统活跃。

2.心包炎　尿毒性心包炎似由不明的生化物质或尿酸沉积及代谢异常所引起。属纤维性心包炎，有渗出、出血，可闻及心包摩擦音，偶发生心包填塞。

3.心肌病　可在晚期出现，有不同程度的心肌肥厚，间质纤维化，心肌钙化，草酸盐沉积。临床表现心脏扩大，心输出量减少，各种心律失常。

（三）胃肠系统

胃纳减退，常见有呕吐、恶心等症状，加重了水、盐代谢及酸碱平衡紊乱，负氮平衡加剧，对钙的吸收下降。另外消化道出血也较常见，由于黏膜有弥散性小出血点炎症、溃疡引起。

（四）神经系统

乏力、失眠、激惹、压抑、记忆力减退，或反抗心理行为。尿毒症伴有继发性甲状旁腺功能亢进时可使脑细胞钙离子浓度增高，出现不正常脑电图。临床可有谵妄、木僵，甚至昏迷。周围神经症状如痛性肢体麻痹，深腱反射消失，肌肉软弱、痉挛甚至感觉消失，被认为与体内中分子物质积聚有关。

（五）血液系统

正血色素、正细胞性贫血，随肾功能减退而加剧。主要由于肾脏产生促红细胞生成素减少有关；其次为红细胞寿命缩短，饮食中铁、叶酸摄入不足也参与一定因素。另外，中性粒细胞趋化性改变，淋巴细胞功能受抑制，免疫功能降低。可有鼻出血，损伤后出血不止。消化道出血与出血时间延长，血小板功能异常，黏附聚集能力降低，第三因子释放减少有关。

（六）糖、蛋白、脂肪代谢障碍

CRF时肾脏清除胰岛素能力减退，血中胰岛素升高。慢性肾衰患者一般都有负氮平衡，血浆及细胞内游离氨基酸谱异常及低白蛋白血症。血三酰甘油增高，低密度脂蛋白增高，高密度脂蛋白降低，可能与脂蛋白酯酶，肝酯酶活性下降有关。

（七）其他

GFR降到一定程度时可有高尿素血症，高尿酸血症、皮肤有瘙痒，伴色素沉着，身上散发一股尿毒症臭味，与尿素分泌增加排出减少有关。CRF患者由于营养不良，免疫功能低下，易患各种感染。小儿由于摄入不足及内分泌紊乱等因素可有生长发育迟缓，或发生肾性佝偻病。

四、诊断与鉴别诊断

CRF的诊断标准：GFR＜80ml/min/1.73m²，随访时间＞＝6个月或B超证实为固缩肾。参照NAPRTCS及2000年珠海会议关于肾功能的诊断，拟定肾功能分级：①肾功能衰竭早期：血BUN、SCr值正常，GFR为50～80ml/min/1.73m²；②肾功能衰竭中期：血BUN、SCr值增高，GFR为25～50ml/min/1.73m²；③肾功能衰竭晚期（尿毒症期）：GFR为10～25ml/min/1.73m²；④肾功能衰竭终末期：GFR＜10ml/min/1.73m²，如无肾替代治疗难以生存。

慢性肾衰到晚期各种症状明显时容易诊断，重要的是认识早期的慢性肾功能衰竭，延缓肾功能进行性恶化。引起CRF病因多种，如由肾小球疾病引起者多有浮肿，尿液异常者较易诊断。但部分患者症状隐匿,无明显肾脏疾病史。某些症状如纳差,不爱活动,夜尿或遗尿等症状无特异性。也有因贫血待查,难治性佝偻病,生长发育迟缓,多饮多尿而来就诊者,则需经仔细的体检,尿液检查(包括比重),血生化肾功能等测定以及时检出 CRF,并尽量寻找病因。如由泌尿系先天性畸形的肾发育不良、多囊肾、遗传性疾病如 Alport 综合征引起的肾衰,发病年龄较早。以身材矮小,肾性骨病就诊较多。肾小球疾病引起的 CRF 多见于较大儿童,可伴贫血、高血压、水肿,有中等量蛋白尿,血尿、低比重尿。慢性肾衰的急性发作尚需与急性肾功能衰竭相鉴别。两者的临床表现相似,病因及诱因也有部分相同,但大多数急性肾衰预后良好,少部分患者恢复期后可逐渐发展到 CRF。由于先天性或遗传性肾脏疾病、先天泌尿系统发育异常而致慢性肾功能不全的,小儿明显多于成人。

五、治疗

虽然造成慢性肾功能不全的一些原发病尚无特异治疗,但有相当一部分因素引起的肾功能损害是可逆的,如感染,尿路梗阻,脱水,有效循环血量的减少等,及时去除诱因,肾功能仍有部分或全部恢复的可能。有些治疗能延缓慢性肾功能不全的发展。鉴于经济的原因,目前国内仅少数单位开展长期肾脏替代治疗,对于小儿慢性肾功能衰竭的治疗,多为对症处理,因此,重点应做到早期诊断,明确病因,纠正代谢紊乱,防治并发症,避免引起肾功能急剧恶化的诱因发生等。

(一)饮食疗法

低蛋白摄入为传统疗法,因肾功能减退到一定程度时不能有效排出蛋白分解产物,高蛋白饮食必然加重氮质血症。但小儿处于生长发育阶段,故需供给足够的热卡和蛋白质,必要时采用鼻饲或胃造瘘。根据 GFR 下降程度计算摄入蛋白质的量为与 $0.5\sim1.5g/(kg \cdot d)$。主食以麦淀粉、红薯、芋芳、土豆等含蛋白较低的食物替代部米、面,有利于促进肠道内尿素氮的吸附后由大便排出。蔬菜、水果一般不予限制。有高钾血症时避免水果过分摄入。补充必需氨基酸并配合低蛋白饮食摄入体内后可利用含氮代谢产物,促进蛋白质合成,减轻氮质血症,维持正氮平衡。常用的口服有肾灵片(含 9 种必需氨基酸)也称开同片。

(二)纠正水、电解质紊乱及酸碱平衡失调

对有水肿、高血压、心功能差及少尿,无尿者应严限摄入量。当有吐、泻或消化道失血等脱水,休克现象应即予以纠正,以保证肾小球的有效肾血流量及滤过率。对慢性肾衰患者均需适当限制钠盐的摄入,以低盐或无盐饮食。

对伴有稀释性低钠血症,如血钠不低于 120mmol/L,无临床症状者,一般不需补钠。血钠<120mmol/L 伴有低钠症状时可口服氯化钠 $2\sim4g/d$,或用氯化钠静脉滴入。计算公式按(130-患者的血钠毫当量数)×0.6×kg 体重=所需钠毫克当量数。常用为 3% NaCl,1ml 3% NaCl 含钠 0.5mmol,先给总量的 1/2,以后根据血压、心脏及复查血钠值是否再补。尿毒症时血钾常在正常高限,若血钾>6.0mEq/L 则需予以治疗。常用药物有 10% 葡萄糖酸钙 $0.5\sim1ml/(kg \cdot 次)$,静脉缓注,或 5% 碳酸氢钠 $3\sim5ml/(kg \cdot 次)$,静脉滴注。当血钾>6.5mmol/L,或心电图有高血钾心肌损害时需给透析治疗。轻度酸中毒不予处理。当 TCO_2<13mmol/L 伴临床症状时应予治疗。口服 Shohl 溶液(枸橼酸 70g 加枸橼酸钠 50g,以蒸馏水冲到 500ml,1ml 含 1mmol Na,按钠 $2\sim3mmol/(kg \cdot d)$ 给予。或用 5% $NaHCO_3$ 静脉滴注,按公式(30-实测得的 TCO_2 数)×0.5×kg 体重=所需的 5% $NaHCO_3$ 毫升数给予。先给 1/2~2/3 量,以后根据血压、水肿程度、心功能及 TCO_2,随访的数据决定是否需继续纠正酸中度。高磷血症应限制磷的摄入和使用结合剂,常用药物为碳酸钙。适当补充铁、锌、避免铝的摄入。

(三)各系统症状处理

1.肾性骨病 定期监测血钙、血磷,并防止甲状腺功能过度亢进及骨骼外钙化治疗。控制高血磷,使用

磷结合剂。补充钙盐,如碳酸钙、乳酸钙或葡萄糖酸钙,同时加用活性维生素 D_3,常用有双氢速固醇,或 1-25(OH)$_2$D$_3$(Rocaltrol 商品名罗钙全),剂量每日一次 $0.25\mu g$/片,逐渐过渡到隔日一次或每周两次口服。每两周随访血钙,当血钙达 11mg/dl(2.75mmol/L)时应减量或停服。

2.控制高血压　慢性肾衰高血压的控制可延缓肾衰的进展,因多数为容量依赖性,故需限制钠的摄入和使用利尿剂。常用药物有双氢克尿塞、氯噻酮,肼苯哒嗪等。当 Ccr$<$15ml/(min・1.73m^2)时,一般利尿药往往疗效不高,可应用呋噻米,剂量由小到大,逐渐递增。降压药常用为血管紧张素转换酶抑制剂(ACEI)中的蒙诺或苯那普利,此类药可扩张出入球小动脉,但出球小动脉扩张更明显,从而使肾小球内压力降低,有利于延缓肾小球病变的进展,减少蛋白尿。β受体阻滞剂通过抑制肾素而减少醛固酮分泌和水、钠潴留起到降血压作用,临床应用的药物有心得安,氨酰心安(苯氧胺)等。钙拮抗剂是使 L 型钙通道活性降低,抑制钙离子进入血管平滑肌细胞,使血管平滑肌张力降低,全身动脉扩张,血压下降,临床常用药物有硝苯地平(心痛定),异搏定等。已证明控制了高血压的慢性肾脏病患者其 GFR 下降速度低于未控制血压的患者。

3.贫血与出血　自从 20 世纪 80 年代应用重组人红细胞生成素(γHuEPO)治疗 CRF 的患者慢性贫血以来,基本上可使大多数病人不再接受输血。剂量为 50～100U/(kg・次),隔天一次皮下注射。红细胞压积上升到 35％时减为每周两次,使其维持在 35％～40％,注意该药可使血黏度增加,血压升高。治疗期间需随访血清铁,转铁蛋白饱和度等各种参数。及时供应铁剂、叶酸、维生素 B$_{12}$等。最近发现一种新的红细胞生成刺激蛋白(NESP)为一糖蛋白,半衰期三倍于促红细胞生成素,治疗慢性肾衰中贫血,可更有效地维持患者的血红蛋白浓度。有出血严重者给予小量新鲜血或少浆血。透析疗法可改善血小板功能和血小板第三因子的释放,有助于减少出血。严重出血时可酌用抗纤溶止血剂。

4.防止小管、间质损伤　肾小管受损重要原因之一是氨产生增加,可激活 C$_3$ 直接引起肾间质炎性反应。给予重碳酸钠碱性药物时则尿中产氨下降,尿蛋白减少,理论上碱性药物有保护小管、间质受损的作用。

晚期尿毒症到终末期 Ccr$<$5ml/(min・1.73m^2)时,内科治疗不能见效只能通过透析疗法维持生命,以达最终肾移植目的。

(张华静)

第九节　肾小管酸中毒

肾小管酸中毒(RTA)是一组由于远端肾曲小管排泌氢离子和(或)近端肾曲小管对碳酸氢钠重吸收障碍所致的一组临床综合征。其主要特点为:慢性高氯性酸中毒;反常性碱性尿(酸中毒时尿 pH 仍大于5.5);电解质平衡失调,如低钾或高钾血症、低钠血症、低钙血症;肾性佝偻病或骨软化症,肾钙化及肾结石等。特发性多有家族史,为先天缺陷。继发性可见于许多肾脏和全身疾病。

一、肾小管调节酸碱平衡的正常生理功能

正常儿童每日代谢所产生的 H$^+$,除血液中的缓冲系统及肺的调节外,主要通过肾小管的调节功能来维持机体酸碱平衡。其调节功能有:①近端肾小管对碳酸氢根(HCO$_3^-$)的重吸收作用,保持体内的碱储备。肾小球滤过的 HCO$_3^-$ 80％～90％经由近端肾小管重吸收,余下的又在髓襻及远端肾小管重吸收,尿中

几乎无 HCO_3^- 排出。此作用是通过肾小管上皮细胞泌 H^+ 作用及 H^+-Na^+ 交换而实现;②远端肾小管泌 H^+、产氨和再生碳酸氢盐的作用。肾小球滤液中 HCO_3^- 的重吸收不足以补充细胞外液 HCO_3^- 的浓度,远端肾小管通过泌 H^+ 作用使 Na_2HPO_4 变成 $Na_2H_2PO_4$(可滴定酸)及产生 NH_4^+ 并从尿中排泄,而 Na^+ 则与肾小管新生成的 HCO_3^- 结合成 $NaHCO_3$ 而扩散入血液,补充体内碱储备。

因此,无论是近端肾小管 HCO_3^- 重吸收或远端肾小管排 H^+ 和泌 NH_4^+ 功能障碍,均可引起酸中毒。

二、肾小管酸中毒的分类

根据发病部位及功能障碍特点,分为以下 4 个临床类型:

(一)近端肾小管酸中毒(Ⅱ型,pRTA)

其原因为近端肾小管重吸收 HCO_3^- 功能缺陷,当血浆 HCO_3^- 低于肾阈时完全可排出足够量的可滴定酸及铵,可使尿 pH 下降。此型 RTA 亦称Ⅱ型或速度型 RTA。

(二)远端肾小管酸中毒(Ⅰ型,dRTA)

因不能建立远端肾小管液和血浆之间足够的 pH 梯度,尿 pH 不能下降至 5.5 以下,可滴定酸及排铵能力亦下降。因本型首先被发现而称之为Ⅰ型或梯度型 RTA。

(三)Ⅳ型肾小管性酸中毒

为持续性高血钾及肾源性高氯血性酸中毒合并存在的临床疾病。多有某种程度的慢性肾功能不全及伴有肾小管及间质疾病、肾素分泌减少、醛固酮分泌缺陷。可使尿酸化、尿中排泄 HCO_3^- 量<10%,常为 2%～3%,排钾功能减低。小儿患者可随年龄增长而使酸中毒减轻。

(四)混合型肾小管酸中毒即兼有近端及远端 RTA 的特征

1.近端肾小管重吸收 $NaHCO_3$ 的功能明显下降,尿排泄 HCO_3^- 量大于滤过量的 15%,但不管酸血症如何严重均不能使尿酸化(尿 pH 不能<5.5),即兼有Ⅰ型及Ⅱ型的特点而称为Ⅰ、Ⅱ混合型,有人将其以特殊类型归入Ⅱ型。多见于有干燥综合征及淀粉样变的成年病人。

2.典型的远端 RTA 表现,单并发有较多的 HCO_3^- 丢失,尿排泄 HCO_3^- 量约为滤过量的 5%～10%,也可达 15%,有人将其以特殊类型归于Ⅲ型。多见于婴儿及幼儿。

3.Ⅰ型与Ⅳ型合并的混合型,即有典型的Ⅰ型特征不能使尿酸化(尿 pH 不能<5.5),但有高钾血症。见于成人有或无醛固酮缺乏者如梗阻性尿路病、镰状细胞贫血,或小儿期失盐性肾上腺皮质增生者。

三、远端肾小管酸中毒(Ⅰ型)

远端肾小管酸中毒(dRTA)亦称典型的 RTA,是由于远端肾小管排泌 H^+ 障碍,尿 NH_4^+ 及可滴定酸排出减少,导致不能在血液和肾小管液之间建立足够的 H^+ 梯度,其主要特点是虽然有严重的全身酸中毒,但仍不能使尿酸化。

(一)病因

1.原发性　常见肾小管先天的功能缺陷,多为常染色体显性遗传,亦有隐性遗传或特发性病例。

2.继发性　最常见是继发于小管-间质性肾炎、自身免疫疾病(如高丙种球蛋白血症、干燥综合征、慢性活动性肝炎、甲状腺炎及系统性红斑狼疮)、钙代谢异常疾病(如原发性甲状旁腺功能亢进、维生素 D 中毒、特发性尿钙增多症、髓质海绵肾)、药物或毒物中毒性肾病,遗传性疾病(Ehlers-Danlos 综合征、镰状细胞贫血、糖原累积症、髓质囊性病等)及肾移植后等。

（二）发病机制

由于原发性或继发性原因导致远端肾小管排泌 H^+ 和维持小管腔液-管周间 H^+ 梯度功能障碍，使尿液酸化功能障碍，尿 $pH>5.5$，净酸排泄减少。正常情况下肾小球滤过的 HCO_3^- 85％被近端小管重吸收，而近端肾重吸收小管其余部分 HCO_3^- 被远端肾小管所以排泌的 H^+ 主要与管腔液中 Na_2HPO_4 交换 Na^+，形成 $Na_2H_2PO_4$ 与 NH_3 结合形成 NH_4^+。$H_2PO_4^-$ 与 NH_4 不能弥散至细胞内，因此产生较陡峭的小管液与其管周液间 H^+ 梯度。当尿 pH 为 4.4 时，这个梯度为 1∶1000，Ⅰ型 RTA 病人不能形成或维持这个梯度，故使 H^+ 储积，而体内 HCO_3^- 储备下降，血液中 Cl^- 代偿性增高，因而发生高氯性酸中毒。由于泌 H^+ 障碍，Na^+-H^+ 交换减少，必然导致 Na^+-K^+ 交换增加，大量 K^+、Na^+ 被排出体外，因而造成低钾、低钠血症，病人由于长期处于酸中毒状态，致使骨质脱钙、骨骼软化而变形，骨质游离出的钙可导致肾钙化或尿路结石。

（三）临床表现

原发性病例，可在生后即有临床表现。主要为慢性代谢性酸中毒表现：患儿多有厌食、恶心、呕吐、腹泻或便秘、生长发育落后。部分患儿有多饮、多尿等尿崩症表现。患儿可有低钾血症表现，如肌肉软弱无力或瘫痪。常常出现骨质软化、骨骼畸形、出牙延迟或牙齿早脱，而维生素 D 治疗无效。由于肾钙化、肾结石、患儿可能血尿、尿痛等表现。少数病人有耳聋表现。

（四）实验室检查

血氯升高，血钠、血钾、血钙、血磷均降低。血 HCO_3^- 浓度下降，血气分析提示代谢性酸中毒。血液阴离子间隙正常。尿钠、钾、钙、磷增加。尿液 $pH>6.0$。

（五）诊断

根据上述典型表现，排除其他原因所致的代谢性酸中毒，尿 $pH>6.0$ 者，即可确诊。

部分病情较轻者无全身酸中毒表现，血 HCO_3^- 浓度正常，而肾小管酸化功能障碍，称不全型。病人常以肾结石、双肾硬化或低钾性肌无力肌麻痹就诊。需作下列实验帮助诊断。

1.氯化铵负荷试验　通过酸性药物使机体产生代谢性酸中毒，来测定肾小管排氢制氨与 HCO_3^- 的再吸收功能。对明显酸中毒者不宜应用。目前临床大多采用三日法，停用碱性药物二天后，每天氯化铵 0.1g/kg，分三次服，连服三天。测定第三天的尿 pH 及血 HCO_3^-。当血 HCO_3^- 降至 20mmol/L 以下时（婴儿至少下降至 18mmol/L 以下），尿 $pH>5.5$ 具有诊断价值。

对于有肝病者，可使用氯化钙替代，4mmol/kg（2 mEq/kg），其效果同氯化铵负荷。

2.尿可滴定酸和尿 NH_4^+ 的测定　正常人在体内酸性物质增加后，尿 $pH<5.4$ 时，尿可滴定酸和尿 NH_4^+ 的排出率分别达 25 及 39μmmol/min。Ⅰ型 RTA 者，尿可滴定酸排出明显减少，尿 NH_4^+ 排出量正常，甚至代偿增加。此试验可估计Ⅰ型 RTA 酸化功能损害程度。

3.尿二氧化碳分压（U-PCO_2）测定　在碱性尿的条件下，远端肾小管泌 H^+ 增加，H_2CO_3 延迟脱水，是 U-PCO_2 升高的主要原因，以 U-PCO_2 作为判断完全性或不完全性Ⅰ型 RTA 的 H^+ 分泌缺陷。测定方法可采用碳酸氢钠 0.5～2mmol/kg 溶于 500ml 溶液中口服或静滴 0.7M（约 5％）碳酸氢钠以维持半小时以上。在尿 $pH>$血 pH，排尽尿液后，采集第二次尿及血标本，避免和空气接触立即测 PCO_2。正常 U-PCO_2 $>30mmHg$（3.99kPa）。完全性或不完全性Ⅰ型 RTA 的 H^+ 分泌缺陷者 $<30mmHg$。在本试验中应注意出现代谢性碱中毒，低血钾，水分潴留等不良反应。

4.中性磷酸盐负荷试验　此为一重要的评估远端 RTA 功能的试验。在尿 $pH6.8$ 时一半的磷酸盐为酸性磷酸盐（NaH_2PO_4），可供给 H^+ HCO_3^- 作用生成 CO_2，使尿 PCO_2 升高。方法：给元素磷 56mg/kg，分 3 次口服 q8h，服第 3 次时如尿 $pH<6.8$，则加服 $NaHCO_3$ 2g/1.73m^2。正常小儿尿磷酸盐浓度应>

20mmol/L,尿-血的 PCO_2 差值应>30mmHg(3.99kPa)。dRTA 时低于 30mmHg(3.99kPa)。

5.硫酸钠试验　注射硫酸钠后由于远端肾小管钠流入增加及 SO_4^{2-} 阴离子的不通透性,可增加皮质集合管 H^+ 及钾的分泌,尿 pH 下降,尿铵排出量增加。方法:在低钠饮食三日后,试验前 12 小时给氟美松 1mg 口服以后,静脉滴注 4%硫酸钠,最初以 1.5ml/kg 的速度,以后以 $0.75ml/(kg/1.73m^2)$ 速度静滴 90 分钟,收集 3 小时尿。正常小儿及反流增多型尿 pH 应<5.5,而排泌障碍型则>5.5。

6.速尿试验　由于速尿可在髓襻升支粗段抑制氯化钠的重吸收,而增加至皮质集合管的氯化钠,可起到与硫酸钠同样的作用,使尿明显酸化,可口服、静脉或肌注,小儿 1~2mg/kg。方法简单实用。

7.尿枸橼酸盐测定　24 小时尿枸橼酸盐测定(单位为 mg/g 肌酐)肾小管酸中毒病人尿枸橼酸排泄减少,故本试验可用作筛选试验。

(六)治疗

1.纠正酸中毒　给予 2.5~7mmol/(kg·d)的碱性药物。碱治疗可使尿钙减少,尿结石形成减少。常用的为口服碳酸氢钠或用复方枸橼酸溶液(含枸橼酸 140g,枸橼酸钠 98g,加水 1000ml),每 ml 相当于 1mmol 的碳酸氢钠盐。

2.纠正电解质紊乱　低钾血症可服 10%枸橼酸钾 0.5~1mmol/(kg·d),每日 3 次。不宜用氯化钾,以免加重高氯血症。

3.肾性骨病的治疗　可用维生素 D 钙剂,但要注意高钙血症的发生。

4.其他　保证入量,补充营养,控制感染及原发疾病的治疗均为非常重要的措施。

(七)预后

如早期发现,长期治疗,防止肾钙化及骨骼畸形的发生,预后良好,甚至可达正常的生长发育水平。有些病人可自行缓解,但也有部分病人可发展为慢性肾功能衰竭死亡。

四、近端肾小管酸中毒(Ⅱ型)

近端肾小管酸中毒(PRTA)是由于近端肾小管重吸收 HCO_3^- 功能障碍所致。患儿肾小管 HCO_3^- 阈值一般为 15~18mmol/L,显著低于正常阈值,故即使血液 HCO_3^- 浓度低于 21mmol/L,亦有大量的 HCO_3^- 由尿中丢失,此时患儿产生酸中毒而其尿液呈碱性。由于其远端肾小管泌 H^+ 功能正常,故当患儿 HCO_3^- 下降至 15~18mmol/L,尿 HCO_3^- 丢失减少,尿液酸化正常,故尿 pH 可低于 5.5。补碱后尿中排出大量碳酸氢盐。远端肾小管 Na^+-K^+ 交换增多,可导致低钾血症。

(一)病因

Ⅱ型肾小管酸中毒的病因亦可分为原发性和继发性。

1.原发性　多为常染色体显性遗传,亦可为隐性遗传,与性联遗传有关,多见于男性发病。有部分为散发性病例(常为婴儿一过性者)。

2.继发性

(1)并发于其他近端小管遗传性功能障碍,如特发性 Fanconi 综合征、胱氨酸病、Lowe 综合征、遗传性果糖不耐受、酪氨酸血症、半乳糖血症、糖原累积病、Wilson 病、异染性脑白质营养不良、线粒体细胞病等。

(2)药物及毒素所致,如碳酸酐酶抑制剂、甲基-3-色酮、6-巯基嘌呤、链脲菌素、Ⅰ磷酰胺、丙戊酸、重金属盐(镉、铅、汞)中毒、过期四环素中毒等。

(3)其他疾病,如甲状旁腺功能亢进、高球蛋白血症、干燥综合征、髓质囊性病变、多发性骨髓瘤等。

(4)实验诱发者(动物),如马来酸、赖氨酸、甲状腺素缺乏。

(二)发病机制

本病由于近端肾小管重吸收 HCO_3^- 不足所致。在一过性的婴儿单纯近端肾小管异常,可能是由于 HCO_3^- 重吸收发育成熟较延迟所致。其他型的可能原因有①近曲小管碳酸酐酶缺乏,影响 H_2CO_3 分解成 CO_2 和 H_2O,从而使近端肾小管分泌的 H^+ 与腔液中 HCO_3^- 结合减少;②近端小管钠转运障碍;③钠转运的调控因素异常如慢性低碳酸血症、低钙、低磷、高钾血症、甲状旁腺功能亢进等。正常情况下,肾小球滤过的 HCO_3^- 85%～90%在近端肾小管重吸收,重吸收过程伴随着钠氢交换,当 HCO_3^- 重吸收障碍时,钠氢交换相应减少,钠大量从尿中丢失而致低钠脱水, HCO_3^- 的大量丢失造成高氯血性代谢性酸中毒,而致疲劳、厌食、呕吐及生长迟缓。

近端 RTA 时 HCO_3^- 肾阈约为 $18～20$ mmol/L 以下(正常成人为 $25～26$ mmol/L,婴儿约为22mmol/L,儿童 $23～24$ mmol/L)。因此患者 HCO_3^- 的血浆浓度正常时即有15%以上的 HCO_3^- 排出至尿中(正常人仅1%)。在轻度酸中毒时,血浆 HCO_3^- 浓度为 $16～20$ mmol/L,此时仍有 HCO_3^- 排出至尿中(正常人则全无),只有当酸中毒严重血浆 HCO_3^-,低于其特定的肾阈时 HCO_3^- 方可全部被吸收而不排至尿中,此时病人可排出酸性尿,临床上常用氯化铵负荷试验来证明,即此时病人能排出 pH<5.5 的酸性尿,此是与远端 RTA 重要的区别之一。近端 RTA 时排净酸的能力正常,因而几乎看不到肾钙化及肾结石,也无佝偻病及骨软化,除非在 Fanconi 综合征时,由于肾性失磷所致高磷尿而继发的低磷血症的直接影响可致骨病。

(三)临床表现

原发性近端 RTA 多见于男孩,可能是由于肾小管功能发育不成熟所致的疾病,许多病儿可随年龄增长而自愈。症状开始常发生在 18 个月以内。主诉除生长缓慢外,可有酸中毒的症状如疲劳、软弱、厌食、呕吐、活动时气急等。也可有缺钠的表现如肌无力、便秘、脱水、继发性醛固酮增多症及循环衰竭等。有的小儿仅表现为生长缓慢。唯一的生化异常是高氯血性代谢性酸中毒,弱酸性或碱性尿,尿酸化功能正常,仅 HCO_3^- 肾阈降低,其他肾小管功能检查 IVP 及肾活检均无异常。少数病例也可表现为不完全性 RTA,即只有尿中表现而无全身酸中毒。可有低钾血症表现,多数无严重骨骼畸形亦不出现肾钙化。

(四)诊断

18 个月以内的男婴,表现有呕吐、厌食、软弱、肌无力、易脱水、生长缓慢时应想到本病。如有轻至中度高氯血性代谢性酸中毒(CO_2-CP $15～17$ mmol/L)时,尿 pH 仍呈弱酸或碱性者可支持本病诊断。为区别远端 RTA 可作氯化铵负荷试验,如阴性时更支持本病。有条件时应测定 HCO_3^- 肾阈及计算出 HCO_3^- 的滤过分数。具体做法如下:

1.氯化铵负荷试验　可鉴别近端及远端 RTA,近端 RTA 时为阴性。

口服氯化铵 0.1g/kg,口服后 $3～8$ 小时收集尿,每小时一次共 6 次。如血 pH 及 CO_2-CP 下降而尿 pH 不降至 5.5 以下为阳性。当血浆 HCO_3^- 浓度小于 15mmol 时,为了不发生危险可减少氯化铵的剂量,较重的酸中毒病人应慎做或不做此试验。

2.测定 HCO_3^- 肾阈　口服 $NaHCO_3$ 渐增量,同时测尿 pH,当尿 pH>6.1 时取血测得的 HCO_3^- 即为肾阈值。

3.计算 HCO_3^- 滤过分数　计算排出的 HCO_3^- 占滤过总量的百分比,即 HCO_3^- 的滤过分数。在血浆 HCO_3^- 正常时近端 RTA 排出 $HCO_3^->15\%$,而远端 RTA<5%。

方法:口服 $NaHCO_3$ $1～10$ mmol/(kg·d),每三天增加一次剂量,直至酸中毒纠正时测血浆及尿 HCO_3^- 和肌酐含量。

尿排出 HCO_3^- 的百分比=尿 HCO_3^-×血酐血 HCO_3^-×尿酐×100

（五）治疗

1.碱剂　必须补充尿中丢失的 $NaHCO_3$ 及内源产生的酸，以纠正酸中毒。因儿童肾 HCO_3^- 阈值比成人低，故患儿尿中 HCO_3^- 丢失更多，治疗所需碱剂量应大，开始 $5\sim10mmol/(kg\cdot d)$，可达 $15mmol/(kg\cdot d)$，需视血化学检查监测而定。给予碳酸氢钠口服。也可给 $NaHCO_3$ 或 Shohl 液：枸橼酸 140g、枸橼酸酸纳 90g 加水至 1 升，1ml 含 1mmol 或用枸橼酸酸钠钾混合液（需补钾时），以上二者各 100g 加水至 1000ml，每 ml 含 Na、K 各 1mmol。

2.双氢氯噻嗪　双氢氯噻嗪在极重症单纯碱剂难以奏效时可合用，$1.5\sim2.0mg/(kg\cdot d)$，待酸中毒纠正后可减量。其作用为①使细胞外液容量减少从而增加肾小管重吸收 HCO_3^-；②减少排钙，使血钙浓度增加而使 PTH 分泌减少，从而增加肾小管重吸收 HCO_3^- 的能力（因为 PTH 可抑制肾小管重吸收 HCO_3^-）。

3.补充钾盐　开始纠正酸中毒时或有低钾时应补充钾盐。可用上述枸橼酸钠钾混合液或 Albright 合剂（枸橼酸钾 98g、枸橼酸 140g 加水至 1000ml）。

4.其他　有骨损害者给予维生素 D 及磷酸盐。

（六）预后

本型预后较好，有些患儿自行缓解。

五、全远端肾小管酸中毒（IV型）

全远端肾小管酸中毒（GdRTA）又称高血钾型肾小管酸中毒，是因缺乏醛固酮或肾小管对醛固酮反应减弱所致。临床上以高氯酸中毒及持续性高血钾为主要特点，尿酸化功能正常，尿 pH 可 <5.5，但排钾能力降低，碱性尿时 $U-PCO_2$ 正常，除在婴儿及年幼儿外，尿丢失 $NaHCO_3<10\%$ 滤过量。

（一）病因

有原发及继发性因素。

1.原发性高钾血症性肾小管酸中毒　原发性婴儿型常为一过性，主要对盐皮质激素反应性降低而致失盐、代谢性酸中毒及高钾血症，亦称为假性醛固酮低下症 II 型。

2.继发性高钾血症性肾小管酸中毒

（1）无肾内疾病的醛固酮缺乏，如失盐性先天性肾上腺皮质增生、孤立性醛固酮低下症、艾迪生病等。

（2）有慢性肾脏疾病的低肾素-低醛固酮的病人（主要为成人），如糖尿病肾病、肾盂肾炎、间质性肾炎、肾硬化等。

（3）远端肾小管疾病如婴儿期原发性假性醛固酮低下症、婴儿期梗阻性尿路病和肾静脉血栓形成所致的继发性假性醛固酮低下症、氯分流综合征等。

（4）药物因素（为促进因素），补给氯化钾、肝素、保钾利尿剂、前列腺素抑制剂、巯甲丙脯氨酸、环孢素等。

（二）发病机制

发病机制未明。小儿 IV 型 RTA 为盐皮质激素缺乏或肾小管对醛固酮的作用不敏感（可用盐皮质激素纠正部分症状），以致不潴钠排钾、氯及泌 H^+，而致高钾血症及高氯血性代谢性酸中毒。近来也有人认为本病原发性异常是因为远肾单位对氯重吸收增加（氯分流缺陷）使流至皮质集合管的 Cl^- 下降，从而减少了 K^+ 及 Na^+ 的分泌。高血压及低肾素血症、低醛固酮血症是继发于氯化钠重吸收增加而致的高容量的结果。

（三）临床表现

病人常表现为高氯性酸中毒及持续性高血钾，伴有不同程度肾功能不全，酸中毒及高钾血症与 GFR

不成比例,尿呈酸性(pH<5.5),尿 NH_4^+ 排出减少,尿钾减少。故临床上以酸中毒和高钾血症为主要表现。

凡代谢性酸中毒伴持续高钾血症,不能以肾功能不全及其他原因解释时,应考虑本病。结合尿 HCO_3^- 排量增多,尿铵减少,血阴离子间隙正常及醛固酮低可诊断本病。

需与假性醛固酮低下症工型区别,常在生后即表现厌食、呕吐、脱水、发育差,年长儿嗜盐明显。生化表现尿丢失钠、低钠血症、高钾血症血浆肾素活性及醛固酮增高。

(四)治疗

1.纠正酸中毒　碳酸氢钠 $1.5\sim2.0mmol/(kg\cdot d)$ 同时有助于减轻高血钾。但在早期婴儿Ⅳ型 RTA 应给较大剂量碱剂枸橼酸钠 $4\sim20mmol/(kg\cdot d)$,5 岁以后常不需治疗。

2.限制钾盐摄入　高血钾应限制钾盐摄入,口服阳离子交换树脂及襻利尿剂(如速尿、双氢氯噻嗪)。同时襻利尿剂可刺激醛固酮的分泌。

3.盐皮质激素应用　低肾素、低醛固酮病人,可使用盐皮质激素,如 9-α 氟氢可的松。

4.限钠饮食　限钠饮食虽可刺激肾素和醛固酮释放,但常加重高钾性酸中毒,故应避免长期限钠饮食。

5.其他　近年发现多巴胺拮抗剂灭吐灵能刺激释放醛固酮,但不升高肾素和血钾。

(张淑芹)

第十节　特发性高钙血症

特发性高钙尿症(IH)是指病因尚未完全明了,以血钙正常而尿钙增多(尿钙>0.1mmol/(mmol·d))为特征的疾病。

一、病因与发病机制进展

病因与发病机制尚不清楚。多数人认为其有家族性,并指出属常染色体显性遗传,COE 等报道了 9 个 IH 家系,共有成员 73 名,其中 26 例有患者(36%),在 44 例第一代亲族中 19 例有 IH,与正常家系相比较有显著差异。国内董淑兰报道,15 个家系 186 名成员有 55 例 IH 患者(30%),其中 10 个家系男女均有发病,并代代相传,符合常染色体显性遗传特点。有研究提到受遗传因素控制的体内细胞膜钙镁三磷酸腺苷酶(钙泵),其活性在 IH 发病中可能具有重要作用。1988 年 Blaanchi 等首先报道 IH 患者细胞膜钙泵活性明显增高。钙泵的功能主要是调节钙的代谢,把因生理功能活动进入细胞内的钙排出细胞外以保持细胞内低钙水平。细胞外液的钙浓度是细胞内的 1 万倍,故此过程是耗能过程。红细胞膜钙泵活性能较准确地反映体内细胞膜钙泵活性状态。我国学者研究证实,IH 病儿存在细胞膜钙泵活性异常,肠吸收型 IH 钙泵活性增高而肾漏出型者降低。推测肠吸收型 IH 可能系由于包括空肠上皮细胞在内的多种细胞膜钙泵活性增高,致肠道钙吸收增多而超过肾小管重吸收能力,最终引起尿钙排出增多;肾漏出型者则可能是由于肾小管上皮细胞等细胞膜钙泵活性降低,钙离子转运受阻,使钙重吸收减少所致。有关 IH 患者细胞膜钙泵活性变化的原因及其在 IH 发病机制中的确切作用尚需进一步探讨。此外,在 IH 发病机制的研究中有学者认为,其他一些与钙代谢有关的因素,如 $1,25(OH)_2D_3$、前列腺素、甲状旁腺素等在本病发病中可能起作用。

二、诊断

（一）临床表现

1.血尿为主要症状，多为反复发作性、无痛性肉眼或镜下血尿。发作时间大多短暂，甚至有仅出现一次血尿者，也有持续数日，甚至反复发作多年者。

2.少数病例有尿频、尿急、尿痛、排尿困难、遗尿、肾绞痛等泌尿系症状。

3.易并发尿路感染，也有病例出现多尿、多饮。

4.小儿泌尿系统结石中约 $2\% \sim 5\%$ 系由本病引起。

5.极少数病人身体矮小，体重不增，肌无力，骨质稀疏等。

（二）实验室检查

1.尿红细胞形态检查为非肾小球源性血尿。

2.尿钙排量增多，正常饮食测定早餐后 2 小时尿钙/尿肌酐比值（UCa/Cr）>0.21。低钙饮食（每日摄入钙 $<300mg$）3 天，第 4 天测定 24 小时尿钙 $>0.1mmol/kg(4mg/kg)$。

3.血钙正常、血磷有时可降低，粪钙、磷减少，血碱性磷酸酶增高。

4.钙耐量测验　低钙低磷饮食 3 天后，第 4 天给钙 15mg/kg，静脉滴注，于 5 小时内滴完后第 3 小时测血钙，并留 24 小时尿，测尿钙。尿钙排量减去每基础尿钙排量外，超过滴注钙量的 50%，尿磷排量在滴钙后第 $4\sim 12$ 小时较 $0\sim 4$ 小时降低 20%，表示试验阳性。

三、鉴别诊断

（一）钙负荷试验可区分特发性高钙尿症的型别

具体方法如下：予低钙饮食 7 天，试验前夜晚餐后禁食，于晚 9 点及午夜各饮水 $5\sim 10ml/kg$。试验日清晨 7AM 排尿弃去，再饮等量水。收集 7AM$\sim$9AM 尿，测空腹 UCa/Cr。9AM 服钙 $1g/1.73m^2$，收集 9AM$\sim$1PM4 小时尿，再测 UCa/Cr。

吸收型：空腹 UCa/Cr <0.21，钙负荷后 >0.28；肾漏型则不受限钙的影响，空腹 UCa/Cr >0.21。最近有人提出清晨及下午各测一次 UCa/Cr，可初步鉴别二型，吸收型清晨 UCa/Cr 低，肾漏型二项无差异。

（二）本病要与其他原因所致高钙尿相鉴别

如肾结石、原发性甲状旁腺功能亢进症，肾小管酸中毒等可引起尿钙增高，也应注意排除如髓质海绵肾、结节病、肝豆状核变性、糖尿病、长期皮质醇治疗、慢性镉中毒、Wilson 病等其他病因所致的高钙尿症。可根据各原发病特点进行鉴别。

四、治疗

（一）一般治疗

1.饮水　应多饮水，增加液体摄入量可使尿量增多，尿钙浓度降低，避免尿钙结晶形成或使已形成的微小钙结晶排出。但也不能过量以免引起夜尿增多和遗尿。

2.避免摄入过多的钠盐和蛋白　由于钠的摄入过多可引起肾小球对钠的滤过增多，钠的滤过增多能够抑制肾小管对钙的重吸收而致尿钙排出增加。摄入过多的蛋白，可造成尿中硫酸盐增多，硫酸盐增多亦会抑制肾小管对钙的重吸收而引起尿钙排出增多。尿草酸钙能成为尿钙结晶的核心,因此含有草酸钙的食物如水果汁、巧克力、茶、菠菜等都应尽量避免摄入过多。

3.低钙饮食 吸收型伴严重血尿或结石者应给予低钙饮食。儿童处于骨骼生长期应维持正钙平衡,对于肠吸收型儿童,因为饮食中的钙直接影响到尿钙的排出以及结石形成的程度,因此在这种情况下,饮食钙应尽可能限制,如果肠吸收型患儿出现了一些临床表现,如反复性肉眼或镜下血尿、尿频、尿急、尿痛等,更应限制饮食钙。每日供钙不应低于基础需要量 $1mg/(kg \cdot d)$。对肾漏型则无必要限制饮食钙。

(二)药物治疗

1.噻嗪类利尿剂 双氢氯噻嗪 $1\sim2mg/kg$,疗程一般小于 4 个月。该药可增加远端肾小管对钙重吸收,亦有认为是通过抑制肾内前列腺素合成而减少尿钙排泄,长期应用可抑制结石形成使尿钙恢复正常,并调节甲状旁腺及 $1,25(OH)_2D_3$ 至正常水平,使肠钙吸收正常。同时服用 10% 枸橼酸钾 $1ml/$岁,每日 3 次,以防止低血钾。

2.正磷酸盐 常用磷酸盐缓冲液口服,可通过肠道内钙磷结合,减少尿钙,防止尿石形成。儿童每日 $1\sim3g$,尤其对伴有低磷血症者有效。

3.口服锌或铁剂 可减少钙的吸收而降低尿钙,适用于低锌血症或缺铁性贫血患儿。

4.磷酸纤维素钠 为一种不被肠道吸收的离子交换树脂,能减少肠道钙的吸收,从而减少尿钙排出,对吸收型有效。副作用为影响肠道镁的吸收,可致血镁降低,应注意补充镁。

(张淑芹)

第六章　血液系统疾病

第一节　贫血

一、概述

贫血是指周围血液中单位体积血液中红细胞计数、血红蛋白含量及血细胞比容低于相应年龄的正常值,是儿童时期常见的一种症状或综合征。它可能是某种疾病或某种疾病的一个症状。由于地理环境因素的影响,上述三项正常值国内外均有差异。一般儿童贫血血红蛋白标准(WHO)以海平面为标准:大于1个月的儿童 Hb<90g/L;大于4个月的儿童 Hb<100g/L;6个月~6岁的儿童 Hb<110g/L;6~14岁的儿童 Hb<120g/L,诊断为贫血;国内诊断标准为:出生后10天内 Hb<145g/L;10天~3个月龄的儿童 Hb<100g/L;3个月~6岁的儿童 Hb<110g/L;6~14岁的儿童 Hb<120g/L,诊断为贫血。海拔每增高1000m,Hb升高约4%。

【贫血程度的分度】

根据红细胞和(或)Hb 减少程度,贫血可分为以下四度(表 6-1)。

表 6-1　贫血程度的分度

分度	红细胞($\times 10^9$/L)	血红蛋白(g/L)
轻度	3.00~4.00	91~120
中度	2.00~3.00	60~90
重度	1.00~2.00	31~60
极重度	<1.00	<30

【贫血的分类】

贫血的病因比较复杂,为便于临床查找病因和指导治疗,常采用以下几种分类方法。

（一）形态学分类

其分类基础是依据红细胞平均容积(MCV)、红细胞平均血红蛋白量(MCH)和红细胞平均血红蛋白浓度(MCHC)直接测定结果或依红细胞数、血细胞比容和血红蛋白含量计算出红细胞指数,将贫血分为三类,见表 6-2。

表 6-2 小儿贫血的红细胞形态(或指数)分型

分型	MCV(fl)	MCH(pg)	MCHC(g/L)
正常值范围	80~94	27~32	320~380
大细胞性贫血	>94	>32	320~380
正细胞性贫血	80~94	27~32	320~380
小细胞性贫血单纯小细胞	<80	<27	320~380
小细胞低色素性	<80	<27	<320

形态分类法除依据红细胞指数外,尚应强调血片细胞形态学观察,可较清晰地观察红细胞形态改变。对贫血病因诊断极有帮助,为进一步检查和诊断提供初步线索。

(二)异常红细胞形态分类

1.靶形红细胞性贫血 即地中海贫血或异常血红蛋白病。其外周血片中靶形红细胞>10%,伴红细胞大小不等,以小细胞为主,且中央浅染区扩大。

2.球形红细胞贫血 一般小球形细胞可达 25%,但溶血严重者仅偶见小球形,需作孵育红细胞脆性试验可确诊。

3.椭圆形红细胞增多症 正常人血液中占 1%~15%,过多可引起溶血。

4.镰状细胞性贫血 红细胞外形呈镰刀状,见于黑色人种。

5.口形红细胞性贫血 正常人血液中此类细胞<4%。

6.棘状红细胞性贫血。

7.矩状细胞 体内 B 脂蛋白代谢异常引起。

8.锯齿形细胞性贫血 数目>10 个。

9.婴儿固缩红细胞性贫血。

(三)病因分类

依据疾病发生的原因和发病机制进行分类对诊断及治疗均有指导意义。

1.红细胞及血红蛋白生成障碍

(1)营养性贫血:巨幼红细胞性贫血(维生素 B_{12} 或叶酸缺乏)、维生素 C 缺乏性贫血、维生素 B_6 缺乏性贫血、蛋白质缺乏性贫血及甲状腺素低下性贫血。

(2)骨髓衰竭

1)红系祖细胞衰竭:先天性纯红细胞再生障碍性贫血(diamond-blackfan 贫血)、获得性纯红细胞再生障碍性贫血。

2)三系细胞衰竭:体质性(Fanconi 贫血、家族性不伴畸形再生障碍性贫血及先天性角化不良);获得性再生障碍性贫血(特发性,继发性)。

3)骨髓受浸润:白血病,淋巴瘤,神经母细胞瘤。

(3)造血不良性贫血:红系造血障碍,铁利用障碍(感染,肾衰竭,结缔组织病及播散性恶性肿瘤)。

2.失血性贫血。

3.溶血性贫血。

【贫血的病理生理】

红细胞的主要功能是向组织细胞输氧,正常血液 1gHb 能携带 1.34ml 氧,贫血时 Hb 含量减少,总携氧能力减低,致组织缺氧。引起机体一系列病理生理改变。

组织和器官功能减退而产生各系统症状:①血容量减少,血液黏稠度下降,心率加快,心搏出量增加;②重新分配血供,对缺氧敏感的心肌、脑和肌肉供血量增加,随贫血加重而减少,皮肤组织(皮肤苍白)和肾的供血减少;③肺代偿功能是对缺氧的一种反应,呼吸加深加快;④红细胞生成亢进,贫血患儿除再生障碍性贫血外,其红细胞生成素产生增加(与贫血程度成反比),骨髓红系造血亢进;⑤氧离解曲线右移,使组织在氧分压降低时能摄取更多的氧;组织缺氧引起乳酸产生增加,组织中血红蛋白与氧亲和力减低,氧释放增多的 Bohr 效应,改善组织供氧。

【贫血的诊断】

贫血是由各类病因引起,发生于多种疾病的一种状态或综合征。为此尚需查明贫血原因。可根据以下步骤研究确定。

(一)详细病史

特别注意以下方面:①性别、籍贯(与遗传性血液病有关)、出生、喂养及生长发育史等;②过去史:以往贫血、黄疸、急慢性失血史及围生期病史;③家族史:家族中类似病者(贫血、黄疸及胆红素脑病等);④服药或化学药物接触史:多种药物(包括中草药)、化学品及蚕豆等可诱发贫血或再障。

(二)细致的体格检查

特别注意营养及发育状况,是否伴畸形,检查皮肤黏膜(肤色、黄疸及出血倾向)、淋巴结、肝脾和骨骼等。

(三)贫血的实验室筛选检查

1.全血细胞检查　血红蛋白、白细胞、血小板计数,红细胞指数(MCH、MCV、MCHC 和血细胞比容)及网织红细胞数。以确定贫血仅为红细胞,或伴有白细胞、血小板数异常。网织红细胞数可反映骨髓红系造血速度。

2.血涂片观察血细胞形态　红细胞形态(结合 MCV 可决定贫血的形态学特点、白细胞、血小板形态及幼稚细胞。

3.骨髓检查　直接了解骨髓造血细胞的质和量的改变。评价骨髓红系造血程度(正常幼红细胞、巨幼红细胞或铁粒幼红细胞);骨髓涂片应作铁染色以评估铁储备及铁粒幼细胞。

二、溶血性疾病概述

溶血性贫血是由于各种原因导致红细胞寿命缩短,致红细胞破坏加速,而骨髓造血增强但不足代偿红细胞消耗所致的一组贫血。

正常红细胞的平均寿命 100～120 天(新生儿期为 80～100 天),每天约有 1/120 红细胞衰老、死亡,从血液中被清除。释放血红蛋白 6～7g,生成胆红素 200～250mg。骨髓不断生成和释放新生红细胞,维持动态平衡。正常成人骨髓红系造血的代偿功能极强,可增至正常水平的 6～8 倍,若因某种红细胞内在缺陷或细胞外因素使红细胞平均寿命缩短(<120 天),破坏过多(成人超过 6 倍,儿童超过 2 倍)所致的一组疾病称为溶血性疾病。若红细胞的破坏超过骨髓造血的潜在代偿功能,则出现贫血,称为溶血性贫血。红细胞在外周血循环血流中破坏为血管内溶血,在单核-巨噬细胞系统中破坏,则为血管外溶血。当溶血时,骨髓中的黄骨髓可转为红髓造血,以发挥其造血代偿功能,正常人黄髓较多,故造血代偿功能强,小儿在 5～7 岁前,其骨髓几乎为红髓,因此,其代偿功能差,需要髓外造血加以代偿,在婴儿期尤为明显。出现溶血时贫血较成人重,脾大明显。

【溶血的病因及分类】

目前常以红细胞破坏的原因及发病机制相结合的方式分类。按发病的急缓分为急性和慢性溶血性贫血,按红细胞被破坏的部位不同分为血管内溶血和血管外溶血。

1.血管内溶血　血管内的红细胞被大量破坏,血红蛋白被释放到血液循环,出现血红蛋白血症,血浆中游离 Hb(正常 0.02~0.05g/L 血浆)增高,血浆呈粉红色或红色。

游离 Hb 去路:①与血浆中的结合珠蛋白(Hp)结合成 Hp-Hb 复合物,参与单核-巨噬细胞系统的胆色素代谢;②超过 Hp 结合能力时,则自肾小球滤出成血红蛋白尿,部分可被肾小管重吸收,在上皮细胞内分解为卟啉,卟啉进入血液循环成胆色素,后两者重新利用,部分以含铁血黄素存在于上皮细胞内,随上皮细胞脱落,从尿排出(含铁血黄素尿);③分离出游离的高铁血红素,与血浆中 β-糖蛋白结合成高铁血红素白蛋白或与凝乳素(Hx)结合,然后进入单核-巨噬细胞系统,经代谢分解为蛋白质和铁被机体重新利用,胆红素则经尿排出体外。

2.血管外溶血　异常的红细胞在单核-巨噬细胞系统(主要为脾及肝脏)中被破坏。变形性降低的红细胞在通过脾窦时,捕捉及吞噬、破坏,释出的 Hb 很快被单核-巨噬细胞吞噬,故一般不出现 Hb 血症。被吞噬的 Hb 分解为珠蛋白、胆绿素和铁离子。珠蛋白及铁重新利用,胆绿素经过一系列代谢变为胆红素。此时间接胆红素增高,尿胆原阳性,粪胆原含量增加。

【临床表现】

一般而论,慢性溶血性贫血与急性溶血性贫血在临床上有所区别,但两者可共存或互相交错,难以截然区分。

1.慢性溶血性贫血　其主要表现为慢性贫血,有黄疸或无黄疸,肝脾大,间可发生危象和胆石症。

(1)贫血:贫血程度差异极大,重者生后或婴儿出现贫血,多为轻度至中度,常可适应慢性贫血状况,轻者可无症状或家系调查时发现。

(2)黄疸:黄疸轻重不一,多数轻度或无黄疸,少数呈持续性黄疸,可于新生儿期发生高胆红素血症。

(3)溶血危象或再生障碍性贫血危象。

(4)脾大:除镰状细胞贫血外,脾大是慢性溶血的典型表现,多轻度至中度肿大,亦可见巨脾。

(5)骨骼异常:在生长发育期发生溶血,可致红髓明显扩张,可引起骨骼畸形,塔形头颅;骨 X 线检查显示皮质变薄,髓腔增宽,颅骨呈毛刷状。

(6)胆结石:小儿较少见,典型的溶血性贫血如血红蛋白-H 病的结石为黑色素结石,内含胆红素盐聚合体、黑色素和钙盐等,无定型而易碎,多不透 X 线。

(7)小腿溃疡:可见于双侧小腿,小儿少见。

2.急性溶血性贫血　常为急性发病,表现为寒颤、发热、乏力、苍白及黄疸,重度者可发生休克及肾衰竭等症状。部分病例表现隐匿性,一般经数周至数月症状逐渐恢复。

【诊断】

溶血性贫血的病因确诊在很大程度上取决于相关实验室检查。诊断步骤是:首先要明确是否有溶血,然后进一步依据发病年龄、可能病因及红细胞指数等进行特殊检查确定诊断。

1.确定溶血的证据　各种不同类型的溶血均有红细胞破坏增加和红系代偿增生的共同特点。

(1)红细胞破坏增加的证据:①红细胞数和血红蛋白量常有不同程度降低,血涂片可见红细胞碎片,异形红细胞、网织红细胞、多嗜性红细胞及点彩红细胞增多,甚至有核红细胞。②黄疸及高胆红素血症,以高间接胆红素为主,其增高程度取决于溶血的严重程度和肝脏清除胆红素的能力。在慢性轻度溶血时若肝功能正常,肝可完全清除胆红素,不引起黄疸和高胆红素血症。③粪胆原及尿胆原排泄增加,增加程度取决于溶血程度,肠道内菌群状况和是否应用抗生素等因素;尿中尿胆原增加程度更受尿 pH 和肝功能的影响,当肝功受损或尿液碱化时尿胆原的排泄量明显增加,反之则不明显。④血浆结合珠蛋白含量降低:结合珠蛋白是由肝脏和脾合成的糖蛋白,血浆中一个分子结合珠蛋白(Hp)可与1～2个分子的血红蛋白结合成血红蛋白-结合珠蛋白复合物(Hb-Hp),然后进入单核-巨噬系统中进一步代谢。溶血时结合珠蛋白与游离血红蛋白结合量增加,致血浆 Hp 含量下降。⑤血红蛋白血症和血红蛋白尿:正常血浆游离血红蛋白含量为 0～40mg/L,血管内溶血时含量增高而致血红蛋白血症,血浆呈红色。当含量超过 1250mg/L 时,游离血红蛋白自肾小球滤出,形成血红蛋白尿,尿色呈淡红色,甚或酱油色。⑥含铁血黄素尿:血红蛋白沉积于肾小管上皮细胞内分解为含铁血黄素和铁蛋白,当这些细胞脱落时,含铁血黄素从尿中排出,即为含铁血黄素尿。含铁血黄素尿多见于慢性血管内溶血。

(2)红系造血代偿性增加的证据:①网织红细胞不同程度增加,急性溶血时网织红细胞明显增高,可达60%,慢性溶血时为<10%。确诊为溶血性贫血者,若网织红细胞小于正常或消失,则可能并发再障危象。②外周血象:血涂片可见幼红细胞、多嗜性及嗜碱性点彩红细胞和豪,周小体等。③骨髓象:粒红比例降低或倒置,红系增生极度活跃,幼红细胞增生。成熟红细胞形态与外周血所见相同。

2.溶血性贫血的病因诊断　一般可依病史初步估计溶血为先天性红细胞内在缺陷或后天红细胞外因素所致。有阳性家族史者溶血可能与遗传相关,出生后1～2天内发生溶血者应考虑先天或后天因素所致新生儿溶血病;溶血发生与感染或用药有关者,应考虑红细胞酶缺陷或不稳定血红蛋白病或免疫性溶血。依有关线索进一步选择作以下实验室检查。

(1)红细胞形态:小球形红细胞增多者,应考虑为遗传性球形红细胞增多症,红细胞孵育脆性试验阳性可确诊(即使小球形少或未发现);如椭圆形红细胞增多(>25%)可考虑为遗传性椭圆形红细胞增多症,如口形红细胞>5%,可考虑为口形红细胞增多症。如靶形红细胞明显大小不一、MCV/MCH 降低者,应考虑血红蛋白病。

(2)红细胞形态无特异改变:可作抗人球蛋白试验,以确定是否免疫性溶血性贫血,阴性者需考虑 Coomb 阴性的自身免疫性溶血性贫血或红细胞酶缺陷,后者应作红细胞酶缺陷[如葡萄糖-6-磷酸脱氢酶(G6PD)及丙酮酸激酶(PK)等]检查。

附:再生障碍危象和溶血危象

再生障碍危象(AC)和溶血危象(HC)是指慢性溶血性疾病或自身免疫性溶血性贫血(AIHA)病程中可能出现的两种严重的临床血液学现象。需要紧急处理。

【再生障碍危象】

再生障碍危象是指在慢性溶血过程中,突然发生短暂的骨髓红系造血抑制,导致一过性严重贫血。人类细小病毒(HPV)感染是引起多种慢性溶血性疾病(包括遗传性溶血性贫血及小儿自身免疫性溶血性贫血)发生 AC 的主要病因。HPV 是一组很小的 DNA 病毒(直径 20～30nm),其中依赖病毒和自主细小病毒,可在人类迅速分裂的细胞内(如骨髓造血细胞)复制,特别对红系细胞(包括 CFU-E)具单一趋向性,引起骨髓红系抑制,红系造血停滞于原始红细胞阶段,即所谓急性造血功能停滞。某些其他病毒(如麻疹、水痘、风疹和巨细胞病毒等)感染,也可能具有与 HPV 相似的作用。

临床特征

1.一般症状:乏力、发热、头痛、流涕、咳嗽、腹痛及呕吐等。

2.血红蛋白急剧下降,网织红细胞减低或缺如。

3.贫血突然加重,甚可出血,而黄疸不加深。

4.全血细胞减少,如为纯红 AC,则白细胞和血小板数正常。

5.HPV 抗体(IgM 及 IgG)阳性,可达 86%;骨髓造血细胞中 HPV-DNA 可阳性。

6.骨髓增生减低:类似再生障碍性贫血,如为纯红 AC,则仅红系减少或缺乏。7~14 天后恢复,各阶段比例正常。

【溶血危象】

溶血危象是指某些先天性溶血性疾病(如 HS 及镰状细胞病)或 AHIA 在病程中因感染(急性或亚急性)、生活过度紧张或劳累诱发红细胞破坏加速而产生的急性溶血。脾对感染的反应性增大也可加速红细胞破坏而加重危象。

(一)临床特征

1.突然发生寒颤、发热、呕吐及腹痛等。

2.贫血与黄疸加重并行。

3.血管外溶血尿色呈浓茶样,血管内溶血则有血红蛋白尿。

4.脾大。

5.外周血网织红细胞明显增高,白细胞和血小板数一般正常。

6.骨髓红系增生旺盛。

(二)防治措施

1.急救

(1)输注浓缩红细胞:每次 10ml/kg,可提高 Hb 20~30g/L,维持外周血 Hb 60~90g/L。输血时注意:①免疫性溶血者应严格交叉配血;②输血速度 1ml/(kg·h);③避免过多输血,以免越输越溶血。

(2)肾上腺皮质激素:免疫性溶血发生危象可应用地塞米松或甲基泼尼松龙等冲击治疗。

(3)防治肾衰竭:早期应用呋塞米每次 1~2mg/kg。

(4)肝素:DIC 时应用。

(5)对症处理:镇静,吸氧防止严重脑缺氧及心力衰竭。

(6)积极控制感染。

2.预防　防治感染,慢性溶血患者应适量应用免疫球蛋白。

(朱　斌)

第二节　急性白血病

白血病是造血干细胞异常增殖分化所致造血系统恶性增殖性疾病,其特征为造血组织中的某一系统血细胞过度增生,进入血流并浸润到各组织和器官,引起一系列临床特点,是小儿时期最常见的一种恶性肿瘤。其病因尚未完全明了,发病可能与病毒、化学、放射、遗传等因素有关。按其恶性增殖细胞的分化程度,参考自然病程的长短,分为急性白血病和慢性白血病。急性白血病为原始与早期幼稚血细胞在骨髓中急剧增生的恶性疾病,小儿白血病中 90% 以上为急性白血病。

一、临床表现

1.小儿时期各年龄皆可发病,以 3~7 岁的发病率最高,占小儿时期白血病的 50% 左右。大多起病急,以发热,贫血,出血,肝、脾、淋巴结肿大为主要表现。初发症状各异,一般以发热、虚弱、苍白或出血等为主诉,少数患儿以骨、关节痛为首发症状,也有以局部肿物或神经系统改变为初发症状。发热大多于病程中出现,多为不规则热,一般不伴有寒战。

2.贫血出现较早,随病情发展而加重。出血以皮肤、黏膜多见,表现为鼻出血、牙龈出血、皮肤瘀斑、消化道出血和血尿,偶见颅内出血,为引起死亡的重要原因之一。

3.由于白血病细胞浸润,致不同程度的肝脾肿大及全身浅表淋巴结肿大。

4.临床上还可以出现呼吸、消化、泌尿系统等症状。

5.骨和关节浸润常有疼痛,胸骨下压痛。

6.中枢神经系统症状在整个病程的任何时间均可发生,但多发生在发病后 6~12 个月,临床以颅内压增高的症状为主,也可出现脑神经受累的症状。

二、治疗

根据分型选择治疗方案,采用早期连续适度化疗和分阶段长期规范治疗的方针,积极防治并发症。治疗程序依次是:诱导缓解治疗、巩固治疗、髓外白血病预防治疗、早期强化治疗、维持治疗和维持治疗期间的强化治疗。

(一)一般治疗

1.**防治感染**　在治疗过程中,要加强营养,注意口腔卫生、皮肤护理及肛周清洁卫生。在化疗阶段,保护性环境隔离,骨髓抑制时应用复方磺胺甲噁唑,每周连用 3 天,预防卡氏囊虫肺炎,积极治疗细菌、病毒、真菌等感染。

2.**成分输血**　根据血液成分的丢失进行相应补充。

3.**集落刺激因子**　化疗期间有骨髓抑制者,可选用粒细胞集落刺激因子(G-CSF)、粒-单核细胞集落刺激因子(GM-CSF)。

4.**高尿酸血症的防治**　在诱导化疗期充分水化及碱化尿液,如血白细胞$>25\times10^9$/L,应同时服用别嘌醇,每日 $200\sim300$mg/m^2,连用 $5\sim7$ 天。

(二)高危型急性淋巴细胞白血病(HR-ALL)的化疗

1.诱导缓解阶段

(1)VDLP 方案:长春新碱(VCR,简写 V 或 O)1.5mg/m^2 静脉注射(最大量不超过 2mg/m^2),于第 8、15、22、29 天用;柔红霉素(DNR,简写 D)每日 $20\sim30$mg/m^2,用 5% 葡萄糖液 100ml 稀释后,快速静脉滴注($30\sim40$min),于第 8、9、10 日用,共 3 次;左旋门冬酰胺酶(L-ASP,简写 L)每次 $6000\sim10000$U/m^2,静脉滴注或肌内注射,于第 $11\sim29$ 日内隔日应用 1 次,共 10 次;泼尼松(Pred,简写 P),第 $1\sim7$ 日为泼尼松试验,每日 60mg/m^2,分次口服,第 $8\sim28$ 日为 40mg/(m^2·d),分次口服,第 29 日起每 2 天减半,1 周内减停。需特别指出的是:①对于高白细胞血症(WBC$\geqslant100\times10^9$/L)者,应用羟羟脲 $20\sim30$mg/(kg·d)口服,至白细胞$<50\times10^9$/L 开始化疗;②对有肺部低氧和/或脑部症状者,有条件的应做血浆置换去除高白细胞,预防细胞溶解综合征,并服用别嘌醇 $200\sim300$mg/(m^2·d),预防高尿酸血症,充分水化和碱化尿液。DNR 推迟到白细胞$<50\times10^9$/L 时开始,连用 3 天;于诱导缓解化疗的第 19 日必须复查骨髓涂片,可能出现 3 种不同的结果:M1,骨髓明显抑制,原始淋巴细胞(原淋)+幼稚淋巴细胞(幼淋)<5%;M2,骨髓呈不同程度抑制,原淋+幼淋 5%$\sim$25%;M3,骨髓抑制或不抑制,原淋+幼淋>25%。M1 者提示疗效和预后良好;M2 者提示疗效较差,即改用 CAM 方案,用法见下述;M3 或不缓解者提示无效,属难治性白血病,必须及时改换更为强烈的化疗方案,如 DAEL 方案等。

（2）DAEL 方案：地塞米松（Dex），剂量为 20mg/（m²·d），分次口服或静脉注射，第 1～6 日用；阿糖胞苷（Ara-C），剂量为 2g/m²，每 12h 1 次，连用 5 次，静脉滴注射 3h，于第 1～3 日用；依托泊苷（VP16）100g/m²，每 12 小时 1 次，连用 5 次，静脉滴注 3h，第 3～5 日用；L-ASP 25000U/m²，静脉滴注 4h，第 6 天用。第 3 天时，VP16 与 Ara-C 用药应间隔 12h。

2.巩固治疗　在诱导缓解治疗达完全缓解（CR）时，尽早再诱导缓解治疗 36 天，重者在延长 7 天后开始应用 CAM 方案：环磷酰胺（CTX）1000mg/m²，置于 0.9％氯化钠 100ml，快速静脉滴注，第 1 日用；Ara-C，1g/（m²·次），每 12h 1 次，于第 2～4 日用，连用 6 次，或 2g/（m²·次），每 12h 1 次，于第 2～3 日用，共 4 次，静脉滴注；巯嘌呤（6-MP），50mg/（m²·d），晚间一次口服，于第 1～7 日用。

3.髓外白血病的预防性治疗

（1）三联鞘注（IT）：于诱导治疗的第 3 日起仅用甲氨蝶呤（MTX）＋Dex。此后第 8、15、22、29 日用三联鞘注（见表 6-3），诱导期间共 5 次，早期强化治疗末用 1 次。大剂量甲氨蝶呤（HD-MTX）＋甲酰四氢叶酸钙（CF）后三联鞘注每 8 周 1 次，共 22 次。初次鞘注时应避免损伤。

（2）大剂量甲氨蝶呤（HD-MTX）＋四氢叶酸钙（CF）疗法：于巩固治疗休息 1～3 周后，视血象恢复情况，待中性粒细胞（ANC）＞1.5×10^9/L，WBC≥3×10^9/L，肝、肾功能无异常时尽早开始，每 10 日 1 个疗程，共 3 个疗程。每个疗程 MTX 5.0g/m²，以 1/6 量（不超过 500mg/次）作为突击量在 30min 内快速静脉滴入，余量于 24h 内均匀滴入。突击量 MTX 滴入后 0.5～2h 内，行三联鞘注 1 次。开始滴注 MTX 36h 后，用 CF 解救，剂量为 15mg/m²，每 6h 1 次，首剂静脉注射，以后每 6h 1 次，口服或肌内注射，共 6～8 次。有条件者，检测血浆 MTX 浓度（<0.1μmol 为无毒性浓度，不需 CF 解救），以调整 CF 应用的次数和剂量。HD-MTX 治疗前、后 3 日需口服碳酸氢钠 1.0g，每日 3 次，并在治疗当天给 5％碳酸氢钠 5ml/kg 静脉滴注，保持尿 pH≥7。用 HD-MTX 当日及后 3 日需水化治疗 4000ml/（m²·d）。在用 HD-MTX 同时，每晚顿服 6-MP 50mg/m²，连用 7d，HD-MTX＋CF 连续 3 个疗程后，每 12 周重复 1 个疗程，共 6 个疗程。如没有条件监测血浆 MTX 浓度，则建议用 3.0g/m² 的 HD-MTX＋CF。但应创造条件监测血浆 MTX 浓度，尽量争取做 5.0g/m² 的 HD-MTX＋CF，以提高高危 ALL 的远期疗效。

表 6-3　三联鞘内注射药物剂量

年龄（月）	甲氨蝶呤（MTX）（mg/ml）	阿糖胞苷（Ara-C）（mg/ml）	地塞米松（Dex）（mg/ml）
＜12	5	12	2
12～23	7.5	15	2
24～35	10	25	5
≥36	12.5	35	5

注：MTX 和 Ara-C 制剂均需有合适的冲配浓度，太浓时易引起化学性鞘膜炎。

（3）颅脑放疗：原则上适用于 4 岁以上的患儿。凡诊断时 WBC 计数≥100×10^9/L 的 T-ALL，诊断时有 CNSL，在完成 HD-MTX＋CF4 个疗程后，于 CR 后 5～6 个月后进行；因种种原因不宜做 HD-MTX 治疗者，也可做颅脑放疗。总剂量 12Gy，分 15 次于 3 周内完成，同时每周鞘注 1 次。放疗第 3 周用 VDex 方案，VCR 15mg/m²，静脉注射 1 次；Dex 8mg/（m²·d），于第 1～7 日口服。

4.早期强化治疗

（1）VDLDex 方案：VCR、DNR 均于第 1、8 日用，剂量和用法同诱导治疗方案；L-ASP 6000～1000U/m²，于第 1～15 隔日应用 1 次，共为 8 次；Dex 6mg/（m²·d），于第 1～14 日用，第 3 周减量至停药。

休疗 1～2 周(待血象恢复,肝肾功能无异常)后用 VP16＋Ara-C 3 次。

(2)VP16 或替尼泊苷(VM-6)＋Ara-C 方案:VP16(或 VM-6)200mg/m²,静脉滴注 3h;Ara-C 300mg/m²,于第 1、4、8 日用,静脉滴注 2h(每次均是 VP16 在先,Ara-C 在后)。

5.维持及加强治疗

(1)维持治疗:6-MP＋MTX 方案:6-MP 75mg/(m²·d),夜间睡前顿服,于第 1～21 日用;MTX 20mg/(m²·次),肌内注射,每周 1 次,连用 3 周。接着 VDex(VCR＋Dex)应用 1 周,如此反复序贯用药,遇强化治疗时暂停。在 6-MP＋MTX 用药 3 周,使 WBC 计数保持 $3×10^9$/L 左右,嗜中性粒细胞(ANC)(1.0～1.5)×10^9/L。根据 WBC、ANC 计数和肝功能状况,调整 6-MP 和 MTX 剂量。

(2)加强治疗:COADex 方案:自维持治疗起,每年第 3、第 9 个月各用 1 个疗程。CTX 为 600mg/m²,于第 1 日用;VCR 1.5mg/m²,第 1 日用;Ara-C 100mg/m²,分 2 次,每 12h 1 次,皮下或肌内注射,于第 1～5 日用;Dex 6mg/(m²·d),第 1～7 日用。

(3)加强强化治疗:维持治疗期间,每年第 6 个月用 VDL-Dex(用法同早期强化治疗)。每年第 12 个月用 VP16(或 VM-6)＋Ara-C1 个疗程。

(4)在连续 3 个疗程 HD-MTX＋CF 后 3 个月重复进行 HD-MTX＋CF 治疗,每 3 个月 1 个疗程,共 3 个疗程。此后,每 8 周三联鞘注 1 次,共 22 次。做过颅脑放疗者,不能再做 HD-MTX＋CF 治疗,只能采用三联鞘注,每 8 周 1 次。

6.总疗程　女孩约 2.5 年,男孩约 3.0 年。

7.干细胞移植　有 t(9;22)/BCR-ABL 融合基因;t(4;11)/MLL-AF4 融合基因者,完全缓解后在有条件的情况下做异基因造血干细胞移植。

(三)中危型急性淋巴细胞白血病(MR-ALL)的化疗

1.诱导缓解治疗　同 HR-ALL 的 VDLP 方案,但 L-ASP 减为 8 次。

2.巩固治疗　CAM 方案:CTX 1000mg/m²,于第 1 日快速静脉滴注;Ara-C 1g/(m²·次),每 12h 1 次静脉滴注,于第 1～3 日用,共 6 次;6-MP 50mg/(m²·d),于第 1～7 日晚间顿服。

3.髓外白血病的预防　三联鞘注及 HD-MTX＋CF 方案同 HR-ALL。HD-MTX＋CF 每 3 个月 1 个疗程,共 2 个疗程,完成 HD-MTX＋CF 治疗共 5 个疗程后三联鞘注每 8 周 1 次,共 20 次。

4.早期强化治疗

(1)除了 L-ASP 减为 6 次外,其余同 HR-ALL。

(2)DVL＋中剂量阿糖胞苷(IDAra-C)方案:Dex 8mg/(m²·d),于第 1～8 日 3 次/天口服;VCR 1.5mg/m²(最大量 2.0mg/次),于第 1、8 日静脉注射;L-ASP 6000～10000U/m²,于第 4、5 日,静脉滴注 3～4h;Ara-C 1g/(m²·次),静脉滴注 3h,每 12h 1 次,于第 1～3 日用,共 6 次。8 天为 1 个疗程。

5.维持治疗及加强治疗

(1)维持治疗:6-MP＋MTX 及 VDex 序贯维持用药(用法及剂量同 HR-ALL)。

(2)强化治疗:维持治疗期间每年强化 1 次,第 1、3 年末选用 VDLDex,第 2 年末选用 DVL＋IDAra-C 方案。

(3)HD-MTX＋CF 方案:同 HR-ALL,但比 HR-ALL 减少 1 个疗程 HD-MTX,共用 5 个疗程。

6.总疗程　女孩约 2.5 年,男孩约 3.0 年。

(四)低危型急性淋巴细胞白血病(LR-ALL)的化疗

1.诱导缓解治疗　同 HR-ALL 的 VDLP 方案,但 DNR 减为 2 次,于第 8、9 日用;L-ASP 从第 10 日起用,并减为 6 次。

2.巩固治疗　CAM方案:CTX剂量为1000mg/m²,于第1日快速静脉滴注;Ara-C 75mg/(m²·d),每日分2次,每12h 1次肌内注射,于第1~4日和第8~11日用;6-MP 50mg/(m²·d),于第1~14日晚间顿服。

3.髓外白血病的预防　三联鞘注在诱导治疗期间用4次。HD-MTX+CF疗法,剂量是3g/m²(与HR-ALL相比),总疗程减少2次,共4次。HD-MTX+CF后三联鞘注每8周1次,共18次。

4.早期强化治疗

(1)VDLDex方案:VCR、DNR均于第1、8日用,剂量同前,L-ASP 6000~10000U/m²,第1~11日隔日用,共6次;Dex 6mg/(m²·d),第1~14日用,第3周减量至停药。

(2)DVL+IDAra-C方案:Dex 8mg/(m²·d),分3次口服,第1~8日应用;VCR 1.5mg/m²(最大量2.0mg/次),于第1、8日静脉推注;L-ASP 10000U/m²,于第4、5日,静脉滴注3~4h;Ara-C 1g/m²,每12h 1次,第1~3日共6次应用,静脉滴注3h。8d为1个疗程。

5.维持及加强治疗

(1)维持治疗:6-MP+MTX方案:6-MP 75mg/(m²·d),于第1~21日夜间睡前顿服;MTX 20mg/(m²·次),肌内注射,每周1次,连用3周。接着VDex,如此反复序贯用药,遇强化治疗时暂停。在6-MP+MTX用药3周末,保持WBC计数在3×10^9/L左右,ANC(1.0~1.5)$\times 10^9$/L。根据WBC、ANC计数和肝功能状况,调整6-MP和MTX剂量。

(2)强化治疗:CCR12个月时,用VDLDex强化治疗1次。

6.总疗程　女孩2.0年,男孩2.5年。

(五)成熟B-ALL的化疗

按Ⅳ期B-NHL方案治疗。

(六)初诊时中枢神经系统白血病(CNSL)的治疗

在进行诱导化疗的同时,三联鞘注第1周3次,第2、3周各2次,第4周1次,共8次。一般在鞘注化疗2~3次后脑脊液(CSF)常转阴。然后在完成早期强化治疗后(诱导、巩固、髓外白血病防治和早期强化后,第6个月),做颅脑放疗18Gy。做完放疗后不能再做HD-MTX+CF治疗,但三联鞘注必须每8周1次,直至终止治疗。CR后发生CNSL复发的患儿,也可按这一方法治疗,但在完成三联鞘注第5次后,必须用VDL-Dex和VP16+Ara-C各1个疗程作全身强化治疗,以免由CNSL引发骨髓复发,并继续完成总共8次的三联鞘注。颅脑放疗紧接全身强化治疗之后。此后三联鞘注每8周1次,直至终止治疗。

(七)初诊时睾丸白血病(TL)的化疗

在确诊TL后,若是双侧TL,则做双侧睾丸放疗,总剂量为24~30Gy;若是单侧TL,也可做双侧睾丸放疗(因为目前尚无作单侧睾丸放疗的方法),或病侧睾丸切除,另一侧做睾丸活检,若阳性则再做放疗。在做TL治疗的同时,继续进行巩固、髓外白血病防治和早期强化治疗。若CR后发生TL的患儿,先做上述TL的治疗,紧接着VDLDex和VP16+Ara-C方案各1个疗程,做全身治疗,以免由TL引发骨髓复发。

(八)急性非淋巴细胞性白血病化疗

根据骨髓增生的状态分为增生型和非增生型。两型治疗应区别对待。

1.诱导缓解阶段

(1)增生型:即骨髓极度增生或显著增生,白细胞数增高明显的,应选用较为强烈的化疗方案。

1)COAP方案或HOAP方案:CDAP方案同ALL的巩固治疗。HOAP方案是以高三尖杉酯碱(H)代替COAP中的环磷酰胺,高三尖杉酯碱,每日0.08~0.1mg/kg静脉滴注7天。

2)AT方案：Ara-C每日100mg/m² 静脉滴注5天,6-硫代鸟嘌呤(6-TG)每日100mg/m² 口服5天。休2天后再用5天为一疗程(或称5-2-5方案)。

3)DA方案：第1~3日静脉滴注DNR,每日30~40mg/m²；第1~7日肌内注射或静脉注射Ara-C每日150~200mg/m²,分2次。

4)DAE方案：在DA方案基础上加用VP16,即第5~7日静脉滴注VP16,每日100~150mg/m²。

5)大剂量Ara-C治疗：Ara-C每12h 1次静脉滴注,每次1~2g/m²,共6~10次。治疗时补足水分。

(2)非增生型：骨髓增生程度属一般或低增生性,周围白细胞数不高的病例,可应用较为缓和的方案。

1)OH方案：VCR每次1~2mg/m²,静脉注射,每周2次。高三尖杉酯碱每日0.08~0.1mg/kg,静脉滴注,连用14天。

2)COH方案：在OH基础上加用环胞苷(安西他滨),每次5~8mg/kg静脉滴注,每周2次,连用2周。第3、10日静脉滴注VCR；第4~14日静脉滴注高三尖杉酯碱,连用11天。

(3)早幼粒细胞性白血病(M3)

1)全反式维甲酸,每日按30mg/m² 的剂量口服,1~2个月可获缓解。疗效可达到80%以上,疗程2~3个月。在全反式维甲酸应用1~2周后可加用上述诱导缓解方案。如白细胞>25×10⁹/L,可在全反式维甲酸应用7天后加用DA方案,DNR每日20mg/m² 静脉滴注2天,Ara-C每日75mg/m² 肌内注射或静脉注射5天。如白细胞>50×10⁹/L者可用羟基脲,每日1200mg/m² 应用3~5天,待白细胞<10×10⁹/L停止化疗。

2)三氧化二砷(AS₂O₃)：每日0.2~0.25mg/kg,静脉滴注3~4h,每日1次,28天为1个疗程。间歇1周可再用。多数患儿经1个疗程可获缓解。

3)小剂量Ara-C：小剂量Ara-C可诱导分化,剂量为每日10mg/m²。完全缓解后再按急非淋缓解后化疗方案进行治疗。

2.巩固治疗　一般应用该患儿诱导缓解中有效的方案重复2~3个疗程,可与下列方案交替应用,根据病情,总共用4个疗程左右。

(1)HD-Ara-C+L-Asp方案：第1、2、8、9日静脉滴注大剂量Ara-C(HD-Ara-C),每次1~2g/m²,每12h 1次,共8次,每4次Ara-C后42h给L-Asp 6000U/m²,即第4、11日静脉注射。

(2)VP16+HD-Ara-C方案：先在第1~3日静脉滴注VP16,每日100mg/m²。之后第4、5、6日静脉滴注HD-Ara-C,每次1~2g/m²,每12h 1次,共6次。

(3)EA方案：第1~3日静脉滴注VP16,每日100mg/m²。第1~7日静脉滴注Ara-C,每日100~150mg/m²。

(4)HA方案：高三尖杉酯碱,每日0.08~0.1mg/kg,静脉滴注,连续7天。Ara-C每日150~200mg/m²,分2次肌内注射或静脉注射,连续7天。完成巩固治疗后可停药观察,亦可进入下面维持治疗。

3.维持治疗　选用COAP、HA、EA、AT中三个方案,定期序贯治疗。

第1年每月1个疗程,第2年每6~8周1个疗程,第3年每8~12周1个疗程,共3年终上治疗。M3型的维持治疗可用全反式维甲酸或AS₂O₃治疗与其他方案交替应用。

4.中枢神经系统白血病预防　三联鞘注的药物及剂量同ALL的三联鞘注。诱导缓解阶段每2周1次三联鞘注共4次,缓解后巩固治疗中第2、4、6疗程各三联鞘注1次,维持治疗期每3~6个月1次。其中M4、M5患儿在维持治疗时每3个月三联鞘注1次。

5.复发病例治疗　换用更强的诱导方案(如去甲柔红霉素、米托恩醌、异环磷酰胺、美司钠),也可用原有方案。

（九）其他治疗

如有合适的供体可做骨髓移植、外周血造血干细胞移植或脐血造血干细胞移植。

（朱　斌）

第三节　急性溶血性贫血

溶血性贫血是由于红细胞破坏过多,寿命缩短,骨髓造血功能又不足以代偿红细胞耗损所致的一组贫血。按发病缓急分为急性及慢性两大类,急性溶血性贫血及慢性溶血性贫血的"危象"发作的患儿病情严重,须紧急治疗。按照红细胞破坏部位而分为血管内溶血和血管外溶血。目前临床上较常用以红细胞破坏的原因和发病机制结合来分类,将急性溶血性贫血的病因分为红细胞本身缺陷及红细胞以外的异常,前者包括红细胞膜缺陷、红细胞酶的缺陷及血红蛋白异常;后者包括免疫因素(如 ABO、Rh 溶血等)及非免疫因素如化学、物理因素、感染因素等。临床上急性溶血性贫血以自身免疫性溶血性贫血、新生儿溶血症、蚕豆病、药物性溶血性贫血、血型不合输血、溶血尿毒综合征及遗传性球形细胞增多症的溶血危象较多见。

一、诊断

（一）病史

部分患儿病前有感染、服药(如抗疟疾、镇痛退热药)等病史,或有阳性家族史或既往有类似病史或异型输血史。

（二）临床表现

1.急性起病、发热寒战、腰背四肢疼痛。

2.急性严重贫血所致缺氧表现。

（1）烦躁不安,头痛甚至昏迷。

（2）胸闷、呼吸困难、胸痛。

（3）心悸、心功能不全。

（4）器官功能(如肝功能)下降。

3.黄疸:轻重不同,重者可出现高胆红素血症,甚至核黄疸。

4.急性肾功能不全:由于溶血产物损伤肾小管上皮细胞及引起肾皮质微循环障碍导致肾小管缺血坏死所致,表现为少尿、无尿、水肿等。

5.播散性血管内凝血:由于溶血后释放大量促凝物质所致。

（三）实验室检查

1.反映红细胞破坏加速的检查

（1）溶血检查

1）血清胆红素(间接)浓度升高:其增高的程度取决于溶血的严重程度和肝脏清除胆红素的功能。

2）血浆游离血红蛋白增多:正常<40mg/L,急性血管内溶血时可达 1000mg/L 以上,血浆呈红色。

3）血浆结合珠蛋白减少或消失:血浆中游离血红蛋白增多时,结合珠蛋白与之结合成为复合物被单核巨噬细胞系统清除因而含量降低甚至消失,一般在溶血停止后 3～4 天才恢复正常。

4)血结合素:是由肝脏合成的一种β球蛋白,在严重溶血时,血浆中游离血红蛋白易于氧化成正铁血红蛋白,后者释放血红素,血结合素与之相结合成复合物在肝内灭活,因而含量降低。

5)血清乳酸脱氢酶(LDH)活性增高。

6)红细胞寿命缩短,正常值为 22~28 天,一般减少至正常值的 50%。

(2)尿液检查

1)尿胆原排泄明显增加。

2)血红蛋白尿常见于血管内溶血,尿色可呈淡红色、红色、棕色及酱油色。

2.反映红细胞代偿增加的检查

(1)血液检查

1)网织红细胞增高,急性溶血可高达 0.60。

2)可见有核红细胞,重症急性溶血性贫血可见粒细胞增多,并可出现类白血病反应、血小板增多且体积较大。

(2)骨髓检查:骨髓增生明显活跃以红系为主,各期红细胞均增高,其中以中幼及晚幼红细胞为主,形态正常。急性溶血时,粒细胞系及巨核细胞系亦可明显增生。

(3)血浆铁转运率及红细胞铁转率测定,前者可衡量总的红细胞生成情况,后者衡量有效红细胞生成情况。在溶血性贫血时两者高于正常 2~4 倍。

3.确定溶血病因的检查

(1)血涂片检查:观察红细胞形态,有助于遗传性球形红细胞增多症(球形红细胞>0.20~0.30)、遗传性椭圆形红细胞增多症(椭圆形红细胞>0.15)、球蛋白生成障碍性贫血(靶形红细胞增多)等病的诊断。破碎红细胞、盔形红细胞增多(>0.20),提示微血管病性溶血性贫血。

(2)红细胞渗透脆性试验:脆性增高见于先天性球形红细胞增多症、自身免疫性溶血性贫血等有球形红细胞增多的情况。脆性减低见于珠蛋白生成障碍性贫血。

(3)自身溶血试验:正常人血液在无菌条件下温育 24h 不溶血或极轻微溶血(<0.5%),48h 后溶血>3.5%,如标本中预先加入葡萄糖时溶血<0.6%。遗传性球形细胞增多症时溶血可增多 5~10 倍,预先加入葡萄糖能纠正;葡萄糖-6-磷酸脱氢酶(G-6-PD)缺乏溶血轻至中度增加,预先加葡萄糖能纠正;丙酮酸激酶缺乏溶血重度增加,预先加入葡萄糖不能纠正,加入 ATP 能纠正。

(4)抗人球蛋白(Coornbs)试验:为诊断免疫性溶血性贫血的重要检查项目,分为直接法和间接法两种。自身免疫性溶血性贫血及药物引起的免疫性溶血,仅少数(2%~4%)直接 Coombs 试验阳性。

(5)异常血红蛋白的测定:多用淀粉凝胶电泳及醋酸纤维电泳法。可用碱变性及酸洗脱试验检测胎儿血红蛋白(HbF)。可用氨基酸序列分析查明血红蛋白的异常所在。

(6)红细胞酶活性测定

1)红细胞酶活性筛选试验:G-6-PD 缺乏可用高铁血红蛋白还原率做过筛试验,还原率≥75% 为正常,31%~74% 为杂合子值,≤30% 为纯合子值,目前对丙酮酸激酶(PK)、己糖激酶(HK)、磷酸葡萄糖异构酶(GPT)等 7 种酶行筛选试验。

2)红细胞酶活性测定:因试验方法和条件不同,正常值可有较大出入。

(7)其他:如疑为阵发性睡眠性血红蛋白尿(PNH)可做糖水试验、酸溶血试验(Ham 试验)等。

根据病史、临床表现、红细胞破坏增加的证据及红细胞代谢增加的证据可诊断急性溶血性贫血,再结合病史、体征、可能诱因及通过各项实验室检查进行病因诊断。

二、治疗

治疗原则:去除病因;及时输血、输液,改善贫血,纠正休克,保护肾脏及其他器官功能;降低间接胆红素浓度,防止核黄疸的发生。

(一)去除病因

去除病因和诱因极为重要。如冷型抗体自体免疫性溶血性贫血应注意防寒保暖;蚕豆病患者应避免食用蚕豆和具氧化性质的药物,药物引起的溶血,应立即停药;感染引起的溶血,应予积极抗感染治疗;继发于其他疾病者,要积极治疗原发病。

(二)输血输液

1.急性大量溶血引起休克、急性肾功能衰竭时,应先输低分子右旋糖酐或等渗含钠液以改善微循环,纠正水电解质紊乱,待尿量增加,肾功能改善后再予输血。

2.G-6-PD 缺陷症所致溶血性贫血须及时输血,一般输 1~2 次病情即可好转。

3.自身免疫性溶血性贫血,输血应慎重,因为患者体内抗体对供血者的红细胞也易引起凝集、破坏,同时由于输入补体而引起溶血反应,而且本病患儿进行血型鉴定与交叉配血往往有困难,这是因为红细胞表面的抗原位点被自身抗体阻断所致。为纠正严重贫血而输血时,宜输洗涤同型红细胞,输血速度应缓慢,并密切观察病情,如患者血清中游离血红蛋白增多,应立即停止输血。对冷抗体型免疫性溶血性贫血,输血前将供血加温 37℃,并予以保温。

(三)肾上腺皮质激素的应用

1.适应证　对温抗体型自身免疫性溶血性贫血为首选药物,约 80% 有效,对寒冷型抗体疗效差。药物性免疫溶血、PNH 可试验,疗效不肯定。

2.作用机制

(1)减少 IgG 抗体的产生。

(2)有助于 IgG 抗体自红细胞表面解脱下来,减少抗体、抗原作用;干扰巨噬细胞的 IgG 及 C_3 补体,从而减少红细胞被吞噬、破坏。

3.用法

(1)一般原则:先用足量,待血红蛋白上升至一定程度时(如 Hb 升至 100g/L 左右)即可逐渐减量,然后以最小有效量维持至症状缓解。如在减量过程中溶血又加重,再恢复到最后一次有效剂量。

(2)一般用法:泼尼松 2mg/(kg·d),连用 3~4 周。如无效,改用其他方法;如有效,则持续用药直到维持 Hb 正常水平 1 个月,然后每周从日量中减去 5mg,直到减至 10mg,再连续口服 4 周,以后改为每日 5mg,连续服药 3 个月,再改为 2.5mg,连续服 3 个月。如无复发则停药。

(3)大剂量用法:对病情重或一般剂量无效的病例,在治疗的最初几天可用泼尼松 5~6mg/(kg·d),甚至 8~10mg/(kg·d)口服,或用相当剂量的地塞米松静脉滴注,必要时可用一般剂量。大剂量甲泼尼龙冲击疗法,开始时用至 20~40mg/(kg·d),静脉滴注,逐渐减量,Hb 上升后逐渐恢复正常。

(四)免疫抑制药的应用

1.适应证　激素治疗无效或需较大剂量激素才能维持贫血不加重的病例,以及已作脾切除但疗效不明显的病例。

2.常用药物及剂量

(1)硫唑嘌呤:2~2.5mg/(kg·d),一般与小剂量泼尼松(5~10mg/d)同用疗效较好,约需 10 天以上方能见效,泼尼松逐渐减量、停药,但硫唑嘌呤可加大剂量,一般每 1～2 周加 0.5mg/kg,直至血象有进步为止。

（2）环磷酰胺:剂量方法同上。

（五）大剂量免疫球蛋白疗法

适用于对激素耐药的难治性自身免疫性溶血性贫血。剂量为 400mg/(kg·d),连用 5 天,每 7～10 天用药 1 个疗程,连用 4 个疗程。一般 Hb 可达正常。此法费用昂贵,尚不能广泛应用。

（六）高胆红素血症的处理

1.输注血浆或白蛋白　血浆每次 10ml/kg,白蛋白 lg/kg 加入 25％葡萄糖静脉滴注。

2.酶诱导剂　可用苯巴比妥。

3.光照疗法　用于新生儿溶血症,可促使间接胆红素氧化分解,加速黄疸消退。

（七）脾切除

自身免疫性溶血性贫血应用肾上腺皮质激素治疗无效或需用大剂量激素才能维持一定量 Hb,且年龄＞4 岁者可考虑切脾。脾切除适应证:①遗传性球形红细胞增多症脾切除有良好疗效;②自体免疫溶血性贫血应用糖皮质激素治疗无效时,可考虑脾切除术;③地中海贫血伴脾功能亢进者可做脾切除术;④其他溶血性贫血,如丙酮酸激酶缺乏,不稳定血红蛋白病等,亦可考虑做脾切除术,但效果不肯定。

（朱　斌）

第四节　特发性血小板减少性紫癜

原发性血小板减少性紫癜又称特发性或免疫性血小板减少性紫癜,是小儿较常见的出血性疾病。其特点为自发性出血,血小板减少,骨髓中巨核细胞增多且发育障碍,部分患儿血清中可查到血小板抗体,分急性和慢性两种。

一、临床表现

1.急性型　小儿时期发病多属此型,且多见于婴幼儿,病程在 6 个月以内。起病急,病前 1～3 周多有病毒感染史。表现为自发性皮肤瘀点、瘀斑,以四肢较多,鼻、齿出血亦常见,也可见尿血、便血、呕血,青春期女孩月经过多,严重者可发生颅内出血而致死。出血程度与血小板减少程度相一致。出血重者可有失血性贫血或休克,10％～20％患者可有轻度脾脏大,约 10％患者可由急性转为慢性。

2.慢性型　发病年龄在 6 岁以上,病程＞6 个月。起病隐匿,无明显前驱感染症状,病毒感染可加重病情。血小板计数多为(40～80)×10⁹/L。血小板功能持续异常,血小板第Ⅲ因子(PF3)活性降低,血小板黏附性降低。血小板相关抗体(PAIgG)阳性率 95％。

二、诊断

1.诊断要点

（1）诊断依据(1999 年中华儿科学会血液学组制订)

1）血小板计数＜100×10⁹/L。

2）骨髓巨核细胞增多或正常,有成熟障碍主要表现为幼稚型和（或）成熟型无血小板释放的巨核细胞比例增加,巨核细胞颗粒缺乏,胞浆少。

3）皮肤出血点、瘀斑和（或）黏膜出血等临床表现。

4）急性型脾脏多肿大。慢性型可有脾大。

5）具有以下 4 项中的 1 项:①糖皮质激素治疗有效;②脾切除有效;③血清血小板相关抗体[PAIg 或人血小板相关补体-3（PAC_3）]或特异性抗血小板抗体阳性;④血小板寿命缩短。

6）排除其他可引起血小板减少的疾病,如再生障碍性贫血、白血病、骨髓增生异常综合征（MDS）、其他免疫性疾病以及药物性因素。

具有上述第（1）～（6）项者可诊断为特发性血小板减少性紫癜。

（2）分型诊断

1）急性型:起病急,常有发热,出血一般较重,血小板计数常<$20×10^9$/L,病程≤6 个月。

2）慢性型:起病隐匿,出血一般较轻,血小板计数常为（30～80）×10^9/L,病程>6 个月。

（3）病情分度诊断

1）轻度:血小板>$50×10^9$/L,一般无自发出血,仅外伤后易发生出血或术后出血过多。

2）中度:血小板（20～50）×10^9/L,有皮肤黏膜出血点或创伤后瘀斑、血肿、创伤后出血延长,但无广泛出血。

3）重度（具备下列 1 项者即可）:①血小板（10～25）×10^9/L,皮肤广泛出血、瘀斑或多发血肿,黏膜活动性出血（牙龈渗血、口腔血疱、鼻出血）;②消化道、泌尿道或生殖道暴发性出血或发生血肿;③视网膜出血或咽后壁出血;④创伤处出血不止,经一般治疗无效。

4）极重度（具备下列 1 项即可）:①血小板≤$10×10^9$/L,皮肤黏膜广泛自发性出血、血肿或出血不止;②危及生命的严重出血（包括颅内出血）。

2.鉴别诊断

（1）急性白血病:也有出血等临床表现,但血涂片中可见各期幼稚细胞,骨髓检查可确诊。

（2）再生障碍性贫血:有贫血、出血表现,血常规呈全血细胞减少,骨髓红、白细胞系凝血功能障碍,巨核细胞减少或不易查见。

（3）继发性血小板减少性紫癜:可找出其发病的原因,如各种病原菌所致的急、慢性感染、物理化学因素的影响、造血系统疾病、脾功能亢进、尿毒症、弥散性血管内凝血等。诊断时应仔细检查,找出病因。

（4）过敏性紫癜:紫癜稍高出皮肤,多见于下肢,呈对称性分布,外周血血小板不减少。

（5）Wiskott-Aldrich 综合征:除血小板减少、出血外,并发全身广泛湿疹和易于感染,血小板黏附性减低,对二磷酸腺苷（ADP）、肾上腺素及胶原不发生凝集反应。

（6）Evans 综合征:特点是同时发生自身免疫性血小板减少和溶血性贫血,Coombs 试验阳性,糖皮质激素或脾切除治疗有效。

（7）系统性红斑狼疮:早期表现为血小板性紫癜,抗核抗体、狼疮细胞检查可助鉴别。

（8）血管性假性血友病（ⅡB 型和血小板型）:可有血小板减少,出血时间延长,皮肤、黏膜出血等表现,但血浆 vWF:Ag 和Ⅷ:C 储量降低,血小板对瑞斯托霉素不发生凝集反应。

（9）脾功能亢进:脾肿大明显,多呈全血细胞减少。骨髓巨核细胞系增生,可呈成熟障碍,但形态多异常。血小板重度减少者少见。

（10）血栓性血小板减少性紫癜:有血小板减少、出血与溶血性贫血,神经系统表现显著,有肾功能不全。

三、治疗

加强护理,适当限制活动,避免外伤,给予激素、免疫抑制剂,必要时输血和进行脾切除。

1.一般治疗　减少活动,避免外伤,积极预防及控制感染,忌用损害血小板药物,如水杨酸制剂等。慢性型患儿可给予铁剂治疗。

2.急性型治疗　急性血小板减少性紫癜是一种自限性过程,只要没有严重威胁生命的出血,可以予以严密观察,暂不必治疗。一般当血小板计数<$(10\sim20)\times10^9$/L 伴明显皮肤黏膜出血者应予治疗。

(1)糖皮质激素治疗:选用下述 1 种治疗方法。

1)泼尼松治疗:适用于皮肤出血点多,血小板计数<30×10^9/L 的患儿。泼尼松,每日 $1.5\sim2$mg/kg,分 3 次口服,连用 $2\sim3$ 周。第 3 周不论血小板计数高低,只要症状消失即可减量停用,疗程一般不超过 4 周。也可应用泼尼松,每日 $4\sim8$mg/kg,分 3 次口服,7 天后停药。若无好转可用小剂量泼尼松维持至不出现症状,待血小板恢复为止。

2)地塞米松冲击疗法:有严重出血者(如消化道出血、鼻出血),或皮肤散在出血点,但血小板计数<$(10\sim15)\times10^9$/L 的初始治疗患儿。地塞米松每日 1mg/kg,加入葡萄糖液中静脉滴注,连用 3 天;之后每日再用 0.75mg/kg,连用 4 天;再每日用 0.5mg/kg,连用 5 天;再每日用 0.25mg/kg,连用 6 天;然后改泼尼松口服,待出血减轻、血小板上升后减量,停药。疗程一般不超过 $4\sim6$ 周。根据国内报道,此法可使血小板在 $6\sim7$ 天内上升至正常,疗效优于口服泼尼松和甲泼尼龙冲击疗法。

3)甲泼尼龙冲击疗法:适用证同地塞米松冲击疗法。可单用或与输血小板联合使用,每日 $15\sim30$mg/kg,30min 内静脉滴注,连用 3 天。然后改为常规剂量泼尼松口服,剂量同上。

足量糖皮质激素应用后一般在 4h 内出血可得到控制,$1\sim2$ 周后血小板回升;若 48h 内严重出血始终未能得到控制,应加用其他药物,如大剂量免疫球蛋白。

(2)大剂量免疫球蛋白:适用于有严重出血者(如消化道出血、鼻出血),或皮肤散在出血点,但血小板计数$(10\sim15)\times10^9$/L 的初始治疗患儿,特别适用将要进行外科手术或拔牙手术者和可能有威胁生命的严重出血者。每日 0.4g/kg 静脉滴注,连用 5 天(或每日 0.8g/kg,连用 2 天;或每日 2g/kg,用 1 天)。然后改为常规剂量泼尼松口服。也可同时静脉滴注糖皮质激素。IgA 缺乏症患儿禁用,因该病患儿在应用免疫球蛋白后可产生抗 IgA 抗体,再次应用时会发生过敏性休克。

(3)输注血小板:因输注的血小板寿命短,仅可维持数小时至 48h,因此输注血小板常作为辅助治疗手段,适用于急性型患儿,血小板计数<10×10^9/L,有严重出血或有危及生命的出血需紧急处理者。浓缩血小板制剂,每次 $0.2\sim0.25$U/kg,静脉滴注,隔日 1 次,至出血减轻、血小板上升达安全水平(>30×10^9/L)。同时给予糖皮质激素或免疫球蛋白静脉滴注,可减少输入血小板被破坏,提高疗效。因血小板制品中或多或少含有红细胞,故一般要求选用 ABO 同型制品,Rh 阴性者最好输 Rh 阴性血小板。

(4)输注红细胞:适用于有乏力、气促等贫血症状明显的急性失血性贫血者,浓缩红细胞每次 $5\sim10$ml/kg。

3.慢性型的治疗

(1)糖皮质激素:糖皮质激素是慢性型的首选药物。常用药物为泼尼松,用法及剂量同急性型。待出血减轻、血小板平稳上升至安全水平(>30×10^9/L)后,逐渐减量至每日 0.25mg/kg,隔日口服 1 次,维持治疗 2 个月后,如血小板持续>50×10^9/L 可停药。对糖皮质激素依赖者,减至能维持出血基本消失的最小剂量,疗程 $4\sim6$ 个月。重型或极重型慢性患儿可间断给大剂量甲泼尼龙冲击疗法,用法和剂量同急性型。

（2）大剂量免疫球蛋白：剂量及用法同急性型，也可每次 1～2g/kg 静脉滴注，每 2～4 周 1 次，维持血小板＞30×10^9/L 和避免重度出血。

（3）免疫抑制药

1）适应证：①糖皮质激素治疗无效者或依赖大剂量糖皮质激素维持者；②2 岁以下严重出血不适于脾切除者；③切脾治疗无效者。

2）常用药种类和剂量

①长春新碱：每次 1.5～2mg/m^2 或 0.05mg/kg（最大剂量 2mg/次）持续静脉注射 12h，每周 1 次，连用 4～6 次；或每次 0.5～1mg/m^2 加生理盐水 250ml 缓慢静脉滴注，连用 4～6 周为 1 个疗程。无效者停用。主要不良反应有脱发、周围神经炎、骨髓抑制。

②环磷酰胺：剂量每日 2～3mg/kg，分 3 次口服；或每次 300～600mg/m^2 静脉滴注，每周 1 次。疗效多在开始用药后 2～6 周出现，有效者可继续用药 4～6 周。治疗 6～8 周后仍无效者停药。

③硫唑嘌呤：每日 2～3mg/kg，分 3 次口服，用药后 1 月～数月。

④环孢素：每日 4～9mg/kg，分 3 次口服，2～3 个月为 1 个疗程。不良反应为肾功能损害。

（4）脾切除：约 2/3 慢性型切脾有效，但脾切除后的感染率升高，故应严格掌握切脾指征，尽可能推迟切脾时间。

1）脾切除指征：①经以上正规治疗仍有危及生命的严重出血或急需外科手术者；②病程＞1 年，年龄＞5 岁，且有反复严重出血，药物治疗无效或依赖大剂量糖皮质激素维持，骨髓巨核细胞增多者；③病程＞3 年，血小板持续＜30×10^9/L，有活动性出血，年龄＞10 岁，药物治疗无效者。

2）术前准备：①血小板＜10×10^9/L 者，预防性静脉应用糖皮质激素、免疫球蛋白、血小板；②血小板＜30×10^9/L 者，预防性静脉应用糖皮质激素、免疫球蛋白；③血小板＞30×10^9/L 者，预防性口服泼尼松。

3）术后处理：①术后血小板≥1000×10^9/L 者，应给予阿司匹林或双嘧达莫（潘生丁），防止血栓形成；②应定期给予长效青霉素、免疫球蛋白注射，预防感染至 5 岁以后。5 岁以上可酌情给予上述治疗。

（5）其他治疗：适用于以上药物治疗无效者，可联合泼尼松口服用药。

1）大剂量维生素 C：每日 2～3g，加入 10％葡萄糖液中静脉滴注，7～14 天为 1 个疗程，或每日 2～3g 口服，连用 2～3 个月。

2）α-干扰素：对顽固性病例有效，剂量 3 万～6 万 U/kg 皮下注射，每周 3 次，连用 4 周；或 10 万 U/kg 皮下注射，每周 2 次，连用 12 周。主要不良反应为发热。

3）抗 D 免疫球蛋白：每日 20～50μg/kg，静脉滴注，2 天为 1 个疗程。其升高血小板的作用较激素和大剂量免疫球蛋白但持续时间长。主要不良反应有轻度溶血性输血反应和 Coombs 试验阳性。

4）达那唑（炔羟雄烯异唑）：是一种合成的雄性激素，多适用于成人及年长儿，也可用于难治性病例，与糖皮质激素有协同作用。口服 10～20mg/d，疗程至少 2 个月，疗效多在开始用药后 2～4 个月出现，出现疗效后减量，隔日 1 次以维持无出血症状。不良反应可与肝功能异常，轻度水肿、皮疹、痤疮，偶有纤维蛋白溶解性皮肤出血。

5）输注新鲜血或血小板：视具体情况而定，用法和剂量同急性型。

4.治疗评定标准

（1）治愈：出血消失，血小板计数＞100×10^9/L，随访 2 年以上无复发者。

（2）显效：出血消失，连续 3 次血小板计数＞50×10^9/L，或较原有水平升高＞30×10^9/L，持续 2 个月以上者。

(3)进步:出血减轻,血小板数有所上升,持续不足2个月者。

(4)无效:治疗4周后未达到进步标准者。

(朱 斌)

第五节 弥散性血管内凝血

弥散性血管内凝血(DIC)是一种由多种原因引起的发生于许多疾病过程中的复杂的一种获得性出血综合征,主要特点为在某些致病因素的作用下,弥散性微血管内血栓形成,造成微循环障碍,致使多种组织与器官功能紊乱,消耗性凝血障碍及继发性纤维蛋白溶解,而发生休克和出血倾向。

一、诊断要点

1.急性型DIC诊断要点

(1)存在易引发DIC的基础疾病,如感染、溶血、休克、严重创伤、手术、呼吸窘迫综合征等。

(2)有下列两项以上临床表现:①多发性出血倾向;②不能用原发病解释的微循环衰竭或休克;③多发性微血管栓塞的症状、体征,如皮肤、皮下、黏膜栓塞坏死及早期出现的肾、肺、脑等脏器功能不全;④抗凝治疗有效。

(3)实验室检查

1)主要诊断指标有下列3项以上异常:①血小板数$<100\times10^9$/L或呈进行性下降(肝病DIC时血小板数$<50\times10^9$/L);②血浆纤维蛋白原含量<1.5g/L(肝病DIC时<1g/L以下),或呈进行性下降,或>4g/L;③3P试验阳性,或血浆1,6-二磷酸果糖(FDP)>20mg/L(肝病DIC时>60mg/L),或D-二聚体较正常升高4倍以上(阳性);④凝血酶原时间(PT)缩短或延长3s以上,或呈动态变化,或APTT缩短或延长10s以上;⑤抗凝血酶-Ⅲ活性$<60\%$,或蛋白C活性降低;⑥血浆纤溶酶原抗原<200mg/L;⑦血浆因子Ⅷ:C活性$<50\%$;⑧血浆内皮素>80ng/L,或凝血酶调节蛋白较正常升高2倍以上。

2)疑难、特殊病例应有下列实验室检查1项以上异常:①因子Ⅷ:C降低、ⅧR:Ag升高,Ⅷ:C/ⅧR:Ag降低;②AT-Ⅲ含量及活性降低;③纤维蛋白肽A(FPA)升高。或纤维蛋白原转换率增速;④血栓试验阳性。

2.新生期DIC诊断的特点 新生儿期因各种生理功能低下,因此DIC诊断标准与年长儿不完全相同,有以下特点:①凝血酶原时间生后4天内≥20s(正常$12\sim20$s)、4天后≥15s有意义;②纤维蛋白原<1.5g/L有意义(正常$2\sim4$g/L);③凝血酶时间>25s有意义。

3.基层医院DIC的实验诊断要点 同时有下列3项以上异常可确诊。

(1)血小板计数$<100\times10^9$/L或呈进行性下降。

(2)血浆纤维蛋白原含量<1.5g/L或呈进行性下降。

(3)3P试验阳性。

(4)PT缩短或延长3s以上或呈动态变化。

(5)外周血破碎红细胞$>10\%$。

(6)不明原因的红细胞沉降率降低,或应增快的疾病中红细胞沉降率正常。

4.鉴别诊断　本病诊断应与原发性纤溶、肝脏疾病等引起的出血相鉴别。

二、治疗

早诊断、早治疗，采取改善微循环、抗凝血、抗纤溶、补充凝血因子等综合治疗。

1.去除病因　去除DIC的原发病因是治疗过程的根本措施。如控制感染、纠正休克、抗癌、抗过敏治疗等。解除病因后DIC可停止发展，甚至可自愈。

2.改善微循环

(1)右旋糖酐-40(低分子右旋糖酐)：在DIC的早期及中期应用，可疏通微循环。首次10ml/kg静脉滴注，根据病情每6～8h可再给5ml/kg1次，全日最大量不超过30ml/kg。晚期禁用，肾功能不全者慎用。其抗凝作用弱，常与肝素、双嘧达莫合用。

(2)血管活性药物：如山莨菪碱(654-2)每次0.5～1mg/kg，或酚妥拉明每次0.5～1mg/kg，或阿托品每次0.01～0.015mg/kg，以解除微动脉痉挛。也可用多巴胺或多巴酚丁胺、异丙肾上腺素等扩张小血管。

3.抑制血小板凝集药物

(1)双嘧达莫(潘生丁)：适用于轻型DIC，原发病能很快的清除或疑似DIC而未肯定或高凝状态者；或DIC已控制而在肝素的减量过程中。剂量每日10mg/kg，加入葡萄糖液中静脉滴注或分3次口服。

(2)阿司匹林：剂量为每日10～20mg/kg，分3次口服，常与潘生丁合用，用于亚急性DIC。

4.肝素抗凝血治疗

(1)适应证：①处于高凝状态者；②有明显栓塞症状者；③消耗性凝血期表现，凝血因子、血小板、纤维蛋白原进行性下降，出血逐渐加重，血压下降或休克者；④准备补充凝血因子(如输血、血浆)或应用抗纤溶药物而未能确定促凝物质是否仍在发生作用时，可先应用肝素。

(2)禁忌证：①有肺结核咯血、消化道溃疡病出血、颅内或脊髓内有出血，或新生儿产伤时禁用；②有大面积伤口出血或伴有血管损伤者禁用；③DIC晚期以继发性纤溶为主者；④原有重度出血病如血友病等者；⑤严重肝脏疾病。

(3)剂量和用法

1)高凝状态：每次1mg/kg(即125U/kg)溶于10%葡萄糖液或生理盐水50～100ml中1h内静脉滴入，每4～6h1次；也可以每小时0.12mg/kg(15U/kg)的速度连续静脉滴注4h，并以试管法监测凝血时间，使其控制在20～30min。一般用药3～7天。此时禁忌输血，否则加重DIC。目前还主张采用小剂量肝素疗法，剂量每次30～60U/kg，每隔12h皮下注射1次，此法简便，无需做凝血检查监测。

2)低凝状态：试管法凝血时间>12min，有轻度出血时，继续肝素治疗，并输新鲜血1次。

3)纤溶亢进阶段：出血不止，此时以止血为主，可停用肝素或小剂量肝素(0.25mg/kg)以抗凝，维持试管法凝血时间在17～20min。只要凝血因子补足，肝素不会加重出血。

4)肝素过量后处理：给肝素后出血加重，试管法凝血时间>2h，说明肝素过量，加用鱼精蛋白对抗，用量与最后1次肝素量相等，每毫克鱼精蛋白可中和肝素1mg。

(4)停药适应证：①原发病已控制或解除；②病情好转，出血停止，血压稳定；③凝血酶原时间(24h内)及纤维蛋白原(1～3天内)恢复正常或恢复正常，血小板上升。有条件可用AT-Ⅲ、纤维蛋白肽A、FDP等做判定指标，更为准确。

(5)疗效不佳原因：①原发病未解除；②脏器栓塞过重过久，造成不可逆损害；③血浆抗凝血酶原过低；④血小板第4因子(PF4)过多；⑤酸中毒未纠正；⑥肝素用于纤溶亢进期。

5.促进纤维蛋白溶解药 选用尿激酶、链激酶。在 DIC 早期应用,剂量参照成人剂量酌减。

6.纤溶抑制药 纤溶抑制药仅用于 DIC 晚期以纤溶亢进为主而出血者。应与肝素合用。常用药物如下。

(1)6-氨基己酸:每次 0.1～0.12g/kg,稀释后静脉滴注或口服。

(2)氨甲环酸:每次 8～12mg/kg,每日 2 次,静脉滴注或口服。

(3)抑肽酶成人剂量 8 万～12 万 U/d,好转后 2 万～4 万 U/d,小儿量酌减。

7.其他治疗

(1)补充凝血因子:如 DIC 过程已停止(血浆抗凝血原-Ⅲ正常)或在肝素化后仍继续出血,可输入鲜血、血浆或凝血酶原复合物。但须在抗凝治疗的基础上进行。

1)输新鲜血浆或全血:每次 10～15ml/kg,必要时输浓缩血板 1～2U/10kg,可提高血小板(40～90)×10^9/L。

2)凝血因子制剂:如纤维蛋白原、凝血因子Ⅷ制剂(简称 FⅧ)等。

(2)糖皮质激素:如原发病需要应用,可在肝素化基础上慎用。

(3)中医治疗:可应用川芎嗪、丹参注射液、血府逐瘀汤治疗,有一定疗效。

三、预后

应加强对 DIC 的预防,积极治疗原发病;防止输液、输血反应,防止溶血、纠正酸中毒;对易促发 DIC 的疾病,应尽量避免应用促使血小板凝集的药物;早期发现 DIC,警惕高凝状态;严重感染或感染性休克患儿,早期应用肝素防止 DIC 发生;手术患儿,尽量减少组织损伤,从而减少凝血活酶进入血循环;体外循环患儿,注意补充足够肝素,监测凝血时间变化,若发生 DIC 及时用肝素治疗。

(朱　斌)

第七章　神经肌肉疾病

第一节　颅脑和脊髓畸形

一、头颅畸形

（一）狭颅症

一条或多条颅逢的早期闭合，从而影响脑和颅骨的正常发育，出现各种头颅畸形和颅压增高的症状为狭颅症。

【病因】

到目前为止，本病的病因不明，尚无圆满的解释，有的学者发现本病有家族性，故认为本病与遗传有关。病变部位多集中在冠状缝或多条骨缝骨化。有的学者将原因不明，出生时就存在的颅缝骨化称为原发性狭颅症，而将继发于身体其他疾病的颅缝早期骨化称为继发性狭颅症，如伴随过度使用甲状腺激素替代治疗的克汀病病儿出现早期颅缝骨化。

【临床表现】

婴儿出生后脑发育非常快，至 1 岁时脑重量增加 135％，3 岁时约达成人的 80％。通过 X 线发现，颅缝的骨化从 6 岁时开始，至 30 岁时基本完成，当颅骨和脑的发育不同步，不协调时，如颅缝的早期骨化、闭合，就限制了脑组织的发育，而出现各种临床症状，本病男、女患者比例为 3：1，主要表现为：

1.头颅畸形　由于颅缝过早融合，而融合的颅缝又可分为一条或多条，其余颅缝仍正常发育、融合，结果形成各种畸形头。例如，矢状缝过早融合形成舟状头或称长头畸形，两侧冠状缝过早融合而形成短头畸形或称扁头畸形，一侧冠状缝过早融合形成斜头畸形，所有颅缝均过早融合则形成尖头畸形或称塔状头。

2.眼部症状　眼球突出、视力下降和视神经萎缩，常见于冠状缝早闭合的病儿，这主要是因为颅压高和眼眶发育异常所致。另有合并面部畸形的病儿可有眼距的改变及斜眼等。

3.脑发育受限及颅内压增高征象　因颅腔狭小而妨碍脑的发育，故智能发育落后，精神活动异常，并可致癫痫发作和其他神经症状，同时发生慢性颅内压增高症状。

【诊断与鉴别诊断】

本病多在婴儿出生时或出生后 1 个月内通过观察头颅形态即可做出诊断，在骨化的骨缝处可能摸到骨化隆起的骨嵴，X 光片可显示骨缝的闭合和邻近骨边缘的硬化，同时可出现颅内压增高的征象，如指压痕等。本病诊断困难时，主要与小头畸形相鉴别，小头畸形的头颅虽小，但形态正常，X 光片可显示无骨缝早期闭合。

【治疗】

手术治疗的目的在于扩大颅腔,以利脑发育,并避免颅内压增高引起的不良后果。另外改善头颅畸形,为整容性的,减少头颅形状异常给病儿心理上带来的痛苦。多主张在6个月至1岁时手术为佳。原则上手术方法可分两类:

1.颅缝再造术　切除已融合的颅缝。为防止骨质迅速增生,须将颅缝处的骨质切去,使之成为1～1.5cm宽的骨缺损带,同时将两旁骨膜各切除宽约2～3cm,并对骨切除处的骨缘和显露在外的硬脑膜,用不含醋酸的Zenker液、6%碘酊或无水酒精涂布,最后用聚乙烯膜、钽箔或硅胶膜等,包住两侧的骨切除缘。根据同一原理和方法,也可以形成几个适当的浮动骨瓣,而不一定在颅缝处切除一条颅骨。对矢状缝融合者,只允许在其两旁分别各切除一条颅骨,以免引起欠状窦出血。

2.颅骨切除术　大体上可分为:①大块切除颅盖骨,其中应用较广的是在颅缝再造术时,切除一块颞部的骨板颞肌下减压术。同时可将硬脑膜切开。②广泛切除两侧的额骨、颞骨和顶骨,或者同时将颅前窝和颅中窝的骨质大部切除,眶顶也包括在内。因将来还将形成新颅骨,手术中应尽力保护骨膜和硬脑膜,避免用电凝器止血。

上述各种方法应根据病情和患儿年龄选用。婴幼儿手术时左右两侧应分次进行,并在整个治疗过程中给予皮质类固醇。术后定期拍片复查。有的需要再次手术或再切除颅骨的范围。

(二)小头畸形

这种畸形的特点是头小和脑发育不全。患儿脑的体积和重量都小,颅囟、颅缝又过早融合,不仅头小,而且额面和枕部还显得格外狭小、平坦,头顶呈尖锥形,颜面却似过大。在病理标本上观察脑回、脑沟仍然存在,蛛网膜下腔比较宽敞。脑回细如鸡肠,其表面积远与相应年龄不符。本病与颅狭畸形的区别,主要是不存在颅内高压征象。患儿可成长,但智能低下,可有无意识的好动。目前无有效的治疗方法。

(三)二体连头畸形

这种畸形是双胎头彼此相连,两头相连部位和两脑之间的关系各不相同。在解剖关系有利的条件下可将两头通过手术分开。如相连部位与上矢状窦密切有关,手术分离十分困难,有时可能要牺牲两者之一,但据报道,国外已有两个病儿均获得成功的病例报告。

(四)颅裂及脑膜膨出

【概述】

颅裂纯属先天颅骨发育异常,表现为颅缝闭合不全而遗有缺损,形成一个缺口。凡颅缝遗有缺损处均可发生。一般多发生在颅盖骨或颅底骨的中线,少数偏于一侧。如果从裂孔处无组织外溢,则称隐性颅裂。反之,有组织外溢则称囊性颅裂,为较常见的先天畸形。隐性颅裂,因无症状,很少就医,有时只能在头颅X线片上发现。

据文献报道,脑膜膨出的发生率,在新生儿中占万分之一,其中枕叶占71%,顶叶占10%,鼻咽部10%,额叶占9%。就其发生率而言,颅裂及脑膜脑膨出比脊柱裂及脊膜膨出要低。

【病因】

目前尚不明确,但普遍认为为先天发育异常。一般认为与胚胎时期神经管发育不良有关。正常在妊娠数周后,外胚叶即有神经管形成,同时中胚叶发育成骨、软骨、纤维组织、脂肪、血管等。约在胚胎第四周末时神经管已空全闭合,如神经管在闭合过程中发育不良或闭合不全时,在该处有中胚叶形成的颅骨、脑膜及蛛网膜下腔等发育发生障碍,则形成此种畸形,闭合时间越晚的部位,发生率越高。

【病理分类】

按其临床病理改变,可分3型。

1.**隐性颅裂**　此型比较少见,在临床上多无症状。仅有部分病例达到一定年龄后才出现症状。在 X 线检查时发现有颅骨缺损,颅缝闭合不全而确诊。

2.**囊性颅裂**　此类型临床上较多见,神经组织及被膜经裂孔膨出,囊膨出内容物仅为脑脊液者称为脑膜膨出;囊内容物含有脑组织者称脑膜脑膨出,膨出的脑组织中尚含有部分脑室者称脑膜脑室膨出。

3.**露脑畸形**　此症罕见,常于出生后数小时内死亡。主要是颅骨大片缺损(多见于枕骨、顶骨)及发育不全的脑组织外露,没有头皮等软组织,仅有不完整的包膜。

【临床表现】

隐性颅裂多无明显症状及体征,现仅将囊性颅裂之临床表现分述如下:

1.**局部症状**　一般多为圆形或椭圆形的囊性膨出包快,如位于鼻根部多为扁平状包快,其大小各异,大者近似儿头,小者直径可几厘米,有的出生后即较大,有的逐渐长大。覆盖之软组织,厚薄程度相差悬殊,厚者软组织丰满,触之软而有弹性感。其基底部可为细的蒂状或为广阔基底。有的可触及骨缺损的边缘。囊性包块一般较软而有弹性,触压时可有波动感及颅压增高。透光试验阳性,在脑膜脑膨出时可见到膨出的脑组织阴影。

2.**神经系统症状**　轻者无明显神经系统症状,重者可表现智力,低下抽搐及不同程度的瘫痪,腱反射亢进。如发生在鼻根部时,可一侧或双侧嗅觉丧失,如膨出突入眶内,可有Ⅱ,Ⅲ,Ⅳ,Ⅵ颅神经及第Ⅴ颅神经的第一支受累,如发生在枕部的脑膜脑膨出,可有皮质性的视觉障碍及小脑受损的表现。

3.**邻近器官受压表现**　膨出位于鼻根部者,常引起颜面畸形,鼻根扁宽,眼距加大,眶腔变小,有时眼睛呈三角形,双眼球被挤向外侧,可累及泪腺致泪囊炎。突入鼻腔可影响呼吸或侧卧位时才呼吸通畅。膨出突入眶内时,可致眼球突出及移位,眶腔增大。膨出发生在不同部位,可有头形的不同改变,如枕部巨大膨出,由于长期侧卧位导致头的前后径明显加大而成舟状头。

【诊断与鉴别诊断】

根据病史及临床表现,肿物的部位、性质、外观,透光试验阳性,一般作出正确诊断不难。颅平片可发现裂孔大小,范围。

CT 表现:可显示颅骨缺损及由此向外膨出具有脑脊液同样密度的囊性肿物,如合并脑膜脑膨出则可见与脑同样密度的表现,可见脑室的大小、移位、变形等。

MRI 表现:可见颅骨缺损及由此膨出的脑脊液、脑组织、脑血管及硬脑膜组织信号的肿物,可见颅内其他结构的改变及畸形的表现。

鼻咽部脑膜膨出,应与该部位的肿瘤鉴别,颅平片上可见到颅裂孔及前颅凹底为漏斗样畸形表现,有条件者作 CT 及 MRI 检查,发现与颅内相通及与颅内不同组织的密度影像表现。如无条件者,可行局部穿刺,若抽出脑脊液即可注入氧气或过滤空气后拍片,气体进入颅内即可诊断。

眶内脑膜膨出,应与眶内肿物鉴别,经 X 线片、CT、MRI 检查即可做出诊断。头部肿物,拍颅片可见软组织及颅骨病变的局部表现而无颅裂孔,即可诊断。

【治疗】

单纯颅裂一般无需特殊治疗。当合并膨出者一般均需手术治疗,手术时间最好在出生后 6～12 个月为宜。手术目的是切除膨出囊,还纳膨出的脑组织等内容物,修补不同层次的裂孔。一般可不作颅骨裂孔修补,但鼻额部较大的裂孔可行颅骨修补。其材料可应用局部的硬脑膜、有机玻璃钛板、硅胶板等。

枕部、顶部的脑膜脑膨出修补时,可选择直线或梭形切口,切除范围应适度,防止缝合后张力过大,不好愈合。沿切口直达囊壁,分离至囊颈及裂孔处,切开囊壁,探查囊内容物,无脑组织膨出且,裂孔小,可行荷包缝合结扎,切除多余的膨出囊,并逐层重叠加固缝合。如有少量脑组织,应分离后还纳颅内,余同前操作即可。

鼻根部、眶部、鼻咽部脑膜脑膨出修补时,多为二期手术。第一期手术,应行双额冠状开颅,切开硬脑膜,结扎前部矢状窦并切断,掀起额叶即可发现膨出囊颈部,如膨出少量脑组织,分离后还纳颅内,如膨出脑组织较多时,可分离后电凝切断。裂孔小者利用翻转硬膜修补即可。如裂孔较大,可用事先准备好的材料,形成后修补,再用硬膜重叠后加固修补,逐层关颅。第二期手术,主要是整形术,将鼻根部萎缩的多余囊壁切除并整形,建其外观达到理想美容。

【并发症及预后】

其主要并发症为伤口感染、脑积水、手术局部皮肤坏死、伤口脑脊液漏等。

单纯的脑膜脑膨出,经过手术治疗后,一般效果较好,可降低死亡率,降低脑积水的发生率,减少或缓解神经系统的损害症状,而脑膜脑室膨出、脑膜脑膨出,一般均合并有神经功能障碍及智能低下和其他部位畸形,预后差。手术不能解决其他畸形及改善智力。

二、神经管闭合不全

(一)无脑畸形

神经管闭合不全,在头端部叫脑裂,在尾部则形成脊柱裂。这类畸形经常合并颅裂、颅脊裂或全神经管闭合不全。根据颅脊裂的程度不同,将其分为部分颅缺失和全颅缺失,前者是颅骨缺失不达枕部骨大孔,后者颅缺失则超过枕骨大孔。无脑畸形不是脑发育不全性脑积水,前者颅盖硬脑膜及头皮均缺乏,大脑半球没有形成,代之以不成型的紫红色的脑组织相混杂的血管瘤样肿块,脑组织暴露于一层与头皮相延续的薄膜覆盖之下。颅盖缺失而颅底存在,同时小脑可有畸形,也可正常,积水性无脑畸形,脑被盖和颅骨是正常发育的,无脑畸形病源不清楚,一般认为是多因素所致。女性比男性多发。

无脑畸形一旦发生无治愈方法,但可在生前确诊从而中止妊娠。神经管闭合不全畸形的检查对象是有过1～2次畸形生育史的双亲。这种亲体再发生畸形胎的可能性是1/20或1/10。一般在妊娠14～20周期间进行,首先用超声波作筛选检查,发现可疑声像图时,再作羊水甲胎蛋白(AFP)检查、β微蛋白测定和巨噬细胞计数。有90%以上的神经管开放者能在早期妊娠中检测出上述异常蛋白水平升高,最后作羊膜造影,可确诊。值得注意的是,在有皮肤覆盖的神经管闭合不全的畸形中,甲胎蛋白水平是不增高的。甲胎蛋白在整个妊娠期血浆中存在,则提示神经管缺损畸形发生的可能性较大。

(二)脑发育不全性脑积水

脑发育不全性脑积水是脑积水中最严重的一种。可见于能生存的婴儿。出生时不显示头颅增大征象,大脑皮质为胶质组织构成的薄壳,尚有基底节,但纹状体及丘脑发育不全,而脑干和小脑大体正常,余下的空间为大量的脑脊液所填充。出生后不久因脑脊液吸收障碍致头颅迅速扩大。头颅透亮检查或CT扫描可确诊。本病无特殊疗法。脑脊液分流术可暂时缓解头颅增大现象。

(三)先天性颅骨缺损

除颅裂有颅骨缺损外,尚可因胚胎发育或骨化障碍,或出生后骨化停止而形成颅骨缺损。此病常与斑痣性错构瘤伴发,缺损区多偏离中线,多数呈对称性或不对称性。单纯颅盖部颅骨缺损不引起神经系统症状,发生于眶顶、蝶骨大翼等处者,可发生搏动性突眼或搏动性眼球内陷。全身皮肤可有多发性神经纤维瘤,或有大小不等的咖啡色瘢块。颅骨X线拍片即可确诊。颅盖部缺损广泛者,宜在颅骨发育最快的时期过去后,即到5岁后施行修补术。在此之前也可用较大而薄的修复材料覆盖在骨缺失区做修补。眶板、蝶骨大翼等处缺损者,可按病情择期修补。

（四）脊柱裂

脊柱裂是先天性椎管闭和不全较为常见的一种发育畸形，常见棘突及椎板缺如。

【病因、病理】

脊柱裂为神经轴先天性畸形，与颅裂的发生情况完全相同。可发生在颈、胸、腰、骶各部位，但以腰骶部最多见；脊柱裂也可发生前裂和后裂，前裂罕见，多属后裂。按病理，脊柱裂分为2种。

1.隐性脊柱裂 脊柱部位无局限性肿块，有时仅马尾部神经根于此处脊膜粘连。

2.显性脊柱裂（囊性脊柱裂）

（1）脊膜膨出：囊腔内仅为脑脊液，无脊神经。

（2）脊髓脊膜膨出：脊髓本身即具有畸形，脊髓和（或）神经根自骨裂缺处膨出，并与膨出囊壁不等地粘连。

（3）脊髓膨出（脊髓外翻，开放性或完全性脊柱裂）：少见，脊髓由椎裂膨出外露，表面无脊膜保护，仅病变区一片呈紫红色，酷似肉芽组织。

【诊断】

1.临床表现

（1）病史：显性脊柱裂出生后即可发现背部中线上有肿块，且肿块多位于腰骶部，可出现排尿、排便失禁或下肢麻痹等神经症状。

（2）体检：肿块表面被覆正常皮肤，或皮肤缺损肿块中心区有类似肉芽膜状组织被覆，或皮肤缺损直视下见脊髓并有脑脊液外溢。皮肤完整者往往皮下脂肪组织增生或同时存在脂肪瘤，也可有血管痣、皮肤凹陷、窦道或异常毛发增生，皮肤也可呈青紫色或暗红色。肿块触诊（如患儿前囟未闭、哭闹或压迫肿块时）有冲击感。

（3）合并畸形：可合并脑积水、Arnold-chiari 畸形（小脑扁桃体下疝畸形）等。

（4）囊性脊柱前裂：可造成胸内、腹内及盆腔相应的压迫症状和临床病史。

2.特殊检查

（1）X线平片：可显示脊柱有缺损，棘突或椎板缺如或单有椎体裂开。

（2）脊柱 CT 和 MRI：能清楚地显示脊柱与脊髓的畸形改变。

3.鉴别诊断

（1）囊性脊柱裂与骶尾部囊性畸胎瘤鉴别：后者一般不在正中位，且多向骶骨前延伸，直肠指检可协助诊断，X线拍片亦能鉴别。

（2）脊髓外翻与新生儿皮下坏疽之糜烂鉴别：前者出生即有，并有下肢麻痹症状。

【诊疗】

1.隐性脊柱裂无神经症状者无需治疗，神经症状明显者可手术，即切开椎板，松解粘连的神经。

2.显性脊柱裂需手术治疗，以在1～3个月内手术为好。如囊壁已破或极薄、脊髓外翻，均应急诊手术。手术应松解与囊壁粘连的神经组织，并回纳入椎管，缝合或减张缝合硬脑膜、椎旁肌及其筋膜，防止脑脊液漏。松解神经组织，使用显微手术后神经功能的恢复更好。

【预后】

隐性脊柱裂手术效果好。显性脊柱裂术前即有神经受损症状者预后差，有的将可能出现脑积水等并发症；脊髓外翻者预后最差；颈、胸段囊性脊柱裂出生后即可能死亡。

（五）潜毛窦

潜毛窦又称藏毛窦、皮肤窦，有先天性和后天性之分。先天性为发育畸形，后天性可能为离断毛发的后端带入皮肤,继而在更深的组织内发生肉芽样炎症反应。小儿属先天性者多,常位于骶尾部,可与脊髓裂、脊柱裂伴发。

【诊断要点】

1.发生在脑脊髓轴背侧任何部位的皮肤凹陷或浅窦道,以骶尾部最多见,瘘口周围常有异常的长毛、色素沉着或血管瘤样改变,小儿潜毛窦并发症少。

2.窦道一般较细,底部呈囊状为潜毛囊肿。窦道深而细且有不等量的皮肤分泌物,常因难以清洁而感染。继而因出现临床症状而就诊;个别深达脊髓以及位于枕部者,深达第四脑室,出现脑脊液渗出,感染后引起脑膜炎。

3.对于深长瘘道者,可摄脊柱 X 线片及做脑系特殊检查,或做瘘管造影而诊断。

【治疗及预后】

未感染者择期手术,感染者应在感染控制后切除。

无并发症的患儿手术效果良好。与脊髓纵裂、脊柱裂伴发者效果差。

三、脑畸形

(一)前脑无裂畸形

前脑无裂畸形包括端脑和间脑的异常。表现为:

1.大脑不分叶的前脑无裂,只有一个脑室而无半球间裂。

2.脑分叶不全,有大脑叶的残余,只有脑的后部尚有半球间裂。

3.有正常发生的大脑半球间裂和脑叶,但额叶皮质融合,脑室间有交通。常合并有独眼畸形、兔唇、猴头、头颅发育不全等畸形存在。此畸形可能与化学因素、辐射、母亲的糖尿病和卵巢的先天性缺陷有关。严重的前脑无裂畸形与大脑无两侧半球无区别,同时有一膜性的巨大囊肿充满脑脊液,并与单一存在的脑室相通。透明隔消失,常难与并发的胼胝体畸形相鉴别。

间脑未分成左右两半而为一融合状态的板。中脑以下结构可能正常。放射学检查时,脑血管造影表现为单支大脑前动脉或只有大脑中动脉,有时只有一侧颈内动脉。

CT 扫描显示没有大脑半球间隙,只有无左右侧之分的单个脑室,第四脑室正常。仅在额区或枕区见到少许脑组织。幕上腔为一大的低密度区所填充,有一位于顶区和(或)枕区达到颅骨内板的背囊,与单个脑室相通,大脑镰和胼胝体缺失。

此种脑畸形,目前尚无有效的治疗方法。没有神经缺失症状的,预后较好,如颅内压增高,可考虑脑脊液分流术。

(二)无脑回畸形

由于细胞的迁徙和脑沟形成的障碍,端脑保持着原始的无脑回状态,称为无脑回畸形,脑表面平滑没有脑沟,或有宽而浅的沟及脑回异常的增宽。常有胼胝体、大脑脚及脑干的异常同时存在。侧脑室宽阔而平直。临床表现还有小头畸形,去脑姿势,严重的运动迟缓,生长障碍,早发癫痫,易患感染而死亡。此外,还常并发先天性心脏病、肠道闭锁、多指及尾巴残留。

在 CT 扫描影相可见灰质增厚和白质减少。外侧裂畸形,脑沟不能辨认。缺少岛盖,脑岛外露。由于灰质异位,脑室壁上可能见到结节存在。脑室宽阔和小头畸形。脑血管造影,显示不出正常情况下所见的脑回模型。此病无特殊治疗方法。

(三)先天性蛛网膜囊肿

1.**外科解剖**　该囊肿可能系胚胎期蛛网膜形成的过程中,有迷走的蛛网膜小块脱落了蛛网膜下腔,或在蛛网膜表面即紧邻蛛网膜下腔侧发生了憩室,结果发展成为囊肿。后者还可能有一小孔与蛛网膜下腔相通或不相通,囊肿形成以后,它将长期承受脑脊液的搏动和冲击而逐渐增大,甚至还使原有的小孔被闭锁,故有时见到交通性和非交通性两种不同的蛛网膜囊肿。这种囊肿的性质为良性,可在脑脊液轴与蛛网膜有关的部位出现。见于幕上者好发于大脑外侧裂、大脑凹面、大脑纵裂、鞍内和鞍上及视神经眶内段;见于小脑幕水平者在四叠体板区域;见于小脑幕下者则在斜坡、小脑桥脑角、中线后部、小脑蚓部和枕大池。

2.临床表现　体积不大的囊肿容易被忽略或为尸检的意外发现。体积较大者,一般在幼儿期头颅即有慢性颅内压增高的征象,如囊肿位于颅骨较薄的部位,则尚可引起颅骨变薄并向外隆起而形成"头颅畸形"。此外,囊肿压迫该处的脑组织,导致局部脑萎缩。由于这类囊肿发展较缓慢,最初临床症状多不明显,而到年龄较大时,则可因癫痫发作或出现偏瘫等醒目的症状才被注意。

3.影像学表现　多数病例需行颅骨拍片检查,以观察囊肿在颅骨方面引起的特殊征象,这对幕上的常见囊中尤为重要。CT扫描只能达到定位诊断的目的,而不能定性。

4.治疗　具有颅内压增高的先天性蛛网膜囊肿以手术切除为佳,颅内压正常者可不手术。手术时切除囊肿的表面部分,分离四周的粘连,使蛛网膜下腔与原来的囊肿相通,不需切除脑侧的囊壁,否则将因局部渗血又发生粘连。对手术切除仍不能解除颅内高压者,可施行脑脊液分流术。本病治疗效果良好。

(四)脑穿通畸形

有先天性和后天性之分,前者病变多位于额底部或顶部,脑内有一囊腔与扩大的侧脑室相通,其中含脑脊液。本病病因不明,可能与先天性梅毒性血管性病变、在出生前发生脑出血有关,其他原因如胎儿在宫内发生脑出血,或在分娩时发生脑损伤出血等。出生后可显示与病变发生部位相关的症状,如大脑性偏瘫等。后天型脑穿通畸型则多与脑及血管病损有关,更多见于严重脑挫裂伤的手术后,囊腔尚可同时与蛛网膜下腔相通。确诊依靠神经放射学检查,此两型均无特殊疗法。

(五)胼胝体及邻近区病变

1.胼胝体发育不全　发病原因可能与遗传和前神经孔闭合不良有关。前连合、透明隔、扣带回等发育不全同时出现,并在胼胝体部位发生蛛网膜囊肿,病儿的临床表现多为智能低下、抽搐、长束受损、视神经萎缩、视神经或虹膜缺失。放射学检查表现为第三脑室扩大,无胼胝体,侧脑室枕角扩大,额角分离、变钝且张开如蝙蝠翼。根据病程经过和上述症状及放射学检查大多可以诊断。但须与胼胝体区域肿瘤如脂肪瘤等鉴别。本病无特殊疗法。

2.胼胝体脂肪瘤　胼胝体是颅内脂肪瘤的好发部位。肿瘤体积一般较小,巨大者可达透明隔、突入侧脑室额角,沿三脑室侧壁达视上核。好发于年长儿。

临床表现有头痛、抽搐和智能障碍,部分病侧有偏瘫及脑积水等。临床一般难于诊断,大多借助于X线检查或手术发现后确诊。在脑室造影相上可见两侧脑室额角分开,间距增大。侧脑室内侧壁向内凹陷。需与胼胝体胶质瘤相鉴别。神经放射学检查,病变位于中线胼胝体位置上,肿瘤周围脂肪中尚有钙化,使钙化影呈括弧状。这些都是胶质瘤所不具备的。CT扫描可见胼胝体为一扩大的低密度肿块区,周围有钙化,因胼胝体脂肪瘤常与临近结构畸形并发,脑血管造影显示但单支的大脑前动脉或脑血管发育不全。

本病无症状者一般不需治疗。癫痫发作的以药物控制为主。手术治疗因肿瘤涉及到两侧的大脑前动脉,常只能作部分的切除,并发脑积水者,可行脑脊液分流术。

3.透明隔发育不全　透明隔发育不全常为单独发生,也可与胼胝体畸形同时存在,并常有视盘发育不全。表现为视觉损害、垂直眼颤和面部器官间距过近。头颅成三角形。身材矮小,垂体机能减退。CT扫描显示脑室扩大,透明隔消失。第三脑室扩大成球形,侧脑室额角相通,胼胝体很薄和穹窿体的上部相融合。此病一般无需治疗。只有并发脑积水时,才考虑脑脊液分流术。

（六）巨脑畸形

巨脑畸形的原因至今不明。其突出表现为头大,脑体积呈对称性增大,脑围结构复杂,神经元的数目和大小也有增加,但无脑积水征象,而脑室相应较小。常伴不同程度的智能发育障碍需与脑积水和引起颅骨增大的疾病相鉴别。本病无有效治疗方法。

（七）小脑扁桃体下疝畸形

本畸形病因不明,根据病理改变的不同分为3型:

1.Ⅰ型　两侧的小脑扁桃体变长,舌样地向下伸达枕骨大孔以下椎管,贴附于延髓和颈、水平的颈髓处,延髓特别曲屈。

2.Ⅱ型　小脑扁桃体更长且其下端变窄,并与变长的第四脑室及其脉络丛伸达枕骨以下,膨隆于曲屈更明显和压扁了的延髓和颈髓上段背面,使节Ⅴ～Ⅻ颅神经被扯长,上部脊神经的神经根受到不同程度的牵拉,使其走向斜上方;此型常伴发脊髓脊膜膨出和脑积水。

3.Ⅲ型　所有Ⅱ型具备的一切病变均可由颈椎裂及脊膜膨出处疝出,使枕骨大孔和颈上段椎管被填塞,小脑扁桃体异位至第5颈椎以下,蛛网膜下腔因粘连而闭锁,导致脑积水,脑积水加剧了小脑扁桃体下疝的发展,加之脑脊液压力的作用,逐渐形成颈段脊髓积水。

临床表现主要包括小脑、延髓(有的尚累及桥脑)和颈髓上段下移变形和受压,有关颈神经和颅神经受到牵拉,脑脊液循环障碍所致脑积水所引起的各种症状。

神经放射学检查诊断本病并不难。如经腰穿进行气脑造影时,气体不能进入脑室,但可在椎管内见到小脑扁桃体下端的影象。

症状明显者需手术治疗。手术时应行枕下减压术及上部颈椎椎板切除术,敞开硬脑膜及硬脊膜,至显露出小脑扁桃体下端为止,分离蛛网膜粘连或(和)切除增厚的瘢痕组织,疏通第四脑室的中孔或侧孔。对小脑扁桃体与脑干和颈段脊髓之间的粘连不宜强行剥离。一般不需要也不可能切除疝下的扁桃体。若手术未能够消除脑积水,可行脑脊液分流术。

（八）小脑发育不全

本畸形表现为对称或不对称的小脑皮质结构异常,小脑半球部分或全部缺如,也可与颅后窝其他畸形如 Dandy-Walker 畸形旧时并存。轻者无特殊症状,重者则随畸形发生部位而有相应的小脑症状。本病无特殊疗法。

（九）Dandy-Walker 畸形

本病是胚胎期的一种第四脑室顶部嘴端发育异常。典型病例的特征为:

1.常有第四脑室的正中孔和侧孔完全或不全闭锁。

2.第四脑室呈囊状或憩室样扩大,占据颅后窝的绝大部分。

3.小脑幕、窦汇和横窦均被抬高。

4.小脑半球发育不全,并被上述囊状物挤向外侧和上方,而小脑蚓部则可仅为一残余细条或完全缺失。

5.第四脑室的下部和后部,可被膜状物闭锁或进而突向枕骨大孔。

这种膜状物中具有蛛网膜和室管膜的成分,故认为这种病变是由于髓帆在胎生时未穿破所致的发育异常。第四脑室扩大尚伴仃导水管增粗及其以上的各脑室扩大。本病尚可与神经系统的其他畸形合并发生。

临床主要表现为阻塞性脑积水的症状。个别患儿枕部明显增宽、隆起,枕外粗隆显著高于正常,表明小脑幕、窦汇和横窦的位置也升高,结果形成长头,与导水管阻塞引起脑积水的头部幕上普遍显著扩大幕下特别狭小的头形完全相反。诊断性检查以脑室造影和 CT 扫描常可显示颅后窝存在囊性肿物。

治疗以手术为主。施行枕下开颅术,在相当于正常正中孔处切除部分囊壁,使囊腔与蛛网膜下腔相通,以解除脑积水。若症状无缓解则可行脑脊液分流术。有人还主张同时由侧脑室和囊腔,将脑脊液分流入心房或腹腔,以免因幕上压力悬殊过大而形成脑疝。

四、脊髓畸形

(一)脊髓裂与双干脊髓

1.脊髓裂　脊髓裂可见于隐性或显性脊柱裂病例,属于胚胎期发育畸形,好发于腰椎和胸椎,颈椎和骶椎少见。

常有(90%以上)一来自椎体背面的纵行隔障或骨梁插向椎管背侧,将脊髓或马尾分成长度不等、左右对称或不对称、完全或不完全的两半,少数可有两个隔障。有的隔障则可为软骨或纤维组织。每个半脊髓均具有各自的硬脊膜。由于隔障的存在,当身长增加时则使脊髓或马尾受到牵拉而产生相应的症状。如有骨梁存在,则在 X 线片上可发现椎体背面有相应的骨质改变。脊髓造影或碘水脊髓造影同时进行 CT 扫描时则可观察到病变的全貌。治疗上,如未合并脊柱裂,则在病变区域进行椎板切除术,切开正常的硬脊膜后再切开隔障上的异常硬脊膜(相当于脊髓腹侧的硬脊膜),继则切除隔障及其四周的异常组织使脊髓或马尾得到充分的松解。最后缝合正常的硬脊膜和切口各层。

2.双干脊髓　双干脊髓可能系一种双胞畸形未能形成的部分畸形表现。约有半数以上的病例并发脊柱裂,通常无特殊症状,多在脊柱裂手术时或尸检时偶然发现。该种畸形是在椎管不同水平存在两条脊髓,各自具有正常或不正常的灰质和白质排列,具有神经根和软脊膜,且常被共同的蛛网膜和硬脊膜包围。

(二)脊髓积水和脊髓空洞积水

脊髓积水:脊髓积水是先天性中央管扩大,并常向背侧沿着闭合线扩大,常与先天性小脑下疝畸形、脊髓脊膜膨出或其他先天性脑积水伴发,故可随脑积水发展而加重。症状常以脑积水等为转移,可具脑积水的症状。

脊髓空洞积水也表现为脊髓中央管扩大,但在脊髓实质内同时还有单独存在的纵行空腔,其范围大小不等,常有小管与扩大的中央管相通。症状类似髓内肿瘤。间或可采用某种神经放射学检查诊断。空腔可采用细管引流入蛛网膜下腔治疗,效果则随病变的复杂情况、部位和程度而不同。

(三)先天性硬脊膜外和硬脊膜内囊肿

硬脊膜外囊肿为先天性脊膜发育异常,硬脊膜外囊肿为一硬脊膜憩室,或为穿过硬脊膜裂口的蛛网膜囊样突出。多见于胸段或腰上段,从硬脊膜外压迫脊髓。囊肿常为单发,少数多发。囊液为脑脊液,囊壁常有硬脊膜成分,有蒂与神经根的硬脊膜套或中线背部的硬脊膜囊相连。

患者多因缓慢渐进、程度不等的高位截瘫求诊。患者多有脊柱前或侧弯,在 X 线片上尚可见病变部位椎弓间距增宽等骨质改变。脊髓造影可看出脊髓背侧有压迫性病变存在,囊肿中可有造影剂充盈。

硬脊膜内蛛网膜囊肿或憩室的病因和临床表现与上述硬脊膜外囊肿相似,唯病变位于硬脊膜内。

治疗方法是通过椎板切除术切除囊肿。在硬脊膜外囊肿手术后,要格外注意严密封闭硬脊膜上的裂口或缺陷。

(四)椎管内肠源性囊肿

这类囊肿又称原肠囊肿、神经肠囊肿,是在胚胎期中,因为未来将要发生成为食管和呼吸系统区的内胚层组织,向背侧穿过插在内胚层与中胚层之间的组织,到达神经板而渐在椎管内形成的囊肿。囊肿位于颈段、胸段或颈胸交界区域,在硬脊膜内髓或髓内,约半数病例在纵隔内尚有肠源性囊肿,但极少与椎管内者互相通连。囊壁具有无肌层的单纯或假性复层上皮；有的有肌层，其上皮则似来自食管、胃或肠道。半数以上的病例椎体异常及椎弓间距增宽。

患儿多为 5 岁以上小儿或青年，男性居多。起病后进展缓慢，多表现为与病变部位相应的症状，即呈平面高低不等和各种形式的截瘫。根据临床表现和神经放射学检查诊断不难，但须注意有无纵隔肿物或其他先天畸形同时存在。

手术治疗的目的是切除病变以解除脊髓受压。背侧入路通过椎板切除囊肿，从前入路由颈前或开胸切开椎体以切除病变。上述两种经路视情况先后或同时联合进行。

（五）脊髓缺失

脊髓缺失是一种严重的先天畸形，可以完全无脊髓或只存在部分脊髓，病变的高低水平不定，但腰骶部较多见。常与其他畸形同时存在。症状随脊髓缺失平面高低和程度而异。目前无特殊疗法。

五、颅脊区畸形

（一）颅底陷入症

颅底陷入症又称颅底压迹或颅底内翻症。主要病理特点在于枢椎齿突高出正常水平，甚至突入枕骨大孔，枕骨大孔的前后经缩短和颅后窝缩小，因而使延髓受压和局部的神经被牵拉。本病分先天性和继发性，以先天性居多。

婴幼儿由于颅底和颈椎骨化尚未完全，组织结构较松并富于弹性，故常不显症状，而多数到青春期以后才出现症状。症状包括颈神经根受刺激，颈髓和延髓功能障碍，小脑功能障碍和椎动脉供血不足等，严重者有颅内压增高的症状，甚至因小脑扁桃体疝致死亡。

诊断时，特别注意患儿外貌，表现有颈项粗短，枕下发际低，头颅歪偏、面颊和耳不对称等。颅骨 X 线片可测定与本病有关的标志和数据，如 Chamberlian 线。此线系在侧位片上，使硬腭后缘至枕骨大孔后上缘的连线，枢椎齿突高出此线 3mm 即可诊断。

本病无症状者不必手术。症状明显者则应手术治疗，手术时要特别避免在麻醉或安置手术体位时头部过伸，若有潜在的小脑扁桃体疝可加重延髓损害，导致呼吸停止或死亡。治疗应作枕下广泛减压术。必要时需切除第 1～3 颈椎椎板。在可能条件下，尽力分离，切除硬脑膜下的粘连，作广泛硬脑膜减压。

（二）环枕融合畸形

是环椎前弓与枕骨大孔前缘发生融合，同时颈部可能有脊柱裂。融合常是不均匀的，可能部分融合，部分仍具原来的形态。后弓可有缺损。仅只环枕融合畸形，一般无临床症状，无需治疗。

（三）环枢椎脱位

此病为一先天性畸形，CT 显示环椎的前弓与枢椎的齿突间的距离增宽。尚合并齿突发育不全与环椎横韧带缺损。向前脱位的环椎后弓与枢椎齿突可能挤压颈髓而产生症状。临床症状多在成年后才显现出来。临床症状与多发性硬化症相似，要注意避免误诊。

治疗可经口腔进路行环椎前弓与齿突融合术，或经后面正中切口入路行椎板固定术。

（四）颈椎融合综合征

颈椎融合综合征为多个有缺陷的颈椎融合在一起，一般常见的是第 2 颈椎与第 3 颈椎。可超过两个以上的椎骨融合在一起。最常见症状是颈短、头活动受限。此病本身不引起神经系统症状，但与颅底陷入症同时发生时，可具有两病的特征。

六、神经皮肤综合征

由于组织发生的障碍,引起神经系统的细胞和组织的异常增生形成肿块,其组织的结构与正常的神经组织类似者,称为错构瘤。在中枢神经系统形成病变或肿瘤之前或同时在皮肤上出现色素性和(或)无色性的斑痣,常称为斑痣错构瘤病。这一类疾病常是家族性的和遗传性的先天性畸形。现将常见的几种分述如下。

(一)脑结节性硬化

脑结节性硬化是脑组织内有神经胶质结节,面部有蝴蝶形的皮肤损害(皮脂腺瘤)及并发癫痫和精神障碍的疾病。为先天性的遗传病,发病机制尚不清楚。此病在皮肤上尚可出现珍珠样皮斑、白痣(无色痣)。甲下纤维瘤、咖啡牛奶色斑(褐色斑)、皮下结节等损害。在中枢有脑皮质内结节和室管膜下结节。后者在侧脑室下角和体部室管膜下结节有时围绕 Monro 孔,为星形细胞瘤。还经常合并其他系统的损害,如心脏横纹肌瘤。还可能有骨骼、肾上腺、卵巢、肝脏及甲状腺损害等。

CT 扫描能发现颅内肿瘤部分,有钙化和增强现象。脑室扩大,Monro 孔阻塞时可显示脑积水。结节应与脉络膜和颅内感染性疾病相鉴别。

星形细胞瘤应作手术切除,并发脑积水的病例可考虑行分流术。

(二)神经纤维瘤病

皮肤表面存在褐色斑和皮肤神经纤维瘤是本病的特征。新生儿发病为 $1/2000\sim1/3000$,$25\%\sim50\%$ 的病儿有同类病的家族史。对孤立散发病例,一般认为是自发性的基因突变的结果。

【病理】

神经纤维瘤可能就是神经鞘膜细胞瘤的一种。是神经外胚层过度增生的结果,多发生在躯干、四肢皮肤的周围神经,但也有累及颅神经(如听神经、三叉神经)和脊神经根(椎管内)者。皮肤上的褐色斑是表皮内基底细胞层色素沉积之故。有脑和脊髓的神经胶质增生及室管膜的过度增长。常伴发神经系统的其他先天性疾病,如脑脊膜瘤和蛛网膜囊肿等。

【临床表现】

男性多于女性约为 2:1,瘤生长缓慢,很少恶变。在婴幼儿除皮肤上出现褐色斑之外,很少有其他症状。

1.皮肤褐色斑　面部、躯干及四肢皮肤上散在分布或十分密集的大小不等的褐色斑,不痛不痒,随年龄增长着色加深、数量也增加。斑点小的如大头针帽,大的可占据半边背部,斑点与周围皮肤的界限清楚。Crowe(1956)提出,有 6 个以上,直径超出 1.5cm 的斑点确定为此病,腋窝有广泛雀斑,亦为本病的特征。

2.皮肤结节或肿瘤　多见于较大的儿童,在颈部、躯干、胸腹有大小不等的皮肤疣、皮肤结节或肿瘤。数目从数个乃至数百个或上千个。多与皮肤褐色斑同时存在,但晚于褐色斑出现。小的肿瘤全身散布,大的神经纤维瘤多见于枕颈部及腰背部。

3.神经系统肿瘤　颅神经均可发病,但以听神经及视神经多见,神经纤维瘤多见于一侧,亦见于两侧。常与多发脑膜瘤,大脑半球星形细胞瘤等伴发。儿童多见的为视神经胶质瘤,表现为视力减退,视神经萎缩和突眼。偶见广泛累及大脑半球和脑干的弥漫性胶质瘤,表现出脑肿瘤的症状特征,抽搐,运动和语言发育缓慢,精神迟滞等。

其他器官系统并发病变有骨骼异常,性早熟,纵隔和腹膜后神经纤维瘤,如有蝶骨大翼缺损,还可见到凹陷性眼球搏动。

【诊断】

根据特有皮肤上的多发褐色斑(或腋窝雀斑)及皮肤的瘤结节,大多数病人可作出正确诊断。中枢神经系统肿瘤,颅神经及脊髓肿瘤,如果皮肤改变不多或不典型,尚须做相应的放射学检查、CT 扫描或磁共振以确诊。

【治疗】

外周神经纤维瘤,体积小而数目多的,无须治疗,有中枢神经系统症状的,考虑手术切除肿瘤。颅骨缺损(如蝶骨大翼)则作颅骨修补。

(三)面脑血管瘤病

此病是以半面部皮肤血管瘤(相当于三叉神经分布区)及相应大脑半球表面亦有类似的血管瘤为特征。1879 年和 1929 年先后为 Sturge 及 Weber 作了描述,故名 Sturge-Weber 病。临床表现有半边面部葡萄酒色痣或有皮肤血管瘤病(火焰痣)。儿童精神发育缓慢,早期出现癫痫发作,儿童青光眼,同名偏盲及偏瘫。

脑血管瘤下面的脑皮质因血液循环障碍,常形成脑回状钙化,此种钙化呈双轨迹状,儿童在两岁后出现,在 CT 片上比 X 线片上更清晰。脑血管造影显示脑血管畸形,静脉由表层流向深静脉。软脑膜由于血管异常增强而显得模糊。脑皮质萎缩且不对称,颅骨可有增厚。

手术治疗适于严重癫痫药物不能控制的病人,其目的是切除脑血管瘤,亦有人主张作大脑半球切除,可能对癫痫有较好的控制效果。

(四)小脑视网膜血管瘤

小脑视网膜血管瘤病足小脑的成血管细胞瘤和视网膜血管瘤同时并存的先天性异常。

【临床表现】

外周血液红细胞增多,小脑中线旁囊性损害,囊内含黄色液体,囊壁有瘤结节。可有脊髓空洞症,脑脊膜瘤,副神经节瘤(嗜铬细胞瘤),表现为颅内压增高和小脑损害的体征。视网膜的损害引起视觉障碍。其他脏器损害包括:肾上腺髓质嗜铬细胞瘤,脾和肾囊肿或血管瘤,骨囊肿,皮肤及黏膜上的血管性和色素痣。

脑血管造影于动脉期,可见分界清楚的圆形瘤结节,为细小的血管网构成,大小有数毫米或 1～2cm,常由一根或数跟较大的动脉供血。瘤节周围的血管常被挤压,显示占位性病变的特征。CT 扫描见到小脑中线旁的单发或多发的低密度(或等密度)囊肿区,囊壁有高密度瘤结节,囊壁周围环状增强。肿块引起第四脑室梗阻时,并发脑积水。

【治疗】

手术切除小脑的囊肿或肿瘤。

(宋　华)

第二节　脑积水

一、脑积水概述

脑积水系指脑室内脑脊液循环障碍,过多的脑脊液积贮与颅内,致使颅内压增高,头围增大和智力障碍等一系列变化,多数脑积水在出生时即发现。少数发病于后天,其症状发生于2岁以内。颅缝迟迟未闭且变宽,头颅增大。又因持久性颅内压增高引起脑实质的萎缩,故表现痴呆,智力及躯体发育迟缓等。此类又称为婴幼儿脑积水或先天性脑积水。若在年龄较大的儿童发生,一般无头颅扩大现象,以颅压增高症状为主。

但以上定义的脑积水并不能将因脑实质的减少所致的脑脊液腔扩大和由于脑脊液动力学改变而致的脑脊液腔扩大区别开来。在前者,脑脊液是一种被动聚积,仅仅是为了弥补脑组织萎缩所引起的扩大的脑脊液腔,这种改变可见于CT,MRI和尸检,被称为补空型脑积水,属于脑萎缩后的一种代偿性变化。而后者则是由于脑脊液的形成、流动和吸收失衡引起的脑积水。神经外科临床上所说的脑积水即为后一种情况。至此,我们可以将脑积水定义为:由于脑脊液的形成、流动和吸收障碍引起的颅内脑脊液的过量聚积。如阻塞发生于第四脑室孔以上形成阻塞性脑积水,阻塞发生在第四脑室孔以下,则形成交通性脑积水。

二、脑积水的病因及病理

引起脑积水的病因复杂,目前尚未完全查明,有先天性和后天性之分。先天性包括脉络丛分泌异常、静脉窦狭窄或阻塞、先天性脑脊液吸收障碍、室间孔闭锁、导水管闭锁和狭窄、小脑扁桃及延髓下疝畸形、Dandy-Walker畸形。后天者包括脑肿瘤、外伤后、手术后,蛛网膜下腔出血后以及炎症后蛛网膜粘连。尽管脑积水病因多种多样,但常见的以肿瘤、畸形、颅内良性囊肿、血管畸形、炎症、出血、创伤及开颅术后及异物等多见。

婴幼儿脑积水临床上并非少见,其发生率约为0.06%,即为13万次分娩新生儿中有88例罹患。迄今大量材料证实,脑脊液产生过多或吸收障碍引起的脑积水是极其罕见的,更多的原因是脑脊液循环障碍引起。脑脊液循环障碍的原因大体分为先天性畸形和后天性病变两种。前者以大脑导水管受压变狭窄,或为导水管内胶质细胞增生致使导水管闭锁。临床病理呈现叉状畸形,管腔内胶质细胞增生而切割成若干微小盲管,彼此间不相沟通。有的为中隔形成,其瓣膜由脑室管膜细胞组成,横越导管的任何一段而将其隔断。无论是单纯闭锁、叉状畸形或中隔形成,虽然形态不同,但其病变过程及其后果则全然一致,都导致导水管阻塞。其次,也常见第四脑室正中孔及侧孔处有先天性纤维带、粘连带及囊肿生成;又有小脑蚓部发育畸形、小脑异位等。

儿童脑积水活检发现,在早期阶段,脑室周围水肿和散在轴突变性,继而水肿消退,脑室周围胶质细胞增生,后期,随着神经细胞的脱失、脑皮质萎缩,并出现轴突弥散变性。同时,脑室周围的室管膜细胞易受到损伤,早期室管膜细胞纤毛脱落,呈扁平状,以后细胞连接断裂,最后室管膜细胞大部分消失,在脑室表面胶质细胞生长,这些变化往往同脑室周围水肿和轴索髓鞘脱失伴行,胼胝体的髓鞘形成延迟。皮层的神经原受累,锥体细胞树突分枝减少,树突小棘也少,并出现树突曲张,这些组织学变化导致儿童的智力低下,肢体的痉挛和智能的改变等临床表现。

三、脑积水的临床表现

颅缝尚未闭合前发生脑积水,头围进行性增大,甚者可增大到头不能转动,颅骨上可触摸到颅缝哆开的宽度。前囟、后囟乃至乳突囟扩大和隆起,触之有饱满感,前额明显前突,头发稀疏,头皮静脉因颅内压增高而怒张。眼球因眶顶受压下移,两眼下视,巩膜外露呈"落日状"眼睛。头形变圆,额及顶部突出,颅缝哆开,颅骨变薄甚至透明。头部叩诊出现"破壶声"。同时显示渐进性颅内高压症状:反复呕吐和视神经损害。虽有颅内高压和脑萎缩，但早期很少发生神经功能丧失症状。少数病儿脑皮质虽已很薄，但其智力仍保持正常婴儿水平。晚期智力明显下降，可有锥体束征、痉挛性瘫痪、惊厥或去脑强直。因脑实质受压萎缩，患儿缺乏正常儿那样嬉戏活泼的各种正常反应，神态萎靡、痴呆，重者呈四肢瘫痪、共济失调等。视神经长期受压而发生原发性萎缩，以致完全失明。后期患儿可发生癫痫、营养不良，继发感染等，以致全身衰竭而夭折。少数婴幼儿脑积水发展到一定阶段可自行停止，头颅不再增大，颅压不高，称为"静止性脑积水"。这种患儿多数能生活自理，少数因有呆傻、共济失调需要特加照顾。其原因可能是扩大的脑室系统畸形或粘连带撕开，脑脊液循环得以疏通。另少数颅内高压可致脑室壁突然破裂，或因大量脑脊液由嗅丝脑膜裂口处流失后，脑室壁塌陷产生颅内低压或出血而致死，应引起临床注意。

四、脑积水的诊断

诊断应区别脑积水的类型，需酌情进行下述检查，包括定期测量头围，观察前、后囟有无异常扩大与颅内压逐渐增高现象，头颅 X 线摄片，头颅 CT，头颅超声检查，前囟穿刺，脑室或气脑造影，脑血管造影或静脉窦造影，脑室-腰椎穿刺联合检查，脑脊液酚红试验和放射性核素检查等，籍以明确诊断，并排除症状类似的其他病变。

为了早期诊断脑积水，需要定期测量头颅大小，包括周径、前后径及耳间径。正常新生儿头围 33～35cm，平均头围男 34cm，女 33.5cm。出生后初期 3 个月增长的最快，为 5～6cm；在最初 6 个月中头围（额-枕）增加，每月平均约为 1.2～1.3cm。在患儿脑积水时可增加 2～3 倍。正常小儿出生后前半年增加 8cm，后半年增加 3cm，第二年增加 2cm，第三至第四年共增加 2cm，后 6 年只增加 1.5cm。后囟于出生后 6 周闭合，前囟于 9～18 个月之间闭合。若测量头围明显超出正常范围，前囟或后囟饱满，且闭合时间延长，则应高度怀疑脑积水。摄头颅 X 线正侧位片，显示颅骨变薄、头颅扩大，颅脑超声波显示脑室扩大等，即可诊断。

为了明确脑积水梗阻部位，可作脑脊液酚红试验。其方法为将中性酚红 1ml(6mg)注入脑室，然后行腰穿术。正常人或交通性脑积水患者，于 2～12 分钟内，酚红即在脑脊液中出现，若 20 分钟后仍未出现酚红，则表示阻塞性脑积水。其次可作脑室造影，显示脑室扩大，明确梗阻部位及脑皮层的厚度。若脑皮层厚度仍大于 2cm 以上，则提示解除梗阻原因以后，患儿智力发育可望恢复到正常水平。行脑血管、脑室造影及同位素扫描等，可排除硬脑膜下血肿及肿瘤等。在进行性脑积水诊断确立后，可做头颅 CT 和核磁共振(MRI)的神经影像学检查，除外颅内肿瘤、先天性脑畸形和脑脊液阻塞性病变。

另外，在新生儿期，虽然有脑室扩大或脑积水，前囟仍可陷入，特别是出生后体重较轻的婴儿。由于病儿脱水，可有头颅小于正常。另外，早产儿易有脑室内出血，常在新生儿期过后，6～14 周内脑室扩大，头围异常增大，但这个过程也有自限性。儿童的头围异常增大虽是脑积水的重要体征，但是，两者之间没有绝对关系。

五、先天性脑积水

国外资料报告，先天性脑积水的发病率约在(4～10)/10 万，是最常见的先天神经系统畸形疾病之一，所有先天性脑积水几乎都是由于脑脊液通道阻塞所致，尤其是中脑导水管和第四脑室出口部位的阻塞。先天性脑积水可伴有其他神经系统畸形，以脊柱裂多见。

(一)宫内胎儿脑积水

由于宫内胎儿临床观察困难，应用超声波技术做产前检查，是胎儿宫内脑积水的诊断可行性方法，这对脑积水的早期诊断有一定意义,研究证明:胎儿宫内脑积水的病因有异质性,约有 75% 的宫内脑积水胎儿合并中枢神经系统疾病,约有 2/3 患脑积水的胎儿出生后死亡,只有 7.5% 的宫内脑积水的胎儿出生后可正常生长发育,超声波产前检查出胎儿宫内脑积水后,MRI 和 CT 扫描有助于进一步确定诊断。宫内胎儿脑积水常引起严重的神经系统功能的损害,如智力低下,语言障碍和发育异常,出生后的早期分流能防止和减轻神经系统继发损害,对宫内脑积水的胎儿,一旦离开母体能生存时,应作剖腹产手术使胎儿娩出,给予及时分流治疗。目前尚未见有关胎儿脑积水在宫内治疗的报告。Click 等人报告 11 例宫内胎儿脑积水,1 例出生后进行性发展,1 例出生后脑积水消失,8 例脑室扩大但无明显进展。

(二)宫内感染与先天性脑积水

母亲妊娠期间弓形体感染是胎儿脑积水常见病因,该病原体感染母体后穿过胎盘到胎儿中枢神经系统,产生脑实质内的血管炎性肉芽肿和室管膜炎,血管闭塞和导水管阻塞,产生脑积水,多与妊娠 3 个月时弓形体感染有关,并伴有其他神经系统损害。CT 扫描见胎儿脑积水的同时,多伴有脑组织结构缺损。柯萨奇病毒感染脑膜炎产生的蛛网膜粘连也是脑积水病因之一。病毒感染发生的先天性脑积水可伴有其他中枢神经系统缺陷和颅内钙化,但不如弓形体感染常见。

(三)X 染色体基因缺失阻塞性脑积水

1949 年 Bicker 和 Aclams 首先发现在先天性脑积水部分病人,是由隐性遗传 X 染色体基因缺失产生的中脑导水管狭窄或阻塞。脑室扩大与智力障碍不成比例,在没有脑积水的家族男性中也可有智力低下,脑积水分流后,智力障碍无明显恢复。有 25%～50% 的病人中,由于神经功能缺失,产生拇指内收肌屈曲畸形。因为属于 X 染色体隐性遗传性疾病,所以家族中 50% 男性发病,遗传基因咨询预防重于治疗。

(四)脑积水与脊髓发育不全

先天性脑积水多与中枢神经系统发育异常有关,最常见的是合并脑髓膜膨出。Chiari Ⅱ 畸形为典型引起脑积水的病因。以往认为,该病形成原发性导水管狭窄是脑积水的原因,目前多认为,由于原发性脑室扩大,压迫中脑扭曲,引起导水管继发性改变。Yamacla 报告 54 例脑脊膜膨出新生儿脑室造影表明,所有病儿中脑导水管均开通。而枕大孔水平的第四脑室下段疝入椎管内引起出口处狭窄或阻塞,其狭窄程度与脑室扩大相一致。并认为这是由于小脑扁桃体粘连阻塞枕大孔所致。脑积水与脑脊膜膨出有关,统计表明胸椎病变有 95% 脑积水,腰骶椎约为 60%。

(五)非遗传性导水管狭窄

在先天性脑积水中,有些发生在儿童期或以后出现导水管狭窄性脑积水。多为散发性,病因不清。通常组织学上可见导水管分叉或有胶质增生,分叉的导水管形成两个狭小的管腔,中间被正常组织分开,管腔不规则,这多伴有脊髓发育异常。神经胶质增生表现为纤维胶质过度增生,围绕在导水管内,并伴有导水管内室管膜细胞脱落,这种改变在导水管腹侧端明显。也有人提出,病变可能在胎儿时期已经发生。散发性导水管狭窄,也可在儿童期或青春期出现进行性脑积水,临床表现有头痛、呕吐和视乳头水肿等颅高压症状。如有头围增大,提示在儿童早期已有无症状脑积水存在。诊断依据主要为影像学显示第四脑室大致正常而第三脑室扩大。

(六)外部性脑积水

随着 CT 和 MRI 影像学的发展,临床发现有些头颅较大的儿童,伴有明显的蛛网膜下腔扩大,没有或仅有轻度脑室扩大,这种现象称外部性脑积水。这与颅外静脉阻塞引起颅内静脉压力增高,产生蛛网膜颗粒水平的脑脊液吸收障碍有关。绝大部分为良性病程,在出生后 12～18 个月,病情转归,一般不需要手术治疗,如有颅压增高症状,可用多次腰穿放液缓解症状,但有必要用 B 超连续观察蛛网膜下腔和脑室变化。也有报告认为外部性脑积水是交通性脑积水的早期阶段。总之该病原因不十分清楚。

六、获得性脑积水

儿童获得性脑积水是指出生后有明确病因产生的脑积水,常见以下几种情况。

(一)脑室出血后脑积水

在脑室内出血的儿童中,有较高的脑积水发生危险,发病率为 $25\%\sim74\%$,早产儿脑室内出血发病率高于正常儿童,患呼吸窘迫症的婴儿脑室内出血发生率更高。

出血部位多在侧脑室内室膜下或脑实质出血破入脑室,继而发生闭塞性蛛网膜炎,引起交通性脑积水。严重的脑室内出血也可因凝血块和碎组织阻塞脑室系统发生梗阻性脑积水。

出血后脑积水的病儿常有脑室扩大,但病情趋向稳定,有些病儿即使脑室扩大,颅压也可不高。对进行性脑室扩大、颅压较高和临床症状变化者,可考虑为进行性脑积水。

(二)感染性脑积水

颅内感染后,特别是细菌性脑膜炎如结核性脑膜炎。该病在任何年龄的儿童中均可引起脑积水。脑脊液循环阻塞部位多在脑底蛛网膜下腔,少数化脓性脑室炎,可见脑室内分隔成腔,有些腔隔可互相交通,内含脑脊液。形成多腔脑室,有些即使感染已控制,但腔隔化仍可持续发展,当腔隔内脑脊液回流受阻塞时出现多腔性脑积水。这种情况,单纯 CT 扫描很难发现,脑室造影可做出诊断。如果分隔大而少,互不相通,可做各腔分流,或在安置分流管时,穿破分隔使各腔相通。也有报告在分流术前用脑窥镜剥离分隔,但由于小儿脑皮质层薄,扩大脑室分流后有使皮层塌陷的危险。

(三)外伤后脑积水

文献报道,外伤后脑积水的发病率存在很大差异,介于 $0.7\%\sim9\%$,而晚近 CT 的诊断发生率为 $1.3\%\sim8\%$ 。一般性头颅外伤引起的脑积水,其机制是颅内出血后引起脑底或凸面蛛网膜下腔粘连或腔室阻塞。严重颅脑损伤,蛛网膜下腔出血、脑肿胀、颅内压增高和脑室内与颅内血管系统压力的平衡受到破坏,引起脑室的离心方向受压和扩大,这种受压最初在脑室周围白质,以后为全脑,或可累及脑血管而影响血流量导致缺氧,脑室继发扩大,脑组织离心性扩张,蛛网膜下腔阻塞。

(四)与肿瘤有关的脑积水

中枢神经系统肿瘤阻塞脑室系统产生的脑积水依病变性质而定。典型病例为三脑室前胶质瘤可阻塞Monor 氏孔发生脑积水,相应的鞍上区肿瘤,如视神经胶质瘤、颅咽管瘤向上发展也可阻塞 Monor 氏孔,产生双侧脑室脑积水。丘脑或下丘脑肿瘤可发生第三脑室阻塞;松果体区肿瘤或鞍上肿瘤向后生长到导水管部位使之阻塞。中脑导水管周围,较小胶质瘤和大脑大静脉瘤也可阻塞中脑导水管。常见阻塞第四脑室的脑瘤有:小脑的髓母细胞瘤,星形细胞瘤和室管膜细胞瘤,脑干外生性肿瘤突到第四脑室内,有时可产生脑积水。由脑瘤产生的梗阻性脑积水,理想的方法应切除肿瘤解除梗阻。但在少数病例中,即使肿瘤切除后,脑室系统畅通,颅内压不高,病人仍可表现持续性脑积水。其机理尚不清楚,推测与术后无菌性脑膜炎有关。在后颅凹肿瘤切除术中,有 $19\%\sim25\%$ 的病儿有持续性脑积水。曾有人建议,对后颅凹肿瘤有脑积水者术前常规做分流术,以便在切除肿瘤前解除颅高压,稳定病情。目前随着对后颅窝肿瘤诊断和治疗技术的提高,人们对常规术前分流提出疑义,美国儿童神经外科协会研究 132 例后颅凹肿瘤病儿,发现术前分流没有益处,认为术前分流有造成肿瘤转移、颅内出血和小脑幕裂孔上疝的危险。但是对有脑积水威胁病人生命,需延迟手术及肿瘤切除仍不能缓解脑积水者,术前分流仍是合理治疗。

(五)颅骨异常性脑积水

在颅软骨发育异常的巨颅症儿童中,常不伴有脑室扩大即脑积水。但是脑凸面蛛网膜下腔有扩张,仅有脑室轻度或中度扩大,属于外部性脑积水,目前认为,这种脑积水与颅底骨增生,包绕出颅静脉,引起静脉压升高有关,但随着颅底骨的增长,出颅静脉可开放,因此,该类型脑积水可有一定自限性,绝大多数病人无需分流。在少数颅骨软骨发育不良的病人中,由于颅底变形,枕大孔狭窄,第四脑室出口阻塞,产生非交通性脑积水,有严重的颅高压,则需要分流治疗。颅底骨过度生长的骨硬化病人也可产生类似的外部性脑积水。

七、儿童脑积水的治疗

(一)药物治疗

1.制脑脊液分泌药物　(如醋氮酰胺,每日 100mg/kg)是通过抑制脉络丛上皮细胞 Na^+-K^+ ATP 酶,减少脑脊液的分泌。

2.利尿剂(速尿,每日 1mg/kg)　以上方法对 2 周岁以内有轻度脑积水者应首选,约有 50% 的病人能够控制病情。

3.渗透利尿剂　山梨醇和甘露醇。前者易在肠道中吸收并没有刺激性,半衰期为 8 小时,每天 1～2g/kg。该药多用于中度脑积水,作为延期手术短期治疗。

另外,除药物治疗外,对于脑室出血或结核和化脓感染产生的急性脑积水,可结合反复腰椎穿刺引流脑脊液的方法,有一定疗效。对任何试图用药物控制脑积水者,都应密切观察神经功能状态和连续检查脑室大小变化。药物治疗一般只适用于轻度脑积水,虽然有些婴儿或儿童没有脑积水症状,但病人可有进行性脑室扩大,这样一些儿童虽然有代偿能力,但终究也会影响儿童的神经系统发育。药物治疗一般用于分流手术前暂时控制脑积水发展。

(二)手术治疗

对于进展性脑积水,如 2 岁以内头围小于 50cm,脑室造影显示大脑皮层厚度不少于 1cm,可选用手术治疗,手术时机越早越好,常用的方法有以下几类。

1.大脑导水管疏通术　此术旨在去除病因。手术方法有导水管成形术,扩张术及内置管引流术。手术易损伤脑干,应慎重采用。对于第四脑室正中孔畸形者,可行切开或成形术。若为枕骨大孔区域先天性畸形,或产伤所致颅内血肿或感染粘连等梗阻因素引起的慢性小脑扁桃体疝,可作后颅窝及上颈椎板切除减压,兼选用脑室枕大池引流,可收到一定效果。

2.侧脑室脉络丝切除或电灼术　适用于交通性脑积水,一般经顶部入路,目的是减少脑脊液生成,因疗效差,近来已很少应用。

3.脑室-静脉系统引流术　适用于各种类型的脑积水。但若颅内存在感染因素或有心力衰竭时则禁忌。脑室造影后气体未吸收尽者,暂不急于手术,以防止气体栓子入血。故已做此手术者,不宜再作脑室造影。手术是将脑脊液直接导入血液。但常存在血液倒流脑室引起严重反应和血液凝固引起管腔栓塞两个问题。近年来采用指压活瓣装置,镶于颅骨孔内,使脑脊液单向流动。手术后患者随时在头皮上指压活瓣可保持引流畅通。手术方法是令患儿侧卧,手术侧向上,先在颈外侧面切口解剖出颈外静脉或颈内静脉和面静脉。并将其远端结扎(若用颈内静脉时不应结扎)。再在颞顶部切口钻孔,钻孔的大小根据活瓣装置的直径大小而定。穿刺到脑室将脑室管(特制硅制导管)置入脑室内 4～6cm。室内一端剪有数个侧孔,可防止堵塞。将心血管导管经颞枕切口穿过头皮下到颈部切口。再经面静脉插入颈内静脉或颈外静脉,送入到右心房。通过 X 线电视荧光屏观察,或注射造影剂行 X 线摄片等方法,证实导管达右心房内准确无误,或调整导管近心端于第 5,第 6 胸椎水平。然后用丝线结扎面总静脉或颈外静脉近心端以固定导管。

再在颞枕部切口处将指压活瓣装置衔接脑室管和心血管导管,并用丝线结扎。术后一般无并发症。随着年龄增长,导管长度可能不足,必要时可更换导管。

4.脑室-腹腔引流术　　此法适用于交通性脑积水,也适用于脑室-大池引流后的梗阻性脑积水。有颅内感染者禁用。手术方法为将带有活瓣的硅制导管的一端,经右颞后切口和颅骨钻孔插入脑室内 4~6cm,并固定。导管另一端通过后头皮下至颈前皮下、胸前及上腹皮下。然后在右肋下作小腹直肌切口,切开腹膜,将导管置于肝脏表面上,用丝线固定在镰状韧带上。另外,尚有腰椎蛛网膜下腔-腹腔分流术,即行腰椎3~4 的右半椎板切除,将导管一端置于蛛网膜下腔内 3cm 固定,另一端经腰部皮下至右腹壁前方插入腹腔,方法同上。

5.脑室-输尿管引流术　　这种手术是将脑脊液直接引流到泌尿道而排出体外,疗效显著,成功率高。但由于手术要切除一侧正常肾脏,所以该术现已弃用。

引流术后注意测量头围、前囟凹陷、骨缝重叠等变化情况并记录之,以观察手术效果。为了补足脑脊液中丢失的电解质,每天应从饮食中额外补给食盐 2~3g。若有术后抽搐等情况,可酌情使用解痉剂,如鲁米那钠 0.1~0.2g 肌肉注射等。另外,术后应给予抗生素预防感染,并根据具体情况给予其他支持疗法。

(谭国军)

第三节　癫痫

癫痫是由多种病因引起的慢性脑部疾患,以脑部神经元过度放电所致的突然、反复和短暂的中枢神经系统功能失常为特征。根据所侵犯神经元的部位和发放的范围,可表现为运动、感觉、意识、行为及自主神经功能等不同脑功能障碍。2005 年国际抗癫痫联盟(ILAE)对癫痫推荐的定义为:癫痫是一种脑部疾患,其特点是持续存在能产生癫痫发作的脑部持久性改变,并出现相应的神经生物学、认知、心理学以及社会学等方面的后果。规范合理的抗癫痫药物治疗,其控制率达 70%~80%左右。

【流行病学】

我国癫痫的年发病率 30/10 万,以此推断,每年我国新发癫痫在 40 万例左右;我国癫痫的患病率(又称现患率)一般在 4‰~7‰左右,由此推算,我国应有 600 万左右的癫痫患者。据世界各国流行病学调查,癫痫发病率差异很大,多数结果表明癫痫的年发病率为 24/10 万~53/10 万之间,多数发展中国家癫痫发病率高于发达国家;世界卫生组织估计,全球大约有 5000 万癫痫患者。

我国儿童癫痫年发病率的报道较少,多数儿童病例在 10 岁之前发病,其中生后头 1 年发病率最高,随着年龄的增长,发病率有所下降。加拿大资料 1 岁内发病率 118/10 万,1~5 岁组发病率降至 48/10 万,11~15 岁降至 21/10 万。所以癫痫是一世界范围常见病和多发病,也是小儿神经系统的常见病。

【病因】

癫痫的病因复杂多样,构成癫痫发作的因素包括遗传因素、脑内致痫性损伤因素以及诱发性因素等,不同的年龄往往有不同的病因范围。在临床上通常分为以下三大类:

1.特发性　　又称原发性,是指除存在或者可疑的遗传因素以外,找不到其他病因,往往有年龄特点,预后良好。原发性癫痫可表现为全身性发作或部分性发作,但全身性癫痫的遗传性因素高于部分性癫痫。EEG 背景波正常,呈特定部位局限性或双侧对称同步痫样放电。原发性癫痫是癫痫遗传学研究的主要对象,现在的研究显示,特发性癫痫多为中枢神经系统的离子通道异常。

2.症状性　指能找到明确病因的癫痫,包括脑结构异常或者影响脑功能的各种因素。小儿症状性癫痫常见病因有脑发育异常如脑回畸形及灰质异位;各种原因导致的脑损伤如围生期损伤、中枢神经系统感染或后遗症、头部外伤、中毒、水电解质紊乱、内分泌功能紊乱、低血糖以及维生素缺乏等;脑血管病变如颅内出血、血管内膜炎、血栓、梗死和血管畸形等;以及其他代谢性、脑变性和全身性疾病;另外一些与遗传有关的代谢性疾病及综合征常合并癫痫如神经皮肤综合征(常见结节性硬化、多发性神经纤维瘤和脑三叉神经血管瘤病)、Rett综合征、Angelman综合征、线粒体脑病以及假性甲状旁腺功能低下等均可有癫痫发作。这类癫痫可有多种形式的临床发作,除有局限性脑电异常外,EEG背景波多异常,并有大量的痫样发电。

3.隐源性　即可能为症状性。尽管临床的某些特征提示为症状性,但以目前的认识水平或检查的手段尚未发现病因。随着医学的进步与检查手段的不断发展和丰富,能够寻找到病因的癫痫病例越来越多。

【发病机制】

癫痫的发病机制虽然有许多进展,但没有一种能解释全部的癫痫发作,多数认为不同癫痫有着不同的发病机制。神经元的高度同步化发放是癫痫发作的特征,其产生的条件涉及一系列生化、免疫以及遗传等方面的变化。

1.生化方面　如引起神经元去极化而发生兴奋性突触后电位的兴奋性氨基酸(谷氨酸、天冬氨酸及其受体激动剂N甲基天冬氨酸、红藻氨酸和使君子氨酸等)活力增加;引起神经元超级化而发生抑制性突触后电位的抑制性氨基酸(γ-氨基丁酸、牛磺酸、甘氨酸、5-羟色胺及去甲肾上腺素等)活力减弱,γ-氨基丁酸受体减少均可使细胞兴奋性增强;脑部活性自由基(O_2^-、QH^-、H_2O_2及NO等)增多对机体细胞的毒性作用;钙通道开放致Ca^{2+}异常内流以及细胞内Ca^{2+}结合蛋白减少等,使细胞内Ca^{2+}积蓄,造成细胞坏死。Ca^{2+}向细胞内流是癫痫发作的基本条件。

2.免疫方面　免疫的异常如细胞免疫功能低下;体液免疫中IgA等的缺乏,抗脑抗体的产生均是癫痫发作的潜在原因。

3.遗传方面　遗传因素是导致癫痫,尤其是经典的特发性癫痫的重要原因。分子遗传学研究发现,大部分遗传性癫痫的分子机制为离子通道或相关分子的结构或功能改变。到目前为止部分单基因及多基因遗传性癫痫的致病基因已明确。

【癫痫发作分类】

对癫痫发作进行分类,有助于临床上对抗癫痫药物的选择以及对不同发作药物疗效的评估;有助于研究发作症状学与脑结构系统之间的关系。癫痫的分类一直繁多,目前神经科沿用的分类是国际抗癫痫联盟(ILAE)1981年提出的"癫痫发作分类",依据临床发作形式和脑电图改变分类;1989年"癫痫与癫痫综合征的分类",除依据临床发作形式及脑电图改变外,还结合发病年龄、病因及转归。两种分类(表7-1及表7-2)。2001年国际抗癫痫联盟关于癫痫发作和对癫痫诊断的建议,其中关于对癫痫发作的类型(表7-3),癫痫和癫痫综合征新的分类(表7-4)。

表 7-1　癫痫发作分类（1981 年）

一、部分性(局限性、局灶性)发作

1.简单部分性发作

(1)运动性发作

(2)感觉性发作

(3)自主神经性发作

(4)精神症状性发作

2.复杂部分性发作

3.部分性发作演变为全身性发作

二、全身性(广泛性、弥漫性)发作

1.失神发作

2.肌阵挛性发作

3.阵挛性发作

4.强直性发作

5.强直,阵挛性发作

6.失张性发作

三、其他分类不明的发作

表 7-2　癫痫与癫痫综合征分类（1989 年）

一、部分性(局限性)发作癫痫

1.原发病(特发性)

(1)具有中央-颞部棘波的小儿良性癫痫

(2)具有枕区放电的小儿癫痫

2.继发性(症状性)或隐原性

(1)小儿慢性进行性部分性连续性癫痫(Kojewlukow 综合征)

(2)额、颞、顶或枕叶癫痫

二、全身性发作的癫痫

1.原发性(特发性)

(1)良性家族性新生儿惊厥

(2)良性新生儿惊厥

(3)良性婴儿肌阵挛性癫痫

(4)小儿失神癫痫

(5)少年失神癫痫

(6)少年肌阵挛癫痫

(7)觉醒时强直-阵挛大发作癫痫

2.继发性(症状性)

(1)小婴儿癫痫性脑病伴暴发抑制(大田原综合征)

(2)婴儿痉挛(West 综合征)

(3)Lennox-Gastaut 综合征

(4)肌阵挛起立不能性癫痫

三、尚不能确定是部分性或全身性发作的癫痫

1.婴儿期严重肌阵挛性癫痫

2.发生于慢波睡眠时有持续性棘慢波的癫痫

3.获得性失语性癫痫(Landu-Kleffner 综合征)

四、各种诱发因素促发的癫痫及特殊综合征

1.热性惊厥

2.放射性癫痫

3.其他

表 7-3 癫痫发作类型(2001 年)

一、自限性发作类型

(一)全面性发作

1.强直阵挛性发作(包括开始于阵挛期或肌阵挛期的变异性)

2.阵挛性发作

(1)没有强直成分

(2)伴有强直成分

3.典型的失神发作

4.非典型的失神发作

5.肌阵挛性失神发作

6.强直性发作

7.痉挛(指婴儿痉挛)

8.肌阵挛发作

9.眼睑肌阵挛

(1)不伴失神

(2)伴有失神

10.肌阵挛失张力发作

11.负性肌阵挛

12.失张力发作

13.全面性癫痫综合征中的反射性发作

(二)局灶性发作

1.局灶性感觉性发作

(1)表现为简单感觉症状(例如:枕叶和顶叶癫痫)

(2)表现为复杂性感觉症状(例如:颞顶枕叶交界处癫痫)

2.局灶性运动性发作

(1)表现为单纯阵挛性运动发作

(2)表现为不对称的强直样运动症状(例如:附加运动区发作)

(3)表现为典型的(颞叶)自动症(例如:颞叶内侧发作)

(4)表现为多动性自动症

(5)表现为局灶性负性肌阵挛

(6)表现为抑制性运动发作

3.痴笑发作

4.偏侧阵挛发作

5.继发为全面性发作

6.局灶性癫痫综合征中的反射性发作

二、持续性发作类型

(一)全面性癫痫持续状态

1.全面性强直-阵挛性癫痫持续状态

2.阵挛性癫痫持续状态

3.失神性癫痫持续状态

4.强直性癫痫持续状态

5.肌阵挛性癫痫持续状态

(二)局灶性癫痫持续状态

1.Kojevrukov部分性持续性癫痫

2.持续性先兆

3.边缘性癫痫持续状态(精神运动性癫痫持续状态)

4.偏侧抽搐状态伴偏侧轻瘫

表 7-4　癫痫综合征分类(2001 年)

一、婴儿和儿童期特发性局灶性癫痫

a.良性婴儿惊厥(非家族性)

b.良性儿童癫痫伴中央颞区棘波

c.早发性儿童良性枕叶癫痫

d.晚发性儿童枕叶癫痫

二、家族性局灶性癫痫

a.良性家族性新生儿惊厥

b.良性家族性婴儿惊厥

c.常染色体显性遗传夜间额叶癫痫

d.家族性颞叶癫痫

e.不同部位的家族性局部性癫痫

三、症状性(或可能为症状性)局灶性癫痫

a.边缘系统癫痫

1.伴海马硬化的颞叶内侧癫痫

2.确定特异性病因的颞叶内侧癫痫

3.由部位和病因确定的其他类型

b.新皮层癫痫

1.Rasmussen综合征

2.偏侧惊厥偏侧瘫痪综合征

3.由部位和病因确定的其他类型

c.婴儿早期游走性部分性发作

四、特发性全身性癫痫

a.婴儿良性肌阵挛性癫痫

b.肌阵挛站立不能发作性癫痫

c.儿童失神性癫痫

d.肌阵挛性失神癫痫

e.不同表型的特发性全身性癫痫

1.青少年失神癫痫

2.青少年肌阵挛性失神

3.单纯全身强直-阵挛发作的癫痫

f.全面性癫痫伴热性惊厥附加症(GEFS+)

五、反射性癫痫

a.特发性光敏性枕叶癫痫

b.其他视觉敏感性癫痫

c.原发性阅读性癫痫

d 惊吓性癫痫

六、癫痫性脑病

a.婴儿早期肌阵挛性脑病

b.Ohtahara 综合征

c.West 综合征

dDravet 综合征

e.非进行性脑病中的肌阵挛持续状态

f.Lennox-Castaut 综合征

g.Landau-Kleffner 综合征

h.慢波睡眠中持续棘慢波的癫痫

七、进行性肌阵挛性癫痫

八、不必诊断为癫痫的癫痫发作

a.良性新生儿惊厥

b.热性惊厥

c.反射性发作

d.酒精戒断性发作

e.药物或其他化学品引起的发作

f.外伤后即刻或早期的发作

g.单次发作或孤立的成簇发作

h.很少重复的发作

【临床表现】

(一)部分性发作

部分性发作的临床与脑电图异常放电局限在脑某一部位或从某一局部开始。发作时不伴意识障碍为简单部分性发作;伴有意识障碍为复杂部分性发作;部分性发作也可泛化为全面性发作,而且脑电图由局部放电演变为全脑性放电。

1.简单部分性发作　发作开始意识多不丧失,最初发作表现可反映癫痫起源的脑区。

(1)运动性症状:包括:①仅为局灶性运动症状,多为阵挛性发作,任何部位都可以出现局灶性抽搐;②Jackson 发作,即发作从一侧口角开始,依次波及手、臂和肩等;③偏转性发作,眼、头甚至躯干向一侧偏转;④姿势性发作,表现为某种特殊姿势,如击剑样姿势;⑤抑制性运动发作,发作时动作停止,语言中断,意识不丧失;⑥发音性发作,表现为重复语言或言语中断;⑦半侧发作。

(2)感觉症状:包括:①躯体感觉性发作(麻木及疼痛等);②特殊感觉异常(视、听、嗅和味)及幻觉;③眩晕性发作。

(3)自主神经性症状:包括:胃部不适症状、潮红、苍白、冷汗、心悸、竖毛肌收缩以及瞳孔散大等。

(4)精神症状:常见于复杂部分性发作,包括认知障碍、记忆力障碍、情感问题(恐惧和愤怒)、错觉(视物变大和变小)及幻觉。

2.复杂部分性发作　有意识障碍、发作性感知觉障碍以及梦游状态等。常有"自动症",是意识障碍下的不自主动作,表现为口咽自动症、姿势自动症、手部自动症、行走自动症和言语自动症。复杂部分性发作可从单纯部分性发作开始,随后出现意识障碍,也可从开始即有意识障碍。可见于颞叶或额叶起源的癫痫。EEG 在发作时有颞、额区局灶性放电。

3.部分性发作继发为全身性发作　小婴儿部分性发作时由于难以确定婴儿发作时的意识水平,往往表现为:①反应性降低:动作突然减少或停止,无动性凝视或茫然,有人称为"颞叶假性失神"或"额叶失神",但不是真正的失神发作。②自动症:常见为口部的简单自动症(如咂嘴、咀嚼、吞咽及吸吮等较原始的动作);或躯干肢体无目的不规则运动,与正常运动很相似。③自主神经症状:呼吸暂停、呼吸节律改变、发绀、面色苍白、潮红、流涎及呕吐。婴儿自主神经症状较年长儿为多,年长儿很少以自主神经症状作为主要内容的发作。④惊厥性症状:表现为眨眼、眼球震颤或口角抽动、扭转或姿势性强直、局部肢体轻微阵挛,与年长儿相比,发作较轻。

2001 年的癫痫发作分类不同于 1981 年的发作分类,要点包括:①将癫痫发作分为自限性和持续性,在这两种发作的范畴内,又分为全面性和局灶性两类;②在局灶性发作中不再分为单纯性和复杂性;③在"局灶性感觉性发作"及"局灶性运动性发作",不再承认有"自主神经症状",自主神经症状多为癫痫发作伴随现象;④发作的类型明显增多。

(二)全身性发作

全身性常有意识障碍,运动性症状是对称性的,脑电图上表现两侧大脑半球广泛性放电。

1.强直-阵挛性发作　发作时突然意识丧失,瞳孔散大,全身肌肉强直或阵挛或强直-阵挛性收缩。强直发作以肌群持续而强烈的收缩为特征,肢体躯干固定在某个姿势 5～20 秒钟。有时表现为轴性强直,头、颈后仰,躯干极度伸展呈角弓反张;有时表现为"球样强直发作",低头、弯腰、双上臂举起及屈肘,持续 2～3 秒,站立时发作会摔倒;有时轻微的强直发作,表现为眼球上转、眨眼或眼球震颤,称为"强直性眼球震颤"。阵挛发作是指肢体及躯干呈有节律性重复的收缩为特征。强直-阵挛性发作是指强直期后,逐渐演变为阵挛期,最终结束发作。EEG 特征表现为背景活动正常或非特异性异常,发作间期异常波在两半球可见棘波、尖波、棘慢波和多棘波等;发作期 EEG 强直期以 10～20 Hz 节律性棘波发放开始,波幅渐高而频率渐慢;发作结束后可见弥漫性慢波活动,逐渐恢复背景活动。

2.肌阵挛发作　表现为某个或某组肌肉或肌群快速有力的收缩,不超过 0.2 秒,抽动后肢体或躯干立即恢复原来的姿势(状态),屈肌比伸肌更易受累,上肢明显。婴儿期肌阵挛的特点有 2 种:①全身性粗大肌阵挛,表现为躯干、颈部以及四肢近端突然猛烈抽动,动作幅度大、孤立的或连续的。EEG 表现为高波幅多棘慢波爆发,或突然广泛低电压。②散在游走性肌阵挛,表现为四肢远端、面部小组肌群幅度较小的抽动,多部位游走性,EEG 为持续性弥漫性慢波多灶性棘波、尖波。

3.失张力发作　表现为突然发生的肌张力减低或丧失,不能维持原来的姿势,导致突然跌倒或姿势不稳。有时发作时间短暂,在未摔倒在地时意识已恢复,可立即站起;长时间的失张力发作可持续一至数分钟,表现全身松软,凝视,但无运动性症状。EEG 发作间期和发作期可表现为全导棘慢波或多棘慢波发放;发作期还可表现为低波幅或高波幅快活动和弥漫性低电压。

4.失神发作 分为典型失神和不典型失神,典型失神主要见于儿童失神癫痫和青少年失神癫痫;不典型失神主要见于 Lennox-Gastaut 综合征,也可见于其他儿童癫痫综合征。

（三）癫痫综合征

不同年龄段常见的癫痫综合征的诊断要点介绍如下。

1.良性家族性新生儿惊厥 为常染色体显性遗传,往往有惊厥家族史,基因定位多位于 20q13.2,少数定位于 8q 染色体上,致病基因为 KCNQ2 和 KCNQ3。生后 2~3 天内发病,惊厥形式以阵挛为主,可以表现为某一肢体或面部抽动,也可表现为全身阵挛;少数表现为广泛性强直。有时表现为呼吸暂停,发作频繁,发作持续时间较短。从病史及体格检查中找不到病因,脑电图无特殊异常,生化检查及神经影像学检查均正常。预后良好,多于 1~2 个月内消失,大约 10%~14% 小儿转为其他类型癫痫。

2.良性新生儿惊厥 本病遗传不明显。90% 病例在生后 4~6 天内发病,其中又以生后第 5 天发病最多,又称"五日风"。男孩略多于女孩。本病病因不太清楚,无代谢异常。惊厥多表现为阵挛发作,有时伴有呼吸暂停,发作频繁,有时可呈癫痫持续状态。脑电图在发作间期常可见尖型 θ 波。本病预后良好,现在认为不需要诊断癫痫。

3.早发性肌阵挛脑病 生后第 1 天或数天以内起病;主要表现为难治性频繁的肌阵挛发作;脑电图也表现为暴发抑制波形;本病可能与遗传代谢障碍有关,而无明显的神经影像学异常;本病预后不良,多数早期死亡。

4.大田原综合征 生后 3 个月以内发病,多在 1 个月之内起病;主要为强直痉挛性发作;脑电图表现为暴发抑制波形;常见病因为脑部结构异常,也有隐源性病因。本病治疗困难,大多数病例有严重智力低下,预后差。部分病例在 3~6 个月演变为婴儿痉挛的临床与 EEG 特征。

5.婴儿痉挛 又称为 West 综合征,较常见的严重的癫痫综合征。多在 3~10 个月发病;临床以频繁的强直痉挛发作为特征,可分为屈曲型、伸展型及混合型。屈曲型表现为点头、弯腰、屈肘及屈髋等动作。伸展型表现为头后仰、两臂伸直以及伸膝等动作。混合表现为部分肢体为伸展,部分肢体为屈曲。EEG 表现为高度失律,各导联见到不规则、杂乱、不对称、高波幅慢波、棘波、尖波及多棘慢波。引起本病的继发性原因多种多样,如脑发育障碍所致的各种畸形、宫内感染、围生期脑损伤、核黄疸、免疫缺陷、代谢异常、生后感染、窒息以及染色体异常等因素,均可引起本病。其中,10% 为结节性硬化。本病常合并严重的智力倒退或运动发育落后,多数病儿转变为其他形式的发作,特别以 Lennox-Gastaut 综合征最为多见。

6.婴儿良性肌阵挛癫痫 6 个月~2 岁间发病,患儿神经发育正常;发作表现为全身肌阵挛;EEG 发作期表现为弥漫性棘慢波或多棘慢波,发作间期常无异常放电;以后良好。

7.婴儿重症肌阵挛癫痫 1978 年 Dravet 首次描述本病,目前明确其致病基因为 SCN1A。一般在 5~6 个月时出现第一次惊厥,往往伴有发热或在惊厥前有感染或预防接种史,初起发作形式为阵挛或强直-阵挛,以后才呈肌阵挛发作,形式多样,可为全身抽动或某个肢体抽动,发作时常摔倒。自惊厥开始后,智力及语言发育逐渐落后或共济失调。EEG 第一年往往正常,第二年后出现弥漫性棘波、棘慢波或多棘慢波。本病治疗困难,不易控制发作。

8.Lennox-Gastaut 综合征 1~8 岁发病,临床发作形式多样性是本综合征的特点,如强直发作、不典型失神、失张力发作和肌阵挛发作,患儿可同时存在几种发作形式,也可由一种形式转变为另一种形式;EEG 在发作间期表现为全导 0.5~2.5Hz 慢的棘慢波。2/3 的病例可发现脑结构的异常或在惊厥前已有精神运动发育落后的表现。本综合征预后不良,治疗困难。

9.肌阵挛-站立不能发作癫痫 又称 Doose 综合征,都有遗传因素。多在 5 岁以内发病,男孩明显多于女孩。临床发作以肌阵挛-站立不能发作为特征性表现,表现为点头、弯腰以及两臂上举,常有跌倒,不能站立。EEG 在发作期或发作间期均可见到不规则棘慢波或多棘慢波,背景波正常。多数病例治疗效果较好。

10.儿童良性癫痫伴有中央-颞区棘波 是小儿癫痫中常见的一种类型,多在 5～10 岁间发病,本病与遗传有关,往往有癫痫家族史。发作多在入睡后不久或清醒前后发生。表现为口咽部感觉异常及运动性发作,随后出现半侧面部肌肉抽搐及同侧上下肢抽动,有时可发展为全身性抽动。10%～20%病儿仅有一次发作,另有 10%～20%病例发作频繁。本病体格检查神经系统正常,智力正常。神经影像学检查正常。大部分病儿 EEG 背景活动正常,在中央区或中央颞区出现棘波或尖波,随后为一低波幅慢波,可单独出现或成簇出现。异常放电在入睡后增加,大约 30%病儿仅在入睡后出现。本病预后良好,青春期后大多停止发作。

11.具有枕区放电的小儿癫痫 发病年龄多见于 4～8 岁,男孩略多于女孩。发作可在清醒或入睡时,惊厥表现为半侧阵挛发作或扩展为全身强直-阵挛发作。惊厥前部分病儿出现视觉症状,如一过性视力丧失,视野出现暗点及幻视等。1/3 病例发作后有头痛、恶心及呕吐。EEG 在发作间期表现为枕部和后颞部出现一侧或双侧高波幅棘波或尖波,这种异常放电睁眼时消失,闭眼后 1～20 秒重复出现。

12.获得性失语性癫痫 又称为 Landau-Kleffner 综合征,4～7 岁发病最多,男孩多于女孩,发病前语言功能正常,听觉失认为特征,失语表现为能听见声音,但不能理解语言的含意,逐渐发展为语言表达障碍。大约有一半病人首发症状是失语,另 1/2 病人首发症状为惊厥,惊厥为部分性发作或全身性发作;约有 17%～25%病儿没有惊厥发作;2/3 病人有明显的行为异常。EEG 背景波正常,一侧或双侧颞区阵发性高幅棘波、尖波或棘慢波,睡眠时异常放电明显增多。本病预后表现不一,大多能控制惊厥发作,发病年龄小的患儿语言恢复困难。

13.慢波睡眠中持续棘慢波的癫痫 发病为年龄依赖性,多在 3～10 岁发病,临床上存在获得性认知功能障碍,80%～90%的患者有部分性或全面性发作。EEG 呈现慢波睡眠中持续性癫痫样放电。多伴有全面的智力倒退。

14.儿童失神癫痫 4～8 岁起病,6～7 岁发病最多,女孩多于男孩。失神发作表现为突然发生的意识丧失,两眼凝视前方,停止正在进行的活动,持续数秒～1 分钟左右后意识恢复,发作频繁,每天数次至数十次。EEG 表现为双侧对称、弥漫性高波幅每秒 3 次棘慢波。过度换气可以诱发典型的脑电和临床发作。有一定的遗传倾向;预后良好。

15.青少年失神癫痫 青春期左右发病,7～17 岁起病,发病年龄高峰在 10～12 岁,男女性别无差异,失神发作频率较少,不一定每天均有发作,多伴有全身强直-阵挛发作。EEG 表现为对称的棘慢波,每秒 3.5～4 次,额部占优势。本病治疗反应好。

16.少年肌阵挛癫痫 青春期前后发病,男女性别无大差异。本病有明显的遗传因素,基因定位报道在染色体 6p21.2、15q14 以及 8q24。发作时主要表现为肌阵挛,突然发生肩外展、肘屈曲、屈髋、屈膝以及跌倒,常伴膈肌收缩,发作多在醒后不久发生。也可能单个的发作或重复发作最后转为全身强直-阵挛发作。EEG 为弥漫的每秒 3～6 次的棘慢波或多棘慢波。大部分病人服药能控制发作,有时需终生服药。

17.觉醒时全身强直-阵挛癫痫 多发生在 10～20 岁之间,16～17 岁为高峰,本病有遗传倾向,大约 10%病例有癫痫家族史。发作多在醒后 1～2 小时内发生,包括半夜醒来或午睡醒后发作,表现为全身强直-阵挛发作,有时也可合并失神或肌阵挛发作。EEG 可见弥漫性异常放电,表现为棘慢波或多棘慢波。有时需描记睡眠到清醒时脑电图才能明确诊断。

18.肌阵挛性失神癫痫 多有遗传背景,目前多考虑特发性的原因。出生后数月以至青春期都可发病,发病高峰在 7 岁左右,以肌阵挛性失神为特征性表现,常伴有强直性收缩。对药物治疗反应较差。

19.Rsmussen 综合征　是一特殊的、主要影响一侧大脑半球伴有难治性部分性癫痫,进行性严重认知障碍与偏瘫发生,神经影像学早期正常,以后出现一侧大脑半球进行性萎缩,EEG 呈现背景活动不对称慢波活动,一侧为主的癫痫样放电。发病可能与感染及自身免疫异常有关。可接收手术治疗。

20.全面性癫痫伴热性惊厥附加症　为常染色体显性遗传方式,是一多个基因受累(致病基因包括 SCN1B、SCN1A、SCN2A 和 GABAG2)的单基因遗传癫痫。与其他癫痫综合征不同,需要家族背景的基础才能作出诊断。家族成员中存在热性惊厥或多种发作形式,如热性惊厥附加症、失神发作、肌阵挛发作以及部分性发作等,每个受累者可以有一种或多种发作形式。预后良好。

21.边缘叶癫痫和新皮层癫痫　内侧颞叶癫痫为边缘叶癫痫,外侧颞叶癫痫、额叶癫痫、顶叶癫痫以及枕叶癫痫属于新皮层癫痫。表现为相应部位相关的部分性发作的症状学与不同部位的癫痫样放电。

(四)癫痫持续状态

是指癫痫发作持续 30 分钟以上,或反复发作,且发作间期意识不能恢复。任何一种类型的癫痫发作都会发生癫痫持续状态。癫痫持续状态可能的原因和诱因包括脑外伤、颅内占位性病变、中枢感染、中毒以及代谢性疾病等。抗癫痫药物应用不当、睡眠剥夺、药物戒断综合征、服用过多药物或高热为常见诱因。

1.惊厥性癫痫持续状态　是指阵发性或连续强直和(或)阵挛运动性发作,意识不恢复者,伴有两侧性脑电图的痫性放电,持续时间超过 30 分钟。全身性惊厥持续状态往往是儿科急诊,全面性强直-阵挛性发作、阵挛性发作、强直性发作以及肌阵挛发作均可持续癫痫持续状态;部分性惊厥发作也可呈局灶性惊厥癫痫持续状态。

2.非惊厥性癫痫持续状态　是指持续发作的不同程度意识障碍、认知与行为异常,不伴有惊厥发生的脑功能障碍,伴有脑电图监护异常,持续时间大于 30 分钟者。约占各类癫痫持续状态的 19%～25%左右。非惊厥性癫痫持续状态主要包括典型失神性癫痫状态、非典型失神癫痫状态或精神运动性癫痫状态,可由全身性与部分性发作发展而来,其共同的特点为意识模糊、精神错乱及行为的改变,发作期 EEG 脑电背景活动变慢,同时伴有痫性放电,而发作间期 EEG 脑电活动增快。临床易误诊。非惊厥性癫痫状态可导致永久性认知和记忆功能障碍。

【诊断】

完整全面的癫痫诊断包括:发作期症状学、发作类型与综合征确定以及癫痫的病因;儿童发育评估与神经系统功能评价。此外,对反复发作性症状的患儿,还应根据临床及脑电图检查鉴别其他非癫痫发作的疾病,如屏气发作、睡眠障碍、晕厥、习惯性阴部摩擦、多发性抽动以及心因性发作等。

1.临床资料　癫痫的诊断主要结合病史,临床表现各种形式的发作,具突然发生、反复发作以及自行缓解的特点。现病史应详细了解发作的特征,包括发作前诱因、先兆症状和发作的部位,发作的性质、发作的次数、发作时的意识情况和发作后的状况;以及既往发作史和用药史、家族史及发育里程的询问等;体格检查包括全身情况,特别是寻找与癫痫发作病因有关的特征,如特殊的外貌、皮肤各种色素斑(牛奶咖啡斑、皮肤脱失斑和头面部血管瘤)以及神经系统异常体征。

2.脑电图检查　EEG 检查对癫痫的诊断和分类有很大价值,可出现各种阵发性活动,如尖波、棘波、尖慢波、棘慢波、多棘波以及多棘慢波等。一般常规脑电图阳性率接近 50%左右;加上过度换气、闪光刺激及睡眠脑电诱发试验可提高 20%阳性率;一些多功能脑电图描记仪,Hoter 脑电图仪,视屏智能化脑电图监测仪,观察与临床同步的痫性放电,使之阳性率提高至 85%以上。做脑电图时注意,原服的抗癫痫药物不需停用,以免诱发癫痫发作;脑电图阴性也不能完全排除癫痫,但仅有脑电图的痫样放电而无临床发作不能诊断为癫痫。

3.辅助检查　各种实验室检查或神经影像学检查帮助寻找癫痫的病因和评价预后。①必要的实验室检查如血生化检查(血钙、血糖、电解质及其他生化物质等)、脑脊液检查、先天性遗传及代谢疾病血液与尿液筛查试验,神经免疫功能检查,染色体分析和基因定位检查、皮肤及肌肉活体组织检查;②影像学检查如头颅CT、MRI、MRA及DSA了解脑部结构异常;PET及SPECT了解大脑功能改变及帮助癫痫定位;FMRI(功能性MRI)、MEG(脑磁图)及IAP(颈内动脉异戊巴比妥试验)等检查,了解脑的结构与功能的关系。

4.神经系统功能评价　在儿童癫痫的诊断中还应关注神经系统其他方面异常的诊断及全身各系统并发疾病的诊断。①发育商及智商的评估了解有否精神运动发育迟缓;②各种诊断量表如社会生活能力、儿童行为、情绪障碍以及记忆量表等测定,发现心理及行为认知问题;③语言评估有否言语延迟、发育性言语困难、发音或构音障碍;④视听觉功能检查如视力、视野、视觉诱发电位、听力测试以及耳蜗电位图等发现感知障碍。为临床干预治疗提供指征。

【治疗】

癫痫的治疗目的是控制癫痫发作,提高患儿生活质量。正确的诊断是合理治疗的前提。癫痫的综合治疗包括药物治疗(以抗癫痫药物治疗为主)和非药物治疗(预防危险因素、心理治疗、外科治疗、酮源性饮食治疗及病因治疗等)。

(一)抗癫痫药物治疗

抗癫痫药物是控制发作的主要手段,各种抗癫痫药物应用。

癫痫药物治疗的原则包括:

1.尽早治疗　一旦诊断明确,宜尽早治疗,一般反复发作2次以上可给予抗癫痫药物治疗,但对初次发作呈癫痫持续状态或明显有脑损害病例即刻开始规则用药。

2.根据发作类型选药　药物选择目前主要根据癫痫的发作类型或癫痫综合征的类型选药,不合适的选药甚或加重癫痫发作。

3.提倡单药治疗　尽量采用单一的抗癫痫药物,80%病例单药治疗满意,剂量从小至大,达到有效治疗剂量,特别是卡马西平、氯硝西泮、扑痫酮及新的抗癫痫药拉莫三嗪、妥吡酯等,可减少不良反应。

4.剂量个体化　同一发作类型或同一药物因个体而异,其治疗剂量应从小剂量开始,结合临床效应,个体化的精细调整。此外,根据药物的半衰期合理安排服药次数,评价达到稳态血药浓度的时间。

5.换药需逐步过度　当原有抗癫痫药物治疗无效,需换另一种新的抗癫痫药物时,两药交替应有一定时间的过渡期,逐渐停用原来的药物,避免癫痫复发或出现癫痫持续状态。血浓度监测主要对治疗不满意病例和联合用药病例。

6.注意药物相互作用　10%～15%癫痫患者对单药治疗无效,需联合两种或数种药物合并治疗。联合用药注意药物间相互作用,如肝酶诱导剂有苯妥英钠、卡马西平、苯巴比妥以及扑痫酮;肝酶抑制剂有丙戊酸钠,联合用药或从合用方案中撤除某一药物可引起错综复杂的血药浓度的变化,了解药物之间相互作用对指导癫痫治疗以及调整药物剂量甚为重要。

7.疗程要长,停药要慢　一般停止发作后需继续服用3～4年,脑电图监测正常后,经过1～2年逐渐减药至停药。若正值青春发育期,最好延迟青春期以后。当然不同病因、不同发作类型的癫痫服药疗程则不相同:失神发作控制后1～2年;新生儿癫痫控制后1/2年;脑炎、脑外伤继发癫痫,发作停止后1年;复杂部分性、失张力性发作或器质性病变引起全身性大发作者3～4年。

8.注意抗癫痫药物不良反应　定期随访,定期检测肝肾功能和血药浓度,熟悉各种药物的不良反应。

（二）预防复发

寻找患者癫痫的病因和诱发因素，应避免各种诱发因素，如感染、外伤、过度兴奋、睡眠剥夺以及有害的感光刺激等，减少癫痫复发的几率。

（三）外科治疗

其适应证主要是长期药物治疗无效的难治性癫痫以及症状性部分性癫痫。近些年来术前定位以及术后评价有了迅速发展。掌握手术的适应证并进行术前各种检查如脑电图、硬膜下脑电图、SPECT 及 PET 明确异常的部位，癫痫的起源；头部 CT 及 MRI 明确脑部结构改变；特别是新进开展的 FMRI 和 IAP 检查既可判断病灶的位置，还可确定脑部重要的皮层功能，对于手术的选择很有帮助。至于手术种类常见有大脑半球切除术、皮层切除术、胼胝体切除术、立体定向手术及颞叶切除术等，以达到切除病灶或阻断癫痫放电通路。术后评估甚为重要，除观察临床发作外，还要进行神经心理测定以及观察儿童生长发育。

（四）癫痫持续状态治疗

惊厥性癫痫持续状态急救，是防治的重点；非惊厥性癫痫持续状态虽不会导致危及生命的全身并发症，但临床仍应积极处理，可用氯硝西泮等治疗。

（五）其他治疗

①对于难治性癫痫患者还可使用非抗癫痫药物辅助治疗。钙离子拮抗剂（尼莫地平和氟桂利嗪）可以抑制钙离子内流，保护受损神经细胞，同时可预防血管痉挛及防治其引起的脑局部缺血缺氧；辅以使用自由基清除剂及维生素 E，具有稳定细胞膜作用；根据癫痫的神经免疫损伤机制，有人主张静脉注射丙种球蛋白添加治疗婴儿痉挛与 Lennox-Gastaut 综合征[$0.4g/(kg \cdot d) \times 5$ 天/疗程]取得一定疗效。②此外，部分癫痫患儿伴有不同程度的脑损害，对癫痫小儿发育迟缓、心理障碍、行为异常及学习教育研究已成为日渐关注的问题。针对运动、语言以及智力障碍患儿进行早期康复训练；开展特殊教育及社会关爱活动，最大限度地发挥孩子的潜能，提高癫痫儿童的生活质量。

【预后】

癫痫的预后与癫痫发作类型、病因、发作频度、治疗是否合理以及发病年龄等多种因素有关。

1.影响自发缓解因素　包括①发病年龄：10 岁前发病者，自发缓解率最高，但 1 岁前发病者自发缓解率明显低于 1～9 岁组；②发作类型：全身性发作和单纯失神发作的缓解率较高，复合型发作缓解率低；③发作频率越低预后越好，只有失神例外；④原发性癫痫自发缓解高于继发性癫痫者；⑤病程短、发育正常者，缓解率高。

2.抗癫痫药停止后癫痫复发因素　包括①伴神经系统原发疾病及智能迟缓者；②发病年龄小于 2 岁者；③停药期间 EEG 异常者；④发病初期难于控制的癫痫或经多种抗癫痫药物才控制的癫痫比服药单一药物很快控制癫痫者易于复发。

（谭国军）

第四节　小儿惊厥

惊厥是由多种原因所致的暂时性脑功能障碍，是大脑神经元异常放电的结果。惊厥发作时表现为全身或局部肌肉强直或阵挛性抽搐，多伴有程度不等的意识障碍。凡能造成神经元兴奋过高的因素，如脑缺血、缺氧、缺糖、炎症、水肿、坏死、变性等，均可导致惊厥。

【诊断】

1.病史　病史中要了解惊厥发作的类型、持续时间、意识状态及伴随症状，既往有无类似发作等；还要询问有无头颅外伤史、误服有毒物质或药物历史；询问有无感染、发热及与惊厥的关系。

分析惊厥的病因时要注意年龄的特点，新生儿期常见产伤、窒息、颅内出血、低血糖、低血钙、败血症、化脓性脑膜炎等；婴儿期常见低钙血症、脑损伤后遗症、脑发育畸形、脑膜炎、高热惊厥、婴儿痉挛症（West综合征）等；幼儿期常见高热惊厥、颅内感染、中毒性脑病、癫痫等；学龄期以癫痫、颅内感染、中毒性脑病、脑瘤、脱髓鞘病多见。

还要注意惊厥发作的季节特点，春季常见流行性脑脊髓膜炎，夏季常见中毒型细菌性痢疾，夏秋季多见流行性乙型脑炎，冬季常见肺炎、百日咳所致中毒性脑病、低钙血症等，上呼吸道感染所致的高热惊厥一年四季均可见到。

2.体检　惊厥发作时应注意观察抽搐的形式是全身性发作或局限性发作及惊厥时的意识状态。除一般体格检查外，还应注意皮肤有无皮疹、出血点、色素斑等。神经系统检查要注意头颅大小及形状、囟门、颅缝、瞳孔、眼底。运动系统检查注意肌张力，有无瘫痪，有无病理反射及脑膜刺激征，身体其他部位有无感染灶，外耳道有无溢脓、乳突有无压痛等。

3.辅助检查　除血、尿、便常规检查外，根据需要选择性作血电解质测定和肝肾功能、血糖等化验。

凡原因不明的惊厥，特别是有神经系统特征或怀疑颅内感染时，均应做脑脊液检查。但有视盘水肿或其他颅内高压体征时，可暂缓腰椎穿刺，待应用脱水药物后再进行检查。

待惊厥控制后根据需要选择进行头颅 X 线、脑电图、CT、磁共振成像（MRI）或 SPECT 检查。

【治疗】

惊厥是急诊症状，必须立即处理，其治疗原则为：①及时控制发作，防止脑损伤，减少后遗症；②维持生命功能；③积极寻找病因，针对病因治疗；④防止复发。

1.急救处理　患儿平卧，头转向一侧，以防窒息及误吸；保持气道通畅，及时清除口鼻分泌物；有效给氧；减少患儿刺激，保持安静，不要强行置压舌板于齿间；体温过高时采取降温措施；已窒息或呼吸不规则者宜人工呼吸或紧急气管插管。

2.抗惊厥药物的应用　如用一种时，剂量偏大，一般两种联用以迅速止惊。

（1）地西泮（安定）：每次 0.25～0.5mg/kg 或 1mg/岁（10 岁以内）静脉缓慢注射（<1mg/min），用盐水或糖水稀释时产生混浊但不影响效果。脂溶性高，易入脑，注射后 1～3min 即可生效，疗程短（15～20min），必要时 20min 后重复应用。气管内给药的作用与静脉途径一样有效和快速，肌内注射吸收比口服和灌肠更慢，故止惊时不宜采用。

（2）氯硝西泮（氯硝基安定）：每次 0.02～0.1mg/kg 静脉注射或肌内注射，速度不超过 0.1mg/s。

（3）苯巴比妥：每次 5～10mg/kg，肌内注射，需 20～60min 后才能在脑内达到药物浓度高峰，半衰期长达 120h，故在地西泮等药物控制后作为长效药物使用。新生儿或小婴儿惊厥，可首次给予负荷量 15～25mg/kg（<300mg/次），分 2 次隔 30min 肌内注射，然后按 5mg/(kg·d) 维持给药。不良反应可抑制呼吸和血压。

（4）苯妥英钠：负荷量为 15～20mg/kg（极量<1g/d），速度宜慢[<1mg/(kg·min)]，应用时应同时监测血压和心电图的 PR 间期。

3.病因处理　密切监测惊厥发生与持续时间，意识改变，生命体征变化和神经系统体征，动态观察血清电解质、血糖的变化。无热惊厥的新生儿可首先给予 50％葡萄糖每次 1～2ml/kg，25％硫酸镁（稀释成2.5％）每次 0.2～0.4ml/kg。持续惊厥，伴高热、昏迷、循环呼吸功能障碍者，应考虑中枢神经系统病变和全身性疾病，给予脱水降颅压、抗感染、抗休克等处理；原发性癫痫者应长期予抗癫痫治疗。

4.惊厥持续状态的抢救原则

(1)选择强有力的抗惊厥药物,及时控制发作,先用地西泮,无效时用苯妥英钠,仍不止用苯巴比妥,仍无效用副醛,均无效者气管插管后全身麻醉。尽可能单药足量,先缓慢静脉注射一次负荷量后维持,不宜过度稀释。所选药物宜奏效快、作用长、不良反应少,根据发作类型合理选择。

(2)维持生命功能,防治脑水肿、酸中毒、呼吸循环衰竭,保持气道通畅,吸氧,输液量为 1000~1200ml/(m^2·d)。

(3)积极寻找病因和控制原发疾病。

(谭国军)

第五节　化脓性脑膜炎

一、疾病概述

化脓性脑膜炎(简称化脑),系由各种化脓菌感染引起的脑膜炎症。以发热、呕吐、头痛、烦躁,并伴有脑膜刺激征及脑脊液改变为主要临床特征。小儿,尤其是婴幼儿常见。自使用抗生素以来其病死率已由50%~90%降至10%以下,但仍是小儿严重感染性疾病之一。其中脑膜炎双球菌引起者最多见,可以发生流行,称流行性脑脊髓膜炎,临床表现有其特殊性。

二、临床特点

1.病史　应注意有无上呼吸道感染、发热史或其他部位的化脓性感染史,如肺炎、败血症、中耳炎、鼻窦炎、或脑脊液耳漏、脑脊液鼻漏等。

2.症状与体征

(1)症状:临床以发热、头痛、呕吐、嗜睡、谵妄、颈强直、昏迷等为主要特征。

(2)体征:①前驱期。常有上呼吸道感染或皮肤感染等引起的非特异性症状,如发热、咽痛、咳嗽、皮肤疖肿等。②全身性感染中毒表现。常见倦怠、烦躁、哭闹、食欲减退或拒食等。严重者出现中毒性休克或弥漫性血管内凝血的症候。③中枢神经系统表现。一般于发病后1~2d出现典型表现,高热、剧烈头痛、喷射性呕吐、易激惹等,甚至昏迷。稍大儿童常出现典型脑膜刺激征——颈强直,凯尔尼格征、布鲁津斯基征阳性。多数病人出现惊厥。婴幼儿常见前囟隆起、骨缝裂开等颅内压增高征。

不同年龄段患儿临床表现各有特点:①新生儿及3个月以下婴儿临床表现极不典型。体温可高可低,甚至体温不升,常有拒食、吐乳、嗜睡、惊惕、尖叫、惊厥、面色青灰、前囟饱满或隆起等,脑膜刺激征出现较晚。②3个月~2岁的小儿有发热、呕吐、烦躁、易激惹、惊厥、精神萎靡、嗜睡或昏迷。颈强直,前囟膨隆,出现脑膜刺激征。③2岁以上小儿症状及体征渐趋典型,除头痛外,尚有背痛,关节肌肉疼痛等主诉,脑膜刺激征明显。

3.症状加重及缓解因素

(1)加重因素:免疫力降低、受凉、营养不良等。

(2)缓解因素:休息、增强营养等。

4.并发症　常见并发症有硬脑膜下积液、脑室炎。后遗症有脑积水、智力减退等。

三、规范诊断

1.诊断标准

(1)起病前有化脓性感染史。

(2)起病急,发热、呕吐,中枢神经系统功能紊乱,脑膜刺激征阳性,颅压升高等,重者可发生脑疝,甚至呼吸衰竭,或可引起休克。

(3)实验室检查:①白细胞总数及中性粒细胞比例明显增高。②脑脊液压力增高,外观浑浊或为脓样。细胞数明显增多,中性粒细胞占绝大多数,糖含量减低,蛋白显著增加。脑脊液涂片可检得病原菌。

2.疗效判定治愈　体温恢复正常,疾病的所有症状都消失,未留下后遗症。白细胞的数量,脑脊液的常规检查结果都恢复正常。好转:病症消失或者已经开始好转,外周的血白细胞数量正常,脑脊液基本正常或者已经往好的方面发展。未愈:患者的症状明显没有改变,外周白细胞数量仍然非常高,脑脊液异常。

四、医嘱处理

【辅助检查】

1.血常规　白细胞总数明显增多,可达$(20\sim40)\times10^9$/L 以上,以中性多核细胞为主。但金黄色葡萄球菌性脑膜炎时白细胞总数可正常或稍低,有明显核左移现象,并有中毒颗粒出现。

2.血培养　有病原菌生成。

3.脑脊液检查　脑脊液压力明显升高,外观浑浊,为脓样。白细胞总数明显增多,达$(0.5\sim1)\times10^9$/L 以上,分类以中性多核细胞为主。蛋白增高,糖和氯化物减少。涂片或培养能找到相应的致病菌。肺炎双球菌脑膜炎在晚期病例可表现为蛋白-细胞分离现象。

4.皮肤淤点涂片　流脑患者做此项检查,可找到脑膜炎双球菌。

5.免疫学检查　对流免疫电泳、乳酸凝集试验及协同凝集试验对流脑的快速诊断阳性率均在80%以上;间接血凝、血凝抑制试验、荧光抗体染色、放射免疫测定等均有助于快速诊断。

【治疗】

1.一般治疗　保证营养、水。电解质供给;昏迷患儿应注意保持呼吸道通畅;婴儿应每隔$2\sim3$d 测头围1 次。

2.病因治疗　凡已确诊或高度疑似的患儿,应立即给予抗生素治疗,以早期、足量、足疗程为原则。根据病原菌种类选择敏感且能透过血脑屏障的抗生素,进行静脉给药。治疗$3\sim5$d,观察疗效,再决定更换药物或调整剂量。

(1)病原菌未明或疾病初期:新生儿化脑,病原菌常考虑葡萄球菌、大肠埃希菌等,另外要注意近来条件致病菌感染也有上升趋势。婴幼儿及年长儿首选抗生素仍以青霉素、氨苄西林或氯霉素较多,以后可根据细菌培养及药敏试验结果进行调整。用法:青霉素40 万$\sim$60 万 U/(kg·d),分 3 次静脉滴注;氨苄西林$150\sim300$mg/(kg·d)。分$2\sim3$次静脉滴注;氯霉素$60\sim100$mg/(kg·d)(总量不超过2g/d),分$2\sim3$次静脉滴注。

(2)病原菌明确:可根据药敏试验及临床情况评价选择抗生素。某些肺炎球菌菌株对青霉素耐药,B 型流感嗜血杆菌菌株因产生 β-内酰胺酶和乙酰转移酶对氯霉素、氨苄西林产生耐药,使头孢菌素成为治疗耐药菌株化脑的首选药物,尤以第三代头孢菌素既能较快通过血脑屏障又有较强的杀菌作用。对青霉素、氨苄西林及磺胺类药产生耐药的脑膜炎球菌性脑膜炎,也可选用第三代头孢菌素,或与氯霉素联用。第三代头孢菌素常用剂量:头孢噻肟100～200mg/(kg·d)。分次静脉滴注;头孢曲松(菌必治)75～100mg/(kg·d),1/d,静脉滴注。

(3)新生儿化脑:原多为大肠埃希菌、B族溶血性链球菌感染,可选氨苄西林和第三代头孢菌素联用;铜绿假单胞菌感染可选头孢噻肟和氨基糖苷类抗生素联用;李斯特菌感染可选用青霉素、氨苄西林、氨基糖苷类抗生素或磺胺类药。

(4)抗菌治疗疗程:如抗感染治疗3～5d以上,病情无好转迹象,需考虑耐药菌株感染的可能,应及时更换药物。疗程长短可参考临床表现,脑脊液检查结果,机体的免疫功能,有无并发症及迁徙性感染等因素。大多数疗程为3～4周。

3.糖皮质激素治疗 糖皮质激素应在抗生素应用的稍前或同时使用,选地塞米松0.6mg/(kg·d),分4次静脉滴注,可连用4d,以降低颅内高压,减轻脑水肿。

4.并发症治疗 硬脑膜下积液应穿刺放液,少量积液可自行吸收,液量多者常需反复穿刺。一般1～2周即愈,若3～4周内经反复穿刺而积液仍不减少,应考虑囊腔剥离手术治疗,以免脑组织受压过久而萎缩。硬脑膜下积脓时可局部注入抗生素。脑室管膜炎应进行脑室内注射抗菌药物,颅压明显增高者可采用脑室穿刺侧脑室控制引流。婴儿化脑应常规进行双侧硬膜下穿刺。有积液者每次每侧放液量不超过15ml,隔日1次直至积液消失。穿刺无效时考虑手术治疗。

5.对症治疗 颅内压增高适当给予脱水药,及时处理过高热、惊厥及呼吸、循环衰竭。

【注意事项】

1.保持情绪稳定,减轻对疾病恐惧,积极配合治疗。

2.保持病室安静,避免声光刺激,以免诱发癫痫发作。

3.视物模糊,精神混乱时,专人陪伴,防止受伤。

4.应用磺胺类药物治疗时,多饮水,以利药物排泄。

5.加强营养,进食高蛋白、易消化、富含纤维素食物,预防便秘。

6.保持皮肤口腔卫生,勤洗会阴,预防泌尿系统感染。

(谭国军)

第六节　脑脓肿

脑脓肿是中枢神经系统局灶性化脓感染相对常见的类型之一,特别是社会经济状况欠佳的人群,仍然是一个严重问题。脑脓肿在任何年龄均可发病,以青壮年最常见。脑脓肿中1/4发生于儿童,发病高峰为4～7岁。新生儿革兰阴性菌和B组溶血性链球菌脑膜炎伴发脑脓肿较多见,婴幼儿脑脓肿相对少见。在某些高危群体发病率明显增加,如先天性心脏病、免疫缺陷或邻近感染者。随着影像诊断技术的进步,临床对这类局灶感染的认识越来越深入。本病治疗虽很困难,但经过及时而恰当的治疗,仍可能获得较好的预后。而诊断或治疗不当会导致严重的不良后果,甚至死亡。

【病因】

大多数微生物(如细菌、真菌或寄生虫)均可引起中枢神经系统局灶性化脓性感染。引起脑脓肿的最常见的细菌是链球菌、葡萄球菌、肠道细菌和厌氧菌。多数脑脓肿为混合性感染。链球菌和革兰阴性细菌,例如枸橼酸杆菌、沙门菌、沙雷菌属、变形杆菌、肠菌属和脆弱类杆菌属等,是引起新生儿脑脓肿的常见细菌。新生儿B组溶血性链球菌和枸橼酸杆菌脑膜炎时伴发脑脓肿的可能性非常高,故对于治疗不顺利的病例一定要常规进行CT、MRI或B超检查,以除外脑脓肿。在慢性中耳炎或粒细胞缺乏症的患者,绿脓杆菌感染的发病率增加。

在先天性或获得性中性粒细胞缺陷、骨髓移植术后或HIV感染的患者,脑脓肿的发生率明显增加,大多数由真菌引起。常见的真菌是念珠菌和曲霉菌;隐球菌通常引起脑膜炎,但也可引起脑脓肿。芽生菌、组织脑浆菌和球孢子菌等也偶可引起脑脓肿。其他可引起脑脓肿的致病微生物包括溶组织阿米巴、棘阿米巴、血吸虫、并殖吸虫和弓形体。各种蠕虫蚴体,如粪性圆线虫、旋毛虫以及豚囊虫等也偶可移行至中枢神经系统引起脑脓肿。

不同部位和类型的脑脓肿病原体有所不同。额叶脑脓肿常见病原是微需氧葡萄球菌、厌氧菌和肠杆菌。头颅创伤引起的脑脓肿常见的病原是金黄色葡萄球菌和链球菌。中耳乳突炎并发的颞叶脑脓肿,以及隐源性脑内小脓肿(直径在1～1.5cm以下,常见于顶叶),常见病原包括厌氧菌、需氧链球菌和肠杆菌。先天性青紫型心脏病、心内膜炎、化脓性血栓性静脉炎、败血症以及骨髓炎等血行播散引起的脑脓肿大多沿大脑中动脉分布,致病菌包括微需氧链球菌、厌氧菌及金黄色葡萄球菌等。

【发病机制】

脑脓肿的形成按其机制,可分为血行播散、邻近感染灶蔓延和隐源性感染几类。

1.血行播散 是儿童脑脓肿的常见原因。心、肺及皮肤等部位的感染灶均可通过血循环波及脑部。青紫型先天性心脏病常伴血液浓缩,易发生血栓或脓栓,是小儿血源性脑脓肿的最常见诱因,尤以法洛四联症引起的多见。感染性心内膜炎患儿也易于发生血源性脑脓肿。慢性化脓性肺部疾病,如肺脓肿、脓胸和支气管扩张症也是重要的诱因。菌血症的严重程度和持续时间是是否发生脑脓肿的重要因素。脑脓肿可作为外周化脓性感染(如骨髓炎、牙齿、皮肤及消化道等)引起的菌血症或败血症的转移灶出现。隐源性脑脓肿找不到原发感染灶,实际上也多属于血源性。

2.邻近组织感染灶的直接蔓延 邻近感染灶(常见如中耳、鼻窦、眼眶和头面皮肤)的蔓延是脑脓肿的第二个常见诱因。中耳、乳突炎和鼻窦感染是邻近蔓延的最常见感染部位,以耳源性脑脓肿尤为多见。大多数病例的邻近感染蔓延是通过早已存在的解剖通道蔓延,但也可通过血栓性静脉炎或骨髓炎扩散。细菌性脑膜炎患者在发生严重的组织损伤时也可能导致脑脓肿的形成。脑部手术或脑室内引流偶可并发脑脓肿。头颅穿通伤,因骨碎片或异物进入脑部可引起局部感染。

3.隐源性感染 实质上是血源性脑脓肿的隐匿型,原发感染灶不明显,机体抵抗力弱时,脑实质内隐伏的细菌逐渐发展为脑脓肿。

成人脑脓肿以邻近组织感染灶的直接蔓延为主,尤以耳源性最多见,约占2/3。继发于慢性化脓性中耳炎及乳突炎。脓肿多见于额叶前部或底部。血源性脑脓肿约占脑脓肿的1/4。多由于身体其他部位感染,细菌栓子经动脉血行播散到脑内而形成脑脓肿。脑脓肿多分布于大脑中动脉供应区、额叶及顶叶,有的为多发性小脓肿。外伤也是成人脑脓肿常见原因。多继发于开放性脑损伤。

脑脓肿的发生过程大致可分三期:①急性脑炎期:感染波及脑部引起局灶性化脓性脑炎,局部脑组织出现水肿、坏死或软化灶;②化脓期:炎性坏死和软化灶逐渐扩大、融合,形成较大的脓肿,脓腔外周形成不规则肉芽组织,伴大量中性粒细胞浸润,脓肿周围脑组织重度水肿;③包膜形成期:病变逐渐局限形成包膜,一般在病程1～2周即可初步形成,3～8周形成较完整。在婴幼儿由于对感染的局限能力差,脓肿常较大而缺乏完整的包膜。脑脓肿如破入脑室则形成化脓性脑室炎,引起病情突然恶化,高热、昏迷,甚至死亡。

【临床表现】

脑脓肿临床症状受许多因素影响。脓肿的部位不同可出现不同的症状和体征。通常额叶或顶叶脓肿可长时间无症状,只有在脓肿增大产生明显占位效应或波及关键脑功能区(如感觉及运动皮质)时才会出现症状和体征。致病菌的致病力和宿主机体的免疫状态也可影响脑脓肿临床表现的急缓和轻重。脑脓肿的临床表现主要包括感染中毒表现、颅内压增高症候和局灶体征。在急性脑炎期主要表现为感染中毒症状,常见高热、头痛、呕吐、烦躁、易激惹和惊厥发作。如并发脑膜炎则症状尤著,并有典型脑膜刺激征。化脓期和包膜形成期主要表现为颅内压增高症候或局灶体征,体温正常或有低热。常见剧烈或持续性头痛、喷射性呕吐、意识障碍、血压升高、心率增快、视乳头水肿、头围增大或前囟膨隆以及局灶性惊厥发作等。局灶体征与脓肿部位有密切关系。额叶脓肿常见情感异常、淡漠或性格改变、失语;额顶叶脓肿可有对侧偏瘫或感觉障碍,局灶性惊厥发作常见;小脑脓肿可见共济失调、眼球震颤、眩晕以及肌张力低下等。

脑内小脓肿,即直径在 1～1.5cm 以下的脑脓肿,常见于顶叶,临床表现大多轻微。多数病例以局灶性感觉或运动性癫痫发作起病,个别可有颅内压增高表现,局灶性体征少见。

【辅助检查】

1.常规检查　血常规检查对中枢神经系统局灶性化脓性感染的诊断通常无特殊意义。大约 50% 的脑脓肿患儿外周血白细胞轻度增多,伴发脑膜炎的患者白细胞明显增高($>20\times10^9$/L),可有核左移(杆状核超过 7%)。C 反应蛋白对于鉴别颅内化脓性疾病(如脑脓肿)和非感染性疾病(如肿瘤)有一定的价值。C 反应蛋白升高较白细胞增多或血沉加快对颅内脓肿的提示更敏感,但无特异性。血培养阳性率较低(约10%),但如阳性则对诊断有特异性意义。

2.脑脊液检查　稳定期脑脓肿脑脊液多无明显异常,可有蛋白轻度升高,白细胞稍高或正常,糖轻度降低,压力多数升高。在病程早期,特别是并发脑膜炎症明显者,脑脊液可有显著异常。由于脑脓肿大多并发颅内压增高,腰椎穿刺引起的并发症明显增加;因此不应将腰椎穿刺列为脑脓肿的常规检查。如临床怀疑脑脓肿,应首先行神经影像学检查确诊。在除外颅内压增高之前,禁忌腰椎穿刺。脑脊液培养阳性率不高,在同时存在脑膜炎或脑脓肿破溃至蛛网膜下腔时培养的阳性率增高。

3.神经影像学检查　CT 和 MRI 是诊断脑脓肿的首选检查。可使病变早期诊断,准确定位,并直接用于指导治疗。随着 CT 和 MRI 的应用,脑脓肿的死亡率下降了 90%。一般脑脓肿的典型 CT 表现是:①脓腔呈圆形或类圆形低密度区;②脓肿壁可呈等密度或稍高密度环状影,增强扫描呈环状强化,壁厚一般 5～6mm;③脓肿周围脑组织水肿,呈广泛低密度区,多表现为不规则指状或树叶状;④脓肿较大者见占位效应。脓肿直径一般为 2～5cm。值得注意的是尽管上述表现可高度怀疑脑脓肿,但其他病变(如肿瘤、肉芽肿,吸收中的血肿或梗死)也可有类似的 CT 表现。此外,CT 异常一般在出现临床症状后数天表现,病初CT 正常并不能排除脑脓肿,对高度怀疑者应复查。

MRI 比 CT 更敏感,更特异,病变可更早被检出,有些 CT 检测不到的微小病灶 MRI 亦可清晰显示,并可准确地鉴别脑脊液和脓液,可协助判断脓肿破裂。因此 MRI 被认为是鉴别颅内化脓性感染的首选诊断性检查。此外,MRI 对随诊治疗效果也能提供帮助,获得脑脓肿治疗是否有效的 CT 信息需 1 年时间,而MRI 的变化在 2 个月内即可确定。

【诊断与鉴别诊断】

如患儿有外周化脓性病灶,特别是中耳炎、乳突炎、皮肤感染或败血症,或有青紫型先天性心脏病或感染性心内膜炎,或有开放性颅脑损伤等病史,一旦出现中枢神经系统症候,即应考虑脑脓肿的可能性,及时进行 CT 或 MRI 检查可明确诊断。隐源性脑脓肿由于缺少上述外周感染史,临床诊断较为困难,确诊仍依赖神经影像学检查。

　　脑内小脓肿多表现为局灶性癫痫发作,因此对于原因不明的局灶性癫痫患儿,应常规进行增强 CT 扫描,有条件者行 MRI 检查,以排除脑内小脓肿的可能性。脑内小脓肿的诊断要点是:①隐匿起病,多无明确感染史;②无明显感染中毒症状;③以局灶性癫痫发作为首发及主要症状,常无明显局灶体征;④脑脊液化验多属正常,或仅有压力或蛋白轻度升高;⑤CT 平扫脓腔显示不清,脓腔与周围脑水肿界限模糊,表现为 2～5cm 大小的不规则低密度区,CT 值 5～27H。增强扫描后呈团块状强化,少数呈环状,强化影直径<1.5cm,多数居于低密度区周边;⑥多数位于幕上近皮层区,以顶叶最为多见,大多为单发。

　　需要与脑脓肿鉴别的疾病很多,包括感染性和非感染性两类疾病。许多颅内感染性疾病的临床和实验室表现与脑脓肿相似,例如脑膜炎、脑炎(大多由病毒引起)、脑外脓肿、(如硬膜下或硬膜外脓肿)以及颅内静脉窦感染。颅骨骨髓炎的症状和体征也可与脑脓肿相似。结核性脑膜炎、结核瘤或结核性脓肿。中枢神经系统内多发性结核瘤可无症状,也可仅表现为局灶性癫痫发作,与脑内小脓肿相似。偶见结核瘤液化形成脓肿,此时很难与脑脓肿鉴别。单发或多发团块状病变的另一病因是脑囊虫病,酷似脑脓肿或小脓肿,应予鉴别。应与脑脓肿鉴别的非感染性疾病包括脑血管意外、静脉窦血栓以及中枢神经系统肿瘤等。

【治疗】

　　脑脓肿的治疗包括内科或外科疗法,确诊后应尽快决定治疗方案。多数病例需行内、外科联合的治疗方法。

　　1.内科治疗　单纯内科治疗的适应证包括:①病情稳定,无严重颅压增高的体征;②脓肿大小在 2～3cm 以内;③病程在 2 周以内,CT 或 MRI 检查提示脓肿包膜尚未形成;④多发性脓肿;⑤有手术禁忌证,如脓肿深在或位于危险区,或患儿身体状况不适合手术等。

　　内科治疗系指以抗生素应用为核心,包括对症治疗、支持治疗和病情监护等措施在内的综合性疗法。治疗原则与其他类型的中枢神经系统感染相同,以下重点介绍抗生素的应用。

　　治疗脑脓肿的抗生素选择主要依据可能的致病菌及其对所采用的抗生素是否敏感,以及抗生素在感染部位是否能达到有效浓度等因素。既往青霉素(或氨苄西林)加氯霉素或甲硝唑常用于治疗与青紫型先天性心脏病、中耳炎及鼻窦炎有关的脑脓肿。近年临床经验表明,头孢三嗪或头孢噻肟加甲硝唑可能是治疗与中耳炎、乳突炎、鼻窦炎或青紫型先天性心脏病有关的脑脓肿的最好的经验性联合用药。如果怀疑葡萄球菌(如头颅穿透伤、脑室腹膜分流术以及瓣膜修复术并发心内膜炎引起的脑脓肿),主张选用万古霉素加第三代头孢菌素(也可用甲硝唑)。对于证实有绿脓杆菌感染或有免疫功能缺陷的患者,建议使用头孢噻甲羧肟加万古霉素作为初始的经验治疗。如果原发病是脑膜炎,由于抗青霉素的肺炎球菌的增多,一般使用万古霉素加头孢三嗪治疗。在新生儿,由于肺炎球菌感染很少见,建议首选头孢三嗪加氨苄西林。

　　抗生素治疗的疗程个体差异很大。如为单发性脓肿,经外科完全切除或引流效果较好,大多数病例经 3～4 周治疗即可。如果临床和放射学检查示病情改善较慢,建议全身应用抗生素至少 4～6 周。

　　2.外科治疗　对不符合上述单纯内科治疗标准的患者应进行外科治疗以取得尽可能好的结果。外科治疗常用两种方法:脑立体定向穿刺抽脓或脓肿切除。在 CT 引导下穿刺抽脓一般安全、准确、快速且有效,并发症和死亡率低。引流脓液病原学检查可快速明确致病菌并进行药敏试验,从而避免经验选用抗生素的潜在危险。缺点是某些病例需要反复吸脓,这样会造成更多的组织损伤和出血。手术切除脑脓肿的适应证如下:①真菌或蠕虫脓肿,病人对药物治疗无效;②后颅窝脓肿;③多腔性脓肿;④穿刺吸脓效果不佳。

　　虽然脑脓肿最经典的治疗是单纯的抗生素治疗或外科手术切除,但临床有很多选择,应根据脓肿的部位、大小、分期、囊壁厚度及全身情况等综合考虑,确定最适宜的治疗方案。在外科治疗方面,多数专家认为手术切除治疗较穿刺和引流术的平均死亡率和并发症(尤其是继发性癫痫)明显降低。对于一般状况良好,能安全地度过脑脓肿的脑炎期、化脓期和包膜形成早期者,主张行显微外科切除术,包括那些位于功能区和多发的脑脓肿患儿。综合评价,定位准确,选择适当的手术入路,精细操作,能安全、完全的切除病灶,达到治愈的目的。

【预后】

由于早期诊断和治疗水平的提高,儿童脑脓肿的死亡率由既往的30%下降至5%～15%。大约2/3的脑脓肿患者可完全恢复而不留后遗症,存活者中10%～30%并发癫痫发作。其他神经后遗症包括偏瘫、脑神经麻痹(5%～10%)、脑积水、智力或行为异常等。

(张淑芹)

第七节　病毒性脑炎

一、疾病概述

病毒性脑炎是由多种病毒引起的脑实质受损的中枢神经系统感染性疾病。当病毒进入人体后,首先进入血液,引起病毒血症,随后可侵入全身器官或中枢神经系统;亦可由病毒直接侵犯中枢神经系统。发生病毒性脑炎时,常引起神经细胞的炎症、水肿、坏死等改变,出现一系列临床表现。当炎症波及脑膜时,则称为病毒性脑膜炎。其中以单纯疱疹病毒性脑炎最为常见。某些类型仍有较高的病死率和致残率,除肠道病毒性脑炎外,其他类型可遗留语言、运动、意识、智力方面的障碍及癫痫等后遗症。

二、临床特点

1.病史　乙型脑炎、麻疹脑炎、脊髓灰质炎等传染性中枢神经系统感染可有相应流行病史,或阴性预防接种史。

2.症状

(1)前驱症状:半数以上患儿有发热、畏寒、头痛、咳嗽等上呼吸道感染症状,其次为恶心、呕吐、腹痛、腹泻等胃肠道症状,少数患儿有精神萎靡、嗜睡等。

(2)神经精神症状:大多数患儿最先出现的是精神症状和意识障碍。精神障碍表现为:行为紊乱、兴奋躁动、缄默、违拗、木僵、消极行为、呆滞和被动等(行为和动作障碍);言语思维散漫、猜疑、夸大、迫害妄想、胡言乱语,言语减少、重复刻板言语等(言语和思维障碍);情绪兴奋不稳定、号哭、痴笑、惊恐、精神幼稚等(情感障碍);幻视、幻听、幻嗅、错觉等(感知障碍);其他尚有定向障碍、记忆障碍、虚构、注意力涣散、痴呆、大小便不能自理等。意识障碍表现为:淡漠、迟钝、嗜睡和程度不同的昏迷;绝大多数病人有大小便不能控制,其中一部分见于意识障碍的患儿,但有的患儿意识清楚。

(3)运动症状:数病例有癫痫发作,以大发作为最多见,部分患儿呈持续状态,其次是杰克逊癫痫及肌肉阵挛发作,小发作少见,部分患儿有2种以上类型发作。有些病例有肢体瘫痪,其中大部分为偏瘫,其余为单瘫和四肢瘫痪。少数病例有舞蹈动作及扭转痉挛或共济失调。

(4)脑神经损害:小部分患儿有脑神经损害症状,其中以视盘水肿较多见。其次为动眼神经麻痹、面神经麻痹、单侧或双侧展神经麻痹。个别患儿有视神经萎缩、听力减退、舌咽神经、舌下神经麻痹及眼球震颤。

（5）伴随症状：有些病毒性脑炎可伴随全身表现，如单纯疱疹病毒性脑炎可有口周、角膜疱疹或周身皮损，新生儿期可播散全身；腮腺炎病毒性脑炎常有腮腺、下颌下腺及睾丸肿大；肠道病毒性脑炎可有腹泻、麻疹样、水疱样或细小淤点样皮疹等。

3.体征　神经系统检查表现为大脑半球广泛受累，亦即假延髓性麻痹的症状和体征。患儿强哭强笑，掌颏反射亢进，出现唇反射、下颌反射、角膜下颏反射等。多数病人有腱反射亢进，双侧巴宾斯基征阳性。少数病人有定位体征，表现在四肢或半身的轻重不同程度的瘫痪、失语等。亦有见锥体外系统受累的症状和体征，如异常运动等。少数病人可有癫痫发作，有的出现去大脑强直状态，可有颅内压力增高的症状和体征，表现在头痛、呕吐和视盘水肿。

4.症状加重及缓解因素

（1）加重因素：免疫力降低、受凉、营养不良等。

（2）缓解因素：休息、增强营养、加强体质等。

5.并发症　常见并发症有肺炎、心肌炎、心包炎及中耳炎等。后遗症有脑神经麻痹、失语、肢体瘫痪、癫痫等；性格与精神改变、注意力不集中、不自主小运动、智力减退亦不少见。

三、规范诊断

1.诊断标准　病毒性脑炎的诊断必须综合分析流行病学、临床表现和各种实验室资料，才能获得较正确的结论。目前通常的诊断条件是：

（1）临床上有疑似病毒感染所致脑实质受损征象。

（2）脑脊液有或无炎症性改变，均查不到细菌（包括结核、真菌等）感染的证据。

（3）脑电图呈弥散性异常（有些可局灶化），脑部扫描、造影、CT 等检查无占位性病变征象（单纯疱疹病毒脑炎和某些局灶性脑炎除外）。

（4）血清抗体滴度明显增高（特别是恢复期比急性期高 4 倍以上）。

（5）脑脊液查到病毒抗原或特异性抗体。

（6）脑组织发现病毒。

一般认为（1）～（4）项为临床诊断依据。

2.疗效标准　治愈：神志清，症状体征完全消失；显效：神志转清，遗留轻度的智力及肢体运动功能障碍，日常生活可以自理；有效：神志转清，遗留明显的智力及肢体运动功能障碍，日常生活大部分不能自理；无效：植物人状态，甚至死亡。

四、医嘱处理

【辅助检查】

1.外周血象检查　外周血白细胞增高，半数病人可增高 10 倍以上，以中性粒细胞增高为主，个别病者可增至 25×10^9/L 以上，也有少数降低。

2.脑脊液检查　半数病人脑脊液压力、细胞数及生化检验均正常，部分病例脑脊液压力增高，最高者可达 3.29kPa 以上。脑脊液细胞数在$(0.05 \sim 0.1) \times 10^9$/L，偶可高达$(0.5 \sim 1) \times 10^9$/L，以淋巴细胞为主。多数病者蛋白质轻度增高，但在 1.0g/L 以下。糖及氯比物多数正常，偶可轻度降低。

3.脑电图检查　80%~90%的病者可有弥漫性异常,或在弥漫改变的基础上出现颞、额叶的局灶性改变,常为多形高波幅慢波,以 δ 波为主。

4.头颅 CT 检查　可见两侧大脑半球散在界限清楚的低密度影,造影剂亦不能增强。

5.头颅 MRI 检查　在 T_2 加权像上可见两侧大脑半球散在高信号区,但与脑室不相连,以资与多发性硬化相区别。

6.病毒学检查　测定患儿血、脑脊液双份血清抗体,比较恢复期和急性期病毒抗体滴度的变化,如有 4 倍以上增高,则有诊断意义。急性期测定病毒的特异性 IgM 抗体,有助于早期诊断。

【规范处理】

1.一般治疗

(1)卧床休息,避免精神刺激。注意口腔卫生及皮肤护理,防止发生肺炎、泌尿系统感染、压疮等。

(2)注意饮食,给予充分的营养,对昏迷者应及时鼻饲流质饮食(频繁抽搐及胃肠出血者慎用)。

(3)保持水、电解质平衡。应用脱水剂者应计出入量,定时查血清电解质成分,防止液体过多或不足及电解质紊乱。

(4)昏迷患者保持侧卧位,每 2 小时翻身、拍背、吸痰 1 次。有尿潴留者,可行手法排尿,即用拇指揉压关元穴,多能成功,必要时留置尿管。

(5)必要时给予少量输血、清蛋白或复方氨基酸,以提高机体抵抗力。

2.抗病毒治疗

(1)阿糖胞苷:抑制 DNA 多聚酶,阻碍 DNA 病毒复制,用于水痘带状疱疹病毒、单纯疱疹病毒及巨细胞病毒的感染。剂量:1~8mg/(kg·d),静脉注射或静脉滴注。连用 3~5d。

(2)阿糖腺苷:抑制 DNA 及 RNA 的多聚酶,对单纯疱疹病毒最有效。剂量:10~15mg/(kg·d),6~12h 内静脉滴注完,用 3~5d。不良反应有恶心、呕吐、造血功能障碍等。此药难溶于水,输液量较大时对伴有颅内高压的脑炎病人不利。

(3)阿昔洛韦:为一种高效广谱的抗病毒药物。是目前治疗单纯疱疹病毒脑炎最理想的药物,其抗疱疹病毒作用远强于过去所使用的其他抗病毒药物,且不良反应轻,对巨细胞病毒、EB 病毒也有抑制作用。剂量为 5~10mg/kg 体重,静脉滴注(每次须滴 1h),1~3/d,连用 10~21d 或根据病情而定。单纯疱疹病毒对阿昔洛韦可产生耐药性。不良反应为谵妄、震颤、皮疹、血尿,转氨酶暂时性升高等。

(4)利巴韦林:0.5~1g/d,小儿 20~30mg/(kg·d),静脉滴注,连用 7~10d。

3.肾上腺皮质激素治疗　一般用地塞米松 15~20mg 加糖盐水 500ml 静脉滴注,每日一次,10~14d,以后改口服泼尼松,逐渐减量。

4.对症治疗

(1)对高热患者,宜将室温降至 27~30℃。可应用安乃近、吲哚美辛(消炎痛)、阿司匹林等退热药,但对体温调节中枢紊乱者效果不著。中枢性高热可采用物理降温,但应注意以患者不出现寒战或局部肌肉收缩为宜。

(2)对惊厥者,应从高热、缺氧、呼吸道梗阻、脑水肿、低钠血症等方面分析原因,采取针对性措施。抗惊厥药物常用地西泮(安定)10~20mg 静脉注射,也可用水合氯醛、苯巴比妥(鲁米那)等。对癫痫持续状态者,可用地西泮(安定)100mg 加糖盐水 500ml,于 12h 内缓慢静脉滴注完毕或根据发作情况控制滴速。

(3)脑水肿是引起惊厥、呼吸衰竭的根本原因。可用 20%甘露醇 1~2g/kg,每 3~8h1 次,静脉加压注射,疗程为 5~7d。对低蛋白血症伴脑水肿者可用清蛋白。对低钠血症引起的脑水肿患者,可选用 3% NaCl 12ml/kg 体重或 5%$NaHCO_3$ 6ml/kg 体重,先静脉输注半量,余量根据病情决定。

（4）精神症状的处理，可采用氯丙嗪、氯普噻吨（泰尔登）、奋乃静及氟哌啶醇等，开始用小剂量逐渐增至能控制症状为止。

（5）对昏迷无咳嗽吞咽反射或呼吸道分泌物增多者，应考虑行气管切开。对呼吸衰竭尚有自主呼吸者，可用呼吸兴奋剂洛贝林（山梗菜碱）、尼可刹米（可拉明）等。呼吸停止或明显通气不足者则需用人工呼吸器。

5.高压氧治疗 急性期及恢复期均可采用高压氧治疗。

6.手术治疗 伴有颅内压增高而药物治疗无效或出现脑疝者，可做脑室引流颞肌下减压或去骨瓣术。

7.恢复期治疗 注意营养，积极配合理疗、体疗，以促进肢体功能的恢复。有 5%～20% 的病人残留不同程度的后遗症，因此积极早期进行康复治疗很有必要，包括功能、语言、智力、生活自理能力等方面的训练。癫痫者应长期服用抗癫痫药物。

【注意事项】

1.病毒性脑炎患儿多数有程度不同的意识障碍，部分患儿还伴有严重的惊厥或惊厥持续状态发作，尤其是脑干脑炎，由于呼吸道分泌物较多，患儿很容易因误吸导致吸入性肺炎的发生。因此，保持呼吸道通畅，密切观察呼吸情况（如呼吸频率、深浅、节律等）是患儿能否度过脑炎急性期的关键环节。护理人员要经常给患者吸痰，变换体位，病程长者，还要经常拍背以防。肺炎及肺不张。要经常巡视病人，如发现呼吸不规则，瞳孔大小及对称性不符，则提示脑疝的可能。对有高度危险患儿主张及早行气管插管或机械通气。

2.发热者应及时给予物理降温，如冷敷、温水擦浴或多饮水等，大量出汗应及时擦干和更换衣裤、床单被套，做好皮肤护理。持续高热物理降温效果不明显时，按医嘱加用药物降温，同时补充水分，以防脱水。降温处理后 25～30min 复测体温，体温降至正常后仍监测 3d，同时给予高热量、易消化饮食。

3.发生惊厥时，病室要保持安静，患儿取头侧平卧位，及时吸出咽喉部的痰，保持呼吸道通畅。惊厥时可用开口器或用纱布包裹的压舌板垫于上下齿之间，防止舌及口唇咬伤，要详细记录惊厥发生的情况、时间及次数。

4.如患儿出现烦躁不安、嗜睡、双目凝视、感觉过敏、脑膜刺激征等，应及时通知医生做相应处理。如患儿出现头痛、恶心、喷射性呕吐，则为颅内压增高的典型表现。而对不能诉说的患儿，一旦出现脑性尖叫、频繁呕吐、抽搐等，也提示颅内压增高，应采取降颅内压措施，迅速降低颅内高压，防止脑水肿、脑疝的发生。将患者头部抬高 15°～30°，有利于颅内血液回流。床边备好急救器材及药品，以便随时使用。

5.在使用甘露醇时随时观察局部有无渗液。要注意的是，甘露醇在保存过程中如室温过低易出现结晶，有结晶的药液不能使用，因此当病房内有脑炎及抽搐的病人时，要提前检查药物的性状，以备抢救时使用。

（谭国军）

第八节 中枢神经系统感染

一、颅内非特异性感染

（一）脑脓肿

脑脓肿是化脓性细菌侵入脑内所形成的脓腔。由于脑组织直接遭到严重的破坏，所以这是一种严重的颅内感染性疾病。

【病因】

脑脓肿最常见的致病菌为葡萄球菌、链球菌、肺炎杆菌、大肠杆菌和变形杆菌等。有时为混合感染。致病菌往往因感染源的不同而异。

感染源可分为：①直接来自邻近的感染病灶：由中耳炎、乳突炎、副鼻窦炎、颅内静脉窦炎及颅骨骨髓炎等感染病灶的炎症直接波及临近的脑组织。②血行感染：由肺部的各种化脓感染、胸膜炎、细菌性心脑内膜炎、隔下脓肿、胆道感染、盆腔炎、牙周感染以及皮肤的痈、疖等经血行而播散的。此类脑脓肿多位于大脑中动脉分布区的脑白质或白质与皮层的交界处，且常为多发性脑脓肿。婴幼儿先天性心脏病所致的脑脓肿也属血行感染。③颅脑损伤：特别是开放性颅脑损伤有异物或碎骨片存留在脑内时，或由于清创不及时、不彻底时可在数周内形成脑脓肿。④原因不明者称之为隐源性脑脓肿，指在临床上无法确定其感染来源的。这可能是由于原发感染的症状不明显或短期内自愈而被忽略或由于原发的感染病灶深隐而未被发现。此类脑脓肿在脑脓肿肿所占的比率有逐步增高的趋势。

【病理】

脑脓肿的病理过程一般包括 3 个阶段：

1.急性脑炎阶段　病变部位有炎性细胞浸润，由于小血管的脓毒性静脉炎和动脉被感染性栓子的阻塞，使局部脑组织发生软化坏死，继而出现多数小的液化区，附近的脑组织有水肿表现。

2.化脓阶段　局部液化区扩大互相融合形成脓腔。开始有小量脓液，周围为薄层不规则的炎症状肉芽组织。邻近脑组织严重水肿和胶质细胞增生。

3.包膜形成阶段　脓腔外周的肉芽组织同血管周围结缔组织、神经胶质细胞增生逐步形成脓肿包膜。包膜形成的快慢取决于炎症性质和机体的反应程度。一般在感染后 7～14 天初步形成。而完全形成需要4～8 周。脑脓肿常为单个，但可以是多房的，散在不同部位的多发性脑脓肿较少见。本病常合并有化脓性脑膜炎、硬脑膜下或硬脑膜外脓肿。

另外，据资料统计 50％的新生儿脑脓肿继发脑室积脓。

【临床表现】

脑脓肿发病可缓可急。通常有以下 3 个方面的临床表现：

1.全身感染症状　如畏寒、发热、头痛、呕吐、全身乏力、脑膜刺激征等，周围血象显示中性粒细胞增多。

2.颅内压增高症状　可在急性脑炎阶段急剧出现，然而多数在脓肿形成后出现，病儿有头痛、呕吐和视乳头水肿。如未及时诊断治疗，可因脑疝而死亡。意识状态改变尤为明显，病儿由活泼而渐呆滞，出现惊厥或昏迷，在婴幼儿表现头颅增大，前囟饱满而无局限性神经症状。

3.局灶性症状　根据脑脓肿所在部位的不同而出现各种相应脑受压的症状。例如，额叶损害时表现昏睡，颞顶叶出现失语、偏瘫或视野缺损，病程长者甚至失明。小脑脓肿常出现水平性眼球震颤、肢体共济失调。此外，脑脓肿在临床上容易发生两种危象，即脑疝和脑脓肿破裂。二者均可使病情急剧恶化甚至死亡。另外，有 20％～50％的病儿出现抽搐。少数所谓"爆发性脑脓肿"的病例，由于细菌的毒力很强，或机体的抵抗力很差，因而起病急骤、病情发展迅速，脑组织发生较大范围的坏死和严重水肿，很快出现颅内压增高和局灶症状，多数病例在脓肿包膜形成之前而引起死亡。

【诊断】

脑脓肿的诊断主要依据病史及临床表现，但下列各种辅助检查均有一定的价值：

1.腰穿及脑脊液检查　多数脑脊液压力增高，在急性脑炎阶段，脑脊液细胞数明显增多，糖及氯化物可正常或降低。当脓肿形成时细胞数可逐渐减少，甚至正常，糖及氯化物也会恢复正常，但蛋白含量多数增高。

2.头颅X线拍片 可以发现脓肿的原发病灶,如耳源性脑脓肿可发现颞骨岩部骨质破坏和乳突气房消失。鼻源性脑脓肿可显示额窦、筛窦或上颌窦的炎症性改变。慢性脑脓肿还可显示颅内压增高的头颅X线改变以及钙化的松果体移位。外伤性脑脓肿可发现颅内碎骨片或残留的异物。如由厌氧菌所引起的脑脓肿,偶尔可见脓肿内的液平面。

3.脑超声波检查 大脑半球脓肿可发现中线波向对侧移位,有时可出现脓肿波。小脑半球脓肿可有侧脑室对称性扩大。婴幼儿可通过未闭合的前囟门,探及脓肿占位性改变波形。

4.脑血管造影 根据脑血管移位的情况以及在脓肿形成部位出现无血管区等,有助于诊断。

5.脓腔造影 在施行脓肿穿刺时向脓腔内注入适量的造影剂,如硫酸钡微粒混悬液或碘苯脂或其他碘油溶液,经头颅X线拍片以观察脓肿的大小范围及确切的位置。以后多次拍片复查有助于了解脓肿缩小的情况。

6.头颅CT扫描 脑脓肿的CT扫描依病变的发展阶段而异。在急性脑炎阶段,非增强扫描可显示一边缘模糊的低密度病灶并有占位效应,而增强扫描低密度区不发生强化。在化脓阶段,非增强扫描的表现为低密度病灶,而增强扫描在低密度区的周围可轻度强化,表现为完整但不规则的浅淡的环状强化。脓肿完全形成阶段,非增强扫描约有5%病例在低密度区的周边可显示脓肿壁,增强扫描可见完整、厚度均一的明显环状强化。绝大多数病例,脑脓肿周围会出现明显不规则的脑水肿,而且有占位效应。大脑半球的脑脓肿可引起病变对侧的侧脑室扩大,而小脑半球的脑脓肿可出现双侧侧脑室与第三脑室的扩大。CT对脑脓肿不仅有诊断价值,还有助于选择手术的时机和确定治疗的方法。

7.MRI检查 MRI诊断脑脓肿,依脓肿形成的时间不同,其表现不同。在脓肿包膜未形成时,仅表现脑内不规则,边界不清的长T_1,长T_2信号影,占位征象明显,需结合病史进行诊断,并注意与胶质瘤、转移瘤相鉴别。当包膜形成完好时,T_1像则显示边界清楚,信号均匀的类圆形点状的血管流空影,为脓肿的包膜的血管反应性增生。此外,脓肿壁的内缘无结节状异常信号向脓腔内突入,此为绝大多数典型脓肿的MRI所见。

【鉴别诊断】

1.化脓性脑膜炎 在脑脓肿的早期阶段,两者几乎无法鉴别,因为两者均可有明显的全身感染症状及脑膜刺激征,脑脊液检查均提示细胞数增高,蛋白增高及糖、氯化物降低。但脓肿一旦形成,将出现明显颅高压及局灶性体征。脑超声波、脑血管造影及头颅CT与MRI检查均有助于鉴别诊断。

2.硬脑膜外及硬脑膜下脓肿 脑血管造影若为硬脑膜外及硬脑膜下脓肿,造影片上将显示颅骨与脑之间有一无血管区,CT及MRI检查更有助于鉴别诊断。

3.颅内静脉窦栓塞 慢性中耳炎、乳窦炎常引起侧窦的炎性栓塞,可出现全身感染症状及颅内压增高,但脑局灶症状与脑膜刺激征不明显,而腰穿时行Tobeg-Ager试验对侧窦栓塞的诊断有帮助。但有颅高压时应谨慎,可借助脑超声波、脑血管造影、CT和MRI加以鉴别。

4.脑肿瘤 有些隐源性脑肿瘤或慢性脑脓肿由于在临床上缺乏明显的全身感染症状及脑膜刺激征,故与脑肿瘤不易鉴别,甚至仅在手术时才得到证实。但如果仔细分析病史,加上各种化验检查,特别是借助各种造影,CT及MRI检查,一般是可以鉴别的。

5.颅内血肿 颅内压增高,有难产或产伤史,或有头部外伤史,可同时有头皮或颅骨损伤存在。头颅X线平片或CT检查见有骨折或高密度的阴影。

【治疗】

1.非手术治疗 当脓肿尚未局限时一般只采用抗生素及降低颅内压的药物,同时注意水电解平衡,为手术治疗创造条件。如属血液循环扩散的多发的脓肿,需继续抗菌治疗,一般需3~4周。

2.手术治疗　当脑脓肿包膜形成后可行手术治疗。手术方法包括:

(1)穿刺法:该方法简单、安全,适用于各部位单发的脓肿。但不适用于多发性或多房性脓肿或脓肿腔内有异物者。额顶颞叶的脑脓肿,如患儿囟门尚未闭和,可经前囟侧角对准脓腔穿刺抽脓。年龄较大的儿童,在局麻或全麻下,颅骨钻孔,插入穿刺针抽脓。操作时力求精确定位,除根据临床表现外还可借助各种造影、CT扫描和MRI检查。穿刺成功后应设法将脓肿腔内脓液彻底抽净,并注入抗生素,还应行脓腔造影,以作为观察或再次抽脓的标志。目前还采用了在CT引导下施行脑立体定向进行穿刺的方法,不仅使定位更加精确,效果更好,且还可用于其他方法治疗极为困难的深部或多发脑脓肿。该方法目前已被认为是治疗深部及多发性脑脓肿的首选方法。

(2)引流法:用于脓肿壁较厚的单发性脓肿,估计通过一次性穿刺抽脓无法解决的病例。当穿刺成功后拔出脑针,记下深度及穿刺的方向,将一端剪有多个侧孔、内径约4mm的硅胶管沿脑针所穿刺的方向插入,当脓液从管中流出,再送入1~2cm,并予以固定,然后用加入抗生素的生理盐水反复冲洗至无脓液为止。通常4~6次后冲洗液可转为清亮,若无引流液即可拔管。

(3)脓肿切除术:脑脓肿切除适用于病儿的一般状况较好,能耐受开颅手术,脓肿又位于脑的非主要功能区且较表浅者。临床上对多房性脑脓肿,都主张进行开颅手术切除。对于脓肿已破入脑室或出现脑疝危象经脱水及穿刺抽脓后症状未见好转时也应紧急行脓肿切除手术。

以上手术各有优缺点,应根据每个病例的具体情况选择适当的方法。一般是先采用穿刺法或引流法,然后再根据需要而实行脓肿切除术。少数病例需直接进行脓肿切除术。

【术后复发问题】

一般认为脑脓肿的单发原因除了手术治疗不彻底,有残留的脓腔或未发现的小脓肿以后逐渐扩大而引起脓肿再发外,还可能是由于原发感染病灶未处理或未彻底处理以致感染仍继续不断地向颅内侵入或在手术时脓肿破溃、脓液外渗而污染了创口以致日后形成新的脓肿。一般认为脑脓肿的复发只是发生在穿刺或引流术后,而脓肿切除术后不致复发,但实际并非如此。事实上脓肿的复发不仅见于穿刺或引流术后,即使脓肿完全切除后也可发生,这是由于在脓肿切除的过程中常难免发生脓肿破溃或脓液外渗,从而导致脓肿的复发。

【并发症及后遗症】

脑脓肿常见的并发症包括化脓性脑炎及脑膜炎,硬脑膜下积液、积脓、感染性颅内静脉窦血栓形成以及细菌性心内膜炎、肺炎、肾炎、化脓性关节炎、败血症及弥漫性血管内凝血等。后遗症包括癫痫、脑积水、肢体瘫痪等。

(二)硬脑膜下脓肿

硬脑膜下脓肿是指颅内发生化脓性感染后脓液累积于硬脑膜和蛛网膜之间的硬脑膜下腔。由于硬脑膜下腔缺乏任何间隔的解剖特点,致使一旦发生硬脑膜下脓肿,脓肿的扩展范围常比较广泛,脓液不仅沿一侧大脑表面扩展,有时还可以通过大脑脚下缘蔓延到对侧,甚至侵犯到脑底面,从而产生严重的后果,所以值得引起高度重视。

【临床表现】

硬脑膜下脓肿的临床表现除原发性感染灶的症状外,病儿常有头痛、呕吐、发热、嗜睡,甚至昏迷以及明显的脑膜刺激征。如硬脑膜下脓肿范围较大可引起颅内压增高,甚至引起脑疝。若硬脑膜下脓肿位于大脑镰旁,则较早出现偏瘫,且以下肢为重,来源于额窦炎和颅骨骨髓炎者。婴幼儿化脓性脑膜炎并发的硬脑膜下脓肿,常在脑膜炎发病后1~2周内发生,经抗生素治疗,脑脊液细胞数趋向正常,但神经症状不见改善,反而出现癫痫、呕吐、头颅增大、前囟膨隆等。

【诊断】

本病的诊断除根据病史和临床表现,这可借助于各种辅助检查,腰椎穿刺发现颅内压增高外,脑脊液检查可见细胞数增多,蛋白含量增高,糖的氯化物正常或稍降低。脑血管造影可显示颅骨与脑之间的无血管区。头颅 CT 扫描,若为一侧大脑凸面的硬脑膜下脓肿则表现为靠近颅骨内板范围广泛的,可跨越颅缝的新月形成或豆状形的低密度区,CT 值为 $0\sim16Hu$,为硬脑膜下脓肿的早期脓液。增强后 CT 扫描可出现边界清楚、厚度均匀的细强化带,位于硬脑膜下积脓处和脑表面之间。MRI 检查:大脑凸面的硬脑膜下脓肿在 T_1 像上为信号低于脑实质而高于脑脊液,T_2 像上信号高于脑实质而低于脑脊液,覆盖于大脑半球表面,呈新月形,新月形的内缘不出现低信号的弧形带。冠状面图像可显示脑底部的硬脑膜下积脓。若在婴幼儿施行前囟穿刺时在硬脑膜下抽出脓液或年长儿经钻孔探查硬脑膜下发现脓肿即可确定诊断。

【鉴别诊断】

注意着重与硬脑膜外脓肿相鉴别。硬脑膜外脓肿症状轻,CT 扫描病灶局限,呈棱形,增强扫描脓肿内缘的强化带显著。脓肿内缘在 MRI T_1 或 T_2 像上均为低信号的弧形环带。而硬脑膜下脓肿症状重。CT扫描病灶范围较广泛,覆盖于大脑半球表面,常向大脑裂延伸,增强扫描脓肿内缘的强化带纤细,呈新月形,MRI 图像不出现低信号的环带,鉴别并不难。但当硬脑膜外脓肿位于一侧大脑半球表面而硬脑膜下积脓较局限时,鉴别就会发生困难。

【治疗】

硬脑膜下脓肿的治疗除了全身使用抗生素外,还应及时进行脓肿引流手术,必要时应行开颅切除脓肿的包膜,待病情稳定后施行原发病灶的根治手术。

(三)硬脑膜外脓肿

硬脑膜外脓肿亦称硬脑膜外层炎,脓肿局限于颅骨与硬脑膜之间。

【临床表现】

急性期常有周身不适,畏寒,发热和局限性头痛。局限性头痛的位置与硬脑膜外脓肿所在部位往往是一致的。严重感染者有寒战、高热、谵妄、抽搐和脑膜刺激症状。各种原因所引起的硬脑膜外脓肿均具有一定的临床特点。如继发于颅骨骨髓炎者局部常形成脓肿或窦道。当脓液大量排出后症状可获明显好转。继发于额窦炎者常有额部头皮浮肿以及额部头痛与叩打痛,继发于中耳炎、乳突炎者,可有乳突部皮肤的浮肿与压痛。若脓肿较大而压迫脑皮层运动区可发生对侧偏瘫。若病变累及岩骨尖,可引起同侧三叉神经和外展神经的损害。

【诊断】

主要根据病史与上述的临床表现。对有颅骨骨髓炎、额窦炎、中耳炎、乳突炎或颅腔邻近部位感染的病儿,若出现全身感染症状、局限性头痛、局限性皮肤肿胀压痛,甚至出现脑膜刺激症状或脑部症状时,应考虑本病的可能。脑血管造影可显示本病的无血管区。CT 扫描在颅骨内板下方、脑外出现棱形低密度血,范围比较局限,增强扫描,内缘有明显的带状强化。此外,还可发现颅骨骨髓炎等原发感染病灶。MRI检查显示颅骨内板下边界清楚的棱形异常信号区,T_1 像呈界介于脑组织与脑脊液之间的信号,T_2 像呈高于脑组织的信号。

【鉴别诊断】

本病应着重与硬脑膜外血肿和硬脑膜外积液进行鉴别。硬脑膜外血肿一般可追问到外伤病史,CT 表现急性期血肿为高密度病灶,CT 值在 $40\sim70Hu$ 之间,比脓液的 CT 值高。亚急性期血肿可为高、低或混合密度,但增强后无包膜样强化。血肿在 MRI T_1,T_2 像上均呈高信号,而积脓在 T_1 像呈低或中等信号,T_2

像呈略高信号。硬脑膜外积液一般无临床症状,水样密度,CT 值为 $-5\sim15\text{Hu}$ 之间,增强扫描无强化;T_1 像呈低信号,T_2 像呈高信号,周围脑组织信号正常。而积脓 CT 值偏高,MRI T_1 像的信号显著高于积液的信号。

【治疗】

硬脑膜外脓肿的治疗也应当进行钻孔引流术以彻底排除脓肿。由于外伤或开颅术后引起的,若发现有碎骨片或异物残存应当手术予以去除。对颅骨骨髓炎引起的应当切除死骨,对其他各种原发病灶同样应当进行根治手术。

(四)颅骨骨髓炎

颅骨骨髓炎是颅骨损伤的并发症,包括术中和外伤后的感染。继发于副鼻窦感染的在额骨,而继发于耳部感染的骨髓炎在顶骨或颞骨。新生儿的颅骨骨髓炎,是产钳造成头皮损伤感染或宫内监护后感染的并发症。

【临床表现】

局部有发热肿胀,肿痛和发红的炎症表现。术后缝合的伤口或外伤引流的创道愈合不良时,应警觉到此处有颅骨骨髓炎的可能。病人可能不发现。严重感染的病儿,有高热,全身中毒症状严重和末梢血粒细胞计数增高。此时需作血培养,以明确病原菌并作药敏试验。手术后和外伤后最常见的感染细菌是金黄色葡萄球菌。如果有硬脑膜外积脓并存,疾病往往发展迅速。病前硬脑膜完整的病例一般不发生脑膜炎。

【治疗】

全身的抗生素治疗,局部迅速进行清创处理。如为术后感染造成的,则将颅骨瓣去掉,保留下完好的骨膜。环绕骨窗的感染和不出血的颅骨用咬骨钳除去,直到健康的有出血的骨质为止。清除全部的感染性肉芽组织,硬脑膜外如有积脓亦作相应的处理。

二、椎骨内感染

儿童椎骨内的感染是很少见的,一般没有特殊的症状。早期诊断,迅速采取治疗措施,能取得较好的效果。处理步骤主要是:局部穿刺,脊髓造影,切除椎板引流脓液,脓液进行一般细菌培养,厌氧菌培养及抗酸菌染色,适当的抗生素治疗等。

(一)硬脊膜外脓肿

【病因病理】

多为葡萄球菌在身体其他部位感染由血循环播散至椎骨内,少数为背棘局部的疖肿或骨髓炎的直接蔓延。继发性硬脊膜外脓肿,是由穿刺伤、术后感染或邻近椎骨的骨髓炎所致。由于硬脊膜外腔在椎管中比较贴近腹侧,而背侧比较宽大,故脓肿多发生在脊髓的背侧部,通常在胸腰部多见,也可能发生在脊髓的任何地方。炎症侵袭硬脊膜及脊髓的血管,引起脊髓受压后血液循环障碍致脊髓梗塞,造成脊髓局部的永久性损害。

【临床表现】

早期出现发热,背痛,新生儿表现烦躁。大一些儿童有背部局限性的疼痛,跛行,拒绝走路。在晚期阶段有根痛,软弱无力和截瘫及大小便功能障碍。与成人发展的四个阶段相同,即脊椎痛、根痛、软弱无力和截瘫。疾病的发展速度虽有差别,但如未进行治疗,患儿很快进入截瘫。

【诊断】

1.体格检查　有发热,有时发热不明显而被忽略。受累脊髓节段体表有触痛,有时出现肌强直。如果未有发热病史,其症状与硬脊膜外脊髓肿瘤十分相似。

2.辅助检查

(1)实验室检查:典型的病例有末梢血液白细胞增多,多形核的百分数增加、血沉明显加快。而血培养多为阴性。

(2)硬脊膜外穿刺:在棘突压痛最明显的椎间隙进行硬脊膜外穿刺,大多数可以抽到脓液,进行脓液直接涂片染色和细菌培养,可明确诊断。

如在距离病变较远的腰椎穿刺,取脑脊液化验,有部分病儿脑脊液的淋巴细胞增多。常规培养可有金黄色葡萄球菌。约有一半的病例脑脊液几乎完全正常。腰穿时作 Queck-Nstedt 试验,在儿童结果往往不可靠,尤其躁动时更靠不住。

3.X 线检查

(1)平片:可有椎间隙炎症,椎间隙变窄和椎板形状不规则。

(2)脊髓造影:用碘油或碘水脊髓造影,检查椎管阻塞水平,可决定脓肿在椎管内的水平面。造影时可在阻塞水平的皮肤表面用甲紫溶液划一标记线,以使用作椎板切除的起始标志。在腰椎穿刺失败或者有高颈段的脊髓损伤时,可作脑室穿刺注入碘油,使碘油进入脊髓的蛛网膜下腔,以显示病变的阻塞水平面。

4.CT 扫描 CT 脊髓扫描可见脓肿两端的情况,一般要用增强扫描。显示病变的范围和指导切除椎板的限度优于脊髓碘油造影,可以避免不必要的椎板切除,并减少可能发生的脊柱侧弯。

【治疗】

硬脊膜外脓肿诊断一经确定,应立即行椎板切除术作脓肿引流。视脓肿的长度,椎板切除应平齐或略超出脓腔的上下范围。脓液送涂片作革兰染色及抗酸染色查找细菌,同时作一般细菌、厌氧菌及霉菌培养,以帮助选择抗生素。全部脓性物质必须彻底清除,经过冲洗后,创口可以行一期缝和;如果是厌氧菌的感染或者脓腔感染不能彻底清除,则宜将伤口粗略缝合,3～5 天拆除缝线,敞开的伤口填以凡士林纱布条,经常换药直到伤口全部愈合时为止。

抗生素在手术开始时即由静脉输入,常用抗青霉素酶的青霉素或广谱抗生素,在脓液涂片及细菌培养结果出来之后,对抗生素进行调整。抗生素一般要用 3 周。虽然最常见的是金黄色葡萄球菌,但近年的报告,其他种类的细菌感染有所增加。特别是免疫抑制或滥用麻醉剂的患儿更如此。

(二)脊髓脓肿

脊髓脓肿在儿童中少见,发病年龄从出生后几天至 10 岁之间。

脊髓脓肿的症状与硬脊膜外脓肿十分相像。主要为发热、背棘痛、根痛和下肢轻瘫。病情恶化可能很迅速。80％的病例有感染源。葡萄球菌是最常见的病原菌。脓肿可为单发或多发。

脑脊液检查多属正常。脊髓造影和 CT 脊髓扫描可以确定诊断。

治疗是通过椎板切除暴露感染的脊髓,并对因积脓而隆起的脊髓局部抽脓。脊髓背侧纵行切开引流。硬脊膜部分缝合,置柔软的导管持续引流数天。复发常是治疗不彻底的缘故。术后静脉给予 4 周的抗生素治疗。

三、脑寄生虫感染

脑寄生虫病是周身性寄生虫病的一部分,由于它侵犯中枢神经系统后,形成占位性病变或引起颅内压增高,成为小儿神经外科治疗中的一个课题。在我国见到的脑寄生虫病,主要有脑猪囊虫病、脑型肺吸虫病、脑型血吸虫病和脑包虫病等几种。

（一）脑猪囊虫病

本病在我国是脑寄生虫病中最常见的一种，散发于东北、华北、西北、华东的北部等地。

【病因和病理】

人是猪有钩绦虫的唯一终末宿主，而猪为该虫的主要中间宿主。成虫的生长是由于人吃了未煮熟的带囊虫猪肉，则猪囊虫经胃消化，幼虫脱囊而出，在肠道内生长成节片状的有钩绦虫。另外，人从粪便出排出的绦虫卵，即可经口随蔬菜等物进入人体，亦可由肠道内的节片状成虫自行妊娠排卵，而自身感染。这样，肠道内虫卵由于肠管逆蠕动或呕吐，而返回胃内，再经胃消化变成尾幼，它随血液循环到组织或器官内变成囊虫并固定于此，经较长时间后会死亡，并常发生钙化，脑囊虫病是绦虫卵经胃消化，尾蚴进入血循环，停留在脑组织，由尾蚴变成囊虫。有的尾蚴经脉络丛进入脑室，而脑室由于缺乏周围组织的限制，囊虫体积都生长较大，常阻塞脑室通道，如室间孔、第三脑室、导水管、第四脑室等处，引起阻塞性脑积水。

根据囊虫在脑内寄生的部位可分成 3 型：①脑实质型：囊虫结节散布在脑实质内。②脑室型：囊虫寄生于脑室系统内，以第四脑室最为多见，易阻塞脑脊液通路而致脑积水，从而引起颅内压增高。③脑底型：囊虫结节位于脑底池内，引起颅底蛛网膜炎及粘连而产生颅神经麻痹症状，也可影响脑脊液循环通路而致颅内压增高，上述各型可同时并存。

【临床表现】

脑囊虫病的神经系统表现，因囊虫侵入的数量和部位的不同而差别较大，常见的症状有癫痫、脑局灶性体征、精神症状、颅内压增高和脑膜刺激征等。脑脊液白细胞数稍增多，尤以嗜酸性粒细胞更为明显，蛋白含量略增高，糖含量降低或正常。血象中嗜酸性粒细胞可达 30%，粪便中可见到成虫或成虫节片。

【诊断与鉴别诊断】

病人有颅内压增高症状或癫痫发作，大便有绦虫或皮下结节者，经活检证实为囊虫，则可诊断为脑囊虫病。血液及脑脊液囊虫免疫学试验出现阳性，有较高的诊断价值。

CT 和 MRI 图像诊断囊虫病，可清晰显示囊虫的形态大小、数量、分布范围、分期以及预后等。在用药期间还可以检验药物的疗效、病程变化和转归等，其检出率在 90% 以上。脑实质型囊虫病在 CT 影像上可见脑实质内有多发散在的圆形小囊状低密度影，脑室普遍变小，中线结构无移位。囊虫死亡后囊液被吸收，囊虫被机化形成纤维组织并钙化，在 CT 平扫可见两侧大脑半球有多发性点状钙化的高密度影，此期属于慢性期。故此，脑实质型囊虫在 CT 像上因病期不同而有差异。MRI 图像早期囊尾蚴存活时在 T_1 加权像呈低信号，T_2 加权上呈高信号。脑室内囊虫在 MRI 像上囊虫胞囊呈低信号区，其囊尾蚴的头节表现为高信号的斑点状结节。

本病需与特发性癫痫、脑结核瘤、颅内肿瘤及其他脑寄生虫病作鉴别。

【治疗】

治疗方法有药物治疗和手术治疗 2 种。

1.药物治疗　应经常用驱虫药驱除寄生于肠道的成虫，防止再次自身感染。常用的药物为吡喹酮和甲苯咪唑，近年研究证明，上述药物可使囊尾蚴变性和死亡。此外，还可用丙硫咪唑、槟榔及南瓜子粉等。

2.手术治疗　若病儿对药物治疗无效，出现颅内压增高，影响视力并威胁生命时可施行颞肌下减压手术，对脑室型囊虫可开颅摘除囊虫。

颞肌下减压术治疗实质型囊虫病人，适用于有严重组织反应，出现广泛脑水肿，CT 显示脑室变小时，可根据颅内压增高程度，施行一侧或两侧颞肌下减压术。脑室型囊虫根据囊虫囊胞所在部位，施行开颅手术，摘除囊虫。第四脑室囊虫最适于手术治疗。脑底型囊虫施行颅后窝开颅术，发现脑底池或脑干两侧有囊虫结节时，应尽量予以摘除，若脑积水无缓解，可做脑室-腹腔分流术等。

（二）脑型肺吸虫病

肺吸虫病在我国东北、华北、华东和四川等地曾是受染区,但现在已少见。脑型肺吸虫病系因肺吸虫侵入脑内而发病,脑型肺吸虫病约占活动性肺吸虫病的10％。

【病因与病理】

肺吸虫虫卵经宿主(人或其他动物)的痰和粪便排除到水中或长为毛蚴,寄居于第一中间宿主的淡水螺内,以后转移到第二中间宿主的淡水蟹或蝲蛄,人为其终末宿主。肺吸虫成虫在体内具有较大活力,能到处爬行,产生肺外病变。当人生食或半熟食带有肺吸虫囊蚴的蟹类或蝲蛄囊蚴入胃后,其囊壁在胃中被消化,幼虫到肠内后穿过肠壁而入肺部寄生,很快发育为成虫。而肺吸虫入脑的途径多系成虫由纵隔经颈动脉管壁进入颅内,在脑部寄生,形成脑型肺吸虫病。

成虫在脑内移行及产卵而引起脑组织坏死,出血等炎症反应。在病理上有3种病理改变。第一期为浸润或组织破坏期;第二期为脓肿或囊肿期;第三期为机化钙化期。由于虫体的移行,在脑内可以发现不同时期的病理改变同时存在,随着出血、坏死和软化,遂形成一边界清楚,有结缔组织包膜的脓肿或囊肿。如虫体离去,则病变机化而形成疤痕。

【临床表现】

脑型肺吸虫病常见的症状是咳嗽,咳"铁锈色痰",此时痰液检查可发现虫卵。肺部症状多发于脑症状之前。当虫体侵及脑膜或在脑内移行,造成病灶扩散时,可有发热、头痛等脑膜刺激症状,类似脑膜炎。继之出现各种脑的局灶性症状。因病变多位于大脑半球颞、顶叶,故常见同侧偏盲、失语、偏瘫、偏身感觉障碍,早期由于颅内压增高可出现眼底视乳头水肿,癫痫发作亦比较常见,多为全身大发作,到晚期脑组织产生广泛性萎缩,则病人有明显的精神病状,如智力低下。

【诊断与鉴别诊断】

本病有生食或半熟螃蟹或蛤蜊的历史,且来自肺吸虫病流行区的儿童,一旦出现脑部症状,应考虑到脑型肺吸虫病的可能。且其神经系统体征及病程症状反复多变是脑型肺吸虫病的特点。

周围血中嗜酸性细胞百分比绝对值增高,白细胞增高,血沉增快等为本病活动期的常见现象。在痰、大便、胃液以及任何体液发现虫卵,或在任何组织标本中发现肺吸虫,可资诊断。异常的脑脊液:在病变活动期,脑脊液内嗜酸粒细胞增多,蛋白含量增高,偶可检出虫卵。在组织破坏期可出现血性脑脊液。在脓肿或囊肿形成期中脑脊液压力升高,蛋白增加而其他可正常,这种脑脊液的多变性是本病的特点之一。

CT平扫在急性期主要为脑水肿,于脑实质内见大小不一,程度不等的低密度水肿区、脑室狭小、不强化。在脓肿或囊肿形成期,出现略高密度的占位病变表现,但边界不清,增强扫描可见病灶有强化。在机化钙化期,头颅X线平片即可看到钙化斑。

本病需与脑膜炎、脑肿瘤、脑脓肿及其他脑寄生虫病相鉴别。

【预防与治疗】

1.预防　避免食用生蟹和生食蝲蛄,以切断流行环节。

2.治疗

(1)药物治疗:硫双二氯酚是治疗肺吸虫病的较为理想的药物,因其毒性较低,疗效较好。口服每日剂量30～40mg/kg,分3次服,20～30日为一疗程。

(2)手术治疗:病变呈占位性病变,有颅内压增高可施行一侧或两侧颞肌下减压术,若头部CT扫描显示病灶局限者和已有包膜形成的脓肿或囊肿,可施行开颅术切除病灶,特别是病灶内有成虫存在时,切除病灶和虫体,可以阻止神经组织受到更多的破坏。

（三）脑型血吸虫病

我国流行的主要是日本血吸虫病,主要在我国长江流域一带流行。

【病因与病理】

随粪便排出的血吸虫卵在水中孵化成毛蚴,进入钉螺体内发育成尾蚴后,离开钉螺,在水面游动。人体接触到这种疫水时,尾蚴可经皮肤钻入人体内,主要在门静脉系统寄生。本病多见于长期生活在疫区,有疫水接触史的农民和疫区水上工作的运输队船员等。儿童较为少见,主要由于在疫水中游泳而得病。

脑型血吸虫病为血吸虫卵在脑组织中沉积所致。一般认为成虫寄生在门静脉系统,其虫卵通过体循环血流,以卵栓方式入脑,而沉积于脑;也可能为寄生在门静脉系统内的成虫和虫卵分泌毒素或代谢产物作用于中枢神经系统,而导致中枢神经系统中毒或过敏反应。在脑表面出现黄色或灰白色小结节,其中,有虫卵堆积,周围有大量淋巴细胞,浆细胞,大单核细胞和嗜酸粒细胞。这些小结节在脑内可密集在一处,其中有坏死脑组织,周围有胶质纤维增生,形成肉芽肿。硬脑膜粗糙增厚,蛛网膜发生粘连,软脑膜与脑表面也发生粘连。

【临床表现】

本病的临床症状可分为急性型和慢性型。

1.急性型　急性型的潜伏期多在感染后 6 周左右,临床表现为弥散性脑炎:有高热、谵妄、嗜睡、昏迷、瘫痪和锥体束征等。但随体温恢复正常,临床症状逐渐好转。有人认为急性型多由于血吸虫成虫和其虫卵所排出的毒素,使神经系统发生中毒性反应所致。

2.慢性型　多在感染后 3～6 个月发生,慢性型脑血吸虫病的发病机理在于脑部组织内虫卵沉积和由于虫卵的机械刺激,及其分泌毒素的刺激,促使形成肉芽组织和脑组织产生水肿。其临床表现分为以下 3 种类型:

(1)脑瘤型:虫卵沉淀造成占位性嗜酸性肉芽肿,以颅内压增高征伴定位体征为主要临床表现。

(2)癫痫型:以局限性癫痫最常见。

(3)脑卒中型:可能为脑供血动脉的急性虫卵栓塞,或以小动脉为主的血管变化为主。临床表现为突发偏瘫和失语等。

【实验室检查】

1.虫卵检查　大便孵化或乙状结肠镜检查,90%～100%可找到虫卵。在慢性病例中,必须多次用不同的方法检查虫卵,方能找到。

2.嗜酸粒细胞计数　脑型血吸虫病嗜酸性粒细胞常有不同程度的升高,最高可达 60%,其中,急性型增高尤为显著。

3.脑脊液检查　一般无明显改变,在肉芽肿病例中,其压力、蛋白质和细胞数均可增加,脑脊液中细胞数的增高对诊断急性型病例具有一定的价值。

【诊断】

有血吸虫疫水接触史,特别是患有血吸虫病的儿童,一旦出现颅内占位病变的体征,有癫痫史.应行神经放射学检查。应考虑到大脑血吸虫病。此外,如出现幕下占位病变的体征,且发生强迫头位者,应考虑小脑血吸虫病。

CT 平扫在急性期主要为脑水肿,于脑实质内见大小不一,程度不等的低密度水肿,边界模糊,不强化。慢性期表现为局限性肉芽肿,等密度或略高密度,边界不清,灶边有水肿,增强扫描可见病灶有强化。单纯根据 CT 表现尚不足以确诊为本病。应结合病儿有疫水接触史,有以上相应临床表现和实验室检查,方能诊断。若病变对锑剂治疗有良好效应者可以确诊。

【预防与治疗】

1.预防　加强粪便管理、水源管理,消灭中间宿主钉螺,避免接触疫水。加强疫区劳动保护和检查治疗病儿。

2.治疗　杀虫治疗普通采取锑剂。诊断一旦确立,如无心、肾、肝等疾病禁忌均应立即使用锑剂。以小剂量长程疗法为宜,或小剂量开始逐渐增加至足量。近年来出现了一些高效低毒杀虫药物,呋喃丙胺、硝硫氰胺和吡喹酮等均可采用。

手术治疗的适应证为:大的占位性肉芽肿,有明显临床症状者,可开颅手术切除。对脑部炎症水肿反应,造成急性颅内压增高,有脑脊液循环阻塞或脑疝形成,而脱水降压疗效不能持续或无效时,根据病情可实施一侧或双侧颞肌下减压术。术后仍需应用锑剂治疗。

(四)脑包虫病

包虫病又称棘球蚴虫病,由细粒棘球绦虫(狗绦虫)的幼虫(包虫)寄生脑内所致。主要流行于牧区。国内见于新疆、西藏、内蒙古、甘肃、青海等省牧区;在澳大利亚、新西兰、阿根廷、日本、加拿大等国均有发病。

【病因与病理】

细粒棘球绦虫的成虫寄生于狗小肠内,幼虫棘球蚴寄生于人、羊、马、牛,为中间宿主。猪除为终宿主外,亦可为中间宿主。人吞食污染有细棘球蚴绦虫卵的食物后,卵在肠内孵化成六钩蚴穿入肠壁而进入门静脉系统,约有70%在肝脏中发育成包虫囊。一部分幼虫通过颈动脉至颅内,其中以顶叶、额叶为多见,小脑、脑室、颅底及椎管亦可发生。包虫囊为白色半透明包膜,其中充满无色透明的囊液,囊分内外二层,内囊即包虫囊,外囊是宿主组织的一层纤维包膜。脑内包虫有2种类型:①原发型:幼虫经肝、肺及颈内动脉而至颅脑内,多见于儿童,常为单发。②继发型:系由心肌包虫囊虫破裂至心房或心室,其子囊及头节经颈动脉到达脑内。此型为多发,并有多数小囊泡,儿童发病率低。

【临床表现】

本病常以头痛、呕吐及视神经乳头水肿等颅内压增高为首发症状,视其病变部位的不同常可出现不同的病灶性症状,最为多见的是癫痫和偏瘫,外周血中嗜酸性粒细胞增多,最高可达70%。

1.皮内试验　囊液抗原0.1ml注射前臂内侧,15～20分钟后观察反应,阳性者局部出现红色丘疹,可有伪足(即刻反应)。若血内有足量抗体,延迟反应不出现,皮内试验阳性率在80%～95%之间,但可出现假阳性。

2.补体结合试验　70%～90%包虫病呈阳性反应,人或羊包虫囊液作为抗原,囊液抗原性较低或包虫囊外膜甚厚致抗原不易溢出时,可呈假阴性反应。囊肿穿破、手术近期或继发感染,阳性率可提高。囊肿完全摘除后数月补体结合试验即可转阴。若包虫囊手术摘除后一年,本试验仍阳性,可视为复发。

3.颅骨X线平片　病变从板障开始,破坏颅骨,并且容易破出骨板,形成颅内、外软组织肿块。颅骨为局限或广泛的多囊或单囊形态的膨胀性病变。多囊型葡萄串样,单囊型内板移位、硬脑膜移位及钙化,囊肿本身也可钙化。局限于颅底者缺少单囊或多囊特点,而呈骨质硬化表现,一般均无骨膜反应。

4.脑血管造影　脑包虫囊肿常见于大脑中动脉供应区,尤以顶叶多,脑血管造影最能显示这种幕上的囊肿病变,造成周围血管弧状移位。一般表现为:①囊肿部位无血管区。②囊肿周围血管弧形受压、移位、环绕无血管区呈"手抱球"征象。③脑血管牵直变细,管径一致,似"蜘蛛足"样征。④颅内压增高。

5.脑CT扫描　脑内圆形或类圆形囊肿,边界锐利。无囊周水肿、占位征象,囊内容物水样密度,一般不能分辨子囊。邻近部位出现多个囊肿应考虑囊肿破裂。

5.MRI扫描检查　断层形态同CT,壳状钙化无信号,囊内液体信号同脑脊液,T_1为低信号(黑),T_2为高信号(白),头节在T_1为高信号,具有特征性。

【诊断与鉴别诊断】

多见于牧区,病儿有与狗、羊密切接触史,临床症状以慢性颅内压增高和癫痫为特征。血象嗜酸性粒细胞增多,皮内试验阳性率为 $80\%\sim95\%$,但可有假阳性。补体结合试验及间接血凝试验阳性有助于诊断。最后需作脑血管造影或 CT 检查,证实颅内囊肿性病变,而后开颅手术。

本病需与以下疾病相鉴别。

1.**颅内肿瘤**　脑包虫病所致的颅内压增高和定位症状与颅内肿瘤相似,故常误诊为颅内肿瘤而手术,但对来自流行区有颅内压增高的病人,应提高警惕,须作详细而全面的体检,特别应注意有否伴发肝脏或肺脏包虫。必要时作包虫皮内试验和各种免疫学检查。

2.**脑脓肿**　本病在脓肿形成期以后,临床主要特征是颅内压增高和定位性体征,伴有头痛、发热、颈强直、粒细胞总数增高等急性颅内感染病史。而包虫病人血象以嗜酸性粒细胞增高为主。前者包虫皮内试验和补体结合试验均为阴性。

3.**原发性癫痫**　多数病儿发病于 $11\sim15$ 岁以前,反复的全身性抽搐发作,始终不能发现器质性病因。颅内压正常,神经系统检查无异常体征,颅脑超声检查中线无移位。颅骨平片、气脑或脑室造影、脑血管造影均无异常发现。

4.**脑部其他寄生虫病**

(1)脑囊虫病一般具有共同的临床症状,如颅内压增高、癫痫发作和定位性体征等。但本病常伴发皮下结节,切取标本进行切片镜检便明确诊断。遇有少数病人寻找不到皮下结节,取粪便检查到节片虫卵,亦可作为诊断的佐证。脑 CT 检查不仅能作出准确的定位,并且可以定性。

(2)脑肺吸虫病大都伴有肺及其他部位的病变。通常腹部症状出现最早,肺部症状次之。而肺部的症状持续时间较长。从铁锈色痰中可找到虫卵和夏克雷登氏结晶,结合肺部 X 线片,块状典型肺吸虫病改变,不难鉴别。

(3)脑血吸虫病。晚期病儿表现为血吸虫性肉芽肿,及其反应性广泛性脑水肿。颅内压明显增高,常伴有偏瘫、偏身感觉障碍、失语等定位性体征。病儿一般都来自流行区,有疫水接触史,肝及肠道受累较著。粪便沉淀和孵化可查到虫卵和毛蚴。乙状结肠镜检查可见结肠黏膜浅表溃疡、息肉、疤痕等病变。取活组织,查到虫卵阳性率极高。

【治疗】

目前尚无杀灭包虫的特效药物。手术为根治的唯一疗法。根据 CT 或血管造影定位,将包虫囊小心分离后完整摘除。注意勿将囊壁弄破,以免包囊外溢,使囊内头节种植造成复发。为保证手术成功,术前精确定位,手术切口和骨窗要足够宽大,硬脑膜张力高时要用脱水剂,分离囊壁时必须轻柔小心,必要时可用漂浮法切除,即将病人头位放低,用洗疮器轻轻插入分离囊壁四周,冲注大量生理盐水,可将包虫囊飘浮起来,完整摘除。近年报道,以过氧化氢或患儿自身新鲜血清代替福尔马林注入囊内,可杀死包虫原头节,为手术治疗开辟了新的途径。万一手术囊液污染伤口,可用过氧化氢冲洗术野。手术残腔过大时,腔内留置一根硅胶管,关闭硬脑膜前,注满生理盐水,防止术后脑移位及颅内积气引起感染。

（宋　华）

第九节　重症肌无力

一、疾病概述

重症肌无力(MG)是神经肌肉接头间传递功能障碍所致的慢性疾病,与自身的免疫异常有关,所以又认为是一种自身免疫性疾病。患病者轻则眼睑下垂、复视或斜视，眼球转动不灵；重则四肢无力、全身倦怠、颈软头倾、吞咽困难、饮水呛咳、咀嚼无力、呼吸气短、语言障碍，生活不能自理，甚至呼吸困难发生危象。

二、临床特点

1.病史　与遗传、免疫功能低下等因素有关。

2.症状与体征

(1)症状：①眼睑下垂，晨轻晚重，眼睑下垂多伴有复视、斜视、视物不清，眼睑闭合不全，眼球活动受限。②四肢无力：难以连续高举双臂，或难以连续蹲下与站起，或难以连续握拳与展开，故生理功能下降。③颈软，抬头无力与咀嚼无力，呼吸气短、无力，吞咽不利等症状互相关联，而与吞咽困难相关的症状有发音不清、声音嘶哑、饮水呛咳、咀嚼无力等。

(2)体征：眼肌麻痹、肢体肌耐力减弱，疲劳试验阳性，对受累肌肉反复做同一动作或连续叩击某一反射，可见反应逐渐减弱或不能。

(3)儿童重症肌无力(MG)分型

1)少年型重症肌无力(JMG)。临床最常见。除发病年龄不同外，与成人 MG 病理及发病机制均相同。起病多在 2 岁以后，最小年龄 6 个月，平均年龄 3 岁。女多于男。肌无力特点：休息后好转，重复用力则加重，并有晨轻暮重现象。JMG 分为：眼肌型：最多见，患儿仅表现眼外肌受累症状，而无其他肌群受累的临床和电生理表现。首发症状是单侧或双侧上睑下垂，可伴眼球活动障碍，从而引起复视、斜视。重症者双眼几乎不动。全身型：躯干及四肢受累，可伴眼肌或延髓性麻痹。轻者步行或上阶梯极易疲劳，重症者肢体无运动功能，常有呼吸肌及延髓性麻痹。患儿腱反射多减弱或消失，无肌束震颤及明显肌萎缩，感觉正常。脑干型：有明显吞咽、咀嚼及言语障碍，除伴眼肌受累外，无躯干及肢体受累。

2)新生儿暂时性重症肌无力。患重症肌无力母亲所生新生儿约 1/7 患本病。母亲的乙酰胆碱受体抗体(AchR-Ab)通过血胎盘屏障进入胎儿血循环，作用于新生儿神经肌肉接头处 AchR 而表现出 MG 临床特征。患儿生后数小时至 3d 内，出现全身肌张力低下、哭声弱，吸吮、吞咽、呼吸均显困难，腱反射减弱或消失；患儿很少有眼肌麻痹。如未注意家族史，易与围生期脑损伤、肌无力综合征等相混淆。肌注甲基硫酸新斯的明后，症状明显减轻。重复神经刺激(RNS)检测对确诊有重要意义。患儿血中 AchR-Ab 可增高。轻症可自行缓解，2～4 周完全恢复。重症者如不治疗，可在数小时内死于呼吸衰竭。

3)先天性重症肌无力(CMG)。发生于母亲未患重症肌无力所娩出的新生儿或小婴儿。血中无 AchR-Ab，常有阳性家族史。患儿在宫内胎动减少，出生后表现出肌无力，哭声微弱，喂养困难，双睑下垂，眼球活动受限等症状或体征。早期症状并不严重，故确诊较困难。少数患儿可有呼吸肌受累。病程一般较长，胆碱酯酶抑制剂有效，但对眼肌麻痹效果较差。CMG 主要由四种缺陷引起：乙酰胆碱合成缺陷、乙酰胆碱释放障碍、胆碱酯酶缺乏、终板 AchR 缺陷。

3.症状加重及缓解因素

加重因素：呼吸道感染，药物使用不当(抗胆碱酯酶药停用、过量，皮质类固醇、卡那霉素、链霉素等)。

缓解因素：避免劳累，心情愉快。

4.并发症　肌无力危象、胆碱能危象和反拗危象。

三、规范诊断

1.诊断标准

(1)受累骨骼肌无力,朝轻暮重。

(2)肌疲劳试验阳性。

(3)药物试验阳性:新斯的明,每次 0.04mg/kg,肌内注射。新生儿 0.1～0.15mg,儿童常用量 0.25～0.5mg,最大量不超过 1mg。观察 30min,肌力改善为阳性。

(4)肌电图重复电刺激:低频刺激(通常用 3Hz)肌肉动作电位幅度很快地递减 10％以上为阳性。

(5)血清抗乙酰胆碱抗体阳性。

(6)单纤维肌电图:可见兴奋传导延长或阻滞,相邻电位时间差值延长。

以上 6 项标准中,第(1)项为必备条件,其余 5 项为参考条件,必备条件加参考条件中的任何一项即可诊断。

2.疗效判定　临床痊愈:临床症状和体征消失,能正常生活、学习和工作,停用一切治疗重症肌无力的药物,3 年以上无复发。临床近期痊愈:临床症状和体征消失,能正常生活、学习和工作,停用一切治疗重症肌无力的药物或药量减少 3/4 以上,1 个月以上无复发。显效:临床症状和体征有明显好转,能自理生活、坚持学习或轻工作,治疗重症肌无力药物的药量减少 1/2 以上,历时一个月以上无复发。好转:临床症状和体征有好转,生活自理能力有改善,治疗重症肌无力的药物用量减少 1/4 以上,历时一个月以上无复发。无效:临床症状和体征无好转,甚至有恶化。

四、医嘱处理

(一)接诊检查

1.新斯的明试验:是目前诊断重症肌无力的最简单方法。儿童用量:肌内注射甲基硫酸新斯的明每次 0.0125mg/kg。肌力在注射后 20～30min 明显改善时,为阳性反应,可确诊。药效一般可维持 50min,60min 以后药效逐渐消失,回复原状。为防止新斯的明的毒蕈碱样反应,需同时肌注阿托品 0.5～1mg。

2.免疫功能检查:可有异常。

3.血清胆碱酯酶、免疫球蛋白、乙酰胆碱受体抗体效价测定升高。

4.胸部 X 线片或 CT 检查:可有胸腺大或肿瘤。

5.心电图可异常。

6.电生理检查:感应电持续刺激受累肌肉反应迅速消失。肌电图(EMG):重复频率刺激,低频刺激有波幅递减,高频刺激有波幅递增现象,如递减超过起始波幅 10％以上或递增超过 50％以上的为阳性。肌电图检查是诊断重症肌无力的重要依据,尤其延髓型,不以眼睑下垂为首发症状的患者,新斯的明无法观察眼睑的变化,因此进行肌电图检查十分必要。

(二)规范处理

1.抗胆碱酯酶(ChE)药物

(1)新斯的明:①溴化新斯的明,5 岁以内 0.5mg/(kg·d),5 岁以上 0.25mg/(kg·d),每 4 小时 1 次,逐渐加量,一旦出现不良反应则停止加量。10～20min 生效,持续 3～4h,极量为 0.1g/d。作用时间短,胃肠道不良反应明显。②甲基硫酸新斯的明,每岁 0.05～0.1mg 或每次 0.025mg/kg,皮下注射、肌内注射、静脉滴注。作用较迅速,但持续时间短(2~3h)。一般用于诊断和急救。

(2)溴吡斯的明:化学结构类似新斯的明,但毒性仅为其 1/8~1/4,治疗量与中毒量距离大,作用时间 3.5~4.5h。且对延髓支配肌、眼肌的疗效比新斯的明好。5 岁以内 2mg/(kg·d),5 岁以上 1mg/(kg·d),逐渐加量,一旦出现反应则停止加量。分 3~4 次口服,极量为 0.36g/d,10~30min 出现疗效。

(3)依酚氯铵:0.2mg/(kg·d),静脉注射,先注射 1/5 量,如无反应再注射余量。20~30s 发生作用,持续 2~4min。仅用于诊断及确定危象的性质。

2.免疫治疗

(1)胸腺摘除术:术后有效率(完全缓解与好转)44%~90%。特别对非胸腺瘤术后缓解好转率较高;但 75%~80%胸腺瘤可恶变,仍应尽早切除。对 15 岁以上的全身型 MG,胸腺摘除术是常规治疗方法,术后继续用泼尼松 1 年。有胸腺瘤者可静脉滴注地塞米松或环磷酰胺后进行手术切除,但疗效比胸腺增生和正常者差,术后需进行放射治疗和长期免疫抑制药治疗。无胸腺瘤的眼型 MG,即使肢体肌电图(EMG)阳性,也非胸腺切除术适应证。

(2)激素疗法:激素疗法的适应证为:①病程在 1 年以内各型 MG;②单纯用抗 ChE 药物不能控制的 MG;③单纯眼肌型 MG;④已行胸腺摘除术,但疗效不佳或恶化的 MG;⑤MG 胸腺摘除术术前准备。具体疗法:①泼尼松长期维持疗法。泼尼松 1~2mg/(kg·d)小剂量开始逐渐增加,症状明显缓解后,持续服用 8~12 周后逐渐减量,至每日或隔日顿服,总疗程 2 年。②大剂量甲泼尼龙冲击疗法。甲泼尼龙 20mg/(kg·d)静脉滴注 3d;再以泼尼松维持治疗。其优点是起效时间和达最佳疗效时间比泼尼松长期维持疗法短。适用于肌无力危象,胸腺摘除术前准备。应有气管切开和辅助呼吸的准备。如病情严重,应服用大剂量抗 ChE 药物,在开始大剂量激素治疗时适当减少抗 ChE 药剂量,以减少一过性肌无力加重现象。

(3)其他免疫抑制疗法:①环磷酰胺,2mg/(kg·d)分 2 次服用。多半于 2 个月内见效,有效率为 73%。EMG 证明治疗有效。应注意白细胞减少、出血性膀胱炎、口腔炎、恶心、呕吐、皮疹和脱发等不良反应,疗程不超过 12 周,以免损伤性腺。②嘌呤拮抗药:硫嘌呤 1.5mg/(kg·d),分 1~3 次口服。硫唑嘌呤 1.5~3mg/(kg·d),分 2 次口服。③环孢素:5mg/(kg·d),8~16 周后增至 10mg/(kg·d),分 2 次口服。4 周见效,8~12 周明显改善。④血浆置换法:去除 ACh 受体抗体,见效快,显效率几乎是 100%,但疗效持续短,价格昂贵,仅用于重症。不良反应有低血压、出血和电解质紊乱。⑤大剂量静注丙种球蛋白:0.4~0.6g/(kg·d)静脉滴注,4~6h 输完,连续 5d 为 1 个疗程。急性或复发病例有效率 75%~100%。显效较快,绝大多数在 3~10d 见效,最短者次日即见效;缓解后维持 20~120d,大多 40~60d。间断 3~4 周重复用药,可能有更长的缓解期。因价格昂贵,主要用于 MG 危象,或其他治疗无效者。

3.辅助性药物

(1)氯化钾片剂或 10%氯化钾溶液:2~3g/d,分 2~3 次口服。

(2)螺旋内酯胶囊:2mg/(kg·d),分 2~4 次口服。

(3)麻黄碱片剂:每次口服 0.5~1.0mg/kg,3/d。

4.换血疗法　对新生儿一过性肌无力有呼吸困难者可考虑换血疗法。

5.肌无力危象与胆碱能危象的处理　各种危象发生时,首要的抢救措施是保持呼吸道通畅,必要时气管切开辅以人工辅助呼吸。同时根据危象的类型予以处理,如为肌无力危象需用新斯的明 1mg 肌内注射或静脉滴注,然后在依酚氯铵试验的监护下每隔 0.5h 注射 0.5mg,至病情好转后改为口服。如考虑为胆碱能危象,立即停用抗胆碱酯酶药物,并静脉注射阿托品直至症状消失,以后在依酚氯铵试验阳性后再慎用抗胆碱酯酶药。

（三）注意事项

1.重症肌无力患者应避免服用以下药物

（1）异丙嗪、地西泮、安乃近氯丙嗪、乙醚、麻醉肌松药、吗啡、氨基苷类药物（慎用）、普鲁卡因（慎用）。

（2）庆大霉素、链霉素、四环素、卡那霉素、土霉素、多黏菌素、杆菌酞、妥布霉素。

（3）箭毒、琥珀胆碱。

（4）胸腺素、卡增舒、免疫增强剂（慎用）、秉宁克通（慎用）。

（5）奎尼丁、奎宁、冬眠宁、普鲁卡因胺、奋乃静。

（6）不要随便给儿童重症肌无力患者服用市面出售的各种自称含有增强免疫作用的口服液。

（7）蟾酥及中成药，如六神丸、喉疾灵等、珍珠层粉（慎用）。

2.合并感染时，尤其合并肺部感染者，可使重症肌无力患者病情加重或诱发危象的出现，所以正确的选用抗生素很重要。

3.在重症肌无力危象抢救时中西医结合为最佳。

4.如果患者发热，可选用以下退热药：口服百服宁、复方阿司匹林或泰诺林。如果肌内注射可用柴胡针剂。感冒一般服 VC 银翘片、小儿速效感冒颗粒等中成药治疗比较好。

五、诊治进展

当单纯通过抗 AChR 抗体对重症肌无力诊断存在疑问时，可通过运用一些新的诊断方法，包括抗 MuSK 抗体、单纤维肌电图、低温冰敷试验、肌肉抗体及基因突变的检测进行辅助诊断，并且对于一些单一依靠抗胆碱酯酶药治疗无效的重症肌无力患者，选择胸腺切除术、免疫吸附疗法及免疫抑制药等治疗手段，有助于改善症状及预后。

（谭国军）

第十节　进行性肌营养不良

一、疾病概述

进行性肌营养不良（PMD）是一组遗传性肌肉变性病，临床以缓慢进行性加重的对称性肌无力和肌萎缩为特征，可累及肢体和头面部肌肉，少数可累及心肌。根据遗传方式、发病年龄、萎缩肌肉的分布、有无假性肥大、病程及预后，可分为不同临床类型。包括假肥大型（Duchenne 型和 Becker 型）、肢带型、面肩肱型、远端型、眼肌型、眼咽型等多种类型，多有家族史。

二、临床特点

1.病史　有家族遗传史。

2.症状与体征　多为男性患病，起病多在 3～5 岁。运动发育迟缓，行走缓慢，呈"鸭步"态，不能维持直立姿势，易跌倒。下肢近端肌群受累最重，上楼困难，蹲下后难站起。自仰卧位起立时需先翻呈俯卧位，再用双手支撑下肢,逐渐伸直躯干而勉强站立,称 Gower 征。假性肌肥大多见于腓肠肌。肩胛带肌群受累出现"翼状肩",面肌受累呈"肌性面容",吞咽肌受累有吞咽、呼吸、语言困难,部分有心肌病变。晚期严重肌萎缩主要见于四肢近端和躯干,同时有关节挛缩。脊柱前屈,膝反射消失,皮肤感觉正常,智商较低。按照典型的遗传形式和主要临床表现,可将肌营养不良症分为下列类型。

(1)进行性假肥大性肌营养不良(Duchenne 型):为性连锁隐性遗传,最常见。肌无力从下肢开始,继而波及上肢乃至全身。3 岁左右起病;4 岁时已有典型鸭步;5 岁后 Gower 征阳性并腓肠肌假性肥大;8 岁后出现肌挛缩逐渐完全不能行走;晚期全身消瘦,卧床不起,常因心肺功能障碍死亡,平均 14～18 岁死亡,少数能达 20 余岁。

(2)贝克肌营养不良(Becker)型:为性连锁隐性遗传,起病年龄稍晚,学龄期发病。可先出现腓肠肌假性肥大数年,然后才有其他症状。病情发展较缓慢,多数于 20～30 岁尚能行走,对寿命影响不大。

(3)肢带型:为常染色体隐性遗传,又称肩-肱型。以 10～30 岁期起病较常见。临床上首先影响骨盆或肩胛带而致上楼困难或举臂不能过肩。少数可有腓肠肌假性肥大。不侵犯面肌。

(4)面肩肱型:常染色体显性遗传,成人中常见此型。青春期起病,首先影响面部和肩胛带肌肉,病程进展缓慢,肢体远端一般不受累。

(5)眼肌型:为常染色体显性遗传,可于任何年龄发病。临床表现以眼睑下垂为首发症状,以后逐渐出现全部眼外肌麻痹,多为双侧对称性,故复视与斜视很少见。也可合并面肌、颈肌及肢体近端肌群受累。

(6)远端型:为常染色体显性遗传,2 岁以内发病,早期以肢体远端受累为主,肌萎缩明显。手指伸肌受累严重,下肢远端受累较重时则出现足下垂,有时也可累及肢体近端肌群,一般到 18 岁后停止进展。

(7)强直性肌营养不良:常染色体显性遗传。临床表现为双手、前臂、小腿肌肉强直、肌痛和无力,叩击肌肉后出现肌肉强直而不易松弛。常有手足下垂、面部表情呆滞或强笑面容。有时合并有白内障、心功能不全等。

3.症状加重及缓解因素

加重因素:免疫力降低、受凉、营养不良等。

缓解因素:休息、增强营养、加强体质等。

4.并发症　晚期,四肢挛缩,活动完全不能。常因伴发肺部感染、压疮等于 20 岁之前丧生。智商常有不同程度减退。半数以上可伴心脏损害,心电图异常。早期心肌肥大,除心悸外一般无症状。

三、规范诊断

1.诊断标准

(1)主症:缓慢进行性的、对称性肢体近端肌萎缩和无力,呈翼状肩、鸭步、肌病面容或假性肥大等征象,但无肌肉压痛。Gower 征阳性。

(2)多在儿童和青少年期发病,常有家族遗传史。

(3)尿肌酸增加,肌酐减少,血清肌酸磷酸激酶和乳酸脱氢酶等增高,血和尿肌红蛋白增高。

(4)肌电图:可见自发电活动增多,轻收缩时显示多相波明显增多,电位时限缩短,波幅降低,并有病理干扰相。

(5)肌肉活检:可见肌纤维肿胀或萎缩、变性,大量脂肪和结缔组织增生。

2.疗效判定　显效:症状明显改善,肌酶系列指标下降＞20％;有效:症状有改善,肌酶系列指标下降＜20％;无效:症状无改善,肌酶系列指标无变化;恶化:症状加重,肌酶化验升高。

四、医嘱处理

(一)接诊检查

1.肌电图　呈肌源性损害,表现为收缩时平均动作电位幅度减低。间歇期缩短。多相电位中度增高,心电图有心肌病变表现。

2.血清酶学检查　肌酸磷酸激酶(CPK)是本病诊断最敏感的指标。正常时在 50U 以下。在本病进展期显著升高,甚至达数百至 1000U 以上。假性肥大型此酶活性升高最为明显。血清醛缩酶、谷草转氨酶与乳酸脱氢酶、丙酮酸激酶等活性均有增高,可协助诊断。

3.肌组织活检　肌肉颜色异常呈黄色或淡灰红色。镜下可见肌纤维减二少、变性、横纹消失或伴玻璃样变以及结缔组织、脂肪组织增生等。

4.基因诊断　可在产前、发病前及对携带者作出确诊。

(二)规范处理

1.一般治疗

(1)合理饮食:应给予高动物蛋白、适量糖类和低脂肪饮食。

(2)防治继发感染:由于肌肉无力、活动减少,本病极易继发感染,以呼吸道感染最为常见,晚期病例尤为突出。应鼓励病人活动,对卧床不起者注意加强护理,防止压疮。已发生继发感染者应积极给予针对性治疗。

(3)体疗与理疗:适当的体育锻炼,充分的被动运动及推拿、按摩等措施虽不能治愈本病,但能够延缓病程的进展,防止关节挛缩。

2.药物治疗

(1)非特异性营养药:三磷腺苷、辅酶 A、维生素 E。

(2)别嘌醇:据报道对相当病例有效。用法:50~100mg,口服,3/d,3 个月为 1 个疗程。

(3)糖皮质激素:泼尼松 5mg,口服,2~3/d,3 个月为 1 个疗程。

(4)加兰他敏:2.5mg,肌内注射,1~2/d,1 个月为 1 个疗程,可间断反复应用。

(5)胰岛素葡萄糖治疗:正规皮下注射胰岛素,第 1 周 4U/d,第 2 周 8U/d,第 3 周 12U/d,第 4 周 16U/d。于每日清晨注射胰岛素后 1h 内口服葡萄糖 50~100g。有效者可于间隔 2~3 个月后重复治疗 1 个疗程。

3.手术矫形　晚期病例已发生跟腱挛缩而加重行走困难者,可行跟腱延长术;对只能取坐位的病人应给予脊柱支架,以推迟脊柱畸形的发生。

4.肌细胞移植　近年来已开展了将免疫相容的供者成肌细胞移植到患儿的研究,即将成肌细胞注射到患儿的胫前肌、肱二头肌等,注射数月后,患儿肌力有不同程度增加。

(三)注意事项

1.鼓励患者坚定信心,主动配合治疗,主动进行身体锻炼,使身体的各方面功能保持良好的状态,为治愈打好基础。

2.要鼓励患者多到户外活动,多和别人交流。

3.保护患者身体各部位肌肉的弹性和各关节的自由活动度。防止肌肉因得不到锻炼而萎缩,关节不活动而变形。一个原则应该是患者能走就不让患者坐轮椅,能坐轮椅就不要躺在床上。

4.在病情发展过程中,要加强被动运动及按摩。卧床不起者要防止压疮和肺部感染的发生。

5.患者应以高蛋白饮食为主。疾病初起属实证者,当以凉性食物为主,多食蔬菜水果,少食油腻之品;日久以虚为主者,应适当多食鱼类、蛋类、鸡肉、猪瘦肉、牛肉、羊肉等"血肉有情之品",但也不可太过,以免损伤脾胃;慎用滋补,所谓"虚不受补",可食用具有健脾和胃作用的食物,如山楂、薏苡仁、鸡肫、陈皮等,直至脾胃调和后再适当进补为宜。

6.应对家族史作分析和测定血清 CPK 以及分析基因,及早发现携带者,做好婚姻、遗传和优生的宣传教育。

五、诊治进展

迄今为止,对该病的治疗尚无突破性的进展。临床上主要采取针灸、药物及对症和支持等综合疗法。其他治疗方法如基因转移、成纤维细胞移植和骨髓移植等疗法仍处在活跃的研究之中。

(谭国军)

第十一节　格林-巴利综合征

格林-巴利综合征(GBS)又称急性感染性多发性神经根炎也称急性炎症性脱髓鞘性多神经根病,本病首先由 Landry 在 1859 年报道,1916 年由 Guillain 和 Barre 又报道了 2 例,并指出脑脊液中蛋白细胞分离现象是本病的特征。目前认为 GBS 是由体液和细胞免疫共同介导的急性自身免疫性疾病,可发生于任何年龄,临床特点为急性弛缓性对称性肢体瘫痪,腱反射消失,不同程度的周围性感觉障碍,病情严重者出现延髓病变和呼吸肌麻痹。脑脊液改变为蛋白-细胞分离现象。治疗主要包括一般治疗和免疫治疗。

GBS 终年发病,可发生于任何年龄,男女均可受累,其发病率约为每年 0.6/10 万~4/10 万。

【病原】

病因不清,但研究显示空肠弯曲杆菌(4%~66%)、巨细胞病毒(5%~15%)、EB 病毒(2%~10%)以及肺炎支原体(1%~5%),这些前驱感染与临床各亚型无特异的相关性。此外,文献报道还与单纯疱疹和带状疱疹病毒,流感 A 和 B、流行性腮腺炎、麻疹、柯萨奇、甲型和乙型肝炎病毒,天花和人类免疫缺陷病毒等感染有关。

【发病机制】

GBS 的发病机制目前仍不十分清楚,主要有以下几种:

1.感染　CBS 患者多数有前驱感染,但严重轴索变性多见于空肠弯曲杆菌感染后,而严重感觉受损多见于巨细胞病毒感染后。目前空肠弯曲杆菌及 GBS 的相关性引起广泛关注,空肠弯曲杆菌(CJ)是引起急性胃肠炎的主要病原,也是最常见的 GBS 的前驱感染源。通过对不同 CJ 血清型:O∶1、O∶2、O∶4、O∶10、O∶19、O∶23、O∶36 和 O∶41 的脂多糖的核心寡糖(Os)的化学分析,结果显示其结构与人体神经节苷脂 GM1、GD1a、GDa、GD3 和 GM2 相似。

微生物的某些结构与宿主的某些结构具有共同表位,感染后针对病原微生物的保护性免疫反应在神经组织引起交叉反应,破坏神经结构功能或引起功能改变,这是所谓的"分子模拟"学说。此外,微生物还可以作为多克隆激活剂刺激 B 细胞增殖,产生抗体;直接参与细胞因子释放,协同免疫反应;通过所谓"微生物超抗原"激活 T 细胞的寡克隆反应;破坏免疫活性细胞,干扰免疫调节机制,造成自身免疫反应。

CBS 的发病除了与感染源的特性有关,还与患者的免疫状况有关。

2.抗神经节苷脂抗体　许多研究表明,GBS各亚型中可出现相对特异的抗神经节苷脂抗体,其中最典型的是Miller-Fisher综合征(MFS)。90%的MFS患者具有抗GQ1b和GT1a神经节苷脂抗体(IgG);在所有GBS亚型中都发现存在抗GM1抗体(IgC型),但是与脱髓鞘型GBS相比,急性运动性轴索型神经病(AMAN)和急性运动-感觉性轴索型神经病(AMSAN)患者中抗GM1抗体更常见。

抗神经节苷脂抗体是否直接参与发病机制至今尚无定论。许多实验显示抗GM1抗体可以导致离子通道功能异常,AMAN的一个早期表现就是郎飞结上的补体被激活。可能的作用机制是抗神经节苷脂抗体直接作用于郎飞结或结旁的受体,通过激活补体,导致离子通道的改变。

3.细胞免疫　T细胞可能参与大部分或全部亚型的GBS发病机制。T细胞对任何一种髓鞘蛋白 P_2、P_0 和 PMP_{22} 都有反应,并足以引发实验性自身免疫性神经炎。急性期患者的体液循环中发现有激活的T细胞,它能上调基质金属蛋白激酶,经血-神经屏障,与同族的抗原结合识别。对T细胞的这些特异性反应的研究目前仍处于初步阶段。

4.其他　有报道疫苗接种(多为流感疫苗、肝炎疫苗以及麻疹疫苗)、遗传及微量元素代谢异常(锌、铜、铁等)参与了GBS的发病机制。

【病理学】

最近的研究表明GBS包括许多不同的亚型,主要有急性炎症性脱髓鞘型多发性神经根病(AIDP)、急性运动性轴索型神经病(AMAN)、急性运动-感觉性轴索型神经病(AMSAN)和Miller-Fisher综合征(MFS),其中90%以上CBS患者为AIDP型。各亚型的临床及病理特征各异,但最主要的病理改变为周围神经中单核细胞浸润和节段性脱髓鞘。

1.急性炎症性脱髓鞘型多发性神经根病(AIDP)　病理改变主要为炎症性脱髓鞘改变伴局灶和弥漫性淋巴细胞浸润及大量富含脂质的巨噬细胞,运动和感觉纤维均受累。该病主要累及神经根(尤其是运动神经根)以及邻近的神经丛。髓鞘神经纤维早期可见的损害是髓鞘外层的空泡样变,但是受累纤维外层以及施万细胞表面的补体激活现象更早出现。因此有学者推测,抗体通过与施万细胞膜表面的表位结合,而激活补体,随着补体的激活,触发了一系列改变,髓鞘空泡样变、崩解以及被巨噬细胞吞噬。

2.急性运动性轴索型神经病(AMAN)　病理改变轻微,且无炎症表现。神经纤维的主要改变是运动轴索变性,累及背侧及腹侧神经根和外周神经。免疫病理及电镜研究显示AMAN的最初免疫损害出现在郎飞结上。

3.急性运动-感觉性轴索型神经病(AMSAN)病理改变过程是补体激活,巨噬细胞与神经结接触,轴索周围间隙被打开,巨噬细胞游走其中;紧接着发生轴索皱缩,部分患者可发生轴索变性。郎飞结和感觉神经都有广泛损害。这些病理改变过程与AMAN相似。

4.Miller Fisher综合征(MFS)　有关其病理改变报道较少,一般认为其病理改变与AIDP相似。

【临床表现】

1.急性炎症性脱髓鞘型多发性神经根病(AIDP)　90%以上GBS为此型患者,可累及各年龄患者。该型症状出现较快,常在数天内发病,也可呈暴发性。最常见的表现是进行性、上升性、弛缓性瘫痪,伴轻至中度感觉障碍,或者伴有脑神经麻痹(呈下降型),严重患者可发展为延髓麻痹,并导致严重并发症;最易受累的为第Ⅶ、Ⅸ、Ⅹ对脑神经,其次为Ⅱ、Ⅴ、Ⅻ对脑神经。严重者24～48小时内发生呼吸肌麻痹,需立即机械通气。

感觉障碍包括麻木感、蚁行感、针刺感,以及烧灼感。通常无排尿或排便障碍。本病的自主神经系统损害常见,可有交感和副交感神经功能不全的症状,病人常有手足少汗或多汗、窦性心动过速,以及血压不稳定,可有一过性大、小便潴留或失禁。

下列指标提示临床呼吸衰竭:疾病进展较快,延髓功能障碍,双侧面肌无力,自主神经功能异常。与呼吸衰竭有关的肺功能指标为:肺活量<20ml/kg,最大吸气压<30cmH₂O,最大呼气压<40cmH₂O,或肺活量、最大吸气压及最大呼气压下降超过30%。

2.急性运动轴索型神经病(AMAN)　临床表现为急性瘫痪,不伴感觉障碍,恢复较慢,患者在恢复期早期常出现腱反射亢进。

3.急性运动-感觉型轴索型神经病(AMSAN)　该型多见于成人,是一严重的轴索破坏性亚型。表现为运动和感觉功能同时受损,其恢复更慢。感觉障碍包括麻木感、蚁行感、针刺感以及烧灼感。

4.Miller-Fisher 综合征(MFS)　临床特征为不同程度的眼外肌麻痹、共济失调及腱反射消失。MFS是 GBS 的一个变异型,为动眼神经原发受损,在某些患者可有脑干或者小脑直接受损。一般 MFS 患者很少累及肢体肌力、自主神经功能以及除动眼神经外的脑神经。MFS 尚可有周围性和中枢性听力系统及周围性平衡系统受损,表现为听力下降,平衡功能失调。当患者出现延髓麻痹及自主神经功能异常,可能提示预后不佳。极少数患者可复发,即一次患病后,经过相当长的无症状期,再次出现 MFS,其临床表现与第一次相似,有学者认为复发可能与 HLA-DR₂ 有关。

小儿 GBS 特点:①前驱症状除腹泻外以不明发热多见;②肢体瘫上下肢多不对称;③脑神经麻痹少见;④感觉障碍少见;⑤早期肌萎缩少于成人;⑥病情变化快,但预后较成人佳;⑦脑脊液蛋白-细胞分离较成人不典型。

空肠弯曲杆菌(CJ)感染后的 GBS 主要表现为:①更严重的病情;②更大程度的轴索变性;③更不良的预后;④儿童发病率高;⑤更大比例的特定 HLA 型;⑥与抗神经节苷脂抗体更紧密的联系和发病的季节性。

【诊断】

(一)临床症状

1996 年 NomuraK 等总结了 GBS 的 7 大特征,其中前 5 条为临床特征:

1.患者在神经系统症状出现前 1~3 周往往有前驱感染,最常见的是咽痛、鼻塞、发热或空肠弯曲杆菌感染引起的胃肠炎。

2.呈对称性瘫痪。一般先有双下肢无力,逐渐加重和向上发展。

3.腱反射消失。

4.症状及体征在数天至 2 周内迅速进展,接着进入稳定期,最后逐渐恢复至正常,约需数月之久。

5.大多数患者可恢复功能。通常在进展停止后 2~4 周,也有经过几个月后才开始恢复。

6.脑脊液中蛋白增高,白细胞数不高,呈蛋白-细胞分离现象。

7.运动神经传导速度减慢,以及 F 波消失。

(二)实验室检查

1.脑脊液检查　蛋白-细胞分离现象是本病特征之一。患者发病数天后蛋白含量开始上升,蛋白含量最高峰约在发病后 4~6 周,多数病人细胞数正常。患者脑脊液中可发现寡克隆区带。

2.电生理学检查

(1)AIDP:脱髓鞘性改变,神经传导速度明显减慢,F 波消失,有作者认为 H 反射消失是早期诊断 GBS 的较敏感的指标。上肢感觉神经动作电位(SNAP)振幅减弱或者消失,异常 F 波也是早期 GBS 的异常指标。

(2)AMAN:神经传导速度正常或轻微异常,复合运动动作电位(CMAP)振幅下降,提示为轴索受损,但无脱髓鞘改变。

(3)AMSAN:轴索受损同 AMAN。

(4)MFS:脱髓鞘改变同 AIDP。

3.抗体检测　GBS 患者血清中可出现多种抗神经节苷脂 GM1、GMa、GD1a、GD1b 及 GQ1b 的抗体，一般采用 ELISA 法检测。许多学者就是否这些抗体与 GBS 亚型存在相关性做了研究。除了抗 GQ1b 抗体确定与 MFS 密切相关外，其他 GBS 临床亚型及相对应的特异性的抗体尚未完全确定。

抗体及其可能相关的 GBS 亚型：

(1)抗 GM1 抗体:约 30% AIDP 患者出现此抗体,非特异性。

(2)抗 GD11a 抗体:在中国 AMAN 患者中,此抗体具特异性,但其敏感性为 60%～70%。

(3)抗 GQ11b 抗体:90% 的 MFS 患者出现此抗体。

(4)抗 Ga1NAc-GD1a 抗体:此抗体与前驱空肠弯曲杆菌感染相关,研究表明伴有此抗体的 GBS 患者可出现快速进展,非常严重的肌无力(以远端肌群为主)。但很少有感觉消失、感觉异常以及脑神经受累。

(5)抗 G1a 及抗 GM1b 抗体:GBS 患者出现这种抗体需警惕延髓麻痹的发生。

(三)诊断标准

Asbury(1990 年)修订的新的诊断标准提出 GBS 的必要条件如下：

1.诊断必须的特征

(1)超过一个以上的肢体进行性运动性力弱。

(2)腱反射丧失,但如果其他特征满足诊断,远端腱反射丧失而肱二头肌腱反射和膝反射减低也可诊断。

2.高度支持诊断的特征

(1)临床特征

1)进展:症状和体征迅速出现,到 4 周时停止进展。

2)相对对称。

3)感觉症状和体征轻微。

4)脑神经受累。

5)通常在进展停止后的 2～4 周恢复,也有经过几个月后才开始恢复,大部分患者功能上恢复正常。

6)自主神经功能紊乱:心律失常,体位性低血压,高血压。

7)神经症状出现时没有发热。

8)变异型:①神经症状发生时发热。②伴有疼痛的严重的感觉障碍。③进展超过 4 周,有的患者可出现轻微的反复。④进展停止但不恢复或遗留有永久的功能缺损。⑤括约肌障碍,通常括约肌不受累,但在疾病的开始时有一过性膀胱括约肌障碍。⑥中枢神经系统受累偶尔发生。包括不能用感觉障碍解释的严重的共济失调、构音障碍、伸性足跖反射和不明确的感觉平面,如果其他症状符合,不能否定 GBS 的诊断。

(2)高度支持诊断的脑脊液特征

1)脑脊液蛋白含量在发病的第一周即可升高,以后的连续测定都有升高。

2)脑脊液白细胞数为 $10 \times 10^6/L$ 或以下。

3)变异型:发病后 1～10 周内无蛋白含量增高。白细胞为 $11 \times 10^6/L \sim 50 \times 10^6/L$。

(3)高度支持诊断的电生理特征:大约 80% 的患者有神经传导减慢或阻滞的证据。传导速度通常低于正常的 60%,但为斑片样受累,并非所有神经都受累。远端潜伏期延长可达正常的 3 倍。F 波是反应神经干近端和神经根传导减慢的良好指标。大约 20% 的患者传导正常。有时发病后数周才出现传导的异常。

【治疗】

治疗应采取综合性措施。

（一）一般治疗

良好的一般治疗的基本条件是仔细观察心肺功能，防止长期不能活动的并发症出现、镇痛和鼓励病人。

最重要的是观察呼吸肌的力量，最方便的床旁方法是测肺活量，对高危患者应每隔 2 小时监测一次肺活量，当肺活量下降至 15ml/kg 时，即使患者未出现低氧血症，也需进行机械通气。患者一般不给予镇静剂或神经肌肉阻滞剂。定期复查胸片至关重要，支气管肺炎是最常见的并发症。

因为 CBS 患者发生自主神经系统并发症比较多且比较严重，所有患者从诊断之日起均应给予持续心电监护和血压监测，以便及时处理。

据研究，病程最初几天如果单纯给予静脉补液，会相继出现营养衰竭及组织改变。因此对那些发病 5 天内不能吞咽的患者需给予营养支持。

对患者的护理非常重要，至少每 2 小时需给病人翻一次身。勤翻身可避免褥疮及因长期卧床导致的深静脉栓塞及肺栓塞等并发症。

疼痛是 GBS 常见的症状，可能与多种因素有关，如神经根炎及神经炎，不能活动等造成的肌肉疼痛和痛觉过敏。经皮神经刺激器治疗可能有效，偶尔有必要应用吗啡类药物。短期应用大剂量肾上腺皮质激素有时也有效。

患者可能出现情绪方面的改变，所有的医护人员都要经常鼓励患者，安慰患者恢复虽然缓慢但可以完全恢复。

患者在入院后的 1～2 天内即可进行理疗，肢体做被动锻炼，但应避免骨折。

（二）免疫治疗

由于 GBS 是急性自身免疫性疾病，因此 CBS 的主要目标是抑制这种免疫反应，以防止对周围神经的进一步损害和使髓鞘有时间再生。

1.大剂量静脉应用免疫球蛋白　总剂量为 2g/kg，分 5 天用完，即每天 400mg/kg。据报道大剂量静注免疫球蛋白应用于重症 CBS，可以降低气管插管及机械通气的需要，缩短患者在 ICU 的时间，以及促进其功能恢复。约 10% 的早期治疗患者在治疗 10 天左右会出现反复，可再次给予初始剂量进行治疗。一般认为如果在症状出现的 3 周以后再进行免疫治疗则无效。大剂量免疫球蛋白的禁忌证为以前对免疫球蛋白过敏或存在 IgA 型抗体。

2.血浆置换　血浆置换可在 7 天内进行，分别在第 1、3、5、7 天每次置换血浆约 50ml/kg。据报道，轻型患者 2 次血浆置换即可，而中、重度患者，4 次血浆置换较为适合。6 次血浆置换并不比 4 次有效。血浆置换的主要问题是：开放静脉通路较难，中央导管的设置、维持或感染问题以及心血管症状主要是低血压，后者常与血浆置换的过程有关。进行血浆置换的同时，宜应用大剂量肾上腺皮质激素以减少抗体的继续产生和防止疾病的反跳。血浆置换的禁忌证为严重感染、心律失常、心功能不全或有凝血系统疾病。

3.肾上腺皮质激素治疗　肾上腺皮质激素治疗 CBS 的疗效尚有争议。有学者认为大剂量肾上腺皮质激素冲击疗效好，能抑制 B 细胞产生抗体，同时减轻神经组织水肿，方法为甲泼尼龙，开始剂量为 15mg/（kg·d），3～5 天后改为口服泼尼松，4 周后减量，总疗程为 6～7 周。有报道指出肾上腺皮质激素与静脉注射丙球蛋白联合应用疗效显著。

4.其他治疗方法　包括电针疗法，光量子疗法，激光疗法。

总之，GBS 的治疗以综合疗法为宜。

【预后】

GBS 的患者预后较好，约 85% 的幸存者完全恢复功能，死亡率大约为 4%～15%。许多因素可造成

GBS 的预后不良,这些因素包括:存在其他严重内科疾病,GBS 发作呈暴发性及重型,CMAP 幅度明显下降,以及空肠弯曲杆菌前驱感染。

(张淑芹)

第十二节　颅内肿瘤

颅内肿瘤是神经外科中最常见的疾病之一,分原发和继发两大类。原发性颅内肿瘤可发生于脑组织、脑膜、颅神经、垂体、血管及残余胚胎组织等。继发性肿瘤指身体其他部位的恶性肿瘤转移或侵入颅内形成的转移瘤。

颅内肿瘤可发生于任何年龄。小儿以后颅窝及中线肿瘤较多见,主要为髓母细胞瘤、颅咽管瘤及室管膜瘤等。

小儿颅内肿瘤约占全部颅内肿瘤的 $15\%\sim20\%$。同济医院自 1955～1986 年,共收治经病理证实的小儿颅内肿瘤 520 例,占同期神经外科全部颅内肿瘤的 19%。按调查资料,脑肿瘤的发病率为 32/10 万。

一、颅内肿瘤的病因

目前认为,诱发颅内肿瘤发生的因素有遗传因素、物理因素、化学因素和致瘤病毒。

(一)遗传因素

在人类,只有少数几种神经系统肿瘤与遗传有关。神经纤维瘤病、血管网状细胞瘤和视网膜母细胞瘤等有明显家族发病倾向,这些肿瘤常在一个家族中的几代人出现。胚胎原始细胞在颅内残留和异位生长也是颅内肿瘤形成的一个重要原因,如颅咽管瘤、脊索瘤、皮样囊肿、表皮样囊肿及畸胎瘤。颅咽管瘤发生于颅内胚胎颅咽管残余的上皮组织,脊索瘤来自脊索组织残余,上皮样囊肿和皮样囊肿来自皮肤组织,而畸胎瘤则来自多种胚胎组织的残余。

(二)物理因素

目前已确定,电离辐射能增加肿瘤发病率。肿瘤的发生是人和动物接受射线作用后最严重的远期病理变化。颅内肿瘤手术后行放射治疗,若干年后可能在照射区发生纤维肉瘤和脑膜瘤。一项来自以色列的研究肯定了对于儿童头癣的放射治疗与日后发生的脑瘤之间的关系。至于外伤与颅内肿瘤发生的关系,目前尚难确定。有外伤后发生脑膜瘤的个别报告。

(三)化学因素

动物实验证实多环芳香烃类化合物和亚硝胺类化合物均可诱发中枢神经系统肿瘤。约有 95% 以上的化学致癌物进入体内必须经过代谢活化或生物转化才能起到致癌作用,不需经过代谢活化就能致癌的物质称为直接致癌物,数量较少。经过代谢活化后才能致癌的物质称为间接致癌物。大部分化学致癌物为间接致癌物。

(四)致瘤病毒

1976 年 Cuatico,Cho,Speigelman 和 Krumado 等人从脑肿瘤中分离出完整的病毒和病毒颗粒,但无一例显示为脑瘤的病因。虽然在动物上已发现了许多 DNA 和 RNA 致癌病毒,但是目前为止,尚未发现一种能诱发人类脑瘤的病毒。动物致瘤病毒分二大类,即 DNA 病毒和 RNA 病毒,其中以 RNA 病毒-逆转录病毒尤为重要。

二、颅内肿瘤导致的脑损害

颅内肿瘤引起的颅脑组织的变化,其重要性并不亚于肿瘤本身。病儿往往死于早期,即发生的颅内压增高所致的脑损害。

(一)肿瘤周围脑组织的反应

肿瘤周围脑组织包括脑神经节细胞,各型神经胶质细胞、血管和组织间隙,其病理反应可因不同肿瘤而异。明显者很难与瘤细胞相区别。最常见的反应是星行细胞的反应性增生。可发生在星形细胞瘤、成胶质细胞瘤、少突胶质细胞瘤和室管膜瘤等胶质周围。但恶性程度非常高而富于浸润的肿瘤,如生长极快的成胶质细胞瘤和巨细胞成胶质细胞瘤,以及缓慢浸润生长的肿瘤,其周围的星形细胞反应都很轻微。星形细胞的增生特别易见于节细胞瘤中,不仅见于边缘,亦可见于其间质,以致此类许多肿瘤实质就是神经元和神经胶质细胞的复合体。

其次,常见的反应是小胶质细胞增生,尤其是在肿瘤坏死区的边缘,格子细胞和棒状细胞均可见到。前者的吞噬现象非常明显。各类型的血管反应是脑瘤引起的重要间质反应之一,常由此而引起血液循环方面的变化,从而与颅内压增高有很重要的联系。钙化灶常在许多不同类型的脑瘤中发生,但以少突胶质细胞瘤和颅咽管瘤较常见。钙化灶不仅在瘤内,在瘤外的脑实质和毛细血管壁上均可见到。其形状多不规则,但亦可为圆型,边界清楚的同心环形钙化小体。

小型的髓鞘脱失病灶或脑软化灶,可发生在肿瘤的周围或距离肿瘤较远的区域。

(二)脑肿胀和脑水肿

脑瘤引起的脑肿胀和脑水肿,主要与血液循环的局部障碍有关。肿瘤生长使局部血液循环旺盛,但又由于静脉受压导致淤血和缺氧,从而损害管壁,使其通透性增高。又加上肿瘤代谢产物的刺激和作用,最终形成程度不一的脑肿胀和脑水肿。

脑肿胀和脑水肿之间的区别主要在于肉眼所见:脑肿胀质较硬、切面干涩,血管断面易查见;脑水肿质较硬,切面湿润,明显者可有液体溢出,血管断面因管腔内血少而模糊不易查见。但不管脑肿胀还是脑水肿,晚期均可发生脑软化,质均可变软。局部脑沟变浅,脑回变宽,脑室变得狭小,是脑肿胀和脑水肿的共同表现。局限性脑肿胀由脑肿瘤引起,但也有相当恶性的脑肿瘤引起的弥漫性脑水肿。

(三)脑积水

脑积水是颅内肿瘤的一个重要并发症,常为产生颅内压增高的主要原因。肿瘤所引起的脑积水,除脉络丛乳头瘤有可能产生过多的脑脊液外,几乎常为阻塞性。从脉络丛到蛛网膜颗粒,任何部位的脑脊液通路受阻,均可发生阻塞性脑积水,使部分或全部脑室扩大。因阻塞部位不同,可有不同形式的表现,如侧脑室的室管膜瘤可使脑室的一角扩大;一侧大脑半球的胶质瘤,可因中线向对侧移位而压迫对侧室间孔,使对侧侧脑室扩大;大脑导水管的肿瘤,可引起三脑室以上的脑室系统扩大;第四脑室的肿瘤或蛛网膜下腔弥漫性播散的肿瘤,可引起整个脑室系统扩大。肿瘤性脑积水一般是进行性的。

(四)视乳头水肿

视乳头水肿是颅内压增高的重要体征之一。其发生机制一般认为是由于静脉淤血所致。正常颅内蛛网膜下腔与视神经鞘的蛛网膜下腔是相互连贯的。当颅内压增高时,颅内蛛网膜下腔的高压、自然波及视神经蛛网膜下腔,因此通过视神经蛛网膜下腔的中央静脉就会受到压迫,引起静脉回流受阻,视网膜静脉怒张淤血,液体渗出,产生视神经盘间质水肿。严重者静脉破裂,形成所谓火焰样出血,早期往往局限于视神经盘,此乃 Muller 纤维限制了水肿的扩散,晚期此纤维退行性变,水肿扩大,渗出的纤维蛋白和血红蛋白沉积,并进而发生机化,致使视神经萎缩,视神经盘扩大,边缘模糊,其周围视网膜出现瘢痕。

(五)脑出血

脑出血是颅内原发瘤和转移瘤的一种重要并发症,可引起颅内压增高,突然的大出血可以致死。许多脑肿瘤可引起颅内出血。原发性肿瘤中,除血管瘤和恶性胶质瘤外,部分良性肿瘤也可发生致命性大出血,如少突胶质细胞瘤、脉络丛乳头瘤、室管膜瘤、垂体脉瘤和脊索瘤等均有报告。脑肿瘤引起的脑出血,大致可分为直接和间接的两大类。

直接因素,乃肿瘤本身所引起的出血:①肿瘤血管的缺陷,有血管曲张、管壁变薄、血管瘤等,很容易发生血管破裂,以血管瘤和成胶质细胞瘤为代表。②肿瘤本质为多血管性,除血管瘤外尚有转移性肾癌和垂体腺瘤,后两者含有大量血窦。③血液本身的变化,如白血病。④随肿瘤增大,血液供应增加,新生动脉因不能抵抗血压的压力,而发生动脉瘤性扩张而破裂。⑤瘤细胞对血管壁的破坏,如转移瘤。⑥静脉被瘤细胞阻塞,为出血性硬脑膜瘤转移性癌病的出血机制。

间接因素指肿瘤本身间接引起的出血,如幕上肿瘤所引起的颅内压增高,当超过毛细血管输注压时,则血液停滞、缺氧、血管内细胞受损、管壁破裂,发生血管周围灶性出血,被称为微循环出血。此型出血为代谢因素所致,临床上早期神经系统症状以意识丧失为主,为可逆性改变。当颅内压继续升高,则致脑干移位和扭曲,发生大片出血,被成为大循环出血。此型出血为机械性因素所致。临床表现由意识演变到深度昏迷,脑干循环和呼吸中枢功能衰竭,病变非可逆性,最后导致死亡。

(六)脑移位

脑移位是脑肿瘤导致颅内压增高的结果。临床上典型的脑移位(脑疝)常见有以下两种。

1.海马钩回疝　引起此型单侧疝的占位性病变,最常见于颞叶和颞顶区。它是脑侧向和下向移位的结果。靠近环池的颞叶海马回,尤其是钩回,由于其上方的压力,使它们通过小脑幕切迹向下疝出。如果是单侧,可将中脑推向对侧,被其相对的幕切迹缘压一深沟,被深为 Kernohan 切迹。疝出的脑组织可有出血、坏死、对侧中脑的压迹处及其临近脑组织发生淤血、出血、胶质增生、脱髓鞘和软化等改变。

2.小脑扁桃体疝　引起此型疝的肿瘤,多半位于幕上颅后窝,但亦可发生幕上占位性病变,尤其是额叶和靠近中线部位的肿瘤。大脑半球的肿瘤常首先引起扣带回和海马沟回疝,但当幕上的储备空隙全被占用时,则进一步引起从中脑四叠体扳到延髓尾的脑干长轴(矢状)移位。

其病变是双侧小脑扁桃体尖端被压向小脑延髓池,进而延髓一起压入枕骨大孔,扁桃体则被枕骨大孔硬骨缘压迫呈深沟,扁桃体尖端可有淤血甚至坏死。其临床表现引起突然呼吸停止而死亡,此乃由于延髓网状结构受压所致。

三、颅内肿瘤的临床表现

(一)一般症状与体征

颅内压增高症状约在 90% 以上的颅内肿瘤病例中出现。症状的发展通常呈慢性、进行性加重过程,少数可有中间缓解期;当肿瘤囊性变和瘤内出血时可表现为急性颅内压增高,严重者或肿瘤晚期者常有脑疝形成。这常是导致病人死亡的直接原因。

1.肿瘤部位与颅内压增高的关系　中线式脑室系统肿瘤的颅内压增高症状出现较早,而且程度比较严重,尤其当肿瘤部位临近室间孔、导水管和正中孔等生理狭窄区时,颅内压增高症状出现更早。另外,上述部位的肿瘤还可能在脑室系统生理狭窄区造成活瓣性梗阻,从而引起阵发性急性颅内压增高,临床表现为发作性剧烈头痛或眩晕、喷射状呕吐,发作常与头位有关,因而有的病人被迫使头部维持一种不自然的姿势,即强迫头位。

2.肿瘤性质与颅内压增高的关系　脑实质的恶性肿瘤体积增长速度较快,周围脑组织水肿反应较严重,临床上常出现头痛、呕吐和精神萎靡等症状。眼底检查常有明显视乳头水肿,并伴有眼底出血。反之,脑外的良性肿瘤,如脑膜瘤,神经纤维瘤等,体积增长速度较慢,肿瘤周围脑水肿反应较轻,临床表现头痛、呕吐症状较轻,甚至缺如,眼底水肿可长期未被察觉,患儿常于视力已明显减退时才来就诊。婴幼儿时期颅缝尚未闭合,早期可以出现代偿性颅腔容积扩大,临床表现以脑积水为主。

(二)局部症状与体征

亦即神经系统定位症状,为肿瘤对周围脑组织造成压迫或破坏所致,临床表现主要决定于肿瘤生长的部位,因此可以根据患者特有的症状和体征作出肿瘤的定位诊断。值得注意的是,局部脑受压的临床表现,常常不是单一的症状和体征,这时必须尽量观察症状发展的顺序,特别注意首发症状和体征,以便能够更准确地作出定位诊断。

1.大脑半球肿瘤临床症状　大脑半球肿瘤临床症状常见的有以下几种:

(1)精神症状:主要是人格改变和记忆力减退,最常见于额叶肿瘤,尤其是当肿瘤向双侧额叶侵犯时,精神症状更为明显。此类病儿较多表现为反应迟钝,记忆力减退甚至丧失,严重时丧失自知力及判断力。亦可表现为脾气暴躁,易激动或欣快,很少出现幻觉和妄想。

(2)癫痫发作:包括全身性大发作和局限性发作,后者对脑肿瘤的诊断更有意义,癫痫发作以额叶肿瘤最为多见,颞叶次之,顶叶又次之,枕叶最少见。有的病例抽搐发作前可有感觉先兆,顶叶肿瘤癫痫发作前可有肢体麻木等异常感觉。

(3)锥体束损害症状:因肿瘤大小及对运动区损害程度的不同而异,表现为肿瘤对侧半身或单一肢体力弱或瘫痪。临床上最早发现一侧腹壁反射减弱或消失,继而该侧腱反射亢进,肌张力增加,病理征阳性。

(4)感觉障碍:顶叶肿瘤所致之痛、温觉障碍多不明显,即使发现也多在肢体的远端,且多数非常轻微,皮质感觉障碍。表现为肿瘤对侧肢体的位置觉、两点分辨觉、图形觉、实体觉的障碍。

(5)失语:分为运动性和感觉性失语两种基本类型,见于优势大脑半球肿瘤,通常右利者为左半球。优势半球额下回受侵犯时,患儿保留理解语言的能力,但丧失语言表达的能力,称作运动性失语;当优势半球颞上回后部受侵犯时,患儿虽然保留语言表达的能力,但不理解语言,既然对语言的内容都不能理解,也就无法与别人交谈,这种情况称作感觉性失语。

(6)视野改变:颞叶深部和枕叶肿瘤影响视野辐射神经纤维,可出现视野缺损,早期表现为同向性象限视野缺损,随着肿瘤体积的增大,视野缺损的范围也越来越大,直至最后形成同向偏盲。

2.蝶鞍区肿瘤临床症状　颅内压增高在蝶鞍区肿瘤相对少见,这是因为蝶鞍区肿瘤较早出现视力视野改变及内分泌功能紊乱。

(1)视觉障碍:肿瘤向鞍上发展压迫视交叉引起视力减退及视野缺损,常常是蝶鞍肿瘤患儿前来就诊的主要原因,眼底检查可发现原发性视神经萎缩。视力减退多数先由一眼开始,进行性加重,以后另一眼视力亦逐渐减退,两眼视力可以有较大的差异,最后可导致两眼相继失明。视野缺损的典型表现为双颞侧偏盲,但在早期两侧视野可不对称,或因肿瘤对视交叉压迫的部位变异而出现一些不典型的视野改变,如肿瘤向前发展压迫一侧视神经时,可出现一眼失明,另一眼颞侧偏盲或正常;肿瘤向后发展压迫视束时,则表现为同向偏盲。

(2)内分泌紊乱:主要表现为垂体-丘脑下部功能损害症状,则较成人明显,如生长发育迟缓、肥胖或消瘦、多饮多尿及体温失调等。

3.松果体区肿瘤临床症状　与蝶鞍区肿瘤相反,多数以颅内压增高为主要临床症状,这是由于肿瘤位于中脑导水管开口附近,早期即可引起脑脊液循环梗阻,故颅内压增高常为首发症状,甚至是唯一的临床症状和体征。松果体肿瘤的局部症状系肿瘤向周围扩张压迫四叠体、小脑、中脑结构以及下丘脑所引起的功能障碍。

(1)四叠体受压迫症状:集中表现在两个方面:①上视障碍;②瞳孔对光反应和调节反应障碍。前者发生率约为 62.2%,其中 26.1%(总数的 16.4%)合并下视障碍,但很少有双眼侧视障碍者。后者表现为瞳孔对光反应迟钝或消失,调节反应障碍及阿罗氏瞳孔,发生率为 40.3%。Rand 等报告 32 例松果体瘤,其中瞳孔散大占 28%,对光反应障碍占 63%,调节反应障碍占 44%。Poppen 报告瞳孔对光反应迟钝和消失仅占 22.2%。此外,还可能出现滑车神经不全麻痹、眼睑下垂等。肿瘤压迫四叠体下丘和内侧膝状体可以发生耳聋、耳鸣。

(2)小脑体征:内肿瘤压迫小脑上蚓部或通过中脑的皮质桥脑束受压所致。临床表现为持物不稳、步态蹒跚的水平眼球震颤,前二者发生率为 46.2%,后者约为 25.3%。

(3)中脑结构受压表现:肿瘤累及脑干基底部皮质脊髓束时可以出现肢体不全麻痹,两侧锥体束征,中脑网状结构受侵犯时还能影响到病人的意识状态。

(4)下丘脑损害表现:如尿崩症(10.4%~15.5%)、嗜睡(11.9%~17.9%)、肥胖(14.7%~11.1%)、全身发育停顿(2.2%)等,性早熟仅见于男性约占 5.9%。

4.颅后窝肿瘤的临床症状 颅后窝肿瘤的局部症状可分为小脑半球、小脑蚓部、脑干和小脑桥角等 4 组。

(1)小脑半球症状:主要表现为患侧肢体共济失调,如指鼻试验和跟膝胫试验做不准,轮替试验幅度增大,缓慢,笨拙,步行时手足运动不协调,常向患侧倾倒等。此外还可出现患侧肌张力减退或无张力、患侧踺反射迟钝或出现钟摆样的膝反射。小脑性眼球震颤多以水平性震颤为主,有时也可出现垂直或旋转性眼震。

(2)小脑蚓部症状:主要表现为躯干性和下肢远端的共济失调,行走时两足分离过远,步态蹒跚或左右摇晃如醉汉,Romberg 氏征多为阳性。

(3)脑干症状:特征的临床表现为出现交叉性麻痹,即病变节段同侧的核及核下性颅神经损害及节段下对侧的锥体束征。颅神经症状因病变节段水平和范围不同而异。如中脑病变多表现为病变侧动眼神经麻痹,桥脑病变可表现为病变侧眼球外展及面肌麻痹、同侧面部感觉障碍以及听觉障碍,延髓病变可出现病变侧舌肌麻痹,咽喉麻痹,舌后 1/3 味觉消失等。

(4)小脑桥脑角症状:为病变同侧中后组颅神经症状及小脑症状。前者常见为耳鸣、听力下降、眩晕、颜面麻木、面肌抽搐、面肌麻痹以及声音嘶哑、食水呛咳等;后者表现为病变同侧共济失调以及水平性震颤。

四、颅后窝肿瘤

小儿颅内肿瘤的 2/3~3/4 为颅后窝肿瘤。根据发生部位、病理性质和症状表现,大致可分为以下几种。

(一)小脑中线部位肿瘤

包括小脑蚓部及第四脑室肿瘤。小脑蚓部肿瘤以髓母细胞瘤为代表,如发于 5~10 岁男孩。肿瘤为实质性,灰红色、质软,含血管不多,浸润性生长,边界不清,恶性度很高,常向第四脑室方向扩展,堵塞第四脑室,进而侵犯脑干。肿瘤可沿脑脊液流向播散至脊髓或小脑幕上蛛网膜下腔。蚓部肿瘤的主要症状为躯干平衡障碍和下肢肌张力减退。最初步态不稳，继则不能站立、行走，乃至不能起坐、站立时向后倾倒等。

发生于第四脑室的肿瘤以室管膜瘤为代表。源自脑室壁室管膜细胞，肿瘤表面光滑，有的呈分叶和结节状，灰红色，质软而脆，含血管不多，极少有囊性变。常与第四脑室底部紧密粘连。肿瘤恶性程度不高，除使第四脑室堵塞，压迫蚓部、脑干和小脑半球外，常向邻近小脑延髓池或通过枕骨大孔向锥管上端等处空隙延伸并嵌塞其中。脉络丛乳头状瘤、脑膜瘤等也可发生于第四脑室内，但罕见。体积小的肿瘤局限于脑室内，仅引起阻塞性脑积水的征象。体积大者则引起其他脑部受累症状。

（二）小脑半球肿瘤

以星形细胞瘤为代表，多为囊性，在囊壁上可见瘤结，表面多为灰白色，分界较清楚。但也有实质性者，呈浸润性生长，与四周无明显分界。血管网织细胞瘤也可见于小脑中线部，肉眼所见与星形细胞瘤几乎一样，仅于小脑表面有的有畸形血管伸向肿瘤。小脑半球肿瘤常引起病侧肢体共济失调，肌张力减低、腱反射减弱或消失、步态不稳偏向病侧、站立时倒向病侧并有眼球震颤等症状。

（三）脑干肿瘤

肿瘤多发生于桥脑，较少见于中脑和延髓。主要为胶质细胞瘤，且多为纤维型星形细胞瘤，少数为极形成胶质细胞瘤，其余类型罕见。症状随肿瘤部位不同，多数早期即出现相应部位颅神经症状。累及锥体束时出现交叉性瘫痪，部分同时出现感觉障碍及小脑症状。晚期症状多呈双侧性，对称或不对称性。

除上述者外，尚须指出：①绝大多数的幕上肿瘤亦可发生于颅后窝。②小儿颅后窝肿瘤好发于中线部位、且以恶性度高者最多见，越远离中线，性质越良性。发生于脑干者几乎全部为胶质细胞瘤。③小儿颅后窝肿瘤以头痛、呕吐、视觉障碍为主征，常较成人明显。颅内高压征象亦以中线部位肿瘤出现最早，此乃脑脊液循环通路首先被阻碍之故。年龄越小，越容易因颅内压增高使头颅扩大。脑干肿瘤和小脑桥脑角肿瘤常到晚期才出现颅内高压征象，且大多不会引起头颅扩大。④颅后窝肿瘤，特别是中线部位肿瘤，几乎毫无例外地引起小脑扁桃体疝。肿瘤可扩展到枕骨大孔以下，压迫延髓及颈髓上端及其脊神经根。固此更易损害延髓，成为致死的主要原因。脊神经根受压引起颈项强直，强迫头位或卧位等症状。

小儿颅后窝肿瘤几乎均于出现颅内高压征象后才引起注意，小儿出现头痛和呕吐，不能找出适当原因时，应提高警惕，应检查眼底和神经系统。根据上述各部肿瘤的特有症状，有些可以诊断。但多数病例仅有颅内高压征象，诊断不够明确，需借助某种脑系辅助检查，以明确诊断并利于选择手术方法。

手术需施行枕下开颅术。手术要点是：①在不损伤脑干、颅神经及重要血管的前提下，尽力争取全部切除肿瘤。切忌剥离与脑干紧密粘连的肿瘤组织，也不允许用手指挖取肿瘤。②囊性肿瘤应于穿刺排液后切除。勿将囊壁上瘤结或多发血管网织细胞瘤遗漏。③肿瘤不能全部切除或不能沟通脑脊液循环通路者，须考虑侧脑室-小脑延髓池分流术或其他脑脊液分流术。④除能全部切除良性肿瘤外，术毕通常不缝合硬脑膜。

术后应留置脑室引流数日，对未能满意切除的肿瘤，应视病理性质辅以放射治疗（对髓母细胞瘤最敏感）及化疗。

五、大脑半球肿瘤

除先天性血管畸形和动脉瘤外，大脑半球肿瘤占全部小儿颅内肿瘤的25％～30％，其中各种类型的胶质细胞瘤约占85％，星形细胞瘤、多行性胶质母细胞瘤和室管膜瘤又占胶质细胞瘤的1/2以上；其余15％则为脑膜瘤、血管网织细胞瘤、纤维瘤、上皮样囊肿、皮样囊肿、畸胎瘤、脂肪瘤和神经纤维瘤等。

【临床表现】

年龄较大的小儿,肿瘤所致的局部症状与成人无异,较易诊断。患儿年龄过小,不能正确叙述病史或主诉症状;对视力、视野、皮质性感觉障碍、失用症、失读症、体象识别障碍等需要准确配合的检查,不能合作;或因惯用右手或左手,尚未达到固定的阶段等原因,诊断常颇困难。因此,如患儿出现走路不稳、肢体活动不灵,不如以往活泼、易倦、思睡、学习成绩无故落后、性情失常、反复呕吐、视力下降、头痛、癫痫、头颅异常增大等情况,即应多加警惕。

【诊断】

由于患儿可通过颅缝哆开缓冲颅内高压,且脑组织代偿能力较大,当肿瘤颇为巨大,甚至已侵犯整个大脑半球时,患儿可不发生头痛、呕吐等颅内压增高症状,神经系统检查也无相应体征,有的甚至缺乏任何体征。因此,对可疑病例,均应根据需要行颅骨摄片、头颅超声波、脑电图、脑放射性核素扫描、电子计算机体层摄影、脑室造影或脑血管造影等检查,以确定有无肿瘤存在,并为手术治疗提供定位和(或)定性诊断。

【治疗】

手术治疗应注意:①胶质细胞瘤切除前应先作快速切片或涂片检查,以便根据病理性质或肿瘤的恶性程度,决定施行根治切除术抑某种减压术。②切除肿瘤前应设法降低颅内压,切忌一开始即将硬脑膜广泛切开,因肿瘤骤然向外移动和颅内压下降,可使本来相对稳定的颅内各部分间的相互关系于瞬间发生紊乱,使血循环和脑调节功能发生障碍,导致呼吸和循环衰竭;同时肿瘤向外脱出时可能撕破脑皮质。囊性肿瘤应先穿刺放液。实质性肿瘤应先于一较小的硬脑膜切口下,切除部分允许切除的脑组织或肿瘤组织,使颅内压渐次下降,随后才扩大硬脑膜切口,继续完成肿瘤切除。③如病理切片证实肿瘤恶性度很高或根本不能全部切除者,则部分切除以达到减压目的;反之,则应于不损害重要中枢的前提下,尽量广泛或彻底切除肿瘤。婴幼儿或10岁以内小儿具有很强的代偿力,常于优势半球广泛或彻底切除肿瘤后,也不显示神经缺失症状,或纵有明显症状以后又很快恢复。除胶质细胞瘤外,其余肿瘤可按颅内肿瘤手术一般原则处理。放射或化学药物的等辅助治疗,当视肿瘤病理性质而定。

六、颅咽管瘤

颅咽管瘤起源于胚胎期颅咽管的残存上皮细胞,是颅内最常见的先天性肿瘤,大多发生于鞍区。仅少数见于其他部位。由于颅咽管上皮可向各方向发展,故肿瘤位置各异。

瘤体小者多为实质性。大者多为囊性,单房或多房,囊内含有黄色透明或其他颜色的粘稠液体,并有大量胆固醇结晶和蛋白质。巨大的囊性肿瘤内常含有不等量的实质性瘤组织,肿瘤包膜光滑,厚薄不一。厚者呈灰白色或淡红色,薄者则随囊液颜色而异。包膜和实质性肿瘤组织中常有钙化。肿瘤属良性时,血管不多,呈扩张性生长,常于周围结构粘连。小儿颅咽管瘤的组织结构多为乳头型。

颅咽管瘤位居小儿鞍区肿瘤的首位(约占54%)。好发年龄为7～13岁,极少数曾见于新生儿。男性发病率较女性稍高。

颅咽管瘤的症状与肿瘤体积大小及对周围结构的关系密切。一般概括为:①垂体和丘脑下部损害症状:表现为发育缓慢或停滞、身材矮小、软弱无力、易倦、呆板、嗜睡、肥胖或消瘦等;青春期生殖器官和第二性征不发育,成为肥胖性生殖无能综合征;丘脑下部垂体束严重受损时则出现尿崩症。②颅神经损害症状:视神经或视交叉受压,视力减退和视野缺损。视神经直接受压可引起视神经原发性萎缩,但继发性视神经萎缩在颅咽管瘤病例中更为常见,此乃颅内压增高的最终表现之一,而非视神经直接受压所致。少数病例出现其他颅神经麻痹,较常见的为眼球运动神经麻痹。③颅内高压症状:肿瘤压迫室间孔所致的脑内积水和肿瘤在颅内的占位作用，是引起颅内压增高的主要原因，有颅内压增高的症状及体征，症状发展缓慢，易被忽视，又因小儿缺乏正确主诉，故不少病例到颅内压严重增高时始被发现。当肿瘤增大到损害周围脑部（如颞叶、额叶等）、则可产生与之相应的局部神经症状。

约有 70% 的病例，颅骨 X 线片见鞍区有斑点状或弧形钙化影。断层摄片检查时，这种钙化的显示率高达 90% 以上。因此，根据临床症状、鞍区钙化影、颅内高压所致颅骨和蝶鞍改变，一般易于确诊。但于治疗前尚需进行电子计算机 X 线体层摄影和内分泌学检查。

颅咽管瘤治疗以手术为主，按病情许可和技术可能，施行肿瘤全部切除术、部分切除术或囊液引流术；完全不适于切除时，可施行脑脊液分流术亦可采用放射治疗（肿瘤内或体外放射）或与手术治疗联合应用。此外，尚需补充缺少的垂体激素。

除肿瘤可全部切除和放射治疗疗效良好者外，绝大多数肿瘤仍将继续长大。因此，颅咽管瘤的病理性质虽为良性，但治疗效果尚不理想。

七、脉络丛肿瘤发源于脉络丛的肿瘤主要有下列 3 种。

（一）脉络丛乳头状瘤

可发生于任何年龄，3/4 见于 10 岁以前，尤多见于 2 岁以内，少数见于新生儿，男性发病率稍高。肿瘤好发于侧脑室内脉络丛球部，即侧脑室三角部，其次为第四脑室及小脑桥脑角，再次为第三脑室，其他部位少见。肿瘤外观酷似菜花，呈紫红或灰紫色，质地软而脆、容易出血，间有钙化。出现于脑室内者与脉络丛相连，并常与脑室壁粘连。肿瘤引起的症状随所在部位而异。发生于脑室系统内者，可因分泌大量脑脊液而引起交通性脑积水，但当脑室系统被堵塞时，则形成阻塞性脑积水。通常不引起严重局部症状。位于侧脑室或第三脑室者，可因内囊受压出现偏瘫、偏侧感觉障碍和同向偏盲。位于第四脑室及小脑桥脑角者则引起该部位其他肿瘤相似的症状。通过脑室造影，可作出定位诊断，间或尚能对侧脑室内肿瘤定性。

脑血管造影时或可见侧脑室内肿瘤的供应动脉，脉络前动脉增粗，并有肿瘤血管分布。

因肿瘤性质为良性，全部切除后预后甚佳。切除脑室内肿瘤，术中不可使肿瘤碎块遗漏于脑室内，止血必须妥善，术毕用 Ringer 液充盈扩大的脑室。以防脑室塌陷及继发颅内出血。术后需反复进行腰椎穿刺，放出含血的脑脊液。位于其他部位的脉络丛肿瘤则按各相应部位肿瘤原则切除。

（二）脉络丛乳头状腺癌

较良性乳头状瘤少见，为原发性腺癌抑由脉络丛乳头状瘤恶变而成，目前尚无定论。该肿瘤肉眼所见与乳头状瘤完全相同，但组织学检查呈恶性表现，血管特别丰富，可自发出血或坏死。肿瘤可沿脑脊液通路播散到脊髓或颅内其他部位，少数可转移到颅外，不少于局部呈浸润性生长，常引起较多、较重的神经缺失症状，手术难以彻底切除，预后不良，术后可辅助行放射治疗。

（三）脉络丛脑膜瘤

亦可发源于脉络丛或脉络组织。肿瘤位于侧脑室或第三脑室内，引起相应的局部症状和颅内高压征象。侧脑室内脉络丛脑膜瘤手术切除后预后较佳。

八、颅内脑膜瘤

颅内脑膜瘤起源于蛛网膜内皮细胞，可发生于颅内任何部位，多发于蛛网膜颗粒密集处。少数为多发性，或与其他颅内肿瘤伴发，或为出现于眼眶、额窦、眉间、颅骨表面等处的异位性脑膜瘤。

脑膜瘤有很多类型。绝大多数为具有包膜的良性肿瘤。于增大过程中虽可累及脑膜、血管（静脉窦等）、颅骨、颅骨骨膜、肌肉或头皮，但对脑组织仅起推挤或压迫作用，故完全切除后不致复发。少数脑膜瘤可转变成恶性，且于恶性变后仍具有完整的包膜。因此不能单凭此点来判定脑膜瘤的性质。另有少数开始生长时已成恶性，并具有肉瘤特征，称原发性膜膜肉瘤。恶性脑膜瘤和脑膜肉瘤不仅浸润脑组织，少数可向颅外远处转移。

脑膜瘤约占全部小儿颅内肿瘤的 5%，小儿侧脑室内脑膜瘤、多发性脑膜瘤、与神经纤维瘤病伴发的脑膜瘤、恶性脑膜瘤和脑膜肉瘤均较成人多见。由于小儿对颅内占位病变的代偿能力较大，临床症状进展缓慢，确诊时肿瘤体积常已大到令人惊异。与成人相比，小儿患者较少有肿瘤的局部症状，多数病例是由于出现严重颅内高压征象或于寻找癫痫病因同时被偶然发现。

小儿脑膜瘤的颅骨 X 线平片甚少有肿瘤引起的局部骨质改变，而颅内高压所致的颅骨改变却较明显。仅极少数可见肿瘤钙化影。通过脑系统特殊检查，一般易于确诊。

脑膜瘤需手术切除。按部位不同采取相应的切除方法。应于不损伤重要血管（如上矢状窦、颈内动脉及其主要分支等）、皮质中枢及脑干的前提下，全部切除肿瘤和被肿瘤侵犯的硬脑膜和颅骨。由于小儿恶性脑膜瘤的比率较高，除侧脑室内者外，预后不及成人。恶性脑膜瘤术后可辅行放射治疗。

九、第三脑室后部肿瘤

第三脑室后部肿瘤又称松果体区肿瘤。发生率仅占颅内肿瘤的 1%～2%，包括松果体细胞瘤、松果体母细胞瘤、松果体囊肿、各种类型的胶质细胞瘤、脑膜瘤、血管网织细胞瘤、畸胎瘤、上皮样囊肿、皮样囊肿等性质和起源互不相同的肿瘤。

起源于松果体本身的肿瘤，目前尚无一致的分类和命名。文献中有种子细胞瘤、双细胞型种子细胞瘤、生殖细胞瘤、精原细胞瘤、非典型畸脑瘤、松果体母细胞瘤等，其组织结构可能各不相同。但均为恶性度很高的肿瘤，不能完全切除。肿瘤常随脑脊液播散到各处，少数可转移到身体他处。

起源于松果体的各种先天性肿瘤均多见于 10～20 岁的男性。肿瘤位于胼胝体压部之下与四叠体之上，肿瘤的前上方为第三脑室后部，后下方为小脑幕并与小脑中央叶相邻，同时尚累及大脑深部静脉系统向外引流的汇集处。因此，常于早期即因中脑导水管阻塞引起阻塞性脑积水现象。肿瘤压迫四叠体上丘和动眼及滑车神经核区，出现瞳孔对光和调节反应障碍，双眼不能向上或（和）向下运动。上视麻痹者称 Parinaucl 综合征，约见于 70% 的病例中，对定位诊断有重要意义。当下丘及斜方体受压时可出现听力减退。巨大或具有浸润能力的肿瘤，尚可引起各有关部位的症状。有 10%～20% 的松果体肿瘤男性病儿出现性早熟，称早熟性生殖器官巨大综合征。其成因可能与松果体内分泌作用失常，或与肿瘤直接或间接累及丘脑下部灰质结节有关。

根据症状、颅骨 X 线平片，头颅 CT 所见松果体钙化斑扩大及移位，脑室造影所见第三脑室后部的缺损影，一般可作出定位诊断。

此区脑肿瘤直接手术的死亡率极高，不少放射治疗颇敏感。目前有两种治疗意见：①首先施行脑脊液分流术以解除颅内高压，术后进行放射治疗。如症状仍不能缓解，考虑切除肿瘤。②首先进行肿瘤组织活检，如证实肿瘤为恶性，与施行脑脊液分流术后作放射性治疗；良性肿瘤则直接切除。

十、椎管内肿瘤

椎管内肿瘤又称脊髓肿瘤，包括起源于脊髓、脊膜、脊神经根和椎管壁的肿瘤，由颅内或身体其他部位转移入椎管的肿瘤以及由周围直接侵入椎管的肿瘤。血管畸形、硬脊膜外囊肿,炎性肉芽肿等虽非肿瘤,也可发生于此部位。

根据肿瘤于椎管横断面所占的位置,可分为髓内肿瘤、髓外硬脊膜内肿瘤和硬脊膜外肿瘤;根据肿瘤发生于脊髓的不同平面,又可分为颈段肿瘤、胸段肿瘤等。并可结合纵横两方的部位命名,如颈段髓外硬脊膜内肿瘤等。

颅内的各种肿瘤,大部分也可发生于椎管内,但发生率迥然不同。如成人神经纤维瘤为椎管内最常见的肿瘤,约占70%,而颅内占8%左右;胶质细胞瘤于颅内占50%左右,而椎管内则占10%。椎管内肿瘤中,髓内者主要为胶质细胞瘤;髓外硬脊膜内者主要为神经纤维瘤和脊膜瘤;硬脊膜外肿瘤的类别则较多,如脊膜瘤、神经纤维瘤、纤维瘤、骨瘤、软骨瘤、肉瘤、神经母细胞瘤、转移瘤等,其中以转移瘤和其他恶性肿瘤较多见。小儿椎管内肿瘤的特点为:①总发生率远较成人低。②先天性肿瘤(畸胎瘤、皮样囊肿、上皮样囊肿等)和恶性肿瘤(神经母细胞瘤、网状细胞肉瘤、淋巴肉瘤等)较多见,成人最多见的神经纤维瘤较少发生于小儿。

以髓外硬脊膜内的神经纤维瘤为例,可看出病程发展多具有以下的规律性:①刺激期:体积尚小的肿瘤刺激脊神经根,主要引起受累神经根的感觉或运动障碍。感觉障碍多表现为各式各样的根痛,少数为感觉异常。因涉及范围很小,通常不易察觉根式运动障碍。如脊神经感觉根因肿瘤长大而被破坏,受累范围感觉即消失。腹侧的肿瘤多引起运动障碍。②脊髓部分受压期:受压平面以下的肢体感觉和运动障碍。涉及的范围、程度和症状出现的时序和肿瘤与脊髓内部结构,神经束排列、走向等密切相关。③脊髓功能横断期:由于肿瘤增大,脊髓受压更重,受压部位以下引起脊髓横断似的功能障碍,表现为四肢瘫痪、截瘫或马尾损害等症象,由于每例病理性质、平面高低、病变与脊髓间的关系等因素不同,不仅髓内肿瘤与硬脊膜外肿瘤之间,且与髓外硬脊膜内肿瘤之间的病程经过和症状也常有不同。

多数椎管内肿瘤通过询问病史、神经系统检查或髓管内造影检查可确诊,但于不能正确陈诉病史或对检查不合作的小儿则诊断有困难。因此如遇小儿发生原因不明的肢体疼痛、持物或行走异常,膀胱或直肠功能障碍或肢体瘫痪等症状,即应进行神经系统检查。再按情况进行脊柱X线摄片,Queckenstedt试验及脑脊液化验。并选用脊髓腔造影检查,以确定肿瘤的位置,或与其他疾病作鉴别。

除转移瘤外,椎管内肿瘤均应手术治疗。绝大多数良性肿瘤可完全切除。如诊断及时,于神经组织尚未受严重损害前手术,一般预后甚佳。不能全部切除的恶性肿瘤及不宜手术的转移瘤,可进行放射治疗或化学治疗。

十一、小儿颅内肿瘤的治疗

(一)小儿颅内肿瘤的治疗原则

儿童脑瘤治疗原则上与成人基本相同,但因小儿脑瘤有其自身的及机体生理上的特点。因此,治疗上也有其特性。脑瘤手术必须达到尽可能将肿瘤全切除,以达到缓解颅压或解除脑脊液循环梗阻的目的,或解除肿瘤对主要功能结构的压迫以便改善临床症状,通过手术以明确肿瘤病理类型,为放射性治疗及化疗提供条件和赢得时间,经过综合治疗达到延长生存期的目的。现就儿童发病率最高的后颅窝以及第三脑室肿瘤的手术特点作一介绍。

1.后颅窝肿瘤的手术原则 除桥小脑角肿瘤外,基本上都采用侧卧位后正中开颅,此部位肿瘤都有严重的梗阻性脑积水,故在麻醉后均行额角穿刺(囊性肿瘤例外),保留穿刺针,在切开硬脑膜前开始放液,此优点是在颅压不高的情况下切除肿瘤时,对脑组织牵拉轻,出血少,暴露清晰,一旦梗阻打通,看到导水管下口,需立即将穿刺针拔除,可减少颅内积气。后颅窝开颅时枕骨大孔必须咬开,但环椎后弓的切除与否视 CT 或 MRI 片上肿瘤下极的位置而定,当肿瘤突入枕骨大孔以下特别是达到颈以下时,必须切除环椎后弓以暴露肿瘤,否则,可不必切除。后颅窝中线肿瘤其供血多来自小脑下动脉分支,因此,在分离时先处理下极,肿瘤尽可能完整或大块切除以减少肿瘤碎屑脱落至蛛网膜下腔造成肿瘤种植和转移。切除肿瘤时解剖关系要清楚,严禁损伤脑干。

2.第三脑室内肿瘤手术原则　现在较多采用头皮小切口开颅,于冠状缝前 1～1.5cm 处行长约 10cm 的弧形切口,经额中回皮质造瘘行三室肿瘤切除,其优点为术野小,创伤小,出血少,手术时间缩短,可不输血,节省血源,术后头皮很少积液,眼睑不肿胀。此部位肿瘤切除时必须看到导水管上口,同时,行透明隔穿通术以解除脑脊液循环梗阻,术中要避免损伤丘脑下部,脑室内手术原则上不用明胶海绵止血,以免术后发热或海绵脱落梗阻脑脊液循环通道。侧脑室体前部及视丘前部肿瘤仍可应用此入路。

(二)抗肿瘤的药物治疗

【肿瘤细胞周期】

从一次细胞分裂结束算起,到下一次细胞分裂完成为止,称为细胞周期。周期分为两个阶段,M 期(有丝分裂期)和 G_1,S,G_2 期(间期)。每一参与增殖分裂的细胞必须按顺序经过下列四个阶段的生化过程:

1.G_1 期(DNA 合成前期):①产生诱导 DNA 合成的物质;②形成 DNA 膜板;③形成各种碱基核苷酸;④形成 DNA 聚合酶;⑤合成蛋白质和 RNA。

2.S 期(DNA 合成后期)。

3.G_2 期(DNA 合成后期)。

4.M 期(有丝分裂期)。

【脑肿瘤细胞动力学分析】

脑肿瘤细胞分裂完成之后,以部分进入 G_1 期,继续进行增殖周期,称为增殖细胞群。而另一部分进行暂不增殖状态,但保留增残分裂能力,需要时再进入增值周期,称为非增殖细胞群。非增殖细胞也称 G_0 期细胞。肿瘤增殖细胞数与整个肿瘤细胞数之比称为肿瘤生长系数(GF),生长系数大则肿瘤生长迅速,恶性度也高。

【肿瘤细胞的增殖分析】

脑肿瘤的直径在 CT 片上为 2.72cm,细胞数可达 10^{10} 即 10 克时就可出现临床症状,如直径达 5.85cm,细胞数可达 10^{11},即 100 克时,就可能危及病儿生命。设治疗直径约为 6cm 的胶质母细胞瘤重量为 100g,即细胞数为 10^{11} 个细胞。手术加放疗把细胞数减为到 1/100,则残存细胞数为 10^9 个细胞,即 1g。此时在 CT 图像上不能查出,临床上可能判定为完全治愈。放任之,残留瘤细胞仍分裂增殖,恢复到手术前的 10^{11} 个细胞只需 50 余天。如果手术加放疗把细胞数减为到 1/1000,则恢复到术前的 10^{11} 个细胞需 70 余天。故手术放疗后必须化疗,进一步对已缩小的肿瘤进行控制,防止其增殖,使之进一步缩小。如果只做到部分切除,那就更需要化疗了。

【应用抗肿瘤药物的原则】

1.根据细胞周期选择药物　药物选择按照细胞周期可将药物分成二大类:①细胞周期非特异性药物,这类药物对增殖细胞群和非增殖细胞群都有杀伤性作用,如卡氮芥(BCNU)、环磷酰胺(CTX)、更生霉素、环己亚硝脲(CCNU)。②细胞周期特异性药物,这类药物作用于增殖细胞群,如 5-氟尿嘧啶(5-Fu)、甲氨喋呤(MTX)、阿霉素(ADM)、长春新碱(VDK)。

2.按是否通过血脑屏障选择药物　肿瘤组织不具备血脑屏障,而正常细胞却具有血脑屏障。故此,不通过血脑屏障的药物只作用于肿瘤局部,而不损害正常脑组织。一般而言,残余肿瘤多的或复发的病例选用此类药物较好。但对肿瘤周边的正常脑组织的交界处常残留肿瘤细胞,或有小的卫星肿瘤,为了控制此部肿瘤,选用透过血脑屏障的药物较好。脂溶性药物易于透过血脑屏障,水溶性药物难以透过血脑屏障。两者伍用较好。

联合应用抗肿瘤药物的原则和途径

1.联合用药　采用作用时间不同的多种化疗药物,以使增殖周期各个时相的肿瘤细胞受到最大杀伤为目的,多主张联合用药。在联合用药时要注意用药配伍避免出现拮抗及相减作用。同时要避免加重毒副作用。

2.用药途径

(1)全身用药:主要有静脉、肌肉、口服法。全身用药方便、简单。但肿瘤局部药量与其他部位药量相同,未能侧重肿瘤局部是其不足之处。

(2)局部用药:肿瘤内注射,残腔留置 om-maya 导管,按时向手术残腔内注药。

(3)动脉内注射法:应用颅内超选择导管,在眼动脉远端给药,以避免失明的发生。常用 BCNU,每平方米 150～200mg,2～3 小时内注入。肿瘤摄取药物浓度是静脉给药的 10～100 倍。已有报告,CT 证实超选择性动脉灌注后肿瘤影像缩小或消失。治疗脑肿瘤常用化学药物。

【脑瘤化疗注意事项】

1.密切注意毒性和副作用、恶心呕吐等胃肠反应,可应用镇静剂。

2.化疗可引起脑水肿、出血及颅内压增高,应及时应用脱水剂及大剂量激素。故手术切除肿瘤后再用化疗较为安全。

3.抗肿瘤药物大多可产生骨髓抑制,每周做白细胞及血小板计数。如白细胞下降到$(3～4)×10^9/L$或出现出血倾向后当停药。

4.定期检查肝功能、肾功能,防止肝肾功能受损。

5.化疗同时应当伍用提升白细胞的药物,如鲨肝醇、利血生等。同时加强支持治疗,给予充足的能量供给。

(三)脑肿瘤的免疫疗法

免疫学研究已经证明恶性肿瘤的病人免疫机能低下,放疗和化疗也能造成免疫机能低下,尤其化疗常常需要多疗程反复使用,这就更能促进免疫功能低下。所以免疫疗法对治疗恶性脑肿瘤也成为必需的手段。不过在脑肿瘤治疗上特异免疫疗法目前尚未达到实用阶段,非特异免疫疗法已经应用于临床。

1.卡介苗疗法　卡介苗接种后骨中的干细胞、T 细胞、B 细胞及巨噬细胞机能得到增强,因而能提高病儿的免疫能力。而有报告脑胶质瘤病人的 93.7%结核菌素反应阴性,经卡介苗接种治疗脑胶质瘤病人 2 年存活率为 68%,3 年后存活率为 38%。非接种组病人 2 年存活率为 25%,3 年存活率为 13%。卡介苗治疗脑胶质瘤是有效的。不过,由于其他免疫疗法的兴起,卡介苗治疗脑胶质瘤已经较少应用,被其他免疫疗法所替代。

2.转移因子　转移因子是淋巴因子中的关键性因子,分子量在 5000 以下,不属蛋白质,故无抗原性,能使正常淋巴细胞转化,增殖为具有特异性的致敏 T 细胞,增加致敏淋巴细胞的数量。即转移因子能把供体细胞的免疫机能转移给受体,从而激发和增强机体的免疫机能。

通常使用的转移因子是从正常人末梢血、扁桃体、脾组织中提取的。每 2ml 中含血细胞或淋巴细胞 4亿～5 亿个$(4×10^8～5×10^8)$。用于皮下注射,尤以腋部皮下注射更好。每周一次,每次 2～4ml,10～20支为 1 个疗程,3～6 个月可重复第 2 个疗程。

3.干扰素　人血白细胞干扰素是由健康人血液中正常生理功能的白细胞在特定诱生剂作用下产生的

一种蛋白质制剂。干扰素具有广谱抗病毒作用,并对肿瘤细胞生长有明显的抑制作用,是一种有希望的抗肿瘤药物,对免疫活性细胞有激活作用。临床上常用的是冻干人血 α 干扰素,是经真空冷冻干燥法制备的干燥粉末。用前溶解于 2ml 注射用水中,肌肉注射,每日一次。用后能提高病儿的免疫功能。

4.LAK 和白细胞介素　淋巴因子活化的杀伤细胞(LAK)具有十分广阔的抗瘤谱,能杀伤多种肿瘤细胞而不杀害正常细胞。脑胶质瘤病儿 LAK 细胞活性明显低于正常人。但脑胶质瘤病儿 LAK 细胞活性与白细胞介素 1L-2 呈正相关,增加 IL-2 含量可使 LAK 活性增加,从而提高胶质瘤病儿的免疫功能。LAK 细胞是利用一种淋巴因子——白细胞介素-Ⅱ(IL-2)与病儿周围血中淋巴细胞接触产生的,即只有在 IL-2 存在的情况下,LAK 才能发挥效应。

给药方法有 4 种:①瘤床撒布。②瘤体内注射。③瘤体＋瘤体周围注射。④脑室或蛛网膜下腔给药。各法给药剂量不同。例如,经 Ommaya 管给药,取 LAK 细胞 $10^{9\sim10}$ 个,加 IL-2 2000μ/kg,再加生理盐水 2ml,注入贮液囊中,注入速度 1ml/min;实质性者 0.4ml/h,24 小时后第 2 次注射,5 次一疗程,蛛网膜下腔或脑室注入 LAK 细胞 5×10^8 个/次,每周 2～3 次,总量 1×10^{10} 个细胞。

Barba 报告有肿瘤缩小的病例,也有人采用 LAK 细胞和 IL-2 蛛网膜下腔注射,治疗髓母细胞瘤脑脊液转移 8 例,4 例症状改善,脑脊液细胞培养阴性。可见 LAK 和 IL-2 治疗脑胶质瘤是很有前途的新疗法。

(四)颅内肿瘤的放射治疗

颅内肿瘤的放射治疗分为普通放射治疗、立体定向放射治疗、同位素间质内放疗及聚焦 Gamma 射线放射治疗。

【放射治疗的概念】

1.普通放射治疗　是一种非侵入性治疗手段,在颅外远距离照射,多采用高能光子、质子、中子或电子束,以外部 X 线机、钴 60 机,加速器做放射源。放射率为每分钟 0.1～0.3Gy。病儿每天接受 0.2～0.4Gy 的放射剂量,一般常规放射治疗量需要 5～9Gy(500～900rd);照射 5 周左右的时间。若高于这一放射剂量,虽对脑瘤的治疗效果可以进一步的提高,但可能引起肿瘤周围正常脑组织的坏死,全身性造血组织的抑制等并发症。

2.立体定向放疗　是利用立体定向技术对颅内肿瘤进行立体定位,精确地定出脑深部肿瘤的大小、形态及其与脑组织的关系,然后通过导向系统把放射性核素或放射线源引入肿瘤,进行瘤内放疗,或用立体定向引导聚焦外放疗,这些方法就称之为立体定向放射术。

3.同位素间质内放疗　是指将放射性同位素制成胶状液体或微小固体颗粒,用手术的方法将其置入瘤体内或瘤腔(囊)内进行放射治疗,故又称瘤内放射性核素治疗,与远距离外放射治疗相比又称近距离瘤内放疗。另外,向脑恶性肿瘤内插入导管后用后装机引导 19217 同位素进行 Gamma 放射线瘤内照射,总称之为脑瘤间质内放疗。

4.伽玛刀放射治疗　伽玛刀放射治疗是在立体定向技术基础上发展起来的一种新的治疗方法,它是用 Gamma 射线来通过立体定向技术聚焦在脑内一个靶目标点,以治疗脑瘤,这个系统称为 Gammaunit,也有人称伽玛刀手术,是一种非入侵性治疗手段。

【放射治疗原理】

放射线对肿瘤细胞的蛋白质分子产生电离作用,从而引起细胞生理机能、生化及病理方面的变化,以致使细胞死亡。同时射线照射进入机体后,因机体内的水产生电离,间接地影响机体的正常新陈代谢。由于水的电离作用,而产生强氧化剂,可使机体和细胞的酶系统受到极严重的影响。放射线对生产越旺盛和越幼稚的组织细胞的影响作用越大。肿瘤组织细胞很像胚胎期的幼稚细胞,很容易被放射线所破坏致死。正常组织细胞虽也可有一定损害,但它的可恢复其生活、生长与繁殖能力不致受极大影响。

脑瘤的放射治疗在生物学及临床上存在一些有利条件,比如:①除个别肿瘤外,脑瘤不向颅外转移;②有些脑瘤对放射线特别敏感;③头顶部组织对放射线耐受性相对较强;④头部可采用多野或旋转式或钟摆照射。

【放射治疗的适应证】

各种颅内肿瘤中胶质瘤对放射线尚较满意,胶质瘤对放射线敏感程度的顺序为成髓细胞瘤＞室管膜瘤＞星形细胞瘤＞多型性成胶质细胞瘤。对室管膜瘤而言,多数放疗效果较好,且比同等分化程度的胶质瘤为满意。星形细胞瘤的患儿,进行放疗只有少于 50％的病儿效果较满意。而多形性成胶质细胞瘤放射治疗的效果,文献记载颇不一致,有报告好转较快,有的认为效果不大。

在各类垂体腺瘤中,嗜酸性细胞腺瘤比难染色细胞腺瘤对放射较敏感,而嗜碱性细胞腺瘤又较前两者敏感。非囊性肿瘤较囊性病变敏感。

【放射治疗的剂量和方法】

表示放射治疗的剂量单位有伦琴(R)和拉德(rad)。伦琴表示在标准温度(0℃)和 1 个大气压下,1cm³空气中受 X 线或 γ 照射而产生的正负电荷为 1 静电单位所需要的放射剂量。拉德为每克物质中吸收 100 尔格能量所需要的放射剂量($1rad=0.01Gy$)。

脑肿瘤的放射剂量取决于肿瘤的性质和部位,照射的次数和疗程长短与机器的条件、病人的耐受性有关。根据目前国内常用的放射量,分述如下:

1.大脑半球肿瘤的深度 X 线治疗　根据肿瘤的具体部位取左、右照射野,肿瘤位于较前者加照额顶区,后半球者加照顶枕区,各照射野的直径为 8cm,轮流照射。首次剂量为 0.1Gy,然后逐步增加,第 2 天 0.1+0.1Gy,第 3 天 0.15+0.15Gy,第 8 天 0.2+0.2Gy,每日最大量不应超过 0.4Gy。在 4～5 周内空气总量达到 1.1Gy 为一疗程。若以⁶⁰Co 为放射源,则任何部位的大脑半球肿瘤均取左右照射野,每野大小为 8cm×8cm,根据肿瘤的深浅度决定照射时间和剂量。一般首次剂量为 0.1Gy,逐步加大,若反应较小则在 2～3 天内即可达到每天的最大剂量 250R,须在 1 月左右的时间达到组织剂量 6Gy 左右。组织剂量的计算按各机器和不同时间而异。

2.垂体区肿瘤的 X 线治疗　常以左、右和以发际为中心的额顶区轮流照射,照射野的直径 6cm,要求空气总量达 9000R 为宜。垂体区肿瘤⁶⁰Co 治疗则取左右照射野,野的大小为 5cm×5cm,组织剂量 4～5Gy 为宜。

(3)小脑及第四脑室肿瘤的 X 线治疗:若以深度 X 线治疗则取左、右后照射野及枕照射野,一般儿童 6cm×7cm 或 6cm×8cm,轮流各野照射剂量达 9Gy 为一疗程。若以⁶⁰Co 治疗,则仅取左右耳照射 6cm×7cm 交替进行,总量达 5～5.5Gy 为宜。

(4)脑干肿瘤的深度 X 线治疗则取左、右包括耳的照射野 6cm×7cm 大小和枕野 6cm×8cm,轮流照射一总空气剂量达 110Gy 为一疗程。若以⁶⁰Co 治疗则仅需左、右包括耳朵在内的 6cm×7cm 照射野,轮流照射,总剂量达到 6～6,5Gy 为一疗程。

【放射治疗的禁忌证】

1.病儿情况极度衰竭、恶病质或伴有严重心、肾或其他疾病。

2.手术创口尚未愈合或有创口感染者。

3.有急性炎症、败血症或脓毒血症。

4.已接受过放射治疗,因皮肤或其他组织损害,不容许再进行放射。

5.因肿瘤本身或化疗原因引起骨髓功能抑制者。

【放疗的并发症及预防】

并发症有即期反应及远期反应两类。即期反应在治疗期间出现,分全身与局部两大类。

全身反应有乏力、精神不佳、食欲减退、头痛、恶心、呕吐、粒细胞下降等。此反应一般不严重,如同时进行脊髓预防性放射或化疗,粒细胞可降至 2000 以下,必须暂停放射并采用肾上腺皮质激素、维生素 B_4、B_6、鲨肝醇、利血生等药物治疗。若出现颅内压增高症状,可应用高渗葡萄糖或 20% 甘露醇静脉滴注,全身反应常在治疗开始后不久至治疗 2 周后左右出现,以后可逐渐适应。

局部反应有脱发、头皮潮红、色素沉着、糜烂或溃疡形成等。其发生除与放射源有关外,还与头皮血供、创口愈合情况有关。必须妥善处理放射野,避免压迫,不要粘胶布,如有搔痒可适当应用洗剂或扑粉。鞍区肿瘤放射治疗后可见短期视力减退,可能与视神经受照射有关,可服用肾上腺皮质激素及维生素等药物。

远期反应为放射区的神经组织坏死,病儿多因而致死。尸检可见脑内血管栓塞、胶质增生、神经元退化等表现。放射性坏死和纤维化都属不可逆性的且进行性恶化,故必须注意预防。

方法是:①不超量放射;②避免重复放射;③足够的睡眠休息及充足营养;④服用激素及多种维生素。

（宋　华）

第二篇　护理保健篇

第八章　新生儿疾病的护理

第一节　新生儿窒息

新生儿窒息是指婴儿出生时无呼吸或呼吸抑制；若出生时无窒息，而数分钟后出现呼吸抑制亦属窒息。新生儿窒息多为胎儿窒息的延续。此病是围生期小儿死亡和导致伤残的重要原因之一。

【病因】

窒息的本质是缺氧，凡是造成胎儿或新生儿血氧浓度降低的任何因素都可以引起窒息，与胎儿在宫内所处环境和分娩过程密切相关。

（一）孕母因素

孕母患糖尿病，心、肾疾病，严重贫血，急性传染病，妊娠高血压综合征，前置胎盘，胎盘早剥和胎盘功能不足、多胎妊娠、孕母吸毒以及孕母年龄＞35 岁或＜16 岁等。

（二）分娩因素

脐带受压、打结、绕颈等，手术产如高位产钳、臀位以及产程中的麻醉、镇痛剂和催产药使用不当等。

（三）胎儿因素

早产儿、小于胎龄儿、巨大儿、各种畸形、羊水或胎粪吸入、宫内感染等。

【病理生理】

（一）原发性呼吸暂停

胎儿或新生儿窒息缺氧，开始时有代偿性呼吸深快。由于低氧血症和酸中毒，引起体内血液重新分布，即各器官间血液分流，肺、肠、肾、肌肉、皮肤等处血管收缩，血流量减少，从而保证重要生命器官如心、脑、肾上腺等处的供血。如缺氧未及时纠正，旋即转为呼吸抑制和反射性心率减慢，此为原发性呼吸暂停。此时患儿肌张力存在，血管轻微收缩，血压升高，循环尚好，但有紫绀，如及时给氧或予以适当刺激，有时甚至在无外界帮助下仍能恢复呼吸。

（二）继发性呼吸暂停

如缺氧持续存在，则出现喘息样呼吸，心率继续减慢，血压开始下降，肌张力消失，面色苍白，呼吸运动减弱，最终出现一次深度喘息而进入继发性呼吸暂停。在本阶段无氧代谢使酸性产物极度增加，导致重度代谢性酸中毒。此时体内储存糖原耗尽，血流代偿机制丧失，心脏功能受损，心率和动脉压下降，生命器官供血减少，脑损伤发生；机体中其他已处于缺血状态下的器官，则因血内含氧量的进一步下降而更易受到缺氧缺血的损害。如无外界正压呼吸帮助，则无法恢复以至死亡。

（三）血液生化和代谢改变

窒息缺氧导致血 $PaCO_2$ 升高，pH 和 PaO_2 值降低。在窒息应激状态时，儿茶酚胺及胰高血糖素释放增加，使早期血糖正常或增高；当缺氧情况持续，糖类消耗增加、糖原储存空虚，遂出现低血糖症。应激情况下可导致低钙血症；此外，窒息酸中毒也可导致高间接胆红素血症；亦能引致左心房心钠素分泌增加，造成低钠血症。

【临床表现】

（一）胎儿缺氧（宫内窒息）

早期有胎动增加，胎心率增快，≥160 次/分；晚期胎动减少甚至消失，胎心率变慢或不规则，羊水被胎粪污染呈黄绿或墨绿色。

（二）Apgar 评分

目前 Apgar 评分是一种简易的临床评价新生儿窒息严重程度的方法。在胎儿生后 1 分钟和 5 分钟进行常规评分。生后 1 分钟评分可区别窒息程度，5 分钟评分有助于预后判断。0～3 分为重度窒息；4～7 分为轻度窒息；8～10 分为基本正常。

（三）各器官受损表现

1.心血管系统　轻症时有传导系统和心肌受损；严重者出现心源性休克和心力衰竭。

2.呼吸系统　易发生羊水或胎粪吸入综合征、肺出血和持续肺动脉高压等，低体重儿常见肺透明膜病、呼吸暂停等。

3.肾脏损害　较多见，急性肾功能衰竭时有少尿或无尿、蛋白尿、血浆尿素氮及肌酐增高等，肾静脉栓塞时可见肉眼血尿等。

4.中枢神经系统　主要是缺氧缺血性脑病和颅内出血。

5.代谢方面　常见低血糖、低钠血症和低钙血症等电解质紊乱。

6.胃肠道　有应激性溃疡和坏死性小肠结肠炎等。缺氧还导致肝葡萄糖醛酸转移酶活力降低，酸中毒更可抑制胆红素与白蛋白结合而使黄疸加重。

【实验室检查】

取动脉血作血气分析，同时测定血糖、血钠、血钙等电解质，以及血尿素氮、肌酐等。动态头颅 B 超扫描有助于缺氧缺血性脑病和颅内出血的诊断，必要时可作头颅 CT 等影像学检查。

【治疗】

（一）复苏的原则

窒息婴儿的复苏，必须分秒必争。复苏者必须首先熟悉病史，对技术操作和器械设备要有充分的准备，是迅速有效进行复苏工作的基础。在复苏过程中应即刻随时评价呼吸、心率和肤色来商定复苏措施，而 Apgar 分不是决定是否要复苏的指标。

（二）ABCDE 复苏方案

A：尽量吸净、清除呼吸道黏液，保持呼吸道通畅；B：建立呼吸，增加通气；C：维持正常循环，保证足够心搏出量；D：药物治疗；E：评价和环境保温。前三项最为重要，其中 A 是根本，B 通气是关键。应严格按照上述步骤进行复苏，不能颠倒顺序。E 贯穿于整个复苏过程中，在每一步骤前后进行评价，然后根据评估结果决定下一步复苏措施。

（三）复苏程序

1.最初复苏步骤

（1）保暖：婴儿置于远红外线或其他方法预热的保暖台上。

（2）用温热干毛巾揩干头部及全身，减少散热。

（3）体位：肩部垫高 2～2.5cm，使颈部轻微伸仰。

（4）娩出后在 10 秒内吸净口、咽、鼻黏液。

（5）触觉刺激：婴儿经上述处理后仍无呼吸，可采用拍打足底 2 次和摩擦婴儿背来促使呼吸出现。以上要求在 20 秒钟内完成。

2.通气复苏步骤　婴儿经触觉刺激后，如出现正常呼吸，心率＞100 次份，肤色红润或仅手足青紫者可予观察。如无自主呼吸、喘息和（或）心率＜100 次/分，应立即用复苏器加压给氧；15～30 秒后心率如大于 100 次/分，出现自主呼吸者可予以观察；心率在 80～100 次/分，有增快趋势者宜继续采用复苏器加压给氧；如心率不增快或小于 80 次/分者，同时加胸外按压心脏 30 秒，无好转则行气管插管术，同时给予 1：10000 肾上腺素 0.1～0.3ml/kg，静脉或气管内注入；如心率仍小于 100 次份，可根据病情酌情用纠酸、扩容剂，有休克症状者可给多巴胺或多巴酚丁胺，每分钟 5～20μg/kg，从小剂量开始，逐渐增量，最大量不超过每分钟 20μg/kg；对其母在婴儿出生前 6 小时内曾用过麻醉药者，可用纳洛酮 0.1mg/kg，静脉或气管内注入。

3.复苏技术

（1）复苏器加压给氧法：面罩应密闭口鼻、下巴尖端，但不盖住眼睛；通气率为 30～40 次/分，手指压与放的时间比为 1：1.5，临床可见到胸部呈浅呼吸状；加压 2 分钟以上者须插胃管，以免过多气体入胃而致腹胀。

（2）胸外按压心脏：采用拇指法，操作者双拇指并排或重叠于患儿胸骨体下 1/3 处，其他手指围绕胸廓托在后背；或双指法，操作者一手的两个指尖压迫胸部，用另一只手或硬垫支撑患儿背部。按压速率为 120 次/分（每按压 3 次，间断加压给氧 1 次），压下深度为 1～2cm，按压放松过程中，手指不离开胸壁。按压有效时可摸到股动脉搏动。

（3）气管插管：在复苏过程中出现以下指征者要求在 20 秒钟内完成气管插管和一次吸引。指征为：胎粪黏稠或声门下有胎粪颗粒需吸净者；重度窒息需较长时间加压给氧人工呼吸者；应用气囊面罩复苏器胸廓扩张效果不好，或心率在 80～100 次/分，不继续增加者；疑诊有膈疝的患儿。

4.复苏后观察监护　监护主要内容为体温、呼吸、心率、血压、尿量、肤色和窒息所导致的神经系统症状；注意酸碱失衡、电解质紊乱、大小便异常、感染和喂养等问题。

【常见护理诊断】

1.不能维持自主呼吸　与缺氧至低氧血症和高碳酸血症有关。

2.体温过低　与缺氧、环境温度低下有关。

3.有感染的危险　与患儿机体免疫功能低下、污染的羊水及胎粪吸入有关。

4.恐惧（家长）　与患儿病情危重及预后不良有关。

【护理措施】

（一）维持自主呼吸，配合医生按 ABCDE 方案进行抢救治疗

1.A 畅通气道

（1）保暖：婴儿娩出后即置于远红外线或其他方法预热的保暖台上。用温热毛巾揩干头部及全身。

（2）体位：抢救时患儿取仰卧位，肩部垫高 2～3cm，使颈部稍后伸至中枕位。

（3）清除分泌物：立即清除口、鼻、咽及气道内分泌物。多采用负压吸痰，负压≤13.3kPa（100mmHg）时，吸痰时间不超过 10～15s/次。

2.B 建立呼吸

(1)触觉刺激:拍打或弹足底和摩擦患儿背部促使患儿呼吸出现。

(2)复苏囊加压给氧:如无自主呼吸或(和)心率＜100 次/分,立即用呼吸囊加压给氧。氧流量应不小于 5L/min,面罩应密闭口、鼻,通气频率为 30～40 次/分,压力大小随患儿体重和肺部情况而定,手指压与放的时间比为 1：1.5。看到胸廓起伏证明通气有效。

(3)气管插管:面罩正压给氧无效或窒息严重估计需长时间复苏的患儿需进行气管插管术,必要时生后立即进行气管插管,不必先用面罩复苏。

3.C 建立有效循环　如心率低于 80 次份,需进行胸外心脏按压。一般采用拇指法,操作者双拇指并排或重叠于患儿胸骨体下 1/3 处,其他手指围绕胸廓托在后背;按压频率为 100～120 欢/分;按压深度为胸廓下压 1～2cm;按压有效可摸到大动脉搏动,如颈动脉和股动脉。

4.D 药物治疗　建立有效的静脉通道,保证药物应用。胸外心脏按压不能恢复正常循环,可遵医嘱给予静脉和(或)气管内注入 1：10000 肾上腺素,并纠正酸中毒、低血糖、低血压。

5.E 评价　复苏过程中,每复苏一步,均要评价患儿的情况,然后再决定下一步的操作。

(二)加强监护

患儿取仰卧位,床边备吸引器等物品,遵医嘱应用止惊药物,避免外渗。监护的主要内容为神志、肌张力、体温、床温、呼吸、心率、血氧饱和度、血压、尿量和窒息所致的各系统症状,观察用药反应,认真填写护理记录单。

(三)保暖

贯穿于窒息复苏的整个过程中,可将患儿置于远红外保暖床上,病情稳定后置于温箱中保暖,维持患儿体温在 36.5℃左右,以减少氧气的消耗。

(四)预防感染

严格执行无菌操作技术,勤洗手及加强环境管理。疑有感染可能者,遵医嘱应用抗生素预防感染。

【保健指导】

1.耐心细致的解答病情及抢救情况,介绍有关的医学基础知识,减轻家长的恐惧心理,取得家长配合。

2.培训家长早期康复干预的方法,促进患儿早日康复。

3.对于恢复出院的患儿,应指导定期复查。

（翟　娟）

第二节　新生儿肺透明膜病

新生儿肺透明膜病又称新生儿呼吸窘迫综合征,主要是由于缺乏肺表面活性物质所引起,多发生于早产儿。男婴多见,发病率与胎龄有密切关系。临床表现为生后不久即出现进行性呼吸困难和呼吸衰竭;病理以肺泡壁上附有嗜伊红透明膜和肺不张为特征。

【病因和发病机制】

Ⅱ型肺泡上皮细胞分泌的肺表面活性物质主要成分是磷脂,其中以卵磷脂和磷脂酰甘油为主,其他还有鞘磷脂等。肺表面活性物质具有降低肺表面张力、保持呼气时肺泡张开的作用。肺表面活性物质在 20～24 周时出现,35 周后迅速增加,故胎龄越小,本病发病率越高。在早产儿、母亲有糖尿病或剖宫娩出的婴儿中发病率较高;窒息常为诱发因素。

由于肺表面活性物质缺乏,肺泡表面张力增加,肺泡半径缩小,吸气时必须增加压力,因而造成呼吸困难。由于增加压力也不能使肺泡维持原有直径,遂使肺泡逐渐萎陷、通气降低、通气与灌注血流比失调,造成低氧血症和二氧化碳蓄积;肺萎陷和肺血管收缩所致的肺动脉高压又导致动脉导管和卵圆孔的右向左分流,加重了低氧;严重的低氧血症和酸中毒使肺血管收缩又致肺灌注不足;而低氧血症、酸中毒和肺灌注不足等又抑制表面活性物质的合成及分泌,使病情进一步加重,导致肺组织缺氧、毛细血管通透性增高、细胞外液漏出、纤维蛋白沉着于肺泡表面形成透明膜,缺氧、酸中毒更加严重,从而形成恶性循环。

【临床表现】

HMD 患儿出生时或生后不久(4~6 小时内)即出现呼吸急促(呼吸频率＞60 次/分)、青紫、呼气性呻吟和吸气性三凹征等典型体征;由于低氧血症,表现为发绀,严重时面色青灰,并常伴有四肢松弛;心音由强转弱,有时在胸骨左缘可听到收缩期杂音;肝脏可增大;肺部听诊早期多无阳性发现,以后可闻及细湿啰音。病情一般进行性加重,36~48 小时为极期,重者可于 3 日内死亡;如能存活 3 日以上,则可逐渐好转,若并发脑室内出血或肺炎等则影响预后。

【实验室检查】

1.患儿血 pH 值下降,PaO_2 降低,$PaCO_2$ 增高,碳酸氢根减低,血钾增高等。

2.在分娩前抽取羊水或娩出后抽取婴儿气管分泌物检测卵磷脂(L)和鞘磷脂(S)的比值,如低于 2:1;或磷脂酰甘油(PC)阴性,或饱和磷脂二棕榈卵磷脂(DPPC)＜5mg/L,均有助于诊断。

3.早产儿在生后可立即进行胃液泡沫稳定试验(胃液 1ml 加 95％酒精 1ml,振荡 15 秒,静置 15 分钟后沿管壁有一圈泡沫为阳性),阳性者可排除 HMD。

【X 线检查】

生后 24 小时胸部 X 线片有特征性表现:两肺呈普遍性透亮度降低,可见弥漫性均匀网状颗粒阴影和支气管充气征,重者呈"白肺",心边界不清。应于机械通气前、后连续摄片观察。

【治疗】

应采取综合急救措施使患儿渡过极期,待新生儿能产生足量的肺表面活性物质时,病情可望恢复。治疗的重点是:①纠正缺氧;②表面活性物质疗法;③其他对症和支持治疗。

(一)纠正缺氧

纠正缺氧是最主要的措施。应进行血氧和生命体征监测,使 PaO_2 维持在 6.7~9.3kPa(50~70mmHg)、SaO_2 维持在 87％~95％,过高可能导致早产儿氧中毒,引起视网膜病和支气管肺发育不良。尽早使用鼻塞或气管内插管进行持续气道正压通气(CPAP),压力为 5~10cmH$_2$O(0.49~0.99kPa),压力过高可影响 CO_2 排出。当 CPAP 治疗无效,PaO_2 低于 6.7kPa(50mmHg),或 $PaCO_2$ 高于 7.9kPa(60mmHg),或频发呼吸暂停时,则应进行气管插管并采用间歇正压通气(IPPV)加呼气末正压通气(PEEP)。

(二)肺表面活性物质(PS)疗法

近年来应用人工合成或自然提取的表面活性物质防治新生儿肺透明膜病取得良好效果,须早期、足量、预防性用药。每次剂量为 60~200mg/kg,气管内滴入法给药,根据患儿临床状况,可用 2~4 次。预防性治疗应在生后 30 分钟内进行。PS 天然制剂疗效优于人工合成制剂。

(三)支持疗法

置患儿于适中环境温度,相对湿度应维持在 60％左右。每日静脉补液 40~80ml/kg。热量应充足,危重期应由静脉补充热量;病情好转后由消化道喂养。保证呼吸道通畅。

(四)纠正酸中毒和电解质紊乱

对混合性酸中毒要先纠正呼吸性酸中毒;对严重的代谢性酸中毒可使用 5％碳酸氢钠,每次 3~

5ml/kg。

（五）抗生素

应用青霉素类或头孢菌素类等抗生素预防和治疗肺内继发感染。

（六）关闭动脉导管

应严格限制入液量，并给予利尿剂；可用消炎痛静脉滴注，出生体重＜1250g 者剂量为 0.1mg/kg，其他可用剂量每次 0.2mg/kg；12 或 36 小时后再各用 1 次，共 3 次。本药口服效果差，用药无效时应考虑手术结扎。

【常见护理诊断】

1.不能维持自主呼吸与缺乏 PS 导致的肺不张、呼吸困难有关。

2.气体交换受损与肺泡表面活性物质缺乏、肺泡萎陷及肺透明膜形成有关。

3.营养失调，低于机体需要量与摄入量不足、消耗增加有关。

4.有感染的危险与新生儿免疫力低下有关。

【护理措施】

（一）改善呼吸功能，保持呼吸道通畅

1.严密观察病情，用监护仪监测体温、呼吸、心率，经皮测氧分压等，并随时进行再评估，认真记录特别记录单。

2.及时清除口、鼻、咽部分泌物，必要时雾化吸入后吸痰，保持呼吸道畅通。室内相对湿度保持在 55% 左右，每 2 小时翻身一次。

3.供氧和辅助呼吸。根据病情及血气分析选择不同的供氧方法和调节氧流量，使 PaO_2 维持在 6.67～9.3kPa(50～70mmHg)，SaO_2 维持在 87%～95%。SaO_2 不可过高，否则可能导致崴儿氧中毒而引起视网膜病和支气管肺发育不良。

(1)尽早使用鼻塞气道正压呼吸(CPAP)，增加功能残气量，防止肺泡萎陷和不张，增加肺泡气体交换面积，改善缺氧。

(2)当 CPAP 治疗无效，PaO_2 仍低于 6.7kPa(50mmHg)，或 $PaCO_2$ 仍高于 7.9kPa(60mmHg)，或频发呼吸暂停时，应进行气管插管并采用间歇正压通气加呼吸末正压通气。

(3)遵医嘱将肺泡表面活性物质由气管直接滴入肺内，滴入前彻底吸净气道内分泌物，于患儿吸气时滴入并转动患儿体位，从仰卧位转至右侧位再至左侧位，使药物较均匀进入各肺叶，然后用复苏囊加压给氧，以助药液扩散。用药后 4～6 小时内禁止气道内吸引。

4.遵医嘱用碳酸氢钠等药物纠正代谢性酸中毒以维持有效呼吸。

（二）保证营养及水分的供给

多数患儿不能经口喂养，可经胃管和静脉补充以维持机体正常的新陈代谢，并准确记录患儿 24 小时出入量。

（三）预防感染

保持空气清新；在各项抢救治疗过程中，严格执行无菌操作技术，如有感染，遵医嘱给予抗生素防治。

【保健指导】

1.安慰家长，并让其了解病情、治疗过程及预后，取得家长配合。

2.做好育儿知识的宣传工作。

（翟　娟）

第三节　新生儿肺炎

新生儿肺炎是导致围产期小儿死亡的主要原因之一，可以发生在宫内、分娩过程中或出生后，病原体可为细菌、病毒或原虫等。

【分类和发病机制】

（一）吸入性肺炎

因吸入胎粪、羊水等引起继发感染，也可因吞咽反射不成熟，吞咽动作不协调，食管反流或腭裂等因素引起乳汁或分泌物吸入引起。

（二）感染性肺炎

出生前感染可因羊膜早破、孕母感染、病原体通过胎盘屏障经血行传播途径到达胎儿，或分娩过程中胎儿吸入产道中分泌物等引起。医源性感染常为出生后感染，由于医用器械如吸痰器、雾化器、供氧面罩、气管插管等消毒不严格，或使用呼吸机时间过长等引起肺炎；病房拥挤，消毒制度不严，医护人员洗手不勤等均易引起婴儿肺部感染；广谱抗生素使用过久容易发生念珠菌肺炎。

【临床表现】

临床症状常不典型，日龄在14天以内者，以呼吸急促、口周发青、口吐白沫、发热或体温不升、呛奶、吐奶等为常见症状。日龄在两周以上者，可见咳嗽、鼻翼扇动及三凹征等典型的呼吸道症状。早产儿表现为呼吸不规则或呼吸暂停。患儿精神差、烦躁、呕吐或腹泻以及出现黄疸症状。体征：双肺可闻及中、小水泡音或干性啰音；大片实变时叩诊可有浊音。严重肺炎时可并发脓胸、肺大疱及气胸等。分泌物阻塞可导致肺不张。还可发生心率增快、肝脾增大及心力衰竭。也可导致高胆红素血症。

【实验室检查】

产前感染新生儿出生时周围血白细胞可正常，或降低或增高。取血样、鼻咽、气管分泌物等进行涂片、培养、对流免疫电泳等检测，均有助于病原学诊断。

【X线检查】

X线胸片显示分散的点状、斑片状或絮状阴影。吸入性病变多见于右下肺野，大量吸入表现为肺膨胀，吸入胎粪可有节段性肺不张和肺气肿。出生前感染者，可有双侧实变影和支气管充气征。生后感染者常为弥漫性斑片影，胸膜渗出。

【治疗】

除保暖等一般护理外，重点是加强呼吸道管理、供氧、应用抗生素和对症、支持疗法等。

（一）呼吸道管理

保持呼吸道通畅；雾化吸入，体位引流，定期翻身、拍背有利于痰液排出。

（二）供氧

有低氧血症时可根据病情和血氧监测情况采用鼻导管、面罩、头罩等方法供氧；氧浓度以维持 PaO_2 在 $8\sim11kPa(60\sim80mmHg)$ 或青紫消失为宜。重症并发呼吸衰竭者，可给以正压通气治疗。

（三）抗生素疗法

所有患儿应取血样、鼻咽或气管分泌物等进行涂片、培养及药物敏感试验，针对病原用抗生素。常用抗生素为青霉素类及头孢菌素类。单纯疱疹病毒肺炎可用无环鸟苷等；吸道道合胞病毒肺炎可用病毒唑雾化吸入 $3\sim7$ 天等；巨细胞病毒肺炎可用更昔洛韦；衣原肺炎可用红霉素等。

（四）对症及支持疗法

如积极纠正低体温、心力衰竭和体液、酸碱平衡紊乱等；必要时为保证供给充贫营养和增强免疫功能，可输给血浆、白蛋白和免疫球蛋白等。

【常见护理诊断】

1.清理呼吸道无效　与呼吸急促、呼吸道炎症分泌物排出受阻有关。

2.气体交换受损　与肺部炎症有关。

3.体温调节无效　与感染后机体免疫反应有关。

4.营养失调　与摄入困难、消耗增加有关。

【护理措施】

（一）保持呼吸道通畅，合理用氧，改善呼吸功能

1.及时有效地清除呼吸道分泌物和吸入物。胎头娩出后立即吸净口、咽、鼻黏液；无呼吸及疑有分泌物堵塞气道者，配合医生立即进行气管插管，通过气管内导管将黏液吸出。

2.经常更换体位，取头高侧卧位，促进肺部分泌物的排出。若分泌物较多，可用手掌轻轻叩击患儿胸、背部使附着于管壁的痰液松动脱落。若分泌物黏稠、不易排出者可行雾化吸入，以湿化气道，稀释痰液。雾化液中常加入 α-糜蛋白酶、地塞米松及相应的抗生素，雾化吸入每次不超过 20 分钟，以免引起肺水肿。

3.对痰液过多、无力排痰者及时吸痰，吸痰的压力＜13.3kPa(100mmHg)，每次吸痰时间不能超过 15s，吸痰时要注意无菌操作和勿损伤黏膜。

4.根据病情和血氧监测情况采用鼻导管、面罩、头罩等方法给氧，使 PaO_2 维持在 7.9～10.6kPa(60～80mmHg)。重症并发呼吸衰竭者，给予正压通气。

5.保持空气清新，温湿度适宜，遵医嘱应用抗生素、抗病毒药物，并密切观察用药后的反应。

（二）维持正常体温

体温过高时可采取物理降温，体温过低时给予保暖。

（三）保证足够的热量、营养和水分

病情轻者可少量多次喂养，不宜过饱，防止呕吐引起窒息；病情重者可鼻饲喂养或静脉补充营养物质和液体。

（四）密切观察病情

注意观察患儿的反应、呼吸、心率等的变化，如出现烦躁不安、心率加快、呼吸急促、肝脏在短时间内迅速增大时，提示可能合并心力衰竭，应立即吸氧，遵医嘱给予强心、利尿药物；若突然出现呼吸不规则、呼吸暂停成紫绀加重，可能为呼吸道梗阻，应及时吸痰。

【保健指导】

1.向家长讲述疾病的有关知识和护理要点，及时让家长了解患儿的病情。

2.定期进行健康检查及按时进行预防接种。

（翟　娟）

第四节　新生儿黄疸

一、概述

新生儿黄疸是因胆红素（大部分为未结合胆红素）在体内积聚而引起,其原因复杂,有生理性和病理性之分。部分病理性黄疸可致中枢神经系统受损,产生胆红素脑病,故应加强对新生儿黄疸的临床观察,尽快找出原因,及时治疗。

【新生儿胆红素代谢特点】

（一）胆红素生成较多

其原因是:胎儿处于氧分压偏低的环境,故生成的红细胞数较多,出生后环境氧分压提高,红细胞数相对过多、破坏亦多;胎儿血红蛋白半衰期短,新生儿红细胞寿命比成人短 $20\sim40$ 天,形成胆红素的周期缩短;其他来源的胆红素生成较多,如来自肝脏等组织的血红素蛋白和骨髓中无效造血的胆红素前体较多等。

（二）转运胆红素的能力不足

刚娩出的新生儿常有不同程度的酸中毒,影响血中胆红素与白蛋白的联结;早产儿白蛋白的数量较足月儿为低,均使运送胆红素的能力不足。

（三）肝功能发育未完善

初生儿肝细胞内摄取胆红素必需的 Y、Z 蛋白含量低, $5\sim10$ 天后才达成人水平;形成结合胆红素的功能差,即肝细胞内尿苷二磷酸葡萄糖醛酸基转移酶的含量低且活力不足(仅为正常的 30%),不能有效地将脂溶性未结合胆红素(间接胆红素)与葡萄糖醛酸结合成水溶性结合胆红素(直接胆红素),此酶在生后一周左右才接近成人水平;排泄结合胆红素的功能差,易致胆汁郁积。

（四）肠肝循环的特性

初生婴儿的肠道内细菌量少,不能将肠道内的胆红素还原成粪、尿胆原;且肠腔内葡萄糖醛酸酶活性较高,能将结合胆红素水解成葡萄糖醛酸及未结合胆红素,后者又被肠吸收经门脉系统转运至肝脏,即所谓的胆红素的肠肝循环增加。

由于上述特点,新生儿摄取、结合、排泄胆红素的能力仅为成人的 $1\%\sim2\%$,因此极易出现黄疸,尤其当新生儿处于饥饿、缺氧、胎粪排出延迟、脱水、酸中毒、头颅血肿或颅内出血等状态时黄疸加重。

【新生儿黄疸的分类】

（一）生理性黄疸

由于新生儿胆红素代谢特点,有 $50\%\sim60\%$ 的足月儿和 $>80\%$ 的早产儿于生后 $2\sim3$ 天出现黄疸, $4\sim5$ 天达高峰;一般情况良好,足月儿黄疸在 2 周内消退,早产儿可延迟到 $3\sim4$ 周。目前对既往沿用的新生儿生理性黄疸的血清胆红素上限值,即足月儿 $<205.2\mu mol/L$ ($12mg/dL$)和早产儿 $<257\mu mol/L$ ($15mg/dL$),已经提出异议,因较小的早产儿即使胆红素 $<171\mu mol/L$ ($10mg/dL$),也可能发生胆红素脑病。

(二)病理性黄疸

1.病理性黄疸的特点

(1)出现早,黄疸在出生后 2~4 小时内出现。

(2)程度重,血清胆红素>205.2~256.5μmol/L,或每日升高超过 85μmol/L(5mg/dL)。

(3)黄疸持续时间长(足月儿>2 周,早产儿>4 周)。

(4)黄疸退而复现。

(5)血清结合胆红素>26μmol/L(1.5mg/dL)以上。

2.病理性黄疸的原因

(1)感染性

1)新生儿肝炎:大多为胎儿在宫内由病毒感染所致,以巨细胞病毒最常见,其他为乙型肝炎、风疹、单纯疱疹、柯萨奇、EB 等病毒以及李斯特菌、梅毒螺旋体、弓形体等。感染可经胎盘传给胎儿或胎儿在通过产道娩出时被感染。常在生后 1~3 周或更晚出现黄疸,病重时粪便色浅或灰白,尿色深黄,患儿可有厌食、呕吐、肝脏轻中度增大。

2)新生儿败血症。

(2)非感染性

1)新生儿溶血病。

2)胆道闭锁:多数是由于宫内病毒感染导致的生后进行性胆管炎、胆管纤维化和胆管闭锁;若管壁薄弱则形成胆总管囊肿。多在出生后 2 周开始出现黄疸并呈进行性加重;粪色由浅黄转为白色;肝进行性增大,边硬而光滑;肝功能改变以结合胆红素增高为主。3 个月后可逐渐发展至肝硬化。

3)母乳性黄疸:大约 1%母乳喂养的婴儿可发生母乳性黄疸,其特点是非溶血性未结合胆红素增高,常与生理性黄疸重叠且持续不退,血清胆红素可高达 342μmol/L(20mg/dL),婴儿一般状态良好,黄疸于 4~12 周后下降,没有引起黄疸的其他病因。停止母乳喂哺后 3 天,如黄疸减轻、血未结合胆红素值下降即可确定诊断。目前认为是由于此种母乳内 β-葡萄糖醛酸酶活性过高,使胆红素在肠道重吸收增加而引起黄疸;亦有学者认为是由于此种母乳喂养儿肠道内能使胆红素转变为尿、粪胆原的细菌过少所造成。

4)遗传性疾病:红细胞 6-磷酸葡萄糖脱氢酶缺陷在我国南方多见,核黄疸发生率较高;其他如红细胞丙酮酸激酶缺陷病、球形红细胞增多症、半乳糖血症、囊性纤维病等。

5)药物性黄疸:如由维生素 K_3、K_4、新生霉素等药物引起者。

【治疗】

(一)病因治疗

胆道闭锁应该尽早手术治疗,手术无效可行肝移植。提早喂养,促进肠道正常菌群的建立,刺激肠蠕动以利排便,减少肠内胆红素重吸收。不用对肝有损害及可能引起溶血及黄疸的药物。

(二)一般治疗

注意保暖,供给充足的营养。静滴 10%葡萄糖液。避免应用引起溶血或抑制肝酶活性的药物。

(三)光照疗法

1.原理　未结合胆红素在光的作用下可由脂溶性的 Z 型转化为水溶性的 E 型,然后经胆汁排泄到肠腔,或经尿排出,从而使血清胆红素浓度降低。蓝光波长与胆红素的最佳吸收光波长接近,故临床上多采用蓝光照射疗法,绿光、太阳光或普通日光灯也有效。

2.适应证　各种原因所致的高未结合胆红素血症均可进行光疗,光疗除应根据监测的胆红素浓度外,还要注意黄疸出现的时间和临床情况。

3.副作用　常见的发热、腹泻、皮疹在光疗停止后可以自愈。血清结合胆红素明显升高时,光疗可以使皮肤呈青铜色,称"青铜症",光疗停止后可逐渐消退,原因可能为胆汁淤积,照光后阻止了胆管对胆红素光氧化产物的排泄。光疗时核黄素破坏加速,不显性失水增加,故应适量补充核黄素,液体除补充生理需要量外,还应每日增加 $20\sim30ml/kg$。

4.方法　光亮度以 $160\sim320W$ 为宜,灯管与患儿的距离为 $20\sim25cm$。患儿两眼应用黑布或不透光纸遮盖,防止视网膜受损;会阴、肛门处可用尿布,其余部位均应裸露。照射 $6\sim12$ 小时后可以停止 $2\sim4$ 小时再照,一般持续 $1\sim4$ 天。重者可连续照射或延长照射时间。

（四）药物疗法

给予碳酸氢钠纠正酸中毒;输注血浆或白蛋白,使血浆蛋白与间接胆红素结合,防治核黄疸。应用苯巴比妥作为酶诱导剂治疗,可增加细胞摄取直接胆红素的能力。

（五）换血疗法

用于严重的新生儿溶血症。其目的是移除血清中特异的血型抗体、致敏红细胞和胆红素等。

二、新生儿溶血病

新生儿溶血病系指母、婴血型不合引起的新生儿同种免疫性溶血。至今发现的人类 26 个血型系统中,以 ABO 血型系统不合新生儿溶血病为最常见,其次为 Rh 血型系统。

【病因和病理生理】

胎儿由父亲遗传获得母体所不具有的红细胞血型抗原,在胎儿红细胞通过胎盘进入母体后,该血型抗原即刺激母体产生相应的 IgG 血型抗体。当这种抗体进入胎儿血循环与其红细胞上的相应抗原结合后,便使红细胞在单核吞噬细胞系统内招致破坏,引起胎儿血管外溶血。大量溶血造成严重贫血,甚至导致心力衰竭;因胎儿严重贫血、低蛋白血症和心力衰竭而致全身水肿;贫血使髓外造血组织代偿性增生,出现肝脾大;娩出时黄疸往往不明显,但很快出现并迅速加重。溶血产生的大量未结合胆红素透过血脑屏障使脑神经核黄染,产生神经系统症状,出现胆红素脑病。ABO 溶血病主要发生于母亲为 O 型,胎儿为 A、B 或 AB 型时。在自然界中广泛存在类似 A 或 B 血型物质,因此 O 型母亲通常在第一胎妊娠前即受到这些物质的刺激而产生抗 A 或抗 B 抗体(IgG),故 ABO 溶血病多发生在第一胎。

【临床表现】

症状轻重与溶血程度基本一致。ABO 溶血病多为轻症;Rh 溶血病一般较重。

（一）黄疸

黄疸与溶血程度及肝内形成结合胆红素的能力有关。大多数 Rh 溶血病患儿生后 24 小时内出现黄疸并迅速加重,而 ABO 溶血病以第 $2\sim3$ 天出现者更多。血清胆红素以未结合型为主,但亦有因胆汁淤积而在恢复期出现结合胆红素升高者。

（二）贫血

程度不一,严重者可有心力衰竭。有些 Rh 溶血病患儿于 $3\sim6$ 周时发生晚期贫血,这是由于血型抗体在体内持续存在,继续溶血所致。

（三）肝脾肿大

轻症时无明显增大;重症时有明显肝脾增大,系髓外造血所致,多见于 Rh 溶血病。

（四）胆红素脑病

胆红素脑病是新生儿溶血病最严重的并发症,一般发生在生后 $2\sim7$ 天,早产儿更易发生。此时血清

胆红素大于 $342\mu mol/L(20mg/dL)$。神经系统症状首先表现为嗜睡、反应低下、喂养困难、吮吸无力、拥抱反射减弱、肌张力减低等,偶有呕吐和尖叫;12～24 小时后很快出现双眼凝视、肌张力增高、角弓反张、前囟隆起、惊厥,常伴有发热,此期持续 12～48 小时,若不及时治疗,1/3～1/2 患儿将死亡。幸存者可逐渐恢复,常遗留有手足徐动症、眼球运动障碍、听力下降、牙釉质发育不良等所谓核黄疸四联症,此外,也可有脑瘫、智能落后、抽风等后遗症。

【实验室检查】

(一)检查有无溶血

溶血时红细胞、血红蛋白下降,网织红细胞和有核红细胞增高,血清未结合胆红素上升。

(二)母、婴血型测定

检查母、婴 ABO 和 Rh 血型,证实有血型不合存在。

(三)血清特异性血型抗体检查

1.患儿红细胞直接抗人球蛋白试验 阳性即可确诊 Rh 溶血病,并应再用患儿血清与各标准细胞作抗人球蛋白间接试验,测出患儿体内的抗体类型,明确患儿系 RhD、RhE 或其他溶血病;ABO 溶血病患儿红细胞上抗体结合较少,故抗人球蛋白试验常为阴性或弱阳性,应用改良法可提高阳性率。

2.抗体释放试验 患儿致敏红细胞加热后抗体释放于释放液中,再加入成人相应红细胞,其阳性率高,亦为诊断溶血病的可靠方法。

3.患儿血清游离抗体检查 可证实血清中有抗体存在,并不一定致敏,故仅此一项不能确诊。

【治疗】

(一)产前处理

Rh 阴性孕妇既往有死胎、流产史,本次妊娠中 Rh 抗体效价由低升至 1∶32 或 1∶64 以上,测定羊水胆红素值增高,且羊水磷脂酰胆碱/鞘磷脂比值＞2(提示胎肺已成熟)者,可考虑提前分娩,以减轻胎儿受累。对重症 Rh 溶血病孕妇产前监测血 Rh 抗体 1∶64 以上,可给予反复血浆置换治疗,以换出抗体,减轻胎儿溶血。胎儿水肿或胎儿 Hb＜80g/L 而肺尚未成熟者,可行宫内输血,直接将与孕妇血清不凝集的浓缩红细胞在 B 超监护下注入脐血管;孕妇在预产期前 1～2 周口服苯巴比妥,以诱导胎儿葡萄糖醛酸转移酶的产生。

(二)产后处理

重点是降低胆红素,防止胆红素脑病。要正确及时处理三个时期:①生后 1 天内,立即用压缩红细胞换血来改善胎儿水肿,禁用白蛋白,以免加重心衰。②生后 2～7 天,降低胆红素防止核黄疸。③2 周～2 月,纠正贫血。

1.降低血清胆红素

(1)光照疗法。

(2)换血疗法:符合下列条件之一者即应进行:①产前已明确诊断,出生时血红蛋白低于 120g/L,伴水肿、肝脾大和心力衰竭者;②生后 12 小时内胆红素上升每小时＞$12\mu mol/L$,或已达到 $342\mu mol/L$ 者;③早产儿或上一胎溶血严重者,尤其伴有缺氧、酸中毒、败血症等时,指征应放宽。对 Rh 不合溶血症,应选用 Rh 系统与母亲相同、ABO 系统与新生儿相同的血液;ABO 不合溶血症则用 AB 型血浆和 O 型红细胞混合血,或用抗 A、抗 B 效价不高的 O 型血,所用血液应与母亲血清无凝集反应。换血量为 150～180ml/kg(约为婴儿全血量的 2 倍);一般经脐静脉插入导管换置。

2.药物治疗

(1)供给白蛋白:可输血浆 25ml/次或白蛋白 1g/kg,以增加胆红素与白蛋白的联结,减少胆红素脑病的发生。

(2)纠正酸中毒:应用5%碳酸氢钠3～5ml/kg,有利于胆红素与白蛋白结合。

(3)肝酶诱导剂:常用苯巴比妥每日5mg/kg,分2次口服,共4～5日,或尼可刹米每日100mg/kg。

3.其他治疗　及时纠正缺氧,防止低血糖、低体温,禁用磺胺异恶唑和磺胺苯吡唑等药物。

【常见护理诊断】

1.黄疸　与血清胆红素浓度增高有关。

2.潜在并发症　胆红素脑病、心力衰竭。

3.知识缺乏　患儿家长缺乏有关新生儿黄疸的护理知识。

【护理措施】

(一)密切观察病情变化

1.注意观察黄疸出现的时间、进展及伴随症状;注意皮肤、巩膜、大小便的色泽变化和神经系统的表现。根据黄疸的部位和范围,估计血清胆红素浓度。当血清胆红素达到85.5～119.71μmol/L(5～7mg/dL)时,皮肤可出现黄疸,黄疸通常先在面部,尤其在鼻部明显。随着黄疸程度的加重,逐渐向足部发展。当血清胆红素达307.8μmol/L(18mg/dL)时,躯干呈橘黄色而手足呈淡黄色。当手足转为橘黄色时,其血清胆红素可达342μmol/L(20mg/dL)以上。

2.监测生命体征,注意观察患儿是否出现拒食、吸吮力和肌张力的变化,及时判断有无核黄疸发生。

(二)预防胆红素脑病的发生

1.保暖、合理喂养。注意保暖,体温应维持在36℃～37℃,可避免低体温时,游离脂酸过高与胆红素竞争和清蛋白结合。提早喂养,可刺激肠蠕动、有利于建立肠道菌群,使胎粪尽快排出,减少胆红素的肝肠循环,减轻黄疸的程度。

2.蓝光疗法及护理。

3.换血疗法及护理。

4.遵医嘱输入白蛋白和肝酶诱导剂;纠正缺氧、酸中毒,以利于胆红素和白蛋白结合,减少胆红素脑病的发生。

(三)防止心力衰竭

控制输液量及速度,切忌快速输入高渗性药物;如有心衰表现,遵医嘱给予强心利尿剂,并密切观察用药后的反应;保持室内安静,减少不必要的刺激;注意保暖、密切观察患儿面色及精神状态,监测体温、脉搏、呼吸、心率、尿量的变化。

【保健指导】

1.帮助患儿家长了解患儿病情,取得家长配合。

2.对于新生儿溶血症,做好产前咨询及孕妇预防性服药。

3.母乳性黄疸者,可继续母乳喂养,若患儿黄疸严重,可暂停母乳喂养,黄疸消退后再恢复母乳喂养。

4.发生胆红素脑病者,可能会留有后遗症,指导家长早期对其进行功能锻炼。

5.红细胞G-6-PD缺陷者,应忌食蚕豆及其制品,患儿衣物保管时勿放樟脑丸,以免诱发溶血。

(翟　娟)

第五节 新生儿缺氧缺血性脑病

由于各种围生期因素引起的缺氧和脑血流减少或暂停而导致胎儿和新生儿的脑损伤，称为缺氧缺血性脑病。足月儿多见，是导致儿童神经系统后遗症的常见病之一。

【病因及发病机制】

所有引起新生儿窒息的原因都可导致本病。缺氧缺血性脑病的发病机制与下列因素有关：不完全性窒息缺氧时，体内出现器官间血流分流以保证脑组织血流量；如缺氧继续存在，就会失去这种代偿机制，脑血流灌注减少，且脑内血流又重新分布，供应大脑半球的血流减少，以保证丘脑、脑干和小脑的血液灌注量，此时大脑皮层矢状旁区和其下面的白质最易受损。如窒息缺氧为急性完全性，上述代偿机制均无效，脑损伤发生在代谢最旺盛部位即丘脑及脑干核，而大脑皮层不受影响。缺氧及酸中毒可导致脑血管自主调节功能障碍，形成压力被动性脑血流，当血压升高过大时，可造成脑室周围毛细血管破裂出血，低血压时脑血流量减少，又可引起缺血性损伤。

脑所需的能量来源于葡萄糖的氧化过程，缺氧时导致低血糖和代谢性酸中毒，ATP产生减少，细胞膜钠泵、钙泵功能不足，并在其他因素参与下，造成细胞内水肿，组织缺氧，最终导致脑组织死亡；脑缺氧缺血后再灌注，引起脑代谢发生变化，导致再灌注损伤。如产生氧自由基；一些兴奋性氨基酸(EAA)，如谷氨酸、天冬氨酸在脑脊液中浓度增高；造成钠、钙离子内流；阻断线粒体的磷酸化氧化作用，引起细胞自我破坏(凋亡)等。因此，缺氧缺血性脑病可见到皮质梗死，丘脑、基底节和间脑等部位深部灰质核坏死，脑干坏死，脑室周围或脑室内出血和白质病变等病理变化。

【临床表现】

1.轻度　出生24小时内症状最明显，常无明显意识障碍，仅表现为过度兴奋，有自发或刺激引起的肌阵挛，颅神经检查正常，肌张力正常或增加，Moro反射增强，其他反射正常，瞳孔扩大，心率增快，无惊厥，脑电图正常，3～5天后症状减轻或消失，很少留有神经系统后遗症。

2.中度　24～72小时症状最明显，意识淡漠，嗜睡，出现惊厥、肌阵挛、下颏抖动、肌张力减退、瞳孔缩小、周期性呼吸伴心动过缓等，脑电图呈低电压或癫痫样放电等，1～2周后可逐渐恢复，但意识模糊、昏迷持续5天以上者预后差。

3.重度　初生至72小时症状最明显，昏迷，深浅反射及新生儿反射均消失，肌张力低下，瞳孔固定无反应，有心动过缓、低血压、呼吸不规则或暂停，常呈现去大脑状态，脑电图呈现爆发抑制波形，死亡率高，存活者常留有神经系统后遗症。

【实验室检查】

本症围产期窒息病史和临床表现常无特异性。近年运用影像学技术，提高了临床诊断的准确率。彩色多普勒超声还可检测脑血流速率及阻力指数，对诊断和判断预后有一定帮助。头颅CT检查对脑水肿、梗死、颅内出血类型及病灶部位等有确诊价值。可分为四级：①脑实质所有区域密度正常；②斑点状、区域性局部密度减低；③弥漫性，两个以上区域性密度减低；④全部大脑半球普遍密度减低，灰白质差别消失，侧脑室变窄。磁共振成像有助于对某些超声和CT不能检测出的部位如大脑皮层矢状旁区、丘脑、基底节等处病变的诊断。脑电图有助于临床确定脑病变的严重程度、判断预后和对惊厥的鉴别。血生化检测血清磷酸肌酸激酶脑型同工酶(CPK-BB)升高，可帮助确定脑组织损伤的严重度和判断预后。

【治疗】

1.一般治疗　密切监测血气、血压、血糖、电解质、颅内压以及心电图的变化，维持血气、血压、血糖及电解质等在正常范围内。

2.控制液量 每日液量控制在 60～80ml/kg。

3.控制惊厥 首选苯巴比妥钠,负荷量为 20mg/kg,于 15～30 分钟静脉滴入,若不能控制惊厥,1 小时后可加用 10mg/kg,以后每日维持量为 5mg/kg。安定的作用时间短,疗效快,在上药疗效不显时可加用,剂量为 0.1～0.3mg/kg,静脉推注,两药合用时应注意抑制呼吸的可能性。高胆红素血症患儿尤须慎用安定。

4.治疗脑水肿 出现颅内高压症状可用甘露醇,首剂 0.50～0.75g/kg 静脉推注,以后可用 0.25～0.5g/kg,每 4～6 小时 1 次。是否使用地塞米松意见不一,剂量为每次 0.5～1.0mg/kg,每日 2 次静脉滴注,48 小时后减量,一般仅用 3～5 天。

5.脑代谢激活剂 细胞色素 C、三磷酸腺苷和辅酶 A 静脉点滴,每日一次,亦可用胞二磷胆碱 100～125mg/d 静脉点滴。也可用脑多肽或脑活素等。

【常见护理诊断】

1.颅内压增高 与缺氧引起的脑水肿有关。

2.营养失调,低于机体需要量 与患儿吸吮能力降低有关。

3.有废用综合征的危险 与缺血缺氧导致的后遗症有关。

【护理措施】

(一)改善缺氧状态

1.根据缺氧和呼吸困难的程度,选择不同的给氧方式,维持 $PaO_2 > 6.65～9.31kPa(50～70mmHg)$,$PaCO_2 < 5.32kPa(40mmHg)$。

2.保持呼吸道通畅;密切观察呼吸的频率、深度,注意有无呼吸暂停,一旦发生呼吸暂停,可给予适当刺激以恢复正常呼吸。

3.遵医嘱给予氨茶碱及呼吸兴奋剂。

(二)降低颅内压

1.保持患儿安静,尽量减少刺激。抽搐时遵医嘱给予镇静剂。

2.遵医嘱给予脱水剂,如 20% 甘露醇静滴,应用时避免液体外渗,以免引起皮下组织坏死。

3.监测患儿的生命体征,并注意观察其神志、反应、前囟、抽搐、双瞳孔大小、肢体活动情况及用药后的反应。

(三)保证营养的供给

1.患儿无吸吮能力,吞咽能力较差,给予鼻饲母乳。选择质软、细小的鼻饲管,防止损伤食道和胃黏膜。每次鼻饲后取右侧卧位,防止溢奶。

2.遵医嘱给予静脉补充营养,必要时给予血浆或白蛋白及静脉高营养。

(四)早期康复干预

对疑有功能障碍者,将其肢体固定于功能位。早期给予患儿动作训练和感知刺激的干预,促进脑功能的恢复。耐心向患儿家长解答病情,以取得家长配合。帮助患儿家长掌握康复干预的措施,并坚持定期随访。

(翟 娟)

第六节　新生儿颅内出血

新生儿颅内出血是新生儿期常见的严重疾患,系由于产伤和缺氧引起,病死率高,存活者常有神经系统后遗症。主要表现为硬脑膜下出血、蛛网膜下出血、脑室周围-脑室内出血、脑室质出血、小脑出血和混合型出血。

【病因和发病机制】

产前、产程中及产后一切可以引起胎儿或新生儿缺氧、缺血的因素都可导致颅内出血,早产儿多见。胎头过大、头盆不称、急产、臀位产、胎头吸引、产钳助产或吸引器助产使胎儿头部受挤压,局部压力不均或头颅在短时间内变形过速,可使大脑镰、小脑天幕或脑表面静脉撕裂而造成硬脑膜下出血或蛛网膜下腔出血;缺氧、酸中毒可直接损伤毛细血管的内皮细胞,并使脑血流量改变,脑血管的自动调节系统受损,血管壁通透性增加,从而血管破裂引起出血。同时早产儿脑室周围的室管膜下及小脑软脑膜下的生发层基质有丰富的毛细血管网,由于该处血管壁缺乏结缔组织支持,对缺氧、酸中毒极为敏感,易坏死崩解,由以上因素而引起颅内出血;新生儿的凝血机制未成熟也是原因之一。

【临床表现】

症状与出血量及出血部位有关,轻者可无症状,重者可有明显颅内压增高及脑干受压表现。常见临床表现包括:

1.意识改变　可表现为激惹、兴奋、嗜睡、昏迷等。

2.呼吸改变　增快或减慢,不规则或呼吸暂停等。

3.肌张力改变　轻度或早期颅内出血时可正常,后期或较大的硬脑膜下出血时可增高,肌张力降低常提示大脑呈抑制状态。

4.颅内压增高表现　如尖叫、角弓反张、前囟隆起、惊厥等。

5.眼症状　凝视、斜视、眼震颤等。

6.瞳孔　不对称,固定或散大,对光反应不良。

7.其他　也可出现黄疸和贫血等。

【治疗】

(一)加强护理

保持安静,减少干扰,保证液体及热卡供给。注意保暖及呼吸道通畅。

(二)对症治疗

有凝血障碍时,肌注或静脉注射维生素 K_1 5～10mg,并输新鲜血或血浆每次 10ml/kg。有惊厥时给予苯巴比妥和安定等镇静药。有脑水肿症状者可给地塞米松,首剂 1～2mg 静脉注射,以后 0.2～0.4mg/kg 给予;必要时用甘露醇。有硬膜下血肿时,可行硬膜下穿刺,一般放液量不宜超过 15ml。

(三)恢复脑细胞功能药物

出血停止后,可给予胞二磷胆碱静脉滴注,0.1g 胶,每日 1 次,10～14 天一疗程。

恢复期可给脑复康 0.2g/d,连续服药 3～6 月。

【常见护理诊断】

1.低效性呼吸形态　与呼吸中枢抑制有关。

2.有窒息的危险　与惊厥、昏迷有关。

3.潜在并发症 颅内压增高。

4.体温调节无效 与感染、体温调节中枢受损有关。

【护理措施】

(一)保持呼吸道通畅,维持正常呼吸

1.及时清除呼吸道分泌物,避免因奶瓶、被子遮盖压迫患儿,引起窒息。

2.合理用氧根据缺氧的不同情况给予用氧,注意用氧的方式和浓度,维持确在 PaO_2 79～10.6kPa(60～80mmHg)。呼吸暂停时应刺激患儿皮肤及采取人工辅助呼吸,病情好转及时停上用氧。

(二)密切观察病情,降低颅内压

1.患儿绝对静卧直至病情稳定。将患儿头肩部稍垫高,有利于头部血液回流,从而髻低颅内压。尽量减少对患儿的移动和刺激,将护理和治疗集中进行,动作做到轻、稳、佳,避免引起患儿烦躁而加重缺氧和出血。需头偏向一侧时,整个身躯也应取同向侧位。净脉穿刺最好用留置针,减少反复穿刺,防止加重颅内出血。

2.注意观察患儿生命体征的变化,神志、反射、瞳孔、肌张力、囟门紧张度等的改变,定期测量头围,及时记录阳性体征并与医生取得联系。

3.遵医嘱应用降低颅内压的药物,观察用药后的反应。

(三)保持体温稳定

应用物理方法或使用药物,使患儿体温在正常范围波动,避免体温波动过大。

【保健指导】

1.让患儿家长了解病情的严重程度、治疗效果及预后,并给予支持和安慰。

2.指导家长对有后遗症的患儿及早进行肢体功能训练和智力开发。

(翟 娟)

第七节 新生儿败血症

新生儿败血症是指病原菌侵入婴儿血循环中生长、繁殖、产生毒素造成全身感染性疾病。

【病因和发病机制】

(一)病原菌

致病菌随不同地区和年代而异。我国以葡萄球菌最多见,其次为大肠杆菌。此外,表皮葡萄球菌、绿脓杆菌、克雷白杆菌、肠球菌等条件致病菌以及厌氧菌和耐药菌株感染有增加趋势,空肠弯曲菌、幽门螺杆菌等亦成为败血症的新致病菌。

(二)感染途径

1.产前感染 孕母有菌血症,细菌可以通过胎盘血行感染胎儿。羊膜囊穿刺、经宫颈取绒毛标本或宫内输血消毒不严等亦可致胎儿感染。

2.产时感染 胎膜早破、产程延长时,急产或消毒不严等,胎儿吸入污染的羊水及产道分泌物,以及经破损皮肤及黏膜可造成细菌侵入血液。

3.产后感染 细菌通过皮肤、黏膜、脐部或呼吸道、消化道侵入血液;还可通过雾化器、吸痰器和各种导管途径传播造成医源性感染。

(三)易感因素

皮肤屏障功能差;淋巴结发育不全;血脑屏障功能不全;非特异性免疫功能低下;特异性体液免疫和细

胞免疫功能不足等。

【临床表现】

一般表现为反应低下、嗜睡、不哭、不动、体温不稳、体重不增等;足月儿体温正常或升高,早产儿常体温不升。以下特殊表现常提示败血症的可能性:

1.**黄疸**　常见,在生理性黄疸期间黄疸加重或消退后复现,常伴有肝肿大,严重者有核黄疸表现。

2.**皮肤表现**　有时可见蜂窝组织炎、脓肿、淤点、红斑等,紫罗兰色皮损且中心有坏死者常为绿脓杆菌感染,严重时有出血倾向,如抽血后针孔渗血、呕血、便血及肺出血等。

3.**休克表现**　重症患儿有心动过速,心律失常和微循环灌注不良,脉搏细速,皮肤呈大理石花纹状,尿少或尿闭,低血压,如出现硬皮症为不良预兆。

4.**其他**　厌食、呕吐、腹泻、肠麻痹;还可有气急、青紫、呼吸不规则或暂停。

5.**易合并**　脑膜炎、骨髓炎、化脓性关节炎和深部脓肿等。

【实验室检查】

(一)**非特异性检查**

白细胞计数可高可低,随细菌及病情而异;C反应蛋白升高,血沉增快。

(二)**病原菌检查**

1.**血培养**　抽血时必须严格消毒,有条件者可在不同部位抽取两份血标本送培养;或一份血注入2个培养瓶,同时作厌氧菌及L型细菌培养。

2.**脑脊液、尿培养**　脊液送常规、涂片及培养;尿培养取标本时,女孩应作耻骨上膀胱穿刺,男孩可留中段尿。

3.**皮肤表面、脐部、胃液、咽拭子和外耳道分泌物培养**　阳性可证实有细菌定植,但不能确立败血症的诊断。

4.**血浆棕黄层涂片**　细菌被中性粒细胞吞噬后,可在涂片染色后检出,此法耗时长,在中性粒细胞减少时不能进行。

(三)**病原菌抗原检测**

采用对流免疫电泳、乳胶颗粒凝集试验等方法,用已知抗体可以检测体液中的相应抗原,常用于快速检出脑脊液、血、尿中B组链球菌和大肠杆菌K_1抗原。

(四)**分子生物学检测**

细菌质粒DNA分析技术、DNA探针、聚合酶链反应(PCR)及16rRNA分型技术的应用是在分子水平上鉴定细菌,大大增加可检出细菌的种类,避免了普通培养的漏诊可能性。

【治疗】

(一)**抗生素治疗**

1.**指征**　对早产儿、具有多种高危因素、临床症状提示感染、白细胞计数异常和CRP增高者,不需等待细菌培养结果,即应及时使用抗生素。

2.**抗生素选择**　病原菌未明前可选择氨苄青霉素或与第三代头孢菌素联合应用;病原菌明确后可根据药敏试验选择用药,如临床疗效好,虽不敏感亦可暂不换药,一般疗程7~10天。氨基糖甙类抗生素因可能产生耳毒性应尽量避免使用。严重感染,或用上述药物无效者,或疑为医院内革兰氏阴性菌感染者,或合并脑膜炎者,应尽早联合使用第三代头孢菌素。疑为表皮葡萄球菌感染者可用万古霉素;绿脓杆菌则首选头孢他定每次50mg/kg,一日2次符脉注射;厌氧菌首选甲硝唑,每次15mg/kg,一日2次,24~48小时后每次7.5mg/kg,静脉注射。并发脑膜炎时应选用易透过血脑屏障的药物。

3.疗程　用药至热退、临床症状消失、血培养阴性，一般 10～14 天，革兰氏阴性菌感染 2～3 周。并发脑膜炎时，疗程延长。

（二）支持、对症疗法

1.对症治疗　患儿应置于中性环境温度下保暖；供氧、及时纠正酸中毒和电解质紊乱；休克时可静脉滴注新鲜血浆或全血，每次 10ml/kg，多巴胺每分钟 5～15pjg/kg。

2.输血与换血　严重粒细胞或血小板减低者，可给粒细胞 1×10^9 粒细胞/kg，或血小板 1～2u/5kg 输注；硬皮症状出现时考虑换血，以释出循环内细菌和内毒素、换入抗体，改善休克和缺氧，换血量为 100～150ml/kg。

3.支持治疗　早产儿可静注免疫球蛋白 300mg/kg，每日 1 次，共 3～5 次。

【常见护理诊断】

1.体温调节无效　与感染有关。

2.皮肤完整性受损　与感染灶有关。

3.营养失调　与拒奶、吸吮无力、摄入量不足有关。

【护理措施】

（一）维持体温稳定

1.受环境和感染因素的影响，患儿体温易波动，体温偏低时应给予保暖；体温过高时，给予物理降温及多喂开水。

2.有效控制感染遵医嘱用药，在使用青霉素类药物时，一定要注意现配现用；使用氨基糖甙类药物时，注意药物的毒副作用，监测患儿的听力并复查尿常规。

（二）清除感染灶

清除局部感染灶，如脐炎、鹅口疮、脓疱疮、皮肤破损等，促进皮肤早日愈合。脐炎用 3％双氧水清洗，再涂以碘伏；口腔溃烂时用 4％硼酸水冲洗，并多喂水；皮肤小脓疱可先用 75％酒精消毒，再用无菌针头刺破，拭去脓液，涂抗生素软膏。

（三）保证营养供给

母乳喂养时要遵循少量多次的原则，耐心喂养。不能进食者，可通过鼻饲喂养或静脉补充营养，必要时输注鲜血或血浆。

（四）密切观察病情

加强巡视，密切观察生命体征的变化，如患儿出现面色青灰、呕吐、脑性尖叫、前囟饱满、两目凝视提示有脑膜炎的可能；如患儿出现面色青灰、皮肤发花、四肢厥冷、脉搏细弱、皮肤有出血点等，应考虑感染性休克或 DIC，需立即与医生联系，积极处理。必要时专人守护。

【保健指导】

向患儿家长介绍疾病相关知识，指导其正确喂养和护理患儿。

（翟　娟）

第八节　新生儿破伤风

破伤风是由破伤风杆菌侵入脐部而引起的一神急性感染性疾病，临床上以全身肌肉强直性痉挛、牙关紧闭为特征。大多在出生后 4～7 天左右发病。

【病因和发病机制】

破伤风杆菌为革兰阳性厌氧菌,其芽孢抵抗力强,普通消毒剂无效,需煮沸一小时或高压蒸汽(120℃)10 分钟方可杀灭,碳酸溶液中 10~12 小时,或用含碘消毒剂或环氧乙烷亦可杀灭。破伤风杆菌广泛存在于土壤、尘埃和粪便中。新生儿娩出时用被破伤风杆菌污染的剪刀、线绳、纱布进行断脐、结扎和包扎脐残端时,破伤风杆菌即进入脐部,包扎造成的缺氧环境更有利于破伤风杆菌的繁殖,产生的痉挛毒素沿神经干、淋巴液等传至脊髓和脑干,与中枢神经组织结合,引起全身肌肉强烈收缩。此毒素也兴奋交感神经,导致心动过速、高血压、多汗等表现。

【临床表现】

潜伏期为 3~14 天,以 4~8 天发病最多;此期愈短,病情愈重、病死率愈高。最先出现的症状是张口及吮奶困难,哭闹。随后牙关紧闭,面部肌肉紧张,呈苦笑面容;上肢屈曲,下肢伸直,呈角弓反张状,四肢强直痉挛,但神志清楚。严重时喉肌和呼吸肌痉挛可引起窒息、青紫;膀胱和直肠括约肌痉挛可致尿潴留和便秘;肌肉痉挛可致体温增高,此期亦常并发肺炎和败血症。经合理治疗度过痉挛期者,1~4 周后痉挛渐减轻且间隔时间延长,能吮乳。完全恢复需 2~3 个月。

【治疗】

(一)一般治疗

置患儿于安静、避光的环境中,避免不必要的刺激,应集中安排各种必要的护理与治疗,尽量采用静脉用药;及时清除痰液,保证呼吸道通畅;病初应暂禁食,静脉滴注高营养液,痉挛减轻后用胃管喂养,插胃管前应使用镇静剂。

(二)破伤风抗毒素

应尽早应用,可中和游离的毒素。破伤风抗毒素(TAT)1 万~2 万 U 肌注或静脉点滴。亦可用破伤风免疫球蛋白(TIG)500~3000U 肌注。TIG 较 TAT 半衰期长,且不会产生血清病等过敏反应,不必做过敏试验。

(三)控制痉挛

控制痉挛是治疗的关键,常用药物有下列几种:

1.地西泮(安定)　首选药,每次 0.3~0.5mg/kg,缓慢静脉注入,每 4~8 小时 1 次,作用迅速,但半衰期30 分钟,不适合作维持治疗。

2.苯巴比妥钠　止痉效果好,维持时间长。可缓慢静注 15~20mg/kg,维持量为每日 5mg/kg,每 4~8小时 1 次肌注或静脉注射。

3.10% 水合氯醛　止痉作用快,可作为发作时的临时用药。每次 0.5ml/kg,胃管或肛门注入。

4.氯丙嗪　每次 1~2mg/kg 静脉点滴,每 4~8 小时重复 1 次。现已较少应用。

临床常选择安定单独应用,或安定与苯巴比妥钠每 4~6 小时 1 次交替使用;效果欠佳者临时可加用苯巴比妥钠或水合氯醛;早期宜静脉给药。止痉药物的使用量以控制患儿在无刺激时无痉挛、刺激时仅有肌张力增高为度。痉挛减轻后即可延长间隔时间或减少药量,逐渐停药。

(四)抗生素

青霉素每日 20 万 U/kg 或用头孢菌素,通常用药 7~10 天,可杀灭破伤风杆菌。

(五)伤口处理

用 3% 过氧化氢或 1:4000 高锰酸钾清洗、涂抹碘酒,再脱碘;并在脐周注射。

【常见护理诊断】

1.有窒息的危险　与呼吸肌、喉肌痉挛有关。

2.皮肤完整性受损 与脐部残端感染破伤风杆菌有关。

3.营养失调 与痉挛频繁、消耗量过大及牙关紧闭,张口困难、不能进食有关。

4.有感染的危险 与长期消耗、免疫功能低下有关。

【护理措施】

(一)控制痉挛,减少刺激,防止窒息的发生

1.环境要求 将患儿置于绝对安静的单人病房,避免任何光、声、触等刺激。在进行各种治疗和护理前,给予镇静剂,尽量免去不必要的操作,以免引起或加重痉挛。

2.氧气吸入 有缺氧、紫绀者间歇用氧,用氧时尽量避免使用鼻导管给氧,以免使患儿受到不良刺激而加重痉挛,可选用头罩给氧或面罩给氧,根据缺氧的改善情况,调整氧浓度,以防引起氧疗并发症。

3.药物应用 遵医嘱及早使用破伤风抗毒素和正确使用镇静剂,以避免患儿在轻刺激下发生痉挛,强刺激下发生窒息。

4.建立静脉通路 最好应用留置针,避免反复穿刺引起患儿痉挛。

5.密切观察病情变化 设专人护理,加强监测,观察并记录病情变化,尤其注意抽搐发生的时间、强度、持续时间和间隔时间,抽搐发生时患儿面色、心率、呼吸及氧饱和度改变;备好急救药品和器械,一旦发现异常,及时组织抢救。

(二)脐部护理

1.先用3%过氧化氢或1∶4000高锰酸钾溶液清洗脐部,改变局部无氧环境,抑制破伤风杆菌生长繁殖;再用碘伏涂抹,敷以消毒纱布,直至愈合。接触过脐部感染伤口的敷料应焚烧,以杀灭破伤风梭状芽孢杆菌。脐周脓肿应切开引流。

2.遵医嘱脐部注射 TAT 3000U。

(三)保证患儿营养

因本病病初痉挛发作频繁而导致喂养困难,应暂禁食,给予静脉高营养。痉挛减轻后用鼻饲,每次喂奶前应抽取胃内容物,明确无胃潴留,根据胃的耐受情况,逐渐增加喂养量,喂养后取侧卧位防窒息。病情逐渐好转后,可用奶瓶训练患儿的吸吮能力及吞咽能力,达到撤离鼻饲管的目的。

(四)防止继发感染与损伤

1.皮肤护理 患儿由于骨骼肌痉挛,易出汗、发热,因此要适当松包降温,及时擦干汗渍,特别是腋下、外阴、颈部等处,保持皮肤清洁干燥。为防止患儿双手紧握时损伤皮肤,可在手掌中放小纱布,又可保持掌心干燥。

2.口腔护理 可用温盐水清洁口腔,及时清除口腔内的分泌物;本病患儿口唇常干裂易破,可涂石蜡油保持湿润。

3.遵医嘱 应用抗感染类药物。

【保健指导】

向患儿家长讲解病情的严重程度、治疗效果及预后,并给予支持和安慰;讲授育儿知识,指导家长为患儿做脐部护理;恢复期指导家长做好患儿智力开发、肢体功能训练。

(翟 娟)

第九章　新生儿常见护理问题及处理

第一节　皮肤的护理问题

一、新生儿皮肤特点

新生儿表皮薄、具有较高的吸收和渗透能力；角质层在怀孕后 3 个月形成，足月儿皮肤角质层有 10～20 层，与成人相同。早产儿的皮肤角质层较薄，胎龄低于 30 周的早产儿出生时角质层只有 2～3 层。角质层发育不成熟，相对较大的体表面积导致经皮肤丧失水分增加，可导致体温不稳定。早产儿在出生后 10～14d 皮肤角质层的屏障功能加速成熟，胎龄低于 27 周的早产儿角质层屏障功能的成熟速度较慢。在角质层成熟之前，应注意保护发育中的角质层，避免接触毒性物质，预防感染。

新生儿表皮与真皮间缺乏连接物质胶原纤维，导致连接不紧容易分离；早产儿胶原纤维数量更少，使得表皮与真皮间的连接更不紧密，皮肤游动大，撕揭胶布时皮肤容易受损，甚至出现皮肤剥脱，在摩擦或受热的情况下容易出现水疱。早产儿真皮层弹力纤维较少，容易出现水肿。水肿影响局部血液循环，可引起缺血性损伤。

二、常见护理问题

1.皮肤破损

(1)疾病所致：脓疱疹、脐炎、臀红、大疱性表皮松解症、鱼鳞病等。

(2)必要操作所致：套管针穿刺、气管导管、其他管道、粘贴电极片、肤温探头等。

(3)操作不当所致：剃破、划破、撕破。

(4)护理不当：长期受压、摩擦、液体外渗。

2.沐浴的问题

(1)pH 值：正常皮肤表面一般偏酸性，除了有抗微生物生长繁殖作用外，对酸性及碱性物质也可起一定的缓冲作用。若 pH 值偏碱或中性，皮肤表面的微生物数量增加，种类发生改变，皮肤的屏障功能降低。成人及儿童皮肤表面 pH 值<5.0，刚出生的足月新生儿皮肤表面 pH 值平均为 6.34，在 4d 内 pH 值下降至 4.95。胎龄 24～34 周的早产儿，出生第 1 天皮肤表面 pH 值 6.0，出生后 1 周降至 5.5，在随后的 3 周 pH 值缓慢下降至 5.0。出生后沐浴及其他皮肤护理会改变皮肤表面的 pH 值，若使用碱性皂沐浴，可能需 1h 或更长时间才能重建皮肤表面的酸性环境。

（2）沐浴时间：新生儿沐浴要在体温和生理状态平稳后进行。新生儿出生后，由于刚完成子宫内向子宫外的巨大转变，早产或有疾病的新生儿生理状况不稳定，沐浴可造成包括化学物质的吸收、接触刺激性物质、低体温、生命体征不稳定等不良影响。由于低体温可使机体对氧的消耗增加，加重呼吸窘迫，出生后第 1 次沐浴应在婴儿生命体征稳定后进行。出生后可进行快速床上擦浴，擦除有血迹或胎粪污染的胎脂，保留部分没有污迹的胎脂，国外有研究表明胎脂可起抗菌、预防低体温、促进伤口愈合、促进表皮屏障功能成熟的作用。

（3）沐浴次数：建议足月儿沐浴 1 周不超过 2～3 次，早产儿 2 周 1 次。选用中性、无香、无刺激、pH 值适中的沐浴露。胎龄＜32 周的早产儿出生后第 1 周单独使用温开水沐浴，不用清洁剂。胎龄＜26 周的早产儿要求使用无菌水沐浴。

（4）沐浴方式：胎龄＜32 周的早产儿生后第 1 周最好采取淋浴的方式，避免擦拭法，因摩擦会对皮肤造成刺激，损伤表皮引起皮炎。对于情况稳定，无脐动、静脉导管的新生儿可考虑浸浴。浸浴有很多的好处，包括可更好地抚慰患儿，皮肤补湿等作用。浸浴时水温 38℃，水以能浸没患儿双肩为宜，可避免皮肤暴露于水面外蒸发散热引起热量散失。沐浴后 10min 新生儿的体温会出现明显下降。因此，沐浴后应迅速用干毛巾擦干患儿全身皮肤，用毛毯包裹，避免蒸发引起热量丧失。

3.皮肤保护

（1）皮肤营养：脂肪及锌是保持皮肤完整性及皮肤健康的重要营养成分，在妊娠后 3 个月储存于胎儿体内。锌是体内重要的微量元素，参与多种代谢过程，包括淋巴细胞的转化，蛋白、核酸、皮肤和皮下组织黏多糖的代谢。创伤愈合过程中需要锌。早产儿及慢性腹泻、短肠综合征的新生儿容易缺锌。缺锌时可出现皮肤红斑，腹股沟、颈部、肛周、口周皮肤脱落，撕揭胶布等创伤也容易引起皮肤脱落。

（2）皮肤护理保持床铺清洁、干燥、平整，每 2h 改变 1 次体位。使用水床，预防摩擦损害和受压坏死。减少沐浴的次数可以降低对皮肤 pH 值及保护性酸的破坏。使用表皮保护剂或水胶体敷料，可以减少敷贴黏合力引起的皮肤破损。

4.脐部护理

（1）脐带的特点：胎儿期脐带残端过长或过短均易产生并发症。过长可缠绕颈部或肢体，过短可致胎盘早剥；也可引起胎儿营养不良、死胎、早产等。新生儿断脐后由于脐带血管的收缩，使皮肤牵引凹陷，形成脐窝。断脐后脐带残端呈蓝灰白色，数小时后变为棕色，以后逐渐干枯变细而形成黑色条索，约 1～7d 在脐带与脐部皮肤的交界处脱落。在脱落过程中，可见黄色黏稠的胶冻状物，若无脓液、无臭味、脐周无红肿者为正常。脐带脱落后 1～2d，脐窝可以稍湿润，而脐周皮肤正常者均为正常现象。若脐带脱落 2d 后仍不干燥，则应注意感染。

（2）脐带感染的病因：①断脐或出生后处理脐带不当，脐残端被细菌入侵、繁殖所引起的急性炎症。②少数由于脐血管留置导管或换血时无菌操作不严格被细菌污染所致。③严重者可引起脐源性败血症。④常见致病菌为金黄色葡萄球菌、其次为大肠埃希菌、铜绿假单胞菌、溶血性链球菌等。

（3）护理：重在预防。护理时应将脐窝内彻底清洁消毒，用无菌水清洁更有利于脐带的干燥脱落。

（4）75％乙醇清洁脐带的问题：加拿大医学专家多年来经过循证医学的对比研究发现，用消毒流动水消毒脐带要比常规用 75％乙醇更有利于脐带干燥和脱落，同时较少脐部感染。

（刘改娥）

第二节　液体外渗的护理问题

一、原因

1.自身因素　新生儿血管细,缺乏皮下组织的保护,特别是疾病状态下,组织器官有效灌注不足,血管通透性增加。

2.药物因素　常用药物偏酸或偏碱,渗透压高。

3.机械因素　套管针的材质,血管选择不当,技术不熟练反复穿刺。

4.其他　药物的浓度,液体中的微粒,液体温度过低,输注时间过长、速度过快,患儿活动或固定不牢等。

二、输液外渗的表现

1.一般表现　外渗皮肤局部表现为肿胀,颜色苍白或者红肿,以静脉血管周边为主。头皮静脉输液外渗一般局部鼓起肿块,易早发现;四肢静脉呈弥散性肿胀,外渗面积以针尖为中心向四周均匀扩散,不易觉察。

2.化学物质外渗表现　钾、钙、碳酸氢钠、甘露醇等药物对静脉具有强烈刺激性,它能使毛细血管致密度增加,降低毛细血管通透性。新生儿头皮静脉丛相互连接,无静脉瓣,虽然回血良好,推注时无渗漏,但会通过周围已破坏的血管部位出现外渗。钙剂外渗还会引起沿血管方向的树枝状钙盐沉着,一段时间后树枝状钙盐突起会被排出,形成凹陷。此处毛囊被破坏,导致不长毛发影响美观。

3.血管收缩剂外渗表现　以多巴胺为主的血管收缩剂在使用 30min 后会出现注射静脉颜色发白,呈条索状延伸,有时会呈树枝状。如持续使用同一静脉,时间过长会引起整条注射静脉色素沉着,呈条索状硬化,甚至失去弹性。

4.抗生素外渗表现　抗生素一般是高分子物质的化学药品,它们在静脉使用时,浓度过大会造成针尖周围呈缺血性苍白,局部皮肤缺血,如果缺血时间过长,会造成局部组织呈青色、紫色,甚至发黑坏死。

5.营养性物质外渗表现　蛋白制剂、血制品及静脉高营养制剂均为渗透压较高的药物,一旦外渗,可引起局部肿胀,严重者会出现小水疱,血管红肿变黑,短时间不易恢复。

三、液体外渗的预防

1.常巡视,早发现最为重要。

2.选择合适的输注通道与方式,避免在周围静脉输注高浓度、高渗透压的药物。

3.适当约束,妥善固定。

4.做好血管防护,推注葡萄糖酸钙时,应建立一条新的静脉通道,避免选择已穿刺过的静脉。在静脉推注钙剂时要求均匀、缓慢、推注时应勤抽回血。使用血管收缩剂时,以两条通路轮流注射,缓解药物对静脉的刺激作用。渗透压较高的药物选择中心静脉给药,避免小静脉输注。

四、药物外渗后的处理

1.立即停药　用空注射器回抽针头及血管内药液后拔针,压迫穿刺处 3～5min,抬高患肢减轻肿胀和疼痛。

2.早期局部冷湿敷　使血管收缩,减少药物吸收,使损伤部位局限。常用于 20％甘露醇、5％碳酸氢钠等渗漏的早期。具体方法:取适量硫酸镁＋无菌蒸馏水配制成 25％的液体浸湿无菌纱布,贴于患儿药液外渗处,保持纱布湿润,及时续敷硫酸镁。硫酸镁可阻滞神经的电生理传导,使周围微血管平滑肌松弛,血管扩张,减轻水肿和炎症反应。如果无菌纱布已蒸发干燥,局部肿胀已消退,应及时取下,以免干燥后析出结晶颗粒的纱布摩擦皮肤,造成局部破损。

3.热敷　一般性药物外渗出现的肿胀,可用湿热敷,采用 25％或 33％硫酸镁湿敷＋红外线灯照射,热敷可改善早期缺血情况,但外渗局部已发生严重缺血时禁用湿热敷。另外,硫酸镁湿热敷只能用于血管通透性高而引起的外渗,对高渗性药物引起的外渗,可加重组织脱水。

4.保暖　新生儿出现输液外渗后,肢体会变得湿冷,局部血液循环减慢,血液回流受阻,局部皮肤缺血缺氧,长时间会造成皮下组织缺血性坏死。应将患儿置于辐射抢救台或暖箱内,充分暴露肢体,抬高患肢,保持患儿局部皮肤温度,促进肿胀的吸收。

5.玻璃酸酶的应用　玻璃酸酶的主要作用是水解透明质酸,为组织基质中具有限制水分及其他细胞外物质扩散的作用的成分,可促使皮下输液或局部积贮的渗出液或血液加快扩散而利于吸收。应在液体外渗后 1h 内应用,越早应用效果越好。方法:将玻璃酸酶稀释至 15U/ml,在拔针之前,将针头退出至皮下,将 1ml 的玻璃酸酶经穿刺针推入皮下组织,必须注意玻璃酸酶不能注入静脉,注入静脉不能起作用。也可做皮下封闭注射。方法:以注射器抽 1ml 玻璃酸酶,在渗出部位周围按顺时针 12 点、3 点、6 点、9 点封闭,进针角度以 15°～20°为宜,使液体渗出处明显突出皮肤。

6.酚妥拉明的应用　对于缩血管药物如多巴胺、去甲肾上腺素外渗引起的皮肤苍白,应及时使用酚妥拉明作局部封闭。酚妥拉明为短效 α 受体阻断剂,对血管有较强的扩张作用,可以改善毛细血管通透性,促进局部毛细血管血液回流,改善局部缺血缺氧,有效降低缺血而致的局部皮肤坏死。方法:将酚妥拉明稀释至 0.5mg/ml,用注射器抽吸 1ml 药液在药物外渗部位周围作环形点状封闭,进针角度以 15°～20°为宜,使液体渗出处明显突出皮肤。

7.黏多糖多磺酸软膏(喜辽妥)的应用　外渗部位涂抹喜辽妥软膏可以治疗静脉高营养以及血管活性药物的外渗,特别是葡萄糖酸钙、碳酸氢钠等刺激性强的药物外渗引起的皮肤肿胀效果明显。喜辽妥软膏的成分是多磺酸黏多糖,主要作用是促进间叶细胞的合成以及恢复细胞阀物质保持水分的能力从而促进结缔组织的再生,能渗透入更深的皮下组织。因此,喜辽妥可阻止局部炎症的发展和加速血肿的吸收。

8.严重的静脉外渗　局部皮肤红肿水疱、甚至出现发黑坏死,可用湿润烧伤膏外涂。湿润烧伤膏的主要成分为黄芩、黄柏、黄连,具有清热解毒、消炎止痛、燥湿生肌的作用。

(刘改娥)

第三节　血糖紊乱的护理

血糖正常值 2.8～7.0mmol/L，足跟（手指）血糖比静脉血糖低 10％～15％。

1.易发生低血糖的新生儿　小于胎龄儿，大于胎龄儿，母亲患有糖尿病，早产儿，双胎儿，患有败血症、休克、窒息、呼吸窘迫综合征、体温不升、血液黏稠度过高、内分泌和遗传代谢性疾病如半乳糖血症、肾上腺皮质功能低下等。

2.低血糖的危害　低血糖对脑细胞有严重损害。新生儿脑重 300～400g，占体重的 12％左右，相对比成人大许多（成人只占 2％），其代谢率和耗氧量高，占全身的一半，但其本身又不含糖原，完全依靠血糖来提供能量代谢，因此血糖低，最先损害脑细胞，重者有后遗症，其中多数最初又无临床症状，故对早产儿的低血糖不能忽视。早产儿好发低血糖原因是其肝糖原储备不足，糖原异生作用又差，出生应激时又消耗糖原过多，以后生长发育新陈代谢又旺盛，加上早期喂养和摄入不足，所以容易发生低血糖，其中少部分可出现软弱、苍白、震颤、微汗、反应变低、眼球活动、手足抽动、呼吸暂停、反复发绀、惊厥等症状。早产儿糖代谢又存在着两重性，因其糖耐量能力低，摄入或输糖过多，又会出现高血糖（>6.94mmol/L）和糖尿，引起大脑抑制、出血和呼吸暂停。现普遍主张将血糖维持在正常范围（2.2～5.0mmol/L）的高值比较理想。早产儿低血糖应从预防着手，鼓励尽早喂养，奶量不足应从静脉补充，定时监测血糖和尿糖。

3.低血糖的症状

(1)缺乏典型或特异的表现。

(2)烦躁，多汗。

(3)体温不升（体温不稳定）。

(4)肌张力低，反应差，嗜睡。

(5)抽搐，震颤，眼球异常转动，惊厥。

(6)无症状性低血糖比有症状性多 10～20 倍。

4.低血糖的预防措施

(1)早期喂养：对可能发生者从生后 0.5～1h 喂糖水，每次 5～10ml/kg，每小时 1 次，连续 3～4 次。生后 2～3h 开始喂奶，24h 内每 2h 喂 1 次。体重低于 2kg 或不耐受喂养的尽快给予 5％～10％的葡萄糖液 2～6ml/kg。

(2)监测血糖。

5.预后　无症状性比有症状性低血糖预后好。早产儿、小于胎龄儿要根据本身情况和原发病的严重程度而定，若反复发作持续时间长者，会发生神经系统后遗症，对智力发育的影响是肯定的。

6.注意事项　避免血糖幅度波动过大，特别注意输液速度，忌用 25％、50％葡萄糖，预防医源性高血糖。

（刘改娥）

第四节 体位的护理

1.仰卧位

(1)优点:便于观察胸廓运动;使用高频呼吸机的胸廓运动好;便于脐动静脉插管;胸腔引流的留置;适合水封瓶式 CPAP;允许肢体运动。

(2)适用对象:呼吸机、脐动脉插管及疾病急性期。

(3)方法:早产儿常被放置为仰卧位,双手在一边或在中线,用一条小毛巾或卷拢的尿布垫在肩下或颈部作为呼吸支持。仰卧位的生理屈曲和内收姿势将需要襁褓,也可以把小布卷放在膝下,或用软布卷围成的"鸟巢"环绕早产儿。

2.俯卧位

(1)优点:采取俯卧位时,新生儿的腹部、四肢紧贴在床上,如在母亲怀抱,使他们有安全感;肺的通气分布较仰卧位时更趋均衡,有助于气体交换;胸壁和呼吸的协调好,呼吸暂停减少;睡眠状态改善,耗能减少;促进胃的排空,反流减少。

(2)适用对象:肺部疾病或不伴有肺部疾病,有自主呼吸的早产儿。

(3)方法:将早产儿的膝盖屈向胸部,手臂紧靠身体,在臀部下放一个小布卷,就可以达成屈曲体位。也可将婴儿放在一个小布卷上,这个布卷长及婴儿的肩膀到臀部,从而可以允许更多的生理屈曲和内收。如果用小布卷或"鸟巢"围在早产儿身体任一侧,便可以提供触觉刺激和适当约束。将双手摆在嘴旁,达到抚慰的效果。

3.侧卧位

(1)适用对象:体位引流、喂奶后

(2)方法:可以将一个小沙袋或尿布卷放在早产儿身旁,用软布卷交叉于上臂和大腿,对肢体柔和约束,允许在控制范围内有一些移动。有时早产儿会由于身旁支撑而反张,可以让早产儿抱一个软布卷或小而薄的填充动物,也可将一块折叠的尿布或布垫放在早产儿的臀部下减小反张。

(3)优点:促进身体的伸展与屈曲的平衡,以屈曲为主,肢体趋向身体的中心部位,发展手—嘴综合能力,手放在口边,自我安慰,促进身体的对称性,预防不正确的姿势及变形。

4.右侧卧位 减少反流;气胸的治疗;手术体位。

5.有益的体位效果

(1)短期效果:生理,减少压力,有助于睡眠和舒适。

(2)长期效果:有益于疾病治疗。

(刘改娥)

第五节　喂养的护理

一、喂养耐受性的监测指标

1.呕吐。

2.腹胀（24h 腹围增加＞1.5cm 伴有肠型）。

3.胃残余超过上次喂养量的 1/3 或 24h 胃残余超过喂养总量的 1/4 或持续喂养时超过 1h 的量。

4.胃残余被胆汁污染。

5.大便隐血阳性。

6.大便稀薄,还原物超过 2%（乳糖吸收不良）。

7.呼吸暂停和心动过缓的发生明显增加。

二、喂养不耐受的改善措施

1.非营养性吸吮:减少哭泣,增加氧饱和度,能促进吸吮反射的成熟,促进体重增加;促进吸吮-吞咽-呼吸协调能力,促进食物消化,促进口满足感,早日过渡到经口喂养,缩短住院天数;安抚婴儿,减轻疼痛。

2.奶后俯卧位或侧卧位,头部抬高 30°:改善胃排空,减少反流和吸入的可能。

3.喂奶前尽量减少各种刺激。

4.减少氧饱和度的波动。

5.改善胃肠道的灌注和功能。

三、喂养效果的评价

1.每日测量体重,固定测量仪,相同的测量时间。

2.每日平均增长 15～20g/kg 为最佳效果。

（刘改娥）

第六节　舒适护理

一、压力的表现

1.生命体征不平稳。

2.肌力弱。

3.肢体过度频繁地伸展。

4.粗大的运动。

5.手指张开、紧握拳头。

6.烦躁、频繁地皱眉、双眼漂浮、打哈欠。

7.表情呆滞。

二、舒适护理

1.提供人性化护理　集中护理,有不被打扰的睡眠时段。不要突然惊醒早产儿,在治疗前轻柔唤醒或触摸患儿,使其有准备,避免过度刺激。

2.减轻疼痛刺激　口服30％的葡萄糖溶液0.5ml(有研究24％葡萄糖溶液),安慰奶嘴。

3.减少有创操作　建立有效的静脉、动脉置管,如经外周静脉置入中心静脉导管,脐动静脉置管。

三、舒适的表现

生命体征平稳,细微柔和的运动有助于肌肉和骨骼的发展,放松、安静、动眼睡眠,有互动交流。

(刘改娥)

第十章　危重新生儿的护理监护

第一节　概述

危重新生儿的急症监护(ACoRN)是将高危新生儿的评估、监护、诊断、干预和治疗等各方面整合在一起的实用临床教程,同时也适用于出生时经过复苏的新生儿的进一步稳定。

ACoRN旨在为临床工作者提供一种系统的方法来判断、评估、处理那些不健康的或高危的以及复苏后需要进一步支持的或需要转运到上一级医院的新生儿。ACoRN是教授关于"新生儿稳定"的基本概念和基本技能的教程。

ACoRN教程由加拿大多位儿科学专家编写,由浙江大学医学院附属儿童医院马晓路、李如意、杜立中等翻译并引进国内,目前该培训项目已经得到国家自然科学基金的资助。通过该教程的推广,广大的基层医务工作者在高危新生儿的急诊处理上将更加自信,众多新生儿和他们的家庭都将从中受益。

一、危重新生儿的急症监护特点

1.语言通俗易懂。

2.流程图系统地说明在处理高危或患病新生儿时需要检测的指标。①基于问题的重要性。②以临床为导向。③集归纳评估、监护、诊断性评价及干预为一体。

3.不管病情如何复杂,ACoRN都是行之有效的诊治策略

4.旨在阐明"新生儿稳定"的基本概念和技能,必要的情况下,为下一步转运做好准备。

5.适用于以下情况:①从宫内向宫外的环境转变过程中需要帮助的新生儿。②患病新生儿或在出生最初数小时(天)内具有疾病高危因素的新生儿。

二、危重新生儿的急症监护结构的8个基本步骤

1.判断是否为高危新生儿。

2.对需要复苏的新生儿立即进行复苏。

3.利用ACoRN初步评估法对以下6个方面可能存在的问题进行评估:呼吸系统、心血管系统、神经系统、外科情况、液体平衡和血糖、体温调节。

4.考虑感染的可能性。

5.生成问题列表。

6.完成各个流程,根据主次逐项解决问题列表上的各个问题。

7.考虑会诊或转运的必要性。

8.从患儿延伸到对其家庭或医护人员的帮助和支持。

ACoRN 初步评估流程图的步骤通过观察每一个新生儿的症状体征,以发现一些"警告信号",这些"警告信号"有助于判断该新生儿:①是否高危。②是否需要立即复苏。③是否在某些系统有潜在的问题。④是否存在感染的可能性。

步骤 1:判断是否为高危新生儿

步骤 2:对需要复苏的新生儿立即进行复苏

任何新生儿出现"无效呼吸、心率<100 次/mm、中央性发绀"中的任何 1 项或 1 项以上症状时都须进入复苏流程。

任何时候,如果新生儿情况恶化,出现上述症状都需要重新回到复苏流程。

步骤 3:ACoRN 初步评估法

检查每一项"警告信号",并做标记:

(1)方框内打"√",说明存在该项"警告信号"。

(2)方框内空白,说明没有发现该项"警告信号"。

(3)方框内打"?",说明该项评估尚未完成(例如,正在等待血压或血糖的结果)。

步骤 4:考虑感染的可能性

初步评估已完成,就要判断该新生儿是否存在感染的"警告信号"。当一个新生儿具有感染的高危因素、存在一项带有"＊"的"警告信号"或临床上情况恶化时都应怀疑感染。

步骤 5:生成问题列表

此问题列表是在完成了以上初步观察和判断后产生的。把问题列表放在框架最中间位置以确保所有问题都按主次顺序逐项得到解决。

如果一个新生儿在某一方面存在一项或多项"警告信号",如心血管,则在存在潜在问题的这一项方框内打上"√"。

如果"警告信号"的评估还未完成(如未达到血糖结果),则在问题列表相应的方框内(液体平衡和血糖)打上"?",以免遗漏。

步骤 6:完成流程,解决问题列表上的问题

评估-决定-行动的循环始终重复贯穿在各个流程中。

步骤 7:考虑会诊或转运的必要性。

步骤 8:对新生儿、家庭和医护人员的支持。

（刘改娥）

第二节　复苏流程

新生儿具有以下 1 项或 1 项以上复苏指征时需要进入复苏流程:

1.无效呼吸:见于以下两项。

(1)呼吸运动减弱:呼吸暂停或喘息样呼吸。

(2)气道阻塞:由于位置不正确,气道分泌物吸入或解剖结构畸形等。

2.心率＜100 次/min(心动过缓)。

3.中央性发绀:中央性发绀提示存在低氧血症,最常见原因是无效通气和伴有呼吸窘迫的肺部疾病,也可出现在动静脉血混合,如新生儿持续肺动脉高压、先天性心脏病等。

新生儿复苏过程参见美国新生儿复苏教程(NRP),一旦建立有效的通气且心率≥100 次/min 后就开始 ACoRN 的初步评估。初步评估产生问题列表,并通过相应的流程来解决问题。

(刘改娥)

第三节 呼吸系统流程

呼吸系统流程是 ACoRN 初步评估中的第一项内容,说明建立和维持充分的通气及氧合对于处理一个不健康的或高危的新生儿是极其重要的。

新生儿从宫内到宫外的转变不能完成或延迟完成,则可能导致呼吸系统的问题,如以下几项。①肺液吸收延迟:新生儿暂时性呼吸增快。②肺液吸收后由于缺乏表面活性物质:呼吸窘迫综合征。③小气道或肺泡阻塞:吸入综合征。④肺部感染:肺炎。⑤肺动脉压力不能降低:新生儿持续性肺动脉高压。⑥肺受到外来的压迫:气胸。⑦肺发育不良:先天性膈疝或孕中期就开始出现持续的严重的羊水过少。

1.警告信号

(1)呼吸费力:说明存在呼吸窘迫、呼吸困难或呼吸功增加。呼吸费力表现为以下几点。

1)鼻翼扇动:目的是吸进更多空气到肺内。

2)呻吟:呼气时为保持呼气末正压,会厌只部分关闭,气流通过时就产生呻吟。

3)肋间隙凹陷:由于胸腔内负压增加所致。

4)胸骨凹陷:由于胸腔内负压增加所致。

5)喘息:中枢缺氧的征兆,表现为深的、单次或一连串慢的、不规则的终末期呼吸。

(2)呼吸频率＞60 次/min:正常新生儿呼吸频率 40～60 次/min。呼吸频率＞60 次/min,说明存在呼吸困难或呼吸窘迫。

(3)需要呼吸支持:如持续气道正压或机械通气。

2.核心步骤 核心步骤就是对进入呼吸流程的新生儿提供干预和监护,包括以下几点。

(1)重新检查患儿的气道/呼吸。

(2)供氧,维持氧饱和度在 88%～95%。

(3)建立持续的监护:脉搏氧饱和度、心肺功能、血压、氧浓度监测。

(4)对自主呼吸的患儿计算呼吸评分。

3.组织医疗活动 具有呼吸问题新生儿的治疗目标是确保充足的通气和氧合,并提供早期的干预和支持。

通过呼吸评分(表 10-1)和其他临床信息确定呼吸窘迫的严重程度是组织医疗活动的基础。

表 10-1　新生儿呼吸评分表

分数	0	1	2
呼吸频率	40~60 次/mm	60~80 次/min	>80 次/min
需氧 #	不吸氧	≤50%	>50%
吸气性凹陷	无	轻到中度	重度
呻吟	无	刺激后存在	安静时持续存在
呼吸音	呼吸音很容易听到	呼吸音下降	几乎听不到
早产	>34 周	30~34 周	<30 周

注: # 检测吸入氧浓度前就已经开始吸氧的定为"1"分

(1)轻度呼吸窘迫:评分<5 分,从出生就开始,且持续时间<4h。

(2)中度呼吸窘迫:①评分 5~8 分。②轻度呼吸窘迫(评分<5 分),但持续 4h 以上。③新出现的呼吸窘迫症状。这样的新生儿具有发展为呼吸衰竭的危险。持续的或新出现的呼吸窘迫都可能为感染所致。

(3)重度呼吸窘迫:①呼吸评分>8 分。②严重呼吸暂停或喘息样呼吸。③在复苏流程或前一轮的呼吸流程已诊断为呼吸衰竭而进行机械通气。

可引起新生儿呼吸窘迫的其他因素包括以下两点。

1)早产程度:①胎龄<27 周的早产儿。②胎龄<30 周或体重<1500 克的早产儿。

2)如果吸入氧浓度在 50% 以上,说明该新生儿储备能力较差。

4.反应

(1)轻度呼吸窘迫且持续时间<4h 的新生儿需要:①进一步观察。②供氧,以维持氧饱和度在正常水平(88%~95%)。③如果达到进入感染流程的标准,则须相应的实验室检查。

(2)中度呼吸窘迫可能需要一定的呼吸支持,如 CPAP,或有时需要机械通气以防止进一步发展为严重的呼吸窘迫和呼吸衰竭。

(3)重度呼吸窘迫,包括严重呼吸暂停或喘息,为呼吸衰竭的前兆,需要立即气管插管、机械通气。机械通气的目的:①减少呼吸功。②维持氧饱和度在正常水平(88%~95%)。③恢复酸碱平衡(pH 值 7.25~7.40)。④二氧化碳分压维持在 6.0~7.3kPa(45~55mmHg)。

接受呼吸支持的新生儿还需要:①建立静脉通路,开始 10% 葡萄糖液输注。②胸片检查。③血气分析。④考虑是否需要会诊。

5.下一步　包括有针对性地询问病史、体格检查、实验室检查和确立初步诊断。

(1)呼吸系统的病史:产前、产时、新生儿。

(2)体格检查:观察生命体征、胸廓运动及呼吸音是否对称、是否有呼吸困难、皮肤黏膜颜色、呼吸支持的情况,注意是否存在腭裂、小下颌等畸形。

(3)诊断性检查:胸片、血气分析。

6.建立初步诊断　新生儿呼吸窘迫最常见的疾病包括以下几项。

(1)新生儿暂时性呼吸增快(TTN):新生儿出生前肺液的产生没有停止,出生后肺内残留的液体清除延迟。是足月儿或近足月儿呼吸窘迫的原因,在剖宫产尤其是择期剖宫产的新生儿更为常见。表现轻到中度呼吸窘迫,需氧量常<40%。症状常在生后几分或数小时内残留的肺液吸收后好转。

(2)呼吸窘迫综合征(RDS):由于缺乏肺表面活性物质(PS)导致肺泡和终末细支气管的进行性萎陷。是早产儿的常见疾病,发生率随胎龄降低而增加。表现为不同程度的呼吸窘迫和氧需求。如果缺乏适当的呼吸支持来防止肺泡的进一步萎陷,呼吸窘迫会恶化。如果没有外源性 PS 治疗,病情通常在72h 以后,即在内源性 PS 产生和释放功能建立后好转。

(3)胎粪吸入综合征(MAS):机械性阻塞和化学性炎症,导致 PS 失活和通气/血流比例失调。通常发生于过期产儿、足月儿,有时也发生于近足月儿,胎儿出生时有窘迫或胎粪比较黏稠或颗粒状时更容易发生。表现为不同程度的呼吸窘迫和需氧,可以伴有新生儿持续肺动脉高压。严重的 MAS 可以危及生命,需要及时处理。

(4)气胸:气体进入胸膜腔,常发生于存在肺部病变并接受呼吸支持的新生儿。表现为急性的呼吸窘迫和需氧。张力性气胸可表现为心血管功能的突然恶化。少量的气胸症状可不明显,少量气胸表现为轻度呼吸窘迫(仅呼吸增快),不影响心血管功能,可密切观察,待其吸收。中到大量的气胸需要放置胸腔引流管引流。

(5)肺炎:肺部炎性渗出,间质性和弥漫性病变较叶性病变常见。当新生儿存在败血症高危因素时,肺部炎症的可能性较大。疾病初期不一定有全身症状,但病程可以呈暴发性进展。因为从临床表现和胸片难以排除肺炎,推荐所有的新生儿呼吸疾病都静脉应用抗生素治疗。

(6)其他导致新生儿呼吸功能不全的原因。

1)新生儿持续肺动脉高压(PPHN):出生后肺血管阻力不能下降,导致肺血流减少,卵圆孔和动脉导管水平存在双向或右向左分流,以及三尖瓣反流。通常伴有肺血管床发育异常,血管肌化,肺血管减少和(或)血管分布异常等。通常继发于呼吸系统疾病,如 MAS、RDS、肺炎、先天性膈疝等,也可在没有肺部疾病的情况下发生,即不能顺利完成从宫内到宫外的转变。表现为低氧性呼吸衰竭(对氧的需求高),氧合不稳定。血气分析和氧饱和度监测可表现出导管前后氧合水平的差异,需要做心脏彩超以排除心脏解剖结构的异常。持续性肺动脉高压可以危及生命,需要立即处理。

2)肺发育不良:①气道和气体交换的面积(肺泡囊、肺泡)减少。②由于宫内胎儿肺扩张不良所致,包括孕中期胎膜早破、肾脏不发育、尿道阻塞所致的严重羊水过少,先天性横膈疝,神经肌肉疾病导致胎儿呼吸运动减弱。③出生当时即表现严重的呼吸窘迫。④气胸和持续性肺动脉高压的机会增加。⑤肺发育不良可危及生命,需要及时处理。⑥胸片的表现为肺野小,通常肺野看起来较干净,肺纹理较少,先天性膈疝的占位性病变通常出现在左侧。

7.特殊处理   ①供氧:鼻导管、面罩、头罩、复苏气囊、暖箱供氧。②辅助通气:经鼻持续气道分压给氧、呼吸机。③外源性肺表面活性物质。④支持治疗。⑤胸穿、随访胸片。

(1)CPAP 的目的:①改善动脉血氧分压,使呼吸窘迫的新生儿降低吸入氧浓度。②有助于撤离呼吸机。③治疗早产儿呼吸暂停。

(2)CPAP 的禁忌证:①呼吸衰竭的新生儿。②自主呼吸受抑制(如中枢神经系统疾病)。③非常激惹或不能耐受 CPAP。④消化道梗阻、新生儿坏死性小肠结肠炎、先天性膈疝需要避免吞入过多气体。

(3)机械通气的指征:①呼吸运动减弱,无效呼吸(呼吸不规则或呼吸暂停)。②重度呼吸窘迫(呼吸评分>8 分)。③中度呼吸窘迫(呼吸评分 5~8 分),但血气分析结果 pH≤7.25,且二氧化碳分压≥7.3kPa.(55mmHg),或者 CPAP 应用下氧合仍不佳。④应用 CPAP 的新生儿需要转运。

（4）什么情况导致机械通气的新生儿突然情况恶化。根据下列顺序逐项检查病情变化的原因：①气管插管的位置是否正确，是否突然脱管或插入过深。②气道或气管插管是否堵塞。③气胸、肺间质气肿或肺不张等。④机器工作不正常。

（刘改娥）

第四节　心血管系统流程

不能维持正常的通气和（或）氧合是引起新生儿心血管不稳定的重要原因。呼吸和复苏流程已经解决了这些问题。

建立有效的通气和氧合后，新生儿心血管不稳定的最常见原因见于：①循环血容量不足。②心肌功能衰竭。③心脏和大血管解剖结构异常。④异常心脏节律（心动过速或过缓）在新生儿非常少见，故 ACoRN 中不做讨论。

1.警告信号

（1）皮肤苍白、花斑或灰暗：①皮肤苍白、花斑或灰暗是皮肤灌注差的表现，提示血液重新分布到重要生命器官。②如果新生儿存在心搏出量减少，如低血容量或心功能不全时，该警告信号非常重要。③如果出现上述表现的原因是寒冷、酸中毒、疼痛等，则不那么重要。正在用多巴胺、肾上腺素等血管收缩药时，也可表现为该警告信号。④监测脉搏血氧饱和度（SpO_2）可以区分皮肤灌注不良（正常 SpO_2）和中央型发绀（低 SpO_2）。但心搏出量很低或明显水肿时，可能得不到准确的脉搏血氧饱和度值。

（2）脉搏细弱或血压低：①心血管不稳定的新生儿，部分或全部周围性脉搏（特别是远端的桡动脉和足背动脉）减弱甚至消失，难以触及。②新生儿血压的正常范围随胎龄、体重、年龄而不同。没有哪个血压曲线适用于所有新生儿的所有情况。③低血压可能反映低循环血容量、低心搏出量或外周血管扩张。

（3）吸氧不能缓解的发绀：通常发生在下列情况。①流经肺部的血液未得到氧合。②部分血液从右心直接泵入体循环，未进入肺部氧合。③在肺部经过氧合的血液与未经氧合的血液相混合（通常毛细血管中非氧合血红蛋白超过 50g/L 就表现为肉眼可见的发绀）。④如果该新生儿存在显著的贫血，则低氧血症将不表现发绀。⑤如果光线较暗或患儿肤色较黑，则较难发现发绀。由于毛细血管内血流缓慢所致的周围性发绀常容易和中央型发绀相混淆。

（4）心率超过 220 次/min：①新生儿基础心率差异很大，一般正常心率范围是 100～160 次/min，如果超过 220 次/mm，提示异常的快速心率或快速性心律失常。室上性心动过速（SVT）是新生儿最常见的快速性心律失常。②快速性心律失常的新生儿临床上可能仍然稳定或者出现意识水平降低、活动减少、肌张力减低和其他心血管、呼吸系统不稳定的表现。③大部分室上性心动过速的新生儿能够耐受 250 次/mm 的心率几个小时，因此可以等心血管医师会诊后再开始药物治疗。长时间的快速性心律失常最终会导致心力衰竭。

2.核心步骤　核心步骤就是对进入心血管流程的新生儿提供干预和监护，包括：①必要的氧疗。②建立持续的氧饱和度、心肺功能、血压的监测。

3.组织医疗活动　对于心血管系统存在问题的新生儿，其干预措施取决于是否存在灌注不良、发绀或心动过速。当上述情况重叠存在时，根据以下几点来考虑处理的先后顺序：

（1）心动过速的新生儿同时表现为苍白、皮肤花斑或发灰。如果心率＞220次/min,很可能是SVT,应将评估和治疗快速性心律失常放在首位。如果心率160～220次/mm,很可能是低灌注或先天性心脏病引起的心动过速。

（2）新生儿发绀伴有灌注不良可能是发绀型先天性心脏病伴低心搏出量,如果新生儿 SpO_2 曾＞20.0 kPa(150mmHg),就不可能是发绀型先天性心脏病。前者情况很危险,需要紧急会诊和治疗。

1）灌注情况的临床评估:①意识水平,活跃度和肌张力。②皮肤颜色可以通过"红润、苍白、灰暗花斑、多血貌的、中央型发绀、周围型发绀"等来描述。③毛细血管再充盈时间。④肢端温度。⑤脉搏。⑥血压。

2）发绀的临床评估:①肺源性发绀与呼吸窘迫有关,大多氧疗后可缓解。②心源性发绀,没有呼吸窘迫或轻度呼吸窘迫,吸入100％的氧气不能缓解。

4.反应

（1）休克:任何原因的休克都表现为生命器官的低灌注。

（2）发绀:高氧试验有助于区分肺源性发绀或心源性发绀。

（3）快速性心律失常:如果心率＞220次/min,需要及时查心电图,并且咨询专科医师,讨论处理意见。

5.下一步　包括有针对性地询问病史、体格检查、实验室检查和确立初步诊断。

（1）心血管系统的病史:产前、产时、产后。

（2）体格检查:肤色、生命体征、意识状态、活动度和肌张力、周围性水肿、肺充血所致的气促、呼吸困难、毛细血管再充盈时间、手足温度（注意与躯干比较）、上下肢脉搏的触诊和比较、异常的心音和杂音。

（3）诊断性检查:胸片、血红蛋白和红细胞比容、血气分析、心电图、心脏彩超。

6.建立初步诊断

（1）休克:①低血容量性（根据低循环血容量,典型的急性失血表现）。②分布性（血管扩张所致,较常见于细菌性败血症）。③心源性（心功能不全所致,可见于左室流出道梗阻或心肌病）。

（2）发绀型先天性心脏病。

（3）快速性心律失常

7.特殊处理　主要干预措施包括:①扩容。②正性肌力药物,如多巴胺或其他缩血管药物。③前列腺素 E_1。④抗心律失常治疗。

（刘改娥）

第五节　神经系统流程

异常的神经系统症状可由神经系统、神经肌肉或全身性疾病所致。某些疾病是可逆的和（或）可以治疗的。及时处理可以预防和减少远期发病率。新生儿神经系统症状常表现为肌张力或活动的异常,吸吮、吞咽反射减弱等。

1.警告信号

（1）肌张力异常:包括肌张力增高和减低。①增高,四肢强直、痉挛、颈项强直、强直体位。②减低,四肢松软无力,可以伴或不伴活动减少。

（2）四肢抖动:其特征为手足对称性的快速运动,也被描述为颤抖,握住肢体后,抖动即停止。四肢抖动的常见原因有低血糖、低血钙、药物撤退、新生儿脑病。四肢抖动但不伴有以上因素的为良性表现。

（3）惊厥：常表现为轻微的行为改变、阵挛样动作或紧张性姿势，握住肢体后不会停止。

2.核心步骤

（1）重新检查患儿的气道/呼吸。

（2）提供必要的氧疗。

（3）监测血糖。

（4）建立持续的氧饱和度、心肺监护。

3.组织医疗活动

（1）对存在神经系统问题的新生儿是否需要干预，取决于：①是否表现为异常的肌张力、四肢抖动或惊厥。②血糖的水平。

（2）低血糖患儿可以没有症状，或仅有非特异性症状，如：①四肢抖动、颤抖、惊厥或昏迷。②易激惹、嗜睡或木僵。③肌张力减低、四肢松软。④呼吸暂停、发绀发作。⑤新出现的喂养问题。⑥低体温。任何新生儿具有以上表现且血糖＜2.6mmol/L，都应考虑症状性低血糖，必须紧急处理。

4.反应

（1）肌张力异常：新生儿如果仅有肌张力异常，无须紧急处理，可直接进入下一步。

（2）四肢抖动：症状性低血糖须立即处理。若血糖≥2.6mmol/L，可进入下一步。

（3）惊厥：不伴低血糖的惊厥的一线治疗是苯巴比妥。

（4）症状性低血糖：10％葡萄糖液2ml/kg静脉推注，然后以每小时4ml/kg的速度维持，每30min监测一次血糖，直到≥2.6mmol/L，根据需要调整输注速度和（或）葡萄糖液的浓度。

5.下一步　包括有针对性地询问病史、体格检查、实验室检查和确立初步诊断。

（1）神经系统病史：产前、产时、产后。

（2）体格检查：意识水平和活动情况、姿势、自主运动、生命体征、头围、外伤、异常的运动、姿势和肌张力、前囟紧张度和骨缝分离情况、原始反射、脑干反射、腱反射、外眼肌的自主运动、眼底检查。

（3）诊断性检查：全血细胞计数和分类、血糖和电解质、血气分析、血培养。

6.建立初步诊断　新生儿神经系统疾病可能需要特殊辅助检查才能确诊，需要花费时间。根据系列临床症状得出初步诊断有助于决定下一步辅助检查和治疗的方向。

7.特殊处理

（1）初步诊断考虑持续性低血糖需要紧急处理。

（2）若是围生期脑损伤、中枢神经系统感染及其他神经系统疾病，则根据各自诊断给予针对性处理。围生期脑损伤可导致缺氧缺血性脑病、脑梗死、颅内出血。

（3）神经系统疾病常常比较复杂，需要进一步专科会诊。

（刘改娥）

第六节　外科情况流程

很多具有明显外科情况的新生儿产前即得到诊断，在这种情况下，可考虑产前转运。对所有具明显外科情况的新生儿,术前的稳定比手术更重要。

1.警告信号

(1)腹壁缺损。

(2)呕吐或不能咽下。

(3)腹胀。

(4)胎粪延迟排出或肛门闭锁。

2.核心步骤　对进入外科流程的新生儿提供的干预和监护包括以下几项。

(1)建立心血管、呼吸系统、氧饱和度的监护。

(2)继续其他相关流程的核心步骤。

3.组织医疗活动　对于具外科情况的新生儿的干预取决于以下几项。

(1)是否有腹壁缺损。

(2)是否可以插入胃管。

4.反应　反应的目的就是调整并优化新生儿的状态,尽量减少术前并发症。

(1)尽快覆盖暴露的脏器。

(2)插入胃管对消化道进行减压。

5.下一步　包括有针对性地询问病史、体格检查、实验室检查和确立初步诊断。

(1)病史:产前、产时、产后。

(2)体格检查:生命体征、出生体重、皮肤颜色、胃管引流物的颜色、有无脱水征象、测量腹围、是否存在其他畸形。

(3)诊断性检查:胸片、腹片。

6.建立初步诊断　所有评估的目的就是明确病变的类型和部位、是否合并其他畸形,以及患儿全身情况。应尽快联系外科医师会诊或转运。

7.特殊处理

(1)消化道造影。

(2)直肠针吸活检:怀疑先天性巨结肠时。

(3)心脏超声。

(4)请专科医师进行评估/遗传学检查/染色体检查。

(刘改娥)

第七节　液体平衡和血糖流程

液体平衡和血糖流程主要针对情况不好或具有高危因素的新生儿。

所需液体由下列部分组成:①维持液体。②扩容的液体(必要时)。③继续丢失的液体(必要时)。

一、液体需要量

1.维持液体　是新生儿每天所需的最少液体,用来:①补充从大、小便丢失的液体和从皮肤、呼吸蒸发的液体。②提供正常生长所需(每天所增体重的80%是水分)。

2.扩容　情况不佳的新生儿经常需要等张液扩容,最常用的是生理盐水每小时10ml/kg。下列情况需要扩容。

(1)低血容量(如急性失血导致的低血容量性休克)。

(2)异常的血管张力(分布性休克)。

(3)液体向第三间隙或体腔丢失。

(4)手术中丢失液体。

可以通过观察灌注、心率、血压来判断扩容的有效性,必要时可重复给予扩容。

3.补充继续丢失量　下列情况会产生继续丢失量:液体从开放性创口蒸发丢失、手术引流、过度利尿。用与所丢失液体的电解质含量相近的液体进行补充,通常是生理盐水。

二、糖的需要量

1.能量来源　糖是脑细胞的主要能量来源。健康足月儿生后1~2h出现血糖最低值,然后在24~72h逐渐达成人水平。

2.血糖监测　如果健康足月儿没有任何低血糖的高危因素,不必进行常规的血糖监测。低血糖的新生儿可以没有症状,或出现以下症状。

(1)四肢抖动,惊厥或昏迷。

(2)呼吸暂停或发绀发作。

(3)激惹,嗜睡或木僵。

(4)肌张力降低或软弱。

(5)原来吃奶很好的新生儿出现少吃。

(6)低体温。

3.个体化评估　以上症状都非特异性,在其他疾病时也可能出现,如败血症。因此,个体化评估很重要。

下列情况的低血糖很可能造成远期神经系统并发症:①症状性或持续性低血糖。②具有其他不良预后高危因素的新生儿发生低血糖,如早产儿或低出生体重儿无症状性低血糖也可能造成不良远期预后,因此对高危儿进行筛查是很重要的。

(1)警告信号:①血糖<2.6mmol/L。血糖水平在2.6~3.3mmol/L的新生儿需要严密监测,直到连续两次餐前血糖>3.3mmol/L。②低血糖高危因素。早产儿、低出生体重、小于胎龄儿、大于胎龄儿、糖尿病母亲的孩子、母亲服用降糖药、情况不好的新生儿。③未经喂养或不能喂养。

(2)核心步骤:①测量血糖水平。所有情况不好或有症状的新生儿在入院时都应筛查血糖。②测量体重。出生体重以及出生后体重的变化是判断脱水程度和低血糖高危因素的有用工具。

4.组织医疗活动

(1)最初的干预措施取决于该新生儿是否为症状性低血糖。

(2)如为症状性低血糖则进入神经系统流程。

若不考虑症状性低血糖,可根据血糖水平和对胃肠道喂养的耐受性来组织医疗活动。①未经喂养或不能喂养:应完全静脉补液。②能够喂养但严重低血糖:血糖<1.8mmol/L,完全静脉补液。③能够喂养但有低血糖:血糖1.8～2.6mmol/L,定量喂养。④能够喂养且没有低血糖:血糖≥2.6mmol/L,如果足够成熟就按需喂养。

5.反应

(1)需要静脉补液的新生儿:①初步诊断为症状性低血糖。②不能喂养。③严重低血糖(血糖<1.8mmol/L)。

所有输注葡萄糖液的新生儿在开始输液30min时都必须测量一次血糖。

(2)能够喂养但有非症状性低血糖(血糖≥1.8mmol/L):①胎龄≥34周者,应尽早开始定量喂养,如果早期喂养不能使血糖上升至≥2.6mmol/L,则需要静脉输注葡萄糖液。②胎龄<34周的早产儿常不能很快耐受喂养,一般须静脉补液。喂养后1h必须检测一次血糖。

(3)能够喂养且没有低血糖:应按需喂养(通常每3～4h喂一次),但每次喂奶前应检测血糖水平,直到血糖稳定在>3.3mmol/L。

6.下一步

(1)针对性的询问病史。

(2)体格检查:体重变化、生命体征、脱水的征象、神经系统表现、循环不稳定的征象、腹部体征。

(3)计算液体需要量。

(4)诊断性检查:血生化、血气分析、电解质等。

7.建立初步诊断

(1)如果常规补糖后低血糖能够纠正,就不太可能是内分泌或代谢性疾病所致。

(2)如果常规补糖后低血糖难以纠正,需要进一步的专科评估和处理。

8.特殊处理　目的是维持血糖水平≥2.6mmol/L。

(刘改娥)

第八节　体液调节流程

通过保暖和减少热量丢失来维持正常体温是新生儿护理的重要组成部分,特别是早产儿。如果不及时处理,新生儿体温下降很快(每分下降0.2～1℃),能量和氧的消耗增加,几小时内就导致体内能量储备(棕色脂肪和糖原)耗竭。预防低体温可以避免体内能量储备耗竭、低血糖、代谢性酸中毒和肺动脉高压。对于窒息新生儿,避免高体温的发生可以减轻对脏器的进一步损害。不论产前、产后的高体温对所有新生儿都有害,可增加惊厥发生率。

(刘改娥)

第九节　感染流程

新生儿败血症的早期症状和体征是非特异的。当存在感染危险因素、初步评估发现特定警告信号及临床情况恶化时须考虑感染。一旦怀疑败血症,须立即行血培养和抗生素治疗,不能延误。

（刘改娥）

第十节 支持

对患儿、家属和治疗小组的支持,是 ACoRN 不可缺少的部分,与患儿及家属初次接触时就应该启动。

1.对患儿的支持

(1)降低噪声。

(2)减少光线的暴露。

(3)模拟宫内的体位。

(4)通过"鸟巢"限制活动。

(5)针对睡眠/觉醒周期的基础护理。

(6)每次操作前,将手按在患儿身上,让患儿感到医务人员的存在。

(7)根据患儿的反应调整护理的节奏。

2.对家属的支持

(1)情况允许时,要尽可能早、尽可能多地允许父母探望、抚摸患儿,对患儿说话。

(2)鼓励父母在心肺复苏和稳定时旁观;询问父母需要什么或想做什么。

(3)确保他们了解目前患儿的情况、使用的设备、进行的操作和诊疗计划。

(4)转运过程中,应让家属及时了解患儿的病情及转运安排的情况。

3.对治疗小组的支持 小组成员在给患儿进行复苏和稳定时也承受很大压力。以下情况常给医务人员带来心理负担。

(1)患儿的情况急剧恶化。

(2)治疗过程中感到心有余而力不足。

(3)缺乏处理类似情况的经历。

(4)人员和资源非常有限。

(5)无法及时得到新生儿专科医师的会诊。

回顾性的病例分析可以帮助小组成员认识哪些做法是好的,哪些地方需要改进,同时也帮助治疗小组增加自信心。

（刘改娥）

第十一章　呼吸系统疾病的护理

第一节　急性上呼吸道感染

急性上呼吸道感染简称上感，俗称"感冒"，是小儿的最常见疾病。病原体主要侵犯鼻、鼻咽和咽部而引起炎症，根据炎症局限的部位常诊断为急性鼻咽炎、急性咽炎、急性扁桃体炎等，也可统称为上呼吸道感染。

【病因】

以病毒感染为多见，占90%以上，主要有呼吸道合胞病毒、流感病毒、副流感病毒、腺病毒、鼻病毒、柯萨奇病毒、埃可病毒、冠状病毒、单纯疱疹病毒、EB病毒等。病毒感染后可继发细菌感染，最常见为溶血性链球菌，其次为肺炎球菌、流感嗜血杆菌等。在支原体流行季节亦可见到支原体所致上感。

婴幼儿时期由于上呼吸道的解剖生理特点和呼吸道局部免疫功能低下易患本病。营养不良、佝偻病等疾病，或过敏体质、护理不当、气候改变和不良环境因素等，则使小儿易致反复感染或使病程迁延。

【临床表现】

本病多发于冬春季节，症状轻重不一。与年龄、病原体和机体抵抗力不同有关，年长儿症状较轻，婴幼儿较重。

（一）一般类型上感

婴幼儿可骤然起病，高热、咳嗽、食欲差，可伴有呕吐、腹泻、烦躁，甚至高热惊厥。年长儿症状较轻，常于受凉后1～3天出现鼻塞、喷嚏、流涕、干咳、咽痛等，发热程度高低不一；有些在发病早期可有阵发性脐周疼痛，与发热所致的阵发性肠痉挛或肠系膜淋巴结炎有关，应注意与急腹症鉴别。体检可见咽部充血，扁桃体肿大，颌下淋巴结肿大、触痛等；肺部呼吸音正常或粗糙；肠道病毒感染者可见不同形态的皮疹。病程为3～5天，一般预后良好，如体温持续不退或病情加重，应考虑并发症的可能。

（二）两种特殊类型上感

1.疱疹性咽峡炎　系柯萨奇A组病毒所致，好发于夏、秋季节。骤起高热、咽痛、流涎、厌食、呕吐等；咽部充血，咽腭弓、悬雍垂、软腭等处有2～4mm大小的疱疹，周围有红晕，疱疹破溃后形成小溃疡，病程1周左右。

2.咽结合膜热　由腺病毒3、7、11型所致，常发生于春、夏季节。多呈高热、咽痛、眼部刺痛，一侧或两侧滤泡性眼结合膜炎，颈部、耳后淋巴结肿大，有时伴胃肠道症状。病程为1～2周。

【治疗】

（一）一般治疗

休息、多饮水；注意呼吸道隔离；预防并发症。

（二）病因治疗

常用抗病毒药物：

1.双嘧达莫　对 RNA 病毒及某些 DNA 病毒均有抑制作用，每日 3～5mg/kg。

2.利巴韦林　具有广谱抗病毒作用，每日 10～15mg/kg，每日 3 次，疗程为 3～5 日。亦可口服中草药如银翘散、羚羊感冒片、板蓝根冲剂等或静脉点滴炎琥宁、喜炎平、莪术油等中药制剂，但要注意药物的纯度、配伍禁忌等，避免输液反应等副作用。

抗生素常用于病情重、有继发细菌感染或有并发症者，常用青霉素、红霉素、先锋霉素等，疗程为 3～5 天。如证实为溶血性链球菌感染，或既往有风湿热、肾炎病史者，青霉素疗程应为 10～14 天。

（三）对症治疗

高热可口服对乙酰氨基酚或阿司匹林，每次剂量为 10mg/kg。亦可用冷敷、温湿敷或 3％～5％酒精擦浴降温；如发生高热惊厥者可给予镇静、止惊等处理。咽痛者可含服咽喉片。鼻塞者可用 0.5％麻黄素液在喂奶前滴鼻，不致影响吸乳。

【常见护理诊断】

1.体温过高　与上呼吸道感染有关。

2.舒适度的改变　与咽痛、鼻塞等有关。

3.潜在并发症　惊厥。

【护理措施】

（一）降低体温

1.密切观察病情变化，体温超过 38.5℃时给予物理降温，如头部冷敷、腋下及腹股沟处放置冰袋、温水擦浴等。物理降温无效者，可遵医嘱给予退热剂，如口服对乙酰氨基酚或肌注柴胡注射液等。

2.给予易消化和富含维生素的清淡饮食，保持口腔清洁。及时更换汗湿的衣服，避免因受凉而使症状加重或反复。

3.保持水、电解质平衡，鼓励患儿多饮水，必要时静脉补充营养和水分。

（二）促进舒适

1.清除呼吸道分泌物，保持呼吸道通畅。鼻塞严重时于清除鼻腔分泌物后用 0.5％麻黄素液滴鼻，每次 1～2 滴。对因鼻塞而妨碍吸吮的婴幼儿，宜在哺乳前 10～15 分钟滴鼻，使鼻腔通畅，保证吸吮。

2.咽部不适或咽痛时可用温盐水或复方硼砂液漱口、含服润喉片或应用咽喉喷雾剂等。

（三）病情观察

密切观察病情变化，警惕高热惊厥的发生。如患儿病情加重，体温持续不退，应考虑并发症的可能，及时通知医生。若在病程中出现皮疹，应区别是否为某种传染病的早期征象，以便及时采取措施。

【保健指导】

1.室内要经常通风，保持空气清新。在集体儿童机构中，如有上感流行趋势，应早期隔离患儿，室内用食醋熏蒸法消毒。

2.加强体格锻炼，适量户外活动；气候变化时及时添减衣服，避免过冷或过热；呼吸道疾病流行期间，尽量避免去人多拥挤的公共场所。

3.保证合理均衡的营养和充足的睡眠，婴儿期鼓励母乳喂养，及时添加辅食。

4.积极防治各种慢性病，如佝偻病、营养不良及贫血等，按时进行预防接种。

（徐贵玲）

第二节　急性感染性喉炎

急性感染性喉炎为喉部黏膜急性弥漫性炎症。以犬吠样咳嗽、声嘶、喉鸣、吸气性呼吸困难为临床特征。以冬、春季为多，新生儿极少发病。

【病因】

常为急性上呼吸道病毒或细菌感染的一部分，亦可并发于麻疹流行性感冒或其他急性传染病。由于小儿喉腔狭窄、软骨柔软、黏膜血管丰富、黏膜下组织疏松，炎症时易充血、水肿而出现喉梗阻。

【临床表现】

起病急、症状重。可有发热、犬吠样咳嗽、声嘶、吸气性喉鸣和三凹征。严重时可出现紫绀，烦躁不安，面色苍白，心率加快，甚至因窒息死亡。一般白天症状轻，夜间入睡后症状加重。喉梗阻若不及时抢救，可因吸气困难而窒息致死。按吸气性呼吸困难的轻重，将喉梗阻分为四度：Ⅰ度：患者仅于活动后出现吸气性喉鸣和呼吸困难，肺呼吸音清晰，心率无改变；Ⅱ度：患者于安静时亦出现喉鸣和吸气性呼吸困难，肺部听诊可闻喉传导音或管状呼吸音，心率增快；Ⅲ度：除上述喉梗阻症状外，患者因缺氧而出现烦躁不安，口唇及指趾发绀，头面出汗，肺部呼吸音明显降低，心音低钝，心率快；Ⅳ度：患者渐显衰竭、昏睡状态，由于无力呼吸，三凹征可不明显，面色苍白发灰，肺部听诊时呼吸音几乎消失，仅有气管传导音，心音钝弱，心律不齐。

【西医治疗】

（一）保持呼吸道通畅

吸氧；可用1%～3%麻黄素和肾上腺皮质激素超声雾化吸入，有利于黏膜水肿消退。

（二）控制感染

一般给予全身抗生素治疗。有气急、呼吸困难时，应及时静脉输入足量广谱抗生素，常用者为青霉素类、大环内酯类、氨基糖甙类或头孢菌素类等。

（三）肾上腺皮质激素

能及时减轻喉头水肿，缓解喉梗阻，应与抗生素合用。常用泼尼松每日1～2mg/kg，分次口服。重症可用地塞米松静脉推注，每次2～5mg，继之每日1mg/kg静脉滴注，共2～3天，至症状缓解。

（四）对症治疗

烦躁不安者宜用镇静剂，异丙嗪有镇静和减轻喉头水肿的作用。氯丙嗪则使喉头肌松弛，加重呼吸困难，不宜使用。

（五）气管切开术

经上述处理如有严重缺氧征象或有Ⅲ度喉梗阻者，应及时作气管切开。

【常见护理诊断】

1.低效性呼吸形态　与喉头水肿有关。

2.有窒息的危险　与喉梗阻有关。

3.体温过高　与感染有关。

4.舒适度的改变　与频繁咳嗽、呼吸困难等有关。

【护理措施】

（一）改善呼吸功能，保持呼吸道通畅

1.保持室内空气清新，温湿度适宜，以减少对喉部的刺激，有利于缓解喉头痉挛。患儿需卧床休息，抬

高床头以保持体位舒适,持续低流量吸氧,必要时给予 1%～3% 的麻黄素和肾上腺皮质激素超声雾化吸入。

2.遵医嘱给予抗生素、激素治疗,以控制感染,减轻喉头水肿,缓解症状。

(二)密切观察病情变化

根据患儿三凹征、喉鸣、青紫及烦躁等的表现正确判断缺氧的程度,及时抢救喉梗阻,随时做好气管切开的准备,以免因吸气性呼吸困难窒息而死。

(三)维持正常体温,改进舒适度

1.监测患儿体温,若超过 38.5℃ 时给予物理降温。

2.喉炎患儿容易呛咳,应耐心喂养,如口入不足,必要时应静脉补液。

3.将所需的检查和治疗集中进行,尽量不打扰患儿休息。急性感染性喉炎患儿因呼吸困难、缺氧,多烦躁不安,宜用镇静药。可遵医嘱给予异丙嗪口服或注射,除有镇静作用外,还可减轻喉水肿及喉痉挛。氯丙嗪及吗啡有抑制呼吸的作用,影响观察呼吸困难的程度,最好不用。

【保健指导】

1.给家长讲解急性感染性喉炎的相关知识,指导家长正确护理患儿。

2.小儿平时应有适当户外活动,加强体格锻炼,提高机体抗病能力。定期预防接种,积极预防上呼吸道感染和各种传染病。

(徐贵玲)

第三节　支气管哮喘

支气管哮喘,简称哮喘,是由嗜酸性粒细胞、肥大细胞和 T 淋巴细胞等多种炎性细胞参与的气道慢性炎症,使易感者对各种激发因子具有气道高反应性。气道高反应性是哮喘的基本特征,气管慢性(变应性)炎症是哮喘的基本病变,可引起气道缩窄,表现为反复发作的喘息、呼吸困难、胸闷或咳嗽等症状。

【病因】

哮喘的病因复杂,是一种多基因遗传病,其中过敏体质(特发反应性体质,atopy)与本病关系密切,多数患儿以往有婴儿湿疹、过敏性鼻炎、食物或药物过敏史,不少患儿有家族史。但是,哮喘的形成和反复发病往往又是环境因素(如:接触或吸入螨、蟑螂、霉菌、皮毛、花粉等过敏源;呼吸道感染和寒冷刺激等)综合作用的结果。

【临床表现】

婴幼儿哮喘多为呼吸道病毒感染诱发,起病较缓慢;年长儿大多在接触过敏源后发作,呈急性过程。哮喘发作常在清晨或夜间较重,一般可自行缓解或用平喘药物后缓解。

(一)症状

哮喘发作时常先为刺激性干咳,有时咳大量白黏痰,伴以呼气性呼吸困难和哮鸣音,出现烦躁不安或被迫坐位,咳喘剧烈时还可出现腹痛。

(二)体格检查

发作时胸廓饱满,呈吸气状,叩诊过度反响,听诊全肺遍布哮鸣音;重症病儿呼吸困难加剧时,呼吸音可明显减弱,哮鸣音也随之消失。发作间期可无任何症状和体征,有些在用力时可听到哮鸣音。病久反复发作者,可出现桶状胸,常伴营养障碍和生长发育落后。

（三）哮喘持续状态

如哮喘急剧严重发作，经合理应用拟交感神经药物仍不能在 24 小时内缓解者，称作哮喘持续状态，属危重急症，应积极抢救，否则可因呼吸衰竭而死亡。

【实验室检查】

1.外周血嗜酸粒细胞增高（>300×10^6/L）。

2.X 线检查可见肺过度充气，透明度增高，肺纹理可能增多；并发支气管肺炎或肺不张时，可见沿支气管分布的小片状阴影。

3.肺功能测定显示残气容量增加或伴换气流率和潮气量降低。每天检测呼吸峰流速值（PEF）及其一天的变异率，是判断亚临床型哮喘的良好指标。

4.用可疑的抗原作皮肤试验有助于明确过敏源，皮肤挑刺法的结果较为可靠。

【防治】

哮喘的治疗原则为去除病因、控制发作和预防复发。应根据病情轻重、病程阶段因人而异地选择适当的防治方案。

（一）去除病因

应避免接触过敏源，积极治疗和清除感染病灶，去除各种诱发因素。

（二）控制发作

主要是解痉和抗炎治疗。

1.拟肾上腺类药物　目前常用的 β_2 受体激动剂药物为：

(1)沙丁胺醇(舒喘灵)：0.5% 舒喘灵溶液，每次 0.01～0.03ml/kg，最大量 1ml，用 2～3ml 生理盐水稀释，每 4～6 小时雾化吸入。其气雾剂每片一下可吸入 100μg，每次 1～2 片，每日 3～4 次。

(2)特布他林(喘康速、舒喘宁)：如博利康尼片剂，每片 2.5mg，1～2 岁每次 1/4～1/3 片；3～5 岁每次 1/3～2/3 片；6～14 岁每次 2/3～1 片；每日 3 次。也可用博利康尼雾化液雾化吸入。

(3)其他：如美喘清、氨哮素等。该类药物最好选用吸入方式，但要避免过量应用。连续使用 β_2 受体激动剂可产生耐药，但停药 1～2 周可完全恢复。

2.茶碱类药物　小儿剂量为每次 4～5mg/kg；缓释茶碱，每次 8～10mg/kg，12 小时 1 次。氨茶碱的有效浓度与中毒浓度很接近，应作血浓度检测，最佳血药浓度为 10～15μg/ml。

3.抗胆碱药物　异丙阿托品气雾剂每次 1～2 片，每日 3～4 次。

4.肾上腺皮质激素　尽可能采用吸入疗法，如吸入普米克都保干粉剂或气雾剂等。应严格掌握口服用药的适应证：一般只用于重症，或持续发作，或其他平喘药物难以控制的反复发作病人。需长期用药者，应将维持量改为每日或隔日清晨顿服。

5.抗生素　疑有细菌感染时宜同时选用适当的抗生素。

（三）哮喘持续状态的处理

1.吸氧　氧气浓度以 40% 为宜，相当于 4～5L/min，使 PaO_2 保持在 9.3～12.0kPa(70～90mmHg)。

2.补液、纠正酸中毒　可用 1/5 张的含钠液纠正脱水；用碳酸氢钠纠正酸中毒，改善 β 受体对儿茶酚胺的反应性。

3.糖皮质激素类静脉滴注　应早期、较大剂量应用。氢化可的松每次 5～10mg/kg，每 6 小时静脉滴注 1 次；地塞米松每次 0.25～0.75mg/kg，奏效较前者慢。

4.支气管扩张剂

(1)沙丁胺醇雾化剂吸入，每 1～2h 吸入 1 次。

（2）氨茶碱静脉滴注，每次 4～5mg/kg，30 分钟滴完。

（3）如上述治疗不奏效者，可给予沙丁胺醇静脉注射，学龄前儿童每次 5μg/kg，学龄前期小儿用量减半。

5.异丙肾上腺素　以上治疗无效或无药可用时，可试用异丙肾上腺素以每分钟 0.1μg/kg 静脉滴注，每 15～20 分钟加倍，直到 PaO_2 殁通气功能改善或心率达 180～200 次/分时停用，症状好转后可维持用药 24 小时左右，剂量不变。

6.镇静剂　可用水合氯醛灌肠，慎用或禁用其他镇静剂。

7.机械呼吸　指征为：

（1）严重的持续性呼吸困难。

（2）呼吸音减弱，遂以哮鸣音消失。

（3）呼吸肌过度疲劳而使胸廓活动受限。

（4）意识障碍，甚至昏迷。

（5）吸入 40％氧气而紫绀仍无改善、$PaCO_2 \geq 8.6kPa(65mmHg)$。

（四）预防复发

1.免疫治疗

（1）脱敏疗法：用于对不可能避免的抗原（如尘埃、尘螨、花粉等）过敏，而一般治疗又未能控制复发者。根据皮肤试验结果，将引起阳性反应的过敏源浸液作皮下注射，浓度由低到高，剂量逐渐递增，每周 1 次，持续 2 年。若发作有季节性，则于发作前 1 月开始上述脱敏治疗，也是每周注射 1 次，15～20 次为 1 疗程。据报道螨脱敏治疗大多有效，偶有发热、局部一过性红肿痒痛、荨麻疹、哮喘发作等副作用。

（2）免疫调节治疗：可采用中医辨证论治或给胸腺肽等免疫调节剂提高机体免疫力，降低其过敏性。

2.色甘酸钠　宜在好发季节的前 1 个月开始用药，每次吸入 10～20mg，每日 3～4 次，经 4～6 周无效者可停用。一般对运动诱发的哮喘效果较好，对激素依赖性哮喘者，应用本品可望减少激素用量。

3.酮替酚（甲哌噻庚酮）　作用与色甘酸钠相似，小于 3 岁者每次 0.5mg，每日 2 次；大于 3 岁者每次 1mg 每日 1～2 次，口服 6 周无效可停用。

4.激素吸入疗法　能使哮喘得以缓解的患儿应继续吸入维持量糖皮质激素，至少 6 个月～2 年或更长时间。

5.自我管理教育　将防治知识教给患儿及家属，调动他们的抗病积极性，鼓励病儿参加日常活动和体育锻炼以增强体质。

【常见护理诊断】

1.低效性呼吸形态　与支气管痉挛、气道阻力增加有关。

2.清理呼吸道无效　与呼吸道分泌物多且黏稠有关。

3.潜在并发症　呼吸衰竭。

4.焦虑　与哮喘反复发作有关。

5.知识缺乏　与缺乏哮喘的防护知识有关。

【护理措施】

（一）缓解呼吸困难

1.给患儿取坐位或半坐位，鼓励患儿缓慢地深呼吸。

2.呼吸困难者给予鼻导管或面罩吸氧，注意湿化后给氧，氧浓度以 40％为宜，定时进行血气分析，及时调整氧流量，保持 PaO_2 在 9.3～12.0kPa(70～90mmHg)。

3.遵医嘱给予支气管扩张剂和肾上腺皮质激素,并评价其效果和副作用。

4.监测生命体征,注意呼吸困难的表现及病情变化,若出现意识障碍、呼吸衰竭等及时给予机械呼吸。

(二)保持呼吸道通畅

1.保持室内空气清新,温湿度适宜。

2.鼓励患儿多饮水,以降低分泌物的黏稠度,防止痰栓形成。

3.给予患儿雾化吸入、胸部叩击、震颤等,以促进分泌物的排出,病情许可的情况下给予体位引流;对痰多而无力咳出者,及时吸痰。

4.如有感染,遵医嘱给予抗生素治疗。

(三)密切观察病情变化

当患儿出现烦躁不安、紫绀、大汗淋漓、气喘加剧、心率加快、血压下降、呼吸音减弱、肝脏在短时间内急剧增大等情况,应立即通知医生并积极配合抢救。

(四)心理护理

哮喘发作时守护并安抚患儿,鼓励患儿解除思想负担、树立治疗疾病的信心。向患儿家长解释哮喘的诱因、治疗过程及预后,指导家长以积极的态度去应对疾病发作,充分调动家长和患儿自我护理、预防复发的主观能动性。

【保健指导】

(1)指导患儿学会呼吸运动以强化横隔呼吸肌。在执行呼吸运动前,应先清除呼吸道分泌物。

1)腹部呼吸运动:①平躺,双手平放在身体两侧,膝弯曲,脚平放地板。②用鼻连续吸气并放松上腹部,但胸部不扩张。③缩紧双唇,慢慢吐气直到吐完。④重复以上动作10次。

2)向前弯曲运动:①坐在椅上,背伸直,头向前向下低至膝部,使腹肌收缩。②慢慢上升躯干并由鼻吸气,扩张上腹部。③胸部保持直立不动,由口将气慢慢吹出。

3)胸部扩张运动:①坐在椅上,将手掌放在左右两侧的最下肋骨上。②吸气,扩张下肋骨,然后由口吐气,收缩上胸部和下肋骨。③用手掌下压肋骨,可将肺底部的空气排出。重复以上动作10次。

(2)介绍有关防护知识:①指导家长及患儿确认哮喘发作的诱因,避免接触可能的过敏源,去除各种诱发因素。此外,还应预防上呼吸道感染,避免疲劳过度、淋雨受凉或精神方面的刺激,以防止哮喘发作。②使家长及患儿能辨认哮喘发作的早期征象、症状及了解适当的处理方法。③提供出院后使用药物资料(如药名、剂量、用法、疗效及副作用等)。④指导家长和患儿选用长期预防及快速缓解的药物,并做到正确安全的用药。⑤及时就医,以控制哮喘严重发作。

(徐贵玲)

第四节　急性支气管炎

急性支气管炎是支气管黏膜的急性炎症;常继发于上呼吸道感染后,亦可为急性传染病如麻疹、百日咳等的一种早期临床表现。气管常同时受累,故也可称为急性气管支气管炎。

【病因】

能引起上呼吸道感染的病原体都可引起支气管炎。免疫功能失调、营养不良、佝偻病、特异性体质、鼻炎、鼻窦炎等都是本病的诱发因素且易使支气管炎反复发作。

【临床表现】

起病可急可缓,大多先有上呼吸道感染症状。咳嗽为主要症状,开始为干咳,以后有痰,如为细菌感染可呈黄色痰。婴幼儿症状较重,常有发热、呕吐、腹泻等。年长儿一般症状较轻,但有时可诉头痛、胸痛。咳嗽一般在 7～10 天缓解,部分患儿可迁延不愈或者反复加重。体检时双肺呼吸音粗糙,有不固定的、散在的干湿啰音。X 线检查胸片显示正常,或有肺纹理增粗,肺门阴影增深。

婴幼儿可发生一种特殊类型的支气管炎,称为哮喘性支气管炎,其特点为:

1.多见于 3 岁以下,有湿疹或其他过敏史者。

2.有类似哮喘的症状,如呼气性呼吸困难,肺部叩诊呈鼓音,听诊两肺满布哮鸣音及少量粗湿啰音。

3.有反复发作倾向。但一般到 4～5 岁发作停止,少数于数年后发展成为支气管哮喘。

【治疗】

(一)一般治疗

适当休息,经常变换体位,多饮水,使呼吸道分泌物易于咳出。

(二)控制感染

对婴幼儿有发热、黄痰、白细胞增多者,或考虑有细菌感染时可适当选用抗生素,如青霉素类、红霉素类及其他广谱抗生素等。

(三)对症治疗

一般不用镇咳剂或镇静剂,以免抑制咳嗽反射,影响黏痰咳出。

1.化痰止咳　常用复方甘草合剂等,痰稠者可用 10％氯化氨,每次 0.1～0.2ml/kg,或用羚羊清肺散(金振口服液)等,痰液不易咳出时可行超声雾化吸入(含糜蛋白酶、庆大霉素、病毒唑等)。

2.止喘　对喘憋严重者,可用氨茶碱,每次 2～4mg/kg,每 6 小时一次;还可用 β_2 受体激动剂如沙丁胺醇、特布他林等。

3.其他　喘息严重时可加用泼尼松,每日 1mg/kg,共 1～3 天。咳嗽影响睡眠时可用镇静剂如苯巴比妥钠或异丙嗪及氯丙嗪。

【常见护理诊断】

1.清理呼吸道无效　与痰液黏稠不易咳出有关。

2.体温过高　与细菌或病毒感染有关。

【护理措施】

(一)保持呼吸道通畅

1.保持室内空气清新,温湿度适宜,避免对流风,减少对支气管黏膜的刺激,以利于排痰。

2.卧位时可抬高头胸部,并常变换患儿体位,拍击背部,指导并鼓励患儿有效咳嗽,以利于痰液排出。

3.若痰液黏稠可适当提高病室湿度,以湿化空气,稀释分泌物。也可给予超声雾化吸入,以湿化气道,促进排痰。必要时用吸引器及时清除痰液,保持呼吸道通畅。

4.遵医嘱给予抗生素、化痰止咳剂、平喘剂,密切观察用药后的疗效及副作用。

5.对哮喘性支气管炎的患儿,注意观察有无缺氧症状,必要时给予吸氧。

(二)发热护理

1.密切观察体温变化,体温超过 38.5℃时给予物理降温或遵医嘱给予药物降温,防止发生惊厥。

2.保证充足的水分及营养。鼓励患儿多饮水,必要时由静脉补充。发热期间以进食流质或半流质为宜。

3.保持口腔清洁。婴幼儿可在进食后喂适量开水,以清洁口腔;年长儿应在晨起、餐后、睡前漱洗口腔。

【保健指导】

适当户外活动,进行体格锻炼,增强机体对气候变化的适应能力;根据气候变化增减衣服,避免受凉或过热；在呼吸道疾病流行期间，避免到人多的公共场所，避免交叉感染；积极预防佝偻病、营养不良、贫血和各种传染病，按时预防接种。

（徐贵玲）

第五节　肺炎

肺炎系由不同病原体或其他因素所引起的肺部炎症。以发热、咳嗽、气促、呼吸困难以及肺部固定湿啰音为共同临床表现。肺炎是儿科常见病，也是我国城乡婴儿及 5 岁以内儿童死亡的第一位原因，故加强对小儿肺炎的防治十分重要。

目前小儿肺炎尚无统一的分类方法，常用者包括：

1.病理分类　分为支气管肺炎、大叶性肺炎、间质性肺炎、毛细支气管肺炎等。

2.病因分类　可分为病毒性肺炎、细菌性肺炎、肺炎支原体肺炎、衣原体肺炎、真菌性肺炎、原虫性肺炎、吸入性肺炎等。

3.病程分类　分为急性肺炎（病程<1 月者）、迁延性肺炎（1～3 月）、慢性肺炎（>3 月）。

4.病情分类　轻症肺炎和重症肺炎。

临床上如病原体明确，则按病因分类，以便指导治疗，否则按病理分类。

支气管肺炎是小儿时期最常觅的肺炎，以冬、春寒冷季节多见，营养不良、佝偻病、低出生体重儿等易患本病。

【病因】

肺炎的病原微生物为细菌和病毒，发达国家中小儿肺炎病原体以病毒为主，常见病毒主要为呼吸道合胞病毒、副流感病毒、流感病毒、疱疹病毒、肠道病毒等。发展中国家则以细菌为主，细菌感染中肺炎链球菌多见，近年来肺炎支原体和流感嗜血杆菌感染有增多趋势。

【发病机制】

当炎症蔓延到支气管、细支气管和肺泡时，支气管因黏膜炎症水肿而管腔变窄，肺泡壁因充血水肿而增厚，肺泡腔内充满炎症渗出物，影响了通气与气体交换。由于小儿呼吸系统的特点，当炎症进一步加重时，可使支气管管腔更狭窄，甚至堵塞，导致通气与换气功能障碍，从而导致各器官系统发生一系列的变化。

（一）呼吸功能

通气不足引起低氧血症（PaO_2 降低）和高碳酸血症（$PaCO_2$ 增高）；换气功能障碍则主要引起低氧血症。为代偿缺氧，患儿呼吸和心率加快，以增加每分钟通气量。为增加呼吸深度，呼吸辅助肌亦参与活动，出现鼻翼扇动和三凹征。若既有缺氧、PaO_2 降低，又有 CO_2 排出受阻、$PaCO_2$ 增高，则可产生呼吸衰竭。

（二）循环系统

常见心肌炎、心力衰竭及微循环障碍。病原体和毒素侵袭心肌，引起心肌炎。缺氧使肺小动脉反射性收缩，肺循环压力增高，形成肺动脉高压，使右心负担增加，同时低氧血症使心肌能量代谢障碍，降低心肌收缩力。肺动脉高压和中毒性心肌炎是诱发心力衰竭的主要原因。重症患儿常出现微循环障碍，甚至弥散性血管内凝血（DIC）。

（三）中枢神经系统

缺氧和 CO_2 潴留引起脑毛细血管通透性增加，致使颅内压增高。严重缺氧和脑供氧不足使脑细胞无氧代谢增加,造成乳酸堆积、ATP 生成减少和 Na-K 离子泵转运功能障碍,引起脑细胞内钠、水潴留,形成脑水肿。病原体毒素作用亦可引起脑水肿。严重脑水肿可抑制呼吸中枢而发生中枢性呼吸衰竭。

(四)消化系统

低氧血症和毒血症时胃肠黏膜最易受累,导致黏膜屏障功能破坏,使胃肠功能紊乱,出现庆食、呕吐及腹泻症状,甚至产生中毒性肠麻痹,严重者可引起消化道出血。

(五)水、电解质和酸碱平衡失调

严重缺氧发生代谢障碍、酸性代谢产物增加,加上高热、吐泻等因素,常可引起代谢性酸中毒;通气和换气功能障碍又可导致呼吸性酸中毒,因此严重肺炎时常为混合性酸中毒。缺氧和 CO_2 潴留又会导致肾小动脉痉挛而引起水、钠潴留,加上缺氧使细胞膜通透性改变、钠泵功能失调,使 Na^+ 进入细胞内,可造成稀释性低钠血症。吐泻严重时,可造成钠摄入不足和排钠增多,引致脱水和缺钠性低钠血症。因酸中毒、H^+ 进入细胞内和 K^+ 向细胞外转移,血钾通常增高或正常;但如伴吐泻及营养不良时,则血钾常偏低。

【临床表现】

(一)一般症状

大多起病较急,发病前数日多有上呼吸道感染症状。发热较高,热型不定,多为不规则发热,亦可为弛张热或稽留热,新生儿、重度营养不良儿可不发热或体温不升。患儿还常有精神不振、食欲减退、烦躁不安、轻度腹泻或呕吐等全身症状。

(二)呼吸系统

咳嗽较频,在早期为刺激性干咳,以后咳嗽有痰。新生儿、早产儿则表现为口吐白沫。重者呼吸急促,并有鼻翼扇动、点头状呼吸、三凹征、唇周发绀等,严重者可出现呼吸衰竭。肺部体征在早期可不明显或仅有呼吸音粗糙,以后可闻及固定的中、细湿啰音,以背部两肺下部及脊柱旁较多。当病灶融合扩大累及部分或整个肺叶时,则出现相应的肺实变体征,叩诊浊音,听诊呼吸音减弱或出现支气管呼吸音。

(三)循环系统

常见心肌炎和心力衰竭。前者表现为面色苍白、心动过速、心音低钝、心律不齐,心电图显示 ST 段下移和 T 波低平、倒置。如出现以下表现应考虑心力衰竭:

1.呼吸突然加快,大于 60 次/分。

2.心率突然大于 180 次/分。

3.骤发极度烦躁不安,明显发绀,面色发灰,皮肤苍白、发灰、发凉。

4.心音低钝,奔马律,颈静脉怒张。

5.肝脏迅速增大。

6.尿少或无尿,颜面、眼睑或双下肢水肿。

(四)神经系统

轻度缺氧表现为烦躁不安或嗜睡。合并中毒性脑病时可出现不同程度的意识障碍,惊厥、呼吸不规则、前囟隆起、脑膜刺激征及瞳孔对光反应迟钝或消失等。脑脊液检查除压力增高外,其余均在正常范围内。

(五)消化系统

常有纳差、吐泻、腹胀等。若发生中毒性肠麻痹,则肠鸣音减弱或消失,而腹胀明显,加重呼吸困难。消化道出血时呕吐咖啡样物,大便隐血试验阳性或排柏油样便。

【并发症】

若在肺炎治疗过程中,中毒症状或呼吸困难突然加重,体温持续不退或退而复升,应考虑有并发症的可能。常见的并发症有脓胸、脓气胸、肺大泡、化脓性心包炎和败血症等,多由金黄色葡萄球菌引起。应及时拍摄胸片及作其他相应检查以明确诊断。

【实验室检查】

细菌性肺炎的白细胞总数和中性粒细胞数目增高,甚至可见核左移,胞浆中可见中毒颗粒。但幼婴、体弱儿及重症肺炎者,白细胞总数可正常或反而降低。病毒性肺炎白细胞总数正常或降低,有时可见异型淋巴细胞。应予起病7天内取鼻咽或气管分泌物标本作细菌培养或病毒分离,阳性率高,但需时较长,不能用作早期诊断。目前病毒病原学快速诊断技术已普遍开展,可以直接测定标本中的病毒病原或病毒颗粒,或者直接测定感染急性期出现的特异性IgM、IgG抗体以判断抗原。

X线检查早期可见肺纹理增粗,以后出现小斑片状阴影,以两肺下野、中内带及心膈区多见,斑片状阴影亦可融合成大片,甚至波及节段,常伴有肺不张或肺气肿。

【治疗】

应采取综合措施,积极控制炎症以改善肺的通气功能,防止并发症。

(一)一般治疗

保持室内空气流通,室温以20℃左右为宜,相对湿度为60%。及时清除上呼吸道分泌物,变换体位,以利痰液排出,从而保持呼吸道通畅。加强营养,饮食应富含蛋白质和维生素,少量多餐。重症不能进食者,可给予静脉营养。病情严重的患儿还可给予静脉免疫球蛋白输注,以增强免疫能力。

(二)病原治疗

1.抗生素　绝大多数重症肺炎是由细菌感染引起,或在病毒感染的基础上合并细菌感染,故需采用抗生素治疗。使用原则如下:①根据病原菌选用敏感药物;②早期足量;③联合用药;④静脉给药。

WHO推荐的一线抗生素有复方新诺明、青霉素、氨苄青霉素和羟氨苄青霉素,其中青霉素是治疗肺炎的首选药;氨苄青霉素和羟氨苄青霉素为广谱抗生素;复方新诺明不能用于新生儿。金黄色葡萄球菌所致肺炎者可用氨苄青霉素、苯唑青霉素或邻氯青霉素等。对革兰氏阴性杆菌可选用氨基甙类抗生素,但要注意其副作用。

我国卫生部对轻症肺炎推荐使用头孢氨苄(先锋霉素Ⅳ)。从抗菌作用看,第一代头孢菌素对革兰氏阳性球菌作用较强;第二代比第一代抗菌谱广,包括革兰氏阳性和阴性菌;第三代有较强的抗革兰氏阴性杆菌的作用。对支原体肺炎、衣原体肺炎可选用红霉素等。用药时间应持续至体温正常后5～7天,临床症状基本消失在后3天。

2.抗病毒治疗　常用的有:

(1)三氮唑核苷:每日10mg/kg,肌注或静脉滴注,亦可超声雾化吸入,对合胞病毒、腺病毒有效。

(2)干扰素:人α-干扰素治疗病毒性肺炎有效,雾化吸入局部治疗比肌注疗效好。

(3)其他尚有聚肌胞、乳清液等。

(三)对症治疗

1.氧疗　对病情重、有呼吸困难、喘憋者应立即给氧。一般采取鼻前庭导管给氧,氧流量为0.5～1L/min,氧浓度不超过40%,氧气应湿化。三凹征及明显发绀者可用面罩给氧,氧流量为2～4L/min,氧浓度为50%～60%,若出现呼吸衰竭,则应使用人工呼吸机。

2.保持呼吸道通畅　包括:①祛痰剂:氯化铵、复方甘草合剂、羚羊清肺散(金振口服液)等,痰多时可吸痰;②雾化吸入:地塞米松、庆大霉素和糜蛋白酶等;③支气管解痉剂:如β₂受体激动剂沙丁胺醇、特布他林等对喘憋严重者可选用;④保证液体摄入量,有利于痰液排出。

3.镇静　对烦躁不安或有惊厥的患儿,可给镇静剂,常用苯巴比妥钠、异丙嗪或地西泮等。

4.心力衰竭的治疗　除镇静、给氧外,还要增强心肌均收缩力,减慢心率,增加心搏出量;必要时可使用利尿剂和血管扩张剂减轻体内水、钠潴留,以减轻心脏负荷。

5.腹胀的治疗　严重者肛管排气或胃肠减压,若为中毒性肠麻痹应禁食,皮下注射新斯的明,每次 0.04mg/kg;亦可联用酚妥拉明(0.5mg/kg)及阿拉明(0.25mg/kg)加入 10％葡萄糖 20～30ml 静滴,2 小时后可重复应用,一般 2～4 次可缓解。伴低钾血症者应及时补钾。

6.中毒性脑病　主要是纠正低氧,减轻脑水肿,可静脉注射甘露醇每次 0.5～1g/kg,每 4～8 小时可重复,一般不超过 3 日。必要时可使用地塞米松,每次 2～5mg。其他还可用利尿剂、冬眠药物和能量合剂等。

7.纠正水、电解质与酸碱平衡失调。

（四）糖皮质激素的应用

一般肺炎不用糖皮质激素,适应证为:

1.中毒症状明显。

2.严重喘憋。

3.伴有脑水肿、中毒性脑病、感染性休克、呼吸衰竭等。常用地塞米松,每日 2～3 次,每次 2～5mg,疗程 3～5 天。

【常见护理诊断】

1.清理呼吸道无效　与呼吸道分泌物过多、黏稠、不易排出有关。

2.气体交换受损　与肺部炎症有关。

3.体温过高　与肺部感染有关。

4.潜在并发症　心力衰竭、中毒性脑病、中毒性肠麻痹。

【护理措施】

（一）保持呼吸道通畅

1.及时清除患儿口腔内的分泌物。分泌物黏稠者给予超声雾化吸入,以稀释痰液;分泌物过多者,应用吸引器吸痰。

2.经常协助患儿更换体位,同时轻拍背部,边拍边鼓励患儿咳嗽,以促进痰液排出,病情许可的情况下可进行体位引流。

3.遵医嘱给予祛痰剂,如复方甘草合剂等;对憋喘严重者,遵医嘱给予支气管解痉剂。

4.给予易消化、营养丰富的流质、半流质饮食,少量多餐,避免过饱影响呼吸;哺喂时应耐心,防止呛咳引起窒息;重症不能进食者给予静脉营养。保证液体的摄入量,以湿化呼吸道黏膜,利于分泌物排出。

（二）改善呼吸功能

1.保持室内空气流通,温湿度适宜。尽量使患儿安静,减少氧气的消耗。做好呼吸道隔离,防止交叉感染。

2.给氧。如呼吸困难、口唇发绀、烦躁、面色灰白等情况时应立即给氧。一般采用鼻前庭给氧,氧流量为 0.5～1L/min,氧浓度不超过 40％,湿化后给氧。缺氧明显者,可用面罩给氧,氧流量为 2～4L/min,氧浓度为 50％～60％。若出现呼吸衰竭,则使用人工呼吸机。

3.正确留取标本,以指导临床用药;遵医嘱给予抗生素,以消除肺部炎症,改善通气;注意观察用药后的反应。

（三）维持正常体温

监测体温变化,警惕高热惊厥的发生。对高热者给予物理或药物降温。做好口腔护理,保持皮肤清洁。

(四)密切观察病情

1.若患儿出现烦躁不安、面色苍白、呼吸加快、心率增快(＞160～180 次/分)、肝脏在短时间内急剧增大等心力衰竭的表现,应及时通知医生,立即给予吸氧并减慢输液速度。

2.若患儿出现烦躁或嗜睡、惊厥、昏迷、呼吸不规则等,提示颅内压增高,立即通知医生并配合医生进行抢救。

3.若患儿腹胀明显伴低血钾症时,及时补钾;若有中毒性肠麻痹,应禁食、予以胃肠减压,遵医嘱皮下注射新斯的明,以促进肠蠕动,消除腹胀,缓解呼吸困难。

4.若患儿病情突然加重,体温持续不降或退而复升,咳嗽和呼吸困难加重,面色青紫,应考虑脓胸或脓气胸的可能,及时报告医生,配合医生进行胸腔穿刺或胸腔闭式引流,并做好术后护理。

【保健指导】

1.向家长和患儿讲解疾病的有关知识和护理要点。

2.指导家长合理喂养,加强体格锻炼,多进行户外活动,注意气候变化,及时增减衣服。

3.定期健康检查,按时预防接种。

4.教育患儿不要随地吐痰,咳嗽时应用手帕或纸巾捂住嘴,防止病原菌污染空气而传染给他人。

(徐贵玲)

第十二章　先天性心脏病病人的护理

先天性心脏病是指胎儿在心脏发育阶段，遭受某些因素的影响，使心脏某一部分发育发生停顿或异常所致的一种先天性心血管畸形，居小儿心脏病的首位。

一、室间隔缺损

室间隔缺损，是先天性心脏病中最常见的类型，在我国几乎占小儿先天性心脏病的 1/2。根据缺损位置不同，可分为以下四种类型：①位于室上嵴上方，肺动脉瓣或主动脉瓣下，又称干下型；②位于室上嵴下方；③位于三尖瓣的后方；④位于室间隔肌部，可以同时存在几个缺损。②③两型又称室间隔膜部缺损。

【病理生理】

室间隔缺损所引起的分流为自左向右，一般无青紫。其血流动力学改变取决于缺损的大小和两侧心室的压力差。

缺损小则分流小，一般不会引起明显的血流动力学的紊乱，缺损大而分流量大者，肺循环血流量可达体循环的 3～5 倍。右心室除了接受正常从右心房流入的血液外，同时又接受了大量从左心室分流过来的血液，使右心室舒张期负荷过重，排血量增多，流经肺循环的血量增多。随着病程进展，由于肺循环量持续增加，并以相当高的压力冲向肺循环，致使肺小动脉发生痉挛，产生动力型肺动脉高压。日久肺小动脉发生病理变化，中层和内膜层增厚，使肺循环阻力增加，形成梗阻型肺动脉高压。此时左向右分流量显著减少，最后出现双向分流或反向分流而呈现青紫。当肺动脉高压显著，产生右向左分流时，即称为艾森曼格综合征。

【临床表现】

临床表现取决于缺损的大小和肺循环的阻力。小型缺损，可无明显症状，仅活动后稍感疲乏，生长发育一般不受影响。体检于胸骨左缘第 3～4 肋间听到响亮粗糙的全收缩期杂音，传导广泛，肺动脉第二心音稍增强。缺损较大时左向右分流多，可出现：①体循环缺血表现：患儿生长发育落后、消瘦、乏力、多汗、喂养困难等；②肺循环充血表现：易患肺部感染，易导致心力衰竭；③潜在青紫：当屏气或剧哭时，肺循环阻力增加，出现左向右分流时可发生暂时性青紫。有时因扩张的肺动脉压迫喉返神经，引起声音嘶哑。

体检可见心界增大，心尖搏动弥散，胸骨左缘第 3、4 肋间可闻及 Ⅲ、Ⅳ 级粗糙的全收缩期杂音，向四周广泛传导，可于杂音最响部位触及收缩期震颤。干下型合并主动脉瓣关闭不全时，于第二主动脉瓣区听到高音调舒张期杂音。

室间隔缺损易并发支气管肺炎、充血性心力衰竭、肺水肿及亚急性细菌性心内膜炎。膜部和肌部的室间隔缺损均有自然闭合的可能（占 20%～50%），一般发生于 5 岁以下，尤其是 1 岁以内。

【辅助检查】

1.X 线检查　小型室间隔缺损心肺 X 线检查无明显改变，或只有轻度左心室增大或肺充血；大型室间隔缺损心影增大,肺动脉段明显突出,肺血管影增粗,搏动增强,可见肺门"舞蹈",左、右心室增大,左心房也增大,主动脉弓影较小。

2.心电图　小型缺损心电图可正常或表现为轻度左心室肥大;大型缺损常为左、右心室合并肥大。症状严重出现心力衰竭者,多伴有心肌劳损。

3.超声心动图　M型超声可见左心房、左心室、右心室内径增宽,室间隔活动正常,主动脉内径缩小。缺损大时,二维超声可探到缺损处。扇形切面显像在心脏长轴和四腔切面常可直接显示缺损。多普勒彩色血流显像可直接见到分流的位置、方向和区别分流的大小,还能确诊多个缺损的存在。

4.心导管检查　右心室血氧含量较右心房为高,右心室和肺动脉压力往往有所增高。导管自右心室经缺损插入左心室的机会极少。

二、房间隔缺损

房间隔缺损,也是先天性心脏病较常见的类型之一,约占先天性心脏病发病总数的20%～30%,女性较多见。

房间隔缺损根据解剖病变的不同而分三型:①卵圆孔未闭型:一般不引起两心房间的分流;②第一孔(原发孔)未闭型:缺损位于心房间隔的下部,呈半月形,缺损往往较大,常伴有二尖瓣或三尖瓣的裂孔而形成关闭不全,多见于二尖瓣;③第二孔(继发孔)未闭型:缺损位于心房间隔的中部卵圆窝处,或靠近上、下腔静脉,直径多半为1～3cm,约占房间隔缺损的70%。

房间隔缺损可合并其他心血管畸形,较常见的有肺静脉畸形引流入右心房及肺动脉狭窄等。原发孔房间隔缺损伴有二尖瓣狭窄称Lutembacher综合征。

【病理生理】

房间隔缺损的分流为自左向右。血流动力学改变取决于分流量大小,分流量大小随缺损大小及两侧心室顺应性而不同。由于右心房不但接受由上、下腔静脉回流的血液,而且还同时接受由左心房流入的血液,导致右心室舒张期负荷过重,因而右心房、右心室增大,肺循环血流量增多,则肺动脉压力可增高(动力型),少数病人晚期出现肺血管硬化而致梗阻型肺动脉高压,而左心室、主动脉及体循环血流量减少。当右心房压力高于左心房时,便出现右向左分流而引起持久的青紫。第一孔未闭伴有二尖瓣关闭不全时,左心室亦有增大。

【临床表现】

(一)症状

随缺损大小而有区别。轻者可以无症状,仅在体格检查时发现胸骨左缘第2、3肋间有收缩期杂音。分流量大的可以出现:①体循环血量不足,影响生长发育,患儿体格较小、消瘦、乏力、多汗和活动后气促;②肺循环充血,易患支气管肺炎;③潜在青紫,当剧哭、患肺炎或心力衰竭时,右心房压力可超过左心房,出现暂时性右向左分流而呈现青紫。

(二)体征

可见心前区隆起,心脏搏动弥散,心界扩大,大多数病例于胸骨左缘第2、3肋间可听到Ⅱ、Ⅲ级收缩期杂音,呈喷射性。此杂音是由于右心室排血量增多,引起右心室流出道相对性狭窄所致,并非因房间隔缺损(两房压力差很小,血流缓慢不产生涡流)所致,肺动脉瓣区第二音亢进和固定分裂(分裂不受呼吸影响)。左向右分流量较大时,可在胸骨左缘下方听到舒张期杂音,此乃舒张期大量血液从右心房流入右心室,三尖瓣相对狭窄所致。

【辅助检查】

（一）X 线检查

缺损小者心影可以正常,缺损大者心脏外形轻至中度扩大,以右心房及右心室为主,肺动脉段明显凸出,肺门血管影增粗,可有肺门"舞蹈",肺野充血,主动脉影缩小。第一孔未闭而伴有二尖瓣关闭不全者,则左心室亦增大。

（二）心电图

典型心电图表现为电轴右偏和不完全性右束支传导阻滞,部分病例尚有右心房和右心室肥大。第一孔未闭的病例常见电轴左偏及左心室肥大。

（三）超声心动图

左房增大,右室流出道增宽,室间隔与左室后壁呈矛盾运动。主动脉内径较小。扇形切面可显示房间隔缺损的位置及大小。彩色多普勒超声可观察到分流的位置、方向,且能估测分流的大小。

（四）心导管检查

右心导管检查可发现右心房血氧含量高于上、下腔静脉平均血氧含量;导管可由右心房进入左心房。

三、动脉导管未闭

动脉导管未闭,也是小儿先天性心脏病常见的类型之一,占先天性心脏病发病总数的 15%～20%,女性较多见。一般分为三型:①管型:导管长度多在 1cm 左右,直径粗细不等;②漏斗型:长度与管型相似,但其近主动脉端粗大,向肺动脉端逐渐变窄;③窗型:肺动脉与主动脉紧贴,两者之间为一孔道,直径往往较大。

【病理生理】

一般情况下,由于主动脉压力较肺动脉为高,故不论在收缩或舒张期,血液均自主动脉向肺动脉分流。肺动脉接受来自右心室及主动脉两处的血流,故肺循环血液量增加,回流到左心房和左心室的血流量也增多,使左心室舒张期负荷加重,其排血量常达正常时的 2～3 倍,因而出现左心房、左心室扩大,室壁肥厚。由于主动脉血流入肺动脉,使周围动脉舒张压下降,导致动脉压增大,产生周围血管征。

由于主动脉血流经常流入肺动脉,肺循环血流量增加,使肺循环压力升高,日久引起肺小动脉管壁增厚,造成肺动脉高压,使右心室负荷过重,进而导致右心室肥大和衰竭。当肺动脉压力超过主动脉压力时,即产生右向左分流而造成下半身青紫,称为差异性紫绀。

【临床表现】

（一）症状

导管口径较细者,临床可无症状,仅在体检时发现心脏杂音。导管粗大者分流量大,可出现发育落后、体形消瘦、乏力、气急、多汗、心悸等;易患肺部感染;合并肺动脉高压者,可出现下半身青紫。如扩大的肺动脉压迫喉返神经可出现声音嘶哑。

（二）体征

患儿多消瘦,心前区隆起,心尖搏动增强,于胸骨左缘第二肋间闻及粗糙响亮的连续性机器样杂音,占据整个收缩期与舒张期,杂音向左锁骨下、颈部和背部传导,最响处可扪及震颤,以收缩期明显,肺动脉瓣区第二音增强,但多被杂音掩盖而不易识别。分流量大的患者,产生相对性二尖瓣狭窄而在心尖部出现舒张中期隆隆样杂音。由于脉压增大,可出现类似主动脉瓣关闭不全的周围血管体征,如毛细血管搏动征、水冲脉、股动脉枪击音等。

动脉导管未闭的常见并发症为支气管肺炎、亚急性细菌性心内膜炎，分流量大者早期即可并发充血性心力衰竭。

【辅助检查】

（一）X线检查

导管细的患者可无异常发现。导管粗的显示左心室及左心房增大，肺动脉段凸出，肺野充血，肺门血管影增粗，可见肺门"舞蹈"。有肺动脉高压时，右心室亦增大，主动脉弓往往有所增宽，这一特征与室间隔缺损和房间隔缺损不同，有鉴别意义。

（二）心电图

导管细的心电图正常。分流量大的可有不同程度的左心室肥大或左、右心室合并肥大，部分合并左心房肥大。

（三）超声心动图

M型超声可见左心房、左心室增大，主动脉内径增宽。扇形切面显像显示导管的位置和粗细。多普勒彩色血流显像可直接见到分流的方向和大小。

（四）心导管检查

心导管检查可发现肺动脉血氧含量较右心室为高；肺动脉和右心室压力可正常、轻度升高或显著升高；部分患者导管可通过未闭的动脉导管，由肺动脉进入降主动脉。

（五）心血管造影

逆行性主动脉造影可见主动脉、肺动脉和未闭的动脉导管同时显影。

四、肺动脉瓣狭窄

肺动脉瓣狭窄（PS）是一种常见的先天性心脏病，单纯性肺动脉瓣狭窄约占先心病的10％，约有20％的先心病合并肺动脉瓣狭窄。

【病理解剖】

正常肺动脉瓣叶为三个半月瓣，瓣叶交界处完全分离，瓣环与右室漏斗部肌肉相连。肺动脉瓣狭窄根据病变累及的部位不同，分为两种类型。

1.典型肺动脉瓣狭窄　肺动脉瓣三个瓣叶交界处互相融合，使瓣膜开放受限，瓣口狭窄；只有两个瓣叶的交界处融合为肺动脉瓣二瓣化畸形；瓣叶无交界处仅中心部留一小孔，为单瓣化畸形。瓣叶结构完整，瓣环正常，肺动脉干呈狭窄后扩张，有时可延伸到左肺动脉，但扩张的程度与狭窄的严重性并不完全成比例。

2.发育不良型肺动脉瓣狭窄　肺动脉瓣叶形态不规则且明显增厚或呈结节状，瓣叶无粘连，瓣叶启闭不灵活，瓣环发育不良，肺动脉干不扩张或发育不良。此病常有家族史，Noonan综合征大多合并此病变。肺动脉瓣狭窄的继发性改变为右室向心性肥厚，狭窄严重者，心室腔小，心内膜下心肌可有缺血性改变。右房有继发性增大，心房壁增厚，卵圆孔开放，或伴有房间隔缺损。

【病理生理】

右室向肺动脉射血遇到瓣口狭窄的困阻，右室必须提高收缩压方能向肺动脉泵血，其收缩压提高的程度与狭窄的严重性成比例。因室间隔无缺损，所以严重狭窄时右室的压力高度可以超过左室。右室的血流进入肺脏虽有困难，但全身所有静脉血仍必须完全进入肺脏。但如狭窄严重，右室壁极度增厚使心肌供血不足，可导致右心衰竭。

在宫内,肺动脉瓣狭窄使右室的心肌肥厚,右室输出量仍可维持正常,对胎儿循环无多大影响;如狭窄很重,右室输出量大减,腔静脉血回右房后大多通过卵圆孔或房间隔缺损流入左房左室,而右室则偏小。临床上有一少见的肺动脉狭窄类型为右室先天发育不良,三尖瓣也偏小,往往伴有大型房缺,于是产生大量右向左分流,左室偏大,青紫明显。大多数患轻中度肺动脉瓣狭窄的婴儿与儿童生长发育正常,因此体循环血流量随年龄而增长。如狭窄的肺动脉瓣不能相应生长,右室收缩压必须明显增加以维持心输出量。此外,由于婴儿的正常静态心率高于年长儿,随着心率的下降,每搏量将相应增加,因而越过狭窄瓣膜的收缩期血流也将相应增加。

【临床表现】

1.症状　轻度狭窄可完全无症状;中度狭窄在二三岁内无症状,但年长后劳动时即感易疲及气促;严重狭窄者中度体力劳动亦可呼吸困难和乏力,突有昏厥甚至猝死。亦有患者活动时感觉胸痛或上腹痛,可能由于心排血量不能相应提高,致使心肌供血不足或心律失常所致,提示预后不良,应着手准备手术。生长发育多正常,半数患儿面容困顿,大多无青紫,面颊和指端可能暗红;狭窄严重者可有青紫,大多由于卵圆孔的右向左分流所致,如伴有大型房间隔缺损可有严重青紫,伴有杵状指(趾)及红细胞增多,但有蹲踞者很少见。颈静脉有明显的搏动者提示狭窄严重,该收缩期前的搏动在肝区亦可扪及。

2.体征　心前区可较饱满,有严重狭窄伴有心衰时心脏扩大;左侧胸骨旁可摸得右室的抬举搏动,在心前区搏动弥散,甚至可延伸到腋前线。胸骨左缘第二、三肋间可及收缩期震颤并可向胸骨上窝及胸骨左缘下部传导;新生儿患者亦可无震颤。听诊时胸骨左缘上部有洪亮的 IV／VI 级以上喷射性收缩杂音,向左上胸、心前区、颈部、腋下及背面传导。第一心音正常,轻度和中度狭窄者可听到收缩早期喀喇音,狭窄越重,喀喇音出现越早,甚至与第一音相重,使第一音呈金属样的声音。喀喇音系由于增厚但仍具弹性的瓣膜在开始收缩时突然绷紧所致。第二心音分裂,分裂程度与狭窄严重程度成比例。多数病例肺动脉瓣区第二音不同程度减弱。

【辅助检查】

1.X 线检查　轻中度狭窄时心脏大小正常,重度狭窄时如心功能尚可,心脏仅轻度增大;如有心衰,心脏则明显增大,主要为右室和右房扩大。狭窄后的肺动脉扩张为本病特征性的改变,有时扩张延伸到左肺动脉,但在婴儿期扩张多不明显。

2.心电图　心电图将显示右房扩大、P 波高耸。心电图还可显示右室肥大,电轴右偏,其程度依赖于狭窄的严重程度。右胸前导联将显示 R 波高耸,狭窄严重时出现 T 波倒置、ST 段压低。

3.超声心动图　二维超声心动图可显示肺动脉瓣的厚度、收缩时的开启情况及狭窄后的扩张。多普勒超声可检查心房水平有无分流,更重要的是较可靠地估测肺动脉瓣狭窄的严重程度。

4.心导管检查　右心室压力明显增高,可与体循环压力相等,而肺动脉压力明显降低,心导管从肺动脉向右心室退出时的连续曲线显示明显的无过渡区的压力阶差。

5.心血管造影　右心室造影可见明显的"射流征",同时可显示肺动脉瓣叶增厚或/和发育不良及肺动脉总干的狭窄后扩张。

五、法洛四联症

法洛四联症,是存活婴儿中最常见的青紫型先天性心脏病,其发病率占各类先天性心脏病的 $10\%\sim15\%$。

法洛四联症由以下 4 种畸形组成:①肺动脉狭窄:以漏斗部狭窄多见,其次为漏斗部和瓣膜合并狭窄,狭窄程度可随年龄增加而加重;②室间隔缺损:多属高位膜部缺损;③主动脉骑跨:主动脉骑跨于左、右两心室之上;④右心室肥厚:为肺动脉狭窄后右心室负荷增加的结果。以上4种畸形中以肺动脉狭窄最重要,对患儿的病理生理和临床表现有重要影响。

【病理生理】

肺动脉狭窄是造成血流动力学改变的关键因素。由于肺动脉狭窄,血液进入肺循环受阻,引起右心室的代偿性肥厚,右心室压力相对增高,当右心室压力超过左心室时,血液则通过室间隔缺损从右心室分流到左心室。由于主动脉骑跨于两心室之上,主动脉除接受左心室的血液外,还接受一部分来自右心室的静脉血,输送到全身各部,因而出现全身持续性的青紫。同时因肺动脉狭窄,肺循环进行气体交换的血流减少,更加重了青紫的程度。此外,由于进入肺动脉的血流减少,增粗的支气管动脉与肺血管之间形成侧支循环。

【临床表现】

(一)症状

1.青紫　其出现的程度和早晚与肺动脉狭窄程度有关。通常于出生后3～6个月出现紫绀,重者在新生儿期就可以出现明显发绀。以唇、甲床、耳垂和鼻尖等毛细血管比较丰富的浅表部位最明显。

2.蹲踞征　患儿多有蹲踞症状,每于行走、游戏时,常主动下蹲片刻,然后继续行走或者游戏。其产生的机制是:蹲踞时下肢弯曲,使静脉受压回心血量减少,减轻了心脏负荷,同时下肢动脉受压,体循环阻力增加,使右向左分流量减少,从而使缺氧症状暂时得以缓解。

3.缺氧发作　因血氧含量下降,活动耐力差,稍一活动即可出现气急及青紫加重。有时在哭闹、吃奶后出现呼吸困难,严重者可引起突然昏厥或抽搐等,甚至猝死。大多见于婴儿期,2岁以后有自然改善的倾向。这是由于右心室流出道肌肉痉挛,引起一时性肺动脉梗阻,使脑缺氧加重所致。此外,可因缺氧使红细胞增加,血液黏稠度高,血流变慢,而引起脑血栓;若为细菌性血栓,则易形成脑脓肿。

(二)体征

患儿体格发育多落后,心前区可稍隆起,心尖搏动常呈抬举性。胸骨左缘第2～4肋间常听到Ⅱ、Ⅲ级喷射性收缩期杂音,常向心尖部及锁骨下传导,多伴有震颤。杂音的响度取决于肺动脉狭窄的程度,狭窄重,流经肺动脉的血流少,杂音轻而短;漏斗部痉挛时,杂音暂时消失。肺动脉第二音均减弱或消失,主动脉第二音增强。由于患儿长期缺氧,致使指、趾端毛细血管扩张增生,局部软组织和骨组织也增生肥大而形成杵状指(趾)。

【辅助检查】

(一)血象

红细胞数量$>5×10^{12}$/L,血红蛋白$>150g$/L,血细胞比容$>60\%$。

(二)X线检查

心脏大小正常或稍增大,心尖圆钝上翘,肺动脉段凹陷,构成"靴状"心影,肺门血管影缩小,两肺纹理减少,透亮度增加,主动脉影增宽。

(三)心电图

电轴右偏,右心室肥大,亦可见右心房肥大。

(四)超声心动图

M型超声可见右室壁增厚,主动脉根部增宽。二维超声可见主动脉骑跨于室间隔之上,内径增宽,右心室内径增大,流出道狭窄。左心室内径缩小。多普勒彩色血流显像可见右心室直接将血液注入骑跨的主动脉。

（五）心导管检查

导管较容易从右心室进入主动脉，说明主动脉骑跨。导管若从右室进入左室，说明有室间隔缺损。患者右心室压力增高，肺动脉压力下降，连续压力曲线可以帮助辨明狭窄的类型。股动脉血氧饱和度降低，证明有右向左分流存在。

（六）心血管造影

造影剂注入右心室，可见主动脉与肺动脉几乎同时显影。主动脉阴影增粗，且位置偏前、稍偏右。并可显示肺动脉狭窄的部位和程度以及肺动脉分支的形态。

六、完全性大动脉转位

完全性大动脉转位（TGA）是新生儿期最常见的紫绀型先天性心脏病，发病率为 $0.2‰\sim0.3‰$，占先天性心脏病总数的 $5\%\sim7\%$，居紫绀型先心病的第二位，男女患病之比为（2～4）：1。患有糖尿病母体的发病率较正常母体高 11.4 倍，妊娠初期使用过激素及抗惊厥药物的孕妇发病率较高。若不治疗，约 90% 的患者在 1 岁内死亡。

【病理解剖】

正常情况下，肺动脉瓣下圆锥发育，肺动脉位于左前上方；主动脉瓣下圆锥萎缩，主动脉位于右后下方。大动脉转位时，主动脉瓣下圆锥发达，未被吸收，主动脉位于右前上方；肺主脉瓣下圆锥萎缩，肺动脉位于左后下方。这样使肺动脉向后连接左心室，主动脉向前连接右心室；主动脉瓣下因有圆锥存在，与三尖瓣间呈肌性连接；肺动脉瓣下无圆锥结构存在，与二尖瓣呈纤维连接。常见的合并畸形有：房间隔缺损或卵圆孔未闭、室间隔缺损、动脉导管未闭、肺动脉狭窄等。

【病理生理】

完全性大动脉转位若不伴其他畸形，则形成两个并行循环。上、下腔静脉回流的静脉血通过右心射至转位的主动脉供应全身，而肺静脉回流的氧合血则通过左心射入转位的肺动脉到达肺部。患者必须依靠心内交通（卵圆孔未闭、房间隔缺损、室间隔缺损）或心外交通（动脉导管未闭、侧支血管）进行血流混合。本病血液动力学改变取决于是否伴同其他畸形，左右心血液沟通混合程度及肺动脉是否狭窄。根据是否合并室间隔缺损及肺动脉狭窄可将完全性大动脉转位分为三大类：

1.完全性大动脉转位并室间隔完整　右心室负荷增加而扩大肥厚，随正常的肺血管阻力下降，左心室压力降低，室间隔常偏向左心室。二者仅靠未闭卵圆孔及动脉导管沟通混合，故青紫、缺氧严重。

2.完全性大动脉转位合并室间隔缺损　完全性大动脉转位伴室间隔缺损可使左右心血沟通混合较多，使青紫减轻，但肺血流量增加可导致心力衰竭。

3.完全性大动脉转位合并室间隔缺损及肺动脉狭窄　血液动力学改变类似法洛四联症。

【临床表现】

1.青紫　出现早，半数出生时即存在，绝大多数始于 1 个月内。随着年龄增长及活动增加，青紫逐渐加重。青紫为全身性，若同时合并动脉导管未闭，则出现差异性紫绀，上肢青紫较下肢重。

2.充血性心力衰竭　生后 3～4 周婴儿出现喂养困难、多汗、气促、肝大和肺部细湿啰音等进行性充血性心力衰竭等症状。患儿常发育不良。

3.体检发现早期出现杵状指（趾）　生后心脏可无明显杂音，但有单一的响亮的第二心音，是出自靠近胸壁的主动脉瓣关闭音。若伴有大的室隔缺损或大的动脉导管或肺动脉狭窄等，则可听到相应畸形所产生的杂音。如合并动脉导管未闭，可在胸骨左缘第二肋间听到连续杂音。合并室间隔缺损，可在胸骨左缘第三四肋间听到全收缩期杂音。合并肺动脉狭窄,可胸骨左缘上缘听到收缩期喷射性杂音。杂音较响时,常伴有震颤。一般伴有大型室隔缺损者早期出现心力衰竭伴肺动脉高压,但伴有肺动脉狭窄者则紫绀明显,而心力衰竭少见。

【辅助检查】

1.X线检查　主要表现为:①由于主、肺动脉干常呈前后位排列,因此正位片见大动脉阴影狭小,肺动脉略凹陷,心蒂小而心影呈"蛋形"。②心影进行性增大。③大多数患者肺纹理增多,若合并肺动脉狭窄者肺纹理减少。

2.心电图　新生儿期可无特殊改变。婴儿期显示电轴右偏,右心室肥大,有时尚有右心房肥大。肺血流量明显增加时则可出现电轴正常或左偏,左、右心室肥大等。合并房室通道型室间隔缺损时电轴左偏,双室肥大。

3.超声心动图　是诊断完全性大动脉转位的常用方法。若二维超声显示房室连接正常,心室大动脉连接不一致,则可建立诊断。主动脉常位于右前,发自右心室;肺动脉位于左后,发自左心室。彩色及频谱多普勒超声检查有助于心内分流方向、大小的判定及合并畸形的检出。

4.心导管检查　导管可从右心室直接插入主动脉,右心室压力与主动脉相等。也有可能通过卵圆孔或房间隔缺损到左心腔再入肺动脉,肺动脉血氧饱和度高于主动脉。

5.心血管造影　选择性右心室造影时可见主动脉发自右心室,左心室造影可见肺动脉发自左心室。选择性升主动脉造影可显示大动脉的位置关系,判断是否合并冠状动脉畸形。

七、先天性心脏病的诊断、治疗及护理

【诊断】

对先天性心脏病的诊断,必须将病史、症状、体征及辅助检查等综合起来进行分析,才能得到正确的结论。要详细地询问病史,并做全面体格检查,若新生儿和小婴儿有以下表现,应考虑有先天性心脏病的可能:①出生后持续有心脏、呼吸功能不良的症状;②潜在青紫或持续性青紫,活动或哭闹后气急;③喂奶困难,体重不增,易激惹不安;④常患呼吸道感染或肺炎。有些畸形可以与先天性心脏病并存,因此,当发现小儿有其他畸形时,应注意检查是否有先天性心脏病存在。进一步的诊断需依靠辅助检查,如X线、心电图、超声心动图等,必要时可做心导管或心血管造影等检查。

在确定先天性心脏病后还要鉴别其类型。主要根据症状、体征、X线检查、心电图及超声心动图检查资料,结合各类畸形的共性和各自的特点,通过综合分析、鉴别。例如左向右分流型的共同特点是:①一般情况下无青紫,当哭闹、患肺炎或心功能不全时,右心压力高于左心,即可出现青紫;②心前区有粗糙的收缩期杂音,于胸骨左缘最响;③肺循环血量增多,易患肺炎,X线检查见肺门血管影增粗;④体循环血量减少,影响生长发育。然而它们又有各自的特点。超声心动图对先天性心脏病类型的鉴别具有重要意义。

【治疗】

(一)内科治疗

无特殊疗法,主要是确保患儿健康的成长,安全地达到适合手术的年龄,具体措施包括:

1.定期随访　在手术前应定期随访,一般每半年至一年复查一次,指导建立合理的生活制度,加强营养,并根据具体情况适当参加体育活动以增强体质。

2.按时进行各种预防接种。

3.防治各种并发症　合并呼吸道感染或肺炎时应积极控制感染。做扁桃体摘除术与拔牙术时,术前、

术后应给予足量抗生素,以防发生细菌性心内膜炎。发生心力衰竭时应及时处理,特别是左向右分流量大者,常在婴幼儿期需要较长时间服用洋地黄维持量,必要时加用利尿剂。青紫型先天性心脏病患儿每日应摄入足够的水分,以防脱水。

预防和控制缺氧发作:青紫型先天性心脏病患儿急性缺氧发作时,可采取以下措施:①立即将患儿下肢屈起,取胸膝卧位;②必要时使用普萘洛尔(心得安)每次 0.1mg/kg,加入葡萄糖液 20ml 内缓慢静脉注射,5～10 分钟注射完毕;③缺氧时间长者可发生代谢性酸中毒,应适当静脉补充碳酸氢钠;④对缺氧反复发作者,可长期口服普萘洛尔预防发作,剂量为每日 1mg/kg,分 2～3 次口服。最大量每日不超过 3mg/kg,普萘洛尔可解除右室流出道痉挛,增加肺循环的血流量,减少右向左的分流,从而减轻和预防缺氧发作。

(二)手术治疗

1.手术适应证　分流量大、症状明显者,应力争尽早手术治疗。分流量小,无明显临床症状者可不做手术,但应定期随访,根据病情变化再做决定。如果已发展成梗阻性肺动脉高压,出现持续性青紫者,则视为手术禁忌,如合并急性或亚急性细菌性心内膜炎者,须经抗感染治疗 3 个月后才能手术。

2.手术年龄　一般先天性心脏病最适宜手术年龄为学龄前期,如果分流量大、症状明显或反复心力衰竭不能控制者,可不受年龄限制。

3.手术方法　房、室间隔缺损,在体外循环心内直视下做缺损修补术;动脉导管未闭者行单纯结扎或切断导管术;法洛四联症患儿绝大多数可行根治术,对年龄小、症状重、周围动脉分支发育差或左心室发育不全者,可先行姑息手术,以后再做根治术。

(三)介入治疗

导管介入疗法不需开胸,且疗效确切,安全,恢复快,并发症少,因此在治疗小儿先天性心脏病方面取得了很大进展。目前以动脉导管未闭堵闭术最成熟,可选择弹簧圈、蘑菇伞、蚌壳形堵塞装置和双伞堵塞等关闭动脉导管。介入法治疗室间隔缺损,操作难度较高,且易引起并发症,尚未推广。对于房间隔缺损可通过介入性导管用蘑菇伞、蚌状伞和双盘堵塞装置,但术后可能留有部分残余分流。

【常见护理诊断】

1.活动无耐力　与氧的供需失调有关。

2.营养失调:低于机体需要量　与喂养困难及体循环血量减少、组织缺氧有关。

3.生长发育异常　与心脏结构与功能异常有关。

4.有感染的危险　与肺充血有关。

5.潜在并发症　心力衰竭、感染性心内膜炎、脑血栓。

6.焦虑　与疾病的威胁及担心预后有关。

【护理措施】

(一)建立合理的生活作息制度

合理安排患儿作息时间,保证充足的睡眠和休息时间,根据病情安排适当活动量,减少心脏负担。集中治疗和护理,避免患儿情绪激动而哭闹。严重患儿应卧床休息。

(二)合理喂养

保证营养需求,供给充足的能量、蛋白质和维生素,以增强体质,提高对手术的耐受程度。喂养困难者,需耐心,少量多餐,避免呛咳。心功能不全时有水、钠潴留者,应根据病情,给予无盐饮食或低盐饮食。

(三)预防感染

注意气候变化,及时加减衣服,避免受凉而引起呼吸系统感染。少去人多的公共场所,做好保护性隔离,以免发生交叉感染。做小手术时,如扁桃体摘除术,应给予抗生素预防感染,防止感染性心内膜炎发生,一旦发生感染应积极治疗。

(四)注意观察病情,预防并发症的发生

1.注意观察有无心率增快、呼吸困难、端坐呼吸、吐泡沫样痰、浮肿、肝脏增大等心力衰竭的表现,如出现上述表现,立即置患儿于半卧位,给予吸氧,及时联系医生,并按心衰护理。

2.法洛四联症患儿血液黏稠度高,发热、出汗、吐泻时,体液量减少,加重血液浓缩易形成血栓,因此要注意补充液体;防止法洛四联症患儿因活动、哭闹、便秘引起缺氧发作,一旦发生,应将患儿置于膝胸卧位,给予吸氧,遵医嘱给予吗啡、普萘洛尔等药物抢救治疗。

(五)心理护理

向患儿家长解释病情、诊疗计划,消除家长焦虑、恐惧心理,取得他们主动配合检查及治疗。关爱患儿,态度和蔼,建立良好的护患关系。

【保健指导】

指导家长掌握先天性心脏病的日常护理,建立合理的生活作息制度。按医嘱用药,预防感染和其他并发症。定期复查,调整心功能到最好状态,择期手术。

(徐贵玲)

第十三章　生长与发育异常

第一节　体格生长偏离

人的生长发育是受先天遗传因素和后天环境因素综合影响的复杂生物学过程,生长发育水平不仅是反映儿童营养和健康状况的主要指标,也是一个国家政治、经济和文化综合发展水平的一面镜子。多数儿童在良好适宜的环境下遗传潜力能得到较好发挥,遵循一定的规律或"轨道"稳定生长发育。但如受到体内外某些因素的影响使生长速度异常,致体格生长水平与匀称程度发生异常时,体格生长就会出现偏离,叫做体格生长偏离,体格生长偏离了正常生长发育规律或"轨道"。

体格生长偏离是儿童生长过程中最常见的问题,有些可起始于胎儿期,部分为遗传、代谢、内分泌疾病所致,少数因神经心理因素所致,但多数仍为后天营养与疾病影响。体格生长偏离可影响整个机体,也可仅影响机体的某一部分;有的是可逆转的,有的是不可逆转的。通过儿童保健系统管理进行生长监测,定期体检,动态、系统地进行纵向观察,当生长监测或体格检查评价发现生长偏离时,应详细了解儿童生长偏离发生的时间、程度或病因,及时干预。

一、体重生长的偏离

(一)超重和肥胖

儿童肥胖症 95% 是单纯性肥胖,少部分为继发性肥胖,由遗传或神经内分泌因素引起。学龄期肥胖 70%～80% 可发展为成人肥胖,甚至发展为代谢综合征(MS),即包括高血压、肥胖、高胰岛素血症、糖耐量异常、血脂异常等代谢异常的一组临床综合征。儿童超重和肥胖率增加使得心血管疾病发病率呈现快速低龄化趋势。同时,肥胖还带来一系列其他健康问题,包括睡眠呼吸障碍、社交障碍和抑郁症等。

在过去的 20 年中,无论是发达国家还是发展中国家,儿童肥胖率均呈持续上升趋势。究其原因,除遗传倾向外,主要是由于膳食模式不合理、能量摄入过多,不健康的饮食行为如:不吃早餐、常吃西式快餐、常喝含糖饮料;城市儿童骑车或步行上学的越来越少致活动不足;学习压力大,做作业、看电视、玩电脑等静态活动时间长而体育锻炼与户外活动较少等。学龄期肥胖 70%～80% 可发展为成人肥胖,甚至发展为代谢综合征,即包括高血压、肥胖、高胰岛素血症、糖耐量异常、血脂异常等代谢异常的一组临床综合征。肥胖正在成为一个日趋严重的、全球性的、危害健康的并呈一定流行趋势的公共卫生问题。20 世纪 70 年代,发达国家和地区学龄前儿童肥胖开始流行,肥胖检出率逐年上升,呈全球流行趋势。我国儿童少年肥胖从 20 世纪 80 年代开始出现增长趋势,近年来许多大城市儿童少年肥胖率已接近或超过发达国家。根据全国学生体质健康调研结果,2000 年与 1995 年相比,7～18 岁学生肥胖检出率,城市男生由 5.9% 上升为

10.1%,城市女生由 3.0%上升为 4.9%;乡村男生由 1.6%上升为 3.7%,城市女生由 1.2%上升为 2.4%,2005 年儿童肥胖检出率与 2000 年相比,城市男生由 10.1%上升为12.8%,城市女生由 4.9%上升为 5.8%。儿童期肥胖使成年期肥胖的危险度增加。因此,预防心血管疾病(CVD)的重点应从成人转移到儿童,控制儿童肥胖的流行是儿童保健的重要内容之一。

【超重与肥胖判断】

1.体重/身高评价   常用于<2 岁的儿童,用百分位数法,若体重/身高在 $P85^{th}$～$P97^{th}$ 为超重,≥$P97^{th}$ 为肥胖。

2.体质指数/年龄(BMI/age)评价   体质指数(BMI)是指体重(kg)/身长的平方(m^2),当儿童的 BMI/age 在 $P85^{th}$～$P95^{th}$ 为超重,超过 $P95^{th}$ 为肥胖,国际上推荐 BMI 作为评价儿童和青少年肥胖首选指标。儿童生长期 BMI 值增加时脂肪组织与非脂肪组织都增加,因此儿童的 BMI 值与年龄、性别、成熟状况有关。BMI 与身体脂肪直接测量以及皮下脂肪测量显著相关。BMI/age 是超重的健康危险预测因素,对伴有超重的疾病,BMI/age 是很强的临床危险因子。采用 BMI 值可跟踪 2 岁到成人期整个生命周期的身体变化,因此 BMI 常用于筛查儿童和青少年超重。

【病因】

1.单纯性肥胖   95%的肥胖儿为单纯性肥胖,这类儿童生长发育较快,智力正常,皮下脂肪分布均匀,之所以产生肥胖,主要是由于能量的摄入大于消耗。

单纯性肥胖主要与以下因素有关:

(1)婴儿时期的肥胖与过早添加固体食物或能量摄入过多有关,常见于人工喂养儿,其家长一般认为小儿越胖越好。这类肥胖的预防应从婴儿期开始,提倡母乳喂养,生后 4 个月内不添加固体食物;6～8 个月的婴儿已经发生肥胖的应限制奶量,增加蔬菜、水果,关键是控制每天总能量的摄入。

(2)与家庭及儿童本人的饮食习惯有关。如有的肥胖儿家庭习惯食用油腻及含糖分较高的食物,有的肥胖儿从小养成过量进食、常吃零食和甜食的不良习惯,这类肥胖应从改变饮食习惯着手。

(3)与儿童活动过少、能量消耗低有关。儿童越胖就越有可能活动不便,从而越不喜欢运动,这类肥胖儿应适当增加运动量。

(4)与遗传有关。父母均肥胖的,其子女 70%～80%也肥胖;父母均不肥胖的,其子女仅有 10%发生肥胖。

2.继发性肥胖   大多由器质性疾病引起,如垂体、性腺的病变,长期使用激素,神经系统疾病(如脑炎后遗症肥胖)等。

【诊断】

1.病史资料

(1)家族史:询问家庭中三代人肥胖、高血压、动脉粥样硬化、高血脂、2 型糖尿病以及癌症等发生情况。

(2)生活习惯与行为:家庭成员与儿童进食习惯;参加户外活动与体力活动情况。

(3)膳食评价:记录 3 天进食量,计算总能量摄入,了解儿童过多能量的食物来源。

2.体格检查   除常规体格检查外,测定血压。选择汞柱式标准袖带血压计(血压带宽度为上臂的2/3),休息 10 分钟后测右上臂血压,连续 3 次,误差<4mmHg(1mmHg=0.133kPa),取第.2、3 次数据的平均值。

3.实验室检查   建议筛查 2 型糖尿病和糖调节异常,推荐的实验室检查有空腹血糖(或空腹手指末梢血糖,FCBG)、血脂,肝、肾功能,肝脏 B 超。

【鉴别诊断】

主要与遗传和神经内分泌疾病的继发性肥胖鉴别。

1.皮质醇增多症　又称库欣综合征,有促肾上腺皮质激素(ACTH)依赖性和非依赖性两类。促肾上腺皮质激素依赖性皮质醇增多症为下丘脑/垂体或垂体外的肿瘤组织分泌过量的 ACTH 或促肾上腺皮质激素释放激素(CRH),导致双侧肾上腺皮质增生并分泌过量皮质醇。促肾上腺皮质激素非依赖性皮质醇增多症为肾上腺皮质肿瘤或增生,自主分泌过量皮质醇引起。临床上表现为向心性肥胖,常伴高血压、皮肤紫纹。女孩可能会因肾上腺皮质产生过多雄激素(如某些分泌雄激素的肾上腺皮质肿瘤)出现多毛、痤疮和不同程度男性化体征。体检注意腹部有无包块(如肾上腺皮质肿瘤),皮肤有无色素加深(如垂体分泌 ACTH 增多,ACTH 含促黑色素细胞活性的肽段),有无视野缺损(垂体肿瘤压迫视交叉)。如病人肥胖伴多毛痤疮、皮肤色素加深、视力障碍,或腹部有包块等体征应高度怀疑此病。实验室检查血皮质醇水平升高,昼夜节律消失,或虽有变化但基础值较高支持皮质醇增多症,或者测定 24 小时尿皮质醇含量,这是诊断皮质醇增多症最直接和可靠的指标;小剂量地塞米松抑制试验不被抑制提示为皮质醇增多症,被抑制者提示单纯性肥胖或长期应用糖皮质激素者。腹部和垂体 CT 和 MRI 可帮助诊断。

2.肥胖性生殖无能综合征　幼儿及学龄期男孩多见,多数因脑炎、脑外伤或下丘脑肿瘤(如颅咽管瘤)所致。肥胖伴性发育障碍为主要临床表现,可有颅内高压,部分病人伴尿崩症。肥胖常在短期内迅速出现,脂肪分布以乳房、下腹部和阴阜明显,面部和四肢相对较瘦。第二性征发育延迟或不发育,睾丸小或不降,身高增长迟缓,骨龄延迟。实验室检查促性腺激素黄体生成素(LH)、卵泡刺激素(FSH)和性激素(睾酮)水平降低支持本病诊断,头颅 CT、MRI 有助于诊断。

3.劳-蒙-比综合征　又称性幼稚色素性视网膜炎多指畸形综合征,系罕见的先天性家族性疾病,常染色体隐性遗传病。可能为下丘脑功能先天缺陷所致。临床特征为肥胖、智能低下、性器官发育不全、视网膜色素变性、多指(趾)或并指(趾)畸形,亦可伴其他先天性异常。疑诊儿童应作血浆 LH、FSH 和性激素水平检测以及眼科检查。少数病人可有糖尿病、胰岛素抵抗和肾小球功能受损。

4.多囊卵巢综合征　女性常见的内分泌紊乱性疾病。因下丘脑-垂体-卵巢轴功能紊乱,初潮后月经量少甚至闭经,无排卵,长大的卵泡在卵巢皮质内形成多发性囊肿。临床主要表现为月经少甚至闭经、不孕、多毛、肥胖以及一系列内分泌激素改变如高雄激素、LH 与 FSH 比值升高、胰岛素抵抗、高胰岛素血症等。女童肥胖伴月经紊乱应怀疑此病,盆腔 B 超卵巢内出现直径 2～9mm 的卵泡,数量多于 12 个和(或)卵巢容积增大>10ml 支持诊断。

5.普拉德-威利综合征(PWS)　是一个复杂的多系统异常的疾病,涉及基因组印迹的显性遗传性疾病。临床主要特征为新生儿期和婴儿期严重肌张力低下及喂养困难;儿童期食欲过盛而明显肥胖、不同程度的智能障碍、行为异常;常伴身材矮小、手足异常(手足小)、特殊外貌如颅盖高、眼小及性腺发育落后。临床高度怀疑普拉德-威利综合征的儿童可以应用甲基化特异性 PCR(MS-PCR)及荧光原位杂交(FISH)技术进行基因分析。

【干预与预防】

1.超重与肥胖的干预　应将控制超重/肥胖视为慢性病来管理,而不应期待获得"治愈"的效果。干预的基本目标是改变生活方式包括健康饮食(食物指导)、增加每天运动量,减少产热能性食物的摄入和增加机体对热能的消耗。

(1)常规筛查:常规筛查儿童肥胖很重要,应作为儿科健康工作的一部分。如儿童疑超重 BMI/age≥P85[th],有肥胖复杂症;或 BMI/age≥P95[th],无论有或无肥胖复杂症都应进行遗传或内分泌检查。

(2)控制儿童体重:脂肪组织对血管的直接损害作用引起内皮细胞功能障碍,是动脉粥样硬化的早期改变。成年人的动脉粥样硬化在出现临床表现前有一很长的临床前期,在儿童期和青年时期已发生动脉病理改变。因此,控制儿童期体重可改善胰岛素敏感性、脂质水平及血管健康状况。膳食评价的结果可有效帮助儿童恢复平衡膳食,控制儿童体重的增加。7岁以上儿童超重有高脂血症或高血压应降低体重,或维持体重不增。按平均体重/身高计算能量摄入,采用低热量、低脂肪、低糖、高蛋白的饮食,提供适量的维生素和微量元素,保证儿童生长发育所需营养。

(3)运动疗法:增加能量消耗,使脂肪细胞释放游离脂肪酸,脂肪细胞体积变小;增强肌肉,使身体强壮。运动疗法主要包括综合有氧运动、力量训练、日常活动的增加。综合有氧运动(3次/周,50分钟/次)作为传统的运动疗法,能较好地控制运动强度和运动时间。增加日常活动,如长期低强度体力活动(散步、做家务、上学步行等),或中等强度的体育活动(爬楼梯、游泳、玩球类等),养成经常运动的习惯以维持控制体重的治疗效果。

(4)行为矫治:需让儿童与家庭认识超重/肥胖影响健康,配合治疗是儿童肥胖干预成功的关键,包括饮食行为和生活行为调整。帮助儿童建立减肥日记可逐步让儿童认识自己行为的问题,如记录所有食物的摄入时间、种类、数量,以及每天的活动时间、活动类型,定期测量体重,学习计算BMI,进行自我监督。

(5)药物治疗:一般儿童肥胖不建议采用药物控制体重。

2.超重与肥胖的预防

(1)促进胎儿的生长发育:预防和控制低出生体重儿童出生后的肥胖对降低2型糖尿病等代谢性疾病的发生有重要意义。

(2)科学知识宣传:是积极有效的Ⅰ级预防措施。通过各种方式或媒体使人们对肥胖对健康的危害有正确认识,改变不良的生活方式、饮食习惯和不合理的膳食结构等;提高对危险因素易感人群的识别,并及时给予医疗监督和指导,控制肥胖症的进展。

(3)预防的重点人群:提倡人乳喂养可降低婴幼儿超重发生。中国流行病学研究资料显示4岁后儿童肥胖明显增加,预防的重点为3~6岁儿童。培养良好生活习惯和进食习惯,养成参加各种体力活动和劳动的习惯是关键。

(二)低体重和消瘦

【低体重与消瘦判断】

低体重是指体重低于同龄儿童组体重中位数减2个标准差,或第3百分位以下者。消瘦是指学前儿童的体重比相应年龄组人群按身高的体重均值数低2个标准差以下。低体重可见于正常的与身高发育平行的情况,如家族性矮小;部分有严重宫内营养不良史的儿童,生后体重发育未能追上同龄儿童;消瘦则常见于喂养不当、慢性疾病、神经心理压抑(如虐待)以及有严重畸形所致严重营养不良。

【病因】

1.营养因素　营养因素是导致低体重和消瘦的主要原因。胎儿期宫内营养不良;出生时低体重而在第一年未能实现追赶生长;婴儿期喂养不当,未能及时添加辅食,不适当地使用断奶食品;或幼儿期进食不足等,造成近期或长期的蛋白质和能量缺乏。

2.疾病因素　疾病可致使消化吸收功能降低及蛋白质、能量消耗增加,尤其是慢性或反复发生的疾病,如反复呼吸道感染、慢性消化不良、结核病、肠寄生虫病等都会导致体重下降。

3.体质因素　一些儿童无明显器质性疾病,生长速度正常,除体重较轻、看上去消瘦外,无其他方面异常,大多数小儿活泼好动,能量消耗过多。往往有家族史。

4.精神因素　如果学前儿童长期精神紧张、压抑,食欲就会受影响。有些儿童进食量并不少,但因缺少母爱或其他适宜的刺激也会造成体重下降。

【治疗】

通过定期健康检查或使用小儿生长发育图进行生长监测,早期发现体重偏离。一旦发现,要积极查找原因,针对性地采取治疗措施,积极治疗原发病。给予科学指导,合理营养,帮助出生低体重儿和早产儿在生后第一年实现追赶生长;在排除器质性疾病后,如为营养因素所致,不论是低体重,还是消瘦,均可通过加强营养,合理喂养,增加能量和蛋白质的供给,或适当补充营养食品来纠正。如为心理因素,应给以儿童极大的关爱,以心理治疗为主;创造一个良好的环境均可使低体重或消瘦的儿童转为正常生长。

二、身高(长)生长的偏离

(一)高身材

【高身材判断】

身高(长)的发育大于同龄儿童组身高(长)中位数加 2 个标准差,或第 97 百分位以上者。

【病因】

高身材可见于正常的家族性高身材,体质性或特发性超长,常为家族性,属正常发育变异,为身材超长最多见的原因,以少女为主。还有某些遗传内分泌疾病、综合征所致高身材,如垂体性生长激素分泌过多、真性性早熟、男性化综合征、脑性巨人症、垂体性肢端肥大症、马方综合征等。

【诊断】

1.病史

(1)家族史:遗传因素对身材高大与矮小有一定的影响,应特别注意了解家族身高的情况。

(2)儿童及青春期前后发育情况、营养状况、有无各种慢性疾病史应详细询问。如青春发育期提早出现,可能是青春期提前、性早熟、体质性巨人等,应寻找病因。

2.体格检查　正常人的生长发育有一定的规律,根据对正常男女各个年龄组的身长、体重的大量测量资料,得出其正常的标准值,作为评定体格是否正常的依据。因此,对每个就诊儿童均应测量:身高、体重;还要测量指距:两臂测平伸时左右指端间的最大距离;测量上部量头顶至耻骨联合上缘的距离×下部量(耻骨联合上缘至足底的距离)及上/下部量比率,作为判断的辅助指标。还应检查第二性征及性腺发育情况,是否与年龄、性别、体格发育相符。外貌是否如类人猿面容,四肢末端肥大、内脏器官是否增大、皮下结缔组织是否增多等常能提示诊断线索。

3.实验室检查

(1)血浆生长激素(GH)测定(RIA 法):正常人基础状态(晨空腹起床前 2 岁内平均 0.38nmol/L;2~4 岁为 0.19nmol/L;4~16 岁为 0.047~0.14nmol/L。巨人症及肢端肥大症时 200.94nmol/L;正常睡眠时 GH 出现高峰,垂体瘤生长激素瘤型 GH 瘤时规律消失。

(2)葡萄糖抑制试验(口服葡萄糖耐量试验):巨人症和肢端肥大症者血糖升高,GH 不被抑制。

(3)生长介素 C(SMC)测定:GH 瘤垂体瘤生长激素瘤型时明显升高。

(4)血浆胰岛素样生长因子(IGF-1)测定:GH 瘤垂体瘤生长激素瘤型时 IGF-1 明显升高。

(5)24 小时尿 GH 浓度升高,有助于 GH 瘤垂体瘤生长激素瘤型诊断。

(6)其他检验:甲状腺功能检查;性腺功能的检查(FSH、LH、E、T)肾上腺皮质功能检查及染色体检查等,血钙、磷、血糖检查等。

4.器械检查　X 线拍片如头颅侧位片观察蝶鞍大小、前后床突有无破坏、下颌骨有无增长、颅骨有无增厚及骨质疏松等、颅内有无占位病变等。X 线骨骼拍片观察骨骺是否融合、骨化中心生长发育情况。

【高身材的鉴别诊断】

1.巨人症和肢端肥大症　巨人症和肢端肥大症系垂体前叶生长激素细胞腺瘤、增生或腺癌,分泌生长激素(GH)过多,引起软组织、骨骼、内脏的增生肥大及内分泌代谢紊乱性疾病。

巨人症起病于青春期前(骨骺未融合前),一般认为身高超过同种族、同年龄、同性别的平均值3个标准差为巨人症。文献报道成年男性身高大于2.0m、女性大于1.85m称巨人症,但也有正常人达到此身高值,为体质性巨人症。巨人症病人早期表现为过度生长发育,全身成比例地发育,躯干、内脏生长过度,肌肉发达、性腺发育早、性欲强烈,基础代谢率增高,血糖偏高或有糖尿病。晚期病人开始衰退,精神不振,肌肉松弛,四肢无力,性腺萎缩,智力迟钝,代谢率减低,心率缓慢。衰退期约历时4～5年,一般早年夭折。

肢端肥大症起病于青春期后者骨骺已闭合者。巨人症病人于骨骺闭合后继续受过多的GH刺激,也可发展为肢端肥大性巨人症。起病多缓慢,症状亦分早期(形成期)和衰退期:早期(形成期)多种内分泌腺呈功能亢进。最早表现为手足厚大呈进行性,典型面貌为类人猿面貌。由于头脸部软组织增生致头皮、脸皮增粗增厚、多皱纹、唇厚、舌厚而大、言语模糊及音调低沉;头部骨骼增长使脸部增长。下颌增大致牙齿稀疏,眼眶上缘、前额骨、颧骨增大且突出;耳鼻长大。手背足背厚而宽,手指足趾短而粗,形成肢端肥大。全身皮肤增厚、粗糙,毛发增多,色素沉着。男性睾丸增大,性欲旺盛;女性乳房大可伴溢乳,但月经少甚至闭经。病人常有头痛,以前额部及双额侧为主。基础代谢率增高,血脂、血糖增高,血磷增高,血钙及碱性磷酸酶正常。病程较长,多迁延十余年或更长。X线检查示蝶鞍扩大、指端丛毛状改变、脊柱骨质疏松及畸形等。②衰退期病人多健忘,精神萎靡,皮肤、毛发、肌肉均衰变,垂体腺瘤增大及周围组织受压综合征,周围靶腺功能减退综合征。由于代谢紊乱,抵抗力低下,多死于感染、糖尿病并发症、心力衰竭等。本病诊断依据:典型类人猿面貌、肢端肥大等征象;身高男性＞2.0m,女性＞1.85m;X线骨骼特征;有关实验室检查支持本病诊断。

2.体质性巨人症　与垂体性巨人症的身高相比可无明显差别。体质性巨人属正常变异,非病态,可能与遗传有关。身体各部分生长发育匀称,无内分泌功能障碍,无代谢紊乱,无实验室检查异常证据,X线骨骼片无异常发现。

3.青春期提前　青春期是儿童发展到成人的过渡期,一般从出现第二性征开始,直到体格发育停止。此若女性在8岁前,男性在9岁前开始性发育,称为青春期提前。由于青春期提前出现,患儿生长发育达最高速度,身高远远超出同年龄的其他儿童,性发育提早,第二性征提前出现,但发育成熟后最终身高与成人无异。无内分泌功能障碍及代谢紊乱存在。

4.性功能减退性高大体型　由于性腺激素(雄性激素和雌性激素)不足或缺乏,致骨骺闭合延迟而骨骼过度生长所致。

(1)下丘脑性性腺功能减退症:下丘脑分泌多种激素(称释放激素),下丘脑部位的任何病变如颅咽管瘤、胶质瘤、炎症等均可致下丘脑促性腺激素释放激素(GnRH)缺乏或不足。如早年发病,除性腺功能减退外,还形成高大体型,同时伴有其他下丘脑功能受损表现,如尿崩症、情绪不稳、睡眠障碍、体温调节障碍、食欲改变、肥胖或消瘦等。如为肿瘤则可有局部压迫症状,如头痛、视野缺损、视力下降等。X线可发现蝶鞍改变及鞍区占位病变。尿中促性腺激素减少,垂体功能减退的表现。

(2)垂体促性腺激素缺乏性功能减退症:病人除性腺功能减退外,其他垂体功能正常。男性发育期睾丸不发育,睾丸活检生殖细胞不成熟。尿促性腺激素含量减低。可能与遗传有关。

(3)性腺病变致性功能减退症:睾丸曲细精管发育不全症,系遗传性疾病,由于性染色体畸变,性染色体检查多呈47,XXY或48,XXXY组型,也可呈XXY/XY、XXY/XXY、XY/XXY等嵌合体型。临床表现为男性外表、性功能低下、高大体型,可有轻度智力障碍。睾丸小而坚实,睾丸活检见曲细精管玻璃样变和细胞呈腺瘤样增生。尿中促性腺激素含量增高。发病于早年可产生高大体型。病人睾丸小,易误为隐睾。尿中促性激素增高,尿17-酮类固醇降低。

性腺功能减退性高大体型间的鉴别诊断:可测定尿中促性腺激素含量,如含量增高反映睾丸病变而下丘脑、垂体正常;如含量减少反映下丘脑、垂体病变,然后再有针对性地选择有关检查,如下丘脑-垂体功能、蝶鞍X线拍片、睾丸活检、性染色质或性染色体检查等。

5.马方综合征　本综合征为先天性结缔组织疾病,多有家族史。临床表现为体格瘦长、手足指(趾)细长呈蜘蛛趾样,胸廓狭长呈鸡胸,常伴有先天性心血管病变,可有高度近视、晶状体脱位等。

6.高胱氨酸尿症　本病为常染色体隐性遗传性疾病,病人的骨骼、心血管病变及眼部病变类似马方综合征,身材瘦长、四肢细长、韧带松弛,两颧潮红,毛发细而稀疏,智力发育差。尿中胱氨酸含量增高(氰化硝普盐试验)。

(二)矮身材

身材矮小常常与以下因素有关:遗传及体质因素对生长发育的作用;营养缺乏及代谢障碍如缺碘(地方性呆小病)、维生素D缺乏(维生素D缺乏性佝偻病)、全身慢性疾病等;内分泌功能异常如生长激素(GH)、甲状腺激素、胰岛素及性激素等分泌异常引起的生长发育障碍,神经系统尤其下丘脑功能异常导致生长发育障碍。

【矮身材判断】

身高(长)发育小于同龄儿童组身高(长)中位数减少2个标准差,或第3百分位以下者。

【病因】

矮身材常见于体质性生长发育延缓或青春期延迟、家族性矮小体型;成年以前患慢性疾病引起严重全身性营养或代谢紊乱时,可致生长发育障碍,如血吸虫病性侏儒症、维生素D缺乏性佝偻病、碘缺乏性矮小;内分泌功能障碍如甲状腺激素缺乏或不足、生长激素缺乏症、肾上腺皮质增生症等;骨代谢疾病如软骨发育不良、肾性佝偻病、黏多糖病;染色体病如Turner综合征、21-三体综合征等。

【诊断】

1.病史

(1)家族史:遗传因素对身材高大与矮小有一定的影响,应特别注意了解。

(2)妊娠及分娩史:母体在妊娠期间患病史、营养情况、分娩史(早产、难产等)可致婴儿生长发育障碍。

(3)儿童及青春期前后发育情况、营养状况、有无各种慢性疾病史应详细询问。儿童及青春前患有慢性疾病史如肝病(肝硬化)、结核、先天性或获得性心血管疾病、糖尿病、某些感染性疾病(血吸虫病)等均可影响生长发育。长期营养不良、环境缺碘、维生素D缺乏等病史对矮小身材的病因诊断具有重要意义。

2.体格检查　与高身材的体格检查相同。

3.实验室检查

(1)血浆生长激素测定(RIA法)。

(2)葡萄糖抑制试验(口服葡萄糖耐量试验)。

(3)血浆胰岛素样生长因子(IGF-I)测定:青春期IGF-1明显低于正常值,支持Laron和Pygmy侏儒症诊断。

(4)GH激发试验。

(5)人生长激素释放激素(GHRH)试验:静脉注射GHRH 10μg/kg,注射后GH 7nmol/L,排除垂体性侏儒症的诊断。

(6)其他化验:甲状腺功能检查;性腺功能的检查(FSH、LH、E、T)、肾上腺皮质功能检查及染色体检查等。血钙、磷、血糖检查等。

4.器械检查　与高身材检查相同。

【矮身材的鉴别诊断】

1.垂体性侏儒症　是指垂体前叶功能减退或对生长激素(GH)不敏感引起的生长发育障碍。起病于婴儿期或儿童期,可单独由于GH缺乏所致。绝大多数为特发性,病因不明(原发性),少数由于垂体及邻近组织的肿瘤、感染、放射线损伤、血管病变所致。

(1)临床特征:①躯体生长迟缓,婴儿起病者出生时一般正常,约半数患儿于1～2岁时生长发育开始落后于同年龄正常儿童,另一半于5～6岁时生长发育才明显落后于同年龄正常儿童。指距长,上下部量体型比例同幼儿。面容幼稚,智力正常。②骨骼发育落后,长骨均短小,身高多数不足130cm。骨化中心发育迟缓,骨龄比实际年龄落后4年以上,骨骺不闭合。③性器官不发育或第二性征缺乏。④智力与年龄相称。因鞍区肿瘤所致者可有局部受压或颅压高压症状。

(2)鉴别诊断依据:①病史特征。②测量身高、体重、指间距、上部量、下部量及上下部量比率等。③X线检查观察腕骨、肘关节、长骨骨端,观察骨化中心及骨髓融合情况,计算骨龄较实足年龄延迟情况;观察蝶鞍及邻近组织的变化对病因诊断有帮助。④头颅CT、MRI在必要时应用。⑤实验室检查支持本病诊断,如血清GH放免测定,正常人在1～5ng/ml,本病时降低。必要时做激发试验,如胰岛素低血糖试验、精氨酸刺激试验、L-多巴(L-Dopa)试验,生长介素测定正常值0.5～2.0ng/ml,垂体性侏儒者低于此值。⑥排除呆小症及其他情况所致矮小体型。染色体检查等有助鉴别诊断。

2.体质性生长发育延缓或青春期延迟　此种情况常有家族史,男性多见。骨骼发育及性腺发育比正常儿童推迟约4年,青春期较同龄儿童晚,于青春期后骨骼及性腺迅速发育而达正常人标准。本病无内分泌腺功能障碍,GH正常,亦无全身慢性疾病的证据。

3.原基性侏儒症　原基性侏儒症病因不明。从胚胎开始发育迟缓,出生时体格小,生长缓慢,身体各部比例适当。智力和外貌与年龄相符。青春期性腺发育正常,有生育能力。GH及垂体其他激素正常,甲状腺及肾上腺皮质功能正常。少数病人伴有各种先天畸形、智力发育障碍、类早老症等。

4.早老症　本症很少见。出生时正常,2岁以内生长发育较缓,2岁以后生长发育显著减慢甚至停止,3岁左右呈现瘦弱老人外貌。可有全身性动脉粥样硬化,血脂可能升高,可有高血压。智力一般正常,骨骼比例及骨龄正常。病因不明,或与遗传有关。

5.甲状腺功能减退　甲状腺功能减退发生于胎儿或新生儿时期称呆小症,发生于儿童期称幼年黏液性水肿。如未能及早给予充分的治疗,两者均可导致生长发育障碍和身材矮小。

呆小症一般于出生表现反应迟钝,嗜睡、喂奶困难、腹胀、便秘、脐疝、哭声嘶哑等,随年龄增长出现下列特异表现:①体格异常,身材矮小,四肢粗短,上部量大于下部量;②呆小症面容,头大、鼻梁下陷、鼻扁而宽、两眼距宽、眼裂小呈水平状、颜面及眼睑虚肿、面色灰白、唇厚、舌大且常伸出口外、流涎等;③智力低下,表情呆滞、反应迟钝、语言缓慢且声音低沉,可伴有聋哑;④皮肤干冷、粗糙,肤色蜡黄,毛发稀少无光,可有黏液性水肿;⑤骨骼发育迟缓、出牙迟、囟门闭合延迟、骨龄延迟;⑥甲状腺肿大或者萎缩等。

鉴别诊断依据:①地方性者有流行病史。②有典型体型及呆小症面容。③甲状腺功能检查有助于病因诊断:地方性者多正常甚或增高;甲状腺自身病变及甲状腺发育障碍、抗甲状腺药物所致者、甲状腺摄碘障碍所致者吸收率降低。④骨骼X线片示骨龄显著落后于实际年龄。

幼年黏液性水肿一般无呆小症的典型面容,有代谢低下表现如怕冷、少汗、皮肤干粗、轻度黏液性水肿、体温低、心率慢等体征,智力发育可有不同程度的障碍。骨骼发育延迟,体型矮小,但程度不一。实验室检查支持甲状腺功能减退诊断。

6.骨骼疾病所致矮小体型

(1)软骨发育不全:先天性疾病,常有家族史,病因未明。主要为软骨骨化不全或缺乏,但骨膜骨化正常或增加,致四肢长骨不能向长生长,只能向横宽生长,使四肢短而粗,呈侏儒体型,骨端显著膨大,腰椎前凸,臀后凸,串珠肋且肋下缘外翻。可有呆小症面容,皮肤粗厚有皱纹。智力正常,性功能正常。骨骼 X 线检查可见长骨短粗、骨端膨大、骨膜有明显条索,下肢短而弯曲呈弓形等特征。

(2)先天性成骨不全症:主要是骨质发育不良,骨皮质薄、海绵质疏松,骨骼脆弱易骨折及肢体畸形。骨骼发育延缓,青春期后呈矮小体型。有先天性耳聋,巩膜薄呈蓝色。诊断主要参考 X 线检查,有骨质疏松、皮质薄、多发性骨折、骨痂及畸形等。

(3)大骨节病:一种慢性地方病,好发于儿童及青少年。主要病变为管状骨骨骺过早骨化,骨质发育障碍及关节软骨破坏。幼年发病者由于全身骨骼发育过早停止而形成矮小体型。手指关节对称性肿大、屈曲,晚期为短指畸形,关节增粗。双膝关节肿大、畸形呈 O 形腿或 X 形腿。鉴别诊断依据:①病人来自地方病区。②慢性对称性关节增粗、畸形,短指畸形伴身材矮小。③X 线检查早期掌指骨的骨骺线凹凸不平呈波浪状或锯齿状;晚期关节腔变窄、关节面不整齐及关节畸形。

(4)佝偻病性矮小体型:

1)维生素 D 缺乏性佝偻病:由于维生素 D 缺乏致钙、磷代谢失常,骨骼生长发育障碍。多见于婴幼儿,如疾病延续至青春期后可导致矮小体型。临床特点有颅骨软化、方颅畸形、囟门大且关闭延迟、出牙晚、串珠肋、鸡胸或漏斗胸、四肢骨骺端增大,下肢畸形,脊柱后弯或侧弯,骨盆变形等。血钙正常或稍低,血磷低于正常,血碱性磷酸酶增高,血钙磷乘积降低。活动期长骨骨骺端增宽,钙化带消失呈毛刷样、杯口状,骨骺软骨增宽。长骨骨干脱钙,骨质疏松,密度减低,可有骨干弯曲。

2)肾性佝偻病:①各种慢性肾脏病(肾炎、肾盂肾炎、多囊肾等)致肾衰竭时产生高血磷低血钙,致肾性佝偻病,如起病于儿童期可引起生长发育障碍致矮小体型。②慢性肾小管功能障碍,如假性甲状旁腺功能减退症。为先天性疾病,肾小管细胞对甲状旁腺激素无反应,使尿磷排量减少致高血磷低血钙。多见于 10 岁以下儿童。患儿矮小、圆脸、掌骨及指骨短,软骨发育障碍,皮下钙化,发作性搐搦及精神异常等。血磷高、血钙低、碱性磷酸酶正常。血浆甲状旁腺素增高。对甲状旁腺激素治疗无反应。

7.性早熟 性早熟一般指女童 8 岁以前、男童 9 岁以前开始性发育者。由于性激素的作用,病初患儿体格发育常超过同龄儿童,但由于骨骺闭合较早,成年后呈矮小体型。

8.Turner 综合征、Noonan 综合征 Turner 综合征又称性腺发育不全综合征,由于卵巢不发育或发育不全所致。病人外表女性,身材矮小,有颈蹼、肘外翻、原发性无月经、第二性征不发育。面貌可较呆板,智力可低下,部分有内脏畸形。青春期后尿中促性腺激素排量增多。染色体核型为 45,XO。口腔或阴道上皮细胞性染色质检查阴性对本病诊断有助。Noonan 综合征又称假性 Turner 综合征,外形与 Turner 综合征相似,但染色体核型正常,尿中促性腺激素不增多。

9.全身性营养或代谢紊乱所致矮小 儿童于青春期前患慢性疾病并引起全身性严重的营养及代谢紊乱时,可致生长发育障碍。儿童常见的各种慢性感染性疾病如结核病、血吸虫病,先天性或获得性心血管病、慢性肝病/慢性肾病、糖尿病等均可致矮小体型。

【身高(长)偏离的治疗】

影响孩子身高的因素主要有遗传基因、生活方式和疾病。遗传基因现在还没有办法改变,但科学健康的生活方式则有利于生长发育。一方面要培养合理的饮食习惯,注意营养,饮食均衡;另一方面多参加体育锻炼,进行合理的家务劳动,增加活动量。如果儿童身高(长)偏离,过于高大或矮小且超出遗传的正常范围,家长应尽快带孩子到医院查明原因,得到确切的诊断,根据引起生长障碍的病因不同,有针对性地进行治疗。尤其是对身材矮小的治疗，治疗原则如下：由于营养不良所致者，应先治疗原发疾病，并合理地喂养。促进食欲，改善饮食。各系统的全身性疾病引起的生长障碍，应治疗原发病。家族性身材矮小和低出生体重儿所致的身材矮小，一般不需要治疗，但应做好解释青春期延迟者进行观察等待骨龄 12 岁以后做绒毛膜促性腺激素刺激试验，以促进青春期的发育。给绒毛膜促性腺激素 1500LT，肌内注射，每周 1 次，共 3 次。如能刺激睾丸分泌睾酮增加，可能促进青春期的发育。精神因素引起的生长落后，应改变生活环境，离开原来的生活环境如去幼儿园、学校或其他去处，使能得到精神上的安慰和生活上的照顾。诊断骨或软骨发育不全或黏多糖病时，目前尚无治疗方法，做好解释工作。用生长激素治疗软骨发育不良近期取得一定效果，但对最终身高的影响有待于进一步观察。甲状腺功能减退时用左旋甲状腺素钠治疗。生长激素缺乏的治疗参见生长激素缺乏症。Turner 综合征、胎儿生长受限等可早期用生长激素治疗，Turner 综合征还可加用蛋白合成制剂、雌激素及雌孕激素周期治疗。

（苏建伟）

第二节　与体格生长异常相关疾病

一、体重异常

（一）蛋白质-能量营养不良

【疾病概述】

蛋白质-热能营养不良（PEM），简称营养不良，是由于缺乏能量和（或）蛋白质所致的一种营养缺乏症，主要见于 3 岁以下婴幼儿。临床表现体重减轻、皮下脂肪减少或消失、水肿，常有各系统功能紊乱。目前本病在城市已不多见，但在边缘山区和贫穷地区仍然高发。

1.膳食不当　膳食不当可致能量和（或）蛋白质摄入不足，常见于：①母乳不足而未及时添加其他乳品；②奶粉配制过稀；③骤然断奶而未及时添加辅食；④长期以淀粉类食品（粥、奶糕）喂养为主；⑤不良饮食习惯如长期偏食、挑食、过多吃零食或早餐过于简单，学校午餐摄入不足等。

2.疾病诱发　因患病而致长期摄入不足，或消化吸收功能紊乱，或消耗过多，均可诱发 PEM，可见于：①消化系统解剖或功能异常，如唇裂、腭裂、幽门梗阻、迁延性腹泻、过敏性肠炎、肠吸收不良综合征等均可影响食物的摄入、消化和吸收；②急、慢性传染病（如麻疹、伤寒、肝炎、结核）的恢复期、生长发育快速阶段等均因需要量增多而致能量和（或）蛋白质相对缺乏；③糖尿病、急性发热性疾病、甲状腺功能亢进、恶性肿瘤等均可使营养素消耗增多；④先天不足和生理功能低下如多产、早产、双胎等均可引起营养不良。

【诊断与鉴别诊断】

1.临床表现

（1）症状：体重不增是最早出现的症状。皮下脂肪逐渐减少乃至消失。全身各部位皮下脂肪消减顺序为：腹部最先，此后是躯干、臀部、四肢，最后是面颊部。腹部皮下脂肪层厚度是判断营养不良程度的重要指标之一。随着病情的发展，PEM 程度由轻变重，开始仅体重减轻、皮下脂肪变薄、皮肤干燥，但身高无影响，精神状态正常；随后，体重和皮下脂肪进一步减少，身高停止增长，皮肤干燥、苍白、肌肉松弛；病情进一步加重时，体重明显减轻，皮下脂肪消失，额部出现皱纹，状若老人，身高明显低于同龄儿，皮肤苍白、干燥、无弹性、肌肉萎缩，精神萎靡、反应差，体温偏低，食欲低下，常腹泻、便秘交替，脉搏缓慢，心音低钝，血压偏低,呼吸浅表。当肌肉层萎缩形成"皮包骨"时,四肢常易挛缩。部分小儿可因血浆白蛋白明显降低而出现水肿。

（2）并发症

1）营养性贫血:与缺乏铁、叶酸、维生素 B_{12}、蛋白质等造血原料有关。营养性小细胞性贫血最常见。

2）各种维生素缺乏:常见维生素 A 缺乏,有时也有维生素 B、C、D 的不足。

3）感染:由于免疫功能低下,易患各种感染,如上呼吸道感染、鹅口疮、肺炎、结核病、中耳炎、尿路感染等;特别是婴儿腹泻,常迁延不愈而加重营养不良,形成恶性循环。

4）自发性低血糖:可突然发生,表现面色灰白、神志不清、脉搏减慢、呼吸暂停、体温不升等,但无抽搐。若不及时诊治,可因呼吸麻痹死亡。

2.实验室检查

（1）血清白蛋白:血清白蛋白偏低,30～35g/L 为轻度营养不良,20～30g/L 为中度,<20g/L 为重度。血清白蛋白浓度将是重要改变,但其半衰期较长(19～21 天)故不够灵敏。视黄醇结合蛋白(半衰期 10 小时)、前白蛋白(半衰期 1.9 天)、甲状腺结合前白蛋白(半衰期 2 天)和转铁蛋白(半衰期 3 天)等代谢周期较短的血浆蛋白质具有早期诊断价值。

（2）胰岛素样生长因子 1(IGF-1):不仅反映灵敏且受其他因素影响较小,是诊断蛋白质营养不良的较好指标。

（3）营养不良:小儿牛磺酸和必需氨基酸浓度降低,而非必需氨基酸变化不大;血清淀粉酶、脂肪酶、胆碱酯酶、转氨酶、碱性磷酸酶、胰酶和黄嘌呤氧化酶等活力均下降,经治疗后可迅速恢复正常;胆固醇、各种电解质及微量元素浓度皆可下降;生长激素水平升高。

3.诊断　　根据小儿的年龄和喂养史,临床有体重下降、皮下脂肪减少、全身各系统功能紊乱及其他营养素缺乏的症状和体征。PEM 的诊断并不困难。轻症易被忽略,需通过定期生长监测和随访才能发现。诊断 PEM 后还应计算热量和营养素的摄入量。详细了解病史,进行必要检查,以进一步作出病因诊断。分型和分度如下:

（1）体重低下:体重低于同年龄、同性别均值减 2 个标准差,但高于或等于均值减 3 个标准差者为中度;低于均值减 3 个标准差者为重度。此项指标主要反映患儿有慢性或急性营养不良。

（2）生长迟缓:身长低于同年龄、同性别均值减 2 个标准差,但高于或等于均值减 3 个标准差者为中度;低于均值减 3 个标准差者为重度。此项指标主要反映过去或长期慢性营养不良。

（3）消瘦:体重低于同性别、同身高均值减 2 个标准差。但高于或等于均值减 3 个标准差者为中度;低于均值减 3 个标准差者为重度。此项指标主要反映近期、急性营养不良。

【治疗决策】

1.治疗　　营养不良的治疗原则是去除病因、调整饮食、促进消化和治疗并发症。

（1）去除病因:如纠正消化道畸形、控制感染、根治各种消耗性疾病等。

（2）调整饮食:PEM 患儿的消化道已适应低摄入水平,摄食稍多即可出现消化不良、腹泻,故饮食调整应根据其实际消化能力和病情,逐步增加,不能过于心急。轻度患儿的消化功能和食物耐受能力均接近正常儿,可从每天 250～330kJ/kg 开始,中、重度患儿可参考原来饮食情况,从每天 165～230kJ/kg 开始,逐步少量增加。若消化吸收好,再逐渐加至每天 500～727kJ/kg,并按实际体重计算热能。除乳制品外,可给豆浆、蛋类、肝泥、肉末、鱼粉等高蛋白食物,有条件可加用酶蛋白水解物、氨基酸混合液或要素饮食。蛋白质摄入量从每天 1.5～2.0g/kg 开始,逐步增加到 3.0～4.59g/kg。过早给予高蛋白食物,可引起腹胀和肝大。食物中应富含维生素和微量元素。

（3）促进消化：补充 B 族维生素和各种消化酶（胃蛋白酶、胰酶等）以助消化。苯丙酸诺龙是蛋白质同化类固醇制剂，能促进机体对蛋白质的合成，并能增加食欲，每次肌注 0.5～1.0mg/kg，每周 1～2 次，连续 2～3 周，用药期间应供给充足的热量和蛋白质。锌制剂可提高味觉敏感度，增加食欲，可每天口服元素锌 0.5～1mg/kg。

（4）治疗并发症：尿路感染、中耳炎、肺炎等应给予足量的杀菌性抗生素。

（5）其他：病情严重并伴有明显低蛋白血症或严重贫血者，可考虑输血浆或全血。也可酌情静滴高能量脂肪乳剂、多种氨基酸、葡萄糖等。此外，还应使患儿有充足的睡眠和适当户外活动，并纠正不良饮食习惯，给予良好的护理。

2.预防　本病的预防应采取综合措施。

（1）合理喂养：大力提倡母乳喂养，对母乳不足或不宜母乳喂养者应采取合理的部分母乳喂养或人工喂养，及时添加辅食；纠正偏食、挑食、吃零食的不良习惯；小学生早餐要吃饱，午餐要保证供给足够的能量和蛋白质。

（2）合理安排生活作息制度：坚持户外活动，保证充足睡眠。

（3）防治传染病和先天畸形：按时进行预防接种；对唇裂、腭裂及幽门狭窄等先天畸形患儿应及时手术治疗。

（4）推广应用生长发育监测图：定期测量体重，并将所测数值标在生长发育监测图上，若发现体重增长缓慢或不增，应尽早查明原因，及时予以纠正。

【常见问题和误区防范】

严重营养不良常发生危及生命的并发症，如腹泻时的严重脱水和电解质紊乱、酸中毒、休克、肾衰竭、自发性低血糖、继发感染及维生素 A 缺乏所致的眼部损害等。需要对因和对症治疗。

【热点聚焦】

蛋白质-能量营养不良主要是由于能量摄入不足、消耗过多或机体对食物吸收利用差，导致机体不能维持正常的生理代谢，常是多种疾病的基础病或合并症。目前，我国严重的营养不良已经很少见，多继发于某些慢性疾病。但因为食物不耐受、喂养不当或小儿饮食习惯不良，如偏食及挑食等，造成轻至中度的营养不良发病率仍较高，且轻症及早期营养不良症状、体征不典型，易漏诊，必须通过详细询问病史、细致的体格检查以及结合实验室检查进行诊断。目前，一些代谢周期较短的血浆蛋白质，如视黄醇蛋白、前白蛋白、甲状腺结合前白蛋白及转铁蛋白都具有早期诊断价值，胰岛素样生长因子亦是早期诊断营养不良的灵敏指标。一旦出现营养不良，如果不能及时纠正，尤其是在小婴儿，可严重影响患儿的生长、智力发育及免疫功能，易患各种感染性疾病，应引起足够的重视。在积极治疗的同时，应指导家长合理喂养，嘱其定期测量身长、体重等，进行生长发育监控，保证小儿体格和智力发育正常。

（二）单纯性肥胖

【疾病概述】

儿童单纯性肥胖症是与生活方式密切相关，以过度营养、运动不足、行为异常为特征的全身脂肪组织过度增生堆积的一种慢性疾病，排除先天遗传性或代谢性疾病及神经和内分泌疾病引起的继发性病理性肥胖，仅仅是由某种生活行为因素所造成的肥胖。近年来，小儿肥胖症的发生率明显上升，约占 5%～8%。肥胖不仅影响儿童的身体健康，而且对儿童的心理健康也造成损害，大多数儿童肥胖可延续至成人，与糖尿病、高血压、冠心病、胆石症等众多危害健康的疾病密切相关，已引起社会的普遍关注。

病因包括：①不良饮食习惯、营养过剩：肥胖症的主要原因为过食，摄入的热量超过了消耗量，致使剩余的热量转化为脂肪而积聚于体内。肥胖儿童存在着许多易致肥胖的饮食行为特点，如进食速度快、狼吞虎咽、临睡前进食、看电视时进食以及非饥饿状态下因为视觉效应而进食等,爱喝甜饮料及爱吃甜点心也是肥胖儿童的特点之一。众多的不良饮食行为使肥胖儿童每天平均热量摄入量明显高于正常体重儿童。②运动少:目前孩子的学习负担越来越重,加上父母对孩子较高的期望值,在正常学习之外,还要附加没有体力活动的音乐、字画之类的学习,剥夺了孩子室外体力活动,使过剩的热量转变为脂肪组织。再则,城市高层住宅的发展和现代小家庭结构,孩子有了自己的活动房间,也促使孩子室外活动减少。现代科技的发展,使电视、游戏机等静止娱乐活动增加,更减少了孩子的运动,有助于增加脂肪。孩子胖了就不爱运动,不爱运动更容易长脂肪,形成恶性循环。③遗传因素:临床研究和动物实验证明,肥胖小儿往往有家族发病史,如果双亲均肥胖,其子女肥胖发生率可高达70%～80%;双亲之一肥胖,其子代为40%～50%发生肥胖。④社会心理因素:孩子在学业上的超负荷,导致心理压力增加,产生紧张情绪。这会导致孩子过量进食来缓解紧张情绪。

【诊断与鉴别诊断】

1.临床表现

(1)肥胖:任何年龄小儿均可发生肥胖,但最常见于婴儿期、5～6岁和青春前期。外表和同龄儿比较高大肥胖,皮下脂肪分布均匀,面颊、乳部、肩部以及腹部较显著。四肢以大腿、上臂粗壮,手背厚,手指长而尖为特征。严重肥胖者胸腹、臀部及大腿皮肤出现紫纹或白纹,皮肤褶皱加深,局部潮湿易引起炎症、糜烂,有时出现擦诊和黑棘皮症。重度肥胖因体重过重,下肢负荷过度可致膝外翻和扁平足。

(2)性发育:男孩因会阴部脂肪堆积将外生殖器遮埋,显得阴茎短小,常被误认为外生殖器发育不良。女孩月经初潮提前,会影响最终成人身高。

(3)合并症:可并发高血压、脂肪肝、2型糖尿病、肥胖肺通气不良综合征等疾病。

(4)其他:肥胖儿骨龄发育较早,身高略高于同性别同年龄儿。一般认为13～14岁以后除个别发育仍高大外,大部分等于或略低于同性别同年龄健康儿。肥胖儿智力正常,但性格孤僻,有自卑感,不好动。

2.实验室检查　血总胆固醇、三酰甘油、低密度脂蛋白可增高,高密度脂蛋白可降低;空腹血糖一般正常,少数增高或出现糖耐量减低,空腹胰岛素及瘦素水平往往升高;ALT增高提示可能有脂肪肝;尿17-羟类固醇较正常高,易误认为Cushing综合征,需测定24小时尿游离皮质醇予以鉴别,单纯性肥胖儿不升高。

3.诊断　判断儿童肥胖的标准有以下几种:

(1)身高别体重法:是世界卫生组织(WHO)建议在儿童中使用的对体脂含量进行诊断与分度的方法,也是国内目前最常用的指标。当小儿体重超过同性别同身高正常儿均值20%以上者,此时全身脂肪的含量即超过正常脂肪含量的15%,以此作为诊断肥胖的界值点。超过20%～29%为轻度肥胖,超过30%～49%为中度肥胖,超过50%为重度肥胖。

(2)体质指数(BMI):是指体重与身高的平方之比(kg/m²)。由于该指标与体密度法测定的体脂相关性为0.75～0.8,与血压、血脂、脂蛋白、瘦素浓度及发展为成人肥胖的相关性很强,因此目前被国际上推荐为确定肥胖症的适用指标。WHO制定的体质指数界限值,即BMI在25.0～29.9为超重,BMI≥30为肥胖。我国提出的中国成人BMI界限值是24.0～27.9为超重,≥28为肥胖。小儿BMI随年龄性别而有差别,评价时需查阅图标,如BMI值在第85百分位与第95百分位之间为超重,超过第95百分位为肥胖。

(3)直接估计体脂的方法:体内脂肪含量的测定是诊断肥胖的确切方法。常用的方法有磁共振、电子计算机断层扫描、密度测定法、体液比重测定法、生物电阻抗法、双能X线吸收法等。

3.鉴别诊断　单纯性肥胖确诊时需与可引起继发性肥胖的疾病鉴别。

(1)Prader-Willi综合征:呈周围型肥胖,身材矮小,智能低下,手脚小,肌张力低,面部特征为杏仁样眼、鱼样嘴、鞍状鼻、内眦赘皮,外生殖器发育不良。本病系染色体15q11～q13区域父源等位基因表达异常所致。

（2）Laurence-Moon-Biedl综合征：又称视网膜色素变性-肥胖，多指综合征，也呈周围型肥胖，身材矮小，不同程度的智能低下，视网膜色素退行性改变可致智力减弱、夜盲甚至失明，多指（趾）畸形，性腺功能不全。本病为常染色体隐性遗传。

（3）Astrom综合征：呈中央型肥胖，视网膜色素变性可致失明、神经性耳聋、糖尿病、智能正常，为常染色体隐性遗传。

（4）Frohlich综合征：又称肥胖性生殖无能综合征，常继发于下丘脑及垂体病变，如肿瘤、外伤、炎症等，呈向心性肥胖，体脂主要分布在颈、颏下、乳房、会阴、臀部及下肢，手指、足趾纤细，身材矮小，性发育延迟或不出现。

（5）其他内分泌疾病：如生长激素缺乏症、甲状腺功能减退症、肾上腺皮质增生症等也有体脂增多的表现，但均各有其特点，一般易于鉴别。

【治疗决策】

1.饮食管理

（1）饮食控制：必须建立在保证儿童正常生长发育的基础上。应按不同年龄、身高、体重计算热量，制订出以低热量、高蛋白、低碳水化合物的食谱。蛋白质可按 2～3g/（kg·d）给予，常用的蛋白类食物有瘦肉、鱼、鸡蛋、豆类及豆制品。碳水化合物过多时，可以葡萄糖形式进入机体，刺激胰岛分泌过多的胰岛素，促进脂肪合成，因此要给予低碳水化合物饮食。由于脂肪供给热能特别多，应予以限制。

（2）避免饥饿感：为使食后有饱满感，不使小儿短时间内出现饥饿，可加用蔬菜类，如白菜、卷心菜、菠菜、芹菜等。

（3）热量控制标准：5岁以下每天热量 2511.3～3348.4kJ，5～10岁每天热量 3348.4～4185.5kJ，10～14岁每天热量 4185.5～5022.6kJ。具体供应量可依个别小儿实际情况而定。

（4）合理调整三餐热量比例：早餐占全天总热卡的 30%～35%，中餐占 40%，晚餐占 25%～30%。

2.体育锻炼治疗　限制饮食辅以运动锻炼可提高肥胖治疗的疗效。由于机体的生物节律周期，参加同样的运动，下午与晚间会比上午多消耗 20%的能量，在安排活动时应予注意。

3.行为疗法　由行为分析、行为日记、家长会、行为矫正等部分组成。按照个体化原则，每个肥胖儿童各自存在的问题，不脱离其家庭日常生活的基本模式，制订行为治疗方案。

4.药物治疗　美国FDA已批准二甲双胍可用于治疗儿童和青少年的胰岛素抵抗。目前已开始用二甲双胍治疗严重肥胖的儿童和青少年。二甲双胍宜在进餐时服用（剂量：6～8岁 0.175g，9～12岁 0.25g，12～18岁 0.5g，每天 2～3次），可抑制食欲，延长胃肠对葡萄糖的吸收，可在较大儿童中试用。

【预防】

加强宣教。向家长宣传肥胖症并发症的危害及肥胖症的治疗方法，协助家长制定低热量饮食食谱。孕后期母亲体重不要增长过快，新生儿体重≤4kg为宜。大力提倡母乳喂养，辅食添加以满足小儿正常需要为宜，不要过分添加高热量、高脂肪食物，不要过早断奶。养成良好的饮食习惯及饮食行为，不娇惯孩子，及时纠正不吃蔬菜的偏食习惯，睡前不给高热量点心及巧克力、糖果等。养成运动习惯。监测体重、身高，发现超重及早干预。

【常见问题和误区防范】

5%～30%的肥胖儿童有高血压，注意监测血压。肥胖儿童易出现乳房增大和阴茎包埋在会阴部增多的脂肪中，注意与性早熟和阴茎发育不良相鉴别。婴幼儿肥胖治疗中应以体重增值的减少或不增为目标，而不是减轻体重。应注意家庭共同参与，养成良好的饮食习惯和行为方式。小儿肥胖可成为成年期高血压、糖尿病、冠心病、胆石症、痛风等疾病和猝死的诱因,因此应持积极防治态度。肥胖症可继发于内分泌病代谢病和遗传综合征,患儿呈现各原发病的特点,并可有体脂分布特殊,伴肢体或智能异常,如肾上腺皮质增生症等,需予以鉴别。

【热点聚焦】

研究发现,青春早期不同体成分女童性发育存在差异,肥胖女童性发育提前。提示肥胖儿童如果肥胖状态持续下去,可能会对青春期的性发育产生影响。性激素除促进和维持男、女性器官和第二性征发育外,还对儿童少年生长突增、蛋白质代谢、骨骼发育产生重要影响。雌激素对生长速度有双向作用,低水平时与升高的睾酮、生长激素共同促进生长,高水平时加速骨骺愈合一致。肥胖儿童体内雌激素水平较健康儿童高,可能会导致骨龄提前,影响终身高。

(三)Prader-Willi 综合征

【疾病概述】

又称肌张力减退-智力减退-性腺功能减退与肥胖综合征,是基因组印迹遗传的典型代表,是由于染色体 15q11~q13 区域父源等位基因表达异常所致。发病率约为 1/25000。其发病机制包括:①父源性 15q11~q13 区域缺失(65%~70%);②母源性同源二倍体(20%~30%);③印迹中心突变或缺失(2%~5%);④染色体平衡易位(<1%)。

【诊断与鉴别诊断】

1.临床表现

(1)肌张力低下:生后四肢肌张力低下,四肢无主动运动。

(2)喂养困难:婴幼儿期严重肌无力致喂养困难,经常需要鼻饲。

(3)特殊面容:双额间距狭窄,杏仁形眼裂,上唇薄,嘴角向下,小下颌。

(4)智力低下:多有轻度智力低下,行为异常普遍存在。

(5)肥胖:1~4 岁起由于食欲旺盛,嗜睡而导致过度肥胖。

(6)生长迟缓:身材矮小,手小和脚小。

(7)性腺发育不良:外生殖器小,男性隐睾,小阴茎,女性阴唇、阴蒂发育不良或无阴唇和阴蒂。第二性征发育不良或延迟,促性腺激素水平低。

(8)其他:部分病例有糖尿病倾向,头小,癫痫,指(趾)弯曲,并指(趾),白内障,脊柱侧弯等。

以上表现随年龄增长而变化:胎儿期及新生儿期以胎动少、婴儿肌张力低下、哭声弱、喂养困难为主要表现;婴幼儿期患儿生长发育不良,运动语言发育差;儿童期因多食导致肥胖,呈矮胖外观,认知功能损害参差不齐;青春期以肥胖、性腺发育不良、学习困难为特征。由于病人就诊年龄不同,就诊主诉也非常不同,一岁以前经常以肌无力、喂养困难为主诉就诊;婴幼儿期经常以运动发育迟缓(不会行走)或语言发育落后为主诉就诊。

2.实验室检查 临床确诊 PWS 主要依靠甲基化特异性 PCR(MS-PCR),该方法可以确诊 99% 以上的病例,但不能区分具体发病机制。而甲基化特异性多重连接探针依赖的扩增技术(MS-MLPA)能够区分 PWS 父源性 15q11~q13 区域缺失与非缺失两种主要发病机制。

3.诊断 明确诊断需根据 Holm 及 Cassidy 等于 1993 年所提出的诊断标准并结合基因诊断。

Prader-Willi 综合征诊断标准:

主要标准(每项 1 分):①新生儿和婴儿出现中枢性肌张力低下,吸吮力差,但随年龄增加会逐渐改善。②婴儿期出现喂养困难,常需要特殊喂养工具,体重增长不满意。③12 个月~6 岁期间,体重迅速增加(>+2SD);婴儿期特征性面容,长颅,窄脸,杏仁眼,小嘴,薄上唇,口角向下(应含 3 个以上上述特征)。

④各年龄段出现相应的性腺功能减退,生殖器官发育不全,男性有阴囊发育不全,隐睾、小阴茎和(或)小睾丸(小于同龄人第5百分位),女性有生殖器官缺如或严重发育不良,小阴唇和(或)小阴蒂,若不治疗,15岁后仍有性腺成熟延迟和不完全,同时有青春期性征发育延迟(男性小性腺、面部或身体毛发少、不变声,女性仍无月经或月经少)。⑤6岁前患儿整体发育延迟,6岁以后有轻度-中度的神经发育延迟或学习障碍。⑥摄食过度/强迫摄食;⑦15q11~q13缺失。

次要标准(每项0.5分):①妊娠期胎动减少,婴儿期无生气或哭声弱小,可随年龄增长有所改善。②特征性行为问题,易怒、猛烈的情感爆发和强迫行为,好争辩、对抗、程序化行为及固执、语言重复、偷窃和撒谎(应含5个以上上述特征)。③睡眠紊乱或睡眠呼吸暂停;6岁时身材仍矮小(无遗传背景,未经生长激素干预者)。④色素减退,与家庭其他成员相比,头发、皮肤颜色较浅。⑤与同龄儿相比手小和(或)足小。⑥上肢尺侧腕部缺乏弧度。⑦眼睛问题,内斜视、近视。⑧唾液黏稠。⑨语言清晰度欠佳。⑩有自损皮肤现象。

支持证据(不计分):①痛域高;②生病时不易出现呕吐;③婴儿期体温不稳定,年长儿及成年人体温敏感性改变;④脊柱侧弯或后凸;⑤肾上腺皮质功能早现;⑥骨质疏松;⑦智力拼图游戏中显示超常功能;⑧神经肌肉检查正常。

0~3岁患儿5分(主要标准4分)即可诊断,>3岁患儿8分(主要标准>5分)即可诊断。

4.鉴别诊断　本病需要与Laurence-Moon-Biedl综合征(肥胖、智力低下、多指或并指、色素性视网膜炎、生殖器发育不全)、Astrom综合征(肥胖、视网膜退行性变、神经性耳聋及肾脏病变)、肥胖性生殖器发育不良等相鉴别。

【治疗决策】

由于Prader-Willi综合征病人的治疗存在多方面问题,单一的干预治疗未必合理,最好针对不同个体和不同年龄组制订出一系列的治疗方案,以求最佳效果。新生儿期或婴儿期:早期应用大孔眼、少量多次的奶瓶喂养,可解决足够营养摄入问题。幼儿期:早期教育干预及语言治疗可以改善认知发育及语言发育落后。肥胖出现前(肥胖一般出现在2岁)可用生长激素治疗。学龄期(青春前期):需要严格控制每天卡路里摄入;人重组生长激素治疗开始剂量:$0.5mg/(m^2 \cdot d)$逐渐增至$1mg/(m^2 \cdot d)$可以改善身高及体重,改善生活质量;小剂量利培酮(1~3mg/d,平均1.6mg/d)可以改善行为问题。

【常见问题和误区防范】

若发现新生儿中枢性肌张力低下、皮肤色素减退、外生殖器发育异常、特殊面容等表现,要注意Prader-Willi综合征,减少误诊和漏诊。

【热点聚焦】

PWS的方法有很多,但每种方法都有它的局限性。目前常用的诊断PWS的检测方法包括:甲基化特异性PCR(MS-PCR),荧光原位杂交(FISH),多重连接依赖的探针扩增技术(MS-MLPA),甲基化特异性多重连接探针扩增技术(MS-MLPA),微卫星分型技术(STR),微阵列基因分析(CMA)。其中MS-PCR是最常用的诊断PWS的方法,诊断率为99%。但不能区分是哪一种类型。确定哪种类型还需采用STR方法,该方法可区别缺失型(65%~75%)和mUPD型(20%~30%),如果还不能确认以上两种亚型,还可以用CMA/MLPA及基因测序方法确认是否为印记基因缺陷(1%~3%)。最近两年,又发现了MS-MLPA方法,该方法不仅可以确诊1%~3%的PWS,还可以直接进行缺失型诊断。

二、身高（长）异常

（一）特发性矮小

【疾病概述】

特发性矮小（ISS）是儿童矮小最常见病因之一，约占所有身材矮小儿童的60%～80%。对于ISS的定义，目前最广泛采用的是：身高低于同种族、同性别、同年龄儿正常参考值的2个标准差以上，且无全身性、内分泌性、营养性疾病或染色体异常，ISS患儿出生体重正常，生长激素（GH）分泌正常。目前将体质性发育及青春期延迟（CGD）和家族性矮小归于ISS范畴。ISS病因目前尚不清楚。有学者认为，对一些特发性矮小，或许仅仅由于条件所限，才称其为特发性矮小，随着以后检测手段改进，找到原因后，将不再是特发性矮小，所以特发性矮小的诊断应该是动态变化的。

【诊断与鉴别诊断】

1.诊断

（1）诊断步骤：ISS的诊断实际上是在排除了其他矮小原因的基础上作出的。因此，ISS的诊断步骤与所有矮小儿童就诊的诊断步骤一致。

1）病史、个人史和家族史：包括患儿的出生情况（胎龄、分娩方式、有无窒息、出生身高、体重等）、母亲妊娠史。患儿身高生长曲线、生长发育史、营养状况，注意有无精神心理障碍和心理剥夺现象。家族史中询问父母及家庭成员的身高、父母青春发育史、疾病史等。

2）体格检查：体格发育指标的测量（身高、体重、坐高、上部量、指距、头围等），注意身材是否匀称，有无提示染色体异常或综合征的畸形，慢性疾病的体征和内分泌异常的表现。检查性器官和第二性征的发育。监测生长速率。

3）实验室检查：筛查慢性疾病的检查包括血红蛋白、电解质、钙、磷、肌酐、肝功能、红细胞沉降率、白蛋白、血糖、胰岛素、尿常规、粪常规和寄生虫检测等。甲状腺功能减退在儿童较多见，因此矮小儿童应常规检查甲状腺功能。还需进行染色体检查、性激素的测定，必要时进行LHRH和hCG激发试验等。常规做GH激发试验，测定IGF-1、IGFBP-3。骨龄测定，头颅X线，必要时行CT或MRI检查，怀疑骨骼病变者检查相应部位的骨骼发育和骨密度。

（2）诊断标准：ISS没有特异性的诊断标准。一般认为符合下列条件即可作出诊断：①出生时身高、体重正常；②身高低于同年龄、同性别正常身高均值2个标准差以下（或在第3百分位数以下）；③身材匀称；④无慢性器质性疾病；⑤无明显严重的心理、情感障碍，摄食正常；⑥染色体检查正常；⑦生长速率稍慢或正常；⑧GH激发试验：GH峰值＞10ng/ml。这些条件也是目前大多数进行以GH治疗ISS患儿研究的纳入标准，随着诊断条件和技术的改进，特别是分子生物学基因检测的开展，越来越多的患儿可能会明确病因。

2.鉴别诊断

（1）生长激素缺乏症：匀称性身材矮小，骨龄落后于实际年龄2年以上，GH激发试验：GH峰值＜10ng/ml。

（2）先天性甲状腺功能减低：该症除了有生长发育落后、骨龄明显落后以外，还有基础代谢率低、智能低下，故不难与特发性矮小鉴别。但有些晚发性病例症状不明显，需借助血T_4降低、TSH升高等指标鉴别。

（3）特纳综合征：女孩身材矮小时需考虑此病。本病的临床特点为：身材矮小；第二性征不发育；具有特殊的躯体特征,如颈短、颈蹼、肘外翻等。典型的特纳综合征与特发性矮小不难鉴别,但对嵌合型或等臂染色体所致者因症状不典型,应进行染色体核型分析以鉴别。

【治疗决策】

1.基因重组入生长激素治疗　矮身材儿童诊治指南推荐应用剂量为 0.15~0.20U/(kg·d)(每周 0.35~0.46mg/kg)(注:WHO 标准生长激素 1mg=3.0U)。用法每晚睡前皮下注射 1 次。

2.其他治疗　除了药物治疗外,一般治疗也很重要,比如充足均衡的营养摄取、加强锻炼、提高自身抗病能力、睡眠充足、保证精神愉快等等。矮小的孩子容易产生自卑心理,因此家长和老师们须给予这些孩子充分的心理支持,提高他们的自信心。

【常见问题和误区防范】

目前,对于特发性矮小症的治疗存在许多争议。

美国 FDA 已经批准特发性矮小症为 hGH 治疗的适应证,但是不同的医疗中心报道的疗效不一致。目前认为特发性矮小患儿开始治疗的年龄较小,剂量较大,每周注射次数多而且疗程较长者效果较好,但也需要注意骨龄的成熟以及青春发育进程的快慢等因素对最终获得的终身高的影响。由于特发性矮小症病因复杂,常规技术难以确切诊断,更未能预测个体在治疗中对 hGH 治疗的敏感性,因而大剂量、长疗程的治疗原则仍存在某种盲目性,同时临床上为了追求疗效,剂量往往超出常规,可伴血清 IGF-1 水平显著升高,而长疗程的治疗发生恶性疾病、诱发胰岛素抵抗、糖尿病和高血压的风险增加。

美国 FDA 强调 rhGH 治疗特发性矮小适应证的范围为严重的矮小,身高低于 -2.25SD 并严格排除其他已知病因者,对身高 -2SD,终身高预测也在 -1.5SD 以上的偏矮儿童,为追求形体美而主观要求改善身高采用 rhGH 治疗者,则认为属 rhGH 滥用。

另外有研究者报道特发性矮小病人在青春期前开始 rhGH 治疗,身高明显增高,但是青春期开始后继续治疗则无益于改善其身高。因此,临床医师应慎重选择 rhGH 治疗非 GHD 矮小症的适应证,应该注意要遵循自愿、无害、有效和公正的原则来决定是否用 rhGH 治疗,并密切随访用药的安全性以及副作用及由此可能会给病人带来的社会和经济负担,更有必要评价 hGH 治疗的疗效/价格比,方能避免临床决策出现失误。

【热点聚焦】

特发性矮小研究热点基因:

1.SHOX 基因　矮小同源盒基因即 SHOX 基因,由 SHOX 基因突变所致 ISS 的发生率约为 1:2000。目前研究表明,ISS 中 SHOX 基因缺陷频率为 12.5%,突变类型可包括基因缺失及点突变。基因重排可导致 SHOX 基因缺失,且多见单拷贝的杂合型缺失,这些功能性的突变改变了 SHOX 蛋白反式作用因子,干扰其与靶 DNA 的结合。有学者认为,如果 ISS 病人的指距与下部量之和除以坐高的值<(1.95±0.5)身高,几乎均呈 SHOX 基因单倍剂量表达不足,这为临床筛查 SHOX 基因突变检测提供了一定的佐证。

2.生长激素受体(GHR)基因　CHR 基因缺陷导致完全性生长激素不敏感综合征(CHIS),表现为严重生长落后以及其他生理特征。迄今为止,学者在 GHR 基因上共发现 30 多种突变,完全生长激素不敏感综合征主要为纯合型和复杂杂合型突变,病人有明显的临床特点。而在特发性矮小人群中主要是非损伤、杂合型突变,突变主要涉及 GHR 基因编码胞外区域,即外显子 4~7,致使 GH 部分不敏感,临床表现不明显。尽管目前技术不能发现所有 GHR 基因突变,在特发性矮小患儿中可能 5% 存在杂合型 GHR 基因突变,导致部分 GHIS。在存在 GHR 基因突变的研究对象中,都存在明显矮小(身高低于同年龄、同性别正常身高均值 2.5 个标准差以下),ICF-1 和 GHBP 低下,骨龄落后,此类特发性矮小需考虑 GHR 基因突变所致,应明确病因,及时治疗。

3.其他基因　转录因子 PORP1 和 POUIFI(原先称 PITl)能影响垂体的发育,出现严重家族全垂体功能不全;关于 GHRH 受体,已经在一些起源于印度亚岛的种族中发现一个非激活型 GHRH 受体基因突变,另外在比利时种族中也发现明显 GHRH 受体突变,导致单纯 GHD,rhGH 治疗有效;GHI 基因除了使 GH 分泌缺乏,有时仅是损伤信号传导,导致 GH 分泌正常,但无生物活性;IGF-1 基因部分缺失造成的原发性 IGF-1 缺乏病例也有报道,并且 thICF-l 治疗有效。在非洲埃及人已经发现由 IGF-1 受体基因突变所致矮小,RhIGF-l 治疗无效。目前认为任何影响 GH-IGF-1 轴分泌的基因都可能成为候选基因,导致 ISS。同时 GH-IGF-1 轴外的功能基因突变,如 D2-多巴胺受体基因异常也有待于研究。

(二)小于胎龄儿

【疾病概述】

小于胎龄儿(SGA)是指出生时体重和(或)身长低于同胎龄儿第 10 百分位数,或低于同胎龄儿的 2 个 SD,即出生体重<2.5kg,出生身长<48cm。大部分 SGA 在 2～4 岁时能赶上正常儿童的身高水平,但也有少部分(10%～15%)SGA 仍生长缓慢,在第 3 百分位以下。近年来,基于一系列健康与疾病发育起源的研究表明,SGA 生长至成年时易患非胰岛素依赖性糖尿病、脂代谢疾病以及心血管疾病。SGA 围产期病死率以及出生后直至成人期的代谢性疾病发病率均明显高于适于胎龄儿。随着新生儿重症监护技术的发展,SGA 的病死率有所降低,但随之而来的问题是脑瘫等神经系统后遗症的发病率增加。所以,越来越多的学者更加关注 SGA 生存质量问题,如神经系统后遗症、成年期身高及疾病等。

常见病因包括:

1.母亲因素　母亲身材矮小、高龄初产、吸烟、生活在高海拔地区或患有各种急、慢性疾病如慢性肾病、心脏病、糖尿病、原发性高血压、妊娠合并症等。

2.胎儿因素　多胎妊娠、先天性遗传代谢异常、先天性感染、暴露于各种致畸因素(酒精、免疫抑制剂、抗代谢药等)。

3.胎盘和脐带因素　各种原因引起的胎盘功能障碍、单脐动脉,脐带附着部位异常(附着于胎盘边缘)等。

小于胎龄儿并不少见,国外报道小于胎龄儿发生率在 4.5%～10%。2009 年报道我国产科出生的新生儿中 SGA 的发生率为 6.61%(2974/45014)。此外,初产妇所生婴儿为小于胎龄儿的发生率明显高于经产妇;经济贫困人群的发生率比富裕人群高 70.0%。我国每年出生约 2000 万新生儿,如按 7.0% 的发生率计算,15% 的 SGA 患儿身高不能追赶,每年将有 21 万小于胎龄儿可能发展为矮小患儿。由此可见,每年有那么多的儿童,由于矮小影响了他们的生命质量,也给成千上万的家庭带来了精神负担。

【诊断与鉴别诊断】

1.临床表现

(1)身材矮小:SGA 出生时体重和(或)身长低于同胎龄儿第 10 百分位数,或低于同胎龄儿的 2 个 SD。无论是体质量还是身高,大部分 SGA 患儿于出生 6～12 个月开始生长追赶,2 岁时 85%～90% 的 SGA 其身高位于健康同龄儿童的身高范围内,约 10%～15% 的 SGA 患儿不能赶上适于胎龄儿,不能追赶上的儿童中 50% 为成年期矮身材,早产 SGA 患儿出生生长追赶不明显,可能 6 岁才开始生长追赶。研究表明 SGA 体重增长速率 2 岁内显著高于足月健康胎龄儿,身长增长速率 1 岁内显著高于足月健康胎龄儿,即 SGA 体重追赶更持久。

(2)代谢问题:SGA 成年后患胰岛素抵抗(IR)、2 型糖尿病(T_2DM)、血脂代谢异常和心血管疾病的风险要高于适于胎龄儿(AGA)儿童,尤其是有 T_2DM 或代谢综合征(MS)家族史的 SGA 患儿,其机制尚未明确,大量研究认为 IR 是关键。Hales 等节俭表型假说认为胎儿在宫内环境时,由于营养不良采取一种保护机制：为保证重要脏器的营养发育（脑、肺等），选择性减少部分器官（肾、肝脏、胰腺等）的生长速率，导致胰岛 B 细胞内分泌功能紊乱，骨骼肌葡萄糖转运体数目及功能下降，葡萄糖摄取下降，胰岛素敏感性下降有关。一项研究揭示了生长追赶可能与 IR 有关，该研究指低出生体质量的个体经生长追赶后 7 岁时达到正常水平，但这部分人群中冠状动脉粥样硬化性心脏病病人的病死率很高。Ibanez 等研究认为部分 SGA 患儿即使完成体质量追赶过程仍持续获得过剩的脂肪，过多脂肪堆积引起 IR，同时 IR 导致额外的脂肪蓄积形成中心性肥胖、青春期早发动、性早熟、多囊卵巢综合征有关。

（3）心理问题：部分 SGA 出生后的智能发育常落后于正常出生体质量儿，远期体格、智力、神经心理发育障碍发生率较健康儿高。如心理量表分数低于适于胎龄儿（AGA），认知功能明显下降，学习能力低下。研究表明 SGA 患儿心理、智力低于正常的重要原因是缺乏生长追赶。但是 SGA 认知功能障碍是由于宫内环境造成神经系统发育异常还是在生后社会生活环境对 SGA 患儿心理造成的影响，尚无明确研究结果。

（4）Russell-Silver 综合征：系 SGA 的特殊类型，又称不对称身材-矮小-性发育异常综合征，指胎儿生长受限 FGR），同时具有身材矮小、脸小呈三角形、低位耳、第五手指弯曲等特征的疾病。20%～60% 的 Silver-Russell 综合征病人由于染色体 11p15 上印记控制区 ICRl 的去甲基化所致，还有 10010 的病人是由于母源第 7 号染色体的单亲双体。此病有 3 个临床特征：胎儿生长受限即在子宫内就出现生长迟缓，两侧骨骼不对称以及小指短且内弯。诊断以临床特征为主，包括出生时体重比平均值低 2 个标准差；出生后生长的体重及身高仍比平均值低 2 个标准差；身材成比例的矮小，骨龄落后；典型的脸部特征如宽显的前额、小且三角形脸、下巴小窄；四肢长度不平衡；其他有助于诊断的特征，如第五手指弯曲、并指、咖啡牛奶斑、指间距长度较身高短。

2.分型　SGA 的分型有很多种，目前应用最广泛的是临床分型，即根据胎儿生长受损时间分型。

（1）匀称型：占 20%～30%，患儿体重、身长、头围成比例减少，体型匀称。常与遗传、代谢缺陷及宫内感染有关。在妊娠早期生长受损，各器官细胞有丝分裂受影响，细胞数减少，损伤为不可逆性，易合并先天性畸形及永久生长发育迟缓，但很少合并低血糖和红细胞增多症，预后较差。

（2）非匀称型：占 70%～80%，患儿身长和头围受影响不大，但皮下脂肪消失，呈营养不良外貌。生长受损发生在妊娠晚期，与母妊娠期高血压疾病、胎盘功能不全有关。各器官细胞数量正常，但因营养供应不足，故胞质减少、细胞变小，如补给适当营养，损伤为可逆性，受累细胞可恢复正常大小，50% 并红细胞增多症，可并低血糖。SGA 还可分为低出生身高的 SGA（SGAL）、低出生体重的 SGA（SGAW）、身高体重均低的 SGA（SGAL,W）。

3.诊断　出生时体重和（或）身长低于同胎龄儿第 10 百分位数，或低于同胎龄儿的 2 个 SD 即可诊断 SGA。

4.鉴别诊断　SGA 需要与营养不良相鉴别。两者均可有身高体重的落后，但营养不良患儿出生体重及身长正常，有喂养不当及慢性疾病病史，临床有体重下降、皮下脂肪减少、全身各系统功能紊乱及其他营养素缺乏的症状和体征。

【治疗决策】

由于大部分小于胎龄儿在生后 2～3 年内都会呈现追赶生长，身高可以达到与其靶身高相称的生长曲线范畴，故对小于胎龄儿都应定期随访观察，一般在 3 周岁时，如其生长仍然滞后，应考虑 GH 治疗。我国矮身材儿童诊治指南推荐应用剂量为 0.15～0.20U/（kg·d）（每周 0.35～0.46mg/kg）（注：WHO 标准生长激素 1mg＝3.0U）。开始治疗之前建议检测血胰岛素样生长因子-1、胰岛素样生长因子结合蛋白-3、空腹血脂、胰岛素、空腹血糖、血压，根据检查结果综合分析，决定是否需要用生长激素治疗。在生长激素治疗过程中应随时观察生长发育状况,监测血清胰岛素样生长因子-1、空腹血糖、胰岛素、血压。虽然生长激素剂量对最终身高起到重要作用,开始治疗的年龄、身高及父母身高中值也不可忽视,因此生长激素剂量应做到个体化,观察第1年的身高增长速度以了解生长激素的治疗效果,并科学分析是否需要继续治疗。建议生长激素治疗在三级以上医疗单位开展,以便监测和判断预后。

【常见问题和误区防范】

在儿童保健工作中,SGA在2岁以前的生长发育监测至关重要,其1岁内的保健重点应是促进追赶生长,最大限度地发挥其生长潜力,但也要关注体重过度增长问题。1岁后SGA的保健重点应是防止体重追赶生长过程中的过度增长,减少超重和肥胖的发生,降低患儿代谢综合征的风险。SGA生后体格发育至正常水平需要一个漫长的过程,保健工作应遵循SGA本身的体格发育规律。

【热点聚焦】

应用生长激素治疗的时机及剂量:

欧洲建议标准:①出生体重小于2个标准差;②身高小于2.5个标准差;③年龄大于4岁;④生长速度小于0个标准差。美国食品与药品管理局已于2001年7月批准对于在2岁时仍未出现充分追赶生长的生长落后小于胎龄儿应用生长激素长期治疗。治疗早期生长速度与生长激素初始使用剂量成正比,剂量越大,生长速度越快。美国食品与药品管理局推荐的最佳剂量是0.48mg/(kg·w)[相当于0.21U/(kg·d),0.068mg/(kg·d)],治疗2～6年。若已达到追赶生长或青春发育期,剂量可调整至0.24～0.48mg/(kg·w)[0.1～0.21U/(kg·d)]。

(三)先天性卵巢发育不全

【疾病概述】

先天性卵巢发育不全综合征又称Turner综合征(TS),是人类最常见的性染色体疾病,其发生率约为活产女婴的1/2500～1/1500,主要特征为身材矮小、特殊外表、性发育幼稚及(或)原发性闭经。本病的发生是由于X染色体缺失或结构异常所致。其机制可能是由于亲代生殖细胞在减数分裂过程中或受精卵早期分裂时性X染色体发生不分离或所在有丝分裂过程中部分缺失所致。

【诊断与鉴别诊断】

1.临床表现

(1)身材矮小:是本病的主要特征,其矮小特征如下:

1)胎儿生长受限,出生时平均身长<48cm。

2)婴幼儿期约50%～70%的婴儿身长小于第5百分位数。

3)儿童期身高增长缓慢,大部分位于第3百分位数。

4)青春期无生长加速,身高小于第3百分位数。

5)如不治疗成年平均身高为143cm,比正常儿童矮20cm左右。

(2)特殊外表:女性表型,常见内眦赘皮、后发际低、耳位低、高腭弓、颈短,可见颈蹼,肘外翻,盾状胸,黑色素痣多,指甲发育不良。

(3)发育幼稚及原发性闭经:11～12岁后乳房仍不发育,乳头间距较宽,外生殖器发育不良,外阴呈幼女状态,阴毛和腋毛稀少,甚至缺如,原发性闭经,不孕,子宫发育小,卵巢呈条索状或触及不到。

(4)其他:新生儿时可见手、足和背部明显淋巴水肿,可伴内脏畸形如心脏畸形、肾脏畸形、自身免疫性甲状腺炎、葡萄糖耐受降低、听觉损害、骨质疏松等,部分病人可有骨骼畸形(马德隆畸形、短手掌),大多数患儿智力正常,约20%有轻度智力低下。

2.实验室检查

(1)染色体核型分析:可见多种染色体核型,常见的染色体核型有三种:①单体型:45,X,这是最常见的一种,约占50%~60%,具有典型的临床表现;②嵌合型:45,X/46,XX,约占5%~10%,临床症状不典型,其临床表型与45,X占总核型的比例有关,45,X的核型越多,临床表型越典型,相反,临床表型较轻,约20%的病人可有月经来潮;③X染色体结构畸变:结构变异包括等长臂染色体、短(长)臂缺失,还有少数病例存在Y染色体或小标记染色体。

(2)荧光原位杂交:可提高识别X染色体数目和结构异常的精确性,尤其是有Y染色体或小标记染色体存在时,显示出此方法的优越性。

(3)血清学检查:血清FSH和LH明显升高,雌二醇(E_2)降低。

(4)B超检查:子宫、卵巢发育不良,或卵巢呈条索状。

3.诊断　主要根据生长发育明显落后,特殊外表,第二性征不发育或原发性闭经等临床症状和体征,结合染色体核型分析即可确诊。

4.鉴别诊断　Noonan综合征(努南综合征):有许多类似Turner综合征的症状,如身材矮小、颈蹼、后发际低等,尤其是当一个女孩怀疑是Turner综合征而染色体正常时要考虑是否为Noonan综合征,此病男女都可以发生。本病易出现智力障碍、严重的漏斗胸、先天性心脏病等,男性生殖器发育不良如小阴茎、隐睾,女性可性腺发育不良或正常发育。系常染色体显性遗传,50%~60%病例是非受体型蛋白酪氨酸磷酸酯酶(PTPN11)基因突变所致。根据临床表现及PTPN11基因分析可确诊本病。

【治疗决策】

本病病人大多智力正常,因此改善最终身高和第二性征发育是保证患儿心理健康的重要措施。明确诊断后可用基因重组生长激素(rhGH)治疗。剂量为每天0.15~0.20U/(kg·d),睡前皮下注射。如果能及时和持续治疗,病人可以达到相对理想的终身高。当病人骨龄达12岁以上时可给予口服小剂量雌激素治疗1~3年。在治疗中,雌激素呈逐步增加以促进乳房和外阴发育及刺激子宫内膜增生,有利于成年后性生活。然后进行雌激素-孕激素的人工周期治疗,以诱发周期性子宫出血,预防子宫内膜癌的发生。但由于病人卵巢发育不良无排卵功能,故无生育能力。

【常见问题和误区防范】

TS合并甲状腺自身抗体(TAA)阳性者随着年龄的增加可发展为以甲状腺功能减低为主的甲状腺功能异常,由于TS患儿多合并肥胖,易出现糖脂代谢紊乱等一系列内分泌异常。长期随访甲状腺及糖尿病自身免疫性抗体,定期检测甲状腺功能、血糖及胰岛素等指标,可帮助了解TS患儿的内分泌功能和状态,有利于其生长发育和合并症的及早干预治疗,从而改善患儿的生活质量。

【热点聚焦】

最近TS的研究热点集中在认知功能方面,其认知存在某些特异性的强项和缺陷,语言能力通常正常,但在视觉空间和视觉感知、计算能力、运动能力、非语言记忆、执行功能和注意力方面均有损害。

(四)软骨发育不全

【疾病概述】

软骨发育不全(ACH)是最常见的由于骨骼畸形引起的矮小,发病率为1/10000~1/30000。系常染色体显性遗传性疾病,是由于编码成纤维细胞生长因子受体3(FGFR3)基因突变所致。FGFR3是一种具有多种活性的软骨分化因子,属于酪氨酸激酶受体家族成员。FGFR3在骨骼发育初期的软骨中表达水平最高,与配体成纤维母细胞生长因子结合后,引发耦联和自磷酸化作用,通过干扰软骨细胞的增生和分化,抑制软骨的软骨内化骨过程。FGFR3跨膜区基因1138位核苷酸突变后,引发FGFR3功能持续地、不依赖配体地激活,突变的受体拒绝配体介导的调控,导致 FGFR3 对骨骼生长的负向调节作用失控。

【诊断与鉴别诊断】

1.临床表现

(1)矮小:出生后表现为四肢短小,与躯干不成比例,身材矮小,低于同龄标准身高 4～5 个标准差。男性成年人终身高为 125cm,女性为 124cm,手指呈车辐状,并常伴有 O 形腿或 X 形腿畸形。智力发育正常。

(2)特殊面容:头大,鼻扁,前额凸出,胸部向后凸,腰前凸加大,骨盆前倾,或有脊柱侧弯、椎管狭窄等,有时引起脊髓和神经根压迫症状。

2.实验室检查

(1)X 线:其典型表现为四肢长骨对称性粗短,干骺端增宽、倾斜状、凹陷,骺核延迟并见包埋;腰椎弓根间距从 L_1 到 L_5 逐渐变小,椎弓根间距 $L_5/L_1 < 1$,腰椎后缘凹陷;髂骨小呈方形,坐骨大切迹鱼嘴状,髋臼平,股骨颈粗短等。

(2)FGFR3 基因:约 95% 的 ACH 发生了 FGFR3 基因跨膜区 1138 位核苷酸 G-A 的转换,少数发生了 FGFR3 跨膜区 1138 位核苷酸 G-C 的颠换,还有个别 1123 位核苷酸发生 G-T 的颠换。

3.诊断　对怀疑本病的患儿可进行颅骨、长骨、腰椎及骨盆 X 线检查,主要表现为颅盖大,颅底短小,骨干短粗,干骺端宽大,下肢弓形,椎弓间距离逐渐变小,坐骨大切迹变小等。FGFR3 基因异常可以确诊本病。

4.鉴别诊断

(1)垂体性侏儒症:病人为匀称性矮小,躯干与四肢比例相称。

(2)佝偻病:躯干与四肢比例正常。患儿有方颅、串珠肋、腕宽、膝内翻或外翻畸形。X 线可见骨质疏松、干骺部扩大成杯状、骨骺极不规则、骨骺边缘模糊等。

(3)先天性甲状腺功能减退:病人智力低下,皮肤有黏液水肿。骨骺骨化中心出现较晚,但躯干与四肢比例正常。

【治疗决策】

本病无特殊疗法,国外有应用生长激素治疗本病病人身高的报告,短期内身高加速,但远期疗效尚需进一步观察。对于 ACH 患儿的骨骼畸形,如脊柱胸腰段后凸畸形及椎管狭窄等,可进行外科手术治疗。

【常见问题和误区防范】

对于软骨发育不全应当加强与其他导致患儿身材矮小疾病的鉴别,如黏多糖病Ⅰ型、黏多糖病Ⅵ型、假性软骨发育不全、软骨发育低下等。黏多糖病Ⅰ型无扁平骨盆和椎管狭窄,智力低下、面容丑陋,通过对尿液进行检查可发现大量的硫酸角质素;黏多糖病Ⅵ型短颈短躯干,髂骨下部变尖,肋骨呈飘带征,胸椎变扁。假性软骨发育不全患儿出生后各项临床体征表现正常,2～3 岁后患儿发育迟缓,呈严重短肢矮小,颅面骨和腰椎椎弓根间距基本正常。软骨发育低下的矮小程度和外观畸形轻,可通过 FGFR3 基因检测进行鉴别。

【热点聚焦】

本病无特殊疗法,在生长细胞内减少 FGFR3 信号有利于骨再生,今后药物发展方向很有可能是封闭细胞外配体结合或是作用于细胞内 FGF 信号转导链检查点,这些可能是治疗软骨发育不全的有效途径。

(五)Klinefelter 综合征

【疾病概述】

Klinefelter 综合征又称先天性睾丸发育不全综合征,是最常见的导致男性性腺功能减退的器质性疾患,是由于生殖细胞在减数分裂中,卵子形成前的性染色体不分离,或形成精子时,XY 不分离所致。本征在新生男婴中发病率为1/800～1/500,在男性生殖腺发育不全和不育病人中高达30％。临床主要特征是男性表型、性腺发育不良、身材瘦长、精神异常等。

【诊断与鉴别诊断】

1.临床表现

(1)男性表型:体格瘦长,皮下脂肪较丰满。第二性征发育差,有女性化表现,皮肤细嫩,腋毛、阴毛及脂肪分布呈女性型,而喉结较小,无胡须。25％的病人有乳腺发育。成年病人大都身材比较高,与病人的正常兄弟相比,平均身高高出6cm,呈类阉体型,皮肤细白,阴毛及胡须稀少,常无腋毛。

(2)外阴部:为正常男性,但阴茎较正常男性短小,两侧睾丸小而坚实,精液中无精子,阴囊的大小及色泽正常。性功能常比较差,病人常因为不育或性生活不正常求医。

(3)精神与心理:病人性格一般不同于正常人,觉得不幸福,在学校和社会上不易与人相处。这些心理状态可能和男性激素值低下有关,因为男性心理发育需要正常的男性激素。病人可有性格孤僻、神经质、胆小或过于放肆。部分病人有精神异常及患精神分裂症倾向。

(4)智力:在标准的47,XXY核型中,约有25％病人显示中等程度智力低下,表现为语言和学习障碍。

(5)心血管损害:本综合征伴发心血管损害的比一般人群高5倍左右,其畸形的类型比较多,其中,最常见的为法洛四联症,其次为房间隔缺损、室间隔缺损、爱勃斯坦畸形、主动脉狭窄,动静脉瘤和右心室双出口等。部分病例可有静脉曲张、深层静脉栓塞等。

(6)其他:病人常伴有甲状腺功能异常,包括对TSH反应较低。放射碘摄入减少,以及给予甲状腺素释放因子后血清TSH仍低于正常,但出现症状的甲状腺病却不多见。其次是轻度糖尿病,约19％的克氏综合征病人葡萄糖耐量曲线不正常,8％有糖尿病。约55％病人在超声心动图发现有二尖瓣脱垂(正常为60/0),约36.7％病人晶状体浑浊。个别病人有睫毛过长、斜视、扩瞳反应迟钝。克氏综合征的乳腺癌发病率高,比正常男性高20倍。

2.实验室检查

(1)外周血细胞染色体核型分析:绝大多数病人的核型为三体型47,XXY,也有性染色体四体型或五体型,例如48,XXXY;48,XXYY;49,XXXXY;49,XXXYY。不同核型的嵌合体也较常见。

(2)性激素:促性腺激素水平高(LH、FSH),血浆睾酮水平较正常低。

(3)其他检查:病人精液中一般无精子生成,病理检查见睾丸病变主要为2种:①曲细精管的基膜增厚,呈玻璃样变,无弹力纤维,曲细精管腔内无精子发生,病变严重,精曲小管可完全纤维化。②间质细胞明显增生,呈腺瘤样堆积。

3.诊断　诊断主要依据:①核型分析;②睾丸小,阴茎小,第二性征发育不良,男性乳房发育;③身材较高(多在1.75m以上);④智力正常或轻度智力障碍,可有性格、行为异常;⑤心脏畸形。类阉体型、乳房女性化和两侧小睾丸是本病的典型体征,最后诊断还必须依靠核型分析。

4.鉴别诊断　本病必须与垂体性性腺发育不良和XX男性相鉴别。垂体性性腺发育不良病人血浆促性腺激素较低,身材不高,常伴有其他内分泌疾患。XX男性比较少见,症状同克氏综合征。核型鉴定可完全加以鉴别。

【治疗决策】

1.补充雄激素　11～12岁后开始雄激素治疗,促进第二性征的发育。应由小剂量开始,逐渐加量,以防病人出现寻衅行为。可用长效睾酮制剂肌内注射,如庚酸睾酮,每3周注射一次,开始剂量50mg,每6～9个月增加50mg,直至到达成人剂量(每3周200mg)。治疗过程中应注意监测血睾酮水平。

2.切除及假体　乳房发育影响外观者,可考虑手术切除。无睾症者,为整形目的可安装睾丸假体。不育症者尚无法治疗。

【常见问题和误区防范】

Klinefelter 综合征的表型从接近正常到不育、两性畸形及合并心脏畸形等,变化很大。研究已经证实,睾丸的形成过程主要由睾丸决定因子(TDF)决定,而该因子由染色体短臂上的性别决定基因(SRY)编码,SRY 在胚胎的极早期决定原始性腺向睾丸发育。由于 Y 染色体的存在,所以 Klinefelter 综合征病人的性腺为睾丸,但过多的 X 染色体削弱了 Y 染色体对男性的决定作用,抑制了睾丸曲细精管的成熟,使其发生退行性变,表现为睾丸小而硬、无精症、少精症、女性第二性征发育、原发性睾丸功能低下、睾丸性腺功能减退和不育等临床特征。

【热点聚焦】

本病病人易患慢性呼吸系统疾病(哮喘、肺气肿、慢性气管炎等)、下肢静脉瘤等;8% 的 XXY 男性合并糖尿病;恶性肿瘤的发病率也较高。普通男性人群中乳腺癌的发生率为 1/10 万,克氏综合征男性乳腺癌发生率至少是普通男性人群的 20 倍(即至少为 20/10 万),它占所有男性乳腺癌的 4%。少数病人会有纵隔生殖细胞瘤,会制造人类绒促性素并且导致青春期早熟,病人可能也有白血病、淋巴癌或其他血液肿瘤。在 15～30 岁的人群中有较高癌症危险性。

三、生殖系统异常

(一)女性假两性畸形

【疾病概述】

女性假两性畸形是指病人性腺是卵巢,染色体 46,XX,而其体表型及生殖器部分男性化。新生儿中的发病率为 1/20000～1/16000。造成女性假两性畸形的原因主要有:一是先天性肾上腺皮质增生,其根本原因是由于肾上腺皮质激素合成过程有关的某种酶缺陷(缺乏),导致皮质醇(糖皮质类固醇)减少或皮质醇与醛固酮(盐皮质类同醇)减少或缺乏,因而负反馈引起促肾上腺皮质激素(ACTH)长期分泌增加,导致肾上腺皮质增生;二是妊娠早期,孕妇应用大量有雄激素作用的药物或大量人工合成孕激素,偶因母体患有能产生雄激素的卵巢或肾上腺的肿瘤。病人所出现的症状、症状轻重程度和症状异常程度,取决于是哪一种酶缺陷和缺陷程度以及在胚胎何时期发病。

【诊断与鉴别诊断】

1.分类

(1)21-羟化酶(CYP21)缺乏症:CYP21 缺乏症是最常见的一种先天性肾上腺皮质增生症,基因定位于 6p21.3。CYP21 缺乏症是酶基因突变所致,本病为常染色体隐性遗传。CYP21 催化 17-羟孕酮(17-OHP)转化为 11-去氧皮质醇(S),亦催化孕酮(P)转化为去氧皮质酮(DOC)。因此,酶活性的缺失或下降造成 P 和 17-OHP 蓄积,血皮质醇水平低下,ACTH 代偿性分化增多,引起肾上腺皮质增生肥大,去氢表雄酮(DHEA)、雄烯二酮($\triangle$4A)和睾酮(T)合成增多,病人出现男性化改变。严重的酶缺乏还累及醛固酮(Aldo)合成过程,醛固酮减少可使肾小管对钠离子重吸收能力降低,引起低血钠、酸中毒、脱水和休克。

1)单纯型 CYP21 缺乏症:约占 CYP21 缺乏症病人的 25%,发病率约为 1/50000。病人外生殖器两性畸形,阴蒂肥大,大阴唇部分融合,可有尿生殖窦存留,尿道和阴道具有共同的开口,子宫和输卵管存在,无附睾和输精管,性腺为卵巢。阴毛、腋毛过早出现,严重的病人可有胡须生长。全身性色素沉着,喉结生长,声音低沉,肌肉容量增加,皮下脂肪减少,身体的直线生长加速,身高超过同龄儿童。骨龄提前,如得不到及时的治疗可发生骨骺过早闭合。血清 ACTH、17-OHP、DHEA、雄烯二酮和 T 水平增高,P 水平降低,

Aldo 水平正常。

2）失盐型 CYP21 缺乏症：是最严重的一种 CYP21 缺乏类型，约占全部病人的 75%，发病率约为 1/20000。病人除了全身皮肤色素沉着和外生殖器两性畸形等单纯型的临床表现外，约半数病人在出生后 6~14 天期间出现拒乳、呕吐、脱水、酸中毒、高血钾和低血钠。血清 P 和 Aldo 水平降低，血浆肾素活性（PRA）和雄激素水平增高，如果得不到及时救治，病人很快死于休克。

3）非经典型：包括无症状型和迟发型。在经典型病人的家族中，有些成员没有男性化的临床表现，但足血清 17-OHP、雄烯二酮和 T 的基础水平或在 ACTH 兴奋后显著增高，这种无症状病人又称隐性 CYP21 缺乏症，在病程的某个阶段可能会出现雄激素过多的症状，并非绝对意义上的无症状。迟发型病人在出生时正常，在儿童期或青春期前出现阴毛生长（阴毛早熟）、多毛、痤疮、身体直线生长加速和骨龄超前等改变。

（2）11β-羟化酶缺乏症：11β-羟化酶位于线粒体内，能使 S 转化为 P 和 DOC 转化为皮质酮（B）。此酶缺陷引起反应过程的前体类固醇 DOC、S 及 P 蓄积，并向雄激素转化，ACTH 反馈性分泌增多，肾上腺来源雄激素合成过多。此外，DOE 不能转化为 B，也不能进一步转化为 Aldo，但 DOS 本身具有类似醛固酮对钠钾代谢调节作用，聚集过多也可引起水钠潴留和高血压。本病相对少见，发病率约为 1/10 万新生儿。诊断依据：①女性一限两性畸形伴全身性皮肤色素沉着；②染色体组型 46，XX，H-Y 抗原阴性；③进行性男性化；④可有低肾素性高血压；⑤17-KS 水平增高；⑥血清 ACTH、DOC、S 和雄激素水平增高；⑦糖皮质激素替代治疗能纠正上述生化异常和高血压。

（3）3β-羟类固醇脱氢酶（HSD3B）缺乏症：本病是 HSD3B 基因突变所致，是常染色体隐性遗传。酶缺陷一方面引起△5 孕烯醇酮不能介入下一步代谢，引起 DHEA 及 Δ4A 积聚，部分转化为 T，使 T 增高；另一方面，此酶缺陷引起肾上腺 F、S、Aldo 合成不足，严重时出现低血钠、高血钾、脱水和休克。诊断依据：①女性假两性畸形；②尿 17-KS 或 DHEA 硫酸盐（DHEAS）排量增高；③血清 P、T、Aldo、E_2 均减少；④血清 DHEA 和 ACTH 水平增高；⑤全身性皮肤色素沉着；⑥CT 扫描：双侧肾上腺增大；⑦糖皮质激素和（或）盐皮质激素能纠正上述临床和生化异常。

（4）胎盘芳香化酶（CYP19）缺乏症：CYP 存在于睾丸、卵巢、胎盘、脑、肝和脂肪组织中，能将雄烯二酮和 T 分别转化为 E_1 和 E_2。迄今只分离出一个 CYP19 基因，定位于 15q21，本病是常染色体隐性遗传。诊断依据：①母亲在妊娠过程中出现多毛、痤疮和阴蒂肥大等男性化征象；②女婴出生时外生殖器两性畸形；③血浆 LH、FSH、雄烯二酮和 T 水平增高，E_1 和 E_2 水平降低或不能测出；④青春期后有骨骺融合延迟、高身材、骨质疏松和多囊卵巢等特征性改变；⑤雌激素替代治疗能纠正上述异常。

（5）妊娠期母亲服用雄激素类药物：母亲在妊娠期服用雄激素或用孕激素保胎都有可能引起女性胎儿的男性化。甲基睾酮每天口服 3mg 对母体没有任何影响，已足以引起女性胎儿外生殖器的男性化。常用的孕酮制剂包括炔诺酮、炔孕酮和甲羟孕酮等，虽然雄激素活性只相当或低于睾酮的 1/10，如果母亲在妊娠服用了各种类型合成的孕酮制剂，仍有约 3% 的女性胎儿出现外生殖器两性畸形。用于治疗子宫内膜异位症、乳腺增生和痛经的达那唑也有引起女性胎儿两性畸形的报道。母亲在妊娠期服用了大剂量乙烯雌酚，也有致女婴外生殖器两性畸形的报道。妊娠期母亲罹患男性化卵巢或肾上腺肿瘤、黄体瘤或黄体化囊肿都可能发生女性胎儿的男性化。诊断依据：①女性婴儿出生后外生殖器两性畸形；②母亲在妊娠期间曾有应用性激素制剂的历史；③母亲有或无男性化表现；④影像学检查卵巢或肾上腺发现肿瘤；⑤女婴出生后的生长发育正常，有正常的青春期发育，没有 E2 合成障碍引起的体格和代谢异常。

2.诊断

（1）染色体核型为 46，XX。

(2)性腺为卵巢,内生殖器为女性。外生殖器男性化,表现为阴蒂增大,阴唇融合似阴囊,无月经,乳房不发育。

(3)骨骼愈合早,身材矮小,阴毛、腋毛出现较早。还可有痤疮、音哑等男性化表现。

(4)辅助检查

1)血尿生化或放射免疫检查:血中雄激素及尿中17-酮含量增高。血中促卵泡生成素及雌二醇均为低值。

2)地塞米松抑制试验,在肾上腺皮质增生病人中常为阳性。

3.鉴别诊断

(1)男性假两性畸形,染色体核型为46,XY,性腺为睾丸。

(2)生殖腺发育异常,真两性畸形等。

(3)生殖道发育畸形,致原发性闭经:第二性征均为女性。

【治疗决策】

女性假两性畸形的治疗主要由激素替代治疗和手术治疗组成。激素替代治疗原则是补充缺乏的皮质醇,以抑制促肾上腺皮质激素的分泌和肾上腺皮质增生,减少雄性激素的分泌,达到抑制男性化,促进正常生长及性腺正常成熟的目的。糖皮质激素对本病治疗的有效率为100%,但剂量因人而异,同一病人在不同时期的剂量也需及时调整,以保证疗效,主要根据24小时尿17-酮类固醇、17-孕酮、睾酮以及皮质醇缺乏或过多的临床表现调节用药剂量。对青春期前和青春期间的病人适用中短效制剂,如醋酸可的松,便于调节,避免因过量造成抑制生长发育。青春期之后可用长效制剂,如地塞米松,其优点是减少对肾上腺皮质抑制作用的波动,有利于下丘脑-腺垂体-肾上腺及下丘脑-腺垂体-性腺功能轴的正常化。目前推荐每天的维持剂量为氢化可的松10～20mg/(m^2·d),醋酸可的松20～30mg/(m^2·d),地塞米松0.75mg/d,禁忌剂量过大或过小,影响儿童的生长发育及产生皮质激素的不良副作用。满意的激素替代治疗可使男性性征消失,卵巢功能建立并有受孕的可能。必要时可辅以雌性激素治疗,已烯雌酚:0.1mg/次,1次/天,口服。

手术治疗:

1.阴蒂切除术　适用于阴蒂明显增大的患儿。

2.阴道成形术　适用于阴道短浅或无阴道者。

【常见问题和误区防范】

典型新生儿病例出生后即可发现外生殖器畸形,性别模糊,并出现失盐和肾上腺皮质功能不全的症状,如厌食、呕吐、脱水、低血钠、高血钾及酸中毒等,严重者可因循环衰竭而死亡。此类患儿只要做相关检查如肾上腺的超声检查、染色体核型分析、血清或血浆17α-OHP水平的检测等即可诊断。非经典型新生儿病例无明显症状,患儿至青春期时,女性因雄性激素增加而表现为女性第二性征无发育,出现闭经、嗓音粗、有喉结、体毛重、阴毛呈男性分布、肌肉相对发达、皮肤和外生殖器色素沉着,比较好动且有攻击性。有的病人以多囊卵巢综合征及不孕而就诊,进一步检查则发现这些病人骨龄明显提前,染色体核型为46,XX,血17α-OHP增加。

【热点聚焦】

我国上海、广东、山东等13个省份已经开展了先天性肾上腺皮质增生症的筛查,运用干血滴纸片法,经ELISA荧光免疫法测定17-OHP可大规模筛查新生儿21-羟化酶(CYP21)缺乏症,以便早期诊断,早期治疗。

（二）单纯乳房早发育

【疾病概述】

单纯性乳房早发育（PT）表现为女童 8 岁前出现乳房发育而无其他第二性征出现，是小儿内分泌科最常见的疾病之一。PT 大多数为良性，常为单侧乳房早发育，部分病人可发展成中枢性性早熟，认为与暂时性下丘脑-垂体-性腺轴功能活动及乳房对雌激素敏感性增加有关。

乳房早发育指女童 8 岁前孤立性乳房发育，而无其他第二性征出现，大多数呈自限性发展，部分病人可发展成中枢性性早熟。目前对乳房早发育的发病机制尚未完全明确，可能存在以下原因：①下丘脑-垂体-性腺轴暂时性部分激活；②乳房对雌激素的敏感性增加；③外源性雌激素增加；④卵巢滤泡暂时性分泌雌激素；⑤血清性激素结合蛋白增加，降低睾酮和雌激素的比例，导致雌激素相对性增加。

【诊断与鉴别诊断】

1.临床表现　发病年龄＜8 岁，孤立性单侧或双侧乳房发育，不伴乳头和乳晕发育，也无乳晕色素增深、无青春期身高突增、无其他第二性征出现。

2.实验室检查

（1）促性腺激素释放激素（GnRH）LH/FSH 比值＜0.6。

（2）子宫卵巢 B 超：子宫和卵巢均处于发育前期，即单侧卵巢容积＜1～3ml，卵泡直径＜4mm，子宫长度＜3.4～4cm。

（3）骨龄及头部 MRI 正常。

3.诊断

（1）发病年龄小于 8 岁，孤立性单侧或双侧乳房发育，不伴乳头和乳晕发育，也无乳晕色素增深，无青春期身高突增，发育期不进展，无其他第二性征出现。

（2）促性腺激素释放激素（GnRH）激发试验：促性腺激素峰值不符合中枢性性早熟诊断标准。

（3）排除其他外周性性早熟、外源性雌激素摄入、乳腺局部增生性疾病等引起乳房发育等疾病。

4.鉴别诊断　乳房早发育女童的骨龄在正常范围，生长速度正常，乳房增大多在 Tanner Ⅱ期，超声检查示子宫和卵巢均处于发育前期。

（1）中枢性性早熟（CPP）：又称为促性腺激素释放激素依赖性性早熟，以往称真性性早熟，8 岁前因第二性征呈现而来诊，GnRH 激发试验符合国内现行诊断标准；并结合血 IGF-1 升高至青春期水平，子宫卵巢 B 超示卵巢容积在青春期范围并有≥4mm 的卵泡和随访中性征发育呈进行性发展等方面综合进行诊断。中枢性性早熟的经典理论机制认为由于中枢神经系统功能紊乱，解除了对下丘脑释放 GnRH 的抑制作用，且下丘脑对性激素负反馈敏感性下降，神经调节因子释放兴奋 GnRH 的信号，使得第二性征提前发育，并且伴有骨龄增加，生长加速以及具备生育能力，患儿下丘脑分泌 GnRH 脉冲数较多，LH 轴对其内源性的脉冲反应显著，因此 LH 峰值要明显高于 FSH 峰值。

（2）外周性性早熟（PPP）：又称为非促性腺激素释放激素依赖性性早熟，以往称为假性性早熟。

（3）患儿是由于性激素的增多（性腺或肾上腺等器官病变或摄入含激素的食物及药物）而下丘脑-垂体-性腺轴处于抑制状态，因而无 GnRH 脉冲的发生，且激发试验中 LH 与 FSH 都处于低水平状态。卵巢容积及直径≥0.4cm 卵泡数在临床上没有发现有特异性判断价值。

【治疗决策】

1.转归　PT 不似 CCPP 性征呈进行性发展，大多数患儿乳房可于数月内自行消退。但近年研究发现部分 PT 患儿可转化为 CCPP，转化率为 14.1%～18.4%，转化率因发病年龄而异，2 岁以后起病者转化的风险性增加。研究结果显示总的转化率为 20.5%，各年龄组转化率虽差异不大，但 0～4 岁组的转化率呈增高倾向。这一现象可能与 HPGA 的年龄特征有关:生后早期至 2 岁内促性腺激素(Gn)呈生理性高分泌状,以 FSH 分泌为主,PT 常见;0～4 岁时 HPGA 对性激素负反馈抑制呈高敏感状态使 Cn 低分泌,如此期的 Gn 分泌增高可提示 HPGA 呈异常激活,可能与此年龄段发生 PT 者易转化为 CCPP 有关。PT 患儿大部分呈自限病程,但部分有可能会转化为 CCPP。转化的风险因素是子宫长径、乳房 Tanner 分期和乳房消退情况。对 2～4 岁发病,乳房在 Tanner Ⅱ 期,反复增大或持续不退的患儿,临床上应密切随访检查,尤其当年龄超过 6 岁,BA 超过 8 岁时,必要时复查 GnRH 激发试验以及时发现转化。长时的远期追踪和临床病程的转归是对 PT 和 CCPP 最好的鉴别。目前认为 PT 多呈自限病程,一般不需要药物治疗,但其中有一部分将转变为中枢性性早熟,影响患儿成年终身高,仍需定期随访。

2.预防　避免接触与激素相关类药物、食物、补品及用品;减少和控制进食禽类、肉类、养殖类水产、反季节水果及快餐食品;避免开灯睡觉等。

【常见问题和误区防范】

PT 患儿大部分呈自限病程,但部分有可能会转化为 CCPP。对 2～4 岁发病,乳房在 Tanner Ⅱ 期,反复增大或持续不退的患儿,临床上应密切随访检查,尤其当年龄超过 6 岁,BA 超过 8 岁时,需要做 GnRH 激发试验,及时发现是否转化为 CPP。

【热点聚焦】

近年来,随着环境内分泌干扰物(EDCs)对儿童性早熟的影响方面的研究越来越深入,多种 EDCs 已被人们所熟知,按其来源主要可分为天然雌激素、植物性和真菌性雌激素、人工合成雌激素、环境化学污染物 4 类。EDCs 具有拟雌激素活性,在环境中化学性质稳定,具有脂溶性,可通过食物链蓄积以及低剂量效应,这些性质可以促进性早熟的产生。水源、食物、空气中的 EDCs 可通过对下丘脑-垂体-性腺轴产生影响,从而促进性早熟的发生。经常使用塑料制品的儿童中,许多是因为经常使用塑料奶瓶、塑料碗、经常玩塑料玩具等,这些材质的器具中含有许多 EDCs,如双酚 A、塑料增塑剂邻苯二甲酸酯类等,与人们的生活密不可分,而这两种物质特别是在高温下容易迁移到食物中,这可能是促进女童乳房早发育的原因之一。

(苏建伟)

第十四章　营养不良性疾病

第一节　维生素 D 缺乏性佝偻病

【概述】

维生素 D 是一组脂溶性类固醇衍生物,主要为 $VitD_3$(胆骨化醇)和 $VitD_2$(麦角骨化醇),皮肤中的 7-脱氢胆同醇经紫外线照射激发后可转变成 $VitD_3$。阳光照射产生的 VitD 与来自食物的维生素 D 均与血液中的 VitD 结合蛋白结合而转运到肝脏,并羟化成 $25\text{-}(OH)D$,$25\text{-}(OH)D$ 是 VitD 在血液循环中的主要形式,可在肾脏以及其他组织中,再次羟化为 $1,25\text{-}(OH)_2D$。$1,25\text{-}(OH)_2D$ 是 VitD 的活性形式。

VitD 的主要功能是维持人体内钙的代谢平衡以及骨骼形成。此外,由于 VitD 受体广泛分布于人体各组织系统,VitD 活性形式 $1,25\text{-}(OH)_2D$ 具有激素样作用。VitD 具有广泛的生理作用,是维持人体健康、细胞生长和发育必不可少的物质,如影响免疫、神经、生殖、内分泌、上皮及毛发生长等。

维生素缺乏性佝偻病(简称佝偻病)为缺乏 VitD 引起体内钙磷代谢异常,导致生长期的骨组织矿化不全,产生以骨骼病变为特征的与生活方式密切相关的全身性慢性营养性疾病,是 VitD 缺乏发展最为严重的阶段。

据估计,全世界大约 30%～50% 的儿童和成人的血清 $25\text{-}(OH)D < 50nmol/L(20ng/ml)$。我国目前尚缺少较大样本的人群血清 $25\text{-}(OH)D$ 水平的调查资料。

【诊断】

VitD 缺乏及佝偻病根据病因(危险因素)、临床表现、实验室检查和影像学检查明确诊断。

【病因】

缺乏阳光照射是造成儿童 VitD 缺乏的最主要高危因素。日光紫外线不能通过普通玻璃,婴幼儿室外活动少,VitD 生成不足;高大建筑物阻挡日光照射,大气污染(如烟雾、尘埃)可吸收部分紫外线;冬季日光照射减少,影响皮肤合成 VitD。其他如皮肤颜色深、衣物遮盖等,都限制了由阳光照射产生足量 VitD。

VitD 缺乏与饮食也有重要关系。乳类(包括人乳、牛乳、羊乳等)、禽蛋黄、肉类等含量较少;鱼类仅有部分海鱼(如鲨鱼)的肝脏 VitD 含量较丰富;谷类、蔬菜、水果中几乎不含。强调单纯母乳喂养儿,由于母乳 VitD 含量低,纯母乳喂养较强化 VitD 配方奶喂养婴儿更容易出现 VitD 缺乏。

胎儿期贮存不足:胎儿通过胎盘从母体获得 VitD 贮存于体内,满足生后一段时间需要,母孕期 VitD 缺乏的婴儿、早产/低生体重、双胎/多胎是造成胎儿 VitD 储存不足,致使婴儿出生早期 VitD 缺乏或不足的重要因素。

此外,胃肠功能异常或吸收不良,如乳糜泻、囊性纤维化、胆道阻塞等使 VitD 吸收不良,而慢性肝脏疾病以及利福平、异烟肼、抗癫痫等药物,则使 $25\text{-}(OH)D$ 合成减少而降解增加,也是造成血清 $25\text{-}(OH)D$ 水平下降的重要因素。

【临床表现】

VitD 不足、轻度 VitD 缺乏以及佝偻病早期，可无特异性临床表现，但也可出现低钙抽搐、生长损害、昏睡、易激惹，少数患儿可能表现为骨折风险增加、肌肉疼痛等。

VitD 缺乏导致免疫功能异常，急性感染易感性增加。而且 VitD 缺乏降低长期潜伏疾病阈值，导致糖尿病、自身免疫性疾病（多发性硬化、类风湿关节炎、系统性红斑狼疮）、神经肌肉疾病、肾脏疾病、皮肤疾病（牛皮癣）、肿瘤（白血病、结肠癌、前列腺癌和乳腺癌等）、心血管疾病（高血压、动脉粥样硬化、冠心病等）等易感性增加。

佝偻病是 VitD 缺乏极端范例，佝偻病发病高峰在 3~18 个月龄，佝偻病临床表现包括一般非特异性症状、骨骼特征性改变和其他系统改变。依病变程度分为早期、活动期、恢复期和后遗症期。

1.早期　多为 2~3 月龄婴儿。可有多汗、易激惹、睡眠不安等非特异性神经精神症状。此期常无骨骼病变。血钙、血磷正常或稍低，碱性磷酸酶（AKP）正常或稍高，血 25-(OH)D 降低，$1,25-(OH)_2D$ 正常或稍高。骨 X 线片长骨干骺端无异常或见临时钙化带模糊变薄、干骺端稍增宽。

2.活动期　骨骼体征：<6 个月龄婴儿，可见颅骨软化体征（乒乓感）；>6 个月龄婴儿，可见方颅、手（足）镯、肋串珠、肋软骨沟、鸡胸、O 型腿、X 形腿等体征。血钙正常低值或降低，血磷明显下降，血 AKP 增高。血 25-(OH)D、$1,25-(OH)_2D$ 显著降低。骨 X 线片长骨干骺端临时钙化带消失，干骺端增宽，呈毛刷状或杯口状，骨骺软骨盘加宽>2mm。

3.恢复期　早期或活动期患儿经日光照射或治疗后症状消失，体征逐渐减轻或恢复。血钙、血磷、AKP、25-(OH)D、$1,25-(OH)_2D$ 逐渐恢复正常。骨 X 线片长骨干骺端临时钙化带重现、增宽、密度增加，骨骺软骨盘<2mm。

4.后遗症期　多见于 3 岁以后的儿童，因婴幼儿期严重佝偻病，残留不同程度的骨骼畸形。无任何临床症状，骨 X 线及血生化检查正常。

必须注意的是佝偻病的非特异性症状如多汗、易激惹、睡眠不安、枕秃等，很难同生理现象区别，仅作为早期诊断的参考依据，不能作为诊断的主要依据。乳牙萌出延迟（12~13 个月龄后）、前囟闭合延迟（24 个月龄后）不是佝偻病的特异体征，部分体征如方颅、鸡胸有一定主观性；下肢弯曲应与生理性弯曲相鉴别（依据病史、骨 X 线片与血生化等资料）。

【实验室检查】

血清（浆）25-(OH)D 是胆固化醇和麦角骨化醇经肝脏 25-羟化酶作用后的衍生物。血中浓度高、稳定、半衰期较长，是合成 $1,25-(OH)_2D$ 的前体，血中浓度是反映机体 VitD 代谢的重要指标，也是反映 VitD 营养状况的最佳指标。

对于血 25-(OH)D 理想水平尚有争议，一般认为血 25-(OH)D 水平大于 50nmol/L 能预防继发性高 PTH 血症和碱性磷酸酶水平升高。目前建议儿童血 25-(OH)D 的适宜浓度为>50nmol/L（20ng/ml）；介于 37.5~50nmol/L（15~20ng/ml）之间为 VitD 不足；≤37.5nmol/L（15ng/ml）为 VitD 缺乏；≤12.5nmol/L（5ng/ml）则为 VitD 严重缺乏。目前成人建议血 25-(OH)D<50nmol/L（20ng/ml）为 VitD 缺乏，介于 50~80nmol/L（20~32ng/ml）之间为 VitD 不足。

血清钙、磷、碱性磷酸酶（AKP）的活性受多种因素影响，儿童血 AKP 水平较成人高；机体缺锌、缺铁时血 AKP 下降，肝胆疾病时血 AKP 升高，佝偻病早期多伴有缺锌和缺铁，致血 AKP 下降；而软骨钙化障碍并继续增殖致 AKP 增多。因此，血清钙、磷、AKP 测定对早期佝偻病的诊断价值不大。

骨碱性磷酸酶（BAP）影响因素较多，如气候、季节、年龄、喂养方式、小儿出生情况、孕妇妊娠因素等；

而且 BAP 是半定量检测方法,阳性诊断价值尚不清楚,质量控制存在一定问题,国外文献未见将 BAP 作为佝偻病的诊断指标的报道,且国内尚没有充足的文献依据证明 BAP 在佝偻病中的诊断价值,暂不将 BAP 列入小儿佝偻病早期筛查指标。

【影像学检查】

长骨骨骺端佝偻病的 X 线改变对于佝偻病的诊断始终具有决定意义,但是骨骼钙丢失 30% 以上才能在 X 线片有所表现。目前小儿佝偻病多处于早期,症状体征并不十分典型,其病理变化主要在软骨基质钙化不足和骨样组织不能钙化,X 线多不能反映佝偻病的早期状态。

【鉴别诊断】

佝偻病不是一种单纯营养性疾病,而是一个综合征。佝偻病并非只有 VitD 缺乏,VitD 缺乏不能同佝偻病等同。影响 25-(OH)D 水平的因素很多,不能简单将血 25-(OH)D 水平降低与佝偻病等同起来。佝偻病容易与抗 VitD 佝偻病、脑瘫、发育落后等混淆,需引起临床重视。而且应用 VitD 治疗无效时应考虑其他疾病的可能,切忌盲目加大 VitD 用量。

VitD 缺乏性佝偻病需与其他非 VitD 缺乏性佝偻病(如肾性骨营养障碍、肾小管性酸中毒、低血磷抗 VitD 性佝偻病、范可尼综合征等),内分泌、骨代谢性疾病(如甲状腺功能减退、软骨发育不全、黏多糖病)等鉴别。

儿童患慢性腹泻或肝胆、胰腺疾病或服用抗癫痫药物可影响 VitD 在体内的吸收、代谢、羟化,导致继发性 VitD 缺乏,亦需鉴别。

【治疗】

1.维生素 D 缺乏的治疗　儿童轻度 VitD 缺乏及不足时,可给予双倍剂量的 VitD 补充剂,即 800IU/d,持续治疗 3～4 个月,然后恢复 400IU/d 的常规补充剂量:

2.维生素 D 缺乏性佝偻病的治疗　治疗目的为防止骨骼畸形,治疗原则以口服为主。VitD 制剂选择,剂量大小、疗程长短、单次或多次、途径(口服或肌注)应根据患儿具体情况而定,强调个体化。

剂量为 2000～4000IU/d(50～100μg/d),1 个月后改 400IU/d(10μg/d)。

口服困难或腹泻等影响吸收时,可采用大剂量突击疗法,VitD 15 万～30 万 IU 或者每次 3.75～7.5mg,肌注,3 个月后 VitD 400IU/d(10μg/d)。1 个月后随访,如症状、体征、实验室检查均无改善时应考虑其他疾病,同时也应避免高钙血症、高钙尿症及 VitD 过量。

肌注给药方法不宜应用于新生儿和小婴儿,因其没有足够的脂肪储存 VitD,而且肌层薄、血管多,VitD 油剂注射于局部后,由于吸收差,可导致局部肌纤维损伤出血。

3.其他治疗

(1)钙剂补充:乳类是婴儿钙营养的优质来源,一般佝偻病治疗可不补钙。如有钙缺乏高危因素,骨量发育不良,可考虑补充钙剂。

(2)微量营养素补充:应注意其他多种维生素的摄入。

(3)外科手术:严重骨骼畸形可外科手术矫形。

【预防】

维生素 D 缺乏及维生素 D 缺乏性佝偻病的发生与不良的生活方式密切相关。因此,只要作好科学育儿和卫生保健知识宣传,开展系统保健管理,采取综合防治措施,维生素 D 缺乏及佝偻病是完全可以预防和控制的。维生素 D 缺乏及佝偻病的预防应从孕前、孕期开始,以 1 岁以内婴儿为重点对象,并应系统管理到 3 岁。即做到"抓早、抓小、抓彻底"。

1.综合防治措施　特别强调 VitD 缺乏儿父母及看护人参与的重要性。利用各种宣传形式,向群众广泛宣传科学育儿和佝偻病防治卫生知识,克服不良育儿习惯,指导家长参与自我保健。

2.系统管理　通过妇幼保健网对孕妇、新生儿、婴幼儿开展保健管理,定期访视并按计划进行 VitD 缺乏及佝偻病防治监测。

3.加强护理　指导家长做好儿童生活和卫生护理,定期进行预防接种,积极预防上呼吸道感染、肺炎、腹泻、贫血等急慢性疾病。合理喂养、平衡膳食、改变偏食等不良习惯对于预防 VitD 缺乏及佝偻病也是非常重要的。

4.母亲孕期预防　孕妇应经常户外活动,进食富含钙、磷的食物。妊娠后期为秋冬季的妇女宜适当补充 VitD 400～1000IU/d(10～25μg/d)。如有条件,孕妇在妊娠后 3 个月应监测血 25-(OH)D 浓度,存在明显 VitD 缺乏,应补充 VitD 3000～5000IU/d(75～125μg/d),维持 25-(OH)D 水平达正常范围。如用 VitAD 制剂应避免 VitA 中毒,VitA 摄入＜1 万 IU/d。

5.婴幼儿预防

(1)户外活动:指导家长带婴儿尽早户外活动,逐渐达 1～2h/d,尽量暴露婴儿身体部位如头面部、手足等。不主张日光浴及人工紫外线疗法,以防皮肤损伤,特别是 6 个月以下婴儿。

(2)VitD 补充:婴儿(包括纯母乳喂养儿)出生数天后即可给予 400IU/d(10μg/d)的 VitD 补充剂,并推荐长期补充,直至儿童和青少年期。

VitD 补充量应包括食物、日光照射、VitD 制剂、VitD 强化食品中的 VitD 含量,如婴儿每天摄入 500ml 配方奶,可摄取 VitD 约 200IU(5μg),加之适当的户外活动,可不必另外补充 VitD 制剂。

(3)高危人群补充:早产儿、低出生体重儿、双胎儿生后即应补充 VitD 800～1000IU/d(20～25μg/d),3 个月后改 400IU/d(10μg/d)。

美国医学会建议婴儿 VitD 的可耐受最大摄入量(UL)为 1000IU/d,而 1 岁以上儿童及成人为 2000IU/d。

附:钙缺乏

【概述】

钙是人体内含量最丰富的矿物元素,足量钙摄入对维持儿童、青少年正常的骨矿物含量、骨密度,达到高骨量峰值,减少骨折和老年期骨质疏松风险至关重要。此外,钙离子还参与人体内多种生理功能,如血液凝固,维持心脏、肌肉、神经正常兴奋性、信号传导以及膜的通透性等。研究表明,人体钙缺乏增加各种慢性代谢性疾病的风险,如骨质疏松症、高血压、肿瘤、糖尿病等。

我国居民膳食钙摄入普遍偏低,其中 11～13 岁青少年膳食钙摄入达到中国居民膳食营养素参考摄入量中钙适宜摄入量(AI)的比例最低。而美国的调查数据也显示,人群膳食钙摄入达到 AI 的比例也以 8～19 岁儿童青少年最低。

【诊断】

钙缺乏诊断可依据高危因素、临床表现、实验室检查以及骨矿物质检测结果等综合判断。其中,骨矿物质检测是比较客观准确的指标,但在儿童中实施困难。

1.高危因素　长期膳食钙摄入不足以及 VitD 不足或缺乏致使肠道钙吸收不良,是导致钙缺乏的主要原因。

2 岁以下婴幼儿,青春期少年,因生长快速,骨量迅速增加,对钙的需要量相对较高,是钙缺乏的高危人群。其中,婴儿期是一生中骨钙沉积比例相对最高的时期;而在 3～4 年的青春快速生长期间,青春期少年共获得约 40％的其成人期的骨量。女孩在 12.5 岁、男孩在 14.0 岁时,骨骼钙的沉积速率达到峰值。

母乳钙磷比例合适,吸收率高,但母乳中 VitD 含量低。母乳喂养而未足量补充 VitD,则因 VitD 缺乏而间接造成婴儿钙缺乏。

母亲妊娠期钙和(或)VitD 摄入不足、早产/低出生体重、双胎/多胎等,致使胎儿期钙储存不足,造成婴儿出生早期钙缺乏。

母乳不足及离断母乳后未用配方奶或其他奶制晶替代,儿童、青少年膳食中缺乏奶类等高钙食物,则是导致儿童钙缺乏的重要因素。大量果汁及碳酸饮料因挤占奶类摄入而影响钙摄入。

患腹泻、胃肠道疾病时,肠道钙吸收利用不良,亦易引起钙缺乏。

VitD 不足或缺乏,以及患肝脏、肾脏疾病而影响 VitD 活性,也是造成钙缺乏的重要因素。

2.临床表现　儿童钙缺乏常无明显的临床症状与体征。少数患儿可出现生长痛、关节痛、心悸、失眠等非特异症状。严重钙缺乏导致骨矿化障碍,出现佝偻病临床表现。

新生儿期可因暂时性甲状旁腺功能不足和钙缺乏而导致低钙血症,致使神经肌肉兴奋性增高,出现手足搐搦、喉痉挛,甚至全身性惊厥。

3.实验室检查　血钙水平不能用于判断人体钙营养状况。正常情况下,人体血钙水平受到严格调控,只有在极度钙缺乏或短期大量摄入钙时,血钙水平才略有下降或上升。

低钙血症是由甲状旁腺功能减退或异常、VitD 严重缺乏等引起的钙代谢异常,而非人体内钙的缺乏。

尿钙在健康成人中与钙摄入量相关,但在处于快速生长期的儿童中两者并不相关,其临床应用价值有待证实。发钙的临床应用价值也有待证实。

其他骨代谢生化标志,如骨碱性磷酸酶、交联 N-端肽 Ⅰ型胶原(NTX)、骨钙素等,目前只用于研究目的,其临床应用价值有待证实。

4.骨矿物质检测　双能 X 线吸收法(DXA)测定骨矿物质含量(BMC)和骨密度(BMD),具有快速、准确、放射性低以及高度可重复等优点,被认为是评估人体骨矿物质含量而间接反映人体钙营养状况的最理想指标,但该检测价格昂贵,而且尚缺少儿童的正常参考数据。

定量超声骨强度检测具有价廉、便携、无放射性等优点,在临床应用逐渐增加,但其结果同时也受骨骼弹性、结构等影响,其临床价值有待证实。

【预防】

鼓励母乳喂养,并强调预防性补充 VitD 400IU/d(10μg/d)。

母乳是婴儿钙的优质来源。当 VitD 水平适宜时,母乳及配方奶中的钙足以满足正常足月婴儿的需要,不必额外补充。

早产/低出生体重、双胎/多胎婴儿需额外补充钙,可采用母乳强化剂、特殊早产儿配方奶,或额外增加 VitD 与钙补充剂(详见附录"早产/低出生体重儿喂养建议")。

当 VitD 水平保持适宜时,青春期前儿童每天摄入 500ml 牛奶或相当量的奶制品大致可满足其钙的需要。而青春期少年则需要每天摄入 750ml 牛奶,才能满足其快速生长对钙的需要。大豆及制品、绿色蔬菜以及钙强化的食品可作为钙的补充来源。

当存在 VitD 缺乏高危因素时,强调预防性补充 VitD 以预防钙缺乏。

【治疗】

调整膳食,增加膳食钙的摄入。积极查找导致钙缺乏的高危因素及基础疾病,并采取有效干预措施。

钙补充剂量以补足食物摄入不足部分为宜。只有在无法从食物中摄入足量钙时,才适量使用钙补充剂。

儿童钙缺乏并伴有 VitD 缺乏高危因素时,应同时补充 VitD。此外,儿童钙缺乏还常与其他微量营养素,如镁、磷以及维生素 A、C、K 缺乏等并存,在补充钙的同时应注意补充其他相关微量营养素。

(苏建伟)

第二节　营养性缺铁性贫血

【概述】

营养性缺铁性贫血(NIDA)是由于体内铁缺乏致使血红蛋白合成减少,临床上以小细胞低色素性贫血、血清铁蛋白减少及铁剂治疗有效为特点的贫血。缺铁性贫血是全球性的营养问题,且以婴幼儿及孕期妇女发病率为高,据 WHO 资料,发展中国家 5 岁以下和 5~14 岁儿童贫血患病率分别为 39% 和 48%,其中半数以上为 IDA。在我国 2 岁以下儿童贫血问题突出,2010 年,6~12 月龄农村儿童贫血患病率高达 28.2%,13~24 月龄儿童贫血患病率为 20.5%,其中缺铁性贫血占大多数。

【病因】

1.先天储铁不足　胎儿时期铁来自母体,尤以妊娠最后 3 个月最多,因此早产、双胎或多胎、胎儿失血和孕母严重缺铁均可导致胎儿储铁减少。新生儿娩出后如稍延迟结扎脐带,可使其多获得脐血(75ml 含铁 40mg),增加体内铁量。

2.铁摄入量不足　这是儿童发生缺铁性贫血的最主要原因。婴幼儿以乳类食品为主,母乳尽管铁吸收率高,但含铁量低;长期单纯母乳喂养而未及时添加富含铁的食物或未使用铁强化配方乳,年长儿偏食、不良进食习惯均可导致贫血发生。

3.铁需要量增加　婴儿和青春期儿童生长发育快,对铁的需求量大,如未及时添加富铁食物,易于发生缺铁。早产、双胎、低出生体重儿生后追赶生长,各营养素需要量增加,更是铁缺乏的高危人群。

4.铁吸收减少或消耗增加　不合理的饮食搭配可影响铁的吸收,消化道疾病(如慢性腹泻)或反复感染不仅减少铁的吸收,而且可致铁消耗量增加。

5.铁丢失过多　正常婴儿每天排泄铁量相对较成人多。肠道寄生虫病、肠息肉、梅克尔憩室等可致长期慢性失血,导致铁丢失更多。

【发病机制】

1.缺铁对血液系统的影响　铁是合成血红蛋白的原料,缺铁时血红蛋白合成减少,导致新生的红细胞内血红蛋白含量不足,胞质减少,细胞变小,而缺铁对细胞分裂、增殖的影响较小,故红细胞数量减少程度不如血红蛋白减少明显,从而形成小细胞低色素性贫血。缺铁通常经过三个阶段才发生贫血:①铁减少期(ID):仅机体储存铁水平降低,但红细胞造血并不受到影响,临床上无贫血;②红细胞生成缺铁期(IDE):由于储存铁进一步耗竭,红细胞生成所需的铁不足,但循环中血红蛋白的量尚正常,此期血清转铁蛋白饱和度降低,血清铁转运至骨髓幼红细胞参与血红蛋白合成减少,红细胞游离原卟啉(FEP)水平增高;③缺铁性贫血期:此期出现小细胞低色素性贫血。

2.缺铁对其他系统的影响　缺铁可影响肌红蛋白合成,并影响众多含铁酶(如细胞色素 C、单胺氧化酶、核糖核苷酸还原酶、琥珀酸脱氢酶等)的活性。由于这些酶类与生物氧化、组织呼吸、神经递质合成与分解有关,因此铁缺乏时可造成细胞功能紊乱,导致体力下降、易疲劳、表情淡漠、注意力减退、智能减低等。目前已有大量研究证据表明,缺铁可影响儿童生长发育、运动和免疫等各种功能,婴幼儿严重缺铁可影响认知、学习能力和行为发育,这种影响甚至在补铁后仍不可逆。

【临床表现】

1.一般表现 皮肤、黏膜苍白,以唇、口腔黏膜及甲床较明显。易疲劳,不爱活动。

2.髓外造血表现 病情重、病程长的儿童可有肝、脾和淋巴结的肿大。

3.其他 食欲减退,异食癖,呕吐,腹泻;可出现口腔炎、舌炎、舌乳头萎缩;烦躁不安或萎靡不振,注意力不集中,记忆力减退;反复感染;明显贫血时可有心率增快、心脏扩大。

【实验室检查】

1.血常规 红细胞计数和血红蛋白降低,尤以后者为显著,呈小细胞低色素性贫血。外周血涂片可见红细胞大小不等,以小细胞为多,中央淡染区扩大。平均血细胞比容(MCV)<80fl,平均红细胞血红蛋白含量(MCH)<27pg,平均红细胞血红蛋白浓度(MCHC)<310g/L。网织红细胞计数正常或轻度减少。白细胞、血小板一般无改变。

2.有关铁代谢的检查

(1)血清铁蛋白(SF):可较敏感地反映体内储存铁的情况,是诊断缺铁 ID 期的敏感指标。低于 $15\mu g/1$,提示缺铁,由于感染、肿瘤、肝脏和心脏疾病时 SF 明显升高,故当缺铁合并这些疾病时其 SF 值可不降低,此时测定红细胞内碱性铁蛋白有助于诊断。

(2)红细胞游离原卟啉(FEP):红细胞内缺铁时 FEP 不能完全和铁结合成血红素,血红素减少又反馈性地使 FEP 合成增多,导致 FEP 水平增高,当 FEP>$0.9\mu mol/L$($500\mu g/dl$)即提示细胞内缺铁。SF 值降低、FEP 值升高而未了现贫血,为 IDE 期的典型表现。

(3)血清铁(SI)、总铁结合力(TIBC)和转铁蛋白饱和度(TS):这三项检查反映血浆中铁含量,通常在 IDA 期才出现异常:即 SI 和 TS 降低,TIBC 升高。SI 正常值为 $12.8\sim31.3\mu mol/L$($75\sim175\mu g/dl$),<$10.7\mu mol/L$($60\mu g/dl$)有意义,但其生理变异大,且在感染、恶性肿瘤、类风湿性关节炎等疾病时也可降低。TIBC>$62.7\mu mol/L$($350\mu g/dl$)有意义,其生理变异较小。TS<15%有诊断意义。

(4)骨髓检查:骨髓可染色铁显著减少甚至消失,骨髓细胞外铁明显减少(0~±)(正常值:+~+++)、铁粒幼细胞比例<15%仍被认为是诊断 IDA 的"金标准";但由于为侵入性检查,一般情况下不需要进行该项检查。

【诊断】

根据病史特别是喂养史、临床表现和血常规检查结果,一般可作出初步诊断,进一步进行有关铁代谢的生化检查有确诊意义,用铁剂治疗有效可证实诊断,对诊断困难或诊断后经铁剂治疗效果不理想者可作骨髓检查。

1.缺铁诊断标准

(1)具有导致缺铁的危险因素,如喂养不当、生长发育过快、胃肠疾病和慢性失血等。

(2)血清铁蛋白<$15\mu g/L$,伴或不伴血清转铁蛋白饱和度降低(<15%)。

(3)血红蛋白(Hb)正常,且外周血成熟红细胞形态正常。

2.缺铁性贫血诊断标准

(1)血红蛋白(Hb)降低,符合 WHO 儿童贫血诊断标准,即 6 个月~6 岁<110g/L;6~14 岁<120g/L。由于海拔高度对 Hb 值的影响,海拔每升高 1000m,Hb 上升约 4%。

(2)外周血红细胞呈小细胞低色素性改变,平均血细胞比容(MCV)<80fl,平均红细胞血红蛋白含量(MCH)<27pg,平均红细胞血红蛋白浓度(MCHC)<310g/L。

(3)具有明确的缺铁原因:如铁供给不足、吸收障碍、需求增多或慢性失血等。

(4)铁剂治疗有效:铁剂治疗 4 周后 Hb 应上升 20g/L 以上。

（5）铁代谢检查指标符合 IDA 诊断标准，下述 4 项中至少满足两项：①SF＜15μg/L，建议最好同时检测血清 CRP，尽可能排除感染和炎症对血清铁蛋白水平的影响；②SI＜10.7μmol/L(60μg/dl)；③TIBC＞62.7μmol/L(350μg/dl)；④TS＜15％。

（6）骨髓检查：骨髓可染色铁显著减少甚至消失、骨髓细胞外铁明显减少、铁粒幼细胞比例＜15％。

（7）排除其他小细胞低色素性贫血：尤其应与轻型地中海贫血鉴别，注意鉴别慢性病贫血、肺含铁血黄素沉着症等。

凡符合上述诊断标准中的第 1 和第 2 项，即存在小细胞低色素性贫血者，结合病史和相关检查排除其他小细胞低色素性贫血，可拟诊为 IDA。如铁代谢检查指标同时符合 IDA 诊断标准，则可确诊为 IDA。骨髓穿刺涂片和铁染色为侵入性检查，不作为 IDA 常规诊断手段，在诊断困难和治疗无效情况时可考虑进行。

【鉴别诊断】

1.地中海贫血　一种遗传性溶血性贫血，有家族史，地区性比较明显。患儿特殊面容，肝脾明显肿大。血红蛋白电泳 HbA₂ 及 HbF 增高，或出现血红蛋白 H 或血红蛋白 Bart 等。血清铁增高，骨髓中铁幼粒细胞增高。

2.铁粒幼细胞性贫血　铁利用障碍疾病，以小细胞低色素性贫血、骨髓中大量环状铁粒幼红细胞、组织铁储量过多为特征。血清铁、转铁蛋白饱和度、血浆铁转换率及红细胞游离原卟啉增高，多有脾大。

3.慢性感染性贫血　多为小细胞正色素性贫血，也可呈低色素性，血清铁和总铁结合力下降，血清铁蛋白增高，骨髓中铁幼粒细胞增多。

4.特发性肺含铁血黄素沉着症　铁代谢检查同缺铁性贫血，但可有咳痰、咯血等呼吸系统症状，X 线胸片可见肺部斑点状、粟粒状或网状阴影，痰或胃液中可见含铁血黄素细胞。

【治疗】

1.一般治疗　加强护理，避免感染，合理喂养，给予富含铁和维生素 C 的食物，注意休息。对重症患儿应注意保护心脏功能。

2.病因治疗　尽可能查找导致缺铁的原因和基础疾病，并采取相应措施去除病因。如纠正偏食等不良进食习惯、及时添加富含铁的食物、治疗慢性失血性疾病等。

3.铁剂治疗　对于缺铁而尚未发生缺铁性贫血者一般饮食治疗和病因治疗是主要治疗手段，对于缺铁性贫血应予以铁剂治疗。因缺铁性贫血是婴幼儿小细胞低色素性贫血的最常见原因，在目前铁代谢指标尚不完备的情况下，拟诊 IDA 后即可采用口服铁剂进行诊断性治疗。

（1）口服铁剂：采用亚铁制剂以利于铁的吸收，按元素铁计算补铁剂量，每天补充元素铁 2～6mg/kg，餐间服用，每天 2～3 次；同时口服维生素 C 促进铁吸收。在血红蛋白恢复正常后继续补铁 2 个月，恢复机体储存铁水平。必要时可同时补充其他维生素和微量元素，如叶酸和 VitB₁₂。对于单纯缺铁而无贫血者可予小剂量补铁，元素铁 1mg/kg，每天 1 次。循证医学资料表明，间断补充元素铁每次 1～2mg/kg，每周 1～2 次或每天 1 次亦可达到补铁的效果，疗程 2～3 个月，因此可在口服较困难的儿童采用间断补铁的方式口服补铁。

（2）注射铁剂：注射铁剂较容易发生不良反应，应慎用，其适应证包括：①诊断肯定但口服铁剂后无治疗反应者；②口服铁剂后胃肠反应严重，虽改变制剂种类、剂量、给药方法仍无改善者；③由于胃肠疾病胃肠手术后不能应用口服铁剂或口服铁剂吸收不良者。常用注射铁剂有山梨醇枸橼酸铁复合物、有旋糖酐铁复合物。

铁剂治疗 12～24 小时后细胞内含铁酶开始恢复，烦躁等症状减轻，食欲增加，网织红细胞于用药 2～3

天后开始上升,5～7 天达高峰,2～3 周后下降至正常。治疗 1～2 周后血红蛋白逐渐上升,4 周后应上升 20g/L 以上。补铁后如未出现预期的治疗效果,应考虑诊断是否正确,患儿是否按医嘱服药,是否存在影响铁吸收或导致铁继续丢失的原因,进行进一步检查。

4.其他　治疗严重贫血并发心功能不全或明显感染者可输注浓缩红细胞或输血。贫血越严重,每次输注量应越少。血红蛋白在 30g/L 以下者,应采用等量换血方法;血红蛋白在 30～60g/L 者,每次可输注浓缩红细胞 4～6ml/kg。

【预防】

1.孕期预防　加强营养,摄入富铁食物。从妊娠第 3 个月开始,按元素铁 60mg/d 口服补铁,必要时可延续至产后;同时补充小剂量叶酸(400μg/d)及其他维生素和矿物质。

2.产时延迟结扎脐带　新生儿由此所得的血液相当于 50～60mg 元素铁。

3.早产儿和低出生体重儿　提倡母乳喂养,从 2 周龄开始补铁,剂量 2～4mg/(kg·d)元素铁,直至纠正年龄 1 周岁,补充量包括强化铁配方奶、母乳强化剂、食物和铁制剂中的铁元素含量。

4.足月儿　由于母乳铁生物利用度高,应尽量母乳喂养 6 个月;此后如继续纯母乳喂养,应及时添加富含铁的食物或按每天剂量 1mg/kg 元素铁补充铁剂。混合喂养、人工喂养婴儿,应采用铁强化配方乳,并及时添加富含铁的食物。1 岁以内应尽量避免单纯牛乳喂养。

5.幼儿　注意食物的均衡和营养,纠正厌食和偏食等不良习惯;鼓励进食蔬菜和水果,促进肠道铁吸收;尽量采用铁强化配方乳,不建议单纯牛乳喂养。

6.青春期儿童　青春期儿童,尤其是女孩往往由于偏食厌食和月经增多等原因易于发生缺铁甚至 IDA;应注重青春期心理健康和咨询,加强营养,合理搭配饮食;鼓励进食蔬菜水果等,促进铁的吸收。一般无需额外补充铁剂,对拟诊为缺铁或 IDA 的青春期女孩,可口服补充铁剂,剂量 30～60mg/d 元素铁。

(苏建伟)

第三节　蛋白质-能量营养不良

【概述】

合理营养是满足小儿正常生理需要、保证小儿健康成 K 的重要因素。营养素分为八大类:能量、蛋白质、脂类、碳水化合物、矿物质、维生素、水和膳食纤维等。任何一种营养素过多或不足均可引起营养过剩或营养不良。蛋白质-能量营养不良(PEM)是由于缺乏能量和(或)蛋白质所致的一种营养缺乏症,主要见于 3 岁以下婴幼儿。临床上以体重明显减轻、皮下脂肪减少和皮下水肿为特征,常伴有各器官系统的功能紊乱。急性发病者常伴有水、电解质紊乱,慢性者常有多种营养素缺乏。临床常见三种类型:能量供应不足为主的消瘦型;以蛋白质供应不足为主的水肿型以及介于两者之间的消瘦-水肿型。

【病因】

1.摄入不足　小儿处于生长发育的阶段,对营养素尤其是蛋白质的需要相对较多,喂养不当是导致营养不良的重要原因,如母乳不足而未及时添加其他富含蛋白质的食品;奶粉配制过稀;突然停奶而未及时添加辅食;长期以淀粉类食品(粥、米粉、奶糕)喂养等。较大小儿的营养不良多为婴儿期营养不良的继续,或因不良的饮食习惯如偏食、挑食、吃零食过多、不吃早餐等引起。

2.消化吸收不良　消化吸收障碍,如消化系统解剖或功能上的异常如唇裂、腭裂、幽门梗阻、迁延性腹泻、过敏性肠炎、肠吸收不良综合征等均可影响食物的消化和吸收。

3.需要量增加　急、慢性传染病(如麻疹、伤寒、肝炎、结核)的恢复期、生长发育快速阶段等均可因需要量增多而造成营养相对缺乏;糖尿病、大量蛋白尿、发热性疾病、甲状腺功能亢进、恶性肿瘤等均可使营养素的消耗量增多而导致营养不足。先天不足和生理功能低下如早产、双胎因追赶生长致需要量增加,亦容易引起营养不良。

【诊断】

蛋白质-能量营养不良的诊断需结合病史、临床表现、实验室检查。根据小儿年龄及喂养史,有体重下降、皮下脂肪减少、全身各系统功能紊乱及其他营养素缺乏的临床症状和体征,典型病例的诊断并不困难。轻度患儿易被忽略,需通过定期生长监测、随访才能发现。确诊后还需详细询问病史和进一步检查,以确定病因,并做出营养不良的分型和分度。

1.病史　喂养史、生长发育史和疾病史对于全面正确评价个体的营养状况非常重要。应掌握小儿的膳食摄入情况、习惯,可通过进行膳食调查以评价蛋白质和热量的摄入情况,此外,还需要询问是否有影响消化、吸收的慢性消耗性疾病存在。

2.临床表现　生长指标的测量是进行评价的基础。体重不增是营养不良的早期表现。随营养失调日久加重,体重逐渐下降,患儿主要表现为消瘦,皮下脂肪逐渐减少以至消失,皮肤干燥、苍白,皮肤逐渐失去弹性,额部出现皱纹如老人状、肌张力逐渐降低、肌肉松弛直至肌肉萎缩呈"皮包骨",四肢可有挛缩。皮下脂肪层消耗的顺序首先是腹部,其次为躯干、臀部、四肢,最后为面颊。皮下脂肪层厚度是判断营养不良程度的重要指标之一。营养不良初期,身高并无影响,但随着病情加重,骨骼生长减慢,身高亦低于正常。轻度营养不良,精神状态正常,但重度可有精神萎靡,反应差,体温偏低,脉细无力,无食欲,腹泻、便秘交替等。合并血浆白蛋白明显下降时,可有凹陷性水肿、皮肤发亮,严重时可破溃、感染形成慢性溃疡。重度营养不良可有重要脏器功能损害,如心脏功能下降,可有心音低钝、血压偏低、脉搏变缓、呼吸浅表等。

常见的并发症有营养性贫血,以小细胞低色素性贫血最为常见,贫血与缺乏铁、叶酸、维生素 B_{12}、蛋白质等造血原料有关。营养不良可有多种维生素缺乏,尤以脂溶性维生素 A、D 缺乏常见。在营养不良时,维生素 D 缺乏的症状不明显,在恢复期生长发育加快时症状比较突出。约有 3/4 的患儿伴有锌缺乏,由于免疫功能低下,故易患各种感染,如反复呼吸道感染、鹅口疮、肺炎、结核病、中耳炎、尿路感染等;婴儿腹泻常迁延不愈加重营养不良,形成恶性循环。

营养不良可并发自发性低血糖,患儿可突然表现为面色灰白、神志不清、脉搏减慢、呼吸暂停、体温不升,但无抽搐,若不及时诊治,可致死亡。

3.实验室检查

(1)血清蛋白:血清白蛋白浓度降低是最为特征性改变,但由于其半衰期较长(19~21 天),轻-中度营养不良变化不大,故不够灵敏。视黄醇结合蛋白(半衰期 10 小时)、转甲状腺素(半衰期 12 小时)、前白蛋白(半衰期 1.9 天)、甲状腺素结合前白蛋白(半衰期 2 天)和转铁蛋白(半衰期 8 天)等代谢周期较短的血浆蛋白质水平降低具有早期诊断价值。胰岛素样生长因子Ⅰ(ICF-Ⅰ)水平反应灵敏,且不受肝功能的影响,是PEM 早期诊断的灵敏可靠指标。

(2)血清氨基酸:血清必需氨基酸与非必需氨基酸之间比值降低,血清牛磺酸、支链氨基酸水平明显降低。重度 PEM 患儿,尿羟脯氨酸排泄减少,其排出量与生长速度有关,故通过计算尿羟脯氨酸指数可评价儿童的蛋白质能量营养状态。尿羟脯氨酸指数＝尿羟脯氨酸浓度(mmol/L)/尿肌酐浓度(mmol/L)×kg(体重),正常学龄前儿童为2.0~5.0,生长缓慢者＜2.0。

(3)其他:血清淀粉酶、脂肪酶、胆碱酯酶、转氨酶、碱性磷酸酶、胰酶和黄嘌呤氧化酶等活性均下降,甚至丧失,经治疗后可迅速恢复至正常。血脂、血胆固醇、微量元素及电解质水平均有不同程度的下降,血糖水平减低,但糖耐量曲线与糖尿病患儿相同。

4.营养不良体格测量评价　体格测量是评价营养不良的最可靠指标,目前国际上通常采用小儿身高和体重所派生出来的三个指标,即年龄别身高、年龄别体重和身高别体重进行衡量。

5 岁以下儿童营养不良的分型和分度如下:

(1)体重低下:其体重低于同年龄、同性别参照人群均值的－2SD 为体重低下,如低于同年龄、同性别参照人群均值的－2SD～－3SD 为中度;低于－3SD 为重度。该项指标主要反映慢性或急性营养不良。

(2)生长迟缓:其身长(高)低于同年龄、同性别参照人群均值的－2SD 为生长迟缓,如低于同年龄、同性别参照人群均值的－2SD～－3SD 为中度;低于－3SD 为重度。此指标主要反映慢性长期营养不良。

(3)消瘦:其体重低于同性别、同身(长)高参照人群均值的－2SD,如低于同性别、同身高参照人群均值的－2SD～－3SD 为中度;低于－3SD 为重度。此项指标主要反映近期、急性营养不良。

临床常综合应用以上指标来判断患儿营养不良的类型和严重程度。以上三项判断营养不良的指标可以同时存在,也可仅符合其中一项。符合一项即可进行营养不良的诊断。

值得注意的是,单独使用三个指标中的任何一个都不能准确地评价一个个体的营养状况。在临床工作中要三个指标结合使用。

在对学龄前儿童群体营养状况进行评价时,也常常采用标准差比值法即 Z 评分法。Z 评分＝(实测值－参考值中位数)/参考值标准差,评价标准为:

低体重:年龄别体重 Z 值(WAZ)小于－2Z。

生长迟缓:年龄别身高 Z 值(HAZ)小于－2Z。

消瘦:身高别体重 Z 值(WHZ)小于－2Z。

基层单位亦采用腹壁皮褶厚度进行衡量。腹壁皮褶厚度小于0.8cm轻度,中度小于 0.4cm,基本消失为重度。

【鉴别诊断】

疾病对婴幼儿体重和营养状况的影响较大,1 岁以下的婴儿特别是新生儿有明显营养不良者,多为疾病所致。应注意有无消化道先天畸形、反复呼吸道感染、腹泻、败血症、结核病、佝偻病和各种营养缺乏症等。幼儿和年长儿要特别注意各种不良饮食习惯和情绪等神经精神因素的影响。

【治疗】

营养不良的治疗原则是积极处理各种危及生命的合并症、去除病因、调整饮食、促进消化功能。

1.处理危及生命的并发症　严重营养不良常发生危及生命的并发症,如腹泻时的严重脱水和电解质紊乱、酸中毒、休克、肾衰竭、自发性低血糖、继发感染及维生素 A 缺乏所致的眼部损害等。营养不良的患儿多伴随有感染,最常见的是胃肠道、呼吸道和皮肤感染,败血症也很常见。均需要用适当的抗生素治疗。有真菌感染的患儿,除积极给予支持治疗外,要及时进行抗真菌治疗及其他相应的处理。严重贫血可输血,一般为 10ml/kg,水肿型除因贫血出现虚脱或心力衰竭外,一般不输血。输血速度应慢。轻、中度贫血可用铁剂治疗,2～3mg/(kg·d),疗程 3 个月。

2.去除病因　在查明病因的基础上,积极治疗原发病,如纠正消化道畸形,控制感染性疾病;治疗腹泻和消耗性疾病如结核和心、肝、肾疾病;改进喂养方法,向家长宣传科学喂养知识,鼓励母乳喂养,适当添加辅食。改变不良饮食习惯如挑食、偏食等。

3.调整饮食　营养不良患儿的消化道因长期摄入过少,已适应低营养的摄入,过快增加摄食量易出现消化不良、腹泻,故饮食调整的量和内容应个体化,根据实际的消化能力和病情逐步增加,切忌操之过急。在计算能量和蛋白质需要量时应按相应年龄的平均体重(或 P50),而不是小儿的实际体重。轻度营养不良可从每天 250～330kJ/kg(60～80kcal/kg)开始,中、重度可参考原来的饮食情况,从每天165～230kJ/kg (40～55kcal/kg)开始,逐步少量增加;若消化吸收能力较好,可逐渐增加到每天 500～711kJ/kg(120～ 170kcal/kg),体重恢复到接近正常时可根据生理需要量计算。蛋白质从 1.5～2.0g/(kg·d)开始逐渐增加至 3.0～4.5g/(kg·d)。母乳喂养儿按需哺乳;人工喂养儿从稀释奶开始逐渐过渡到正常。除乳制品外,可添加蛋类、肝泥、肉末、鱼粉等高蛋白食物,必要时可使用酪蛋白水解物、氨基酸混合液或要素饮食。食物中应含有丰富的维生素和微量元素。

4.促进消化功能,改善代谢

(1)药物:可给予 B 族维生素和胃蛋白酶、胰酶等以助消化。在足够的能量和蛋白质供应下,适当使用蛋白同化类固醇制剂如苯丙酸诺龙,每次肌注 0.5～1mg/kg,每周 1～2 次,连续 2～3 周,可促进机体蛋白质合成,增进食欲。对食欲差患儿可给予胰岛素,2～3U/d,皮下注射,2～3 周为一疗程。为避免发生低血糖,注射前可先口服葡萄糖 20～30g。锌剂能提高味觉敏感度,促进食欲,可口服元素锌 0.5～1mg/(kg·d)。

(2)中医治疗:中药参苓白术散能调整脾胃功能,改善食欲;针灸、推拿、抚触、捏脊等也有一定疗效。

5.其他病情 严重、伴明显低蛋白血症或严重贫血者,可考虑成分输血。静脉滴注高能量脂肪乳剂、多种氨基酸、葡萄糖等也可酌情选用。此外,充足的睡眠、适当的户外活动、纠正不良的饮食习惯和良好的护理亦极为重要。

【预防】

预后取决于营养不良的发生年龄、持续时间及其程度,其中尤以发病年龄最为重要,年龄愈小,其远期影响愈大,尤其是认知能力和抽象思维能力易发生缺陷。本病的预防应采取综合措施。

1.合理喂养 大力提倡母乳喂养,对母乳不足或不宜母乳喂养者应及时给予指导,采用混合喂养或人工喂养并及时添加辅助食品;纠正偏食、挑食、吃零食的不良习惯,小学生早餐要吃饱,午餐应保证供给足够的能量和蛋白质。

2.合理安排生活作息制度 坚持户外活动,保证充足睡眠,纠正不良的卫生习惯。

3.防治传染病和先天畸形 按时进行预防接种;对患有唇裂、腭裂及幽门狭窄等先天畸形者应及时手术治疗。

4.推广应用生长发育监测图 定期测量体重,并将体重值标在生长发育监测图上,如发现体重增长缓慢或不增,应尽快查明原因,及时予以纠正。

(苏建伟)

第四节 儿童肥胖症

【概述】

体重超过同性别、同身高参照人群均值的 20% 即可称为肥胖。小儿单纯性肥胖是由于长期能量摄入超过人体的消耗,使体内脂肪过度积聚、体重超过一定范围后形成的一种营养障碍性疾病。单纯性肥胖不伴有明显的内分泌和代谢性疾病。但由于肥胖最根本的病理变化是脂代谢紊乱,因此肥胖儿血清甘油三酯、总胆固醇、极低密度脂蛋白(VLDL)大多增高,且程度与肥胖程度相关,而高密度脂蛋白(HDL)减少,故易合并心血管疾病、胆石症。肥胖儿童存在胰岛素抵抗现象和高胰岛素血症,引起葡萄糖摄取、糖原合成增多,脂肪分解减少而合成增加、摄入增多;以及蛋白质合成增多。同时胰岛素抵抗加重了胰岛 β 细胞负担,因此肥胖儿童易患 2 型糖尿病。血生长激素水平减低,但 IGF-1 分泌正常,故患儿无明显生长发育障碍。

肥胖不仅影响儿童健康,且与成年期代谢综合征发生密切相关,已成为当今大部分公共健康问题的根源。目前不仅是发达国家及大城市儿童超重和肥胖发病率持续上升,而且一些发展中国包括我国及农村儿童超重和肥胖发生率也有增加趋势,在我国部分城市学龄期儿童超重和肥胖已高达 10％以上。对本病的防治应引起社会及家庭的重视。

【病因】

在儿童中,单纯性肥胖占肥胖的 95％～97％,其发病与多因素有关。常见的因素有:

1.摄入过多　摄入的营养素超过机体能量消耗和代谢需要,多余的能量便转化为脂肪贮存于体内,引起肥胖。如婴儿烦躁或哭吵时即给奶瓶会使婴儿从小养成不高兴就寻找食物的习惯;喜食高脂肪膳食、含糖饮料或快餐等高热量食物;另外,精神和主理等因素也可致儿童饮食过量。

2.活动过少　电子产品的流行,久坐(玩电脑、游戏机以及看电视等)活动过少和缺乏适当的体育锻炼是发生肥胖症的重要因素,与儿童肥胖的发生具有很强的相关性。静逸的生活习惯,即使摄食不多,因能量消耗过低,也可引起肥胖。肥胖儿童大多不喜爱运动,形成恶性循环。

3.遗传和环境因素　遗传因素在肥胖的发生中起着重要作用,目前认为肥胖的家族性与多基因遗传有关。研究表明,体脂及其分布的遗传度高达 65％～80％,另外基础代谢率、能量消耗等也有很强的遗传倾向。父母皆肥胖的后代肥胖率高达 70％～80％;双亲之一肥胖者,后代肥胖发生率约为 40％～50％;而双亲正常的后代发生肥胖者仅 10％～14％。但由于小儿所处环境从出生开始即是父母营造的,父母(尤其是母亲)不良的饮食行为和习惯常直接导致了儿童不良饮食习惯和行为形成,因此是多基因遗传和环境因素互相作用导致了肥胖。

4.出生体重　2001 年对北京近万名 6～8 岁儿童调查发现,随着出生体重增加,超重、肥胖发生率呈直线上升,出生体重≥4000g 的儿童中有 1/3 以上超重或肥胖。低出生体重儿肥胖发生率为 12.8％;正常出生体重儿为 14.7％;而出生体重≥4000g 者肥胖发生率高达 23.3％,而且后者以中重度为主,达 66.5％。提示高出生体重是儿童期肥胖的一个重要危险因素,尤其是糖尿病母亲所生的巨大儿。

5.性别因素　临床资料表明,国内儿童超重肥胖率男童高于女童,且随年龄增长性别差异更明显。而欧美等发达国家则女童多于男童,到青春期约为男童的 2 倍,提示种族和文化不同可能对这种性别差异有一定的影响。

6.其他　如进食过快,或饱食中枢和饥饿中枢调节失衡以致多食;精神创伤(如亲人病故或学习成绩低下)以及心理异常等因素亦可致儿童过量进食,摄入过多。

引起肥胖的原因为脂肪细胞数目增多或体积增大。人体脂肪细胞数量的增多主要在出生前 3 个月、生后第一年和 11～13 岁三个阶段,若肥胖发生在这三个时期,即可引起脂肪细胞数目增多性肥胖,治疗较困难且易复发;而不在此脂肪细胞增殖时期发生的肥胖,脂肪细胞体积增大而数目正常,治疗较易奏效。

【临床表现】

肥胖可发生于任何年龄,最常见于婴儿期、5～6 岁和青春期,小儿食欲常旺盛、喜食甜食和含高脂食物。明显肥胖的儿童常有疲乏感。重度肥胖症中,1/3 患儿可出现睡眠性呼吸暂停,造成认知能力下降,甚至猝死。极少数严重肥胖者心肺负担加重,且肺换气量减少,造成低氧血症、红细胞增多、心脏扩大或出现充血性心力衰竭,嗜睡甚至死亡,称肥胖-换氧不良综合征。

体格检查可见患儿皮下脂肪丰满,但分布均匀。腹部膨隆下垂,严重肥胖者胸腹、臀部及大腿皮肤可出现白纹或紫纹;男性患儿因大腿内侧和会阴部脂肪过多,阴茎隐匿在脂肪组织中而被误诊为阴茎发育不良。因体重过重,走路时两下肢负荷过度可致膝外翻和扁平足。皮肤因皱褶加深,局部潮湿易引起皮肤糜烂、炎症。女孩胸部脂肪堆积应与乳房发育相鉴别,后者可触到乳腺组织硬结。

女孩月经初潮常提前;骨龄常超前;由于肥胖小儿性发育较早,故最终身高常略低于正常小儿。由于怕被别人讥笑而不愿与其他小儿交往,故肥胖小儿常有心理上的障碍,如自卑、胆怯、孤独等。

【实验室检查】

肥胖儿甘油三酯、胆固醇大多增高,严重患者血清 β 白蛋白也增高;常有高胰岛素血症,血生长激素水平减低,生长激素刺激试验的峰值也较正常小儿为低。肝脏超声波检查常有脂肪肝。肥胖患儿可有下列代谢及内分泌改变:

1.体温调节与能量代谢　肥胖儿对外界体温的变化反应较不敏感,用于产热的能量消耗较正常儿少,使肥胖儿有低体温倾向。

2.脂类代谢　肥胖儿常伴有血浆甘油三酯、胆固醇、极低密度脂蛋白(VLDL)及游离脂肪酸增加,但高密度脂蛋白(HDL)减少,故成人后易并发动脉硬化、冠心病、高血压、胆石症等疾病。

3.蛋白质代谢　肥胖者嘌呤代谢异常,血尿酸水平增高,易发生痛风症。

4.内分泌变化　内分泌变化在肥胖小儿较常见。

(1)甲状腺功能的变化:总 T_4、游离 T_4、总 T_3、游离 T_3、反 T_3、蛋白结合碘、吸[131]碘率等均正常,下丘脑-垂体-甲状腺轴也正常,但发现 T_3 受体减少,被认为是产热减少的原因。

(2)甲状旁腺激素及维生素 D 代谢:肥胖儿血清 PTH 水平升高,25-$(OH)D_3$ 及 24,25-$(OH)_2D_3$ 水平也增高,可能与肥胖的骨质病变有关。

(3)生长激素水平的变化:肥胖儿血浆生长激素减少;睡眠时生长激素分泌高峰消失;在低血糖或精氨酸刺激下,生长激素分泌反应迟钝。但肥胖儿 IGF-1 分泌正常,胰岛素分泌增加,对生长激素的减少起到了代偿作用,故患儿无明显生长发育障碍。

(4)性激素的变化:女性肥胖患儿雌激素水平增高,可有月经不调和不孕;男性患儿因体内脂肪将雄激素芳香化转变为雌激素,雌激素水平增高,可有轻度性功能低下、阳痿,但不影响睾丸发育和精子形成。

(5)糖皮质激素:肥胖患儿尿 17-羟类固醇、17-酮类固醇及皮质醇均可增加,但血浆皮质醇正常或轻度增加,昼夜规律存在。

(6)胰岛素与糖代谢的变化:肥胖者有高胰岛素血症的同时又存在胰岛素抵抗,致糖代谢异常,可出现糖耐量减低或糖尿病。

【诊断】

将同一身高人群体重的第 80 百分位数作为该身高人群的标准体重。体重超过同性别、同身高参照人群标准体重 10%～19%者为超重;超过 20%以上者便可诊断为肥胖症;20%～29%者为轻度肥胖;30%～49%者为中度肥胖;超过 50%为重度肥胖。是 WHO 推荐的方法之一,并认为是评价 10 岁以下儿童肥胖的最好指标。

体质指数(BMI)是评价肥胖的另一种指标。BMI 是指体重和身高平方的比值(kg/m^2)。目前被国际上推荐为诊断肥胖的最常用指标。当 BMI>同年龄、同性别的第 95 百分位数可诊断肥胖;第 85～95 百分位数为超重,并具有肥胖的风险。该指标适用于 2～18 岁的儿童。

确诊时须与可引起继发性肥胖的疾病鉴别。

【鉴别诊断】

单纯性肥胖确诊时须与下列由各种遗传、内分泌、代谢性疾病引起的继发性肥胖鉴别:

1.Prader-Willi 综合征　为常染色体显性遗传,与位于 15q12 的 SNRPN 基因缺陷有关。1～3 岁开始发病,呈周围型肥胖,面部特征为杏仁样眼、鱼样嘴、小鞍状鼻和内眦赘皮,身材矮小,智能低下,手脚小,肌张力低,外生殖器发育不良,到青春期常并发糖尿病。

2.Bardet-Biedl 综合征　也称幼稚多指畸形综合征,为常染色体隐性遗传,呈周围型肥胖,1～2 岁即开始肥胖,智能轻度低下,视网膜退行性病变,多指趾,成人有性功能减低。

3.Alstrom 综合征　常染色体隐性遗传,呈中央型肥胖,2～5 岁即开始肥胖,仅男性有性功能减低,视网膜色素变性、失明、神经性耳聋,糖尿病,智商正常。

4.肥胖性生殖无能综合征　继发于下丘脑及垂体病变如肿瘤,其体脂主要分布在颈、颏下、乳房、下肢、会阴及臀部,手指、足趾纤细,身材矮小,低血压、低体温,第二性征延迟或不出现。

5.其他内分泌疾病　如肾上腺皮质增生症、甲状腺功能减退症、生长激素缺乏症等虽有体脂增多的表现,但均有其特点,故不难鉴别。

【治疗】

肥胖症的治疗原则是减少产热能性食物的摄入和增加机体对热能的消耗,使体内脂肪不断减少,体重逐步下降。治疗的目的是使体脂减少接近其理想状态,同时又不影响儿童身体健康及生长发育为原则。应采用行为矫正、饮食调整和适量运动综合治疗,药物治疗效果不很肯定,外科手术治疗的并发症严重,不宜用于小儿。

1.行为矫正　纠正儿童不良饮食习惯首先应从改变家庭不良饮食习惯和生活方式做起,养成戒绝晚餐过饱、吃夜宵、偏食、吃零食、进食太快的习惯,少吃煎、炸、快餐等高能量食品,避免看电视、玩游戏机时间太长等。

2.饮食疗法　由于儿童正处于生长发育阶段以及肥胖治疗的长期性,提供的能量应低于机体的能量消耗又必须能满足基本的营养和能量需要,故多推荐低脂肪、低碳水化合物和高蛋白膳食方案。能量的供给可按:<6 个月 460kJ(l10cal)/(kg.d),6～9 个月 376kJ(90cal)/(kg・d),<5 岁 2508～3344kJ(600～800cal)/d,5～10 岁为 3044～4180kJ(800～1000cal)/d,10～14 岁 4180～5016kJ(1000～1200cal)/d。能量分配为:脂肪、碳水化合物、蛋白质分别为 20%～25%、40%～45% 和 30%～35%,低脂饮食可迫使机体消耗自身的脂肪储备,但也会使蛋白质分解,故需同时供应优质蛋白质,其量为 1.5～2.5/(kg・d),才能保证在减轻体重的同时肌肉组织不萎缩。碳水化合物分解成葡萄糖后会强烈刺激胰岛素分泌,从而促进脂肪合成,故必须适量限制。食物的体积在一定程度上会使患儿产生饱腹感,故应鼓励其多吃体积大而热能低的蔬菜类食品,其纤维还可减少糖类的吸收和胰岛素的分泌,并能阻止胆盐的肠肝循环,促进胆固醇排泄,且有一定的通便作用。萝卜、胡萝卜、青菜、黄瓜、番茄、莴苣、苹果、柑橘、竹笋等均可选择。

良好的饮食习惯对减肥具有重要作用,如避免晚餐过饱、不吃夜宵、不吃零食、少吃多餐、细嚼慢咽等。平时不要让患儿看到美味食品,以免引起食欲中枢兴奋。每周最好能减少体重 0.5kg。

3.运动疗法　适当的运动能促使脂肪分解,减少胰岛素分泌,使脂肪合成减少,蛋白质合成增加,促进肌肉发育。肥胖小儿常因动作笨拙和活动后易累而不愿锻炼,可鼓励和选择患儿喜欢和有效易于坚持的运动,如晨间跑步、散步、做操、爬楼梯、跳绳等,每天坚持至少运动 30 分钟,活动量以运动后轻松愉快、不感到疲劳为原则。运动要循序渐进,不要求之过急。如果运动后疲惫不堪、心慌气促以及食欲大增均提示活动过度。

4.心理治疗　应经常鼓励儿童坚持控制饮食及加强运动锻炼,增强减肥的信心。鼓励小儿多参加集体活动,改变其孤僻、自卑的心理,帮助小儿建立健康的生活方式,学会自我管理的能力。

5.药物治疗　一般不主张儿童应用药物降低食欲或增加消耗,因该类药物疗效不持久且副作用大。苯丙胺类和氯苯咪吲哚类等食欲抑制剂以及甲状腺素等增加消耗类药物对儿童均应慎用。

【预防】

孕妇在妊娠后期要适当减少摄入脂肪类食物,防止胎儿体重增加过重;坚持母乳喂养;自婴儿期就应建立良好的饮食行为,能量摄入要适量,多参加户外活动,看电视时间不宜过长;要宣传肥胖儿不是健康儿的观点,使家长摒弃"越胖越健康"的陈旧观念;定期到儿童保健门诊接受系统的营养监测及指导,父母肥胖者更应定期监测小儿体重,以免小儿发生肥胖症。

附:代谢综合征

代谢综合征(MS)是指由肥胖、胰岛素抵抗、高血压、糖尿病或糖耐受不良、高胰岛素血症、高甘油三酯血症和低密度脂蛋白血症组成的综合征,目前认为是动脉粥样硬化和冠心病极为重要的危险因素。

MS发病有遗传和环境的因素。胰岛素抵抗被认为是MS的主要病因。

MS的诊断目前多采用2005年国际糖尿病联盟(IDF)制定的标准:①中心性肥胖;②下列4个指标具备两个:血TG超过1.7mmol/L或已接受相应治疗;血HDL男性低于0.9mmol/L,女性低于1.1mmol/L或已接受相应治疗;血压≥130/85mmHg或已接受相应治疗或此前已诊断为高血压;空腹血糖≥5.6mmol/L或已接受相应治疗或在此前已诊断为2型糖尿病。该诊断标准明确了肥胖是MS的首要临床表现。

儿童青少年血脂异常

由于不良的生活方式,肥胖及代谢综合征增多,常伴血脂异常,我国儿童青少年血脂异常发生率呈上升趋势,逐渐成为影响儿童青少年健康的重要问题。

(苏建伟)

第十五章　儿童营养相关疾病

第一节　营养素缺乏症

一、维生素A缺乏症

【概述】

维生素A缺乏症(VAD)是指机体所有形式和任何程度的维生素A不足的表现,包括临床型维生素A缺乏、亚临床型维生素A缺乏及可疑亚临床型维生素A缺乏(或边缘型维生素A缺乏)。临床型维生素A缺乏表现为经典的皮肤角化过度和眼干燥症;边缘型和亚临床型维生素A缺乏均无特异临床表现,主要与反复呼吸道感染、腹泻和贫血等广泛影响有关,增加婴幼儿的发病率和死亡率。

维生素A缺乏症是全球范围内最普遍存在的公共卫生营养问题,大约有1.27亿学龄前儿童为维生素A缺乏,其中440万患有一定程度的眼干燥症,发展中国家有720万孕妇为维生素A缺乏,1350万为边缘型维生素A缺乏;每年有600多万孕妇发生夜盲症。我国儿童中维生素A缺乏病的发生率已明显下降,但在边远农村地区仍有群体流行,亚临床状态缺乏现象还相当普遍。我国学龄前儿童维生素A缺乏约为9%~11%,边缘型维生素A缺乏约为30%~40%。维生素A缺乏症是联合同千年发展目标重点消灭的问题之一。

1.维生素A的来源　维生素A是指具有全反式视黄醇生物活性的一组类视黄醇物质,包括视黄醇、视黄醛、视黄酯及视黄酸(RA),视黄酸是维生素A在体内发生多种生理作用的重要活性形式。维生素A主要有两大来源,一类是动物性食物的视黄酯,如在乳类、蛋类和动物内脏中含量丰富;另一类是植物类食物,如能成为维生素A原的类胡萝卜素,其中β-胡萝卜素具有的维生素A活性最高,在深色蔬菜和水果中含量丰富,其在肠道转化为维生素A的比例是6:1(近期研究转化率可能在12~20:1)。维生素A和β-胡萝卜素皆为脂溶性,其消化吸收的机制与脂类相同。

2.维生素A的转运　维生素A在小肠细胞吸收,与乳糜微粒结合,通过淋巴系统入血,转运到肝脏,再酯化为棕榈酸酯储存在星状细胞。当周围靶组织需要时,肝脏中的维生素A酯经酯酶水解为视黄醇,与肝脏合成的视黄醇结合蛋白(RBP)结合,再与血浆中的转甲状腺素蛋白(TTR)结合形成复合体,以减少视黄醇从肾小球滤过。上述复合体与靶细胞上的RBP受体相结合,将视黄醇释放入靶细胞转变为视黄酸,视黄酸与其细胞核膜的特异性受体视黄酸核受体(RAR)和类视黄醇核受体(RXR)相结合,上调或抑制几百种基因的表达,视黄酸作为核激素发挥作用。

3.维生素A的生理功能及其缺乏时的病理改变　包括:①构成视觉细胞内的感光物质;眼部对维生素

A缺乏特别敏感,位于视网膜上视杆细胞的11-顺式视黄醛与视蛋白结合,形成与感受暗光有关的视紫红质;当光线照射到视网膜时,发生一系列复杂的生物化学反应,导致神经冲动。在此过程中,除了消耗能量和酶外,还有部分视黄醛变成视黄醇被排泄,所以必须不断地补充维生素A,才能维持正常视觉过程。②影响上皮稳定性、完整性:维生素A缺乏导致上皮组织内的黏液分泌细胞被角蛋白生成细胞替代,这种改变导致皮肤、眼结膜和角膜干燥。维生素A能调节糖蛋白和黏多糖等化合物有关的酶表达,最后导致严重的眼干燥症和角膜溃疡。缺乏的初期病理改变是上皮组织的干燥,继而形成过度角化变性和腺体分泌减少。这种变化累及全身上皮组织,尤其是呼吸道、消化道和泌尿道。③促进生长发育和维护生殖功能:维生素A通过细胞的RNA、DNA的合成及生长激素的分泌而影响生长发育,还影响正常精子发生和胎盘发育。④维持和促进免疫功能:维生素A以其特定的途径参与维持机体的免疫活性,帮助机体维护淋巴细胞库,参与维护T细胞介导的免疫反应,促进免疫细胞产生抗体的能力,促进T淋巴细胞产生某些细胞因子。维生素A缺乏通过影响免疫细胞内视黄酸受体的表达相应下降而影响机体的免疫功能。⑤影响造血:边缘型和亚临床型维生素A缺乏可能主要影响铁的转运和贮存,影响红系造血,从而引起贫血。

【病因】

1.原发性因素　维生素A缺乏在5岁以下儿童中的发生率远高于成人,其主要原因是维生素A和胡萝卜素都很难通过胎盘进入胎儿体内,因此新生儿血清和肝脏中的维生素A水平明显低于母体,如在出生后不能得到充足的维生素A补充则极易出现维生素A缺乏症。

2.消化吸收　维生素A为脂溶性维生素,它和胡萝卜素在小肠的消化吸收都依靠胆盐的帮助,膳食中脂肪含量与它们的吸收有密切的联系。膳食中脂肪含量过低,胰腺炎或胆石症引起胆汁和胰腺酶分泌减少,一些消化道疾病,如急性肠炎、粥样泻等造成胃肠功能紊乱都可以影响维生素A和胡萝卜素的消化和吸收。

3.储存利用　任何影响肝脏功能的疾病都会影响维生素A在体内的储存量,造成维生素A缺乏。一些消耗性传染病,尤其是儿童中的麻疹、猩红热、肺炎和结核病等都会使体内的维生素A存储消耗殆尽,摄入量则往往因食欲缺乏或消化功能紊乱而明显减少,两者的综合结果势必导致维生素A缺乏症的发生。

【诊断】

1.流行病学史　目前在西部地区、远郊区、边远农村儿童边缘型维生素A缺乏广泛存在。

2.膳食摄入不足。

3.临床诊断　长期动物性食物摄入不足,有各种消化道疾病或慢性消耗性疾病史、急性传染病史等情况下应高度警惕维生素A缺乏症。如出现夜盲或眼干燥症等眼部特异性表现以及皮肤的症状和体征,即可临床诊断维生素A缺乏。注意维生素A缺乏症的临床表现与其缺乏的阶段和程度有密切关系,在边缘型维生素A缺乏和亚临床缺乏阶段主要表现为非特异的临床表现,如感染增加和贫血等,在重度缺乏阶段才表现为维生素A缺乏的经典表现——眼干燥症。

维生素A缺乏的具体表现如下:

(1)眼部表现:眼部的症状和体征是维生素A缺乏症经典的或最早被认识到的表现。夜盲或暗光中视物不清最早出现,持续数周后,开始出现眼干燥症的表现,外观眼结膜、角膜干燥,失去光泽,自觉痒感,泪减少,眼部检查可见结膜近角膜边缘处干燥起皱褶,角化上皮堆积形成泡沫状白斑,称结膜干燥斑或毕脱斑。继而角膜发生干燥、混浊、软化,自觉畏光、眼痛,常用手揉搓眼部导致感染。严重时可发生角膜溃疡、坏死,引起穿孔,虹膜、晶状体脱出,导致失明。这些表现多见于小年龄儿童罹患消耗性感染性疾病如麻疹、疟疾等之后,多数为双侧同时发病。

(2)皮肤表现:开始时仅感皮肤干燥、易脱屑,有痒感,渐致上皮角化增生,汗液减少,角化物充塞毛囊形成毛囊丘疹。检查触摸皮肤时有粗砂样感觉,以四肢伸面、肩部为多,可发展至颈背部甚至面部。毛囊角化引起毛发干燥,失去光泽,易脱落,指(趾)甲变脆易折、多纹等。

(3)生长发育障碍:严重缺乏时表现为身高落后,牙齿釉质易剥落,失去光泽,易发生龋齿。

(4)感染易感性增高:在维生素 A 亚临床或可疑亚临床缺乏阶段,免疫功能低下就已存在,主要表现为反复呼吸道和消化道感染,且易迁延不愈,增加疾病发病率和死亡率,尤其是 6 个月以上和 2 岁以下儿童。这是当前重视对亚临床型或可疑亚临床型维生素 A 缺乏干预的重要原因。

(5)贫血:边缘和亚临床维生素 A 缺乏时会出现贮存铁增加、外周血血清铁降低、类似于缺铁性贫血的小细胞低色素性贫血。

4.实验室诊断

(1)血浆视黄醇:视黄醇是血浆维生素 A 的主要形式,是维生素 A 缺乏分型的重要依据,血浆维生素 A 低于 $0.7\mu mol/L$ 诊断为维生素 A 缺乏,如伴特异的眼干燥症为临床型维生素 A 缺乏,这时血浆维生素 A 一般低于 $0.35\mu mol/L$;如无特异的眼干燥症则为亚临床型维生素 A 缺乏;血浆维生素 A 在 $0.7\sim1.05\mu mol/L$ 之间诊断为可疑亚临床型维生素 A 缺乏或边缘型维生素 A 缺乏,与增加儿童发病率和死亡率等密切相关。

(2)相对剂量反应(RDR):相对剂量反应试验原理在于视黄醇不足时,游离状态的浆视黄醇结合蛋白滞留在肝脏,补充视黄醇以后,结合状态的视黄醇结合蛋白被释放到血液循环,在给予测定剂量时,从肝脏释放的视黄醇的数量与其肝脏贮存量已经排空的程度成正比,达到间接测定体内贮存量的目的。

其方法是在空腹时采集静脉血(AO),然后口服视黄醇制剂 $450\mu g$,5 小时后再次采集静脉血(A5),测定两次血浆中维生素 A 的水平并按公式(如下)计算 RDR 值,如 RDR 值大于 20% 为阳性,表示存在亚临床型维生素 A 缺乏。

$$RDR\%=(A5-A0)/A5\times100\%$$

(3)血浆视黄醇结合蛋白(RBP)测定:与血清维生素 A 有比较好的相关性,低于 $23.1mg/L$ 有维生素 A 缺乏的可能,但在感染、蛋白质-能量营养不良时亦可降低,可同时检查 C-反应蛋白(CRP)。

(4)尿液脱落细胞检查:加 1% 甲紫于新鲜中段尿中,摇匀计数尿中上皮细胞,如无泌尿道感染,超过 3×10^3 个/ml 为异常,有助于维生素 A 缺乏的诊断,找到角化上皮细胞具有诊断意义。

(5)暗适应检查:用暗适应计和视网膜电流变化检查,如发现暗光视觉异常有助于诊断。

有明确摄入不足或消耗增加的病史以及明显的维生素 A 缺乏的临床表现者即可作出临床诊断,进行治疗。实验室检查结果表明血清维生素 A 低于正常水平则有助于确诊和疗效随访。边缘型和亚临床型维生素 A 缺乏往往没有特异的临床表现,其诊断主要依靠实验室检查和流行病学资料。

【治疗】

无论临床症状严重与否,甚或是无明显症状的边缘型和亚临床型维生素 A 缺乏,都应该尽早进行维生素 A 的补充治疗,因为多数病理改变经治疗后都可能逆转而恢复。

1.调整饮食、去除病因　提供富含维生素 A 的动物性食物或含胡萝卜素较多的深色蔬菜,有条件的地方也可以采用维生素 A 强化的食品,如婴儿的配方奶粉和辅食等。此外,应重视原发病的治疗。

2.维生素 A 制剂治疗。

3.眼局部治疗　除全身治疗外,对比较严重的维生素 A 缺乏症患者常需眼的局部治疗。为预防结膜和角膜发生继发感染,可采用抗生素眼药水(如 0.25% 氯霉素)或眼膏(如 0.5% 红霉素)治疗,每天 3～4次,可减轻结膜和角膜干燥不适。如果角膜出现软化和溃疡时,可采用抗生素眼药水与消毒鱼肝油交替滴眼,约 1 小时 1 次,每天不少于 20 次。治疗时动作要轻柔,勿压迫眼球,以免角膜穿孔,虹膜、晶状体脱出。

【预防】

1.一级预防 平时注意膳食的营养平衡,适量食用富含维生素A与β-胡萝卜素的食物,如乳类、蛋类、动物内脏和深绿色与橙黄色蔬菜与水果,食用强化维生素A饼干或面粉等,一般不会发生维生素A缺乏。小年龄儿童是预防维生素A缺乏的主要对象,孕妇和乳母应多食上述食物,以保证新生儿和乳儿有充足的维生素A摄入。母乳喂养优于人工喂养,人工喂养婴儿应尽量选择维生素A强化的乳方。每天膳食中的维生素A摄入量应达到每天推荐摄入量:婴幼儿为$400\mu g/d$,4岁以上儿童为$750\mu g/d$,青少年为$800\mu g/d$,孕妇为$1000\mu g/d$,乳母为$1200\mu g/d$,提倡母乳喂养,并应该在孩子出生后15天及时添加维生素A和维生素D,对母乳不足或者没有母乳的孩子指导其食用配方奶粉。在高危地区,6个月以下婴儿的母亲应在产后6周内补充200000IU的维生素A以提高母乳中的维生素A浓度。早产儿吸收脂肪及维生素A的能力较差,生后宜给予水溶性维生素A制剂。在维生素A缺乏的高发地区,可以采取每隔4~6个月给予一次维生素A口服的方法来预防,至血清维生素A维持正常,在此期间不再补充其他维生素A制剂,以防维生素A过量或中毒。人群维生素A干预可与预防接种相结合,目前有通过常规免疫活动和诸如针对脊髓灰质炎或麻疹等接种成功地分发维生素A。对患慢性感染性疾病(如麻疹、疟疾和结核病等)、慢性消耗性疾病(如肿瘤)的患者应控制传染病,及早补充维生素A制剂。

2.二级预防 医务人员应尽量做到早期发现、早期诊断、早期治疗。针对早期可疑病例,可进一步行相对剂量反应试验、暗适应检测等助诊。对亚临床状态维生素A缺乏及边缘型维生素A缺乏者,除了增加膳食中维生素A及β-胡萝卜素的摄入,积极治疗原有营养缺乏病及其他慢性疾病外,可每天服用维生素A。

3.三级预防 儿童诊断临床型维生素A缺乏后作为急诊应立即给予维生素A口服补充,首次补充剂量根据年龄而定。加强眼部护理,可用油剂维生素A滴眼以保护角膜与结膜,用抗生素眼药如红霉素眼膏等控制感染。并可用1%阿托品扩瞳,以防虹膜脱出及粘连。

二、维生素B缺乏症

维生素B族是一组有着不同结构的化合物,属水溶性维生素,有十二种以上,被世界一致公认的有九种,全是水溶性维生素,在体内滞留的时间只有数小时,必须每天补充。维生素B族是人体组织必不可少的营养素,是食物释放能量的关键。全是辅酶,参与体内糖、蛋白质和脂肪的代谢,因此被列为一个家族。所有的维生素B必须同时发挥作用,单独摄入某种维生素B,由于细胞的活动增加,从而使对其他维生素B的需求跟着增加,所以各种维生素B的作用是相辅相成的。维生素B族的主要食物来源比较相近,主要有酵母、谷物、动物肝脏等。

维生素B族缺乏的主要原因为进食量不足、偏食,膳食调配不合理致摄入减少;因胃肠、肝胆疾病致吸收障碍、利用减少;生长发育期儿童,妊娠期、哺乳期妇女需要量增加;因正常肠道内细菌可合成维生素K、维生素B_6、维生素PP、生物素、泛酸、叶酸,若K期服用抗生素,可抑制细菌合成;缺乏内源性因子影响维生素B_{12}的吸收;维生素之间的拮抗作用等。维生素B有:维生素B_1(硫胺素)、维生素B_2(核黄素)、维生素B_3(烟酸)、维生素B_5(泛酸)、维生素B_6(吡哆醇类)、维生素B_7(生物素)、维生素B_9(蝶酰谷氨酸,叶酸)、维生素B_{12}(钴胺素)等。

(一)维生素B_1缺乏症

【概述】

维生素B_1(硫胺素)属水溶性维生素,参与机体α-酮酸脱羧作用和转酮醇作用的辅酶之一,也是合成乙酰胆碱的必需物质。含维生素B_1的食物有酵母、豆类、猪肉、大米、谷类、奶制品和蔬菜。烹饪、烘烤、罐装以及巴氏消毒都可以破坏维生素 B_1。

【病因】

1.摄入不足　谷物中的硫胺素约 80％存在于谷物的外皮和胚芽中。如加工过度,去净外皮和碾掉胚芽则硫胺素大量丢失。另外,淘米过分,烹调加热时间过长,或加入苏打都会造成硫胺素的损失及破坏。长期摄取大量碳水化合物为主食而缺乏肉食及豆制品的不均衡膳食亦易致病。多种慢性疾病如厌食、呕吐使硫胺素摄入减少。

2.吸收减少　慢性腹泻、肠道寄生虫症可降低硫胺素在十二指肠及小肠的吸收;肝功能有损害时可干扰硫胺素在体内的利用。

3.需求增加　甲状腺功能亢进、感染或高温、剧烈运动、孕妇、授乳等条件下均增加体内对硫胺素的需求。

4.其他　常食牛鱼及贝类者则因其含硫胺素酶分解硫胺素,医源性硫胺素缺乏可见于静脉营养。

【诊断】

1.病史　有维生素 B_1 摄入不足、吸收减少或有食物加工不当病史。

2.临床表现　婴儿期大多数为急性发作,病情危重。早期可有面色苍白、烦躁、哭闹不安和水肿,易被忽视。年长儿童以水肿为主要表现。水肿初起时只见于胫前区,严重者整个下肢和面部水肿,是由于食欲减退和蛋白质摄入少形成低蛋白血症,同时有心功能不全。

(1)消化道症状:食欲不佳,消化不良及腹泻,绿色稀便,呕吐,严重者呕吐咖啡样物质。还可有腹胀便秘,但腹部柔软。多数病例有肝大。

(2)神经系统症状:神经麻痹从颅神经开始,表现为神志淡漠,呆视或终日嗜睡,眼睑下垂,颈肌和四肢非常柔软,头颈后仰,手不能抓握,吮吸无力,不哭,各种腱反射由减弱至消失。严重病例可发生肌肉萎缩和共济失调,深部感觉和反射都消失。年长儿童的神经系统损害主要为多发性周围神经病变。

(3)心血管系统症状:表现烦躁、气促、面色苍白和唇周发绀。因肺充血而有咳嗽,因末梢循环瘀滞而出现皮肤紫色花纹。暴发型冲心型脚气病在 2～4 个月的幼婴患者易表现为急性心力衰竭,突然发作,尖声啼哭嘶哑,冷汗,肢冷,体温不升。可迅速死亡。年长儿初期活动后心悸和呼吸急促,少数在过度疲劳或暴饮暴食后出现心力衰竭。出现心脏浊音界扩大,上腹部搏动。心率增快,有的呈胎心律或奔马律。心尖区可闻收缩期杂音,肺动脉瓣第二音较亢进。肝脾因充血而肿大。舒张期血压降低,可低于 8kPa (60mmHg),而收缩压则改变不大。

3.X 线检查　心脏向两侧扩大,尤以向右扩大为主。

4.心电图　P 波与 QRS 波振幅增高。T 低平或倒置,QT 间期延长。婴儿患者可呈低电压,偶见窦性心律不齐。脉搏图为二重脉。

5.实验检查

(1)硫胺负荷实验:口服维生素 B_1 5mg 或肌注维生素 B_1 1mg,留 4 小时尿,测排出硫胺素的量,$<100\mu g$ 为缺乏,脚气病患者则低于 50,甚至为零。

(2)血液中丙酮酸和乳酸含量:明显升高可确诊。且大多数病例二氧化碳结合力降低明显。红细胞的酮基移换酶活性显著减低。

【鉴别诊断】

1.先天性心脏病　多有生长迟缓、体重不增、喂养困难、反复呼吸道感染病史,在合并感染时易致充血性心力衰竭,多伴有呼吸系统前驱症状、心脏杂音等进行鉴别,用洋地黄制剂可控制心力衰竭。

2.颅内感染　在疾病初期可有发热、呕吐、抽搐等症状,伴有不同程度的意识障碍和颅高压等中枢神经系统表现,脑脊液有相应改变可鉴别。

【治疗】

1.病因治疗　针对原发疾病或诱因进行治疗并改善饮食营养。

2.维生素 B_1 治疗　维生素 B_1 10mg/d 用一周,第二周起给 3～5mg/d,直至临床症状消失。以后的维持量为每天 1～5mg。乳母无论有无维生素 B_1 缺乏症状同时口服维生素,待患儿痊愈后改为维持量。冲心型脚气病患者必须尽速抢救。常用吸收。且作用较持久的长效维生素 B_1,首剂 50～100mg 静脉注射。以后宜隔 3～4 小时重复用药,直至心力衰竭控制后,改为每天 2～3 次维持治疗一周。

3.对症治疗吸入氧气,静脉滴注适量 5% 碳酸氢钠等。

注意:

(1)静脉推注高渗葡萄糖对冲心型脚气禁用,因可导致心跳突然停止。

(2)不宜注射尼可刹米(可拉明)、洛贝林(山梗菜碱)等呼吸兴奋剂,以防使机体耗氧量增加,反使抽搐加剧。不宜使用洋地黄控制脚气病心力衰竭。

(3)禁用激素,因可使血糖升高,因乳酸和酮酸被氧化的作用受阻而病情恶化。

(4)维生素 B_1 一般不宜静脉注射,如紧急情况下需要静脉使用时须根据说明书使用。

(5)用维生素 B_1 治疗后,食欲缺乏、水肿和心力衰竭等症状可在 24 小时内消失,但周围神经病变和心肌损害则往往需数周至数月之久才逐渐恢复。

(6)给予维生素 B_1 维持量,以免病情复发。

【预防】

1.改良谷物加工方法,避免不良的烹饪方法。

2.避免挑食、偏食,调整饮食结构。

3.对患有慢性疾病如腹泻等及时补充维生素 B_1。

(二)维生素 B_2(核黄素)缺乏症

【概述】

维生素 B_2 是线粒体内氧化还原反应和氢转移反应的催化剂,同时也参与色氨酸代谢。人体内维生素 B_2 储存很少,食物摄取过多时,即随粪便、尿排出体外。单纯的维生素 B_2 缺乏很少见,通常是多种营养素联合缺乏。维生素 B_2 缺乏可影响其他营养素的摄取和利用。肉类、鱼类、蛋类、奶类、绿叶蔬菜、酵母和强化食品等均含有维生素 B_2。

【病因】

维生素 B_2 吸收不足是维生素 B_2 缺乏病的主要原因。

1.摄入不足　包括食物摄入不足,烹调不合理(如淘米过度、蔬菜切碎后浸泡等),食物在加工过程中维生素 B_2 被破坏。

2.吸收障碍　消化道吸收障碍、嗜酒、药物影响可导致维生素 B_2 不足。

3.需要量增加或消耗过多　在妊娠、哺乳、寒冷、体力劳动、精神紧张、疾病等情况下,机体维生素需要量增加。

【诊断】

1.病史　可询问到引起维生素 B_2 缺乏的原因。膳食中供应不足 2～3 个月后即可发病。

2.临床表现　维生素 B_2 缺乏病可伴有唇干裂、舌炎、角膜炎、畏光、脂溢性皮炎、咽痛、黏膜充血、正红细胞性贫血。

3.实验室检查

(1)负荷试验:口服维生素 B_2 5mg,4 小时尿中排出<400μg 提示缺乏,800～1300μg 为不足,>1300μg为充裕。

(2)红细胞核黄素含量:>400nmol/L 或 150μg/L 正常,<270nmol/L 或 100μg/L 缺乏。

(3)红细胞谷胱甘肽还原酶活性下降。

【治疗】

1.一般治疗　去除病因,改善饮食。

2.药物治疗　补充维生素 B_2。

【预防】

1.多食富含维生素 B_2 的食物,如动物肝、肾、心、蛋黄、乳类、豆类,绿叶蔬菜中含量比根茎类和瓜茄类高。

2.合理调配膳食,改进烹调方法,减少烹调过程中维生素的损失,以防缺乏。

(三)维生素 B_6(吡哆醇)缺乏症

【概述】

维生素 B_6 是氨基酸代谢和转运的辅酶之一。维生素 B_6 的主要饮食来源为酵母、糙米和谷类。维生素 B_6 缺乏病比较少见。

【病因】

可见于吸收不良、腹泻、异烟肼治疗患者,以及母亲患维生素 B_6 缺乏病且单纯依靠母乳喂养的大于 6 个月的婴儿。维生素 B_6 依赖性惊厥、维生素 B_6 反应性贫血、黄尿酸血症、胱硫醚尿症、同型胱硫醚尿症和 2 型高脯氨酸尿症等均为与维生素 B_6 缺乏相关的维生素 B_6 依赖综合征。

【诊断】

1.临床表现　主要表现为难治性惊厥、周围神经炎、皮炎和小细胞性贫血。

2.血浆维生素 B_6　正常一般大于 40nmol/L。

3.血浆 PLP(5-磷酸吡哆醛)　PLP>20nmol/L 为正常。

4.尿中色氨酸降解产物　给予口服 2g 色氨酸后,24 小时尿排出黄尿酸,通过检测摄入 100mg 色氨酸后尿液中黄氨酸的含量<65μmol,反映维生素 B_6 营养状态正常。

【治疗】

对于继发于维生素 B_6 缺乏病的惊厥患儿,应给予肌内注射 100mg 维生素 B_6。此外,患儿每天可能仍需要补充 10～100mg 维生素 B_6。

【预防】

保证膳食巾有丰富的维生素 B_6 的来源。维生素 B_6 最好的来源是动物性食品如黄油、蛋类、肝与其他动物内脏。香蕉、柿子、橘、桃等水果含量也较丰富。

(四)维生素 B_{12} 缺乏症

【概述】

维生素 B_{12} 又叫钴胺素,自然界中的维生素 B_{12} 都是微生物合成的,高等动植物不能制造维生素 B_{12}。维生素 B_{12} 来源于饮食中的动物肉。食物中的维生素 B_{12} 与蛋白质结合,进入人体消化道内,在胃酸、胃蛋白酶及胰蛋白酶的作用下,维生素 B_{12} 被释放,并与胃黏膜细胞分泌的一种糖蛋白内因子(IF)结合。维生素 B_{12}-IF 复合物在回肠被吸收。维生素 B_{12} 的贮存量很少,约 2～3mg 在肝脏。主要从尿排出,部分从胆汁排出。维生素 B_{12} 的主要作用是作为两个重要代谢反应的辅因子。在高半胱氨酸甲基化为甲硫氨酸的过

程中需要维生素 B_{12} 的参与。在这个反应中,甲基四氢叶酸脱甲基化为四氢叶酸酯,四氢叶酸酯在 DNA 合成中具有重要作用。在甲基丙二酰辅酶 A 转化为琥珀酰辅酶 A 的过程中也必须有维生素 B_{12} 的参与。维生素 B_{12} 的主要生理功能是参与制造骨髓红细胞,防止恶性贫血;防止大脑神经受到破坏。

【病因】

摄入不足、吸收异常或先天性维生素 B_{12} 转运和代谢异常是维生素 B_{12} 缺乏的主要病因。

1.摄入不足 儿童每天仅需要 $0.4\sim2.4\mu g$ 维生素 B_{12}。如果青少年长期单纯摄入素食可引起维生素 B_{12} 缺乏病。最常发生维生素 B_{12} 缺乏病的婴幼儿患者为接受母乳喂养的婴幼儿,且同时其母亲患有维生素 B_{12} 缺乏病。其次,维生素 B_{12} 缺乏病常见于限制饮食的儿童。如控制不良的苯丙酮尿症患儿或者Ⅰb型糖原贮积症患儿。

2.吸收异常 胃切除和自身免疫性恶性贫血,作为自身免疫性多内分泌腺综合征的一部分,都会导致 IF 减少。长期胃酸分泌不足或应用质子泵抑制剂,都会引起蛋白质饮食所释放的维生素 B_{12} 减少。尽管很少发生,但胰功能不全也能引起维生素 B_{12} 的吸收减少,是由于胰蛋白酶下降引起 R 蛋白分解不足而导致。过度生长的细菌和肠道感染的寄生虫可竞争吸收维生素 B_{12}。肠吸收功能下降可见于克罗恩病、乳糜泻和回肠切除患者。

3.先天因素 维生素 B_{12} 选择性吸收障碍综合征是一种常染色体隐性遗传综合征,表现为回肠的维生素 B_{12} 受体异常,从而导致维生素 B_{12} 吸收不良。

【诊断】

1.临床表现 常表现为生长发育缓慢、厌食、疲乏、舌炎、皮肤色素沉着、呕吐、腹泻和黄疸等。

(1)血液系统:维生素 B_{12} 缺乏阻碍 DNA 合成,造血细胞会受到影响,表现为大细胞性贫血、多叶核中性粒细胞、白细胞减少、血小板减少、全血细胞减少等。

(2)神经系统:包括生长发育落后或倒退、感觉异常、本体感觉和振动觉受损、肌张力减退、惊厥、共济失调、痴呆、瘫痪、运动异常、记忆力丧失、人格改变、抑郁、易激惹、虚弱和学习成绩差。

2.实验室检查 不能直接对维生素 B_{12} 缺乏病作出诊断。检测维生素 B_{12} 水平、总高半胱氨酸水平、甲基丙二酸(MMA)水平是目前的主要方法。

(1)血清维生素 B_{12}:正常范围为 $200\sim900pg/ml$。低于 $80pg/ml$ 被认为维生素 B_{12} 含量降低。

(2)MMA 和高半胱氨酸是维生素 B_{12} 合成途径的引物,当患者存在维生素 B_{12} 缺乏时,其含量增加。在确诊维生素 B_{12} 缺乏时,MMA 浓度比高半胱氨酸浓度更具特异性,因为高半胱氨酸浓度会受叶酸和维生素 B_6 的影响。

【治疗】

1.一般治疗 去除病因。

2.药物治疗 前 2 天注射维生素 B_{12} $0.2\mu g/kg$,因为治疗初始可能有发生低钾血症的风险,随后 $2\sim7$ 天每天 $1000\mu g$,然后以每周 $100\mu g$ 维持 1 个月。

由吸收不良导致维生素 B_{12} 缺乏病的患儿可能需要长期每月注射给药。

【预防】

进食富含维生素 B_{12} 的食物,如动物肝脏、肾脏、牛肉、猪肉、鸡肉、鱼类、蛤类、蛋、牛奶、乳酪、乳制品、腐乳等。

三、维生素 C 缺乏症

【概述】

维生素 C 是脯氨酸羟基化为赖氨酸过程的辅因子之一,同时,电是羟基化反应中一个还原剂,被多巴胺 β 单加氧酶和甘氨肽 α-酰化单氧酶所催化。维生素 C 对于胶原合成,维持结缔组织完整性,络氨酸、叶酸及外源物代谢,肉碱、组胺、肾上腺类固醇及一氧化铵合成酶也具有非常重要的作用。此外,维生素 C 能促进铁吸收,也是一种抗氧化剂,可以抵抗白喉、破伤风和伤寒毒素。维生素 C 通过主动转运被肠道吸收。人体的垂体和肾上腺储存大量维生素 C。维生素 C 参与人体内多种酶促反应。

维生素 C 缺乏症(坏血病)是由于长期缺乏维生素 C 所引起的全身性疾病,现时一般少见,但在缺少青菜、水果的北方牧区,或城、乡对人工喂养儿忽视辅食补充,特别在农村边远地区,仍因喂养不当而致发病。主要表现为由于胶原合成不足和凝血因子破坏而出血,日常饮食中缺乏维生素 C 1 周～3 个月就可能发生坏血病,儿童出现典型症状的年龄阶段为 6 个月～2 岁,出血可以发生于皮肤、黏膜、关节、肌肉或胃肠道。但若不予治疗,坏血患儿可并发营养不良、出血或感染而死亡。

【病因】

日常饮食中缺乏维生素 C 可导致坏血病的发生。主要的原因为:

1.摄入不足　在孕母营养适当的情况下,儿童在出生时会有适宜的维生素 C 储备,故 3 个月以下婴儿发病较少。但是,孕母饮食缺乏维生素 C,新生儿也可患坏血病。新鲜动物乳所含维生素 C 比人乳少,牛乳中含量一般只有人乳的 1/4,经储存、消毒灭菌及稀释等程序后,所存无几。因此,用牛乳、羊乳或未强化乳粉、奶糕、面糊等喂养的婴儿,如不按时补充维生素 C、水果或蔬菜,易致缺乏。年长儿因饮食中缺乏新鲜蔬菜、水果可致维生素 C 缺乏。

2.需要量增加　生长活跃时,体内组织的维生素 C 含量相对不足。早产儿生长发育较快,维生素 C 的需要量相对较大,应予较多补充。新陈代谢增加时,维生素 C 的需要量增加。急慢性感染性疾病如腹泻、痢疾、肺炎、结核等病时,维生素 C 需要量都增加。

3.其他因素　如长期摄入大量维生素 C,其分解代谢及肾脏排泄增加以降低血浆维生素 C 浓度。过度加热富含维生素 C 的食物,维生素被破坏。患有糖尿病、获得性免疫缺乏综合征、短肠综合征和慢性腹泻的患者即使摄入充足的维生素 C 仍可导致维生素 C 缺乏病。

【诊断】

好发年龄为 3～18 个月,典型的坏血病具有明显的症状,诊断较易。隐性与早期坏血病因缺乏特异性症状诊断较难,应结合喂养史及其他检查,作综合判断。

1.病史　早产儿、人工喂养婴儿未添加含维生素 C 的辅食,或乳母饮食缺乏新鲜蔬菜或水果等。

2.临床表现

(1)全身症状:起病缓慢,常出现激惹软弱、倦怠、食欲减退、体重减轻及面色苍白等一系列非特异性症状,也可出现呕吐、腹泻等消化道紊乱症状,早期不易引起注意。

(2)局部症状:下肢因骨膜下出血而出现肿痛,尤以小腿部最为常见。肿胀多沿胫骨骨干部位,压痛显著,皮温高但不红。患部保持特殊位置:两腿外展、小腿内弯如蛙状,不愿移动,呈假性瘫痪。由于剧痛,深恐其腿被触动,见人走近,便发生恐惧而哭泣。

(3)出血症状:全身任何部位可出现大小不等和程度不同的出血,最常见者为骨膜下出血及牙龈黏膜下出血。

1)长骨骨膜下出血:多发生在股骨下端和胫骨近端,皮肤见瘀点和瘀斑,多见于骨骼病变的附近,膝部与踝部最多见,其他部分的皮肤亦可出现瘀点。

2)牙龈出血:最重要和最早的表现是牙龈发炎、出血和肿胀。绝大多数见于已经出牙或正在出牙时。上切牙部位最为显著,也可见于正在萌出的磨牙或切牙等处,牙龈呈紫红色,肿胀光滑稍加按压便可溢血。如继发奋森菌感染,可引起局部坏死、腐臭与牙齿脱落,口腔黏膜亦可见出血或瘀斑。若颞颌关节内有出血,则在张、闭口时有疼痛。

3)眼睑或结膜出血:眼部形成青紫色,眼窝部骨膜下出血可使眼球突出。

4)其他部位出血:病程晚期,偶有胃肠道、生殖泌尿道和脑膜出血,约1/3患儿的尿中出现红细胞,但肉眼很少见到血尿。

(4)其他:年长儿有时表现皮肤毛囊角化,婴儿常伴有巨幼红细胞贫血,由于叶酸代谢障碍所致,可能同时也缺乏叶酸;因影响铁的吸收与利用,亦可合并缺铁性贫血。

3.X线检查　是诊断的重要依据,四肢长骨X线检查特征性改变为:肋串珠、Frankel线(干骺端一条白色致密的临时钙化线)、Wimberger环(环绕中央稀薄骨化中心的一条白色粗钙化线)、坏血病线(邻近Frankel线的低密度横带)以及坏血病的特异性表现如鸟嘴症、干骺端横向骨刺。

随病程进展,可见以下几种变化:

(1)骨皮质变薄,骨小梁结构萎缩,导致骨干透明度增加,如毛玻璃样。

(2)上述的稀疏点或稀疏缝增大,成为全宽度的黑色带,可称为"坏血病带"。

(3)骨化中心亦如毛玻璃样,其周围绕以明显的白色环线,与骨干端相近处最为稠密。

(4)在骨骺端两侧线与增厚的骺线相连处,出现细小骨刺,由于它的位置伸向侧面,称为"侧刺"。

(5)骨膜下出血处的阴影,使受累的长骨形如杵状或梭状,有时在长骨的两个远端出血,则形成哑铃状,经治疗后其轮廓更加清楚。

(6)在严重病例,还可出现骨骺与骨干分离和错位。

(7)肋骨前端增宽,其顶端圆突如压舌板状。

4.实验室检查　实验室检查对坏血病诊断的帮助远不如X线检查简便。

(1)血浆维生素C浓度:禁食后血浆的维生素C浓度>6mg/L(0.6mg/dl),可排除坏血病,标本必须在收集后的48小时内测定。血浆维生素C水平随饮食摄入不同而变化,不能真实地反映体内维生素C储存量。但较低的浓度也不能证实坏血病的存在,临床症状往往与血浆维生素C的浓度并不平行。

(2)白细胞-血小板层维生素C浓度:通过草酸处理的血液经过离心沉淀出现的血块黄层,测定其维生素C浓度,是一较好证实维生素C缺乏的方法。其浓度正常值为280~300mg/L(28~30mg/dl),当其含量降到零值,虽无临床症状,亦表明为隐性坏血病。

(3)维生素C耐受试验:另一较好的方法是用维生素C 20mg/kg置于生理盐水制成4%溶液,静脉注射。如4小时后尿标本维生素C量>15mg/L(1.5mg/dl),可以排除坏血病。

(4)维生素C排泄量:给予患儿维生素C,然后测量尿液维生素C含量。维生素C含量正常的患儿中,约80%维生素C将在3~5小时通过尿液排出。坏血病患者尿液中维生素C排泄量减少。

(5)尿负荷试验:口服维生素C 500mg,测定4小时尿中总维生素C含量,<5mg为不足,5~13mg为正常,>13mg为充裕。

(6)维生素C诊断性治疗:用维生素C治疗有特效,可用以协助诊断维生素C缺乏病。最好的确诊方法为经维生素C治疗后,症状改善。肌肉痛和自发性出血在治疗2~3天后改善,牙龈病变在治疗2~3周后得到改善,骨病和瘀斑可在治疗几周后痊愈。

【鉴别诊断】

1.化脓性关节炎　多见于单侧肢体,并有局部红肿与灼热,全身症状显著,多有高热、中毒现象及白细胞增加。

2.风湿性关节炎　少见于2～3岁以下婴儿,且为游走性,主要表现在小关节,不伴有出血倾向。

3.脊髓灰质炎　表现为弛缓性瘫痪,无肿痛。

4.血小板减少性紫癜　表现为全身皮肤出血,血小板减少。

5.过敏性紫癜　表现为双下肢对称性皮肤青紫瘀斑,血小板正常。

6.血友病出血和凝血时间及其他凝血试验和家族史予以鉴别。

【治疗】

1.维生素C治疗　轻症患儿给予维生素C,每天3次,每次100～150mg口服。重症患者及有呕吐、腹泻或内脏出血症状者,应改为静脉注射,1次注完1日量。维持1个月或直到症状消失。

2.对症治疗　骨骼病变明显的患儿,应安静少动,以防止骨折及骨骺脱位。牙龈出血者应注意口腔清洁。同时给予维生素C含量丰富的食物。酌情适量补充维生素D、叶酸等。

经治疗后轻症一般在1～2天内局部疼痛和触痛减轻,食欲好转,约4～5天后下肢即可活动,7～10天症状消失,约3周内局部压痛全消失。骨骼病变及骨膜下出血所致血肿的恢复需时较长,重者需经数月消失,一般不致发生畸形。

【预防】

人体不能合成维生素C,需通过饮食中的柑橘类水果、绿叶蔬菜、未加工的肉类、母乳及牛奶获得维生素C。

1.孕妇和乳母　维生素C的需要量约为每天80～100mg,可以保证胎儿和乳儿获得足够的维生素。因此,饮食需含维生素C丰富的食物如新鲜蔬菜和水果等。

2.新生儿期　母乳维生素C含量高,初生儿鼓励母乳喂养。

3.婴幼儿期　母乳喂养儿6个月后、人工喂养儿4～5个月时开始添加辅食,如萝卜汁、白菜汤、菜泥等。

4.人工喂养儿　每天都应补充适量维生素C,主要来源于配方奶。正常婴儿维生素C每天供给量为30mg,幼儿为30～35mg,年长儿为40～60mg,早产儿则应每天给100mg,也是以配方奶为主。患病时维生素C消耗较多,可额外补充预防。

四、叶酸缺乏症

【概述】

叶酸又称维生素M、维生素B_9、维生素Bc,由蝶啶、对氨基苯甲酸和谷氨酸等组成的化合物,是一种水溶性B族维生素。叶酸对人体的重要营养作用早在1948年即已得到证实,人类(或其他动物)如缺乏叶酸可引起巨红细胞性贫血以及白细胞减少症,还会导致身体无力、易怒、食欲缺乏及精神病症状。叶酸对孕妇尤其重要,如在怀孕头3个月内缺乏叶酸,可导致胎儿神经管发育缺陷,从而增加裂脑儿、无脑儿的发生率。孕妇经常补充叶酸,可防止新生儿神经管缺陷、体重过轻、早产以及腭裂(兔唇)等先天性畸形。

叶酸作为体内生化反应中一碳单位转移酶系的辅酶,起着一碳单位传递体的作用;参与嘌呤和胸腺嘧啶的合成,进一步合成DNA和RNA;参与氨基酸代谢,在甘氨酸与丝氨酸、组氨酸和谷氨酸、同型半胱氨酸与蛋氨酸之间的相互转化过程中充当一碳单位的载体;参与血红蛋白及甲基化合物如肾上腺素、胆碱、肌酸等的合成。近年来发现了叶酸有抗肿瘤作用,对婴幼儿的神经细胞与脑细胞发育有促进作用。3岁以下的婴儿食品及婴儿奶粉中添加叶酸,有助于促进其脑细胞生长,并有提高智力的作用。

叶酸的钠盐极易溶于水,受光照会分解为蝶啶和氨基苯甲酰谷氨酸钠;叶酸在空气中稳定,但受紫外线照射即分解失去活力;在酸性溶液中对热不稳定,但在中性和碱性环境中十分稳定,100℃下受热1小时也不会被破坏。叶酸通过与靶组织上的叶酸受体结合而被吸收,在红细胞成熟和核酸合成过程中发挥作用。叶酸经叶酸还原酶的还原作用和维生素 B_{12} 的催化作用后变成四氢叶酸,当叶酸缺乏后,使四氢叶酸减少,导致 DNA 合成减少。机体仅储存 5～10mg 叶酸,因此 4～5 个月的饮食中缺乏叶酸,机体则会出现叶酸缺乏的表现。

【病因】

叶酸缺乏的主要原因为日常摄入减少、吸收不良、需求量增加、应用干扰叶酸代谢的药物治疗。

1.摄入不足　常见于营养不良、偏食、挑食或喂养不当的婴幼儿中。叶酸衍生物不耐热,食物烹煮时间过长或重复加热都可使其破坏引起摄入不足。新鲜蔬菜摄入少又极少荤食,加上饮食和烹调习惯不良等,都可导致叶酸摄入不足。

2.需要增加　需要量增加时会导致叶酸相对缺乏。如婴幼儿、感染、发热、甲状腺功能亢进、白血病、溶血性贫血、恶性肿瘤和血液透析时叶酸需要量增高,若不增加叶酸的摄入量则引起缺乏。溶血性贫血患者或剥脱性皮肤病患者对叶酸的需求量增加。

3.吸收障碍　影响空肠黏膜吸收的各类疾病如短肠综合征、热带口炎、慢性腹泻和某些先天性疾病时的酶缺乏使小肠吸收叶酸受影响。叶酸吸收不良可见于克罗恩病、乳糜泻、小肠切除患者。

4.药物干扰　如抗惊厥药、磺胺嘧啶在部分人群中可引起叶酸吸收障碍。甲氨蝶呤等抑制二氢叶酸还原酶使二氢叶酸不能转化成有生物活性的四氢叶酸。甲氨蝶呤和乙胺嘧啶可破坏叶酸的正常代谢,苯妥英类药物阻碍叶酸的吸收,均可能导致叶酸缺乏。

5.其他　如果婴幼儿以新鲜山羊奶为主食,羊奶含叶酸低及煮沸后的牛奶喂养者也会发生叶酸缺乏。

【诊断】

叶酸缺乏可以导致疾病,需要早期认识和及时诊断。

1.病史　患儿常有营养缺乏病史,偏食、挑食或喂养不当,以新鲜羊奶为主食;婴幼儿生长发育快速期;或患有肠道疾病、长期发热并发感染及维生素 C 缺乏、白血病等;或有长期使用抗惊厥药物等病史。

2.临床表现

(1)消化系统症状:如食欲减退、腹胀、腹泻及舌炎等,以舌炎最为突出,舌质红、舌乳头萎缩、表面光滑,俗称"牛肉舌"。

(2)血液系统症状:好发于 6 个月～2 岁的婴幼儿,皮肤呈蜡黄色,睑结膜、嘴唇、指甲苍白,常伴有肝脾大。

(3)神经、精神症状:烦躁不安、易怒、智力和动作发育落后等。

3.实验室检查

(1)外周血象:呈大细胞性贫血,MCV＞94fl,MCH＞32pg,网织红细胞、白细胞、血小板减少,营养不良性巨幼细胞性贫血,营养性巨幼细胞性贫血。血涂片:红细胞大小不等、以大细胞为主,可见巨幼变的有核红细胞,中性粒细胞呈分叶过多现象。

(2)骨髓象:增生明显活跃,以红细胞系增生为主,粒、红系统均出现巨幼变,中性粒细胞的细胞质空泡形成,核分叶过多。巨大血小板。

(3)血清叶酸测定:血清叶酸水平正常值 5～6μg/L。血清叶酸含量反映近期膳食叶酸摄入情况,小于

6.8nmoL/L(3μg/L)为缺乏。红细胞叶酸含量反映体内叶酸储存情况,小于 318nmoL/L(140μg/L)为缺乏。

【鉴别诊断】

1.精神发育迟滞　叶酸缺乏患儿因出现体格、智力发育落后而需与精神发育迟滞鉴别,叶酸缺乏在去除病因和叶酸治疗后精神发育可恢复正常。而精神发育迟滞多有产前、产时或产后等高危因素,智力发育落后非进行性或倒退性。

2.缺铁性贫血　叶酸缺乏患儿贫血为大细胞性贫血。缺铁性贫血为小细胞低色素贫血,面色苍白,一般不伴有肝脾增大。

3.白血病　叶酸缺乏患儿除贫血外,还可出现血小板减少、白细胞降低需与之鉴别。但白血病除贫血外,多有出血、发热等症状,血涂片可见幼稚细胞,骨髓检查可鉴别。

【治疗】

1.一般治疗

(1)对症治疗:注意营养,及时添加辅食,加强护理,防止感染。

(2)病因治疗:对引起叶酸缺乏的原因进行治疗。

2.叶酸治疗

(1)方法:每次 5mg 口服,每天 3 次,连续数周至临床症状好转、血象恢复正常为止。同时口服维生素 C 有助叶酸吸收。大于 6 个月,65μg DFE;6~12 个月,80μg DFE;1~3 岁,150μg DFE;4~10 岁,200μg DFE;11~13 岁,300μg DFE;14 岁后为 400μg DFE;乳母和孕妇为 500~600μg DFE。

注:膳食叶酸当量=[膳食叶酸 μg+(1.7×叶酸补充剂 μg)]。

(2)不良反应:服用过量会干扰抗惊厥药物的作用,诱发惊厥发作。正常人口服叶酸达到 350μg 就可能影响锌的吸收,从而导致锌缺乏,使胎儿发育迟缓,低了生体重儿增加。服用过量会掩盖维生素缺乏的早期表现,而导致神经系统受损害。叶酸口服可很快改善巨幼红细胞性贫血,但不能阻止因维生素缺乏所致的神经损害的进展,且若仍大剂量服用叶酸,可进一步降低血清中维生素含量,反使神经损害向不可逆转方面发展。叶酸服用过量可出现厌食、恶心、腹胀等胃肠道症状,出现黄色尿。合成叶酸在肝脏内被吸收,未被吸收的过量合成叶酸会进入血液,有可能引起白血病、关节炎等疾病,故需慎用合成叶酸。

【预防】

叶酸广泛存在于动植物类食品中,尤以酵母、肝及绿叶蔬菜中含量比较多。含叶酸的食物很多,但由于天然的叶酸极不稳定,易受阳光、加热的影响而发生氧化,所以人体真正能从食物中获得的叶酸并不多。叶酸生物利用度较低,在 45% 左右。凡是含维生素 C 的食物如新鲜蔬菜、水果都含叶酸,通常不需另外补充叶酸。如果饮食很全面,富含动植物蛋白及各种维生素及无机盐类(如钙、铁、锌等)就没有必要补充叶酸。猕猴桃中含有高达 8% 的叶酸,有天然叶酸大户之美誉,常吃有助于防止胎儿各类生育缺陷和先天性心脏病。

合理膳食,机体每天叶酸的需要量为 200~400μg。注意买回来的新鲜蔬菜不宜久放,制作时应先洗后切,现时炒制,一次吃完,炒菜时应急火快炒,3~5 分钟即可,煮菜时应水开后再放菜,可以防止维生素的丢失。淘米时间不宜过长,不宜用力搓洗,不宜用热水淘米,不宜做捞饭,熬粥时不宜加碱。做肉菜时,最好把肉切成碎末、细丝或小薄片,急火快炒。大块肉、鱼应先放入冷水中用小火炖煮烧透。最好不要经常吃油炸食品。肝脏叶酸含量 80μg/100g,蛋黄 121μg/100g。胡萝卜 67μg/100g,奇异果 30μg/100g。牛奶 20μg/100ml。

五、维生素 E 缺乏症

【概述】

维生素 E 是体内最重要的脂溶性抗氧化剂和自由基清除剂,能避免脂质过氧化物的产生,保护细胞免受自由基的损害,保护生物膜的结构与功能。维生素 E 是脂溶性维生素,易溶于脂肪和乙醇等有机溶剂中,不溶于水,对热、酸稳定,对碱不稳定,对氧敏感,对热不敏感。

维生素 E 又称为生育酚,在研究中发现动物缺乏维生素 E 时其生育器官发育受损甚至不育。生育酚时人体最重要的生理功能是促进生殖。它能促进性激素分泌,使男子精子活力和数量增加;使女子雌性激素浓度增高,提高生育能力,预防流产。维生素 E 缺乏时会出现睾丸萎缩和上皮细胞变性,孕育异常。在临床上常用维生素 E 治疗先兆流产和习惯性流产。另外,对防治男性不育症也有一定帮助。

其他功能方面,维生素 E 还有保护 T 淋巴细胞、保护红细胞、抗自由基氧化、抑制血小板聚集的功能。

【病因】

1.分娩因素 早产儿愈小,缺乏愈大。因为出生时胎盘转运有限,导致组织浓度低,同时婴儿的饮食局限使供应缺乏。早产婴儿溶血性贫血可以是维生素 E 缺乏的一种表现。

2.机体吸收不良 年长儿可因小肠吸收功能不良,生长迅速等引起维生素 E 缺乏。患慢性胆汁淤积性肝胆管病或囊性纤维化的儿童表现为维生素 E 缺乏综合征。

【诊断】

在婴儿,特别是早产儿主要发生的脑功能异常、早产儿可出现视网膜病变为常见疾病。下面就这几方面的常见疾病简述:

1.脑功能异常 当各种原因引起维生素 E 水平低于正常时就引起神经元轴突膜损伤,从而造成周围神经、脊神经节、后根和脊髓后柱的轴突变性,降低了维生素 E 的调节信号转运过程和基因表达的重要作用。临床也可出现脊髓小脑共济失调伴深部腱反射消失,躯干和四肢共济失调,振动和位置感觉消失,眼肌麻痹,肌肉衰弱,上睑下垂和构音障碍。

2.早产儿视网膜病变 维生素 E 能提高血红素合成的关键酶活性,促进血红素合成。新生儿缺乏维生素 E 可引起贫血并在出生后头 20 天伴有进行性神经病和视网膜病。根据婴儿出现贫血,大多表现为溶血性贫血,早产儿视网膜病变,在早产儿筛查时可发现临床表现和实验室检查可以诊断。少部分病例可出现小脑共济失调,表现为躯干和四肢共济失调,振动和位置感觉消失,肌肉衰弱,眼肌麻痹,上睑下垂,构音障碍等。

实验室检查:

1.血常规示红细胞减少,网织细胞增加。

2.血浆维生素 E 测定小儿$<7.0mmol/L(3\mu g/L)$,成人$<11.6mmol/L(5\mu g/L)$,有诊断价值。

3.过氧化氢溶血试验(PHT)维生素 E 缺乏者为阳性,但应区别于 G-6～PD 缺乏时的假阳性。

4.血浆生育酚水平$<4\mu g/ml(<9.28\mu mol/L)$,成人在血浆生育酚水平$<5\mu g/ml(<11.6\mu mol/L)$并有红细胞对过氧化氢敏感性增高时,即可认为是维生素 E 缺乏。

其他辅助检查:依据病情选做心电图、B 超检查。维生素 E 缺乏者在无肌酸饮食时可出现过量肌酸尿且血浆肌酸磷酸激酶水平增高。

【鉴别诊断】

1.新生儿溶血性贫血 应与其他病因引起的溶血性贫血相鉴别。由于维生素 E 缺乏引起的溶血性贫血,血浆维生素 E 水平低,经维生素 E 治疗后很快好转。

2.Friedreich 共济失调　Friedreich 共济失调是常染色体隐性遗传性疾病,疾病基因定位在 8q13.1～q13.3。患慢性胆汁淤积性肝胆管病或囊性纤维化的儿童发生维生素 E 缺乏综合征,其进行性神经损害的临床特征与 Friedreich 共济失调很相似,故此血清维生素 E 水平测定及基因诊断有助于两者鉴别。

3.缺乏维生素 A　指甲出现凹陷线纹,皮肤瘙痒、脱皮、粗糙发干、眼睛多泪、视物模糊、夜盲症、干眼炎,脱发,记忆力衰退,精神错乱,性欲低下等。故应与维生素 E 缺乏相鉴别,实验室检查可以诊断。

4.维生素 B_1 缺乏　维生素 B_1 缺乏临床表现为脚气病,消化不良,气色不佳,对声音过敏,小腿偶有痛楚,大便秘结,厌食,严重时呕吐、四肢水肿等。实验室检查可以相鉴别。

5.维生素 B_{12} 缺乏　维生素 B_2 缺乏临床表现皮肤粗糙,毛发稀黄,食欲缺乏,呕吐,腹泻,手指脚趾常有麻刺感。实验室检查可以相鉴别。

6.维生素 C 缺乏　维生素 C 缺乏临床表现骨质和牙质疏松,伤口难愈合,牙床出血,舌头有深痕,不能适应环境变化,易患感冒,微血管破裂,严重的出现败血症。实验室检查可以相鉴别。

【治疗】

1.饮食调整:食物补充麦芽大豆、植物油、坚果类、芽甘蓝、绿叶蔬菜、菠菜、有添加营养素的面粉、全麦、未精制的谷类、蛋制品。

2.轻症开始可服用 10mg/d,血象改变后可改为 5mg/d 维持量。对于慢性脂肪吸收不良或胆汁淤滞症应采用水溶性维生素 E 口服或肌内注射。但需注意用量不可过大,如每天用量大于 15m/kg,可造成血清肌酸酶活性增高,尿肌酸排泄量增多,患儿自感肌肉无力。

3.临床的习惯性流产、先兆性流产有用维生素 E 治疗。生育酚能促进性激素分泌,使男子精子活力和数量增加;使女子雌性激素浓度增高,提高生育能力,预防流产。在临床上对防治男性不育症也有一定帮助。

4.早产视网膜病也称晶状体后纤维组织形成,可用维生素 E 治疗得到改善。同样,新生儿心室内和室管膜下出血的某些病例也可得到改善。

【预防】

维生素 E 主要存在于植物油、油性种子和麦芽、坚果及蛋黄等,所以一般不易缺乏。儿童每天推荐剂量:0～1 岁 3mg,4 岁 5mg,7～11 岁 7mg,11～14 岁 10mg。

因为维生素 E 是脂溶性可以存储于体内,无须每天供给,补充过量易中毒。又因其排泄较慢,缺乏时症状出现较迟。

维生素 E 主要存在于植物油、油性种子和麦芽等。从日常饮食中可以注意摄入。油炸时维生素 E 活性明显降低,故少食油炸食品。

六、维生素 K 缺乏症

【概述】

维生素 K 是一类有萘醌基团的衍生物,是 2-甲基-1,4-萘醌衍生物的通称,具有凝血活力。存在于食物中的维生素 K_1 在猪肝、黄豆和绿叶食物如(苜蓿和菠菜)中含量丰富。维生素 K_1 同人体肠道内细菌合成的维生素 K_2 均为脂溶性,在肠道吸收,需有胆盐及胰腺酶参与。人工合成的维生素 K 有维生素 K_3 和维生素 K_4,均为水溶性维生素,吸收无需胆盐。维生素 K 又称凝血维生素,凝血因子 Ⅱ、Ⅶ、Ⅸ、Ⅹ 等重要蛋白质的合成和激活需要维生素 K,成为维生素 K 依赖因子。维生素 K_1 和 K_2 广泛存在于自然界,对热稳定,易受光线和碱的破坏,临床上应用的为人工合成的 K_3 和 K_4,溶于水,可口服及注射。维生素 K 对骨代谢还具有重要作用,骨钙蛋白和骨基质 γ-羧基谷氨酸蛋白都是维生素 K 依赖蛋白。此外,维生素 K 对减少动脉钙化也有重要作用。

【病因】

1.摄入不足　乳类含维生素 K 较少,人乳中维生素 K 含量仅含 $1 \sim 3 \mu g/L$,仅为牛乳中含量的 1/4,且母乳喂养婴儿肠道内细菌合成维生素 K 较少,因此,单纯母乳喂养未添加辅食的婴儿易患本病。此外,小儿生长发育快,对维生素 K 需要量较大,更易发生摄入不足。成人可见长期进食少或不能进食者。

2.吸收障碍　患肝、胆、胰腺疾病如阻塞性黄疸、肠瘘、广泛小肠切除等及任何原因引起的慢性腹泻等均可影响脂溶性维生素 K 在肠道内吸收。如孕母曾服用过抑制维生素 K 代谢的药物(如抗癫痫药),成人长期低脂饮食者也可影响维生素 K 的吸收。

3.利用障碍　病毒感染等任何原因损害肝功能,均可造成维生素 K 依赖因子合成障碍。

4.合成减少　长期口服广谱抗生素或磺胺类药物,因抑制肠道内细菌,致使维生素 K 合成减少。服用某些药物者,包括抗惊厥剂、某些抗生素(特别是头孢子菌素)、水杨酸盐和大剂量维生素 A 或 E,对维生素 K 有关的出血性疾病是非常敏感的。

5.抗凝药物的应用　抗凝药物双香豆素能抑制肝脏中的羧化酶,使维生素 K 依赖因子生成减少。口服抗凝药如苄丙酮双香豆素、醋硝香豆素及双香豆素等化学结构与维生素 K 类似物,可抑制维生素 K 参与合成活化有关凝血因子的作用。

6.孕妇在妊娠期间使用过镇静剂、抗凝剂、利福平、异烟肼等,或有酗酒习惯,这些因素都可以影响母亲血液中维生素 K 的含量,使其新生儿出生时体内的维生素 K 比其他新生儿更低。

【诊断】

1.维生素 K 缺乏性自然出血

(1)存在引起维生素 K 缺乏的基础疾病,婴幼儿 3 个月以内单纯母乳喂养儿。

(2)临床表现为起病急骤,全身广泛出血倾向,不同程度贫血,严重者伴颅内出血临床表现。

(3)血中维生素 K 含量减低,凝血时间及凝血酶原时间延长,部分促凝血酶原激酶时间通常延长。血纤维蛋白原水平、凝血酶、血小板计数和出血时间大多在正常范围。

(4)经维生素 K 治疗数小时或 24 小时后出血倾向明显好转。

2.维生素 K 缺乏性颅内出血

(1)病史:有早产、窒息、外伤等分娩高危病史。

(2)临床表现:新生儿出生后出现神志、呼吸改变,颅内压增高表现,瞳孔对光反应消失及肌张力增高、减弱或消失。

3.头颅影像学检查为确诊手段。

【鉴别诊断】

1.血友病　是一组先天性凝血因子缺乏以致出血性疾病。先天性因子Ⅷ缺乏为典型的性联隐性遗传,由女性传递,男性发病,控制因子Ⅷ凝血成分合成的基因位于 X 染色体。出血特点是延迟、持续而缓慢的渗血,可自发出血,但主要是轻伤后出血不易停止。因子Ⅷ、Ⅸ缺乏出血较重。

2.脑炎、脑膜炎　若本病仅出现颅内出血症状,而不伴有其他部位出血表现时易与颅内感染混淆。这两种病都是中枢神经系统感染,发病急、高热、昏迷、抽风,如不及时治疗均有生命危险,必须提高警惕。

3.新生儿消化道出血　坏死性小肠结肠炎、应激性溃疡、先天性胃穿孔等可出现呕血或便血。但患儿常有窒息、感染或使用糖皮质激素等原发病史,一般情况较差,腹部体征明显,易与新生儿出血症鉴别。

【治疗】

1.治疗相关基础疾病。

2.饮食治疗：多食富含维生素 K 的食物，如新鲜蔬菜等绿色食品。

3.对确诊或疑诊患儿应尽早给予维生素 K 治疗。轻症可口服维生素 K。口服维生素 K_4 4mg，每天 3 次。重症尤其颅内出血者，应立即静脉注射维生素 K_1，新生儿每次 1～5mg，成人每天可肌注或静注 10～20mg，注射速度<5mg/min。在术前，肝功能严重受损，或用香豆素类抗凝药时，剂量可增至 100～200mg/d。同时静脉输注新鲜血或血浆，以迅速补给凝血因子，并纠正贫血。并检查凝血酶原时间，必要时可重复给药数次，一般疗程 3～5 天。孕妇注射维生素 K 及给新生儿补充维生素 K_1，每天 1～5mg 可预防新生儿维生素 K 缺乏症，但切勿过量，以防溶血性贫血及早产儿核黄疸。

4.硬膜下血肿可穿刺治疗，必要时可手术清除血肿。过大剂量的天然脂溶性维生素 K，偶可引起短期高凝血酶原血症。合成型水溶性维生素 K 可干扰胆红素代谢，引起新生儿胆红素脑病，应用时应予注意。

【预防】

维生素 K 来源主要有：食物中特别是绿色蔬菜富含维生素 K，其次肠道细菌又可以纤维素为主要原料合成内源性维生素 K。维生素 K 的吸收主要在小肠，随乳糜微粒而代谢。体内维生素 K 的储存量有限，指粪吸收障碍时，容易引发维生素 K 缺乏症。故应注意脂类吸收疾病的防治。

新生儿出生后肠道内又无细菌，所以新生儿有可能出现维生素 K 的缺乏。母乳维生素 K 的含量低，仅含 1～3μg/L（牛乳含 5～10μg/L）。因此，母乳喂养的婴儿维生素 K 缺乏仍是世界范围内婴儿发病率和死亡率的原因之一。维生素 K 的每天需要量约为 1μg/kg。维生素 K 缺乏引起低凝血酶原血症，且其他维生素 K 依赖凝血因子浓度下降，表现为凝血缺陷和出血。

维生素 K 的来源丰富，如动物肝脏、黄豆、菠菜等。如果孕期不注意营养未达到膳食平衡，可在分娩前注射 1 次维生素 K_1：2～4mg，新生儿娩出后立即注射维生素 K_1：1～3mg，有预防作用。

对于母乳喂养儿，除出生时肌内注射维生素 K_1 外，在生后 3 个月内，还需每天口服维生素 K_1 1mg，或其母口服维生素 K_1，每周 2 次，每次 20mg。

七、碘缺乏症

【概述】

碘是人体必需的微量元素之一，在体内有重要的生理功能，主要是参与甲状腺素的合成，碘的生理功能也是通过甲状腺素的作用完成的，甲状腺素在人体内参与一系列的生理活动，可促进物质分解代谢，能量转换，维持和调节体温，维持正常的生命活动，并能促进神经系统的发育。

碘缺乏的早期，可以没有临床症状。当碘缺乏比较严重时，临床出现相应的表现，成为碘缺乏症。

碘缺乏和碘缺乏病是全球性公共卫生问题，我国多数地区都属于程度不同的碘缺乏地区，碘缺乏可以造成人体的不同程度损伤，由于缺碘程度、持续时间、年龄以及个体对缺碘的反应不同，可能出现不同的表现。除胎儿期可有流产、死产、先天畸形等表现外，年龄大的儿童及成人可表现为地方性甲状腺肿大、克汀病、甲状腺功能减退等疾病。

【病因】

1.环境因素　某些地区的土壤中缺碘是碘缺乏地域性流行的原因，尤其是冰川冲刷地带和洪水泛滥的平原。人类活动对土壤的破坏，滥砍滥伐，水土流失，也造成了环境缺碘。我国地方性甲状腺肿也多分布在山区，主要因为山区坡度大，雨水冲刷，碘从土壤中丢失所致。所以，碘缺乏病常呈地方性，其水中碘的含量较低。

2.膳食因素 膳食因素也可加重碘的缺乏。

(1)人体碘的供给约60%来源于植物性食品,如土壤中的碘缺乏可导致植物性食品中碘含量不足。

(2)低蛋白影响碘的吸收和利用:低蛋白、低能量可使血清中 T_3、T_4、血浆蛋白结合碘(PBI)降低,血清促甲状腺素(TSH)升高。低蛋白、高碳水化合物可影响甲状腺对碘的吸收和利用。

(3)葡糖硫苷棉豆苷抑制碘的有机化过程:关于碘缺乏的膳食因素,目前研究较多的是葡糖硫苷棉豆苷,它是木薯中的一种成分,蔬菜中如甘蓝、卷心菜、大头菜、荠菜中也含有葡糖硫苷棉豆苷的水解产物,可抑制碘的有机化过程。

(4)玉米、小米、甜薯、高粱及各种豆类在肠道中可释放出氰化物,进而被代谢成硫氰酸盐,可抑制甲状腺摄取碘化物。

(5)钙磷含量高的食物可妨碍碘的吸收,抑制甲状腺素的合成,加速碘的排泄。

3.药物因素 硫脲类抗甲状腺药物、四环素、磺胺类、咪唑类等药物可干扰酪氨酸的碘化过程,也有一定导致甲状腺肿作用。

【临床表现和诊断】

缺碘使体内甲状腺素和甲状腺球蛋白合成受到影响,导致甲状腺组织代偿性增生,形成甲状腺肿;缺碘导致甲状腺素合成不足,可引起甲状腺功能减退;儿童长期轻度缺碘可出现亚临床型甲状腺功能减退。

1.甲状腺肿大

(1)出生、居住于低碘地方性甲状腺肿病流行区。

(2)临床表现可见甲状腺肿大的体征,重度肿大的可有压迫症状如出现咳嗽、气促、吞咽障碍或声音嘶哑。

(3)血清 T_3、T_4 正常,T_3/T_4 的比值常增高,血清甲状腺球蛋白 TG 水平增高,血清 TSH 水平一般正常。

2.甲状腺功能减退症

(1)具有甲状腺功能减退的神经系统症状、体征和特殊面容。胎儿期缺碘所致的甲状腺素合成不足,临床表现为以共济失调、痉挛性瘫痪、耳聋及智力低下为主要表现的"神经性"综合征和以生长发育落后、智力低下、黏液性水肿为主要表现的"黏液水肿性"综合征两种不同类型,可相互交替重叠。

(2)实验室检查血清 TSH 增高,T_4 减低。

3.亚临床甲状腺功能减退症

(1)必备条件

1)出生、居住于低碘地方性甲状腺肿病流行区。

2)有智能发育障碍,主要表现轻度智能发育迟缓。

(2)辅助条件

1)神经系统障碍主要表现为:①轻度听力障碍(电测听高频或低频异常);②极轻度语言障碍;③精神运动发育障碍。

2)甲状腺功能障碍主要表现有:①轻度的体格发育障碍;②轻度的骨龄发育落后;③甲状腺功能减退(T_3、T_4 降低,TSH 升高)。

具有上述必备条件,以及辅助条件中神经系统障碍或甲状腺功能减退中任何 1 项或 1 项以上,并能排除其他原因如营养不良、锌缺乏、中耳炎影响便可作出诊断。

4.尿碘测定 为目前最实用和最灵敏的诊断碘缺乏的实验室方法。因摄入的碘 80% 由尿排出,故尿碘含量能基本代表碘摄入量多少。24 小时尿碘正常应在 $100\mu g$ 以上。$<100\mu g$ 表示已有缺碘，$<50\mu g$ 表示有轻度缺碘，$<25\mu g$ 表示严重缺碘。

【鉴别诊断】

1.脑损伤　生活在自然环境缺碘区，表现出各种碘摄入不足临床症状时，机体会出现一系列的发育障碍，结合实验室检查指标异常，能够正确诊断，但应注意有无分娩损伤、脑炎、脑膜炎及药物中毒等病史，以排除脑损伤的因素。

2.甲状腺功能减退症的其他病因

(1)甲状腺激素生成障碍：属于常染色体遗传病，患儿常常有家族史，甲状腺肿大为弥漫性、软，很少发展为结节性，碘有机化障碍可用高氯酸钾排泌试验诊断，正常值 2 小时排泌$<5\%$，患儿往往$>10\%$。

(2)激素抵抗：甲状腺激素抵抗综合征也称甲状腺激素不应症或甲状腺激素不敏感综合征。本病以家族性发病为多见，也有少数为散发病例，约占 1/3，发病年龄大都在儿童和青少年，年龄最小的为新生儿，男女性别均可患病，临床表现 T_4 和 T_3 持续升高，同时 TSH 正常，患儿没有药物，非甲状腺疾病和甲状腺激素转运异常影响，最特异的表现是给以患儿超生理剂量甲状腺激素后，不能抑制升高的 TSH 到正常，同时也没有外周组织对过量甲状腺激素的反应。

【治疗】

1.去除病因　首先去除病因，由于膳食因素引起，应先调整饮食；如为药物引起，要停药或换另一种药物代替。

2.药物治疗　适用于弥漫型重度甲状腺肿大且病程短者。可通过碘化油的口服或注射来满足机体对碘的需要。碘化油是一种长效、经济、方便、副作用小的防治药物，常用碘油胶丸。长期大量服用碘剂应注意甲状腺功能亢进的发生。如补碘后，甲状腺肿大仍不能控制，可采用甲状腺素制剂治疗，以补充内源性甲状腺激素不足，可使甲状腺减小。

除了过敏以外，一般人均能耐受大剂量的碘。但对缺碘并伴有结节性甲状腺肿的患者进行补碘，则有发生碘性甲状腺功能亢进症的危险，其临床表现如食欲亢进、体重减轻、肌无力、畏热等均较轻微，突眼也不明显，但如果患有器质性心脏病，就有一定的危险性。

3.手术治疗　一般不采取手术治疗，但甲状腺肿大严重，引起压迫症状，且内科治疗无效者，可行手术治疗。

【预防】

人类所需碘主要来自于食物，海产品含碘高，如海带、海鱼、蛤干、蚶干、干贝、海参、淡菜、海蜇、龙虾等，其中以海带含碘量最高，其次为海贝类及鲜海鱼。陆地性食物中动物性食物含碘量高于植物性食物，奶蛋含碘量相对较高，其次是肉类，淡水鱼含碘量低于肉类，植物性食物含碘量低，特别是水果和蔬菜。

1996 年起，我国立法推行普遍食盐碘化防治碘缺乏。推广碘化食盐可使广大群众、特别是小儿免受缺碘所带来的种种危害，对缺碘较严重地区可定期开展碘油强化补碘。

补碘后最常见的并发症是碘性甲状腺功能亢进，故补碘宜适度。我国每天碘的推荐摄入量为：4 岁以下为 $50\mu g$，4～11 岁的儿童为 $90\mu g$，11～13 岁为 $120\mu g$，14 岁以上为 $150\mu g$；孕妇和乳母为 $200\mu g$。

八、锌缺乏症

【概述】

锌是人体内重要的必需微量元素之一，作为金属酶的组成成分，参与体内多种蛋白质、核酸合成和分解代谢有关的 200 多种酶的组成。许多蛋白质如反式作用因子、类固醇激素及甲状腺素受体的 DNA 结合区,都有锌参与形成,在基因表达调控中起重要的作用。

体内的微量元素中,锌含量仅次于铁,人体内含锌量约为 2～3g。锌主要在小肠吸收,小肠内有金属结合蛋白类物质能与锌结合,调节锌的吸收。锌主要存在于骨、牙齿、毛发、皮肤、肝脏和肌肉中。血锌浓度约为 0.1～0.15mmol/L,体内的锌主要经粪、尿、汗、乳汁等排泄。

锌缺乏最早是 1961 年 Ananda S.Prasad 等报告的"伊朗乡村病",有身材矮小、生殖器官发育不良、肝脾大、精神不振等症,锌治疗有疗效等临床表现。其后,在埃及发现类似病例。发达国家也陆续有锌营养缺乏且经实验证实的报道。我国 70 年代末以来,全国各地有大量关于锌缺乏病的报道,以小儿为多见。近年来国内调查发现某些地区小儿发病率较高,随着研究的进展,锌对人的体格生长发育及健康的关系逐步得到了重视。

【病因】

1.摄入不足　食物中含锌不足为锌缺乏的主要原因,母乳中锌(65%)的生物利用率比牛乳(39%)高,婴儿生后未喂初乳(初乳中锌含量最高,4～5 天后迅速下降),或长期纯牛奶喂养,适龄时未及时添加富含微量元素的动物性辅食,而以锌生物利川率较低的谷物喂养为主,以及胃肠外静脉营养时未注意补锌等都是可能造成锌缺乏的原因。

2.需要量增加　处在生长发育期的儿童,尤其是在生长发育迅速的婴幼儿期和青春期,还有营养不良恢复期或组织修复过程中,机体对锌的需要量增加。如未能及时补充,可发生锌缺乏。

3.饮食行为影响　儿童在日常生活中有偏食、挑食或异食癖等行为或情绪问题,也可影响微量营养素的补充,导致锌缺乏。

4.吸收障碍　谷物中的植酸和粗纤维也可以妨碍锌吸收。婴幼儿喂乳中,牛乳与母乳含锌量相似,但吸收率较低,长期牛乳喂养儿易缺锌。谷类食物中含植酸盐或纤维素可造成锌的吸收不良,比如某些地区的谷物中含有较多的 6-磷酸肌醇,能与锌形成不溶性复合物,影响锌的吸收。还有当食物中其他二价离子过多也可影响锌的吸收。

5.各种疾病的影响而丢失过多　各种原因所致腹泻均可妨碍锌的吸收。吸收不良综合征、肠炎性疾病、肠病性肢端皮炎因小肠缺乏吸收锌的载体,可表现为严重缺锌。还有如反复出血、溶血、大面积烧伤、慢性肾脏疾病、长期透析等均可因丢失过多而锌缺乏。

6.药物影响　一些药物如长期使用金属螯合剂(如青霉胺、四环素、EDTA 等)可降低锌的吸收率及生物活性,这些金属螯合剂与锌结合从肠道排出体外造成锌的缺乏。

【临床表现和诊断】

1.临床表现　患儿有生长发育迟缓或生长发育落后,食欲缺乏、味觉灵敏度降低、食欲减退或厌食、异食癖等消化功能紊乱,多动,性发育推迟,皮肤发炎,反复感染、伤口愈合缓慢等临床表现。孕母缺锌可引起胎儿发育不良、早产或出生低体重儿。以上为较典型的缺锌临床表现。

2.膳食调查　仔细详细地询问病史,如婴儿是否有断奶或改用牛乳喂养的历史,是否喂养中食物含锌量过低或存在长期吸收不良的缺锌饮食史。

3.实验室检查　通过静脉血测定血清锌有助于了解目前锌营养情况。小儿空腹血清锌正常值最低限 11.47μmol/L。采用餐后血清锌浓度试验(PICR)判断锌缺乏,如其值大于 15% 有诊断锌缺乏价值。

4.疑为锌缺乏时　可用补锌试验,治疗后症状消失,生长发育加快,血清锌上升,则对确诊有帮助。

诊断主要依靠病史中临床表现的症状和体征及实验室检查,必要时予锌剂治疗有助于诊断锌缺乏疾病。

【鉴别诊断】

1.矮小症　因生长激素缺乏而导致儿童身高低于同地区、同性别正常儿童平均身高 2 个标准差或在儿童生长轴线第 3 百分位数以下。可通过骨龄和生长激素水平测定的方法进一步鉴别。

2.营养缺乏性疾病　主要表现为体重低下、消瘦、生长发育迟滞、皮下脂肪减少等，同时缺锌者可有身材矮小、贫血、肝脾大、第二性征发育不良等各种表现。

3.维生素 B_1 缺乏症　维生素 B_1 缺乏时，丙酮酸氧化脱羧反应受阻，乙酰辅酶 A 生成不足，影响乙酰胆碱的合成。主要表现为消化液分泌减少，胃蠕动慢，食欲缺乏，消化不良；还因维生素 B_1 缺乏时 α-酮酸氧化脱羧反应障碍，血中丙酮酸和乳酸堆积，以糖的氧化分解供能为主的神经组织能量供应不足，导致慢性末梢神经炎及其他神经肌肉变性改变，即脚气病表现。鉴别以实验室血清学检查为主。

4.糖尿病　锌缺乏时胰岛素的活性降低，胰腺细胞溶酶体的外膜破裂造成细胞自溶，可引起糖尿病。注意与 1 型和 2 型糖尿病相鉴别。

【治疗】

1.首先要去除病因积极治疗原发病。

2.给予含锌量较多的食物。多食坚果类、动物性肝脏。提倡母乳喂养，6 月龄婴儿及时添加辅食，合理搭配，纠正年长儿童的挑食、偏食、厌食及过多零食等行为。

3.口服锌制剂，如仍不能满足需要则需补充锌剂，其中以口服为首选锌口服，口服锌的剂量每天为锌元素 $0.5 \sim 1 mg/kg$，成人每天需锌 $15 \sim 20 mg$；或按年龄每天给予 2 倍于供给量的锌口服（元素锌供给量标准为：$0 \sim 6$ 个月：$1.5 mg/d$；6 个月 ~ 1 岁：$8 mg/d$；$1 \sim 4$ 岁：$12 mg/d$；$4 \sim 7$ 岁：$13.5 mg/d$；孕妇及乳母为 $20 mg/d$），连服 $2 \sim 3$ 个月。对食欲缺乏、厌食、反复感染、免疫功能下降一般 4 周为一个疗程。如为生长发育迟缓一般需 8 周为一个疗程。

4.静脉注射锌剂：如患儿存在急性或严重缺锌，因胃肠道功能紊乱、腹泻、呕吐等原因不能进行口服或口服达不到治疗目的者可静脉注射锌剂，早产儿体重 $<3 kg$，按照 $0.3 mg/(kg \cdot d)$ 补给，足月儿至 5 岁按照 $0.1 mg/(kg \cdot d)$ 补给，>5 岁可补给 $2.5 \sim 4 mg/d$；如给予静脉营养支持补锌为 $0.05 mg/(kg \cdot d)$，即可满足生理需要量。

一般高出推荐摄入量 $2 \sim 3$ 倍无毒性表现，而超过 $5 \sim 10$ 倍时可刺激消化道出现症状，如腹痛、恶心、呕吐等。长期大量服用可使铜缺乏，血清高密度脂蛋白减少，甚至造成血红蛋白降低、血清铁降低及顽固性贫血等锌中毒现象。服锌同时应增加蛋白质摄入及治疗缺铁性贫血，可使锌缺乏改善更快。补锌治疗后症状未减轻，$4 \sim 5$ 周后应停用，深入寻找其他原因。

【预防】

提倡母乳喂养、及时添加辅食、坚持平衡膳食是预防缺锌的主要措施，戒绝挑食、偏食、吃零食的习惯。对可能发生缺锌的情况如早产儿、人工喂养、营养不良、长期腹泻、大面积烧伤等患儿，均应适当补锌。调查本地水中锌含量，缺锌地区可在生长发育迅速时期给予锌强化乳制品或适量补锌，注意勿长期过量使用。

元素锌每天推荐量为：$0 \sim 6$ 个月：$1.5 mg/d$；6 个月 ~ 1 岁：$8 mg/d$；$1 \sim 4$ 岁：$12 mg/d$；$4 \sim 7$ 岁：$13.5 mg/d$。

（苏建伟）

第二节　维生素中毒

一、维生素 A 过多症和胡萝卜素血症

【概述】

维生素 A 摄入过多可以引起维生素 A 过多症,分为急性和慢性两种。维生素 A 过量会降低细胞膜和溶酶体膜的稳定性,导致细胞膜受损,组织酶释放,引起皮肤、骨骼、脑、肝等多种脏器组织病变。脑受损可使颅压增高;骨组织变性引起骨质吸收、变形、骨膜下新骨形成、血钙和尿钙都上升;肝组织受损则引起肝脏肿大,肝功能改变。

【病因】

一次或短时间内摄入超大剂量的维生素 A 可引起维生素 A 急性中毒,如婴幼儿一次食入或注射维生素 A 100000μg(300000IU)以上,成人一次剂量超过 90～300mg(30 万～100 万 IU)。从既往发生的急性维生素 A 过多症病例看,成人多为大量食用富含维生素 A 的食物(如北极熊、鲨鱼、大比目鱼和鳕鱼等的肝)而发生中毒,儿童则多因意外服用大量维生素 AD 制剂引起。

慢性维生素 A 中毒多因不遵医嘱长期摄入过量维生素 A 制剂引起。连续每天摄入(多为口服)过量维生素 A 数周或数月可致慢性中毒,引起维生素 A 慢性中毒剂量有较大的个体差异,婴儿较成人更为敏感。从已发生的病案看,成人每天摄入 8 万～10 万 IU,持续 6 个月;或每天 3 万～4 万 IU,超过 8 年可引起慢性中毒。婴幼儿每天摄入 15000～30000μg(5 万～10 万 IU),超过 6 个月即可引起慢性中毒;也有报道每天仅服 2.5 万 IU,1 个月即出现中毒症状。这种情况常见于采用口服鱼肝油制剂治疗维生素 D 缺乏性佝偻病时,由于许多鱼肝油制剂既含有维生素 D,又含有维生素 A,当口服途径使用较大治疗剂量的维生素 D 时极易造成维生素 A 的过量。

【诊断】

根据服用维生素 A 过多史、临床表现与体征不难诊断,血清维生素 A>2.56μmol/L 是确诊的证据;血视黄醇结合蛋白浓度测定、摄长骨 X 线片结果,对于急、慢性维生素 A 过多症的诊断并不困难。

1.急性维生素 A 过多症　临床表现在摄入后 6～8 小时,至多在 1～2 天内出现。主要有嗜睡或过度兴奋,头痛、呕吐等高颅压症状,12～20 小时后出现皮肤红肿,继而脱皮,以手掌、脚底等厚处最为明显,数周后方恢复正常。婴幼儿以高颅压为主要临床特征,囟门末闭者可出现前囟隆起,张力增加,恶心、呕吐。年长儿出现头痛、恶心、呕吐、头晕、复视等症状。脑脊液检查压力增高,细胞数正常,蛋白质量偏低,糖正常。血浆维生素 A 水平剧增,可达 500μg/L 以上(正常成人 100～300μg/L)。

2.慢性维生素 A 过多症　较多见,临床表现不似急性维生素 A 过多症那样迅速出现高颅压和皮肤损害的症状及体征。有大剂量服维生素 A 数月甚至数年的病史。症状可涉及多个系统。维生素 A 过多症可出现胃纳减退、体重下降,可有低热、多汗等全身症状。继而有皮肤干燥、脱屑、皲裂、毛发干枯、脱发、齿龈红肿、唇干裂和鼻出血等皮肤黏膜损伤现象,以及 K 骨肌肉连接处疼痛伴肿胀,体格检查可见贫血、肝脾大。X 线检查长骨可见骨皮质增生,骨膜增厚。脑脊液检查可有压力增高。肝功能检查可出现转氨酶升高,严重者可出现肝硬化表现。有时可见血钙和尿钙升高。各系统具体表现如下:

(1)皮肤黏膜改变:多见皮肤干燥、粗糙,有皮脂溢出样皮疹或全身散在性斑丘疹,片状脱皮或脱屑,瘙痒,毛发干枯,易折断,脱发,口唇皲裂等。

(2)骨骼、肌肉表现:为转移性骨痛,大多发生于四肢长骨,可伴有局部软组织及关节肿胀、压痛,但局部无发红及发热。如出现在颚骨和枕骨处,易误为颅骨软化,下肢股骨、胫骨受累,可有骨骺包埋,干骺早期愈合,致身材矮小及两侧肢体不等长畸形与跛行。

(3)神经系统:可有颅内压增高的表现如头痛、呕吐、烦躁、眩晕、视觉模糊及颅神经受压的症状等,较少见。

(4)其他:严重者可引起肝脏、脾脏及肾脏功能损害。孕母摄入过多维生素 A,可引起胎儿畸形。

3.骨 X 线检查　对诊断有重要价值病变主要以骨膜增生为主,常伴有软组织肿胀;长期慢性中毒者,可见干骺相嵌,骨骺包埋。婴儿常可见囟门扩大,颅缝分离、增宽,颅缝周同骨质硬化,密度增高。

4.胡萝卜素血症　因摄入富含胡萝卜素的食物(如胡萝卜、南瓜、橘子等)过多,以致大量胡萝卜素不能充分迅速在小肠黏膜细胞中转化为维生素 A 而引起。虽然摄入的 β-胡萝卜素在体内可转化为维生素 A,但其吸收率只有 1/3,而吸收的胡萝卜素只有 1/2 可以转化为维生素 A,所以胡萝卜素的摄入量最后仅有 1/20～1/12 发挥维生素 A 的作用,放大量摄入的胡萝卜素一般不会引起维生素 A 过多症,但可以使血中胡萝卜素水平增高,发生胡萝卜素血症。血清胡萝卜素含量明显升高,可达 $4.7～9.3\mu mol/L$(正常为 $1.9～2.7\mu mol/L$),致使黄色素沉着在皮肤内和皮下组织内,表现为皮肤黄染,以鼻尖、鼻唇皱襞、前额、手掌和足底部位明显,但巩膜无黄染。停止大量食入富含胡萝卜素的食物后,胡萝卜素血症可在 2～6 周内逐渐消退,一般没有生命危险。不需特殊治疗。

【鉴别诊断】

慢性维生素 A 过多症的早期临床表现不典型,可能只是个别症状或体征,容易误诊,应注意同佝偻病、坏血病等鉴别。

【治疗】

维生素 A 过多症一旦确诊,应立即停止服用维生素 A 制剂和含维生素 A 的食物。急性维生素 A 过多症的症状一般在 1～2 周内消失,骨骼改变也逐渐恢复,但较缓慢,约需 2～3 个月。一般不需其他治疗。高颅压引起的反复呕吐以及因此发生的水和电解质紊乱应给予对症治疗。本病预后良好,个别病程长、病情严重者可留下身材矮小后遗症。

【预防】

医务人员要严格掌握维生素 A 制剂的剂量,防止不同医疗机构重复使用;让家长认识到维生素 A 过量的危害,避免食用过量维生素 A 制剂,食用动物肝要适量,不可每天吃。确诊后立即停服含维生素 A 的制剂与富含维生素 A 的食物。

过量摄入 β-胡萝卜素并不会产生毒性,但可产生 β-胡萝卜素血症,血中 β-胡萝卜素浓度增高,皮肤、掌心黄染,但巩膜及尿不黄染,无其他症状。停止进食后,黄染迅速消退。不需特殊治疗。

二、维生素 D 中毒

【概述】

维生素 D 中毒症是医源性疾病之一,主要是由于在防治佝偻病时错误诊断和摄入过量维生素 D 引起的中毒。近年来屡有因维生素 D 摄入过量引起中毒的报道,应引起儿科医师的重视。

当机体大量摄入维生素 D,使体内维生素 D 反馈作用失调,血清 $1,25\text{-}(OH)_2D_3$ 的浓度增加,肠吸收钙与磷增加,血钙浓度过高,降钙素(CT)调节使血钙沉积于骨与其他器官组织,影响其功能。如钙盐沉积于肾脏可产生肾小管坏死和肾钙化,严重时可发生肾萎缩、慢性肾功能损害;钙盐沉积于小支气管与肺泡,损坏呼吸道上皮细胞引起溃疡或钙化灶;如在中枢神经系统、心血管系统等重要器官组织沉积,则出现较多钙化灶,可产生不可逆的严重损害。

【病因】

维生素 D 中毒多因以下原因所致:①短期内多次给予大剂量维生素 D 治疗佝偻病;②预防量过大,每天摄入维生素 D 过多,或大剂量维生素 D 数月内反复肌内注射;③误将其他骨骼代谢性疾病或内分泌疾病诊为佝偻病而长期大剂量摄入维生素 D。维生素 D 的中毒剂量个体差异大。一般小儿每天服用 $500\sim1250\mu g$(2 万~5 万 IU),或每天 $50\mu g/kg$(2000IU/kg),连续数周或数月即可发生中毒。敏感小儿每天 $100\mu g$(4000IU),连续 $1\sim3$ 个月即可中毒。

【诊断】

1.有维生素 D 过量的病史　因早期症状无特异性,且与早期佝偻病的症状有重叠,如烦躁不安、多汗等,应仔细询问病史加以鉴别。

2.临床表现　维生素 D 中毒的早期症状为食欲减退甚至厌食、低热、多汗、烦躁不安、精神不振,也可有多汗、恶心、呕吐、腹泻或顽固性便秘,体重下降。重症可出现精神抑郁,肌张力低下,运动失调,血压升高、心律不齐、烦渴、尿频、夜尿多,甚至脱水、酸中毒和昏迷惊厥;尿中出现蛋白质、红细胞、管型等改变,继而发生慢性肾衰竭。长期慢性中毒可致骨骼、肾、血管、皮肤出现相应的钙化,影响体格和智力发育,严重者可因肾衰竭而致死亡。孕早期维生素 D 中毒可致胎儿畸形。

3.实验室检查　早期血清 25(OH)D 增高,血钙升高>3mmol/L(12mg/dl),血磷及碱性磷酸酶正常或稍低,尿钙强阳性(Sulkowitch 反应),尿常规检查示尿蛋白阳性,严重时可见红细胞、白细胞、管型,肾功能异常,可出现氮质血症、脱水和电解质紊乱。肾脏 B 超示肾萎缩。X 线检查可见长骨干骺端钙化带增宽(>1mm)、致密,骨干皮质增厚,骨质疏松或骨硬化;颅骨增厚,呈现环形密度增深带;重症时大脑、心、肾、大血管、皮肤有钙化灶。应注意早期中毒时 X 线改变不明显。

【治疗】

怀疑维生素 D 过量中毒即应停服维生素 D,如血钙过高应限制钙的摄入,包括减少富含钙的食物的摄入。加速钙的排泄,口服氢氧化铝或依地酸二钠减少肠钙的吸收,使钙从肠道排出;口服泼尼松抑制肠内钙结合蛋白的生成而降低肠钙的吸收;亦可试用降钙素。注意保持水及电解质的平衡。

【预防】

1.一级预防

(1)健康教育采取积极综合措施,做好防治维生素 D 缺乏的卫生保健知识宣传。

(2)用维生素 D 防治时应注意掌握剂量和时间,预防量每天口服不超过 400IU。早产儿在出生后可以用 800IU 3 个月后改为每天 400IU。

(3)一般营养性佝偻病的防治尽量避免大剂量维生素 D 突击,用一般维生素 D 剂量疗效不满意时,应检查血钙、磷及碱性磷酸酶后再决定是否用突击疗法。必须作突击治疗前应详细询问患儿过去所用维生素 D 剂量,严格掌握适应证,治疗时密切观察临床症状,每月测定血钙有无中毒迹象,必要时每半月测查一次。

2.二级预防　如患儿出现食欲减退、烦躁不安、多汗、低热、精神不振等症状,应立即停服维生素 D,并及时到医院就诊,仔细询问是否有维生素 D 过量的病史,并行血钙、尿钙、尿常规等检查。

3.三级预防 当确诊为维生素 D 中毒后,应做到以下几点:

(1)立即停服维生素 D。

(2)限制钙的摄入,包括减少富含钙的食物摄入。

(3)减少肠钙的吸收,加速钙的排泄:口服氢氧化铝、依地酸二钠、泼尼松、降钙素。

(4)注意保持水及电解质的平衡。

(苏建伟)

第十六章　食物不良反应

食物不良反应指由食物或食物添加剂引起的所有临床异常反应,包括食物过敏、食物不耐受和食物中毒,前两者合称为食物的非毒性反应。食物过敏(FA)指免疫学机制介导的食物不良反应,即食物蛋白引起的异常或过强的免疫反应,可由 IgE 或非 IgE 介导,表现为一疾病群,症状累及皮肤、呼吸、消化、心血管等系统。而食物不耐受(FI)则为非免疫介导的食物不良反应,包括机体本身代谢异常(如乳糖酶缺乏)、机体对某些食物内含的药物成分(如久置奶酪中含的酪胺)的易感性增高,甚至是心理因素所致等。食物不耐受症状与食物过敏相似,均可累及胃肠道、呼吸道及皮肤等各器官系统,在临床上需注意区分。

第一节　食物过敏

一、疾病概述

国外资料显示,儿童期食物过敏的患病率约为 6%～8%。2010 年我国重庆、珠海及杭州三市流行病学调查结果显示,0～2 岁儿童食物过敏检出率为 5.6%～7.3%,最常见的过敏原为鸡蛋,其次是牛奶、虾和鱼。

与其他过敏性疾病,如特应性皮炎、过敏性鼻炎及哮喘类似,食物过敏的患病率逐年增加:近十年来食物过敏的患病率在美国儿童中上升了 18%,约 3.9% 的儿童患有食物过敏;5 年内英国花生过敏增长了 1 倍。虽然多数食物过敏可随年龄增长而自愈,但却可能增加儿童后期呼吸道变态反应性疾病发生的危险性。因此,食物过敏的预防、早期诊断及治疗有助于阻断过敏进程,从而减少生命后期过敏性疾病的发生已引起医师及家长的广泛重视。

【常见食物致敏原】

引起 IgE 介导的食物过敏反应主要抗原物为糖蛋白,分子量大约为 10～60kDa,少数分子量大于80kDa。尽管任何食物均可诱发过敏,但在婴幼儿时期,90% 的食物过敏与牛奶、鸡蛋、大豆、小麦、花生、鱼、虾、坚果类等 8 种食物有关。对致敏食物抗原分离纯化发现,牛奶中有大于 40 种蛋白质有致敏潜力;花生、鸡蛋、鳕鱼、大豆中也有多种可诱发过敏的抗原存在,且相近种类的食物可能引起交叉反应。然而,在临床工作中,不能因儿童对一种食物过敏而推论出对相似种类食物过敏,除非有病史或口服食物激发试验所证实。

【发病机制】

人类在摄入食物的同时,胃肠道通过免疫和非免疫的机制阻止完整外来抗原进入循环系统。虽然大于 98% 的食入抗原被胃肠屏障所阻挡,仍有少量完整抗原被吸收和转运到全身。然而,一般进入循环系统的可识别的免疫蛋白质不会引起不良反应,因为绝大多数个体对摄入的食物抗原可耐受,只在少数易感个体中产生过敏反应。这可能与个体免疫调节功能异常有关。

食物过敏的免疫学机制较为复杂,尚不完全清楚,目前主要分为 IgE 介导、非 IgE 介导及混合介导三类。

IgE 介导的过敏反应属于速发型变态反应,由肥大细胞和嗜碱性粒细胞参与的组织炎症反应过程,通常分为致敏期和发敏期。初次暴露于致敏食物蛋白后机体免疫系统产生特异性 IgE 抗体,这些抗体再结合于肥大细胞和嗜碱性粒细胞表面,此时机体被致敏。当机体再次接触相同的食物蛋白后,通过与上述抗体结合活化肥大细胞和嗜碱性粒细胞,后两者迅速释放生物活性特质而造成过敏性炎症反应。

非 IgE 介导的胃肠道食物过敏免疫机制尚不清楚,但可能与 TGF-β1 缺陷及 TNF-α 的过度反应有关。此外,由于发现由食物蛋白诱导的胃肠炎病人消化道黏膜中嗜酸性粒细胞显著增多,故嗜酸性粒细胞在其中可能起到部分作用。

然而,对于食物蛋白如何激活免疫系统的分子机制尚不清楚。多数研究显示,食物蛋白可能通过未成熟或是被破坏的肠道黏膜而使机体不能诱导出正常的口服耐受(指对经口服摄入的抗原产生特殊的细胞或体液免疫抑制现象)或是已建立的口服耐受遭到破坏,从而导致过强或异常的免疫反应。因此,对肠道屏障功能发展及口服耐受机制的研究成为热点。

二、诊断方法

【临床表现】

食物过敏通常表现为一组疾病群,因此临床表现多种多样而无特异性,常累及皮肤、消化系统、呼吸系统、心血管系统等;重者可致哮喘发作、休克甚至死亡。

1.皮肤症　状约有 50%～60% 食物过敏患儿出现皮肤症状,且是 IgE 介导的食物过敏最常见的临床表现。通常在摄入食物蛋白后几分钟至 2 小时内发生,表现为瘙痒、潮红、泛发性荨麻疹、口周或眼周的血管性水肿或红斑,严重时伴有呕吐、腹泻、腹绞痛、呼吸困难、喘息、低血压甚至过敏性休克的全身反应。此外,特应性皮炎也是儿童食物过敏常见表现。食物过敏与 6 个月内早期发病的婴幼儿特应性皮炎关系密切,尤其是中重度病人。约 40% 的特应性皮炎患儿同时存在食物过敏;中重度特应性皮炎患儿食物过敏的发生率可高达 33%～63%。其中,鸡蛋是特应性皮炎患儿最常见的过敏原,其次是牛奶蛋白。

2.消化系统症状　食物过敏引起的消化系统表现绝大多为非 IgE 介导的免疫反应,通常包括一系列胃肠道疾病。如口腔过敏综合征、嗜酸性粒细胞增多性食管炎及胃肠炎、食物蛋白诱发的胃肠道疾病、食物蛋白诱发的小肠结肠炎及直肠结肠炎。因此,几乎所有消化道症状均可以在食物过敏中出现且无特异性,如拒食、呕吐、腹痛、慢性腹泻/便秘、生长发育迟缓、胃肠道出血、缺铁性贫血、低蛋白血症,或内镜检查/组织学检查证实的肠道疾病或严重的结肠炎,肛周皮疹等。

3.食物过敏与呼吸系统　婴幼儿食物过敏可能是过敏进程中的第一步,食物过敏的患儿更容易发生过敏性鼻炎、哮喘等呼吸道过敏性疾病。常见的呼吸系统症状包括鼻痒、流涕、中耳炎、慢性咳嗽和喘息等,严重者可出现急性喉水肿或气道阻塞,而这些症状通常并不独立存在。此外,牛奶蛋白过敏可引起过敏性肺部疾病——海纳斯综合征,多见于年幼儿童,主要特征为反复的肺部浸润伴慢性咳嗽。虽然此病在一般儿童中很罕见,但在儿童肺部疾病的鉴别诊断中应加以考虑。

4.食物过敏与心血管系统　食物过敏对心血管系统的影响主要是通过对血管的影响实现的,多见于年长儿童,甚至可出现全身严重过敏反应。临床上将症状累及两个系统以上,尤其是心血管系统,进展迅速,出现血压下降及心律失常等表现者称为严重过敏反应,重者出现过敏性休克或死亡。临床上因过敏性休克就诊的病人中,50%左右与食物过敏有关。

5.其他　在年长儿童可能出现偏头痛、烦躁等主观症状。此外,由于食物过敏可能出现呕吐、腹泻等一系列胃肠道症状,导致胃肠道吸收功能降低,因此持续存在的食物过敏还可能造成营养素缺乏性疾病。

【诊断步骤】

食物过敏可由 IgE、非 IgE 或两者共同介导,口服食物激发试验是确诊的依据。

(一)IgE 介导的食物过敏诊断步骤

1.病史及体检　虽然食物过敏病史采集中患儿家长的汇报常不准确,但可以为选择恰当诊断方法提供信息;更重要的是它可以帮助设计恰当而安全的食物激发试验程序。病史采集时应重点询问:①诱发反应的可疑食物;②摄入的量;③摄入食物到出现症状的时间;④在其他时间进食相同食物是否出现相同症状;⑤最后一次发病距现在的时间;⑥症状出现的频率;⑦有无其他因素介入,如运动;⑧用药情况;⑨有无食物污染的可能性等。记录 2 周饮食日记能提供可靠的前瞻性信息,对于判断食物摄入与症状之间的关系很有帮助。通常食物过敏没有典型而特定的体征,体格检查应在累及的器官系统进行,如眼、鼻、喉、胸、腹、皮肤等。

2.皮肤试验

(1)皮肤点刺试验(SPT):是最常用的筛查 IgE 介导的食物过敏措施。目前食物提取物多采用天然食物制成,而在检测中应设立阳性对照(10mg/ml 组胺)和阴性对照(生理盐水)。当阳性对照疹团平均直径>3mm 且阴性对照<3mm 时,食物提取物疹团平均直径比阴性对照大 3mm 者为阳性结果。需要注意的是,皮肤点刺试验虽然阴性预报正确率在婴儿期为 80%～85%、幼儿期>95%,但其阳性预报正确率<50%,因此,即使是皮肤点刺试验结果阳性,仍不能诊断为食物过敏;而对于结果阴性的小婴儿,如果病史比较明确仍应进行确诊试验。

当考虑有蔬菜或水果过敏时,由于其蛋白容易分解,新鲜提取物的敏感性更高。如果检测到某种食物的特异性 IgE 抗体,那么与阳性对照物(组胺)及阴性对照物(生理盐水)相比,皮肤会出现风团和红晕。因此可以选用新鲜食物直接做皮试,称为食物-皮肤点刺试验。但因其缺少标准化及安全性问题影响其在临床的应用。

因 SPT 为体内试验,故在测试前必须准备急救药品,如苯海拉明、地塞米松、1‰肾上腺素等。对病史中曾有明确高度过敏症状发生者,如过敏性休克,可考虑进行体外检测,如食物特异性 IgE 测定。

(2)斑贴试验(APT):是将浸透食物提取物的纱布贴于皮肤上 48 小时,在 24～72 小时内评估产生的皮疹,出现红肿即为阳性,对于诊断非 IgE 介导的疾病可能有帮助,但尚需要更多的研究证实其可靠性。目前认为,虽然不作为食物过敏诊断的常规步骤,但对于病史疑诊为食物过敏诱发的特应性皮炎,而皮肤点刺试验或血清特异性 IgE 检测阴性时,采用斑贴试验能够增加诊断的准确性。然而,与其他试验比较,斑贴试验重复性较差,假阳性率和假阴性率均较高;且缺少标准试剂和统一的结果判断标准限制了其临床应用。

3.血清特异性 IgE 检测　当病史怀疑患儿可能出现严重过敏反应或皮损较严重,无法进行皮肤点刺试验时,可采用体外食物特异性 IgE 检测。体外测定血清中食物抗原特异性 IgE 水平可以提供与皮肤点刺试验相同的阳性和阴性预报率,若食物特异性 IgE 水平提示有 60%的可能性会出现症状,则医师可以结合病史作出诊断而不需进行食物激发试验。临床上通常采用定量 CAP 荧光酶联免疫法(CAP-FEIA)测定血清中食物特异性 IgE 水平,当检测值>0.35kIU/L 为阳性;然而,对于小婴儿可能存在假阴性反应,当临床疑诊食物过敏时,即使食物特异性 IgE 结果阴性,仍应进行食物激发试验确诊。

4.食物回避试验　是食物激发试验的前驱步骤。儿童进行常规饮食2周后,根据病史及皮肤点刺试验结果将可疑致敏食物完全从儿童饮食中排除约2～4周,期间家长记录儿童进食食物的种类、数量以及有关的症状。对于非IgE介导的食物蛋白诱发的胃肠道疾病,因肠道黏膜受损,故饮食回避时间常适当延长,可达4～6周,必要时应进行要素饮食。若儿童在食物回避过程中症状明显改善或消失为食物回避试验阳性。

食物回避试验的成功依赖多种因素,如正确的判断抗原、家长的依从性、排除药物及其他干扰因素的影响等。因食物回避对于改善囊性纤维化、双糖酶缺乏等消化系统疾病症状亦有帮助,因此不能作为确诊食物过敏的依据。此外,因为此过程是非盲法性质的,可能混杂有个人主观心理因素,因此在直接医疗监测下的单盲或双盲食物激发试验对确诊是必需的。还应注意,用于诊断的严格回避性饮食一般持续时间不宜太长,因为长期限制某种食物的摄入将导致儿童严重的营养不良及生长迟缓,故回避过程中营养师对儿童的膳食及营养进行合理安排非常重要。

5.口服食物激发试验(OFC)　食物回避试验阳性者需进行口服食物激发试验以确诊食物过敏,其中,双盲安慰剂对照的食物激发试验是诊断食物过敏的"金标准"。因口服食物激发此试验为体内试验,可能诱发出严重过敏反应,故应在有抢救设备的医院及在专业医护人员的监测下进行。

(二)非IgE介导的食物过敏诊断步骤

牛奶蛋白诱导的食管炎、胃肠炎、结肠炎等多属非IgE介导,或为混合型(IgE和非IgE共同介导),故难以用皮肤点刺试验和血清特异性IgE检测结果判断。常用的方法是根据病史直接行食物回避及激发试验,具体步骤与IgE介导的食物过敏诊断方法相同。通常对于非IgE介导的反应,口服食物激发试验通常是唯一的诊断方法。此外,若病史提示症状与食物摄入密切相关时,可行消化道内镜检查。内镜检查可获取消化道黏膜标本,若黏膜下嗜酸细胞每高倍视野＞15～20个,即可诊断为嗜酸细胞浸润。

三、治疗决策

【饮食管理】

虽然食物过敏常会随年龄增长而出现耐受,但早期的治疗对于改善预后具有重要意义。治疗原则包括:通过回避致敏食物而阻止症状的发生;通过药物使得已出现的过敏症状得以缓解。食物过敏治疗需要多科协作,如儿科(监测生长发育等)、营养师、皮肤科、呼吸科、消化科医师参与。若食物过敏症状严重,应及时转诊至相关科室,由专科医师进行治疗。

1.完全回避致敏食物　这是目前治疗食物过敏唯一有效的方法。所有引起症状的食物应从饮食中完全排除。由于食物过敏有随年龄增长而自愈的可能,故应定期进行监测,通常主张每3～6个月进行重新评估以调整回避性饮食治疗方案及时间;但对于有过敏性休克家族史或严重症状的患儿,饮食回避的时间应延长。

2.食物替代品　牛奶是婴儿的营养必需品,对于患有牛奶过敏的婴幼儿,采用恰当的食物替代非常重要。人乳喂养的牛奶蛋白过敏婴儿,建议继续人乳喂养,但母亲应回避含牛奶蛋白的食物;由于牛奶回避可能影响母亲的营养素摄入,如钙,故哺乳期母亲也应定期进行营养评估。非人乳喂养的牛奶蛋白过敏婴儿,可选用氨基酸配方奶粉或深度水解蛋白配方奶粉。氨基酸配方不含牛奶蛋白,理论上是牛奶过敏婴儿的理想食物替代品。因深度水解蛋白配方奶粉口感较好,价格易被家长接受,同时研究结果显示＞90％的患儿可产生耐受,故一般建议首先选用深度水解蛋白配方奶粉;若患儿不能耐受深度水解蛋白配方奶粉或为多食物过敏时,改用氨基酸配方奶粉进行治疗;对于过敏症状严重者、食物蛋白介导的肠道疾病等出现生长障碍者建议首选氨基酸配方奶粉（要素饮食）。由于大豆与牛奶间存在交叉过敏反应和营养成分不足，一般不建议选用豆蛋白配方进行治疗；当考虑经济原因，患儿≥6月龄，且无豆蛋白过敏者可选用豆蛋白配方进行替代治疗。采用羊奶进行替代是不恰当的，因为92％的牛奶过敏病人同时对羊奶产生不良反应。

单一的鸡蛋、大豆、花生、坚果及海产品过敏者，因其并非营养素的主要来源，且许多其他食物可提供类似的营养成分，故回避不会影响婴幼儿营养状况。对多食物过敏的幼儿，可选用低过敏原饮食配方，如谷类、羊肉、黄瓜、菜花、梨、香蕉、菜籽油等，仅以盐及糖作为调味品；同时应密切观察摄食后的反应，以减少罕见食物过敏的发生。

在严格饮食回避治疗过程中应由医师及营养师共同对患儿的体格及营养进行监测，制订出患儿的最佳饮食方案。在美国，标签法要求食品需要明确标出主要的过敏原，如牛奶、鸡蛋、小麦、大豆、花生、坚果、鱼、甲壳类动物。特殊类型的食物必须按分类命名（鳕鱼、虾、胡桃）。目前，一些强烈的过敏原，如芝麻等尚未划入标签法内。严格回避致敏原，就需要回避标签上的产品。教育家长如何阅读商品上的饮食成分表，避免不必要的意外摄入造成严重后果非常重要。此外，食物过敏患儿，尤其是曾发生过严重全身过敏反应者，应随身携带包含过敏食物、处理方法及联系人等信息的救助卡片，便于及时处理。

【药物对症治疗】

在回避致敏食物的同时，皮肤科、呼吸科、耳鼻咽喉科及消化科医师应对患儿进行对症治疗，常用的药物包括肾上腺素、糖皮质激素、白三烯受体拮抗剂、肥大细胞膜稳定剂、抗组胺药以及白介素-5抗体等。对于食物蛋白诱发的严重过敏反应因可危及生命，迅速处理十分重要。肾上腺素是治疗严重过敏反应的首要药物。一旦发生严重过敏反应需立即使用1‰肾上腺素（1mg/ml）0.01～0.03mg/kg肌内注射，必要时可15分钟后重复一次。治疗关键是维持呼吸道通畅和保持有效血液循环，其他治疗药物包括糖皮质激素、抗组胺药物及β受体拮抗剂等。所有药物以控制症状为主，故主张短期使用。

四、预后及预防

【预后】

多数食物过敏患儿预后良好，随着年龄的增长具有自愈趋势；但仍有少数患儿可发生食物过敏持续、变态反应性鼻炎或支气管哮喘等过敏性疾病。研究发现，大多数牛奶蛋白过敏患儿可在3岁前获得临床耐受，其耐受几率分别为：1岁时约45％～50％，2岁时60％～75％，3岁时85％～90％出现耐受。鸡蛋过敏约在3岁前最易出现耐受，约2/3的鸡蛋过敏患儿能在7岁前耐受。花生、坚果、鱼、虾、蟹过敏持续时间较长，部分可能持续终生。耐受通常需经反复的试验确定，比如食物特异性IgE抗体降低提示过敏的缓解，也可通过医师监督下进行口服食物激发试验来确定。

【预防】

虽然多数食物过敏可随年龄增长而自愈，但研究显示婴幼儿期发生食物过敏可能增加儿童后期呼吸道变态反应性疾病的危险性。因此，预防食物过敏的发生有助于阻断过敏进程，从而减少或延缓生命后期过敏性疾病的发生。早期对食物过敏的预防主要集中在婴儿期回避致敏性食物，然而，对于那些健康但有过敏风险的患儿，过度延迟易致敏食物摄入是否有益尚未得到很好的研究。

1.母亲妊娠及哺乳期干预　　无证据显示母亲妊娠期回避牛奶和鸡蛋会减少后代过敏性疾病发生率；而母亲哺乳期饮食干预除可短时降低湿疹的发生率或严重程度外，并不能减少后期其他过敏性疾病的发生。故为避免母亲、胎儿/婴儿营养不良，不推荐限制母亲妊娠期、哺乳期饮食预防牛奶蛋白过敏。

2.纯人乳喂养　因人乳为同种属蛋白,同时提供的 sIgA 以及可溶性因子可诱导婴儿胃肠道屏障和免疫应答的早期成熟,减少婴儿接触异种蛋白机会,从而降低过敏性疾病发生风险。故过敏性疾病高危儿应坚持纯人乳喂养至少 4 个月,有助于降低 2 岁内儿童特应性皮炎及牛奶蛋白过敏的累积发病率。

3.适度水解配方　通过工业技术将牛奶蛋白进行酶解和水解,降低牛奶蛋白免疫原性而制成的适度水解配方对于不能纯人乳喂养的高危儿,可减少特应性皮炎和牛奶过敏的发生,且具有良好的成本-效益关系。对于高危儿不推荐用大豆蛋白或其他动物乳预防婴儿牛奶蛋白过敏。

4.其他　对于固体食物引入早晚是否会影响过敏性疾病的发生存在争议,近期研究提示诱导婴儿产生黏膜免疫耐受的关键时期可能在 4~6 月龄,故 WHO 主张在 6 月龄后引入固体食物。益生菌制剂、免疫调节性营养食物(如 ω3)有助减少生命早期过敏症状,但能否长期预防过敏性疾病发生尚缺少证据支持。母孕期及婴儿期减少吸入过敏原暴露、避免烟草烟雾暴露可能对延缓过敏性疾病发生有帮助。

五、常见问题和误区防范

1.食物过敏的重点防治人群

(1)遗传因素:与其他过敏性疾病相同,遗传因素仍然是食物过敏的易患因素。文献显示父母或同胞患有花生过敏者,其同病的危险性将上升 7 倍;若同卵双生子之一患花生过敏,另一子患病风险较正常人群高 10 倍。目前确认的高危人群为特应性疾病家族史阳性者(至少一位一级亲属患过敏性疾病),如哮喘、过敏性鼻炎、特应性皮炎等。近年有学者认为已有食物过敏原或环境过敏原致敏的儿童亦应是高危人群。

(2)环境因素:虽然遗传在过敏性疾病中的作用不容忽视,然而尚不能完全解释近 20~30 年来过敏性疾病的快速上升。近年来,表观遗传学在过敏性疾病研究中成为热点。研究发现,环境因素可通过调控发生过敏性疾病的基因表达与否而造成表观突变,从而诱发过敏性疾病。已发现的环境因素,包括母孕期食物成分、烟草烟雾暴露、剖宫产、引入固体食物时间、维生素制剂的使用及某些药物,可能通过调节 IFN-γ 和 IL4 基因位点组蛋白的乙酰化/去乙酰化和甲基化/去甲基化等,从而影响 Th1/Th2 细胞分化,最终导致食物过敏的发生。

2.皮肤点刺试验与血清特异性 IgE 在食物过敏诊断中的价值　两者均是筛查 IgE 介导食物过敏的重要方法,而对非 IgE 介导的食物过敏如牛奶蛋白诱导的肠炎、结肠炎,没有诊断价值。此外,皮肤点刺试验阳性或血清检测到 IgE 仅仅提示体内食物特异性 IgE 抗体的存在,即为致敏状态,而不能反映是否出现临床症状(过敏),因此两者阳性均不能作为确诊食物过敏的依据。需要注意的是,在一定范围内,皮肤点刺试验风团直径越大或食物特异性 IgE 浓度越高,患儿出现临床症状的可能性也越大。

由于皮肤点刺试验简便易行,近年来部分学者将其结果与食物激发试验进行比较后,获得确诊食物过敏的风团界值点,以简化食物过敏诊断流程。但是否存在种族及地区差异,可进一步研究,因此最好仍应进行确诊试验。

3.部分水解配方、深度水解配方及氨基酸配方奶粉的应用

(1)部分水解蛋白配方(pHF):pHF 是通过对牛奶蛋白进行适度的加热或酶解,使之成为小肽段,从而改变牛奶蛋白的抗原决定基,降低蛋白的抗原性。由于 pHF 仍保留部分抗原活性,可引起 40%~60% 的牛奶蛋白过敏患儿再度发生过敏,因此从严格意义上说它不并符合美国儿科学会关于低敏配方的定义(使 90% 以上的 CMPA 患儿耐受),故不主张用于牛奶蛋白过敏患儿的治疗。尽管如此,许多研究都表明 pHF 可预防过敏高危儿发生过敏性疾病,因此,当高危新生儿无法进行母乳喂养时,尽早应用 pHF 至 4~6 个

月,可有效降低后期牛奶蛋白过敏和湿疹的累积发病率。

(2)深度水解蛋白配方(eHF):eHF 是将牛乳蛋白通过加热、超滤、水解等特殊工艺使其形成二肽、三肽和少量游离氨基酸的终产物,大大减少了过敏原独特型表位的空间构象和序列,从而显著降低抗原性。国内外指南均指出,eHF 可以用于牛奶过敏患儿的治疗。需要注意的是,因 eHF 中仍残留微量过敏原,可以造成大约 5%~10% 的牛奶蛋白过敏患儿不耐受,表现为胃肠道反应和其他的非 IgE 介导的过敏反应。

(3)游离氨基酸配方(AAF):AAF 不含肽段、完全由游离氨基酸按一定配比制成。将 AAF 用于牛奶蛋白过敏治疗时,因其完全不含过敏原,故治疗有效率高达 99%。由于 AAF 的价格较贵,且口感较苦,故在临床上长时间应用较为困难。据文献报道,以下四种情况者应首选 AAF:

(1)对 eHF 过敏者。

(2)使用 eHF2~4 周后过敏症状无明显改善者。

(3)嗜酸性食管炎患儿。

(4)多食物过敏患儿。

4.特应性皮炎患儿是否需要进行食物回避 食物过敏与 6 月龄内婴幼儿特应性皮炎关系密切,尤其是中重度特应性皮炎。约 40% 的特应性皮炎患儿同时存在食物过敏;中重度特应性皮炎患儿食物过敏的发生率可高达 33%~63%。其中,鸡蛋是特应性皮炎患儿最常见的过敏原,其次是牛奶蛋白。因此,并非所有特应性皮炎患儿均需进行食物回避。当 12 月龄(尤其是 6 月龄)内婴儿患有中至重度特应性皮炎,常规治疗效果不佳时,应进一步询问过敏性疾病家族史及其他伴随症状(如消化道、烦躁、睡眠不安等)。若上述情况存在,则需考虑进行食物过敏诊断;当确定食物蛋白为特应性皮炎促发因素时,应在特应性皮炎治疗的同时进行致敏食物的回避和替代。若特应性皮炎发生与食物过敏无关时,不需进行饮食干预,以免不必要的回避造成儿童的营养不均衡,甚至营养不良。

5.食物特异性 IgG 由于食物蛋白进入人体后都会诱导机体产生食物特异性 IgG 抗体,故临床上不能以食物特异性 IgG 检测作为诊断食物过敏的方法。

六、热点聚焦

1.食物过敏的治疗进展

(1)特异性免疫疗法(SIT):过敏原免疫疗法是指通过给予病人小剂量过敏原调节机体免疫反应以治疗过敏性疾病。过敏原免疫治疗最早开始于 1911 年,用于治疗花粉过敏,目前已广泛用于治疗过敏性鼻炎及哮喘,近年来也成为治疗食物过敏的研究热点。免疫治疗食物过敏的最终目标是使病人达到永久性的耐受状态。近期研究显示,口服免疫疗法及舌下免疫疗法作为治疗儿童食物过敏的一种新方法,可对食物过敏病人进行安全、有效的脱敏治疗,且用药方便,因此具有良好的应用前景;然而,由于存在一些潜在的风险,免疫治疗目前仅限于研究阶段,尚未被美国 FDA 批准在临床使用。免疫疗法治疗 IgE 介导的食物过敏有效性及安全性尚需进一步大样本临床试验证实。

(2)传统中药:传统中医药(TCM)作为治疗过敏的补充和替代疗法以其价廉、有效、副作用小等多种优点,越来越受到国内外学者的关注。国内学者使用 TCM 在临床治疗中的疗效报道更多,如"过敏煎"、"小青龙汤"、"小柴胡汤"等经大量临床试验证明对各种过敏性疾病均有效;苍耳、荆介等可治疗荨麻疹、湿疹;杏仁、麻黄等治疗哮喘疗效满意;浮萍、防风、苏叶等对气候寒温失调或鱼虾等食物过敏有一定疗效。近年来,国外学者也开始使用 TCM 治疗复发性过敏性皮炎、儿童哮喘、荨麻疹等疾病使临床症状减轻,复发率下降而副作用不明显。对于食物过敏的中药治疗也取得较大的进展,含有 11 种中草药配方的食物过敏治疗配方 FAHF-2 在美国已进入临床试验阶段。因此,TCM 作为过敏性疾病的补充和替代疗法已得到临床试验和动物试验的证实,为其进一步研究奠定了基础。

2.部分水解配方预防过敏性疾病高危儿发生过敏性疾病的成本-效益关系　　有研究显示,采用部分水解配方奶粉(pHF-W)能有效降低过敏性疾病高危儿特应性皮炎的发生。因此,目前各国过敏性疾病预防指南中均明确指出:纯母乳喂养 4～6 个月有助于减少后期过敏性疾病的发生;对于母乳不足或是无法获得母乳的过敏性疾病高危儿,采用 pHF-W 替代喂养是预防过敏性疾病的首选。

pHF-W 需要通过工业水解、酶解的方式将牛奶蛋白分解为小分子肽段,以降低其过敏原性,故生产成本较高。临床对采用 pHF-W 预防特应性皮炎是否具有较好的经济学关系报道较少。近期德国有研究指出,对于过敏性疾病家族史阳性的高危儿,与普通标准配方奶粉喂养组相比,4 月龄内采用部分水解清蛋白配方奶粉喂养者,6 岁时湿疹的患病风险降低 26%～45%.且具有良好的成本-效果关系。Iskedjian 等根据欧洲多国母乳喂养率、特应性皮炎发病率及特应性皮炎诊治费用等一系列假设参数计算得出结论,对于过敏性疾病高危儿,在国家有相关政策支持的情况下,以 pHF-W 喂养至 4 月龄预防特应性皮炎,相比标准配方,对国家、家庭及社会具有较好的成本效果关系。

然而,以上所有关于过敏性疾病预防的建议均是针对高危儿,对于家族史阴性儿童如何预防过敏性疾病尚缺少相关临床资料。因此,能否对无法纯母乳喂养的过敏性疾病家族史阴性婴儿采用 pHF-W 进行预防及其成本-效果关系如何在学术界一直存在争议。中国作为一个发展中国家,拥有自身特殊的医疗体系、保健制度以及劳力花费,每个婴儿的配方奶粉费用及其治疗湿疹的费用基本都是家庭承担。因此,对于 pHF-W 预防过敏性疾病的成本.效果关系尚需在中国进行大样本的研究证实。

(郑红英)

第二节　食物不耐受

一、疾病概述

食物不耐受常用于描述通过病史或激发试验证实的症状是由食物引起,但尚无证据表明有免疫因素参与的食物不良反应。目前认为食物不耐受的发生机制包括酶缺陷、药理作用或未分类三种。乳糖酶缺陷乳糖酶缺乏(LD)是最多见的食物不耐受,然而,其他原因引起的食物不耐受并不少见。据报道,人群中约 20% 的食物不耐受与药理作用相关。食物中含有的某些天然组成成分,如酒和甲壳类动物中含有的生物胺,可诱发出某些个体的临床症状。当发生机制或是原因不清楚时,这些反应就被归入未分类的食物不耐受,如对某些食物添加剂、食用色素和调味品的不耐受。此外,一些在摄入食物或食物添加剂后出现的反应也可被归入心因性或是心理躯体症状。

由于食物不耐受的机制尚未完全明确,因此对于其患病率并不清楚。基于访谈或是问卷获得的流行病学资料通常很难将食物不耐受与食物过敏区分开,因此结果并不可靠。然而,一些数据显示食物不耐受的患病率可能高于食物过敏,约为 5%～20%。

二、诊断方法

【临床表现】

食物不耐受的症状可能与食物过敏的症状相似,也可累及胃肠道、呼吸道及皮肤等各器官系统。常见临床表现包括肠易激、头痛、偏头痛、倦怠、行为问题及荨麻疹。某些病人甚至会出现哮喘,偶可见过敏性休克样反应。食物不耐受的症状通常是剂量依赖性的且迟发出现(数小时至数天),因此在临床上寻找可疑食物及化学成分较为困难。在临床上可能会发现对某种化学物不耐受的家族史。

1.酶缺陷型食物不耐受　"酶缺陷型食物不耐受"是指由于机体中某种酶的缺陷,导致在摄入某类食物或添加剂后出现临床症状。最常见的酶缺陷型食物不耐受为乳糖酶缺乏,此类病人由于肠道缺少消化乳糖的酶而造成在进食乳糖后出现腹痛、腹泻等症状。本病可能为遗传缺陷,也可能是肠道感染后暂时性问题。其他的酶缺陷型食物不耐受非常罕见。

2.药理因素所致食物不耐受　药理因素所致食物不耐受可由食物添加剂或天然食物中所含的血管活性胺直接作用引起。血管活性胺对于血管系统具有直接或间接作用。酪胺在偏头痛和慢性荨麻疹的发生中有重要作用,尤其是在应用抗抑郁药单胺氧化酶抑制剂后。患儿通常对血管活性胺,如组胺、酪胺、苯乙胺和5-羟色胺具有较低的反应阈值,故在进食含有一种或多种胺类成分的少量食物后即可出现症状。含有大量组胺和酪胺的食物通常为发酵食物,如奶酪、酒精饮料、鱼罐头泡菜和金枪鱼等。需要注意的是,食物不耐受病人可能同时对多种化学物发生反应,而这些化学物又可能在很多食物中存在,这给诊断带来一定困难。

3.未分类食物不耐受　某些个体对一些复合物,如食用色素、偶氮染料(如柠檬黄)和非偶氮染料(如樱桃红)、调味品(如阿斯巴甜、谷氨酸钠等)、防腐剂(如硫化物、苯甲酸酯、苯甲酸和山梨酸)、抗氧化剂(丁基羟基茴香醚、二丁基羟基甲苯)等发生反应被归类于未分类食物不耐受。对非甾体类抗炎药(NSAID)不耐受者可能亦会对某些食物添加剂产生症状,如苯甲酸衍生物、偶氮或非偶氮染料、硫化物。

4.中国餐馆综合征　中国餐馆综合征症状包括在进行后迅速出现的上胸部、颈部及面部麻木、烧灼,压迫及紧张感,通常是由增强味道的谷氨酸钠(MSG)引起。

【诊断】

对于在反复摄入某种食物后出现相同症状者,诊断食物不良反应很容易,但要区分是食物过敏或是食物不耐受时则会相对困难。因为很多症状可能存在一些潜在的原因。相同的食物在不同个体可能出现不同症状;而不同食物可能在同一个体也会产生不同的症状;即使是同一个体的症状表现也可能随时间变化而改变。因此,咨询过敏专科医师对于诊断食物不良反应及类型很重要。

对于食物不耐受目前尚缺少可靠的诊断方法。症状、化学促发剂及耐受量对于每个个体都可能不同,故其诊断需要个体化。由于免疫系统未参与,皮肤及血液试验不能帮助诊断;症状和家族史的采集非常重要,因为患儿的家族中可能存在类似对食物或是化学物不耐受的症状。因此,食物不耐受的确诊更侧重于病史及饮食史采集,而后将可疑食物或是化学成分从饮食中排除,当症状改善且通过激发试验再次诱发出症状即可确诊。当怀疑化学成分是导致食物不耐受的主要因素,在回避试验过程中,还应注意避免水杨酸酯、胺类、谷氨酸、调味品、防腐剂及食用色素。若回避后症状明显改善,可以将其加入普通食物中或是将其包装入胶囊中通过DBPCFC进行确诊。DBPCFC仍然是诊断食物不耐受的重要手段。

【乳糖不耐受】

乳糖不耐受(LI)指由于小肠黏膜乳糖酶缺乏(LD),导致乳糖消化吸收障碍而产生腹胀、腹痛及腹泻等一系列临床症状。当乳糖酶缺乏只引起乳糖消化吸收障碍而无临床症状,则称为乳糖吸收不良(LM)。

LD 在人类普遍存在,呈常染色体隐性遗传。虽然 LD 的发生无性别差异,但却存在明显的种族差异。报道显示,欧洲地区约为 2%～23%;美国白种人为 6%～22%;黑种人及犹太人约为 60%～80%;东亚人群发生可高达为 95%～100%。我国汉族人群 LD 的发生率为 75%～95%;儿童 3～5 岁组、7～8 岁组和 11～13 岁组中,LD 的发生率分别为 38.5%、87.6%和 87.8%。

1.病因及分类　根据 LD 的原因不同,在临床上常将其分为 4 种类型。

(1)先天性 LD(CLD):属于罕见的常染色体隐性遗传病。乳糖酶的产生由 LCT 基因所控制,当 LCT 基因发生突变时,造成乳糖酶合成障碍,在出生时乳糖酶几乎完全缺失,故可在新生儿期即出现症状,且终生不能耐受乳糖,未经治疗可引起死亡。

(2)成人型(原发型)LD:为最常见类型。LCT 基因表达与 MCM6 基因上的两个单核苷多态性基因有关(C/T13910 和 G/A22018。研究发现,基因型 CC-13910 造成乳糖酶缺乏,而基因型 CT-13910、TT-19910 时乳糖酶则持续产生。而基因型 CC-13910 在绝大多数种族表达,故乳糖酶水平在断乳后逐渐下降至出生时的 5%～10%,即为原发性 LD。然而,在某些种族,如经常食用乳制品的北欧白色人种,其 LCT 基因可终生保持产生乳糖酶的能力。

(3)继发性 LD:乳糖酶位于小肠绒毛表面,其活性在空肠中最强,在十二指肠和末端回肠则低。因此,各种引起小肠绒毛广泛损伤的疾病都可导致乳糖酶分泌不足或活性降低,即为继发型 LD,如感染性腹泻、肠道手术、急性胃肠炎、局限性回肠炎、乳糜泻、短肠综合征、克罗恩病、β-胰蛋白缺乏症,或因服用新霉素或对氨基水杨酸等药物。在婴幼儿期,继发性 LI 较为常见,常由腹泻引起,其中轮状病毒性肠炎导致继发性 LI 的发生率最高。

(4)乳糖酶相对不足:当乳糖摄入量超过小肠内正常水平乳糖酶分解能力时,形成乳糖酶相对不足,导致部分乳糖不能被分解吸收,继而发生 LI。这可能是部分婴儿发生人乳性腹泻的原因之一。

2.病理生理

(1)乳糖的代谢:乳糖是哺乳动物乳汁中特有的糖类,由 1 分子 D-葡萄糖和 1 分子 D-半乳糖 β-1,4-糖苷键结合而成的双糖,是人体的能量来源之一。人乳中乳糖含量约为 70g/L,牛乳约为 47g/L。乳糖能够促进钙的吸收、调整肠道菌群(在结肠内促进乳酸菌和双歧杆菌的生长)、水解后所产生的半乳糖对婴幼儿的智力发育具有促进作用。因此,乳糖与人体健康,特别是婴幼儿的健康有着密切的关系。乳糖为双糖,其消化吸收需要乳糖酶的参与。

8～34 周胎儿即可检测出乳糖酶活性,并随胎龄增长而逐渐上升;至胎儿晚期增长更为迅速,婴儿期达到峰值。大多数人的乳糖酶活性持续至 2～15 岁,然后下降到成人水平,大约为正常婴儿酶活性水平的 5%～10%。发展中国家乳糖酶活性开始下降的年龄多为 1～3 岁;而在发达国家,乳糖酶活性下降则发生在 8 岁以后。我国 87%的儿童乳糖酶活性下降的年龄在 7～8 岁。白色人种,尤其是北欧人群,乳糖酶活性可终生持续稳定或稍有下降而维持正常水平。

食物中的乳糖进入机体后,首先被小肠中的乳糖酶分解为葡萄糖和半乳糖,再通过小肠绒毛中与钠离子结合的蛋白质及 ATP 作用,主动转运吸收。半乳糖比葡萄糖的吸收速度更快。葡萄糖被吸收后进入机体的葡萄糖池而被利用。半乳糖主要是在肝脏中转化成葡萄糖,尿苷二磷酸半乳糖-4-表异构酶对这一代谢途径起调节作用。正常情况下,94%的半乳糖通过这条途径代谢;其余由红细胞代谢或由尿排出;尿中半乳糖的浓度约为血中的 10 倍。

(2)LI 的发病机制:任何原因致小肠黏膜受损时,绒毛顶部含双糖酶(包括乳糖酶)的上皮细胞丢失,造成乳糖酶分泌不足;加上修复后不成熟的上皮细胞乳糖酶活性较低,均可引起食物中乳糖不能被完全消化吸收,导致未吸收的乳糖在肠腔内停留。一方面使肠腔内渗透压增高,导致水和钠离子、氯离子向肠腔内运转,直到肠内容物与细胞外液的渗透梯度达到平衡,肠腔液体的增加可促进肠蠕动,加速肠内容物通过,引起水样便。另一方面,未消化的乳糖到达末端回肠和结肠时,部分被细菌代谢为乳酸、乙酸和氢气,进一步增加了肠腔的渗透压力,促进腹泻的发生,严重者可发生脱水、酸中毒。

3.临床表现　完全乳糖酶缺乏很罕见,部分缺乏者是否发生临床症状受多种因素影响。个体是否发生临床症状取决于乳糖酶活性水平、乳糖摄入量、胃肠道转运及结肠菌群代谢乳糖的能力。

先天性 LD 于新生儿哺乳后 1~2 小时即出现以腹泻为主的症状,伴有腹胀、肠鸣音亢进,重者出现呕吐、失水、酸中毒。大便常为水样、泡沫状,呈酸性。继发性 LD 症状多于摄入一定量乳糖后 30 分钟至数小时内发生,表现恶心、腹胀、腹痛、腹泻等。水样泻是婴幼儿期的主要症状,可表现为急性、严重腹泻,甚至明显失水,粪便常呈水样,并伴有恶心、呕吐、腹胀和腹痛。严重或长时间的腹痛或腹泻等会影响儿童的生长发育,甚至导致营养不良或机体的水电解质酸碱平衡紊乱,也会相互影响形成恶性循环。在年长儿和成人表现可不典型,腹泻虽然为水样,但可为间歇性或以腹部绞痛、腹胀为主要症状。

4.诊断　目前诊断 LD 的实验室检查包括氢呼气试验、粪还原糖测定、血或尿半乳糖测定法、乳糖耐量试验、空肠活检与酶测定等。临床上,即使实验室检查结果阳性,仍需限制乳糖摄入后观察症状好转情况加以证实。

(1)H$_2$ 呼吸试验(LHBT):正常人在摄食 1~3 小时内,因摄入的糖未到达结肠,呼气中不含有氢气。当 LD 或乳糖酶活性降低时,乳糖不能完全被水解和吸收,未吸收的乳糖在结肠内被结肠菌群酵解生成氢气,部分被吸收入门脉循环和通过吸收呼出。因此,测定呼出氢水平可间接反映乳糖的消化吸收状况。方法为:病人整夜禁食后采取基础呼气样本,然后口服乳糖溶液 2g/kg,在 3 小时内每隔 30 分钟采集呼气样本,通过气相色谱分析氢含量。当呼出气体中氢含量高于基线值 20ppm($20×10^6$ mmol/L),则 LHBT 阳性。若 LHBT 阳性而无临床表现者为 LM;出现腹胀、肠鸣、排气增多、头晕、腹痛腹泻等症状,其中 2 项或 2 项以上者为 LI。LHBT 方法灵敏、准确、简便,已成为应用最广的研究乳酶缺乏的方法。但约有 2% 的人群不产生氢气,睡眠、吸烟、情绪变化、试验前饮食以及抗生素的使用等均会影响试验结果。

(2)粪还原糖测定:当 LD 或乳糖酶活性降低时,部分乳糖经大便排出体外,使粪中还原糖增加。年长儿和成人结肠清除力强,粪便还原物质非常少,故本方法主要用于婴儿。国内常用的方法有醋酸铅法和班氏试剂法。均为半定量法,乳糖含量多少与沉淀物质及其颜色有关。当粪便中乳糖含量>0.25g/dl 为阳性,是诊断乳糖吸收不良的指标。因醋酸铅法具有较高的灵敏度及特异性,故可作为健康人群普查 LD 的方法。

(3)尿半乳糖测定:当 LD 或乳糖酶活性降低时,乳糖不能完全被水解为葡萄糖及半乳糖。当尿中半乳糖水平<2mmol/L 时提示乳糖酶缺乏。该方法具有采样简单、操作简便、特异性和灵敏性较高等优点。

(4)口服乳糖耐量试验(OLTT):禁食 4~8 小时后口服乳糖 2g/kg,每 30 分钟测血糖共 4 次。如血糖呈低平曲线,升高<20mg/dl(1.1mmol/L),应考虑 LD 可能。但胃排空延迟,葡萄糖、半乳糖吸收和代谢异常均可影响结果。

(5)乳糖酶活性检测:是唯一直接测定乳糖酶的方法,为诊断的"金标准"。取空肠活检,酶的活性用每克组织匀浆每分钟水解微克底物为单位表示。每克黏膜(湿重)的乳糖酶活性低于 2μg,即可认为乳糖酶缺乏,该方法较为可靠,但为有创操作,很少用于临床。

(6)基因诊断:研究发现基因型 CC-13910 与乳糖酶持续呈负相关,而基因型 CT-13910、TT-19910 与乳糖酶持续呈正相关。若检测出基因型为 CC-13910,即为乳糖酶缺乏。基因诊断方面虽然快速,但由于存在种族差异,如在非洲和亚洲未发现 C/T-13910 多肽性与乳糖酶持续相关,因而此方法适用面较窄。

5.治疗　治疗原则是限制饮食中乳糖含量以改善临床症状,并以适当替代食物保证营养。

(1)调整饮食中乳糖含量:人群中能耐受摄入的乳糖量具有个体差异。部分学者推荐从小量开始逐渐增加食物中乳糖含量,以能耐受为度,以提供部分支持儿童生长发育的营养成分。

(2)无乳糖配方替代:无乳糖配方奶粉以麦芽糖糊精为碳水化合物来源,易于消化吸收,渗透性低,降低肠黏膜对高渗透性食物的敏感性,有利于减轻腹泻症状;同时,无乳糖配方能保证蛋白质的足量供应和良好利用,因而有助于促进儿童正常生长发育。继发性 LI 患儿给予去乳糖配方短期干预即可治愈,而先天性 LI 患儿则需终生使用。

(3)补充乳糖酶:在牛奶中加入乳糖酶(β-半乳糖苷酶),经过一定时间和温度的消解,利用乳糖酶分解乳糖,达到降低乳糖的目的。

(4)发酵乳及益生菌:发酵乳通过在牛奶中加入保加利亚乳杆菌和嗜热链球菌,利用乳酸的发酵作用制成。在活菌的 β-半乳糖苷酶作用下,牛奶中 25%～50% 的乳糖在发酵过程中被乳酸菌分解,使酸奶中的乳糖水平降低。发酵乳是解决 LI 病人乳制品摄入的一个好方法,但缺点是成本较高,不宜长期保存。此外,有研究表明益生菌能促进动物小肠绒毛上皮细胞增生,迁移替代病损的绒毛上皮细胞,有利于乳糖酶的恢复及治疗继发性 LI 引起的腹泻。持续摄入益生菌和酸奶有明显改善 LI 症状的作用。这可能与结肠β-半乳糖苷酶活性增加有关。

三、治疗决策

与食物过敏相同,目前尚无针对食物不耐受的特殊治疗方法,饮食回避是唯一有效的措施。但是,对于化学成分的不耐受常常具有剂量依赖性,因此可以在专业医师的监测下采用低化学成分饮食,然后逐渐增加可疑化学成分的量,以寻找病人可以耐受的阈值。同时,病人还需在营养师的指导下获取充足而均衡的营养以支持正常生长发育。

四、常见问题和误区防范

食物过敏与食物不耐受的区别两者均属于对食物的不良反应,但前者是由免疫机制介导,而后者尚无免疫学参加的证据。因此,两者的诊断流程并不完全相同。食物过敏可以通过皮肤点刺试验或血清特异性 IgE 抗体进行初步筛查,而食物不耐受的确诊更侧重于病史及饮食史采集。尽管如此,两者的诊治均需采用 DBPCFC 和饮食回避。

(郑红英)

第十七章 疾病预防措施

第一节 合理营养

儿童生长发育高峰期对食物的需求量明显增加。与较大儿童和成人相比,婴幼儿需要食用能量和营养素更为丰富、营养密度更高的食物。但是儿童的营养需求存在着明显的个体差异,年龄越小,因营养缺乏而导致的各种营养缺乏性疾病的患病率也越高。婴幼儿期营养改善最重要的措施就是母乳喂养、合理添加辅食(食物转换)和营养补充剂的应用,保证营养充足和平衡。

一、母乳喂养

母乳不仅以最佳、最自然的方式为婴儿提供了最理想的营养,确保婴儿的健康生长和发育,而且大量科学研究发表的文献资料充分证明母乳可以降低婴儿期某些重要疾病的风险。母乳可预防儿童期各种常见疾病,为婴儿提供近远期的保护。纯母乳喂养(出生后前 6 个月只用母乳喂养,没有其他液体或食物)有助于降低儿童的总体死亡率。

(一)母乳喂养的好处

1.母乳包含婴儿需要的所有营养 母乳可提供孩子的同时期生长发育的营养素需求,其中含有的乳清蛋白,易于婴儿消化吸收,是婴儿最理想的天然食品。同时,母乳喂养中的生长因子、胃动素、胃泌素、乳糖、双歧因子、消化酶、乳糖酶、脂肪酶等,又能促进婴儿胃肠道的发育,提高婴儿对母乳营养素的吸收和利用。

2.母乳喂养可提供生命最早期的免疫物质 母亲体内已有的 IgG 及乳汁中特异的 SIgA、铁蛋白(抑制肠道致病菌生长繁殖)、溶菌酶、白细胞及吞噬细胞、淋巴细胞等免疫物质,能增强婴儿的免疫能力,预防感染。

3.促进婴儿神经系统发育 母乳中含有大量的必需营养素:如矿物质、维生素、胆固醇、必需脂肪酸(如牛磺酸、DHA),有利于婴儿神经系统的发育。喂养过程中良性神经系统刺激(如温度、气味、接触、语言、眼神等),末梢感觉神经传递良性刺激,促进中枢神经系统发育,形成反射弧,促进婴儿对外环境的认识及适应。母乳喂养能全面促进婴儿嗅觉、味觉、温度觉、听觉、视觉、触觉的发育。

4.母乳喂养能增进母子间的情感 母乳喂养帮助母子建立一种亲密、相爱的关系,使母亲有满足感。分娩后立即进行皮肤接触有助于建立这种关系,这一过程称为"亲子关系"。母乳喂养的婴儿哭得较少,而且更有安全感。一些研究表明,母乳喂养有助于孩子的智能发育。与人工喂养的儿童相比,低出生体重儿如果生后数周内进行母乳喂养,他们在儿童期智力测验中会表现得更好。母乳喂养能增加父母对家庭子女的社会责任感,有利于社会和谐。

5.减少过敏　一项由荷兰国家营养与健康研究院以及美国卫生健康研究机构开展的荟萃分析结果显示,纯母乳喂养对婴幼儿期的特应性皮炎、喘息和哮喘具有一定的保护作用。如果纯母乳喂养长达 6 个月,有助减少儿童生命最初 2 年的牛奶过敏、特应性皮炎、早发性喘息等过敏性症状。

6.减少成年后代谢性疾病的发生　"人类疾病与健康起源"研究表明,许多成年疾病,特别是影响健康与寿命的疾病与胎儿宫内营养、乳儿期喂养方式、生后 1～2 年追赶生长速度及第二次脂肪存积(青春前期)密切相关。母乳喂养可减少婴幼儿生后第一年和第二年的生长发育迟缓,有助于早产儿和小于胎龄儿的合理追赶生长,并降低婴幼儿期肥胖的发生。荟萃分析显示,相对于非母乳喂养的婴儿,母乳喂养儿青春期发生肥胖的风险降低 30%,从而减少成年后肥胖、高血压、高血脂、糖尿病、冠心病的发生率,有利于成年期代谢性疾病的预防。

7.母乳喂养能促进母亲健康恢复　母乳喂养促进子宫收缩,减少产后出血、加速子宫恢复;母乳喂养每天多消耗大于 500kcal 热量,可以协助母亲体型的恢复;坚持昼夜哺乳的母亲,大部分在 6 个月内不恢复排卵,起到生育调节的作用;母乳喂养还能减少乳腺癌、卵巢癌发病机会;哺乳期母亲的骨密度会降低,但断奶后正常,说明哺乳过程能促进骨骼的再矿化,而骨骼的再矿化可能有助于降低绝经后骨质疏松症的发生风险。

8.母乳喂养经济方便　减少人工喂养费用及人力,减少婴幼儿生病的医疗开支及由此导致的父母误工而带来的经济损失。

(二)母乳成分的变化

母乳成分随着婴儿年龄的变化而有所变化,而且每一次的哺乳,甚至在一天的不同时间,母乳成分都会有所变化。

1.初乳与成熟乳——不同时期母乳成分的变化　初乳是母亲分娩后最初几天内所产生的乳汁,与成熟乳相比含有更多的抗体和其他抗感染蛋白、白细胞以及丰富的维生素 A,有助于预防新生儿感染。初乳含有的生长因子,有助于婴儿肠腔发育,预防婴儿发生过敏或不耐受。因此,在开始母乳喂养前不应给新生儿喂任何饮料或食物,让婴儿第一口吃到初乳非常重要。成熟乳是继初乳几天后母亲所产生的乳汁。成熟乳分泌量大,此时乳房充盈、变硬和变重。

2.前奶与后奶——哺乳过程的母乳的变化　在一次哺乳过程中,先产生的乳汁称其为前奶,后产生的乳汁为后奶。前奶与后奶的营养成分有着明显的不同。前奶主要提供丰富的蛋白质、乳糖和其他营养素以及大量水分。婴儿摄入大量前奶,得到了所需的全部水分。后奶外观比前奶白,含的脂肪较多,母乳的大部分能量由这些脂肪提供。因此,每次喂奶时应让婴儿充分吸吮,吃空一侧乳房再吃另一侧,以便吃到足够的后奶,保证婴儿生长发育所需的能量。

(三)乳汁的分泌与调节

乳汁的产生是泌乳素与泌乳反射共同作用的结果。从刺激乳头到产生泌乳素的过程,称为泌乳反射。母亲的精神情绪、营养状况、疾病、疼痛刺激等因素均可影响泌乳和喷乳反射。

1.泌乳反射　分娩后婴儿吸吮母亲的乳头,吸吮刺激信息传递到脑下垂体前叶,使之产生泌乳素。泌乳素进入血液循环,刺激乳腺分泌乳汁。泌乳素的分泌是脉冲式的,尤其夜间泌乳素分泌量是白天的数倍。哺乳 30 分钟后催乳素在血液浓度达到高峰,乳房为下次哺乳而产乳。婴儿吸吮的次数越多,乳房产生的乳汁越多。

2.催乳反射　婴儿要得到足够的乳汁,还要有喷乳反射(又称射乳反射)。婴儿吸吮时刺激乳头神经末梢,信息传到垂体后叶,产生催产素。催产素经血液输送至乳房,可促使乳腺泡周围的平滑肌细胞收缩,使乳汁排出,即喷乳反射。催产素还可以使母亲产后子宫收缩,减少产后出血。

(四)母乳喂养成功的早期措施

1.树立信心　从孕期就需要大力宣传母乳喂养的好处,解除孕妇的各种顾虑,建立母乳喂养的信心。分娩后及时观察和指导母乳喂养,及时了解母亲对哺乳的疑虑,帮助母亲根据自己和婴儿的情况作出适当决定,有助于减少焦虑,树立信心。告诉母亲当遇到喂养的问题时,应到咨询室争取医务人员的帮助和指导,不可轻易自行中断母乳喂养或添加其他奶类。

2.早接触、早开奶　爱婴医院措施之一是帮助母亲在产后1小时内早接触、早开奶,有助于促进母亲母乳喂养,并延长喂奶的时间。

3.母婴同室　实行母婴同室是让母亲与婴儿每天24小时在一起,以便使母亲对孩子的变化立即做出反应,婴儿无论什么时候饿,都可即刻吃奶,这有助于母乳喂养。

4.按需哺乳　是指无论白天还是夜间均按婴儿所要求的频度喂奶。母亲逐渐学会对婴儿张开嘴寻找的征象做出反应,而不是等到婴儿已经烦躁或哭闹时才喂奶。按需哺乳婴儿体重增长快,母亲较少出现乳房肿胀等问题。

5.正确的哺乳姿势　母亲可采用坐位(摇篮式、环抱式、交叉式)和卧位哺乳体位。抱婴儿时婴儿的头和颈得到支撑,头和身体呈一直线;婴儿身体贴近母亲,脸贴近乳房,鼻子对着乳头。母亲的手呈“C”字形托起乳房,用乳头刺激婴儿的口周围,使婴儿建立觅食反射。当婴儿的口张到足够大时,将乳头及大部分乳晕含在新生儿嘴中。正确的含接姿势是婴儿的下颌贴在乳房上,嘴张得很大,将乳头及大部分乳晕含在嘴中,婴儿下唇向外翻,慢而深地吸吮。

(五)判断婴儿是否得到足够的奶量

婴儿吃饱后自己放开乳房,看上去满足并有睡意,哺乳前母亲乳房饱满,哺乳后变软,这都提示婴儿吃到了足够的母乳。但判断婴儿是否得到足够的母乳最重要的是观察婴儿体重的增长及小便的次数。

1.体重增长　新生儿生后会出现生理性体重下降,但下降幅度不超过出生体重的10%,且在7~10天内恢复到出生体重。按需哺乳的新生儿生理性体重下降恢复较快,甚至体重下降过程不明显。如果婴儿在生后10天体重仍低于出生体重或月增长值不足600g(或每周少于125g),则说明体重增长不够。

2.排尿次数　纯母乳喂养而且奶量足够的婴儿,通常24小时内至少排尿6次以上。如果婴儿每天排尿少于6次,色黄且味重,说明他没有吃到足够的母乳。奶量不足的婴儿,则其尿常很浓并且或深橙。

(六)母乳喂养常见问题

1.母亲感冒　患病母亲常可因各种原因停止哺乳,她可能害怕传染上孩子。一般来说,大多数病症只要恰当处理,都不应成为放弃母乳喂养的原因。当母亲患病时,体内即产生抗体,婴儿在哺乳时从乳汁中可以获得,这是对婴儿最好的保护。因此,患一般常见感染性疾病的母亲没有必要停止哺乳,除非是患艾滋病。

2.乳头疼痛与乳头皲裂　乳头疼痛的最常见的原因是含接不良。倘若婴儿身体扭曲,离乳房太远,含接乳房时没有把乳晕含住,而只含住乳头,嘴闭着,唇向前突,因不能有效地吸吮出乳汁,吸吮时就会来回牵拉乳头,这样母亲觉得很疼。起初乳头没有裂口,当婴儿松开乳房时,可看见乳头顶部有压痕。假如孩子继续这样吃奶,就会破坏乳头皮肤,产生乳头皲裂。皲裂是在母亲乳头周围有裂口,可以看到乳房是肿胀的。婴儿含接不好可以引起乳头皲裂和乳房肿胀。另一个原因是产妇分娩后如果没有早开奶或没有做到频繁吸吮,而是等她下奶后才让孩子吃奶,她的乳房皮肤绷得很紧,将乳头拉平,且乳房伸展性差,孩子只能吸着乳头,损伤了乳头皮肤。

如果母亲乳头痛,应及时帮她改善哺乳的体位,使婴儿正常含接。通常只要含接良好,疼痛会减轻。

为预防乳头皲裂，要强调生后不久就要开奶，早开奶可防止乳汁瘀积在乳房内而产生压力，从而预防肿胀形成。当乳房还很软时，易使新生儿含接好，这也减少了乳头皮肤损伤的机会。

3.母乳性黄疸　婴儿为母乳喂养，临床表现为生理性黄疸消退延迟，或褪后再出现；黄疸可能持续数周，甚至2个月，无任何临床症状，生长发育良好；黄疸程度以轻度至中度（205.2～342.0μmol/L）为主；血清胆红素主要为未结合（间接）型，肝功能正常，无贫血。其原因可能由于母乳中未识别因子使新生儿胆红素代谢的肠—肝循环增加所致，增加吸收的确切机制目前还不清楚。

一般不需特殊治疗，黄疸可渐减退；预后良好，很少引起胆红素脑病。治疗原则是既保证母乳喂养，又要将黄疸降低到最低程度。当胆红素超过342μmol/L时，可暂停哺乳3天，代以配方奶，如果2～3天后胆红素明显下降，即可诊断，并恢复喂母乳。如再喂母乳可有反复，但不会达到原来程度。停母乳期间，乳母需坚持挤奶，以保持乳汁分泌。如因某些原因不能暂停母乳或停母乳后胆红素下降不满意，则可应用短期光疗使黄疸消退。

二、混合喂养和人工喂养

各种原因引起母乳不足或乳母因故不能按时给婴儿哺乳时，用部分牛奶或其他代乳品来补充，这种喂养方式称为混合喂养。混合喂养的方法有两种：一是补授法，适用于6个月以下母乳不足的婴儿。在每次哺乳时先哺母乳，待两侧乳房都已经吸空，尚不能满足婴儿需要时再添加配方乳。先哺母乳有利于刺激母乳分泌，待母乳量增至已能满足婴儿需要时，可渐渐停止补授乳制品，恢复完全母乳喂养。二是代授法，适用于乳母上班或有事不能按时给婴儿哺乳，只能配方乳代替一次或几次母乳喂养。但应鼓励乳母按时用吸乳器吸出，可在1天之内喂给婴儿。

当母乳缺乏或母亲因故不能喂哺婴儿时，需用配方乳喂养婴儿，统称为人工喂养。人工喂养的最适宜乳品为配方乳，乳量个体差异较大，可根据婴儿所需能量计算。人工喂养所用的奶瓶、奶头、碗勺等用具每次喂哺后应洗净，经煮沸消毒后再用。人工喂养还应注意避免过量喂养，以预防肥胖的发生。

三、食物转换

随着婴儿生长发育，消化能力逐渐提高，单纯乳类喂养不能完全满足其6月龄后生长发育的需求，婴儿需要由纯乳类的液体食物向固体食物逐渐转换，这个过程称为食物转换（即辅食添加）。

（一）食物转换的目的

6月龄后的婴儿单靠母乳喂养已不能满足生长对膳食的总需求，特别是对能量、蛋白质、铁、锌和脂溶性维生素A和D的需求。因此，需要通过其他食物来弥补潜在的"营养差距"。食物转换的目的就是帮助弥补这些"营养差距"，尽量降低儿童早期营养不良的风险。儿童早期严重营养不良会导致不可逆转的健康结局，特别是身体生长和大脑发育。

食物转换的另一个目的在于从健康食物选择和良好进食习惯两个方面，帮助婴儿做好向成人食物过渡的准备。辅食摄入对人体正常的生长和发育、认知/大脑功能的成熟以及咀嚼和吞咽等口腔运动技能的正常发育非常重要，对养成良好的食品选择习惯也非常重要，因为这是日后健康的基础。

（二）食物转换的原则

1.从一种到多种　先试喂一种新食物，观察婴儿食后的反应，让其适应后再试另一种。一种新食物一般须经过7～10天才能适应。一次尝试过多品种可能导致婴儿不耐受或胃肠道紊乱。每次试喂新食物后密切观察消化情况,如有呕吐、腹泻等,应暂停喂哺,过些时间再从小量开始尝试。

2.从少量到适量　新添加的尝试食物,应从少量开始,逐渐增量。如添加蛋黄,从 1/4 个开始试喂,3～5 天逐渐增加到 1/3～1/2 个,再 1～2 周增至 1 个。婴儿逐渐适应不至于发生呕吐、腹泻、拒食等现象。

3.从稀到稠　同样一种食物,应先从较稀薄的形式喂起,逐渐加稠。如大米食品,从米汤逐渐到稀粥,到稠粥,再至软饭,根据婴儿的发育情况逐渐使之适应。

4.从细到粗　试喂固体食物时,应以细软的半固体食物开始,随着婴儿长出乳牙,咀嚼功能增强,食物逐渐加粗。婴幼儿即使已经有几只乳牙,咀嚼能力仍较差,故含粗纤维多的食物和咬不碎的食物必须切碎、煮烂、研细才能喂给婴幼儿。

(三)食物转换的方法

1.开始添加辅食的年龄　婴儿满 6 个月是开始食物转换的好时机。如果喂母乳后婴儿仍感饥饿、婴儿对半固体食物感兴趣及纯母乳喂养后婴儿体重增长不良等,也是应添加食物的信号。提供的食物应能满足婴儿生长对能量、蛋白质、微量营养素等营养物质的需求。

2.辅食的种类　除主食(母乳、婴儿配方奶等)外,添加的食物可分为以下四类:①淀粉类食品:如米、面等粮食,主要补充能量;②蛋白质类食品:动物蛋白质如鱼、肉、乳、肝、血等,以及大豆、豆制品,提供优质蛋白质;③维生素及矿物质类食品:主要为蔬菜及水果;④补充能量的食品:油和糖,油以植物油为好。

3.辅食的质地和数量　从 6 个月起婴儿开始长牙,这时可添加泥糊状食物,如煮烂的米粥或面片、菜泥、果泥,母乳喂养的婴儿首选强化铁的米粉;最初可每天喂 1～2 次,每次 2～3 匙,以后逐渐增加。7～8 个月时,可增加馒头干片、烤面包片或松脆的饼干,以促进乳牙萌出,并可训练婴儿用手抓取自喂,学习咀嚼吞咽固体食品。8 个月以后的婴儿可以逐渐喂食全蛋(蒸蛋羹)、肝泥、鱼泥、肉末等,也可混入粥中进食;每天喂 3 次,每餐从 1/2 碗逐渐增加到 1 碗,并继续喂母乳。若儿童为非母乳喂养,除以上食物外,每天至少喂 2 杯配方奶或动物奶。

(四)食物转换的注意事项

1.避免过早开始添加辅食　过早添加辅食会导致婴儿母乳摄入量减少,进而会使母亲的泌乳量下降;婴儿消化和吸收固体食物的能力尚未成熟,会引起肠道不适,如便秘和肠绞痛,结果导致长期的喂食困难;感染、腹泻、过敏反应和食物不耐受的风险增大;在很小的时候有过负面的进食经历,如窒息或胃酸反流,会导致婴儿对食物反感或害怕。这种获得性的食物反感或害怕会形成习惯,从而影响日后的进食习惯;婴幼儿期摄入过量膳食蛋白质可能导致日后肥胖的风险增大。

2.不要过度喂养　要根据儿童发出的饥饿信息和需求喂养,考虑餐次和喂养方法。根据孩子的年龄给予适量的食物,鼓励儿童主动进食。

3.注意膳食卫生　准备和储存食品要符合卫生条件,用餐前洗手、使用干净的餐具。还要注意喂辅食的安全问题,如花生、瓜子、豌豆等坚果类食物应捣碎后才能喂,喂鱼泥时要剔净鱼刺,以免发生意外,尤其是异物吸入气管,引起窒息或呼吸困难。

4.进食技能训练　食物转换有助于婴儿神经心理发育,引入的过程应注意食物的质地和培养儿童的进食技能,如用勺、杯进食可促进口腔动作协调,学习吞咽;从泥糊状食物过渡到碎末状食物可帮助学习咀嚼,并可增加食物的能量密度;用手抓食物,既可增加婴儿进食的兴趣,又有利于促进手眼协调和培养儿童独立进食能力。

四、幼儿及学龄前儿童饮食安排

(一)幼儿进食品种及量

乳类每天仍应摄入 350～500ml,不能继续母乳喂养的 2 岁以内幼儿建议选择配方奶。注意膳食品种多样化,提倡自然食品,均衡膳食,每天应摄入 1 个鸡蛋、50g 动物性食物、100～150g 谷物、150～200g 蔬菜、150～200g 水果、20～25g 植物油。幼儿应进食体积适宜、质地稍软、少盐易消化的家常食物,避免给幼儿吃油炸食品、快餐和甜饮料,包括乳酸饮料。

(二)学龄前儿童进食品种及量

每天应摄入 300～400ml 牛奶及奶制品、180～260g 谷类、120～140g 肉蛋类动物性食物、25g 豆类及豆制品、200～250g 蔬菜、150～300g 水果、25～30g 植物油。

(三)饮食安排建议

每天可安排 3 餐主食、2 次加餐,餐间控制零食。为儿童提供安全、营养、易于消化和美味的健康食物,允许儿童决定进食量,规律进餐,让儿童体验饥饿感和饱足感。

(四)良好饮食习惯的培养

儿童营养需求包括营养素、营养行为和营养环境三个方面,幼儿喂养和儿童进食过程中,不仅要考虑营养素摄入,也应考虑喂养或进食行为以及饮食环境,使儿童在获得充足和均衡的营养素摄入的同时,养成良好的饮食习惯。

1.良好饮食习惯的内容　良好的饮食习惯包括定时、定量进食,不偏食、不挑食、不过量进食,不贪吃零食,进餐时专心致志,不在进餐时看电视、看书或边玩边吃。提倡让儿童自己进食,固定进餐地点,在餐桌边进食,进餐时充分咀嚼,不狼吞虎咽。

2.培养方法

(1)喂养行为:耐心喂食,幼儿自己吃饭时给予帮助;用餐时尽量减少干扰,不要在电视机前喂食,或吃饭时不打开电视机;如果孩子拒绝某种食物,尝试不同的食物组合、制备方法、味道、质地等方式鼓励他吃;成人的正面影响有助于幼儿对新食物的接受,如给予新食物时伴随父母愉悦的表情,孩子会更容易接受;不要用食物安慰孩子或作为奖励;不要在入睡前用牛奶/糖水瓶来安慰孩子,不要养成睡觉时含糖水瓶的习惯。

(2)进食行为:12月龄后的幼儿应该开始练习自己用餐具进食,2 岁后的儿童应独立进食。应定时、定点、定量进餐,每次进餐时间为 20～30 分钟。进食过程中应避免边吃边玩、边看电视,不要追逐喂养,1.5岁以后开始练习不使用奶瓶喝奶。避免强迫喂养和过度喂养,预防儿童拒食、偏食和过食。

(3)进食环境:家人围坐就餐是儿童学习自主进食的最佳方式,应为儿童提供轻松、愉悦的良好进餐环境和气氛。家长应以身作则,避免在孩子面前谈论自己不喜欢吃的食物;避免以威胁或贿赂的方式逼迫孩子进食,以及用食物来奖励或惩罚孩子;不要在进餐时训斥孩子;不要在吃饭时做其他事情。家长对孩子的良好饮食行为及时给予表扬和鼓励。

五、膳食调查与营养评价

(一)膳食调查方法

膳食调查是了解和评估儿童营养状况常用的方法,常用的方法有三种:称重法、记账法和询问法。在临床实践中常用的方法是询问法。

询问法：采用食物频率问卷，根据问卷调查结果与推荐每天供给量相比较以评估儿童营养状况，针对所发现的营养问题，提出改进措施或营养干预方案。此方法最简便，多用于个人或家庭膳食调查。具体做法是询问小儿过去 24 小时或 3～5 天内每天每餐所吃食物种类和数量，总计一天内平均各种营养素及热能摄入量。对于门诊病人也常采用这种方法进行膳食调查。此方法的缺点是家长常记忆不清，准确性较差。

（二）营养评价内容

对膳食调查的营养学评价内容可着重两方面进行，即食物的构成是否合理和各种营养素的摄入量及其相互间比例是否满足需要。

1.营养素摄入量 与全国推荐供给量相比较，如达到其 80％以上为足够，<70％为不足，有缺乏。

2.蛋白质供给的质量评估 首先估算蛋白质摄入总量达到推荐供给量的百分数，在 80％以上为足够。再计算蛋白质来源，评估其质量是否适合儿童需求。一般动物性蛋白质最好能占 1/3，或动物肉类、乳、蛋及植物豆类等优质蛋白所供蛋白质占 1/3～1/2，能保证儿童生长发育需要。

3.脂肪来源评价 植物油脂含多不饱和脂肪酸为多，优于动物性脂肪。儿童应较多供应，必需脂肪酸供给不应低于 2％～3％总脂肪量。

4.产能营养素之间的平衡 儿童能量的摄入量占供给量的 905 以上才认为足够，低于 80％为不足。相反，如果能量摄入量超过供给量的 20％，就可能导致体重过重，超过 50％会导致肥胖。

5.早、中、晚三餐供能量之比 一般达到早餐 20％～25％，午餐 35％～40％，午后点心 10％，晚餐 30％。

六、常见问题和误区防范

应避免或限制在婴幼儿的膳食中加糖和盐。果汁因其天然糖含量相对较高，所以在生命第 1 年不应添加，之后也应限制。含糖饮料根本不宜成为婴幼儿膳食的一部分。果汁对 6 月龄以内的婴儿几乎没有什么营养价值，实际上可能因取代乳品反而变成一个缺点。6 月龄之后，食用完整水果是一种较为健康的方式，因为完整水果可提供纤维和其他营养素。6 个月后可以进食果泥，8 个月左右可以每天进食大半个水果，以后可以每天进食 50g 水果。在 1 岁前婴儿不需要加盐，幼儿对膳食盐（钠）的需要量也相对较低，通常食物中的天然盐含量就能够满足，尤其是配方奶喂养的婴儿，在转换食物中更不要添加盐。早期及反复接触咸、甜的食品/饮料，可以增强婴儿对这类食品与生俱来的喜好，从而会增加他们日后的摄入量。应限制糖的摄入，否则发生龋齿和超重的风险增大。

七、热点聚焦

1.艾滋病感染母亲能否母乳喂养 艾滋病病毒（HIV）感染母亲的乳汁中 58％含有 HIV。在没有干预的情况下，HIV 感染母亲采取母乳喂养，她们的婴儿中有 5％～20％会感染 HIV。因此，当人工喂养是可接受的、可行的、支付得起的、可持续的和安全的，HIV 感染母亲应避免所有形式的母乳喂养，而选择人工喂养，以减少母婴传播率。

但在自然条件差的贫困地区，与通过母乳喂养感染 HIV 的危险相比，非母乳喂养导致婴儿发生疾病与死亡的可能性也很高。所以，这些家庭 HIV 感染母亲的人工喂养应在专业人员的指导下进行，杜绝混合喂养，因为混合喂养可引起婴儿胃过敏反应和肠道损伤，进而增加婴儿感染率。

需要注意的是:乳头皲裂(尤其当乳头出血时)、乳腺炎和乳腺脓肿会增加母乳喂养引起的 HIV 传播的危险。通过正确的母乳喂养技巧,避免这些问题发生,减少 HIV 传播。婴儿口腔损伤性疼痛和鹅口疮使 HIV 病毒容易通过受损皮肤黏膜侵入婴儿机体。

如果母亲希望用自己的乳汁喂养婴儿数月或更长时间,可以考虑为婴儿提供其他母乳选择,比如挤出母乳加热,因为乳汁中的 HIV 病毒经煮沸后可以灭活。加热虽然降低了母乳中某些抗感染成分的活力,但是加热后的母乳仍然比母乳代用品有更多的优越性。

2.乙型肝炎母亲能否母乳喂养　乙型肝炎母婴传播主要发生在围产期,分娩时婴儿通过接触母亲的血或其他体液获得感染,但是通过乳汁的传播风险远远低于分娩时的感染风险。

接种乙型肝炎疫苗是预防乙型肝炎病毒(HBV)感染的最有效方法。世界卫生组织推荐将乙型肝炎疫苗纳入婴儿的常规免疫,对于乙型肝炎表面抗原(HBsAg)阳性母亲的新生儿,应在出生后 24 小时内(最好在出生后 12 小时内)尽早注射乙型肝炎免疫球蛋白(HBIG)100IU,同时在不同部位接种 $10\mu g$ 重组酵母乙型肝炎疫苗,并分别在出生后的 1 个月和 6 个月时接种第 2 和第 3 针乙型肝炎疫苗,可显著增强阻断母婴传播的效果。在双重免疫下,建议纯母乳喂养 6 个月,并在合理添加辅食的基础上,母乳喂养至儿童 2 岁。

新生儿在接受免疫治疗之前的一段时间内不需要限制母乳喂养。由于皮肤、黏膜溃疡或破损是 HBV 传播的通道,因此母亲乳头破裂、出血,伴有浆液性渗出或婴儿口腔溃疡时,均应暂停母乳喂养,待伤口恢复再进行母乳喂养,以减少病毒直接进入婴儿血液的机会。

3.婴儿食物过敏的预防和控制　有充分的证据表明,某些食物如蛋、牛奶、大豆、小麦、鱼、坚果、海鲜和芹菜比其他食物更容易过敏。一般不要在婴儿 4~6 个月之前开始辅食喂养。一次只添加一种成分,以便可以发现婴儿对每种成分的反应。不要避免或推迟添加可能引起过敏的食物,只要婴儿能够耐受,逐步添加的食物可包括易过敏的食物。第一次添加易过敏的食物最好是在家里。如果婴儿对食物出现任何类型的过敏反应,在添加易过敏食物之前,应到过敏门诊进行测试。

预防婴儿过敏最好的保护措施是母乳喂养。出生后尽早让婴儿吸吮母亲的乳房,争取纯母乳喂养成功,纯母乳喂养至少 4 个月,最好长达 6 个月,有助减少生命最初 2 年的牛奶过敏和特应性皮炎、4 岁以前的早发性喘息等症状的发生率。对于不能采用纯母乳喂养的高风险婴儿,水解配方具有预防过敏性疾病和牛奶过敏的优点。目前并不建议母亲在哺乳期间避免高过敏原性的食物,但对于出生后不久即出现过敏疾病征兆的婴儿不适用,因为在某些情况下,治疗可能涉及哺乳期的膳食干预。

(郑红英)

第二节　预防接种

预防接种是泛指人工制备的疫苗类制剂(抗原)或免疫血清类制剂(抗体),通过适宜的途径接种到机体,使个体和群体产生对某种传染病的自动免疫或被动免疫。预防接种是目前针对某些传染病防控最经济、最有效的手段,也是治疗某些疾病、避免某些生理状态的有效措施之一。

我国的预防接种工作大致经历了计划免疫初期(1950~1977 年)、计划免疫时期(1978~2000 年)和免疫规划时期(2001 年至今)三个发展阶段。我国在计划免疫初期的 1961 年全国消灭了天花。在计划免疫时期,我国的计划免疫工作进入了一个新的发展阶段,通过实行常规免疫、强化免疫、应急免疫等相结合的免疫服务形式,提高了疫苗接种率。通过将乙肝疫苗、脑膜炎球菌(以下简称流脑)疫苗、流行性乙型脑炎(以下简称乙脑)疫苗、麻疹-腮腺炎.风疹(以下简称麻腮风)联合疫苗、甲型病毒性肝炎(以下简称甲肝)疫苗等安全、有效的疫苗纳入免疫服务的范围,扩大了接种疫苗的种类。免疫规划阶段是巩固成绩、扩大内容、提高质量,保证预防接种工作可持续发展的时期。2001 年 12 月,经国务院批准,乙肝疫苗纳入儿童计划免疫;2004 年 12 月 1 日新修订的《传染病防治法》中规定"国家对儿童实行预防接种证制度。国家免疫规划项目的预防接种实行免费。医疗机构、疾病预防控制机构与儿童的监护人应当相互配合,保证儿童及时接受预防接种"。2007 年,经国务院批准,实施扩大国家免疫规划,将乙脑疫苗、流脑疫苗、甲肝疫苗、麻腮风疫苗、无细胞白百破疫苗纳入儿童常规接种,并由政府财政安排专项资金,统一解决疫苗及注射器的购置费和部分基层医务人员的接种劳务费。

一、儿童国家免疫规划疫苗免疫程序与使用规定

【国家免疫规划疫苗使用规定】

1. 免疫程序所列各种疫苗第 1 剂的接种时间为最小免疫起始月龄。

2. 儿童基础免疫中,乙肝疫苗、卡介苗、脊髓灰质炎疫苗、白百破疫苗、麻疹风疹疫苗(麻疹疫苗)、流行性乙型脑炎减毒活疫苗要求在 12 月龄内完成,A 群流行性脑脊髓炎疫苗在 18 月龄内完成,甲肝疫苗在 24 月龄内完成。

3. 脊髓灰质炎疫苗、白百破疫苗各剂次的间隔时间应≥28 天。

4. 乙肝疫苗第 1 剂次在新生儿出生后 24 小时内尽早接种,第 2 剂次在第 1 剂次接种后 1 个月接种,第 3 剂次在第 1 剂次接种后 6 个月(5～8 月龄)接种。第 1 剂次和第 2 剂次间隔应≥28 天,第 2 剂次与第 3 剂次间隔应≥60 天。

5. 无细胞白百破疫苗免疫程序与白百破疫苗程序相同。无细胞白百破疫苗供应不足阶段,按照第 4～第 1 剂次的顺序,用无细胞白百破疫苗替代白百破疫苗;不足部分继续使用白百破疫苗。

6. 在麻腮风疫苗供应不足的情况下,可使用含麻疹成分的疫苗。8 月龄接种 1 剂次麻疹风疹疫苗,麻疹风疹疫苗不足部分继续使用麻疹疫苗。18～24 月龄接种 1 剂次麻腮风疫苗,麻腮风疫苗不足部分使用麻疹腮腺炎疫苗替代,麻疹腮腺炎疫苗不足部分继续使用麻疹疫苗。

7. A 群流行性脑脊髓膜炎疫苗 1、2 剂次间隔 3 个月,第 1 剂次 A+C 群流行性脑脊髓膜炎疫苗与 A 群流行性脑脊髓膜炎疫苗第 2 剂次间隔≥12 个月,A+C 群流行性脑脊髓膜炎疫苗第 2 剂次间隔≥3 年。

8. 如需同时接种两种以上国家免疫规划疫苗,应在不同部位接种。

9. 未完成基础免疫的 14 岁内儿童应尽早进行补种。在补种时掌握以下原则:

(1)未接种国家免疫规划疫苗的儿童,按照免疫程序进行补种。

(2)未完成国家免疫规划疫苗免疫程序规定剂次的儿童,只需补种未完成的剂次。

(3)未完成白百破疫苗免疫程序的儿童,3 月龄～6 岁儿童使用白百破疫苗;7～11 岁儿童使用白破联合疫苗;12 岁以上儿童使用成人及青少年用白破联合疫苗。

(4)未完成脊髓灰质炎疫苗免疫程序的儿童,4 岁以下儿童未达到 3 剂次(含强化免疫等),应补种完成 3 剂次。4 岁以上儿童未达到 4 剂次(含强化免疫等),应补种完成 4 剂次。

(5)未完成麻疹疫苗免疫程序的儿童,未达到 2 剂次(含强化免疫等),应补种完成 2 剂次。

二、儿童免疫规划疫苗的应用

(一)乙肝疫苗

国产乙肝疫苗(HBV)有啤酒酵母重组乙肝疫苗、中国仓鼠卵巢细胞重组(CHO)乙肝疫苗、汉逊酵母

乙肝疫苗 3 种。啤酒酵母重组乙肝疫苗有每支 1.0ml 和 0.5ml 两种规格,分别含乙肝表面抗原(HBsAg) 10μg 和 5μg;CHO 细胞乙肝疫苗每支 1.0ml,分别含 HBsAg 10μg 或 20μg;汉逊酵母乙肝疫苗每支 0.5ml, 含 HBsAg 10μg。

1.接种对象与免疫程序　正常新生儿,早产儿体重大于 2000g 时接种。全程接种 3 剂次,接种时间为 0、1、6 个月。第 1 剂在新生儿出生后 24 小时内尽早接种;第 2 剂在第 1 剂接种后 1 个月接种(1~2 月龄); 第 3 剂在第 1 剂接种后 6 个月(5~8 月龄)接种。第 1 剂和第 2 剂间隔应≥28 天。第 2 剂和第 3 剂的间隔 应≥60 天。啤酒酵母重组乙肝疫苗接种剂量为每次 0.5ml(含 HBsAg 51μg);CHO 细胞乙肝疫苗接种剂 量为每次 1.0ml(含 HBsAg 10μg);汉逊酵母乙肝疫苗接种剂量为每次 0.5ml(含 HBsAg 10μg)。

对 HBsAg 阳性母亲所生的新生儿,应在出生后 24 小时内尽早注射乙肝免疫球蛋白(HBIG)100IU,同 时在不同部位接种 10μg 乙肝疫苗(CHO 疫苗为 20μg),可显著提高母婴传播阻断的效果,间隔 1 和 6 个月 分别接种第 2 和第 3 针乙肝疫苗各 10μg。

2.接种方法　上臂外侧三角肌中部肌内注射。

3.接种反应　注射局部轻微疼痛或红肿,偶尔有发热。

(二)卡介苗

卡介苗是采用一种牛型结核杆菌菌株制成的活疫苗。接种后可获得一定的对抗结核病的免疫力。

1.接种对象　刚出生的新生儿及未接种过卡介苗的儿童。

2.接种方法　在上臂外侧三角肌中部附着处,皮内注射 0.1ml 卡介苗。严禁皮下或皮下注射。

3.接种反应　一般不会引起全身反应。接种后 2~3 周,局部出现红肿的丘疹状浸润硬块,平均直径 10mm 左右,逐渐软化成白色脓疱可自行破溃,8~12 周后大部分愈合,痂脱落后可在局部留下永久性凹陷 性瘢痕(卡疤),此为特异性反应。一般整个过程持续 2~3 个月。个别儿童接种卡介苗后 1~3 个月内,接 种侧腋下淋巴结轻微肿大,但<10mm,有时出现溃破化脓。

一般反应大多不需处理。但要注意局部清洁,防止继发感染。为避免接触水或用手搔抓,可用干燥消 毒纱布包扎。有脓疱或浅表溃疡可涂 1%甲紫,使其干燥结痂;有继发感染者,可在创面撒布消炎药粉,不 要自行排脓,应去医院处理。

(三)脊髓灰质炎疫苗

我国现在普遍应用的脊髓灰质炎疫苗是 Sabin Ⅰ、Ⅱ、Ⅲ型混合减毒活疫苗糖丸,俗称小儿麻痹糖丸。 糖丸剂型为白色固体丸,液体剂型为橘红色液体。进口脊髓灰质炎灭活疫苗为液体剂型。

1.接种对象与免疫程序　接种对象为 2 个月以上的正常婴儿。脊髓灰质炎疫苗接种 4 剂次,前 3 剂次 为基础免疫,出生后满 2 足月接种第 1 剂,在婴儿 2、3、4 个月时各接种 1 剂,每次至少间隔 4 周,第 4 剂次 为加强免疫,于 4 岁时完成。

2.接种方法　口服。将糖丸从冰箱或冰壶中取出,放入消毒的小杯中,加少许凉开水,捻成糊状,喂人 小婴儿口中;或用消毒小匙直接放入小儿口中,自然含化后,喂少许凉开水。

为有效减少服用脊髓灰质炎减毒活疫苗引起的脊髓灰质炎疫苗相关病例,中国疾病预防控制中心建 议,如受众者或者其监护人要求自费选择脊髓灰质炎灭活疫苗,有疫苗供选择的预防接种单位应当告知预 防接种费用承担、预防接种异常反应补偿方式以及《疫苗流通和预防接种管理条例》规定的有关内容,可以 将脊髓灰质炎灭活疫苗作为脊髓灰质炎减毒活疫苗的替代产品用于脊髓灰质炎的免疫预防。

3.接种反应　一般无不良反应,极个别情况下出现皮疹、腹泻,不需治疗,1~2 天后可以自愈。

(四)白百破疫苗

一目前国产的有全细胞白百破疫苗、无细胞白百破疫苗 2 种。全细胞白百破疫苗由百日咳疫苗原液、精制白喉类毒素和破伤风类毒素用氢氧化铝吸附制成。无细胞白百破疫苗由无细胞百日咳原液、精制白喉类毒素及精制破伤风类毒素用氢氧化铝吸附制成。全细胞白百破疫苗与无细胞白百破疫苗的不同点为：全细胞白百破疫苗由百日咳全菌体疫苗配制，除含有有效成分外还含有多种引起不良反应的有害成分（如脂多糖、不耐热毒素等），接种后不良反应较多和严重，给儿童的日常生活带来影响。无细胞白百破疫苗配制时去除百日咳全菌体疫苗中的有害成分（如脂多糖等），在保持免疫效果的同时，降低其严重的不良反应；更具安全性、没有毒性逆转。

1.接种对象与免疫程序　婴儿满 3 个月开始接种，连续 3 次，每次间隔不能少于 28 天，在 18～24 月龄时加强免疫 1 剂次。6 岁时则需接种 1 剂次白破疫苗强化免疫。

无细胞白百破疫苗和全细胞白百破疫苗免疫程序相同。2008 年我国实施扩大国家免疫规划以后，无细胞白百破疫苗纳入国家免疫规划疫苗，在无细胞白百破疫苗供应不足阶段，按照第 4 剂次至第 1 剂次的顺序，用无细胞白百破疫苗替代白百破疫苗；不足部分继续使用白百破疫苗。

2.接种方法　上臂外侧三角肌附着处或臀部外上 1/4 处肌内注射，注射剂量为 0.5ml。

3.接种反应　注射无细胞白百破疫苗一般无反应，有的接种部位有轻度红晕、痒感或有低热，一般不需特殊处理，即行消退。白百破联合疫苗接种 6～10 小时局部可有疼痛发痒，轻微红肿，少数可有低热，10～16 小时达高峰，24 小时后逐渐下降，多在 48 小时内恢复正常。在出现发热时伴有倦怠、嗜睡、烦躁不安等症状。一般不需要用药处理。如果体温在 38.5℃ 以上，局部红肿范围超过 5.0cm，可以口服退热药，2～3 天消退。有的局部出现硬结，1～2 个月可吸收，在接种第 2 针时应更换另一侧相应部位。如果皮下接种过浅或疫苗末摇匀，注射部位形成局部硬结不能吸收而形成无菌性化脓。一般不需要处理，必要时可进行热敷及对症治疗，并预防继发感染。

（五）麻疹疫苗

麻疹疫苗为减毒活疫苗，接种后可刺激机体产生抗麻疹病毒的免疫力，用于预防麻疹。

1.接种对象与免疫程序　麻疹疫苗初免年龄为 8 月龄，18～24 月龄时需复种 1 剂次，可使用含麻疹疫苗成分的其他联合疫苗，如麻疹风疹联合减毒活疫苗、麻疹腮腺炎风疹联合减毒活疫苗等。

2.接种方法　上臂外侧三角肌下缘皮下注射 0.5ml。

3.接种反应　注射后一般无局部反应。在 6～10 天内，少数婴儿可能出现一过性发热及散在皮疹，一般不超过 2 天可自行缓解，通常不需特殊处理，必要时可对症治疗。

（六）麻疹-腮腺炎-风疹联合疫苗

麻疹-腮腺炎-风疹联合疫苗是一种无菌的冻干制品。由麻疹减毒株、腮腺炎病毒株和风疹减毒株组成。用于免疫预防麻疹、腮腺炎和风疹的活病毒疫苗。

1.接种对象　适用于 18～24 月龄儿童，代替第 2 剂麻疹疫苗复种。

2.接种方法　上臂外侧三角肌下缘皮下注射 0.5ml。

3.接种反应　常见的反应有注射局部发红、疼痛和肿胀，少数人在接种疫苗 5～7 天出现低热（不超过38℃），皮疹、腮腺轻度肿大，持续 2～3 天，可自行消退；个别幼儿可出现高热（≥39℃）、惊厥，应对症处理。

（七）乙脑疫苗

目前我国使用的有乙脑灭活疫苗和乙脑减毒活疫苗 2 种。乙脑灭活疫苗的保护率在 76%～94%，乙脑减毒活疫苗的保护率为 90%～100%。

1.接种对象与免疫程序　灭活疫苗于 8 月龄开始接种，间隔 7～10 天接种 2 针，2 周岁和 6 周岁时各加强注射 1 针；减毒活疫苗于儿童 8 月龄时接种 1 针，2 周岁时加强注射 1 针。每次剂量均为 0.5ml。

2.接种方法　在上臂外侧三角肌下缘附着处皮下注射 0.5ml。

3.接种反应

(1)乙脑灭活疫苗:我国多年的使用表明,大多数接种对象基础免疫 2 针后不良反应轻微,个别在接种后 24 小时局部出现疼痛或红肿,1~2 小时内消退,偶有发热,一般在 38℃ 以下。接种后出现的不良反应常见于加强免疫,发生率据调查为 12.3/10 万~17.0/10 万,主要是反复多次接种后引起的过敏反应,表现为全身性荨麻疹、过敏性紫癜、血管性水肿等,尤其既往有变态反应史者更容易发生。接种疫苗后发生过敏性反应,及时对症治疗可迅速恢复,少数严重者(如水肿引起的呼吸困难或吞咽困难)需住院治疗。

(2)乙脑减毒活疫苗:少数儿童接种疫苗后可出现一过性发热反应,一般不超过 2 天,可自行缓解。偶尔有散在性皮疹出现,一般不需特殊处理,必要时可对症治疗。

(八)脑膜炎球菌疫苗

目前,我国市场供应的流脑疫苗有多糖疫苗和结合疫苗 2 种,多糖疫苗有 A 群、A+C 群、A+C+Y+W135 群 3 个品种。接种流脑多糖疫苗后,90% 以上的受众者可以测出抗体,一般 5~7 天抗体水平上升;接种 A+C 群流脑多糖疫苗,人体可以分别产生 A 群和 C 群特异性抗体,10~14 天内达到保护水平,其抗体 4 倍增长率在 90% 以上。

1.接种对象与免疫程序　按照扩大国家免疫规划免疫程序的规定,流脑多糖疫苗接种 4 剂:1、2 剂用 A 群流脑多糖疫苗儿童自 6~18 月龄接种第 1 剂,第 1、2 剂为基础免疫,2 剂次间隔时间不少于 3 个月,第 3、4 剂次为加强免疫,用 A+C 群流脑疫苗,3 岁时接种第 3 剂,与第 2 剂间隔时间不少于 1 年;6 岁时接种第 4 剂,与第 3 剂接种间隔时间不少于 3 年。

2.接种方法　A 群流脑多糖疫苗与 A+C 群流脑多糖疫苗均于上臂外侧三角肌附着处皮下注射 0.5ml。

3.接种反应　少数人接种后有短暂的发热,局部有红肿、硬结及疼痛,可自行缓解。

(九)甲肝疫苗

目前,我国使用的有甲肝减毒活疫苗和甲肝灭活疫苗 2 种。甲肝减毒活疫苗主要使用冻干疫苗。甲肝灭活疫苗有国产和进口疫苗。接种甲肝疫苗是防制甲肝的主导措施。接种甲肝减毒活疫苗后 2 个月抗体阳转率可达 95% 以上。甲肝灭活疫苗接种后 13 天就可产生保护性抗体,至 1 个月抗体阳转率几乎可达 100%。我国曾是甲肝的高发区,通过开展大规模接种甲肝疫苗,结合改善卫生条件和改变生活习惯,目前全国甲肝发病率已下降 90% 以上。

1.接种对象与免疫程序　≥18 月龄的儿童常规接种。冻干甲肝减毒活疫苗用于 ≥18 月龄儿童,接种 1 剂;甲肝灭活疫苗接种 2 剂,≥18 月龄儿童接种第 1 剂,24~30 月龄加强免疫 1 剂,2 剂次间隔 ≥6 个月。

2.接种方法　冻干甲肝减毒活疫苗于上臂外侧三角肌下缘附着处皮下注射 1.0ml。甲肝灭活疫苗于上臂外侧三角肌肌内注射 0.5ml,具体须参照产品说明书。

3.接种反应　接种甲肝疫苗非常安全,通常为轻度的接种部位疼痛、皮肤发红等局部不良反应,或以低热为主,伴有疲乏、腹泻的全身不良反应,一般不需要特殊处理。

三、其他疫苗

按照《疫苗流通和预防接种管理条例》,疫苗可分为 2 类:第一类疫苗是政府免费向公民提供,公民应当依照政府的规定受种的疫苗,包括国家免疫规划确定的疫苗,以及县级以上人民政府或者其卫生行政部门组织的应急接种或者群体性接种所使用的疫苗。第二类疫苗是指由公民自费并且自愿受种的其他疫苗,又称"自费疫苗",包括水痘、流感嗜血杆菌、肺炎球菌、流感等疫苗。

（一）B型流感嗜血杆菌疫苗

B型流感嗜血杆菌疫苗俗称 Hib 疫苗,目前使用的有 PRP-减毒的白喉类毒素 CRM197 结合疫苗（PRP-HbOC）、PRP-B 群脑膜炎球菌外胞膜蛋白结合疫苗（PRP-OMP）和 PRP-破伤风类毒素结合疫苗（PRP-T）。Hib 疫苗可以预防 Hib 侵袭性疾病,包括脑膜炎、肺炎、菌血症、心包炎、关节炎和会咽炎等。

我国 B 型流感嗜血杆菌脑膜炎在小儿化脓性脑膜炎中占 51.3%,其中 84% 为 2 岁以下儿童;儿童中 b 型流感嗜血杆菌肺炎占 34.3%。婴幼儿进行 Hib 结合疫苗常规免疫后,约 90% 的婴幼儿抗体水平可达长期保护水平。接种 Hib 疫苗不仅受种者感染 Hib 减少,由于形成免疫屏障,未注射婴幼儿的感染也随之减少。

1.接种对象与免疫程序　适用于出生后 2～59 月龄儿童。可按以下程序接种:

(1)2～6 月龄婴儿:0.5ml/针,间隔 1 或 2 个月,基础免疫 3 针,第 18 月龄加强接种 1 针;如使用 PRP-OMP,基础免疫 2 针,2 月龄和 4 月龄各接种 1 针,1 岁加强接种 1 针。

(2)6～12 月龄婴儿:0.5ml/针,间隔 1 或 2 个月,基础免疫 2 针,第 18 月龄加强接种 1 针。

(3)12～59 月龄儿童:0.5ml/针,接种 1 针。

初次接种时间在 1 岁以内的婴儿,建议在 18 个月时加强 1 针,免疫效果更好。

HBOC、PRP-T 可在婴儿 2 个月时开始应用。PRP-D、PRP-OMPC 可在 15 个月或 2 岁以内应用。

2.接种方法　2 岁以下儿童在大腿前内(1/3 段的中间)或臀部注射,2 岁以上儿童在三角肌处注射。每次注射剂量为 0.5ml。

3.接种反应　接种后没有观察到严重的局部或全身副作用。少数 2～6 月婴儿接种后出现局部红、肿、热、痛,低热和持续哭闹,一般在接种后 10 小时左右出现,24 小时达高峰,2～3 天内消失。

（二）肺炎球菌疫苗

肺炎球菌感染是世界范围内引起死亡的重要原因之一,而且是肺炎、脑膜炎、中耳炎的主要病因。目前我国使用的肺炎球菌疫苗有 7 价肺炎球菌结合疫苗和 23 价肺炎球菌多糖疫苗 2 种,7 价肺炎球菌结合疫苗可以预防七种肺炎球菌血清(株)引起的疾病,对于 2 岁以下儿童疫苗的有效性可高达 90% 以上;23 价肺炎球菌多糖疫苗覆盖了能引起肺炎球菌感染血清型的 90%,对<2 岁婴幼儿的免疫原性较弱,只适合于 2 岁以上的儿童,免疫效力可保持 5 年左右。

1.7 价肺炎球菌结合疫苗

(1)接种对象与免疫程序:接种对象为 3 月龄～2 岁婴幼儿或未接种过本疫苗的 2～5 岁儿童。不同年龄儿童免疫程序为:

1)3～6 月龄:3、4、5 月龄各接种 1 剂次为基础免疫,每次接种至少间隔 1 个月。在 12～15 月龄时接种第 4 剂为加强免疫。

2)7～11 月龄:接种 2 剂次为基础免疫,两次接种至少间隔 1 个月。在 12 月龄后接种第 3 剂为加强免疫,与第 2 次接种至少间隔 2 个月。

3)12～23 月龄:接种 2 剂次,每次接种至少间隔 2 个月。

4)24 月龄～5 岁:只需接种 1 剂次。

(2)接种方法:接种剂量为每剂 0.5ml,婴儿首选接种部位为大腿前外侧区域(股外侧肌),儿童的上臂三角肌肌内注射。

(3)接种反应:反应轻微,最常见的全身反应包括发热、烦躁、嗜睡、睡眠不安、易激惹、食欲下降、腹泻、呕吐等,局部反应包括注射部位红肿、硬结/肿胀、疼痛/触痛,这些反应通常在 48 小时消失。

2.23 价肺炎球菌多糖疫苗

(1)接种对象与免疫程序:接种对象为 2 岁以上儿童,健康儿童接种只需 1 次,但对于个别身体虚弱的儿童,可建议接种第 2 针。

(2)接种方法:接种剂量为 0.5ml,于上臂外侧三角肌皮下或肌内注射。

(3)接种反应:少数人会出现注射局部红肿、疼痛、硬结等轻微反应。不到 1% 的受种者会有低热,一般不超过 38.6℃,在 2~3 天内自行消退。

四、预防接种管理

(一)安全接种

安全接种是指免疫接种实施过程中各方面的安全性,它应达到"三个安全"的标准,即对受种者安全,指使用安全的注射器和合格的疫苗,采用正确的注射途径,接种者操作规范;对实施接种者安全,指操作过程中避免刺伤;对环境安全,指正确处理使用过的注射器材。近年来,随着疫苗品种的增多,公众接种层面的加宽,接种风险也在加大。由于相关法规出台、公众法律意识的加强和媒体的关注等,致使安全接种的问题越来越受关注,安全接种已经成为社会关注的重大公共卫生问题。不安全接种可引起感染性和非感染性疾病的危害。

(二)冷链系统的管理

疫苗是用微生物及其代谢产物,或人工合成的方法制成,大多为蛋白质,而且有的疫苗是活的微生物。它们多不稳定,受光、热、冻的作用后可引起变形或多糖降解,影响免疫效果,甚至出现不良反应。冷链是指为保证疫苗从疫苗生产企业到接种单位运转过程中的质量而装备的储存、运输冷藏设施、设备。冷藏设施、设备包括冷藏车、疫苗运输工具、冷库、冰箱、疫苗冷藏箱、疫苗冷藏包、冰排及安置设备的房屋等。冷链系统是指在冷链设备的基础上加入管理因素,即人员、管理措施和保障的工作体系。冷链是免疫规划工作的重要内容,是保证疫苗质量、使儿童得到有效接种的重要措施,冷链系统管理则是冷链正常运转的重要手段。

(三)预防接种证、卡的管理

根据《中华人民共和国传染病防治法》及其《实施办法》的规定,国家对儿童实行预防接种证制度。每名适龄儿童都必须按规定建立预防接种证,并实行凭证接种和办理入托、入园、入学手续的制度。接种单位必须按规定为适龄儿童建立预防接种证,作为儿童预防接种的凭证、记录和证明,由儿童监护人管理。在建立接种证的同时,接种单位还要为儿童建立接种卡,作为接种单位管理儿童预防接种基本信息的来源,由居住地的接种单位按属地化管理。

(四)免疫规划监测与评价

1.免疫规划监测 指在制定和实施免疫规划过程中,通过系统地、长期地、连续地收集、观察、整理和分析免疫规划活动的各种资料,作出符合客观实际的结论,并将这些信息及时地反馈给有关单位和个人,使其能不断改进免疫规划工作或干预措施和效益。免疫规划监测的内容包括接种率监测、疫苗质量监测、免疫成功率监测、人群免疫水平监测、冷链设备运转监测和疫苗针对疾病监测等。

2.评价的主要指标

(1)建卡(证)率:即某地已建立预防接种卡(证)的人数占该地应建立预防接种卡片(证)人数的百分比。

(2)疫苗合格接种率:即某种疫苗实际合格接种人数占某种疫苗应接种人数的百分比。合格接种为同时符合 5 项要求:有准确的出生、接种时间记录;免疫起始月龄准确;剂次间隔时间正确;12 月龄内完成基础免疫;家长承认或接种证与底册相符。

(3)免疫规划疫苗覆盖(全程接种)率:即免疫规划疫苗基础免疫均合格接种人数占免疫规划疫苗应完成基础免疫人数的百分比。

(4)免疫成功率:即接种某疫苗免疫后成功人数占观察人数的百分比。

(5)抗体阳转率:即指接种某种疫苗后血清抗体阳转或≥4 倍增长人数占接种该种疫苗总人数的百分比。

(6)抗体保护率:调查某人群中具有某种疾病保护抗体水平的人数占调查人数的百分比。

五、常见问题和防范

(一)早产儿和低体重儿的接种

早产儿 T 淋巴细胞和 B 淋巴细胞的功能比足月儿更不成熟,更容易感染各种传染病,而且发生疫苗可预防传染病后,病情比足月儿严重,因此应该尽早给早产儿接种疫苗。我国目前除暂定出生体重<2500g 的早产儿暂缓接种卡介苗外,对其他疫苗的接种可按常规进行。

有研究报道,某些低体重早产儿(<2000g)接种乙肝疫苗后血清阳转率较低,然而,到 1 月龄不管出生时体重如何,几乎都和正常婴儿一样对疫苗有足够的反应。如果这些早产儿体重<2000g,第一剂疫苗不应计入乙肝疫苗全程免疫,在婴儿达到 1 月龄时按 0、1、6 个月程序再接种 3 剂乙肝疫苗。另有研究表明,对 HBsAg 阳性母亲所生早产儿,在出生 24 小时内接种乙肝疫苗的同时注射乙肝免疫球蛋白,可有效降低母婴传播的危险。

(二)疫苗接种禁忌证

对有严重疾病者接种疫苗常可能出现不良后果,因此,WHO 认为以下情况作为疫苗接种禁忌证:

1.免疫异常 先天性或获得性免疫缺陷、恶性肿瘤等,以及应用皮质固醇、烷化剂、抗代谢药物或放射治疗而免疫功能受到抑制者,一般不能使用活疫苗;对于上述儿童及其兄弟姐妹和接触者,可用脊髓灰质炎灭活疫苗代替脊髓灰质炎减毒活疫苗。

2.急性传染病 如果受种者正患伴有发热或明显全身不适的急性传染病时,应推迟接种。

3.既往接种疫苗后有严重不良反应 需要连续接种的疫苗(如白百破疫苗),如果前 1 次接种后出现严重反应(如超敏反应、虚脱或休克、脑炎/脑病或出现惊厥)则不应继续接种。

4.神经系统疾病患儿 对进行性神经系统患儿,如未控制的癫痫、婴儿痉挛和进行性脑病,不应接种含有百日咳抗原的疫苗。

(三)接受免疫球蛋白预防或治疗者和近期接受输血者的接种

在接受免疫球蛋白后至少 4 周才能接种活疫苗。接受大量输血的患儿,影响活疫苗的免疫效果时间则更长。但接种灭活疫苗,一般无大的影响。如狂犬病疫苗和抗狂犬病血清联合使用、乙肝疫苗和乙肝免疫球蛋白联合使用。

使用免疫抑制剂者不能接种活疫苗,接种灭活疫苗的免疫反应也可能降低。家庭有免疫缺陷和使用免疫抑制药物的人,不能口服脊髓灰质炎疫苗,因服疫苗者有可能将疫苗病毒传播给病人,但可接种麻疹疫苗和麻腮风联合疫苗。某些药物可引起免疫抑制,如烷基化合物、抗代谢药物。接受放射治疗者,都不能接种活疫苗,在治疗停止后至少 3 个月才能接种活疫苗。

六、热点聚焦

1.卡介苗能否影响结核病的传播　卡介苗是目前唯一的预防结核病疫苗。多数研究表明,婴儿接种卡介苗不能防止多重耐药结核(MDR-TB)感染,不能影响发病率,对以感染结核的个体及复发结核病例几乎没有作用,而这也正是 MDR-TB 在人群中传播的主要感染源。因此,接种卡介苗就其本质而言并不能影响结核病的传播。

WHO 对 10 项随机对照研究的 Meta 分析表明,卡介苗预防结核性脑膜炎和播散性疾病的平均有效率为 86%。卡介苗对重型结核病(如播散型肺结核和结核性脑膜炎)的预防作用强于对轻型结核病,能为幼儿提供抵抗重型结核病的保护作用,保护率达 46%～100%。很少有报道显示在成人中接种卡介苗后可达到较高的保护效果。

由于卡介苗接种效果多变,只能是国家防控结核病的辅助手段。早期诊断、迅速发现病例、直接观察疗法、适当的预防性治疗、公共卫生和感染控制措施仍然是各国控制结核病的重点。

2.鸡蛋过敏者能否接种麻疹疫苗　麻疹疫苗是由鸡胚成纤维细胞培养制备的,而不是鸡胚培养制备的,麻疹疫苗中并不含有鸡蛋卵清蛋白成分,而鸡蛋过敏者主要是对卵清蛋白过敏,目前国内外学者均认为,鸡蛋过敏者不是麻疹疫苗的接种禁忌。

(郑红英)

第三节　社会适应性行为培养

一、良好习惯的培养

习惯是指由重复或练习而固定下来并变成需要的行动方式,是一个人在长期的生活过程中逐渐形成的,一时改变不了的行为和倾向。幼儿时期,对周围环境十分敏感,愿意听从成人的教导,喜欢模仿,极易受外界的刺激和影响,是良好习惯养成的关键期。培养幼儿良好的习惯,不仅有利于早期启蒙教育的开展,还可让幼儿较早地学会独立的适应社会生活的能力,使幼儿注意力集中,有利于发展幼儿的智力,保证幼儿营养全面,少得疾病,身体健康。

(一)良好习惯培养的原则

1.适时施教原则　幼儿习惯养成应该在关键期内抓紧进行,一旦错过关键期再施加培养、教育、熏陶与训练,效果只能事倍功半。应该特别指出的是,许多学者在论及幼儿习惯养成时力倡及早进行。事实上,只有当幼儿生理与心理等达到一定成熟度之后,在最适合其发展的最佳期进行教育,才是最佳的顺应其天性的教育。但在抚养过程中,要有意识地在日常安排上做到有规律、有节奏,对幼儿好习惯的养成很有帮助。

2.因材施教原则　每个个体的先天遗传和后天的习得均存在一定差异,尤其在习得过程中所处的家庭、环境与教育均不相同。因此,幼儿习惯养成必须基于对幼儿的深入了解,依据幼儿不同的智力发展水平、不同的性格特点、不同的气质类型、不同的兴趣爱好、不同的年龄、不同的性别、不同的习惯、不同的长短等施教,采取适当的方法。

3.分类施教原则　就是根据习惯养成的不同类别施加不同的培养、教育、熏陶与训练等影响。对于尚未养成的习惯，应采取塑造教育，尽早进行；幼儿已经形成的良好习惯，要正性强化，不断重复。对于已经养成的不良习惯，负性淡化，需要耐心地帮助幼儿慢慢改造，以免其成为以后良好习惯养成的障碍。

4.循序渐进原则　要求幼儿习惯养成必须依序而行，层层推进，步步深入，在不同的层次采取不同的措施。从小事做起，持之以恒，注意循环往复。唯有如此，才能逐渐使幼儿的行为由被动行为走向主动行为，再由主动行为走向自动习惯。

5.榜样示范原则　幼儿期具有极强的模仿性，非常容易受到他人尤其是接触亲密的人的行为的感染和影响。父母在要求幼儿的同时要先要求好自己，让自己成为幼儿良好生活习惯养成的典范。除此，故事、儿歌、歌曲、影视等作品中的艺术形象也有很强的榜样力量和感染力。这些榜样对幼儿具有最直接、最具体、最形象的影响，是培养幼儿良好生活习惯的重要方法。

6.协调一致原则　各种养成力量必须统一认识、统一行动、密切配合、形成合力。要求尽量谋求家庭、幼儿园、社会因素等各影响因素的一致。

（二）良好习惯培养的内容

1.进食习惯的培养

（1）提供适合幼儿年龄特点的食物：婴儿6月龄内应纯母乳喂养，无需给婴儿添加水、果汁等液体和固体食物，以免减少婴儿的母乳摄入，进而影响母亲乳汁分泌。从6月龄起，在合理添加其他食物的基础上，继续母乳喂养至2岁。3月龄内婴儿应按需哺乳。4~6月龄逐渐定时喂养，每3~4小时一次，每天约6次，可逐渐减少夜间哺乳，帮助婴儿形成夜间连续睡眠能力。但有个体差异，需区别对待。婴儿最适合的食物是母乳，如不能提供母乳喂养时，宜选择适合婴幼儿的配方奶或相应的代乳食品喂养。

随着生长发育，消化能力逐渐提高，单纯乳类喂养不能完全满足6月龄后婴儿生长发育的需求，婴儿需要由纯乳类的液体食物向固体食物逐渐转换。婴儿食物转换期是对其他食物逐渐习惯的过程，引入的食物应由少到多，首先喂给婴儿少量强化铁的米粉，由1~2勺到数勺，直至一餐。引入食物应由一种到多种，婴儿接受一种新食物一般需尝试8~10次，约3~5天，至婴儿习惯该种口味后再换另一种，以刺激味觉的发育。单一食物逐次引入的方法可帮助及时了解婴儿是否出现食物过敏及确定过敏原。

食物转换有助于婴儿神经心理发育，引入的过程应注意食物的质地和培养儿童的进食技能，如用勺、杯进食可促进口腔动作协调，学习吞咽；从泥糊状食物过渡到碎末状食物可帮助学习咀嚼，并可增加食物的能量密度；用手抓食物，既可增加婴儿进食的兴趣，又有利于促进手眼协调和培养儿童独立进食能力。在食物转换过程中，婴儿进食的食物质地和种类逐渐接近成人食物，进食技能亦逐渐成熟。

（2）进食行为的培养：①12月龄的幼儿应该开始练习自己用餐具进食，培养幼儿的独立能力和正确反应能力；②1~2岁幼儿应分餐进食，鼓励自己进食，2岁后的儿童应独立进食；③应定时、定点、定量进餐，每次进餐时间为20~30分钟；④进食过程中应避免边吃边玩、边看电视，不要追逐喂养，不使用奶瓶喝奶；⑤家长的饮食行为对幼儿有较大影响，避免强迫喂养和过度喂养，预防儿童拒食、偏食和过量饮食。

2.睡眠习惯的培养　睡眠的生理学意义是多方面的，充足的睡眠是国际公认的健康标准之一。对于儿童而言，睡眠更有着促进生长发育的特殊意义，对婴幼儿来说，睡眠对机体多个系统，如心肺功能，特别是中枢神经系统的发育成熟有着重要的意义；另一方面，儿童体格发育所必需的生长激素在夜间分泌量比白天多，分泌高峰期多出现在睡眠启动后的第一个慢波睡眠。如果睡眠被剥夺，则分泌量减少。所以，睡眠不好直接影响其体格及智力的发育，对于年龄稍大的儿童将使其注意力、记忆力、组织能力、创造力和运动技能受到损害，也会引起一系列行为问题，如好斗、多动症、自我控制能力差、注意力不集中、易怒等，是儿童意外伤害的危险因素之一。

睡眠的年龄特征十分显著,不同年龄的人对于睡眠的需要量存在较大差异,在同一年龄段不同个体之间也不相同。睡眠随年龄呈现出有规律的变化,随着年龄的增长,睡眠的需要量逐渐减少。除了受年龄影响外,睡眠需要量还取决于种族、环境、气质及疾病等因素。因此,良好睡眠习惯的培养主要从以下几方面着手:

(1)保障良好的睡眠环境:婴幼儿睡眠质量的好坏,与环境因素息息相关。噪音、阴暗潮湿、寒冷、高温都会使孩子难于入睡,或是睡着了,也似睡非睡,易被惊醒。因此,良好的睡眠环境对预防和治疗睡眠障碍至关重要。维持较安静的睡眠环境是睡眠的必要条件,尽量避免突然的大声干扰,单调的声音和慢节拍的声音常有助于入睡。一般来说,理想的卧室温度为 20～25℃。婴儿不宜包裹太紧,否则容易出汗,导致身体各部不舒适;对于较大的孩子建议脱衣服睡觉或穿宽松的睡袍睡觉。空气的湿度太大或过于干燥均不利于睡眠和健康,卧室适宜的相对湿度为 60%～70%。避免在明亮的环境下睡眠,如果儿童恐惧黑暗或产生不安全感,可以在卧室开盏小灯,但也应在睡后熄灯。卧室颜色、家具摆置应有助于睡眠,不要放置导致儿童兴奋和恐惧不安的物品和干扰睡眠的杂物。此外,睡眠环境必须安全,使儿童能安心入睡。

(2)建立合理的喂养方式:睡眠与喂养是婴儿早期最主要的两大活动内容,是婴儿生长发育和一切活动的必要基础,两者相辅相成。对于 6 个月以内的婴儿,母乳是首选的喂养方式。母乳营养素齐全,含有免疫物质,易吸收,母乳喂养亲子交流密切,婴儿情绪体验好,这些均有利于睡眠发育。婴儿满 6 个月以后开始添加辅食,一般建议在睡前 4 个小时进食比较适宜,偏食、挑食导致的营养不良或缺乏,则可能影响儿童的睡眠质量。对于幼儿来说,不宜在睡前进食过量的固体食物,以免加重胃肠负担,影响睡眠质量。对于夜尿多、患有遗尿症的小儿,睡前不宜大量喝水或摄入大量液体,以免因频繁排尿而干扰睡眠。大部分小婴儿夜醒时需要进食,从 3 月龄起,婴儿开始逐步学习夜间连续不间断的睡眠。一般 6 个月以后,婴儿的夜间喂养不再是生理需要,更多的是一种习惯性的需求。夜间喝过多的液体或富含内容的食物,除了影响孩子睡眠外,还会导致孩子尿床。因此,父母应当逐步减少夜间喂奶的时间和奶量,帮助孩子解决这个问题。

(3)培养良好的睡眠卫生习惯:从幼儿期起,要培养良好的作息习惯,即维持基本规律的作息。从 3～5 个月起,婴幼儿的睡眠逐渐规律,父母应该坚持每天让孩子同一时间入睡,一般以晚上 7:30～8:30 比较合适。合理规律的睡前活动(如晚餐、脱衣服、洗漱、刷牙等)能够帮助孩子学会睡眠,顺利完成整个夜间的连续睡眠。无论是什么活动,建议每天活动的内容要基本一致,尽量控制在 20～25 分钟内,尽量确保孩子处于较安静的状态,不要在睡前讲恐怖故事等。同时,还应注重培养孩子单独入睡的能力,摆脱对"安慰物"和"安慰行为"的需求。新生儿宜采取侧卧位睡眠姿势;对于 1 岁以内的婴儿,最好 3 种姿势交替睡;正常发育的幼儿,睡眠姿势无特殊要求,以舒适和易入睡、入睡后安宁为目的;刚喂完奶,应右侧卧,防止呕吐,有利于胃内食物顺利进入肠道;睡眠时不宜"摇睡"、陪睡、搂睡。

3.卫生习惯的培养　婴幼儿期是人的一生身心发展尤其是大脑结构和功能发展最为旺盛的时期,更是良好卫生习惯养成的关键期。良好的卫生习惯对增进儿童健康及预防疾病均有一定意义,使幼儿懂得并自觉养成良好的卫生习惯,不断改善与外界环境的适应能力,以达到促进健康及预防疾病的目的。

(1)清洁习惯:从新生儿期开始,应给婴儿每天洗澡,便后冲洗、拭干臀部。随着儿童年龄增长,应给儿童提供动手洗浴的机会,使其逐渐学会自己洗澡,并帮助儿童养成尽量每天洗澡的习惯。即使天气寒冷时也应经常给儿童洗头洗澡,洗浴条件不能满足时至少每天洗脚、清洗外阴部和臀部。给儿童穿纸尿裤或封裆裤,以免暴露外阴造成污染或感染。自幼儿期如厕训练时起,帮助儿童学会便后清洁臀部。及时给儿童修剪手指甲和脚趾甲,新生儿出生后应尽早修剪手指甲,以免指甲划伤其面部皮肤。手指甲生长通常比脚趾甲更快,因此指甲修剪应更频繁。养成食前便后洗手的习惯;不喝生水和吃未洗净的瓜果,不食掉在地上的食物;不随地吐痰,不乱扔瓜果纸屑。

（2）口腔卫生习惯:培养儿童养成良好的口腔卫生习惯,预防儿童龋病等口腔疾病。提倡母乳喂养,牙齿萌出以后规律喂养,逐渐减少夜间喂养次数。人工喂养儿应当避免奶瓶压迫其上下颌,不要养成含着奶瓶或含着乳头睡觉的习惯。牙齿萌出后,夜间睡眠前可喂服 1~2 口温开水清洁口腔;建议儿童 18 个月后停止使用奶瓶。饮食方面,减少每天吃甜食及饮用碳酸饮品的频率,预防龋病的发生;牙齿萌出后,进行咀嚼训练;进食富含纤维、有一定硬度的固体食物;培养规律性的饮食习惯,注意营养均衡。乳牙萌出时婴儿可能出现喜欢咬硬物和手指、流涎增多,个别婴儿会出现身体不适、哭闹、牙龈组织充血或肿大、睡眠不好、食欲减退等现象。待牙齿萌出后,症状逐渐好转。建议这一时期使用磨牙饼干或磨牙棒以减轻症状。同时要注意儿童的口腔清洁,尤其在每次进食以后。牙齿萌出后,家长应当用温开水浸湿消毒纱布、棉签或指套牙刷轻轻擦洗婴儿牙齿,每天 1~2 次。当多颗牙齿萌出后,家长可选用婴幼儿牙刷为幼儿每天刷牙 2次。3 岁以后,家长和幼儿园老师可开始教儿童自己选用适合儿童年龄的牙刷,用最简单的"画圈法"刷牙,其要领是将刷毛放置在牙面上,轻压使刷毛屈曲,在牙面上画圈,每部位反复画圈 5 次以上,牙齿的各个面（包括唇颊侧、舌侧及咬合面）均应刷到。此外,家长还应每天帮儿童刷牙 1 次（最好是晚上）,保证刷牙的效果。

二、社会适应性行为的培养

社会适应性行为,亦称社会成熟、适应能力,是指个人独立处理日常生活与承担社会责任达到与他年龄和所处社会文化条件所期望的程度,即个人适应自然和社会环境的有效性。这既是儿童心理发展的重要组成部分,也是当今国际上公认的诊断和评估儿童精神发育迟滞的重要辅助手段。

国外研究证明社会适应行为具有发展性,即不同的年龄段有着不同的社会适应标准。美国的格罗斯门指出,在婴幼儿时期,社会适应水平主要从感觉运动技能、沟通技能、生活自理技能和初步社会化技能的发展上表现出来。从儿童期至青年初期,自理技能和沟通技能的发展对儿童青少年的社会适应十分重要,但基本学习技能、对周围环境的推理判断技能及参加集体活动和处理人际关系技能等社会技能的发展已成为这个阶段社会适应能力的主要特征和内容。而青年晚期到成年,社会适应行为则主要从履行社会职责及职业方面表现出来。

（一）评估工具

适应行为评定量表是评估个体这些行为有效性的心理测验工具,国内外已广泛应用于临床。

目前,美国常用的适应行为测验工具主要有:适应行为量表（ABS）,文兰社会适应量表,儿童行为量表（CBCL）,独立行为量表（SIB）,适应行为评价系统（ABAS）,适应行为理解测验（CTAB）和社会适应自评量表（SASS）等,这些量表是美国教育和心理测试中经常采用的,并且大多数已经采取了电脑测试。中国台湾省学者吴武典等在 2003 年对威利兰社会成熟量表做了修订,并形成了中国台湾省常模。当前国内为数极少的社会适应量表测试对象主要是小学生,例如:姚树桥、龚耀先于 1994 年修订编制的"儿童适应行为评定量表",其测试对象是针对 3~12 岁儿童;韦小满于 1996 年编制的"儿童社会适应行为量表"以及王永丽、林崇德、俞国良 2005 年编制的"儿童社会适应量表"其测试对象均为小学生。在 2004 年,陈建文、黄希庭编制了"中学生社会适应性量表",其测试对象是初二至高二的中学生。1996 年周谦主持修订了中国版儿童心理综合量表（简称 PSSC-R）,并制订北京城区常模,主要适用于对 3~6 岁儿童的智力、性格和社会生活能力进行多维度的综合测验。国内的这些量表对社会适应性的研究与评量有着积极的意义,但是由于受取样规模和版权的限制,使推广使用受到影响。

1.适应行为量表　由美国智力落后学会编制,适用于 3～21 岁的智力落后者。量表由两大部分组成,共有 95 条项目。第一部分评定正常适应行为,包括第 1～9 主题:独立能力、躯体发育、花钱、语言发育、计数和计时、就业前的活动、自我导向、责任感和社会化;第二部分评定适应不良行为,包括第 10～21 主题:攻击性、社会行为与反社会行为、对抗行为、可信任度、参与或退缩、装相、社交表现、发音习惯、习惯表现、活动度、症状性行为和药物使用。不同的主题和项目又组合成 5 个因子:个人的自我满足、社区的自我满足、个人和社会责任性、社会调节和个人调节。量表根据中国文化和地区方言进行适当修改,如:"使用刀叉"改为"使用筷子"。

2.文兰社会适应量表　根据文兰社会成熟度量表修订而成。适用于婴儿～18 岁的人群,也同时应用于 18 岁以上的成人。1970 年由陈荣华引进,1984 年美国版更名为文兰适应行为量表。该量表测验内容包含五个行为范围:沟通范围、日常生活技能范围、社会化范围、动作技能范围、不良适应行为范围。

3.儿童行为量表　1970 年首先在美国使用,1983 年出版了针对家长用表的使用手册,之后又出版了针对教师用表和儿童自填表的使用手册,并在 4～16 岁量表基础之上加入适用 2～3 岁儿童的行为量表及直接观察表。调查表中有 113 条问卷项目(2～3 岁调查表仅 100 条),根据年龄及性别不同,可以得到 8～9 个方面检查结果(称因子组),这些因子组包括情绪、行为、性格、思维、注意力及其他一些特殊的心理障碍,因此问卷项目较多,所能反映的问题也较为全面。

4.独立行为量表　适用于智力落后等的特殊儿童。量表有 14 个适应行为领域,可归入四个独立的因素,分别是:动机技能因素,包括总体动机和五个亚领域动机;社会交往和沟通技能因素,包括社会交往、语言能力和语言表达;个体生活技能因素,包括进食进餐准备、盥洗、穿衣、个体自爱、与人共处的技能;社区生活技能因素,包括时间安排和守时、钱与数的技能、工作技能、家庭社区定向。

5.儿童适应行为评定量表　1994 年由原湖南医科大学姚树桥、龚耀先教授编制,适用于 3～12 岁儿童。该量表包括感觉运动、生活自理、语言发展、个人取向、社会责任、时空定向、劳动技能和经济活动 8 个分量表,59 个项目,共 200 项行为表现。量表中感觉运动、生活自理、劳动技能和经济活动 4 个分量表构成独立因子;语言发展和时空定向 2 个分量表构成认知因子;个人取向和社会责任 2 个分量表构成社会/自制因子。受试儿童测查了所有项目之后,经计算得出各分量表粗分(按量表操作手册的要求,5 岁以下儿童免评劳动技能和经济活动两个分量表内容),根据三个因子的组成,再计算出各个因子的粗分,然后将因子粗分转换为相应的因子 T 分,最后在三个因子 T 分的基础上,转换成儿童适应能力商数(ADQ)。儿童社会适应行为的评分标准为:≥130 为极强,129～115 为强,104～85 为平常,84～70 为边界,69～55 为轻度缺损,54～40 为中度缺损,39～25 为重度缺损,<25 为极重度缺损。

(二)影响因素

学龄前期是儿童社会适应性行为发展的重要阶段,而社会适应性行为发展水平受诸多因素影响。学龄前儿童的行为发展受成人导向的作用很大,但其可塑性非常强,所以,学龄前儿童社会适应行为的发展既可直接通过周围的人群的示范作用于儿童,更重要的是通过父母的言传身教影响儿童的行为取向。家庭是社会最小的单元,也是儿童接触社会的第一个场所,父母是他们认识社会准则和建立行为规范的第一任教师。所以儿童社会适应行为的发展在很大程度上是由家庭这个小环境在发挥作用。因此家庭是影响儿童社会适应行为发展最基本、最重要的环境。

1.父母文化程度　父母文化程度不同,其拥有的教养观念不同。一般拥有较高文化水平的父母更注重儿童的早期发展,能够较早地意识到培养儿童适应社会的重要性,让孩子尽早接触社会,鼓励孩子去做力所能及的事,在一定程度上促进了儿童社会适应能力的早期获得与发展。另外,父母的文化程度和家庭的经济状况及社会地位存在一定的相关性,父母文化程度低,家庭经济状况和社会地位相对较低,父母常常由于忙于生计,无暇顾及儿童的发展问题。所以,儿童在社会适应行为的发展过程中,从父母那里寻求相应的帮助和必要的关注也较少。

2.父母教养方式　指父母在教育、抚养子女的日常活动中表现出的一种行为倾向,是其教育观念和教育行为的综合体现。父母的养育不仅为子女身体发育投入能量,还通过家庭成员的交往为儿童心理和社会发展提供最初的群体生活,通过家庭游戏和日常活动教授儿童社会行为规范,使儿童感受到父母情感上的支持,其社会适应行为也随之健康地发展。父母经常训斥责骂儿童是学龄前儿童社会适应行为发展的不利因素。经常打骂儿童的家庭通常强调服从父母的意志,儿童常常缺乏自主权,不敢主动参与一些家庭的劳动,在一定程度上限制了儿童感觉运动及基本劳动技能的发展,不利于儿童独立生活能力的培养。同时经常受责骂的儿童容易产生不健康的情绪和情感,烦恼、自卑、不听管教、说谎或攻击行为,从而以消极、自卑、被动和否认的认知模式评价自己,难于和其他人建立良好的人际关系,缺乏必要的社会交流,语言及社会自制能力发展不良。因此,父母应该以民主、平等的态度教育子女,对子女多加关注、爱护、理解、信任和鼓励,能恰如其分地批评指正子女的缺点和错误,培养孩子自尊、自立、大方、能关心他人、有独立处事的能力,促进孩子社会适应能力的发展。

3.家庭关系　家庭关系是家庭成员(夫妻、亲子和婆媳之间等)的亲密程度。父母与子女的关系对学龄前儿童社会适应行为的发展起着直接的、显著的作用,是儿童社会适应行为发展的独立影响因子。从小与父母接触较多的儿童和与父母接触较少的儿童比较,前者社会适应性行为的发展状况较后者好。父母积极参与儿童的日常活动,经常与孩子玩耍,亲子关系融洽,使家长能够及时了解孩子的需求,不断给孩子创造锻炼的机会;孩子也能切实感受到父母的支持、关爱和帮助,因此有安全感、幸福感,对社会和生活充满兴趣,社会适应性行为也能从多方面均衡发展。相反,亲子关系疏远、冷淡,孩子不愿意和父母交流或者父母无暇顾及孩子的身心发育状况及需求,孩子容易出现情绪行为发展的偏异,如缺乏社会主动性和积极性,退缩,感情淡漠;还有的相反,如过度活跃,过分依赖他人的关注和喜爱,这些都会阻碍儿童社会适应性行为的健康发展。

此外,父母关系也是家庭环境中的一个重要因素。父母关系融洽与否关系到教育子女时的心情、态度以及他们为人处事的方式。父母关系不和分居、离婚对儿童的社会适应性行为发展有显著的消极影响。父母关系融洽,心理状态较稳定,教育子女时多会采取帮助开导,激发孩子发挥多方面才能,可促进儿童社会适应行为正常发展;相反,父母关系不和睦所引起的负性情绪必然削弱父母的教育和爱护,对子女的教育也容易情绪化,使得孩子长期处于一种紧张状态,感觉家庭环境寂寞,气氛沉闷,长此以往会产生丧失感、被遗弃感、不安全感与悲哀的情绪,并对周围的人和事冷漠,对日常生活、活动以及与他人交往缺乏该年龄段应有的热情和兴趣,影响儿童社会化进程。

4.家庭状况　包括父母身体状况、家庭住房面积、家庭经济收入和儿童月平均花费等。家庭条件较好者,儿童营养状况相对较好,家长有能力为儿童购买较多的读物、玩具和参加较多的娱乐活动,这均可促进孩子社会交往能力的提高。父母健康状况不好可能使家庭经济负担加重,父母对孩子日常生活和学习照顾不够,为儿童发展创造良好空间的能力有限,父母的健康状况对儿童的心理也存在一定的影响,父母经常生病,儿童承受的心理压力大,精神较为紧张,会影响其社会适应能力的自由发展。

(三)干预指导

学龄前是儿童个体社会性迅速发展的时期,也是个体社会化的奠基时期、关键时期。社会适应能力的发展是儿童社会性发展的一个重要方面,也是儿童社会化的一条重要的途径。因此,我们必须重视学龄前儿童社会适应性行为的发展,为将来更好更快地适应不断变化的社会奠定基础。

1.家庭和社会要重视学龄前儿童社会适应能力的均衡发展,客观全面地了解和掌握儿童社会适应行为的发展状况,并根据其发展特点,循序渐进地施以有针对性的培养计划。

2.学龄前儿童大部分时间是在幼儿园中度过,幼儿园的教育对学龄前期儿童社会适应能力的培养和提高起着至关重要的作用,可以结合幼儿的日常生活通过相应的游戏、学习和劳动等对学龄前儿童社会适应性行为进行有意识的培养。

3.发展学龄前儿童社会适应能力的关键是创设条件和提供机会,家长应调整教育理念,放手让儿童多练习、多锻炼,多让儿童独立完成力所能及的任务,使儿童在亲身实践的过程中发展独立性、自主性。

4.儿童社会适应行为的发展,有其自身的特点,又与环境和教育等因素有关。因此要注意学龄前儿童社会适应行为发展的个体差异,重视因人施教。对社会适应行为发展有缺损的儿童应及早发现并加强个别指导与训练,以促进其社会适应性行为正常发展。

儿童社会适应性行为是一种能力的表现,它是儿童身心健康的重要组成部分,它是儿童将来能成为一个适应社会,独立而有效生存于社会,并能承担社会责任的保证。及早发现学龄前儿童适应行为发展存在的缺损,及时给予干预和指导,对将来更好地适应社会具有十分重要的意义。

三、热点聚焦

1.在适应行为的结构问题上一直存在争议。以往研究发现适应行为有一个多维度的结构,既包括个人独立生活中必须掌握的行为,又包括在社会生活中必须按社会的要求学会的调节,前者主要通过是否掌握日常生活中必须掌握的一些技能来测查,而后者主要从是否出现不良行为来测查。既往研究显示独立生活的能力是一个反映适应行为的独立性(或自主性)因子,但是,在各项研究中所发现的其他因子依量表内容和被试取样的不同而不同。因此,在今后的研究中,量表的内容要全面,以反映适应行为的结构特点。另外,研究方法若不相同,所获得的研究结果也会不一致。这些都为我们今后的研究提供了启示。

2.不同的社会发展阶段对儿童适应行为的发展水平要求不同,而儿童适应行为发展所面临的影响因素也不是固定不变的,可能出现的异常行为也不尽相同,既往适应行为的发展模式可能不再适合社会前进的步伐,所以有必要进行新的发展模式的探讨。

(郑红英)

第四节　定期健康检查

一、定期健康检查概述

定期健康检查对于处在快速生长发育阶段的儿童尤为重要。通过定期健康检查,对儿童生长发育进行监测和评价,有利于早期发现异常和疾病,及时进行干预,同时指导家长科学育儿和关注疾病预防,促进儿童健康成长。

《国家基本公共卫生服务技术规范》和《全国儿童保健工作规范和技术规范》具体要求:婴儿期至少进行4次健康检查,建议分别在3、6、8和12月龄;3岁及以下儿童每年至少2次,每次间隔6个月,时间在1.5岁、2岁、2.5岁和3岁;3岁以上儿童每年至少1次。健康检查可根据儿童个体情况,结合预防接种时间或本地区实际情况适当调整检查时间、增加检查次数。健康检查需在预防接种前进行,就诊环境布置应便于儿童先体检、后预防接种,每次健康检查时间不应少于5～10分钟。

二、健康检查内容和方法

(一)问诊和体格检查

1.问诊

(1)喂养及饮食史:喂养方式,食物转换(辅食添加)情况,食物品种、餐次和量,饮食行为及环境,营养素补充剂的添加等情况。

(2)生长发育史:既往体格生长、心理行为发育情况。

(3)生活习惯:睡眠、排泄、卫生习惯等情况。

(4)过敏史:药物、食物等过敏情况。

(5)患病情况:两次健康检查之间患病情况。

2.体格检查

(1)一般情况:观察儿童精神状态、面容、表情和步态,必要时测量体温。

(2)皮肤:有无黄染、苍白、发绀[口唇、指(趾)甲床]、皮疹、出血点、瘀斑、血管瘤,颈部、腋下、腹股沟部、臀部等皮肤皱褶处有无潮红或糜烂。

(3)淋巴结:全身浅表淋巴结的大小、个数、质地、活动度、有无压痛。

(4)头颈部:有无方颅、颅骨软化,前囟大小及张力,颅缝,有无特殊面容、颈部活动受限或颈部包块。

(5)眼:观察眼睑有无缺损、炎症、肿物,眼睫毛内翻,两眼大小是否对称;结膜有无充血,结膜囊有无分泌物,持续溢泪;角膜是否透明呈圆形;瞳孔是否居中、形圆、两眼对称、黑色外观;眼球有无震颤;婴儿是否有注视、追视情况。

(6)耳:检查有无外耳畸形、外耳道异常分泌物、外耳湿疹等。

(7)鼻:外观有无异常,有无异常分泌物。

(8)口腔:有无唇腭裂,口腔黏膜有无异常。扁桃体是否肿大,乳牙数、有无龋齿及龋齿数。

(9)胸部:胸廓外形是否对称,有无漏斗胸、鸡胸、肋骨串珠、肋软骨沟等,心脏听诊有无心律不齐及心脏杂音,肺部呼吸音有无异常。

(10)腹部:有无腹胀、疝、包块、触痛,检查肝脾大小。

(11)外生殖器:有无畸形、阴囊水肿、包块,检查睾丸位置及大小。

(12)脊柱四肢:背部体表有无囊性膨出物、内翻足或肢体残缺,以及发育性髋关节脱位的常见体征表现,如大腿皮纹不对称,双侧下肢不等长,两侧臀部不等宽,一侧下肢持续处于外旋位置等;脊柱有无侧弯或后突,四肢是否对称、有无畸形;有条件者可为6个月以下儿童采用超声检查[Graf方法或(和)Harcke方法],6个月以上儿童拍双髋关节X线正位片。

(13)神经系统:四肢活动对称性、活动度和肌张力。

3.评价和转诊　出现下列情况之一,且无条件诊治者应转诊:

(1)皮肤有皮疹、糜烂、出血点等,淋巴结肿大、压痛。

(2)前囟张力过高,颈部活动受限或颈部包块。

(3)眼外观异常、溢泪或溢脓、结膜充血、眼球震颤,婴儿不注视、不追视。

(4)耳、鼻有异常分泌物,龋齿。

(5)心脏杂音,心律不齐,肺部呼吸音异常。

（6）肝脾肿大，腹部触及包块。

（7）脊柱侧弯或后突，四肢不对称、活动度和肌张力异常，疑有发育性髋关节发育不良。

（8）外生殖器畸形、睾丸未降、阴囊水肿或包块。

（二）体格生长监测

1.体格测量

（1）体重

1）测量前准备：每次测量体重前需校正体重秤零点。儿童脱去外衣、鞋、袜、帽，排空大小便，婴儿去掉尿布。冬季注意保持室内温暖，让儿童仅穿单衣裤，准确称量并除去衣服重量。

2）测量方法：测量时儿童不能接触其他物体。使用杠杆式体重秤进行测量时，放置的砝码应接近儿童体重，并迅速调整游锤，使杠杆呈正中水平，将砝码及游锤所示读数相加；使用电子体重秤称重时，待数据稳定后读数。记录时需除去衣服重量。体重记录以千克（kg）为单位，至小数点后1位。

（2）身长（身高）

1）测量前准备：2岁及以下儿童测量身长，2岁以上儿童测量身高。儿童测量身长（身高）前应脱去外衣、鞋、袜、帽。

2）测量方法：测量身长时，儿童仰卧于量床中央，助手将头扶正，头顶接触头板，两耳在同一水平。测量者立于儿童右侧，左手握住儿童两膝使腿伸直，右手移动足板使其接触双脚跟部，注意量床两侧的读数应保持一致，然后读数。

测量身高时，应取立位，两眼直视正前方，胸部挺起，两臂自然下垂，脚跟并拢，脚尖分开约60°，脚跟、臀部与两肩胛间三点同时接触立柱，头部保持正中位置，使测量板与头顶点接触，读测量板垂直交于立柱上刻度的数字，视线应与立柱上刻度的数字平行。儿童身长（身高）记录以厘米（cm）为单位，至小数点后1位。

（3）头围：儿童取坐位或仰卧位，测量者位于儿童右侧或前方，用左手拇指将软尺零点固定于头部右侧眉弓上缘处，经枕骨粗隆及左侧眉弓上缘回至零点，使软尺紧贴头皮，女童应松开发辫。儿童头围记录以厘米（cm）为单位，至小数点后1位。

2.体格生长评价

（1）评价指标：体重/年龄、身长（身高γ年龄、头围/年龄、体重/身长（身高）和体质指数（BMI）/年龄。

（2）评价方法

1）数据表法

①离差法（标准差法）：以中位数（M）为基值加减标准差（SD）来评价体格生长，可采用五等级划分法和三等级划分法。

②百分位数法：将参照人群的第50百分位数（P50）为基准值，第3百分位数值相当于离差法的中位数减2个标准差，第97百分位数值相当于离差法的中位数加2个标准差。

2）曲线图法：以儿童的年龄或身长（身高）为横坐标，以生长指标为纵坐标，绘制成曲线图，从而能直观、快速地了解儿童的生长情况，通过追踪观察可以清楚地看到生长趋势和变化情况，及时发现生长偏离的现象。

描绘方法：以横坐标的年龄或身长（身高）点做一与横坐标垂直的线，再以纵坐标的体重、身长（身高）、头围测量值或BMI值为点作与纵坐标垂直的线，两线相交点即为该年龄儿童体重、身长（身高）、头围、BMI在曲线图的位置或水平，将连续多个体重、身长（身高）、头围、BMI的描绘点连线即获得该儿童体重、身长（身高）、头围、BMI生长轨迹或趋势。

（3）评价内容：

1）生长水平：指个体儿童在同年龄同性别人群中所处的位置，为该儿童生长的现况水平。

2）匀称度：包括体型匀称和身材匀称，通过体重/身长（身高）可反映儿童的体型和人体各部分的比例关系。

3）生长速度：将个体儿童不同年龄时点的测量值在生长曲线图上描记并连接成一条曲线，与生长曲线图中的参照曲线比较，即可判断该儿童在此段时间的生长速度是正常、增长不良或过速。纵向观察儿童生长速度可掌握个体儿童自身的生长轨迹。

①正常增长：与参照曲线相比，儿童的自身生长曲线与参照曲线平行上升即为正常增长。

②增长不良：与参照曲线相比，儿童的自身生长曲线上升缓慢（增长不足：增长值为正数，但低于参照速度标准）、持平（不增：增长值为零）或下降（增长值为负数）。

③增长过速：与参照曲线相比，儿童的自身生长曲线上升迅速（增长值超过参照速度标准）。

3.营养不良的管理

（1）随访：每月进行营养监测、生长发育评估和指导，直至恢复正常生长。

（2）转诊：重度营养不良儿童，中度营养不良儿童连续 2 次治疗体重增长不良或营养改善 3～6 个月后但身长或身高仍增长不良者，需及时转上级妇幼保健机构或专科门诊进行会诊或治疗。转诊后，应定期了解儿童转归情况，出院后及时纳入专案管理，按上级妇幼保健机构或专科门诊的治疗意见协助恢复期治疗，直至恢复正常生长。

（3）结案：一般情况好，体重/年龄或身长（身高）/年龄或体重/身长（身高）≥M-2SD 即可结案。

4.超重及肥胖儿童的管理

（1）对筛查出的所有超重及肥胖儿童采用体重/身长（身高）曲线图或 BMI 曲线图进行生长监测。

（2）对有危险因素的肥胖儿童在常规健康检查的基础上，每月监测体重，酌情进行相关辅助检查。

（3）根据肥胖儿童年龄段进行相应的干预。

（4）对怀疑有病理性因素、存在合并症或经过干预肥胖程度持续增加的肥胖儿童，转诊至上级妇幼保健机构或专科门诊进一步诊治。

（三）心理行为发育监测

1.检查方法　在健康检查时，根据社区卫生服务中心和乡镇卫生院的条件，结合家长需要，至少选择以下方法之一进行心理行为发育监测。

（1）儿童生长发育监测图：监测 8 项儿童行为发育指标（抬头、翻身、独坐、爬行、独站、独走、扶栏上楼梯、双脚跳），了解儿童在监测图中相应月龄的运动发育情况。

（2）标准化量表：使用全国标准化的儿童发育筛查量表，如小儿智能发育筛查量表（DDST）、0～6 岁儿童发育筛查量表（DST）等进行儿童心理行为发育问题的筛查评估。

2.评价和转诊　儿童生长发育监测图监测某项运动发育指标至箭头右侧月龄仍未通过者、出现任何一条预警征象或量表筛查结果异常或可疑，均提示有发育偏异的可能，应当登记并转诊至上级妇幼保健机构或其他医疗机构的相关专科门诊，并进行随访。

（四）听力筛查

1.检查方法　新生儿期听力筛查后，进入 0～6 岁儿童保健系统管理，在健康检查的同时进行耳及听力保健，其中 6、12、24 和 36 月龄为听力筛查的重点年龄。

听力筛查运用听觉行为观察法或便携式听觉评估仪进行。有条件的社区卫生服务中心和乡镇卫生院，可采用筛查型耳声发射仪进行听力筛查。

2.评价和转诊　出现以下情况之一者,应当予以及时转诊至儿童听力检测机构做进一步诊断:听觉行为观察法筛查任一项结果阳性;听觉评估仪筛查任一项结果阳性;耳声发射筛查未通过。

(五)视力筛查和其他眼部检查

1.视力筛查和其他眼部检查的时间　在儿童健康检查时应当对 0～6 岁儿童进行眼外观检查,对 4 岁及以上儿童增加视力检查。具有眼病高危因素的新生儿,应当在出生后尽早由眼科医师进行检查。有条件的地区可增加与儿童年龄相应的其他眼部疾病筛查和视力评估:满月访视时进行光照反应检查,以发现眼部结构异常;3 月龄婴儿进行瞬目反射检查和红球试验,以评估婴儿的近距离视力和注视能力;6 月龄婴儿进行视物行为观察和眼位检查(角膜映光加遮盖试验),1～3 岁儿童进行眼球运动检查,以评估儿童有无视力障碍和眼位异常。

2.视力检查方法　采用国际标准视力表或对数视力表检查儿童视力,检测距离 5m,视力表照度为 500Lux,视力表 1.0 行高度为受检者眼睛高度。检查时,一眼遮挡,但勿压迫眼球,按照先右后左顺序,单眼进行检查。自上而下辨认视标,直到不能辨认的一行时为止,其前一行即可记录为被检者的视力。对 4 岁视力≤0.6;5 岁及以上视力≤0.8 的视力低常儿童,或两眼视力相差两行及以上的儿童,都应当在 2 周～1 个月复查一次。

3.其他眼部检查方法

(1)光照反应:检查者将手电灯快速移至婴儿眼前照亮瞳孔区,重复多次,两眼分别进行。婴儿出现反射性闭目动作为正常。

(2)瞬目反射:受检者取顺光方向,检查者以手或大物体在受检者眼前快速移动,不接触到受检者。婴儿立刻出现反射性防御性的眨眼动作为正常。如 3 月龄未能完成,6 月龄继续此项检查。

(3)红球试验:用直径 5cm 左右色彩鲜艳的红球在婴儿眼前 20～33cm 距离缓慢移动,可以重复检查 2～3 次。婴儿出现短暂寻找或追随注视红球的表现为正常。如 3 月龄未能完成,6 月龄继续此项检查。

(4)眼位检查(角膜映光加遮盖试验):将手电灯放至儿童眼正前方 33cm 处,吸引儿童注视光源;用遮眼板分别遮盖儿童的左、右眼,观察眼球有无水平或上下的移动。正常儿童两眼注视光源时,瞳孔中心各有一反光点,分别遮盖左右眼时没有明显的眼球移动。

(5)眼球运动:自儿童正前方,分别向上、下、左、右慢速移动手电灯。正常儿童两眼注视光源时,两眼能够同时同方向平稳移动,反光点保持在两眼瞳孔中央。

(6)视物行为观察:询问家长儿童在视物时是否有异常的行为表现,例如不会与家人对视或对外界反应差,对前方障碍避让迟缓,暗处行走困难,视物明显歪头或距离近,畏光或眯眼、眼球震颤等。

4.评价和转诊　出现以下情况之一者,应当予以及时转诊至上级妇幼保健机构或其他医疗机构的相关专科门诊进一步诊治:具有眼病高危因素的新生儿和出生体重＜2000g 的早产儿和低出生体重儿;眼睑、结膜、角膜和瞳孔等检查发现可疑结构异常;检查配合的婴儿经反复检测均不能引出光照反应及瞬目反射;注视和跟随试验检查异常;具有任何一种视物行为异常的表现;眼位检查和眼球运动检查发现眼位偏斜或运动不协调;复查后视力,4 岁儿童≤0.6;5 岁及上儿童≤0.8,或两眼视力相差两行及以上。

(六)血红蛋白或血常规检查

1.检查和评估　6～9 月龄儿童检查 1 次,1～6 岁儿童每年检查 1 次。评估指标:

(1)血红蛋白(Hb)降低:6 月龄～6 岁 110g/L。由于海拔高度对 Hb 值的影响,海拔每升高 1000m,Hb 上升约 4%。

(2)外周血红细胞呈小细胞低色素性改变:平均红细胞容积(MCV)＜80fl,平均红细胞血红蛋白含量(MCH)＜27pg,平均红细胞血红蛋白浓度(MCHC)＜310g/L。

（3）有条件的机构可进行铁代谢等进一步检查,以明确诊断。

Hb值90～109g/L为轻度贫血,60～89g/L为中度贫血,<60g/L为重度贫血。

2.营养性缺铁性贫血的管理

（1）随访:轻中度贫血儿童补充铁剂后2～4周复查Hb,并了解服用铁剂的依从性,观察疗效。

（2）转诊:重度贫血儿童,轻中度贫血儿童经铁剂正规治疗1个月后无改善或进行性加重者,应及时转上级妇幼保健机构或专科门诊会诊或转诊治疗。

（3）结案:治疗满疗程后Hb值达正常即可结案。

三、保健指导内容

1.喂养与营养　提倡母乳喂养,指导家长进行科学的食物转换、均衡膳食营养、培养儿童良好的进食行为、注意食品安全。预防儿童蛋白质-能量营养不良、营养性缺铁性贫血、维生素D缺乏性佝偻病、超重/肥胖等常见营养性疾病的发生。

2.体格生长　告知家长定期测量儿童体重、身长（身高）、头围的重要性,反馈测评结果,指导家长正确使用儿童生长发育监测图进行生长发育监测。

3.心理行为发育　在儿童定期健康检查过程中,应当以儿童心理行为发育特点为基础,根据个体化原则,注重发育的连续性和阶段性特点,给予科学的心理行为发育的预见性指导。

4.眼及视力保健　早期发现及时就诊,识别儿童常见眼部疾病,儿童若出现眼红、畏光、流泪、分泌物多、瞳孔区发白、眼位偏斜或歪头视物、眼球震颤、不能追视、视物距离过近或眯眼、暗处行走困难等异常情况,应当及时到医院检查。儿童应当定期接受眼病筛查和视力评估;注意用眼卫生,培养良好的用眼卫生习惯;防止眼外伤,预防传染性眼病。

5.耳及听力保健　正确地哺乳及喂奶,防止呛奶;婴儿溢奶时应当及时、轻柔清理;不要自行清洁外耳道,避免损伤;洗澡或游泳时防止呛水和耳进水;远离强声或持续的噪声环境,避免使用耳机;有耳毒性药物致聋家族史者,应当主动告知医师;避免头部外伤和外耳道异物;患腮腺炎、脑膜炎等疾病,应当注意其听力变化;如有以下异常,应当及时就诊:儿童耳部及耳周皮肤的异常,外耳道有分泌物或异常气味,有拍打或抓耳部的动作,有耳痒、耳痛、耳胀等症状,对声音反应迟钝,有语言发育迟缓的表现。

6.口腔保健　根据儿童的年龄阶段,从牙齿发育、饮食、口腔卫生指导等方面予以宣传教育。提倡母乳喂养,牙齿萌出以后规律喂养,逐渐减少夜间喂养次数;减少每天吃甜食及饮用碳酸饮品的频率,预防龋病的发生;牙齿萌出后,进行咀嚼训练;注意儿童的口腔清洁,尤其在每次进食以后。牙齿萌出后,教儿童自己选用适合儿童年龄的牙刷刷牙;儿童应该在第一颗乳牙萌出后6个月内,由家长选择具备执业资质的口腔医疗机构检查牙齿,请医师帮助判断孩子牙齿萌出情况,并评估其患龋病的风险。此后每6个月检查一次牙齿;局部应用氟化物预防龋病;窝沟封闭预防龋病。

7.伤害预防　重视儿童伤害预防,针对不同地区、不同年龄儿童伤害发生特点,对溺水、跌落伤、道路交通伤害等进行预防指导。

8.疾病预防　指导家长积极预防儿童消化道、呼吸道等常见疾病,按时预防接种,加强体格锻炼,培养良好卫生习惯。

四、热点聚焦

1.儿童超重肥胖的筛查标准　美国国家卫生统计中心（NCHS）/疾病控制预防中心（CDC）2000标准和

欧洲国际肥胖工作组(10TF)标准是国际公认的两大儿童超重肥胖标准,在欧美发达国家广泛使用,也在发展中国家陆续推广应用。NCHS/CDC 儿童少年超重肥胖 2000 年标准以 BMI≥P95th 作为 2～18 岁男女"超重"界点,BMl 在 P85 和 P95 之间作为"有超重危险"的诊断界点。10TF 将儿童分年龄别和性别的 BMI 曲线与国际标准成人超重(BMl=25kg/m²)和肥胖(BMl=30kg/m²)的诊断切点相连接,制成 10TF 2～18 岁儿童少年超重肥胖标准。2002 年中国肥胖问题工作组也推出了我国 7～18 岁儿童青少年超重、肥胖筛查 BMI 分类标准(WGOC 标准)将 BMI 界值点曲线调整到 24(超重)和 28(肥胖)。

我国 0～6 岁儿童的超重肥胖筛查标准目前还不统一,如原卫生部于 2012 年发布的《全国儿童保健技术规范》对 0～6 岁儿童超重和肥胖的评估分度标准设定为,超重:体重/身长(身高)≥M+1SD,或体质指数/年龄(BMI/年龄)≥M+1SD;肥胖:体重/身长(身高)≥M+2SD,或 BMI/年龄≥M+2SD。2013 年发布的《5 岁以下儿童生长状况判定》则沿用了 2006 年 WHO 的生长标准数值,将身高/身长别体重 Z 评分或年龄别 BMI 的 Z 评分>2 评定为超重,>3 评定为肥胖。虽然各筛查标准相对宽松程度不同,但基本原则都是为及时筛查出超重肥胖或存在超重肥胖倾向的儿童,以尽早开展针对性的干预指导。《全国儿童保健工作规范和技术规范》的实施是为指导国家卫生和计划生育委员会规范开展 0～6 岁儿童的基本保健服务,促进儿童生理和心理健康发育成长,重点关注儿童超重和肥胖的一级、二级预防,因此将超重肥胖标准分别定在了 1 个标准差和 2 个标准差的界值点。

2.儿童眼及视力保健 2 岁以内是儿童的视觉发育关键期,婴幼儿眼病的早期发现与干预非常重要。目前国家的基本公共卫生儿童健康体检只要求进行眼外观检查,这其实是不够的。一些眼病,如儿童先天性白内障,如能早期发现并及时治疗,预后往往较好;如无法及时发现,则错过了治疗的最佳时机。但另一方面,眼病筛查对儿童保健人员的技术要求很高,如果儿童定期健康检查的内容要求过多,基层也无法实施。鉴于目前全国各地区儿童眼保健服务水平发展的不平衡,定期健康检查建议条件较好的地区可以应用较先进的设备筛查眼病,如检眼镜、检影镜、手持裂隙灯等;边远地区条件不具备者只能利用聚光手电灯光源,在简单的儿童眼外观检查基础上,有条件地逐步开展其他眼保健服务内容。

新生儿期的红光反射检查很有意义,因此定期健康检查把首次眼病筛查时间设定在新生儿 28～30 天,这时婴儿的眼睛基本都已能睁开,便于检查操作。定期健康检查还设置了新生儿眼病的高危因素筛查,在产科或新生儿科进行。这样的筛查过程简单有利于现场实施,在医院或者专科操作也比较专业和便于转诊。将筛查结果记录在儿童保健手册上,访视医师在访视的时候查看保健手册,然后进行健康宣教,提醒家长复查的时间和内容。

(郑红英)

第五节 儿童伤害的控制

一、儿童伤害概述

(一)伤害的定义
伤害是由突发性事件使人体暴露于致损伤能量中(机械能、电能、化学能、热能等)或使人体缺乏某种生命所必需的物质(如溺水时缺氧、低温损伤时缺乏热量),继而所造成的身体急性损伤。

早先,习惯把伤害称为"意外"。所谓"意外"是指突然发生的偶然事件,顾名思义,是指一种意想不到、不可预见的事情。所以,"意外"是始料不及、不可抗拒,且是不可能预防的偶然事件;之后又发现那些有预谋的蓄意暴力(谋杀、自杀、斗殴和虐待等)也会造成伤害,这一类故意伤害不仅在伤害的总体中(不论是发生或死亡)占有很大比例,而且有日益增多的趋势,尤其是暴力行为对人类带来极大的危害和威胁。不言而喻,暴力、自杀等故意伤害绝不可能视之为一种"意外"。由于"意外"一词内涵含糊不清,外延难于界定,因而受到许多学者质疑:伤害并非意外。许多学者纷纷建议将习惯上所称谓的"意外"改为"伤害"。因此,1996 年在澳大利亚墨尔本召开的第三届国际学术会议的名称将原来的"意外和伤害预防"这一主题改为"伤害预防与控制",并建议各国统一采用"伤害"一词代替"意外"。显而易见,两词内涵的差别除了是否涵盖故意和非故意这两大类伤害之外,同时说明"伤害"是可以预防和控制的,而"意外"则是无法规避只能任其自然。2003 年我国国家卫生和计划生育委员会把伤害纳入疾病预防控制的内容,明确疾病预防控制工作包括传染性疾病、慢性非传染性疾病和伤害三部分。

(二)伤害的界定标准

为了伤害的统计报告,美国国家统计中心提出"所谓伤害必须到医疗部门诊断或活动受限一天"作为伤害的标准。由于美国医疗体系完善,儿童受伤害都会得到及时诊治,医院急诊的信息网络系统报告准确可靠,因此,伤害发生率等数据主要是来源于诊所、医院的急诊和住院等资料的统计。目前许多国家的伤害调查都是采用这个标准。但是,由于我国医疗体系不够健全,特别是农村和边远地区的医疗条件薄弱,儿童受伤后常常不到医疗部门诊治,也没有充分休息,伤害数据统计不够完善。加上,伤害的种类繁多、引起的后果多样,因此其界定标准必须与本地的经济发展水平、卫生服务水平和居民的健康意识相结合。目前我国有关儿童伤害流行病学调查大都采用的标准是有以下三种情况中任何一项:

1.到医院或校医务室诊治并诊断为某一种损伤。

2.由家长、老师、同学或同伴作紧急处置或看护。

3.因伤休息(休学)半天以上。

由于伤害本身的特点所致,在各地进行相关伤害干预与控制工作时,可以结合实际情况进行适当调整或修改。

儿童伤害主要包括溺水、道路交通伤害、跌落、中毒、烧烫伤等。

(三)伤害分类

伤害分类方法很多,目前尚无统一标准。

根据造成伤害的意图分类,伤害可以分为两大类:一类是无意伤害即非故意伤害,另一类是有意伤害即故意伤害,伤害包括:暴力(包括加害、他伤、斗殴、性暴力、虐待、忽视等)和自我伤害(包括自杀和自伤)。

根据发生伤害的地点分类,分为道路交通伤害、校园伤害、室内伤害、公共场所伤害等。

根据伤害的性质分类,即通用的国际疾病分类(ICD)系统分类是目前通用的分类方法。我国已于 2002 年开始采用 ICD-10 分类标准。

根据儿童非故意伤害的特点,对照 ICD-10 伤害分类,进行儿童非故意伤害调查时采用的常见分类有:

1.交通伤害 包括行人、骑脚踏车人员、骑摩托车人员、机动车成员和非机动车成员等在陆地运输事故中的伤害;水上运输、航天和航空运输事故伤害。即在交通工具上或是交通工具里受伤,或是被交通工具所撞伤。交通工具包括所有机动车、船、火车、飞机、自行车、摩托车等。

2.跌落伤 包括两种,一种是同一平面的跌倒;另外一种是指从一个平面跌至另一个平面的跌落。包括滑倒、绊倒、摔倒和掉落等。

3.中毒 接触有毒、有害物质造成的伤害,包括药物、化学物、有毒动植物等,但不包括食用变质食物(微生物)造成的食物中毒及一氧化碳中毒。

4.溺水　由于水的隔绝作用,导致人不能接触空气造成的人体缺氧。溺水包括溺死或是溺水未死亡的。

5.烧烫伤　接触温度过高的物体(固体、液体、气体、化学物)造成的人体伤害,主要是由于热能和化学能的转换造成的,包括由烟花爆竹爆炸造成的灼伤以及各种非故意的爆炸物炸伤。

6.叮咬伤或动物致伤　因动物抓、咬、刺、踢、蜇等造成的伤害。如狗、猫、蛇等咬伤,蜜蜂、黄蜂等刺蜇,家畜的踢伤等。

7.窒息(异物卡喉)　凡是由于各种悬吊、异物梗阻等使呼吸道阻塞或是不畅以及各种有毒气体吸入、异物卡喉等,如一氧化碳中毒、鱼刺卡喉均划归此类。

8.锐器伤(割/刺伤)　由具有尖锐物体造成的伤害。常见的有刺、割、扎、划等。即有锐器导致的伤害即为锐器伤。

9.钝器伤(碰撞/挤压伤)　由于接触钝器造成的碰撞、挤压、砸伤。只要是由于钝器造成的伤害即为钝器伤,而不管其造成的伤害性质是什么,比如由高速的钢管造成的伤害。钝器伤中排除由高空掉落的钝器造成的伤害。钝器常分为静物和移动的物体,其中人撞人导致的非故意伤害属于钝器伤。常见的有门挤伤、锤头砸伤、人撞墙等。在儿童中常发生的由于坐自行车后座导致的脚插入自行车后轮是交通事故,而非钝器伤。由于动物造成的属于动物致伤,而非钝器伤。

10.电击伤　由于接触电而导致的伤害,常见的有触电、被雷击。

二、儿童伤害国内外流行现状

无论是发达国家还是发展中国家,伤害都是1~17岁儿童死亡的首要原因;全球范围内约有1/2儿童死亡是由于伤害导致的,已经超过了肺炎、肿瘤、先天性疾病的总和。2004年全球大约95万18岁以下儿童发生致死性伤害,主要原因包括:交通伤害、溺水、烧伤、跌落及中毒,占全部儿童伤害死亡的60%。而伤害死亡仅仅是伤害发生的冰山一角,下面还隐藏着大量的因伤害导致的伤残、住院、就诊等;伤害不仅对儿童的健康造成影响,其导致的儿童伤残、健康受损还给家庭、社会带来巨大的疾病负担,甚至灾难性的后果。

2004~2005年全国疾病监测系统(DSP)数据表明,我国儿童伤害总死亡率27.8/10万,其中1~17岁儿童伤害死亡率25.1/10万,占该年龄段死因构成的53.2%。儿童伤害死亡是我国1~4岁、5~9岁、10~14岁、15~17岁各年龄组的第一位死因。儿童伤害死因顺位依次为溺水、交通伤害、自杀、跌落和中毒。溺水是我国儿童伤害的主要死因,不同伤害类型在各年龄段有所不同,1~4岁儿童的第一位伤害死因为溺水,15~17岁儿童为交通伤害。

我国尚未开展包括0~17岁人群在内的全国性的伤害发生专题调查。局部地区开展的伤害流行病学调查结果显示,北京市儿童伤害发生率为2.3%,江西省儿童非致死性伤害发生率为5.7%。各调查均显示,男性儿童伤害发生率高于女性,农村儿童伤害发生率高于城市。排在前5位的非致死性伤害类型主要包括跌落、动物咬伤、道路交通伤、锐器伤和烧烫伤。我国不同类型儿童伤害发生的三间分布有各自的特点。性别上,几乎各类伤害在男性儿童的发生率均高于女性儿童;年龄上,烧烫伤和溺水主要发生在1~4岁儿童;城乡差异上,跌落在农村更为高发;时间上,溺水及烧烫伤的发生有明显的时间分布特点,溺水在6、7、8月高发,烧烫伤在4~6月和8~10月高发。

三、我国儿童伤害预防和控制现状

近 20 年来,中国政府有关部门出台了一系列与预防和控制儿童伤害相关的法律、法规,主要包括儿童安全、学生安全、道路交通安全等,这为我国儿童伤害的防控工作提供了坚实的政策保障。国务院颁布的《中国儿童发展纲要(2011~2020)》首次将降低儿童伤害作为独立的指标纳入纲要中,纲要主要目标提出:"减少儿童伤害所致死亡和残疾。18 岁以下儿童伤害死亡率以 2010 年为基数下降 1/6";预防和控制儿童伤害保障措施包括:"制定实施多部门合作的儿童伤害综合干预行动计划,加大执法和监管力度,为儿童创造安全的学习、生活环境,预防和控制溺水、跌伤、交通伤害等主要伤害事故发生。将安全教育纳入学校教育教学计划,中小学校、幼儿园和社区普遍开展灾害避险以及游泳、娱乐、交通、消防安全和产品安全知识教育,提高儿童家长和儿童的自护自救、防灾避险的意识和能力。建立健全学校和幼儿园的安全、卫生管理制度和校园伤害事件应急管理机制。建立完善儿童伤害监测系统和报告制度。提高灾害和紧急事件中保护儿童的意识和能力,为受灾儿童提供及时有效的医疗、生活、教育、心理康复等方面的救助服务。"

2012 年 4 月,中华人民共和国国务院公布了《校车安全管理条例》。该条例按照确保安全、切合实际的总体思路,规定了保障校车安全的基本制度,分为总则、学校和校车服务提供者、校车使用许可、校车驾驶人、校车通行安全、校车乘车安全、法律责任、附则等 8 章。条例明确了国务院相关部门的有关分工,也对县级以上地方人民政府相关部门的分工有了明确的划分。并明确规定,保障学生上下学交通安全是政府、学校、社会和家庭的共同责任。

儿童伤害防控涉及教育、交通、公安、农业部门,各类设施的生产、质量控制和安全监督部门,以及负责安全教育、急救、医疗救治和后期康复的卫生部门等。近年来,针对伤害的预防与控制,卫生部门开展了大量伤害监测与调查的常规工作以及基于项目的伤害干预工作,教育部门加强了对学校师生员工有关交通伤害、溺水、中毒、事故灾害预防等安全知识、防范技能的宣传教育工作;交通部门开展了道路交通安全宣传及整治活动;农业部门针对高毒和剧毒性农药的生产、流通、存放和使用加强了登记管理;安全生产和建设等部门倡导了中国"安全社区"建设等。2009~2010 年,通过总结我国儿童伤害干预项目试点经验,国家卫生与计划生育委员会及中国疾控中心组织编写了《儿童溺水干预技术指南》、《儿童道路交通伤害干预技术指南》及《儿童跌落干预技术指南》,为伤害干预专业人员提供技术指导。

为了解和掌握我国人群伤害的流行情况和发展趋势,国家卫生与计划生育委员会办公厅于 2005 年 8 月下发了《卫生部办公厅关于开展全国伤害监测工作的通知》,在全国 43 个伤害监测点的 127 家医院的急诊室(包括伤害相关门诊)收集伤害病人信息,目前部分地区已经实现监测信息的网络直报。这一监测系统的建立与发展,为探索我国伤害监测系统的建立奠定了基础。现阶段,我国已经建立了比较完善的死因监测系统,包括全国死因登记系统、全国疾病监测系统(DSP)死因监测、全国县及县以上医疗机构死亡病例报告系统等,并通过人群为基础的死因登记以及医院为基础的死因报告等方式,收集人群死亡相关信息,能够比较全面地反映我国人群伤害死亡的流行情况和变化趋势。此外,国家定期开展的以人群为基础的大型流行病学调查和监测工作,如卫生服务利用调查、中国慢性病及行为危险因素监测等,也都包含了伤害相关指标,收集了伤害发生、致残、死亡、危险因素、疾病负担等信息。

四、预防策略和干预措施

由于儿童伤害的发生具有明确的危险因素,故而通过有效的策略和措施进行干预,可以预防和控制儿童伤害的发生。

1.制定有关的法律和法规　制订儿童产品安全相关法律、法规和标准,加大执法力度,依法消除和避免某些可能发生儿童伤害的危险因素。

2.建立多部门合作机制　预防儿童伤害是一项社会性的、综合性的系统工程,需要在政府的领导下多部门的协调和合作,明确职责,齐抓共管,动员全社会的力量共同参与。

3.加强儿童伤害信息的收集和利用　掌握儿童伤害性质和范围的可靠数据,全面描述伤害的概况和变化趋势,以利于制定干预措施,并评价其有效性,随时调整和完善儿童伤害干预策略。

4.积极开展科学研究　开发适合我国实际的有效干预技术和工具。

5.大力开展健康教育　提高儿童本人及儿童父母、专业工作者、公众对意外伤害预防和自我保护的意识及技能。

6.营造安全的环境　在儿童活动的主要场所创造一个无危险因素的环境是减少和避免儿童伤害的重要措施。

五、儿童常见伤害的预防

(一)溺水

1.定义和分类　儿童溺水是指儿童呼吸道淹没或浸泡于液体中,产生呼吸道等损伤的过程。溺水 2 分钟后,便会失去意识,4～6 分钟后神经系统便遭受不可逆的损伤。溺水结局分为死亡、病态和非病态。根据国际疾病分类法第 10 版本(ICD-10),溺水分为故意性、非故意性和意图不确定三类。故意溺水包括用淹溺和沉没方式故意自害(X71)、用淹溺和沉没方式加害(X92);非故意性溺水包括意外淹溺和沉没(W65～W74)、自然灾害(X34～X39)和水上运输事故(V90～V92);意图不确定的溺水编码为 Y21。

2.流行状况　2005 年全国疾病监测系统死因监测数据显示,我国 1～14 岁儿童溺水死亡率为 10.28/10 万,其中男童为 13.89/10 万,女童为 6.29/10 万,溺水死亡占该年龄组伤害死亡的 44%。儿童溺水死亡率最高的年龄段为 1～4 岁组,为 18.32/10 万,占伤害总死亡的 37%。我国儿童溺水死亡率存在明显的地域和城乡差别。高溺水死亡地区主要集中在南方各省,包括四川、重庆、贵州、广西和江西等省的农村地区。农村绝大多数自然水体如池塘、湖、河、水库等无围栏,也无明显的危险标志,这些水体多数距离村庄、学校比较近,是儿童溺死的主要发生地。

3.危险因素

(1)年龄:5 岁以下儿童溺水死亡率最高,其次为青春期儿童。

(2)性别:无论是发达国家还是发展中国家,儿童溺水的发生和死亡均表现为男性高于女性。

(3)家长对溺水的认知水平低:有调查表明,有近 3 成的家长没有充分认识到家长看护不够是儿童溺水的原因;对于幼儿家中溺水的主要危险原因的认识也不足;有近 4 成的家长不知道儿童溺水的正确急救方法。

(4)监管缺失或不足:我国儿童溺水发生和死亡最多的年龄段为 1～4 岁儿童,这些儿童溺水多发生在家中或家附近的水塘,大部分溺死都是由于没有家长看管或家长因事片刻离开,儿童在水边玩耍,在看护人毫无察觉时跌入蓄水容器、粪池和水塘等。

(5)环境因素:我国大多数农村儿童溺水事故发生在居所和学校附近的水井、水渠、池塘等,儿童多是在水边嬉戏、捉鱼或游泳而溺水。居民家中浴缸、水桶、水缸等蓄水容器,是婴幼儿发生溺水的高危场所,溺水往往因使用与婴儿年龄不相称的过大的浴盆或浴缸而发生,或家长在给孩子洗澡时因接电话、开门、取物品等,把婴儿单独留在浴盆或浴缸里。在缺水的地区,村民会使用水桶、水缸等容器蓄水,而这些容器没有盖子;有的家庭卫生间的浴缸或水盆盛着用过的水,未及时倾倒,这对低龄儿童来说也产生了很大隐患。粪池、沟渠、水井、窖井、建筑工地蓄水池和石灰池等未加盖,儿童在行走或玩耍时不慎落入其中,成为儿童溺水隐患。

4.预防与干预措施　通过加强立法、改变危险环境、健康教育及技能发展和实施溺水现场急救等综合性的干预策略,儿童溺水是可以预防控制的。

预防儿童溺水健康教育核心信息为:

(1)孩子在很少的水中就可能发生溺水,溺水不到2分钟就会使孩子死亡或大脑受损。

(2)低龄儿童在水中或水边玩耍时,如小区喷水池,看护人应持续看管,孩子保持伸手可及的距离内,不要聊天、接听电话等。

(3)不能把正洗澡的低龄儿童(5岁以下)单独留在盆中,即使一秒钟都不行。

(4)自家的水井、水缸、水桶等蓄水容器应加盖,家附近有水塘的家庭,安装栅栏门,以防孩子自行出门。

(5)浴缸、水盆中使用过的水倾倒干净;成人使用卫生间后应及时关好房门,盖好坐便器盖子。

(6)看管好低龄儿童,不带他们到池塘、小河沟边跑、跳、玩耍,甚至散步。

(7)孩子要在成人的陪同下,到有救生人员的泳池或可游泳的水域游泳,绝不能在无成人监管下游泳。

(8)孩子在船上、海边,或参加水上运动时,应穿上高质量的救生衣。

(9)检查孩子经常去的地方是否有没有护栏的池塘,如自家、幼儿园学校的附近,教育孩子远离这些池塘。

(10)家长和老师教育中小学生不要去江、河、池塘等开放性水域中游泳、捉鱼或在旁边玩耍和打闹;教育孩子远离建筑工地蓄水池或石灰池、农田/水田、窖井、化粪池等。

(11)教育孩子在泳池游泳时要严格遵守游泳安全规则,避免在不知深浅的水中跳水或潜水。

(12)培训中小学生施救溺水同伴技巧,当同伴落水时,在大声呼救的同时,使用树枝、木棍等施救,不能盲目下水以免造成更多的伤亡。

(13)开展社区心肺复苏技能的培训,让社区居民尤其是家长学会施救溺水儿童的方法。

(二)道路交通伤害

1.定义　道路交通伤害是指因发生在道路上、至少牵涉一辆行进中的车辆的碰撞或事件而造成的致死或非致死的损伤。

2.流行状况　2004～2005年全国疾病监测系统死因监测数据显示,我国0～17岁儿童道路交通伤害死亡率为6.9/10万,是0～17岁儿童的第2位死因。农村儿童道路交通伤害死亡率高于城市儿童;男性道路交通伤害死亡率高于女性;西部地区儿童道路交通伤害死亡率高于中、东部地区。2006年全国伤害监测系统共收集到0～17岁儿童道路交通伤害病例8758例,占儿童伤害病例15.7%,是0～17岁儿童伤害的第3位原因,男性病例(63.0%)多于女性(37.0%)。除了驾乘交通工具外,休闲活动也是儿童道路交通伤害高发的活动。

3.危险因素　大部分针对全人群的道路交通伤害危险因素对儿童都适用,如超速、酒后驾驶、不使用安全装置,以及与车辆本身和道路环境有关的因素,但有一些危险因素则是儿童特有的,儿童因身材矮小,不容易看到车辆或者被车辆驾驶员看到;儿童的认知程度低,会影响他们在道路环境中作出安全决定的能力;低龄儿童可能无意中尝试冒险行为;作为机动车内的乘客缺乏或者没有使用合适的约束装置;骑/乘自行车或摩托车者没有佩戴头盔等,这些都是儿童道路交通伤害的危险因素。此外,缺乏成年人监护与儿童道路交通伤害相关。

4.预防与干预措施　针对儿童道路交通伤害预防工作的有效干预措施包括立法与执法领域工作,如酒后驾驶法律、机动车驾照法律、儿童安全座椅法律等;环境改善领域的减速措施、安全活动场所、前往学校的安全路线等;工程学领域佩戴安全带和头盔、改进汽车前端设计、增加可视性辅助设备等;宣传教育方面的针对不同年龄段儿童的技能培养与教育、针对公众/政府部门/媒体的宣传倡导,以及医疗救护中的院前急救、医院治疗和康复治疗。

预防儿童道路交通伤害健康教育核心信息为:

(1)道路交通伤害是我国儿童的第二位死亡原因,如果有成人的监管,儿童发生道路交通伤害的比例显著下降。

(2)减速可以大大减少道路交通伤害的发生,车速在30km/h以下发生碰撞时,步行者和骑车者的生存率能大大提高。

(3)正确安装和使用儿童安全座椅,选择高质量的安全座椅,不同年龄(月龄)要配置不同的安全座椅,严格按照使用说明安装。

(4)10岁以上或身高150cm以上儿童,应使用普通安全带。

(5)乘坐摩托车时要佩戴头盔。

(6)骑自行车时要使用自行车头盔。

(7)为儿童建设安全的活动和玩耍场地,减少他们到街道上玩耍的机会。

(8)设计往返学校安全路线并坚持实施。

(9)使用背部反光服或反光条、改用颜色鲜明的头盔,提高儿童的醒目性。

(10)对低龄儿童开展行为养成和技能培养,如在安全道路上进行环境模拟、开展路旁基本技能学习、传授步行及骑自行车的方法和技巧、在步行教育中增加如何增强可视性的内容等。

(11)针对青少年,可以通过更多参与、互动,以更新颖的方式进行教育和传授,例如电视节目、同伴教育、互动游戏等,让他们学会如何成为安全步行者和骑自行车者。

(三)跌落

1.定义　跌落是指突发的、不自主的,非故意的体位改变,倒在地上或更低的平面。国际疾病分类-10将"跌落"分为两类,一是从一个平面至另一个平面的跌落;二是同一平面的跌倒。

2.流行状况　2004～2005年全国疾病监测系统死因监测数据显示,我国0～17岁儿童的跌落死亡率为1.6/10万,呈现明显的性别、年龄、城乡和地区差异,即男性高于女性、农村高于城市、西部高于中部和东部地区。

造成儿童死亡的跌落大多为高空坠落,主要包括从高的建筑物上、楼梯上、窗台上甚至床上坠落而致。4岁以下儿童跌落主要发生在娱乐时;学龄儿童跌落发生的主要场所是学校、家庭和社区,主要发生在玩耍、体育活动和步行时。

3.危险因素

(1)年龄:学龄前儿童是跌落发生和跌落致死的高危人群。

(2)性别:我国0～17岁男性跌落发生率是女性的1.5～3倍。

(3)危险行为:儿童少年具有好冒险、做危险动作和实施危险行为的特点,因而容易发生跌落。

(4)缺乏成年人的看管:父母受教育程度低、对儿童看管缺乏意识或重视程度不够、父母患有精神疾患或情绪不佳导致看管不到位等因素均会降低看管质量。城市流动人口中的学龄前儿童、农村留守儿童、城市建设工程工地周围居住的儿童均为跌倒高危人群。缺乏看管、居住条件差(棚屋或地下室等)、建筑物和环境危险因素多、医疗或护理缺失等都可能使他们面临多种伤害的威胁。

4.预防与干预措施　提供安全的产品和安全的环境、加强跌落预防的健康教育、加强立法和执法力度、加强成年人对儿童的看管、改善急救和康复医疗的设施和条件等工作是预防跌落、降低伤害影响的重要策略。

预防儿童跌落健康教育核心信息为：

(1)加强对儿童的看管,不要将儿童单独留在家中。

(2)5 岁以下儿童应在家长的视线内活动,身体距离应在一臂以内,可在儿童要发生跌落时及时保护儿童。

(3)两层及两层以上的楼房,应安装窗户护栏和窗口限位器。护栏应选择竖向排列、间距为 10cm 宽的栏杆,避免使用横向栏杆,以免儿童攀爬。

(4)确保窗户和阳台边没有孩子可攀爬的桌子、凳子等家具;低矮窗台应有防护栏。

(5)楼梯应当有扶手,室内楼梯的顶部和底部应安装楼梯门,以防儿童从楼梯上坠落。

(6)婴儿避免使用学步车;不要将婴儿单独放在任何家具上(如桌子、床、沙发、童车或自行车等)。

(7)儿童床周围的地板上放置地毯等软性防护材料,以防儿童摔出时受伤;使用抗冲力的海绵等包裹家具锐利的边角,以防儿童碰伤;睡床应靠墙壁并有护栏。

(8)增加室内、外照明,保证视线清晰。

(9)保持地面不湿滑;在浴室应使用防滑垫。

(10)清除地面障碍物(电线、地毯的边角等);使固定设备的埋件不高出或低于地面。

(11)室内使用抗碎玻璃或给玻璃贴膜。

(12)教育儿童注意识别危险警示标志,远离危险环境。

(13)教育儿童不要在楼梯上推拉玩耍,不要跳级或下冲,防止跌伤和踩踏。

(14)教育儿童,参加滑冰、单轮轮滑和滚轴溜冰应佩戴头盔和护腕等安全防护装置。

(15)保持运动场地表平整(填平孔洞和车辙);运动器械维修状况良好;在器械下面的水泥地上放置填充垫。

(16)户外游乐设施要使用橡胶、木板、树皮或沙子做器械和地表材料。

(17)及时清除社区公共场所的安全隐患,如加强建设工地安全巡查,覆盖孔洞、缝隙,清除突起物等,防止儿童坠落或绊倒。

(18)加强游乐场的设计、安装、检查和维护制度,使某些装置(如滑梯)在高度和结构上更安全。

(19)如果孩子发生跌倒或坠落,应密切关注跌倒后孩子的反应。如果某一部位疼痛或有困倦表现,应赶快就医。

(20)如果孩子头部受伤,导致意识不清,要立即叫救护车;同时,将意识不清的孩子侧卧,手放在头下,保持呼吸畅通,等待救护。

(21)如果儿童跌倒后可能有骨折,不要移动儿童。

六、常见问题和误区防范

【使用"控水法"抢救溺水儿童】

用"控水法"抢救溺水者由来已久,花样繁多,如腹部冲击、倒背着跑等。其源于人们早期对溺水急救的粗浅认识。现代循证医学表明,控水拖延复苏,加重误吸,明显增加死亡率。没有证据表明水能成为阻塞气道的异物,不要浪费时间用腹部或胸部冲击法来控水。大多数溺水者仅呛入少量的水,并很快吸收入中心循环,并不会在气管内形成阻塞,有些溺水儿童无任何吸入物,却出现气道阻塞,这是因为发生喉痉挛或屏气所致,因此,不需要清除气道中呛人的水。

溺水者最初和最重要的急救措施是立即给予通气,迅速开始人工呼吸能增加溺水儿童生存的几率。通常对于意识不清的病人要在浅水或岸上开始人工呼吸。如果救援者在水中难以捏住患儿的鼻子,支撑头部并打开气道,口对鼻通气可代替口对口通气。无心跳者,迅速进行胸外按压。

七、热点聚焦

【儿童安全座椅的使用】

2013 年我国汽车产销已双超 2000 万辆,成为名副其实的汽车大国,汽车已成为儿童出行的主要交通工具。但我国家长普遍缺乏儿童安全乘车意识,乘车时,家长习惯把孩子抱在怀中或腿上,或者让孩子坐在副驾驶位置上,或者给身材矮小的孩子系上成人用的安全带,这些行为都有可能给孩子带来致命伤害。因为儿童的身体结构和特性与成年人差异很大,对于身体承受能力更弱的儿童,特别是婴儿,要求约束住的是身体的更多部分,有时是身体的不同部分。所以,有针对性的安全装置——儿童安全座椅对孩子们来说是不可或缺的。只可惜,相关数据显示,中国儿童安全座椅使用率仅为 3%。

目前,世界范围内有 96 个国家和地区出台了强制使用儿童乘员用约束系统的法律法规。如美国、德国、澳大利亚、日本、巴西、南非、中国台湾省等。立法后上述地区的儿童乘车伤害案例大幅下降,以美国和德国为例,儿童道路交通事故死亡人数下降了 50% 左右。

2014 年 3 月 1 日,国内首个针对儿童安全座椅的地方立法在上海正式落地实施,根据规定,未满 4 周岁的孩子乘坐私家车,应该配备并正确使用儿童安全座椅。上海市的率先施行将使得儿童安全座椅的全国性立法有望在 2016 年实现。

安全座椅应安装在汽车的后排,其安装最好请专业人员帮助,或请专业人员检查安装的位置是否正确。不满 1 岁的幼儿要使用反向(脸向后)的儿童安全座椅;1 岁以上或他们的体重或身高已达到标准,就可以坐脸向前的座椅,而 4~8 岁儿童可以用增高式儿童座椅。

(郑红英)

参考文献

1.王晓青,高静云,郝立成.新生儿科诊疗手册.北京:化学工业出版社,2013

2.魏克伦.儿科诊疗手册(第二版).北京:人民军医出版社,2013

3.洪庆成,王薇.实用儿科新诊疗.上海:上海交通大学出版社,2011

4.严超英.儿科查房实录(第二版).北京:人民军医出版社,2011

5.姜红.儿科程序诊疗手册.北京:化学工业出版社,2010

6.蔡维艳.儿科疾病临床诊疗学.北京:世界图书出版社,2013

7.夏慧敏,龚四堂.儿科常见疾病临床诊疗路径.北京:人民卫生出版社,2014

8.文飞球.儿科临床诊疗误区.长沙:湖南科学技术出版社,2015

9.封志纯.儿科重症医学理论与诊疗技术.北京:北京大学医学出版社,2011

10.金玉莲.基层儿科医师诊疗大全.安徽:安徽科学技术出版社,2013

11.江忠,宫琦.简明儿科常见疾病诊疗及护理.上海:同济大学出版社,2014

12.马融.中医临床诊疗指南释义儿科疾病分册.北京:中国中医药出版社,2015

13.罗嫚丽,严慧,张淑敏.儿科危急重症.北京:化学工业出版社,2013

14.朱宗涵,申昆玲,任晓旭.儿科疾病临床诊疗规范教程.北京:北京大学医学出版社,2010

15.程力平,张群威,杨亚东.实用儿科疾病诊疗手册.西安:西安大学出版社,2014

16.薛征.儿科疾病.北京:科学出版社,2011

17.王川平.儿科疾病用药手册.北京:人民军医出版社,2011

18.童笑梅,汤亚南.儿科疾病临床概览.北京:北京大学医学出版社,2012

19.黄力毅,李卓.儿科疾病防治.北京:人民卫生出版社,2015

20.马燕兰,曾伟.儿科疾病护理指南.北京:人民军医出版社,2014

21.庄思齐.儿科疾病临床诊断与治疗方案.北京:科学技术文献出版社,2012

22.李亚伟.儿科疾病诊断技术.西安:第四军医大学出版社,2012

23.袁永红.血细胞形态在儿科相关疾病诊疗中的意义.临床血液学杂志(输血与检验版),2012,01:114-115

24.萧旗坚.临床路径在儿科疾病诊疗中的应用效果研究.中国当代医药,2012,20:55-56

25.程玉萍.淋巴细胞亚群检测在儿科疾病诊疗中的应用进展.西南国防医药,2015,06:682-684

26.洪芳.盐酸氨溴索注射液治疗儿科呼吸系统疾病的疗效观察.中国社区医师(医学专业),2012,30:49

27.梁健麟,梁燕玲.儿科门诊应用抗生素临床观察500例.当代医学,2012,30:144-145

28.刘咏梅.消化性溃疡的儿科治疗分析.中外医疗,2011,35:9+11

29.刘作义,程茜.儿科抗生素相关性腹泻.中国实用儿科杂志,2010,07:499-501